たべもの・食育図鑑

群羊社

この本の使い方

『たべもの・食育図鑑』は、食育の教育現場にいる栄養教諭をはじめ学校栄養職員、さらには家庭科、理科、社会、国語、保健体育などの各教科の先生方にも手軽に使っていただけるように編集しました。

また、とくに食育の現場におられなくても、食に関心のある一般の方々にも楽しく読んでいただけるものと思います。

内容は、日ごろよく使われている食材約72種について、食育で扱いたいテーマと小話をほぼ見開き単位で掲載し、さらにそれぞれの食材を使った学校給食の人気料理約54点の写真と1人分のレシピ(巻末)を掲載しました。

最大の特徴は、単なる食材図鑑ではなく、食材の生態や生産から栄養科学、文化、歴史、流通に至るまで、子どもたちだけでなく、大人も興味深く、科学的、文化的に学べる話題を集め、短くわかりやすい文章と写真やイラストをふんだんに使って、ビジュアルに展開したことです。

文部科学省、食育の目標に準拠

小学校では平成22年度から学習指導要領が改訂になり、今後、学校における食育はいっそう力を入れてとり組まれることになります。新しい学習指導要領では、総則や体育・家庭科・特別活動での食育も明記されました。

そこで、この図鑑では、文部科学省が食育の指導目標として定めた6つの項目に対応させて作成し、すぐに活用できるように次の内容で1から6の番号をつけました。

食育の指導目標と記事の内容

1 食事の重要性
とくに朝食や仲間との食事についての記事。

2 心身の健康
バランスのよい食事、食品の栄養的な特徴、動植物の生態や特徴、食生活を見直し、よりよい食習慣の形成についての話。

3 食品を選択する能力
食品に含まれる栄養素やそのはたらきを考え、食品や料理を適切に選択する。食品表示と安全性、調理・実験・栽培・旬などについての話。

4 感謝の心
感謝の気持ち、食料生産と食料自給率、動植物のいのちについての話。

5 社会性
おもに食事のマナーと環境問題についての話。

6 食文化
食物史や諸外国の食事の様子、伝統料理についての話。

給食時の指導から、特別活動、総合的な学習の時間まで幅広く使用できる

1つの食材のテーマでは、指導の目標別に4〜6つの小話を掲載しました。それぞれの文章では文頭に「ねらい」を掲げ、300字程度でまとめました。給食時の食に関する指導や放送に、また総合学習や各教科での副教材

としても使用できる内容にしてあります。

たとえば、豆腐の項目では、豆腐の原料や製法、その製品、豆腐と朝食、おからと環境問題などの話題をとり上げました。給食時の指導では豆腐の原料や製法について話し、1時間の授業では豆腐のつくり方を実習し、総合的な学習の時間では豆腐の全般を学習するなど、授業の目的に合わせてさまざまな使い方ができます。また、子どもたちの調べ学習の資料としても活用できるでしょう。

体験できる内容も盛り込む

食育では触る、つくる、実験するなど体験することが非常に重要です。この本では、随所に実験や調理例を掲載しました。今まで教師が自分で調べなければならなかった細かな分量や手順なども、写真やイラストでわかりやすく解説しました。

各教科に関連した内容も豊富

各食材の内容は、各教科に関連したものが多く、社会科、理科、家庭科、保健体育、国語でも使用可能な内容です。

もともと食育という教科はなく、そうした状況のなかで食育を効果的に進めるためには、各教科における食育の視点を踏まえて教えていく必要があります。本図鑑では、栽培・生態・実験・調理・文化・流通など、各教科で扱えるテーマが豊富に盛り込まれているので導入しやすいでしょう。

給食の時間に使える指導案を掲載

学校では、給食時の指導は食に関する指導が中心です。しかし、栄養教諭や学校栄養職員・学級担任などの食育指導にかかわる人達はきわめて多忙で指導案を書く時間さえないのが実情です。そこで、ほんの一例ですが給食時の指導案を12か月分掲載しました。その月の最適な食材をとり上げ、食育の目標と照らし合わせて作成し、教科との関連も記載しました。指導案があれば、栄養教諭や学校栄養職員が各教室を回らなくても先生方に指導方法が伝わります。下覧の一口メモは、毎日の給食時の指導にお役立てください。

企業・団体の小中学校における食育実践活動の紹介

食育活動に熱心な企業・団体の活動内容を掲載しました。忙しくて食育を教える時間がない、あるいは食育の具体的プログラムを知りたい方々には、企業や団体の小中学校での実践が参考になるのではないでしょうか。

以上のように、本図鑑は幅広く奥行きのある内容を、コンパクトに表現することに努めました。食育関連の方々の必携の図鑑として、ぜひお手元に置いてご活用いただければ幸いです。

●旬カレンダー作成の考え方

野菜・くだものについては

東京中央卸売市場の統計情報（平成18年～21年）の月別平均出荷量を算出し、年間合計に対する、それらの月別割合を求め、上位4～6か月を出回り期（旬）としました。

魚介類については

各食材について、『スーパーの生鮮食品がお店に並ぶまで図鑑』（自由国民社）、『旬の食材』（講談社）、『食材魚貝大百科』（平凡社）などを参考に作成しました。

●タイトル（食材）の英語は

学術的な表記ではなく、翻訳サイトを参考に、一般的な英単語に翻訳できるものを使用しました。

目次（★印は給食レシピあり）

野菜

vegetable

かぼちゃ
小松菜
さやいんげん
トマト
にんじん
ピーマン
ブロッコリー・カリフラワー
ほうれんそう
かぶ
キャベツ
きゅうり
ごぼう
大根
たけのこ
たまねぎ
とうもろこし
なす
ねぎ
白菜
れんこん
もやし

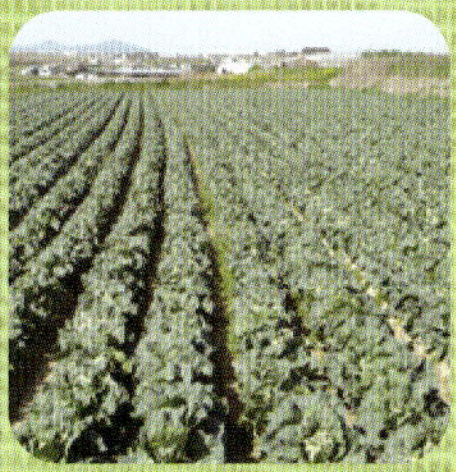

南瓜 かぼちゃ

pumpkin

旬 1 2 3 4 5 6 7 8 9 10 11 12

かぼちゃは、見かけによらず、きゅうりなどと同じウリ科の仲間。でも、中を割ってみるとよくわかるように、でんぷん質が多く、カロテンはじめ、ほかの栄養素もたっぷりの健康野菜です。日本かぼちゃ、西洋かぼちゃ、ペポかぼちゃの3つに大きく分かれますが、現在出回っているのはほとんどが西洋かぼちゃ。この背景には、戦後の食生活の洋風化や人々の嗜好の変化があるようです。和・洋・中の煮物やスープ、サラダやあえものなどの料理だけでなく、ケーキやプリンなどのお菓子、パンにもよく使われるようになっています。

6 3つのタイプは、形も果肉の質も大きく違う

かぼちゃの種類の豊富さ、伝来の違いなどに興味を持つ。

かぼちゃは中南米原産で、コロンブスのアメリカ大陸発見の際にじゃが芋などといっしょにヨーロッパに持ち帰られ、世界中に広がりました。

日本かぼちゃは、16世紀にポルトガル船によって九州にもたらされたのが始まり。南方から伝わった瓜なので「南瓜」（なんきん）とも、中国の「南京」に由来するとも言われます。またカンボジア産なので「かぼちゃ」、カンボジアをポルトガル語で「アボレイラ」ということから、なまって「ボウブラ」など、各地でさまざまな呼び名があります。

日本かぼちゃは、大きさ・形もいろいろな地方品種が多数あり、代表的なのは溝がくっきりとした黒皮や菊座。一般に水分が多く、ねっとりした食感で、甘みが少ないのが特徴です。

西洋かぼちゃは19世紀に渡来し、北海道を中心につくられています。黒皮、青皮、赤皮などがあり、いずれも栗のような粉質で、ホクホクした甘さが特徴です。

ペポかぼちゃは、19世紀末に中国から渡来。金糸瓜（そうめんかぼちゃ）がよく知られますが、最近はイタリア料理の人気で、ズッキーニも普及してきました。変わった形が多く、味が淡泊なので、ほかの食材と合わせたり、観賞用にも利用されます。

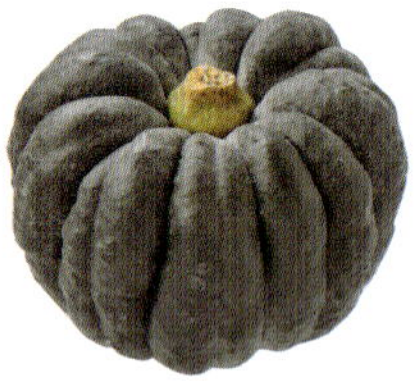

日本かぼちゃ

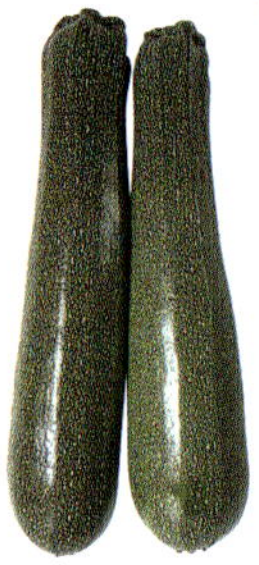

ズッキーニ

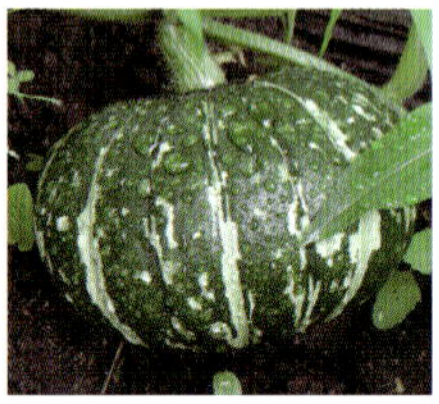

西洋かぼちゃ

2 緑黄色野菜とエネルギー源、併せ持つすぐれもの

かぼちゃの豊富な栄養特性を知る。

西洋かぼちゃ100g当たりの炭水化物の量は20.6gで91kcal、じゃが芋は同じく17.6gで76kcalですから、かぼちゃは、野菜にもかかわらず、充分なエネルギー源になることがわかります。

さらに、西洋かぼちゃのカロテン含有量は4000μgと、立派な緑黄色野菜。カロテンは体内でビタミンAに変わります。ビタミンAは皮膚や粘膜を健康に保ち、細菌への抵抗力をつけるなど健康に欠かせない栄養素です。100g当たりのビタミンC含有量も43mgで、トマトやみかんの1個半相当を含んでいます。しかも、かぼちゃのビタミンCはでんぷんに守られているので、加熱しても壊れにくいというメリットがあるのです。

もっとも、日本かぼちゃは、西洋かぼちゃより約10%水分が多いこともあって、栄養価としては少し劣ります。

昔から、冬至にかぼちゃを食べるとかぜをひかない、中風《ちゅうぶう》にならないと伝えられてきました。冬場の貴重な緑黄色野菜だった背景もありますが、すぐれた栄養価や機能性を評価していた先人の知恵ですね。

かぼちゃの栄養素比較

※日本かぼちゃを「1」とした場合の西洋かぼちゃの比率

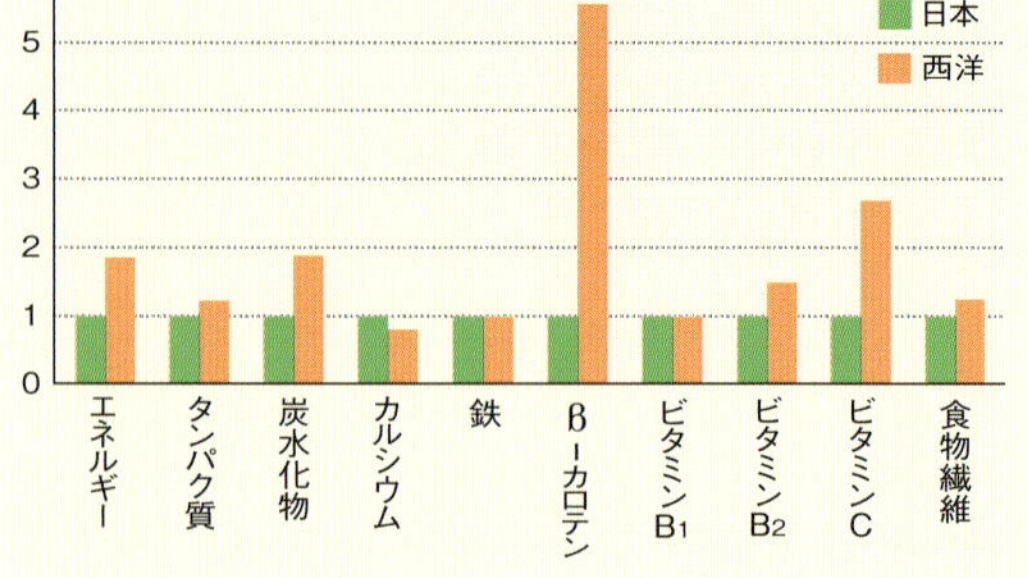

給食メニュー

1 かぼちゃのコロコロサラダ

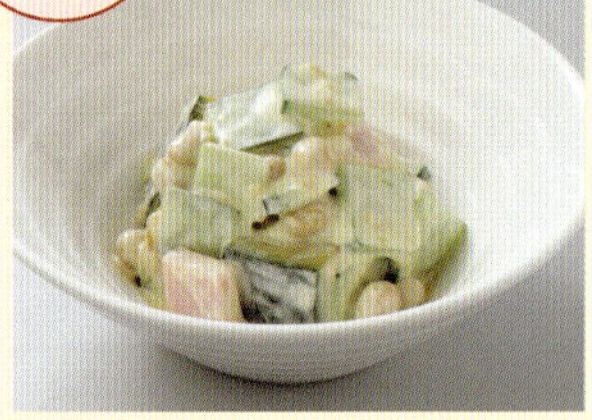

2・4 かぼちゃは貯蔵と輸入で、年中食べられるようになった

野菜の周年供給の背景を知る。

かぼちゃは一年中おいしく食べられますが、それには、まずかぼちゃの特性によるところが大きいのです。

かぼちゃは夏から秋にかけて収穫されるものの、丸のままの状態でそのまま3～4か月は貯蔵できます。しかも、貯蔵して熟成させたほうが、でんぷんが糖と水に分解され、糖分が増えるので、甘く、少し粘質に、おいしくなるのです。でんぷんと糖の量が同じくらいになると、果肉は赤みを帯びた黄色になり、もっともおいしいといわれています。この時期を過ぎると、今度は水分が急激に多くなって、俗にいう水かぼちゃになり、おいしくなくなります。高温で貯蔵すると熟成が早く進むので、熟成加減は温度と日数がポイント。貯蔵をじょうずにしながら出荷が調整されているというわけです。

もうひとつ、かぼちゃが年中出回るようになったのは、国内産の端境期にメキシコやニュージーランド、トンガなどからの輸入が増えたことが大きな要因です。近年は、供給量の4割を輸入かぼちゃが占めるほど。もっとも、海外のかぼちゃも、日本の種子が使われ、日本向けに栽培されているそうです。

かぼちゃの成長

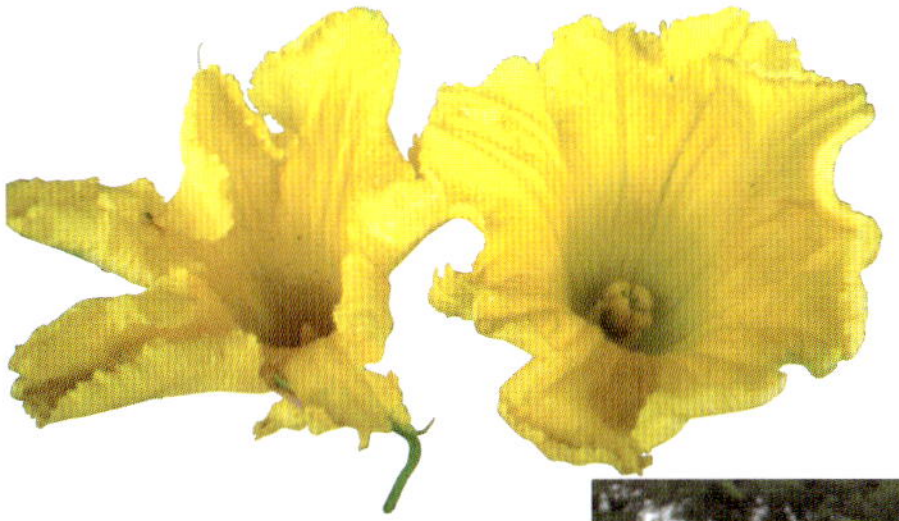

かぼちゃは雌雄別花。雄花（左）と雌花（右）は一見似ているが、雌花には雌しべがたくさんあるのでわかる

受粉はかつては手作業だったが、現在はミツバチを利用。受粉すると、実が少しずつ育ってくる

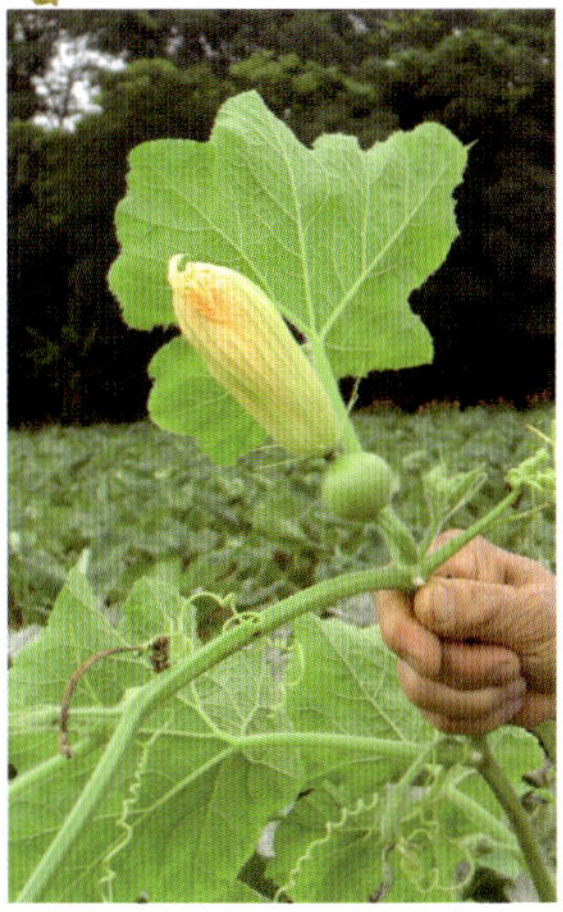

地をはうようにグングン伸びたつる。ここに、大きな実がゴロンと地に横たわりながら実る

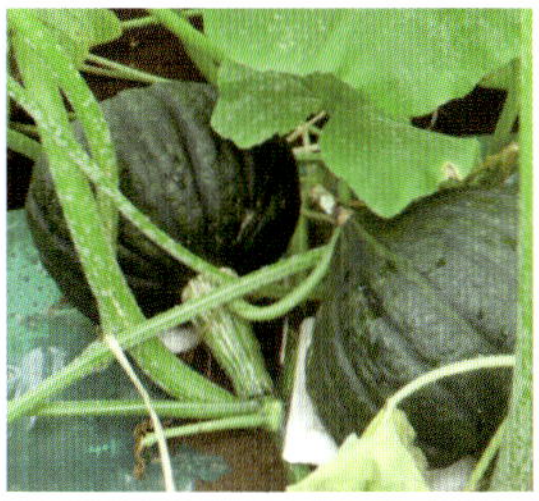

2 かぼちゃのワタは、すいかの実と同じ!?

かぼちゃの構造、その役割を知って、植物としての成長について考える。

かぼちゃを調理する際は、ワタをきれいに除いてから使うのがふつうです。でも、このワタは胎座(たいざ)というもので、よく見ると、一つの種から1本の細い糸のようなものが出て、果肉とつながっている様子がわかります。これは、種が果肉から栄養をもらって成長している証です。まるで、人間の赤ちゃんが、へその緒を通して胎盤とつながっているしくみと同じように見えますね。このように、ワタは種を育てる大切なものなので、かぼちゃ全体の中でも栄養価が高いのです。料理によりますが、なるべく捨てずに食べましょう。同じウリ科のすいかでは、わたしたちはこのワタをおいしいと食べているのですよ。

また種も、カロテン、ビタミンB群やE、ミネラル、脂肪分が多く、とくに必須脂肪酸のリノール酸が多く含まれています。一般にパンプキンシード、漢方では「南瓜仁」と呼ばれており、疲労回復や強壮などの効能がうたわれているほどです。捨てずにフライパンでからいりし、殻を割ると、おいしく食べられます。

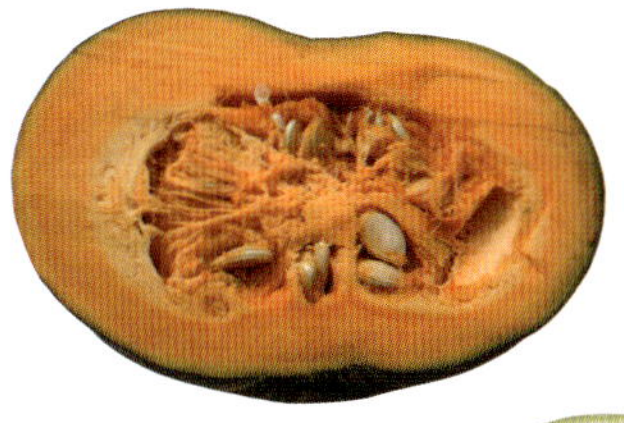

かぼちゃ断面

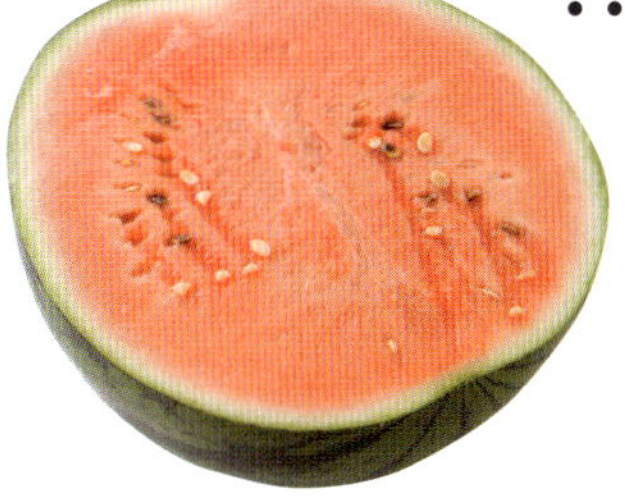

すいかの断面

そうめんかぼちゃって、どんなもの?

皮も果肉もきれいな黄色のかぼちゃ。完熟した実をゆでると、果肉がそうめんのように糸状にほぐれるのよ。金糸瓜とはよく言ったものね。サクサクした歯触りなので、さっとゆでて、酢の物やあえ物にするとよく合うわよ。

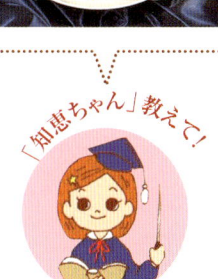

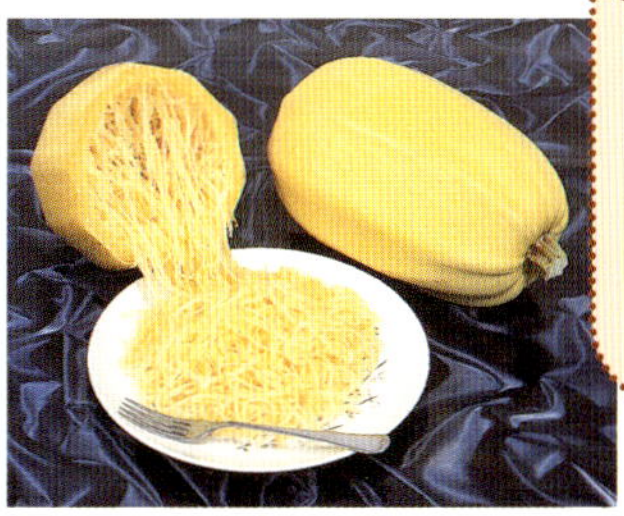

「知恵ちゃん」教えて!

小松菜

こまつな

komatsuna

旬 1 2 3 4 5 6 7 8 9 10 11 12

東京の小松川べりでとれたから「小松菜」。その昔、東京を中心とする一地方の冬野菜だった小松菜が、今では全国で周年にわたって栽培される代表的な青菜になっています。これには、小松菜は、ハウス栽培、露地栽培のどちらにも向き、耕地面積が比較的少ない都市型農業にも適するので、生産しやすいという利点がありました。消費者にとっては、アクが少なくて食べやすく、ビタミンやカルシウムなどの栄養価が高いことが評価されているようです。学校給食でも大活躍の野菜です。

6 小松菜は殿様がつけた名前？

野菜の名前のいわれを知り、普及のきっかけや過程を知る。

小松菜はもともと、『古事記』にも記載があるほど日本ではもっとも古い野菜のひとつ。中国から直接、あるいは朝鮮半島経由で伝来したようです。江戸時代半ばまでは、武蔵国葛西郡葛西領西小松川村でとれたので「葛西菜」と呼ばれていたそうです。それを「小松菜」と改名することになったのには、八代将軍徳川吉宗が関わっているのだとか。将軍が鷹狩りに出かけ、小松川村で「青菜を入れたもちのすまし汁」を献上された際に、将軍はその香味のよい青菜をとても気に入り、小松菜と名づけたというものです。以後、小松菜は大変人気を呼び、東京風の雑煮にも欠かせない野菜になっています。

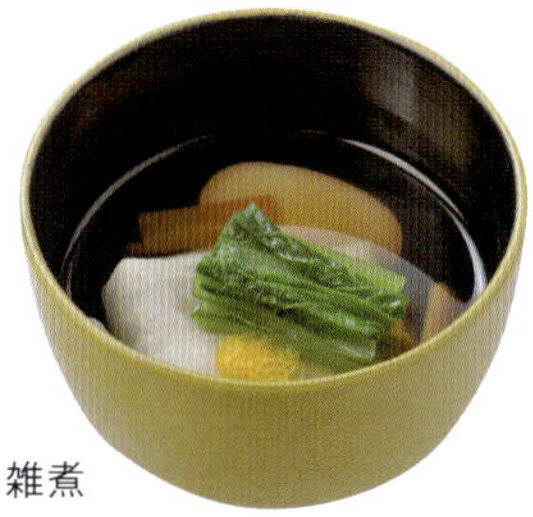

雑煮

4 豊富なF1種で、小松菜は周年・全国栽培に

F1種の開発など、野菜の種の現状を調べる。

F1というと、まるでレーシングカーのようですが、これは種の世界の話。野菜はもともと農家が自家栽培して種をとり、次世代の野菜を栽培していたもので、それを固定種あるいは在来種といいます。でも現在の野菜は、より栽培しやすい、病気に強い、収量が多い、味や見た目がよい、流通や消費に見合う等々、さまざまな視点から交配させた結果得られた品種がほとんどで、それをF1種といいます。F1種は1代限りのもので、種ができなかったり、次世代に同じものができるとは限りません。だから大半の生産者は、毎年、種を購入して栽培するようになっているのです。

小松菜は昭和50年代後半からこのF1種が続々開発され、周年・全国栽培が急速に進みました。最近は、チンゲンサイやタアサイ、雪菜と交配した品種など、見た目も味わいもずいぶん多様な小松菜が出回っています。

2・3 小松菜のパワーは野菜の横綱格

小松菜の栄養成分と健康、有効に生かす知恵を身につける。

小松菜は、青菜としてはほうれんそうの陰に隠れがちですが、じつは大変なパワーを持っており、緑黄色野菜のなかでも、カロテン、ビタミンC、ビタミンK、カルシウムや鉄、カリウムなどのミネラルの豊富さがきわだっています。ビタミンCは冬場のほうれんそうより多く、とくにカルシウムはほうれんそうの3倍も含みます。発育期の子ど↖

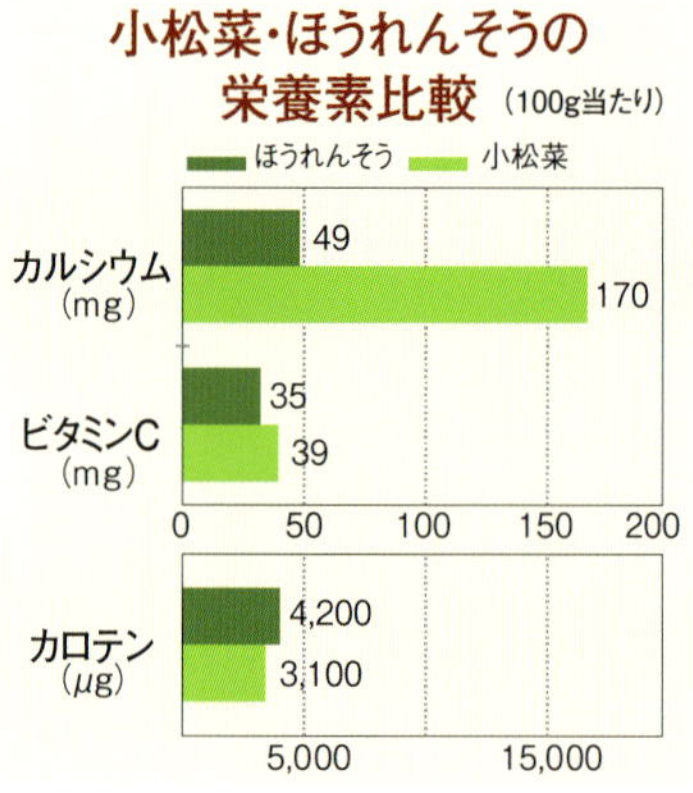

給食メニュー

② 小松菜のポタージュ

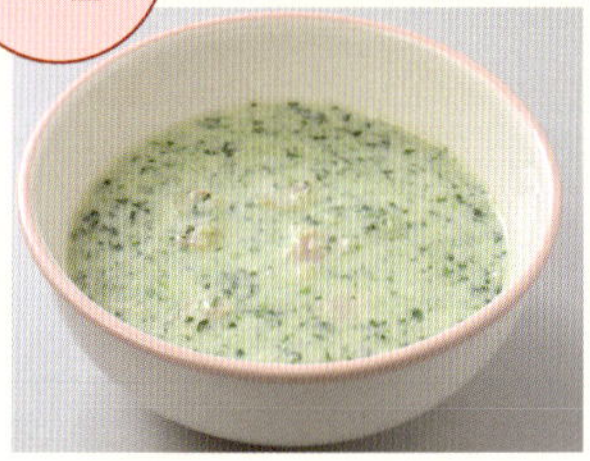

6 小松菜の仲間は全国にいっぱい

全国各地の青菜の多様性から食文化を見る。

小松菜やほうれんそうなど、わたしたちにとって野菜といえば青菜がその代表。青物（あおもの）ともいわれ、八百屋を「あおものや」と呼ぶくらいでした。人間に限らず動物一般は、青菜の持つ豊富な葉緑素やビタミン、ミネラルなくしては健康を維持できないといってもよいほどです。それだけに、その地なりの青菜が数多くあり、日本全国でも伝統的な青菜が栽培されてきました。小松菜は、その中で選ばれて全国に普及した野菜です。青菜の成長にはとくに土質や環境の影響が大きいため、個性的な青菜が多く見られます。長野の野沢菜、京都の壬生菜《みぶな》や水菜、広島の広島菜、埼玉のべか菜、群馬の宮崎菜、東京のあしたばやのらぼう菜、福岡のかつお菜、長崎の雲仙こぶ高菜など、名前もなかなか興味深いもの。これらは最近、地産地消が進められる中で、伝統野菜として見直されています。

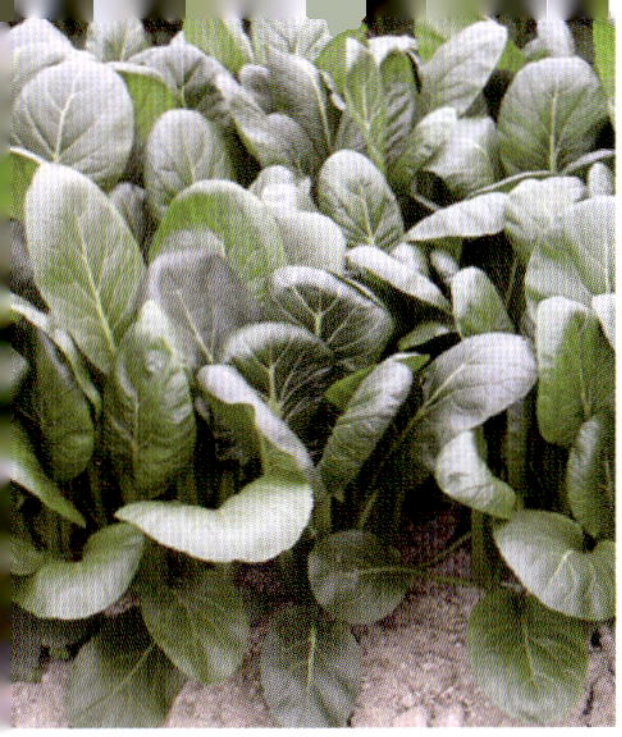

小松菜畑

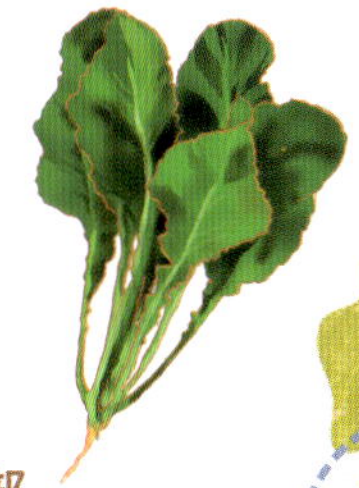

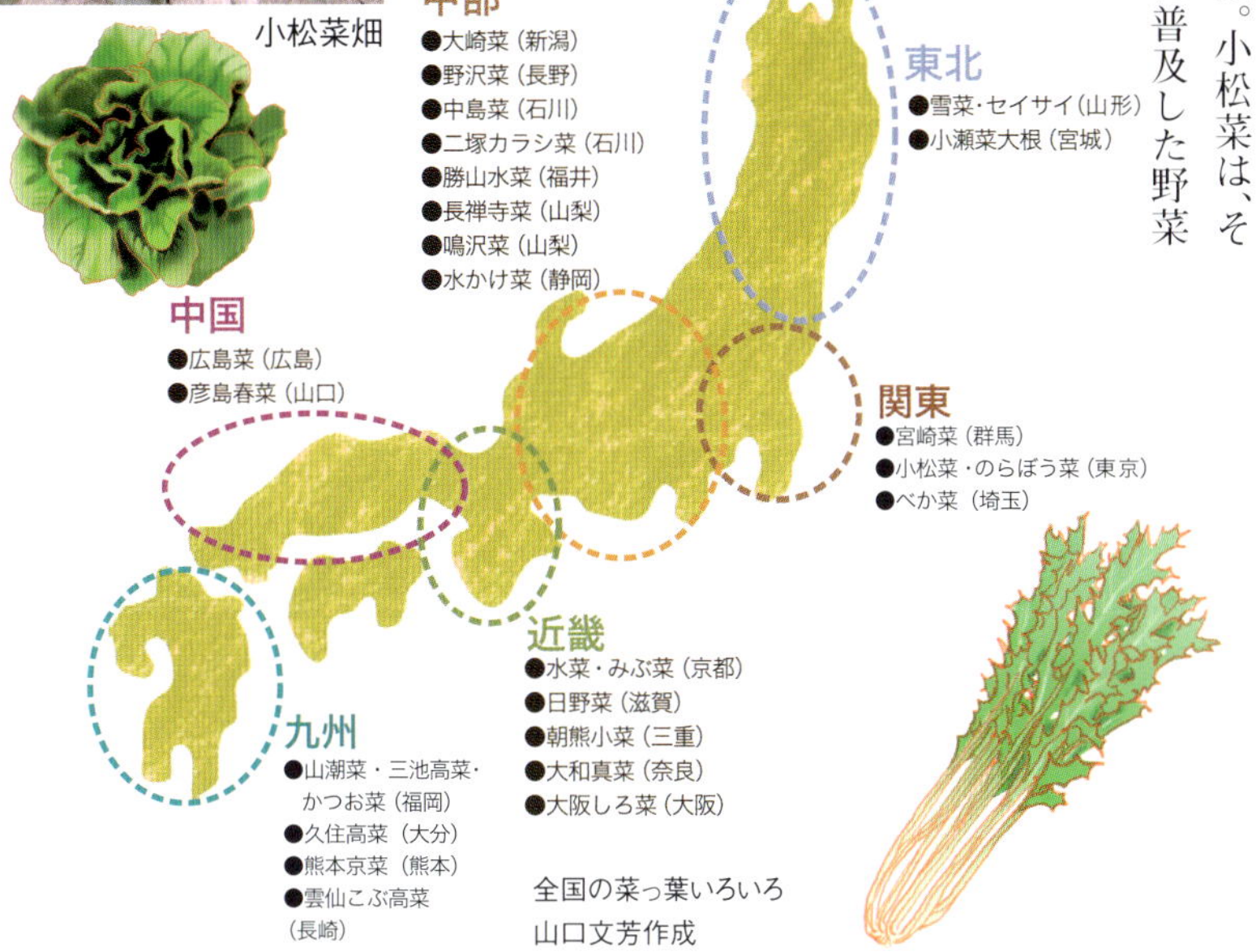

全国の菜っ葉いろいろ
山口文芳作成

↙ものカルシウム源として、また中高年に多い骨粗鬆症《こつそしょうしょう》の予防のためにも、ぜひ日常的にとりましょう。カルシウムはビタミンDといっしょにとると吸収がよいことから、きのこといっしょにいためる料理がとくにおすすめです。また、油でさっといためれば、ビタミンCやEの損失が少なく、カロテンの吸収率もアップします。

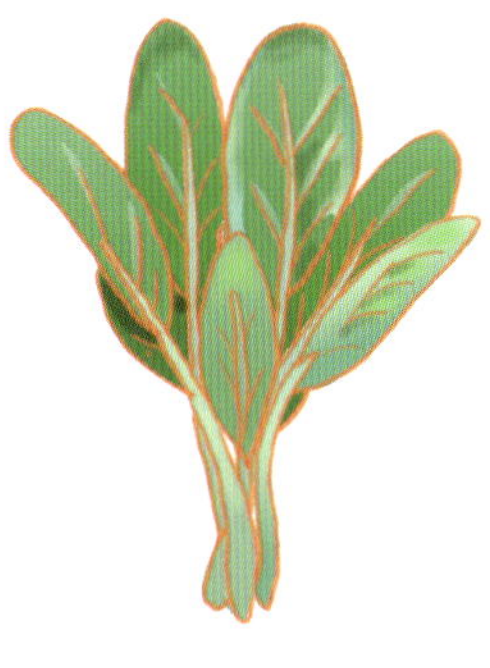

3 保存のしかたと調理前のひと手間でおいしさが変わる

植物としての野菜の鮮度を保つ方法を知り、保存方法を考える。

野菜は原則として、生育していた環境になるべく近い形で保存すると、鮮度が保たれます。小松菜などの青菜の場合は、冷蔵庫に、株もとを下にして、立てて保存するか、寝かせるかで、鮮度は変わります。これに関わっているのが、野菜が自分自身でつくり出すエチレンという植物ホルモンの一種で、発生が活発なほど鮮度を落とします。青菜では、寝かせるほうが発生が多くなるので、必ず立てて保存すること。輸送の段階から、段ボール箱などに立ててつめられているものです。エチレンは気体なので、保存のしかたが悪いとほかの野菜やくだものにも悪影響を与えてしまいます。また、青菜は冷蔵庫から出してすぐに調理するのではなく、できれば30分以上、株もとを水につけてからとりかかりましょう。細胞がみずみずしくよみがえってくるのがよくわかり、いかにも元気をいただけます。

小松菜は下ゆでしなくてよいの？

小松菜はアクやえぐ味が少ないので、下ゆでの必要はなく、そのまま煮たりいためたりできるの。独特の香りが気にならなければサラダでもOK。りんごやレモンなど、さわやかな甘味・酸味のあるくだものといっしょに野菜ジュースにすれば、飲みやすく、ビタミンCも効率よくとれるわよ。

「知恵ちゃん」教えて！

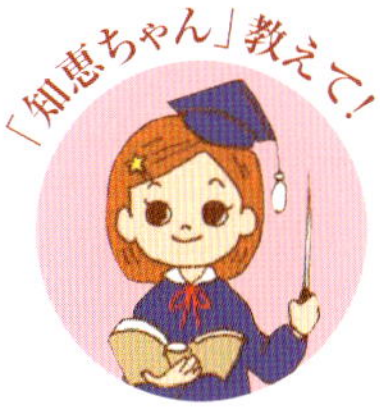

さやいんげん

kidney bean

旬 1 2 3 4 5 6 7 8 9 10 11 12

かつては、中に入っている豆をとるために栽培されていたいんげん。豆用と若い豆をさやごと食べるさやいんげんでは品種が異なり、さやいんげん用がアメリカから導入されたのは、明治時代になってからです。それまでは、ささげなど、よく似た品種が古くから各地で栽培されていました。さやいんげんは、つるの有無、さやの大きさ、丸ざやか平ざやかなどでたくさんの品種があり、地方によって好まれるタイプも違います。

給食メニュー

3 いんげんのソテー

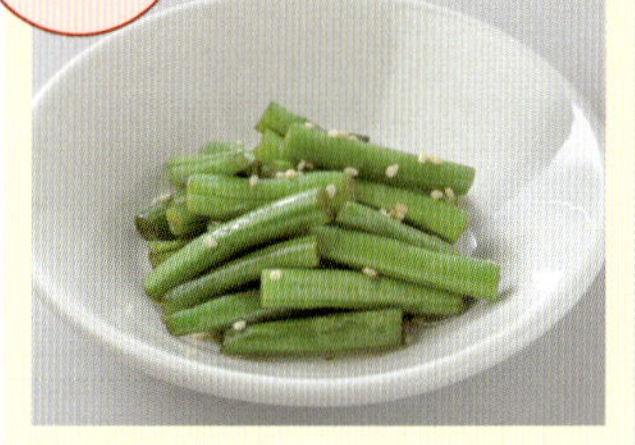

6 隠元さんが伝えたから、この名前!?

野菜の由来、呼び方や好みなどを知り、食文化につなげる。

いんげん豆の原産は中南米で、そこから世界中に広がりました。日本へは江戸時代に、明からの帰化僧である隠元がもたらしたために「いんげん豆」と名づけられたと伝えられていました。でも、隠元が持ってきたのは別種の藤豆だったらしいというのが、近年の定説になっています。

藤豆は熱帯アジア原産で、インドや中国南部が栽培の中心。確かによく似たつる性の豆です。よく似たささげも、在来種が各地にあり、さやいんげんも「五月ささげ」とか、年に三度も収穫できることから「三度豆」「三度ささげ」と、今でも呼ぶ地域があります。

また、さやいんげんは、関東では中の豆の形が見えない若どりが好まれ、関西では豆の形がしっかり見てとれるほうが好まれるといった食文化の違いもあるようです。収穫時期をずらして需要に応える生産者もいるほどです。

2 夏に元気をくれる立派な緑黄色野菜

さやいんげんの成分、栄養素について知る。

さやいんげん100g当たりのカロテン含有量は590μg。緑黄色野菜の範疇に入るには600μg以上なので、ほんの少し足りないのですが、ビタミンB群、C、カル↘

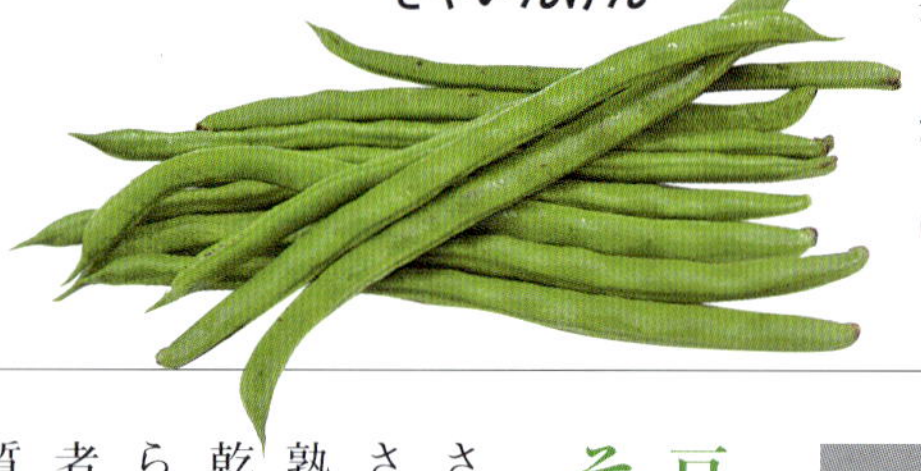

さやいんげん

↙シウムやリンなどのミネラル、タンパク質などをバランスよく含むので、緑黄色野菜と評価されています。

とくに豆の部分に含まれるビタミンB_1、B_2、B_6などは、筋肉に疲労物質を蓄積しないように代謝をスムーズにするはたらきをし、さやにはアスパラギン酸のような疲労回復物質も含まれているので、夏バテ防止にはなかなか有効です。

ただ、生で食べると、含まれるレクチンという物質によって腸粘膜などに炎症を生じ、健康を害します。加熱によって防げるので、サラダに使う場合でも、ゆでて加えるように気をつけましょう。

2 同じいんげんでも、老若?でこれほど成分は違う

豆類の成長と栄養素など、その成分の変化について知る。

さやの中の豆がまだ未成熟のうちに、さやごと食べるのがさやいんげん。成熟するのを待って、大きくなった豆を乾燥させると、いわゆる乾物として売られているいんげん豆になります。前者は野菜ですが、後者の豆はタンパク質や炭水化物、ミネラル類、食物繊維を多く含むようになります。

豆は皮がかたくて消化がよくないので↖

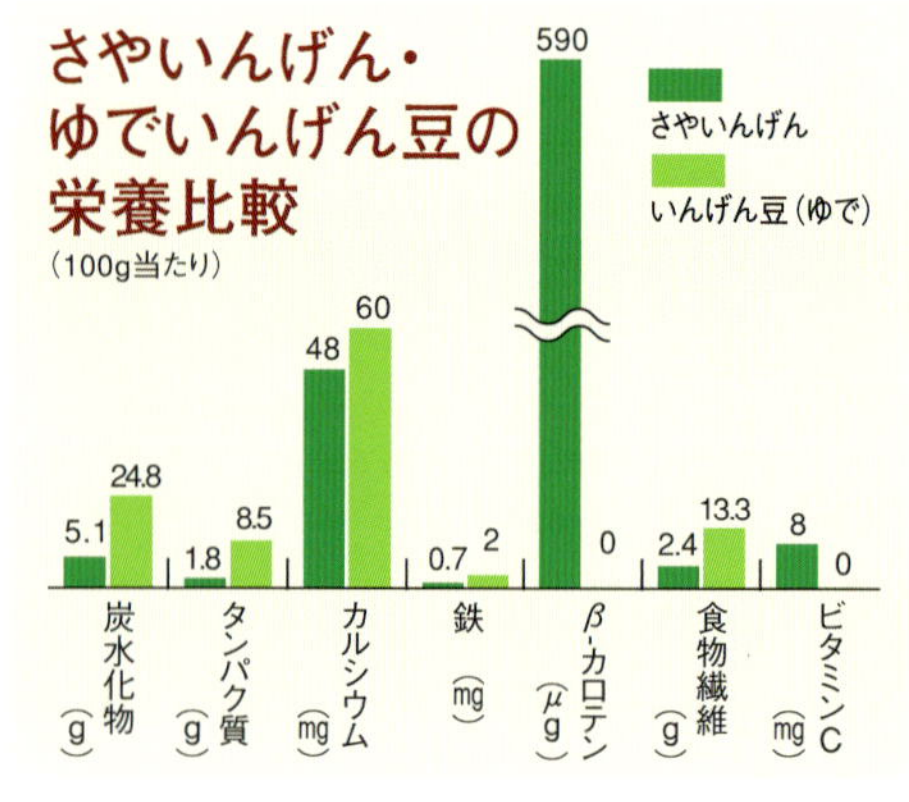

すが、その分、食物繊維は多いといえます。

同じいんげんでも、さやいんげんといんげん豆では栄養素がどのくらい違うか、比較してみましょう（グラフ参照）。同様に、さやえんどうとえんどう豆、枝豆と大豆など、豆類は成熟すると成分が変わっていきます。豆は次世代を残すための種でもあるので、生命をつなぐために必要な養分を蓄えていくのでしょう。

2・4 さやごと食べる仲間はすぐれものぞろい

さや豆の種類、由来、成分などを比較する。

さやいんげんだけでなく、若ざやごと食べる豆類はどれも、栄養素のバランスがよい貴重な緑黄色野菜。風味や歯ごたえ、色、形などそれぞれに個性があり、料理のアクセントにもなります。また、これらは家庭菜園でもつくりやすいので、チャレンジする人が増えています。

調理のとき、筋はとらなくてよいの？

ほとんど必要ないのよ。かつてのさやいんげんは、両脇の筋がかたかったので、引いてとっていたの。その後、その手間がかからないように品種改良されたタイプが主流になって、市場の9割を占めるほどになっているのよ。

さやごと食べる豆いろいろ

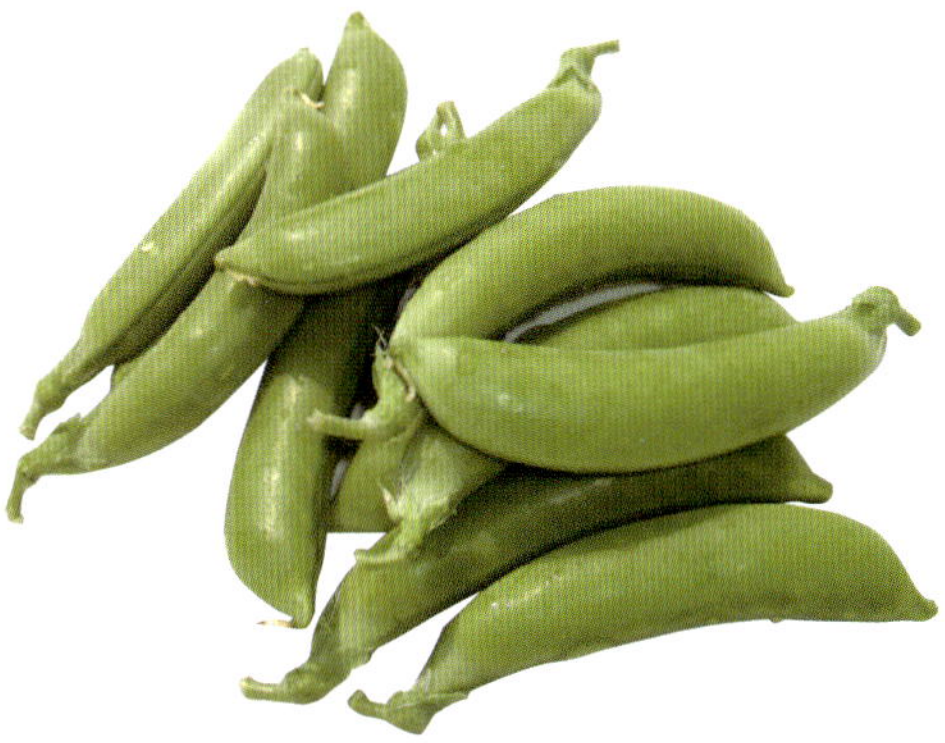

さやえんどう

さやが絹のようにやわらかいから「絹さや」

えんどう豆は、グリーンピースといったほうが今ではなじみがよいかもしれません。いんげんよりはるか昔、奈良時代に中国から伝わっていましたが、若ざやを食べるようになったのは江戸時代から。収穫の初期には若ざやごと食べ、次にグリーンピースを、最後に完熟豆をと、効率的に収穫していたようです。今では、さや用、青豆用、完熟豆用と品種もさまざま。とくに、さやが絹織物のようにやわらかいため名づけられた絹さやが普及しています。ビタミンCがとくに多いのが特徴です。

スナップえんどう

アメリカ生まれの新品種

アメリカで開発され、おつまみ感覚で食べられるからか、スナックえんどうとも呼ばれます。豆が熟すると、ふつうはさやがかたくなるものですが、これはやわらかいまま。しかも肉厚で、甘味と風味が強いことから一躍人気になりました。

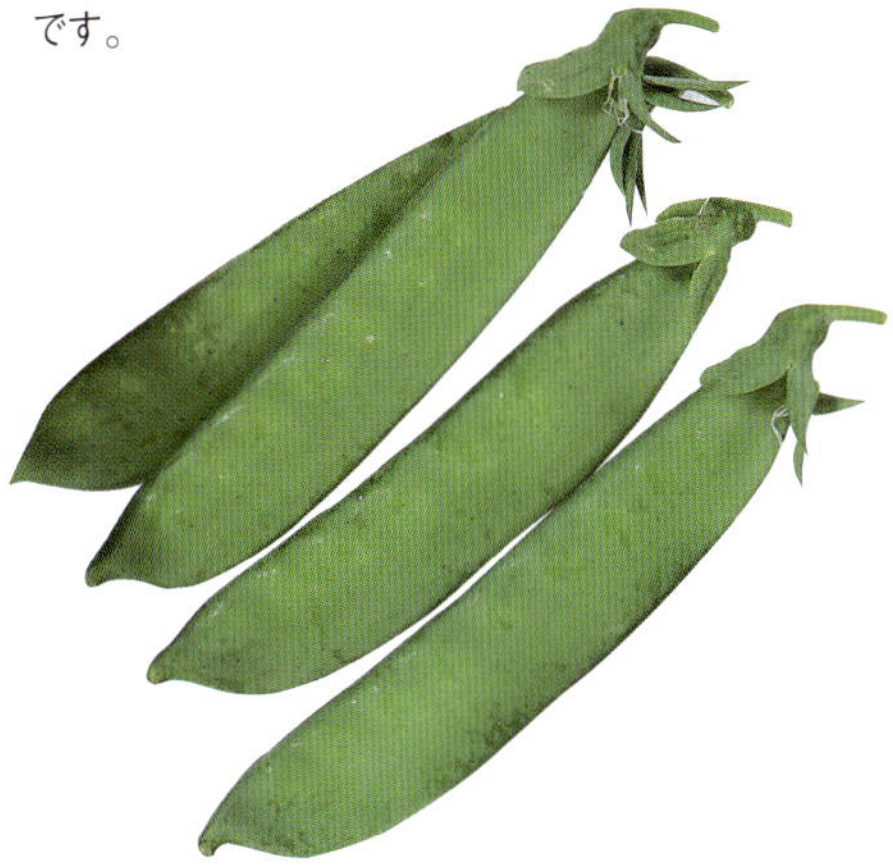

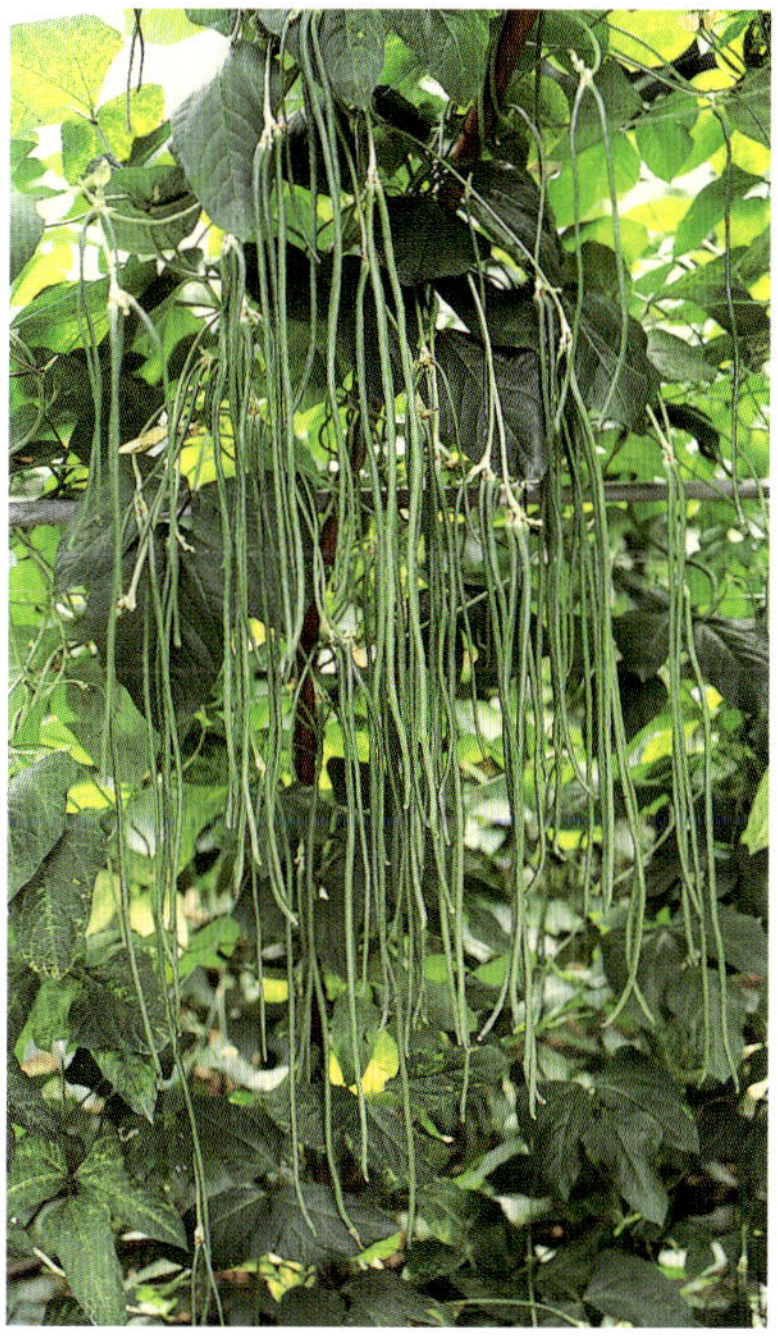

モロッコいんげん

平たく、大きく、やわらかい

幅広で、長さ20cmほどにもなり、ややかたそうに見えますが、加熱するとやわらかく甘味があります。地中海周辺が原産ではあるものの、モロッコというわけではなさそう!?

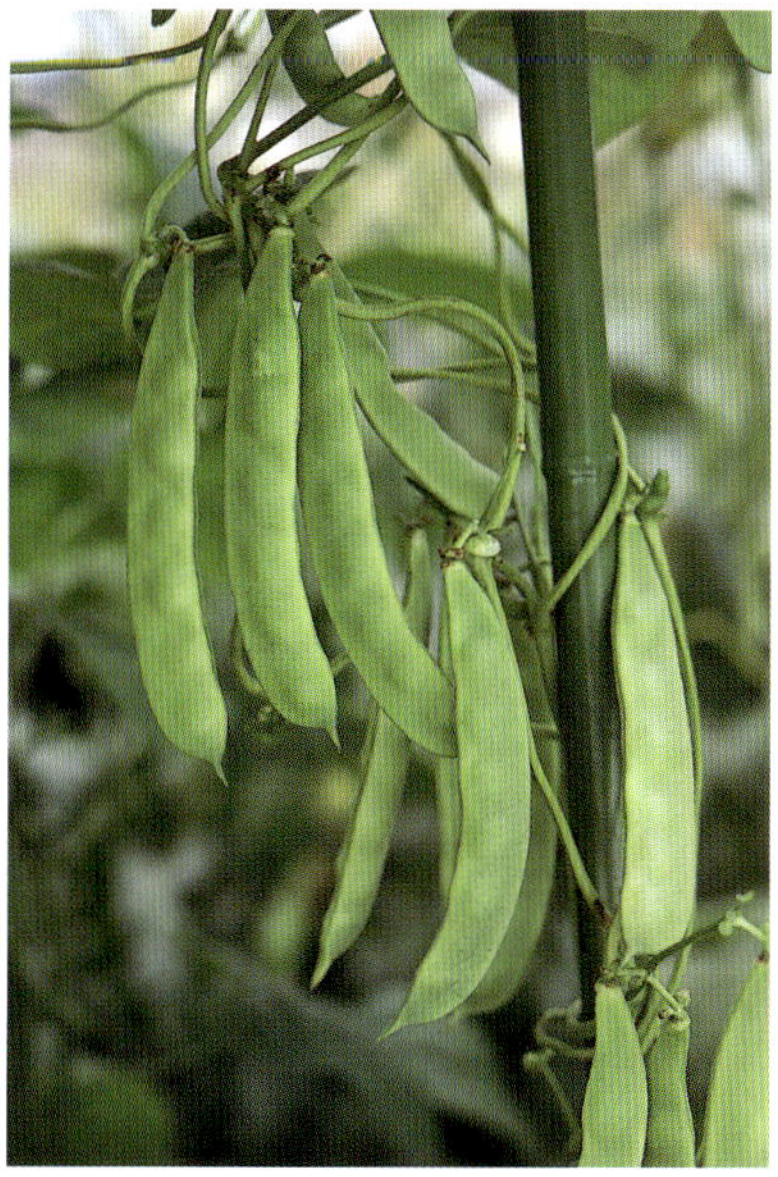

ささげ

在来種が各地に残る伝統的な豆

大角豆の若ざや。小豆のかわりに赤飯に使うのもささげです。とはいえ、さや用と豆用は品種が異なります。一般にひものように細長くぶら下がって実り、さやの中に16〜20粒ほどの豆が入っているので「十六ささげ」とも。いとこ煮という、かぼちゃと小豆の伝統的な煮物がありますが、元来はささげを使うそうです。

トマト

tomato

旬 1 2 3 4 5 6 7 8 9 10 11 12

家庭でもっともお金を使って購入している野菜はトマト。かつては夏野菜の代表でしたが、ハウス栽培が普及し、一年中出回るようになって久しくなります。とくに最近は、大きさ、形、色、味わいもさまざまな品種が店頭に並ぶようになりました。日本ではサラダなどの生食がまだ多いものの、パスタやピザなどのイタリア風料理の人気にともない、煮たり、焼いたり、加熱して食べる味わい方も広がっています。また、家庭菜園や学校のプランター栽培などでも人気の野菜です。

給食メニュー 4 トマトのオーブン焼き

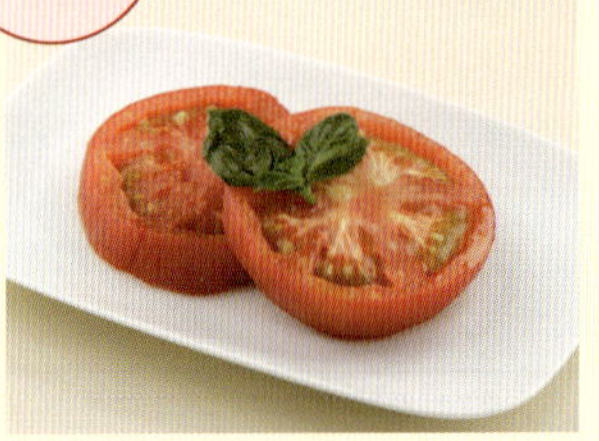

6 トマトは「毒」と思われ、観賞用だった！

トマトの伝播を歴史と重ね合わせ、食文化を考える。

トマトの発祥にはいろいろな説がありますが、アンデス山麓周辺に野生種が残っており、ここからメキシコに伝わって栽培されるようになったとの説が有力です。そして、16世紀初めになって、メキシコを征服したスペイン人によってヨーロッパへもたらされました。しかし、「植物全体からいやなにおいがする」「葉や茎には毒がある」などとの評価で、もっぱら観賞用だった時代が続きました。食用のきっかけになったのは、イタリアで起きた飢饉だとか。何が幸いするかわかりませんね。以後、南ヨーロッパで広く料理に使われるようになり、やがて世界各地に伝わりました。19世紀の南イタリアでは、パスタにトマトソースをかける食べ方がすでに一般的になっていたそうです。

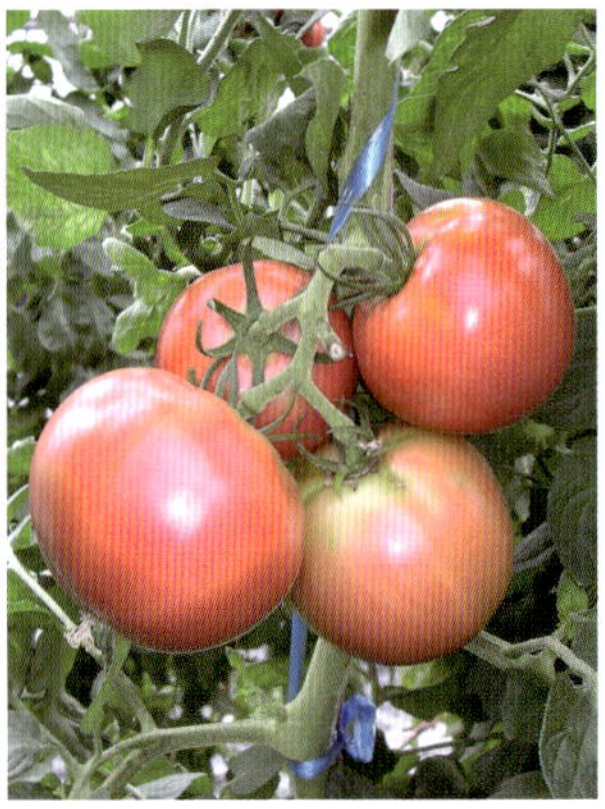

日本へは、狩野探幽が描いた『唐ナスビ』というトマトの絵が残っていることから、17世紀の半ばまでには伝来していたことがわかります。貝原益軒の『大和本草』では「唐ガキ」とされており、最初は、ヨーロッパと同様、観賞用として珍重されていました。日本では「なす」や「柿」に当てられていますが、イタリアでは今でも「金色のりんご(ポモ・ドーロ)」、フランスでは「愛のりんご(ポム・ダムール)」と、「りんご」にたとえられます。当時の食文化の違いがわかりますね。

2 かわいいトマトの大きなパワー

トマトの栄養価、機能性成分などを知り、健康に役立てる。

ヨーロッパには、「トマトが赤くなると医者が青くなる」ということわざがあります。それほど、トマトには健康によい成分が含まれているのです。

ビタミンAやCが豊富なのはもちろん、ビタミンB群や老化抑制効果のあるビタミンE、さらにカリウムやカルシウムなどのミネラル、食物繊維など、これらをバランスよく含むのがトマトの特徴です。

また、最近とくに脚光を浴びているのが、トマトの赤色の成分「リコピン」です。これは、にんじんなどに多いβ-カロテンと同じカロテノイドという色素群に属する色素。カロテノイドについては、まだ研究途上ですが、老化やがん、数々の生活習慣病を引き起こす活性酸素のはたらきを抑える「抗酸化物質」であることがわかってきました。そして、リコピンの抗酸化作用は、β-カロテンのおよそ2倍、従来から抗酸化作用が強いといわれていたビタミンEの100倍もあるのだそうです。

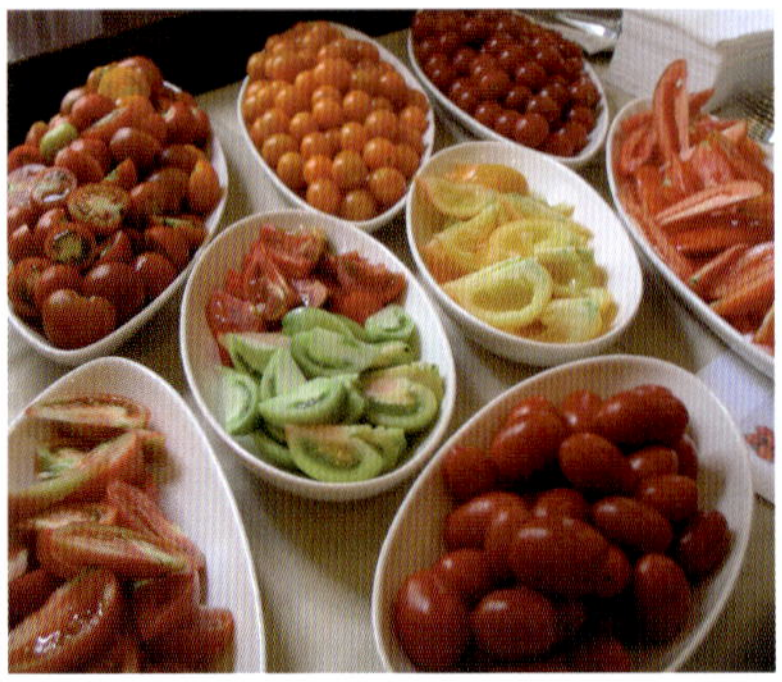

トマトには、ビタミン、ミネラル類に加え、色素がもつ機能性成分もたっぷり

リコピンは、完熟した赤いトマトほど多く含まれ、脂溶性なので油脂といっしょにとると吸収力がアップします。トマトを生食だけでなく、調理して食べることがすすめられるようになったのには、こんな背景もあるのですね。

2・6 日本人はピンク系、諸外国は赤系が好み

トマトの品種の多様性、日本人の好みと食習慣などを知る。

トマトの色は赤、ピンク、黄色、オレンジ色、緑などバラエティーに富んでいます。諸外国では、主流は赤系のトマトで、加熱調理したり、加工して使われるほうが多いのですが、日本では生食に向くピンク系がほとんどです。というのも、昭和になってアメリカから導入された「ポンデローザ」というピンク系の品種が、大きく、果肉が多く、マイルドな味わいで、日本人の好みに合ったため、それをベースに、その後の品種改良が進められたからです。現在も店頭の約8割がピンク系で、果肉がかたく、完熟でも崩れない「桃太郎」という品種、お尻がピンとがっている「ファースト」という品種の人気が続いています。ただ、最近のトマトは大変多様化しています。大きさも、普通のトマトとミニトマトの中間の中玉トマト、ごく小さいマイクロトマトが登場。味わいも、フルーツのように甘いフルーツトマトをはじめ、酸味より甘さ、そしてゼリー部分が少ない食感が追求されています。また、加熱調理して食べることが好まれるようになってきて、それに向く品種も徐々に出回るようになりました。

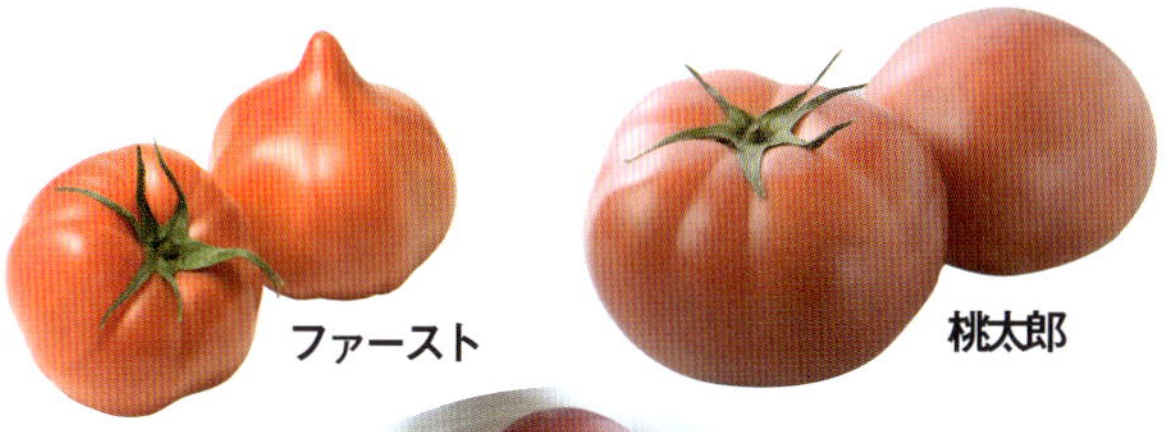

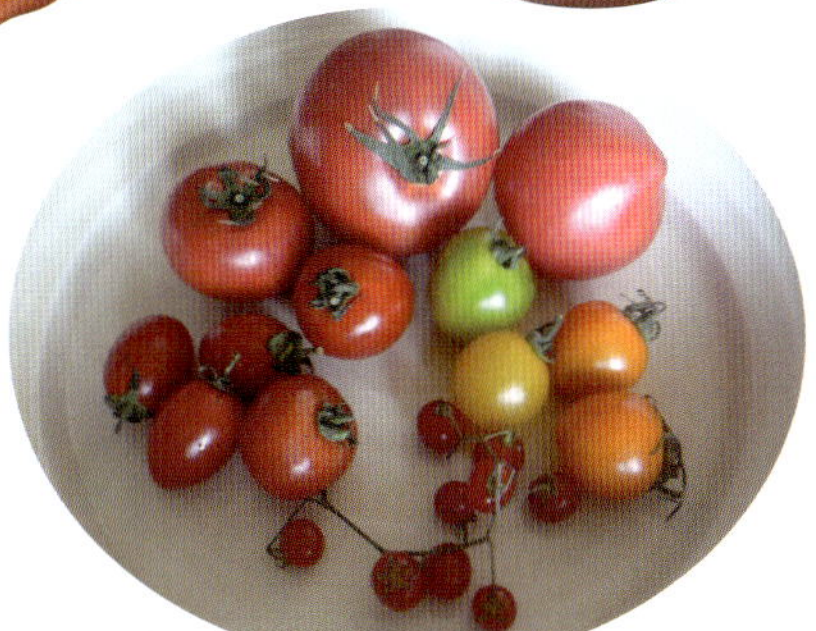

トマトのいろいろ
店頭には、大きさ、形、色とりどりのトマトが出回っている

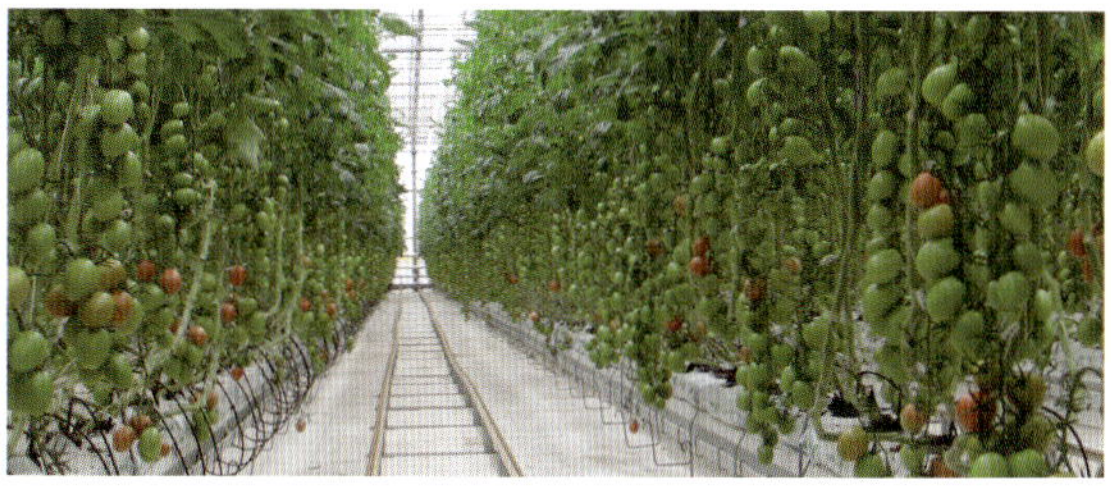

トマトはハウス栽培によって、一年中出荷される。大規模栽培も増えている

3 トマトは天然の調味料

トマトのうま味成分の豊富さを知り、多様な料理につなげる。

トマトには、ちょっと意外ですが、グルタミン酸がたっぷり含まれています。グルタミン酸は、わたしたち日本人がなじんできた昆布に含まれているうま味のもと。日本のだしは、昆布のグルタミン酸とかつお節のイノシン酸による相乗効果を利用したものが代表的です。これに匹敵するといってもよいのがトマトソース。肉や魚をトマトソースといっしょに調理すると、動物性のうま味との相乗効果でうま味がグンと増し、おいしい料理ができあがるというわけです。中国料理でも、スープやいためものにトマトをよく使いますね。日本ではおふくろの味といえば、みそ汁が挙げられますが、イタリアではトマトソースがおふくろの味として、各家庭の味を伝える万能ソースになっています。

トマトが世界中で愛され続けているのは、食欲をそそる赤い色に加えて、調味料としての役割が大きいようです。

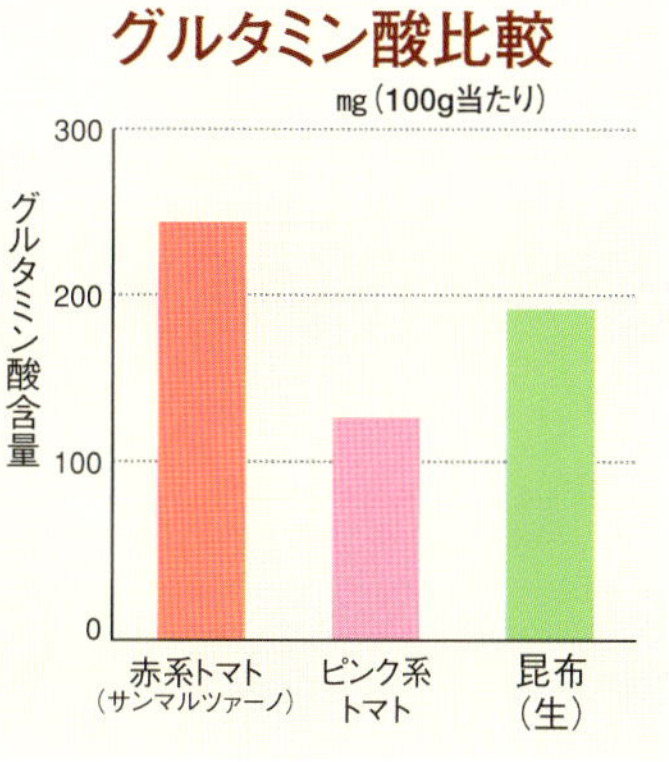

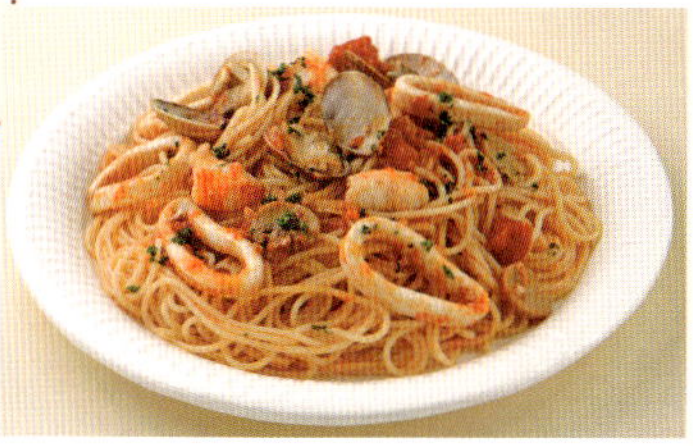

ペスカトーレ
トマトソースは、それだけで調味料がわりになる

トマトは、追熟させれば、樹で完熟させたものと同じ？

加工用のトマトは、完熟させてから収穫することが農林水産省の規格で決められているのよ。でも生食用の多くは、色づき始めたころに収穫して、店頭に並ぶころにほどよく赤くなるようにするんだって（追熟）。見た目は完熟させたトマトと変わらないけど、樹の栄養を受けとりながら熟すのに比べ、追熟の場合は果実そのものの栄養分を消耗させながら熟していくので、追熟期間が長いほど味も栄養価も劣るそうよ。

人参
にんじん
carrot

旬 1 2 3 4 5 6 7 8 9 10 11 12

にんじんは、和風・洋風・中国風のどんな料理にも合い、一年中、食卓にのぼるといってもよい野菜です。きれいなオレンジ色は、料理を引き立て食欲をそそりますね。かつては、独特の香りのせいで子どもの嫌いな野菜の代表でした。しかし、現在は品種改良が進んで、香りはソフトになり、甘さも増して、今では好きな野菜に大変身しました。また、カロテンや食物繊維はじめ、体によい成分がたっぷり含まれていることから、健康野菜としても大きな注目を集めています。

6 にんじんはオレンジ色だけじゃない

にんじんのルーツから品種改良、伝播ルートを探る。

にんじんは、アフガニスタン周辺を故郷に東西に広がりました。東はジンギスカンの遠征にともなって中国へ、西はトルコからヨーロッパへとわたり、日本へはその両方から伝わりました。

もともとのにんじんはどうやら紫色だったようですが、東ルートの東洋種は江戸時代に入り、赤、白、黄、紫などカラフルで、細長いのが特徴です。

西ルートの西洋種は、江戸時代末期に長崎に入ったものと、ヨーロッパからアメリカ経由で19世紀にわたってきたものがあり、根が短いのが特徴です。

西洋種は東洋種に比べて栽培期間が短く、農作業が容易なため、現在はほとんどが西洋種になっています。

東洋種で代表的なのが、年末から正月にかけて出まわる真っ赤で長い金時にんじん（京都界隈で栽培されることから京にんじんとも）。沖縄には黄色の島にんじんもあります。いずれも、かつてのにんじん独特の香りやクセを強く残しています。野菜が多様化するなかで、これらがまた脚光を浴びつつあります。

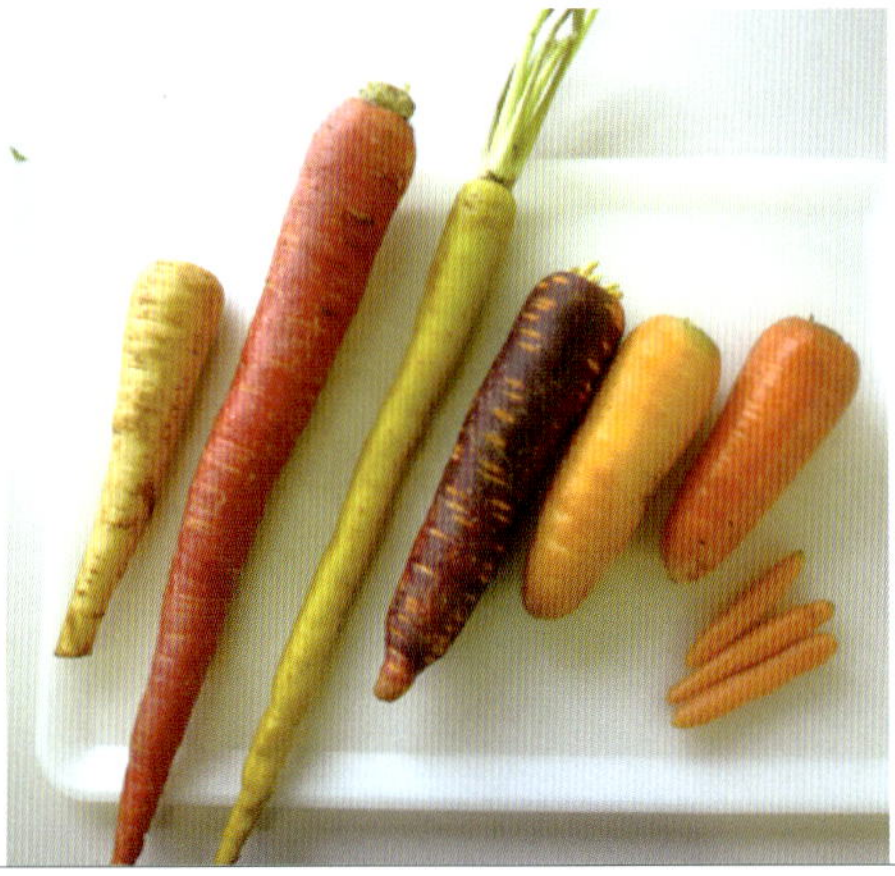

左端からパースニップ（白にんじん）、金時にんじん、島にんじん、紫にんじん、やまぶき色の金美にんじん、一般のにんじん、ミニキャロット

2・3 にんじんの種には毛が生えている!?

にんじんの種について知り、その栽培や生態に関心を持つ。

にんじんの種（じつは果実）には、もともと毛がたくさん生えており、市販品の種はそれを除いたものなのです。表面の毛が生えている部分は、果皮にあたり、なかに種子が入っています。毛は、なかの種子が充分熟すまで、発芽しないように抑制するはたらきをしているのだそうです。

それは、にんじんの原産地の環境に由来するもの。原産地の高原は、冷涼で乾燥した山岳地帯なので、きびしい環境で育つには、きちんと条件が整うまで、むやみに発芽しない備えが必要だったのではと推測されています。その代わり、にんじんは発芽したら少々の寒さには負けない強さを持っています。そんな特性を生かし、「雪下にんじん」といって、雪の下で冬を越したにんじんの甘さが知られるようになりました。

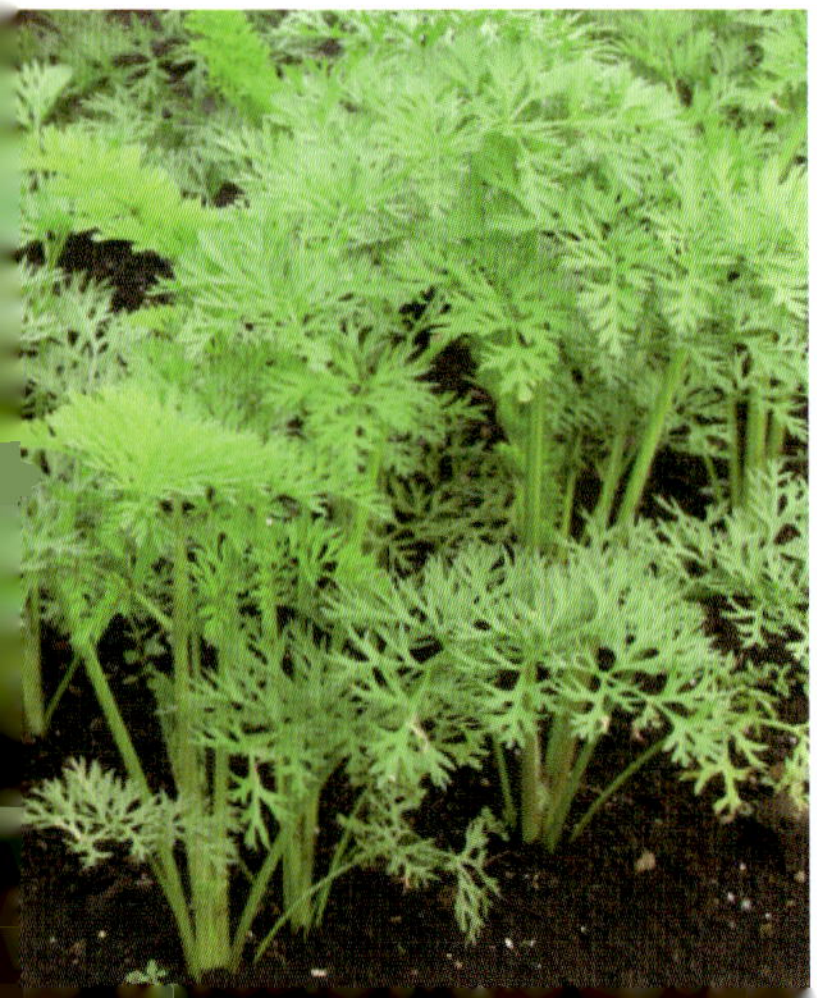

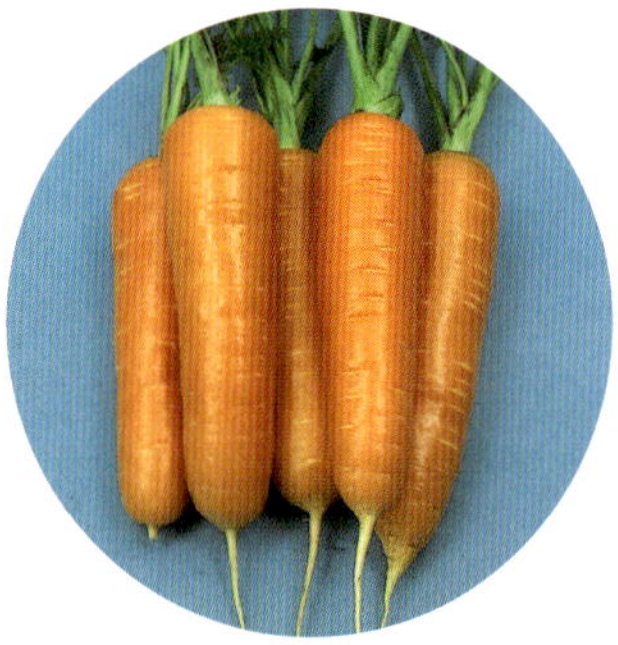

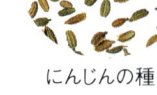

五寸にんじん

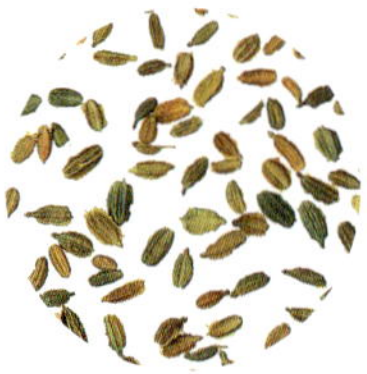

にんじんの種

葉を見ると、にんじんがセリ科だとよくわかる。葉にもカロテンがたっぷり

給食メニュー 5 にんじんサラダ

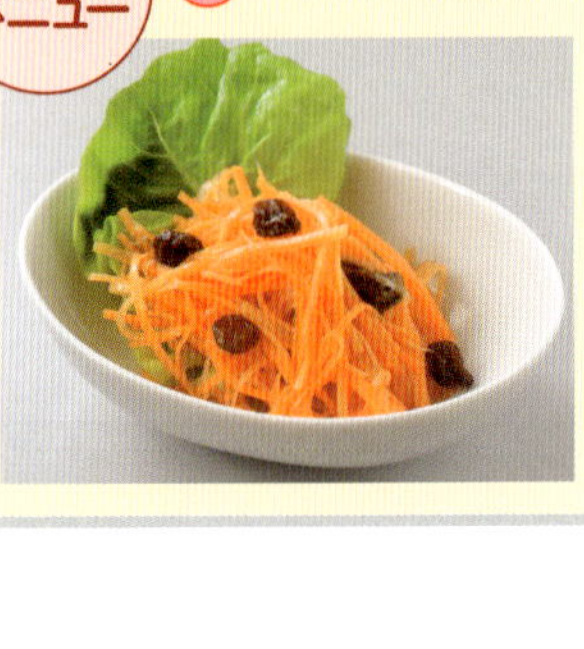

2

にんじんは外側、大根は内側から太くなる

にんじんの生育のしかたを知り、大根と比較観察する。

にんじんと大根は、根の部分が土のなかに長く太く成長するのは同じですが、太り方は逆です。にんじんは外側の師部が成長するのに対し、大根は内側の木部が成長するもの。縦に切ってみると、違いを観察できます。にんじんは外側の師部の色が鮮やかで、内側の木部は淡くかたくなっているのでわかりやすいでしょう。

だから、にんじんはなるべく皮はむかないか、薄くむくほうがおいしさを逃すことなく味わうことができます。逆に大根は、皮を厚めにむいたほうが、やわらかく、ジューシーな味わいになるというわけです。

にんじんと大根は、ひげ根の生え方も違います。大根は両脇に並んでいるのに対し、にんじんのひげ根は四方にまんべんなく生えているもの。根のあとが残っているので、観察してみましょう。

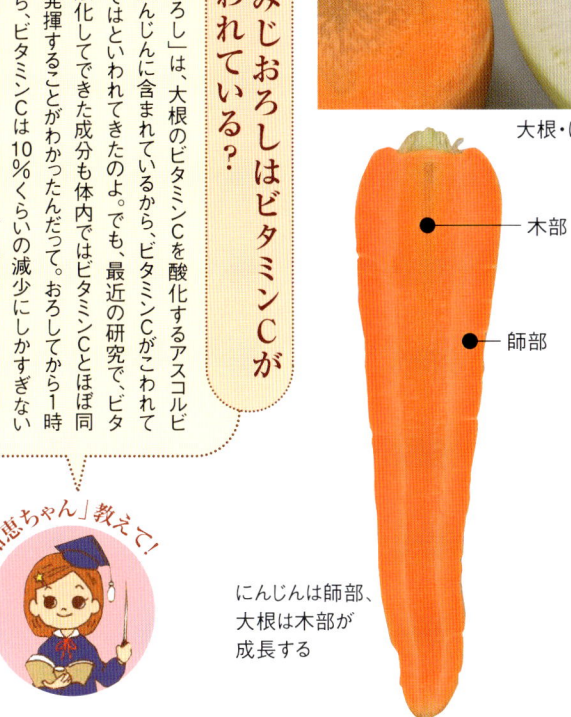

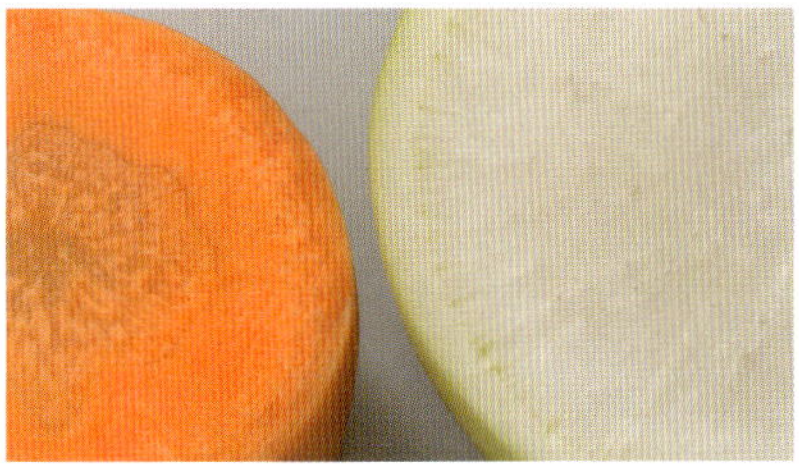

大根・にんじんの輪切り

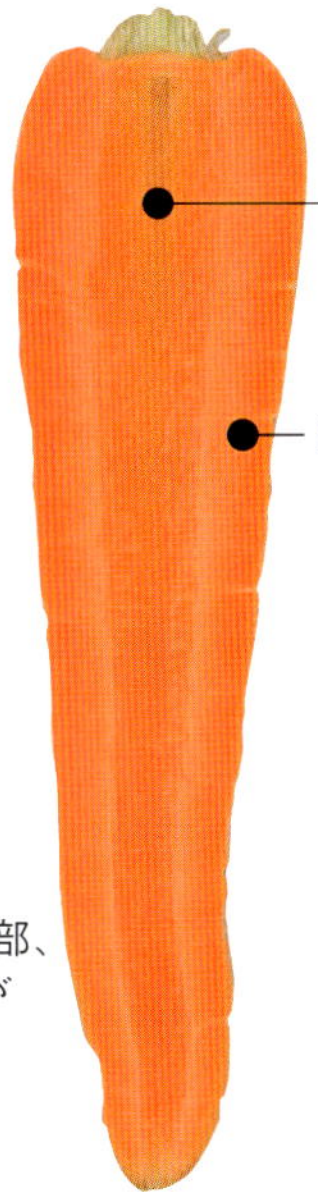

にんじんは師部、大根は木部が成長する

もみじおろしはビタミンCがこわれている?

「もみじおろし」は、大根のビタミンCを酸化するアスコルビナーゼがにんじんに含まれているから、ビタミンCがこわれてしまうのではといわれてきたのよ。でも、最近の研究で、ビタミンCが酸化してできた成分も体内ではビタミンCとほぼ同じ効果を発揮することがわかったんだって。おろしてから1時間程度なら、ビタミンCは10%くらいの減少にしかすぎないの。もみじおろしに酢を少し加えれば、酸化そのものを抑えられるのよ。

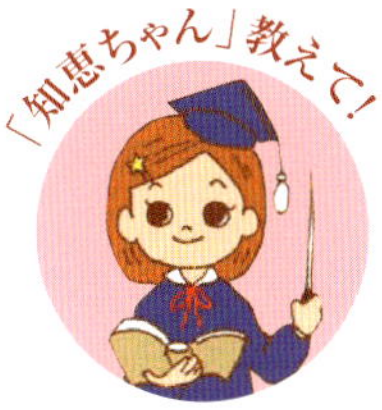

2

にんじんはβ-カロテンの王様

β-カロテンと人間の健康との関係を学ぶ。

にんじんは体内でビタミンAに変わるカロテン、とくにβ-カロテンをたっぷり含みます。近年、カロテンはビタミンAとして吸収されるだけでなく、カロテン自体が吸収され、必要に応じてビタミンAに変えられることがわかってきました。ビタミンAは、動物性食品よりにんじんなどの野菜からとったほうが効率がよいのかもしれません。

ビタミンAは、体の発育、目や皮膚、粘膜などの健康、感染症に対する抵抗力など、健康に欠かせない栄養素。また、β-カロテン自体が、免疫機能を強めたり、がんや老化を予防する、大変すぐれた抗酸化物質であるという研究も進んでいます。

カロテンは油脂に溶け、そのほうが吸収されやすい特性があります。いため物やサラダ、グラッセなどで、油脂といっしょにとるのがおすすめです。

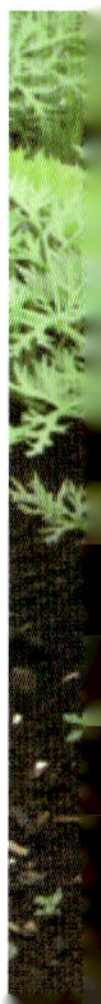

2・3

にんじんジュースは、にんじんの代わりにはならない

野菜とそれを原料にしたジュースの栄養成分を比較する。

にんじんは体内でビタミンAに変わるカロテン、とくに体の抵抗力を高めるβ-カロテンやビタミンCをたっぷり含みます。体によいことから、近年、手軽なにんじんジュースが人気になりました。でも、ジュースを飲むことは、にんじんを食べる代わりにはなりません。これはにんじんに限らず、野菜ジュース一般にいえることです。

なぜなら、ジュースは汁に入り込めない成分を除いているからです。最近、にんじんなど野菜に含まれる、ビタミンやミネラルに限らず、それ以外のわずかな成分の機能性も注目されています。調理して食べることによって、かむことの刺激、味や食感、香り、ときには季節感など、体は五感を通じてさまざまな情報を受けとめ、それが全体の栄養バランスに影響しているのです。野菜は、全体を食べてはじめて意味を持つもの。ジュースは野菜そのものの代わりにはならないのです。

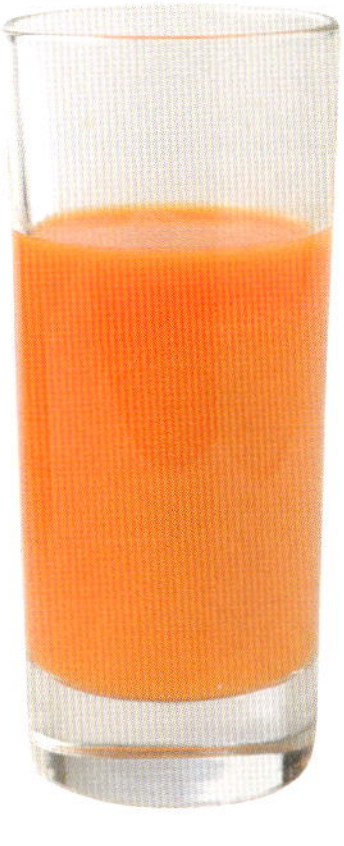

ピーマン

green pepper

旬 1 2 3 4 5 6 7 8 9 10 11 12

ピーマンは、戦後の食生活の洋風化にともなって普及した野菜ですが、子どもたちが苦手とする野菜の定番です。でも、最近はその独特のクセをやわらげるように品種改良が進んでいます。またクセの少ないカラーピーマンや、甘みのあるカラフルな大型のパプリカも普及してきました。赤や黄色などは、料理や食卓の彩りとしても貴重な野菜。調理を工夫し、食べやすいものから慣れていくことで、ピーマン独特のクセがむしろ味わいのアクセントになるように味覚が育つとよいですね。

2 未熟な緑だから、嫌われることが多かった

植物としてのピーマンと、人間の都合優先の扱いについて考える。

緑のピーマンは、実は未熟な果実なので、熟すまで鳥や動物に食べられないように、苦み物質をもっています。だから緑のピーマンが苦手というのも、無理はないのですね。そして、熟すにつれてオレンジ色から赤へと色づき、苦み物質も消えていきます。ピーマンにしてみれば、赤くおいしくなって目立ち、鳥や動物に食べてもらって、ふんに混ざった種を遠くに運んでもらおうというわけです。では、なぜ、ピーマンを未熟な緑の状態で食べるようになったのでしょう?

ピーマンは花が咲いてから赤く熟するまでに、7~8週間かかります。でも緑の状態なら3~4週間程度で収穫可能。しかも、完熟まで待つよりも収穫量が多く、栽培の手間も植物としてのピーマンへの負担も少なくてすむのです。生産者にとっては、そのほうが好都合だったことでしょう。

緑黄色野菜が健康によいことが広まって、ピーマンの鮮やかな「緑」が好まれたせいもありそうです。

ピーマンにとっても、子どもたちにとっても不運な話でしたが、近年、熟したピーマンが出回るようになってきました。「嫌われ野菜」の汚名が少しずつ払拭《ふっしょく》されるとよいですね。

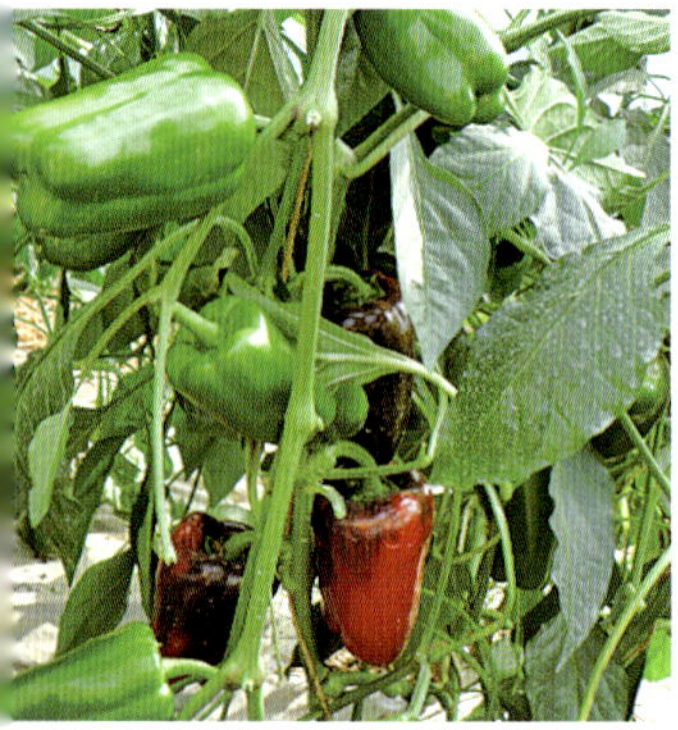

緑から赤へと熟していく

2 カラフルな色そのものも、老化や病気を予防してくれる

ピーマンと仲間の栄養素や機能性成分について知る。

ピーマンは、カロテン、ビタミンCやEが豊富な夏の健康野菜。ビタミンCは、中くらいの2個でレモン1個分に相当するほどで、しかもピーマンのビタミンCは、加熱で損傷しにくいのが特徴です。緑より赤になるほど栄養価は高まり、赤や黄色のパプリカは、ピーマンよりいずれも2~3倍以上のすぐれた栄養価を誇ります。

パプリカは鮮やかな色も魅力の野菜で、赤、黄、オレンジ、紫、茶、黒、白と7色もあります。これらの色素そのものが、老化や病気を防いでくれる抗酸化物質であることもわかってきました。

赤の色素はリコピン(トマトなどにも豊富)やカプサンチン(赤ピーマンやとうがらしなどにも)、オレンジから黄色はカロテン(かぼちゃやにんじんなどにも)、緑色はクロロフィル(ほうれんそうなどにも)、紫色はアントシアニン(ぶどうなどにも)等々。パプリカの多彩な色は、食卓を華やかにして、食欲増進効果をもっているだけでなく、すぐれた機能性を発揮してくれるというわけです。

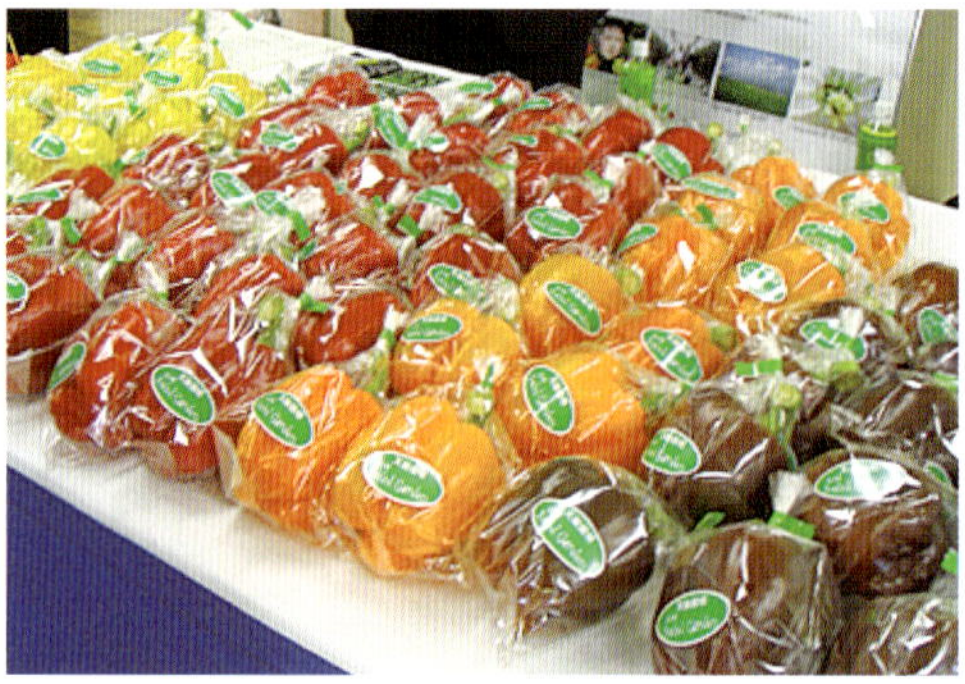

カラフルなパプリカ。完熟まで育てるのが大変なパプリカは、ていねいに1個ずつ包まれていることも

給食メニュー ⑥ ピーマンとじゃこの当座煮

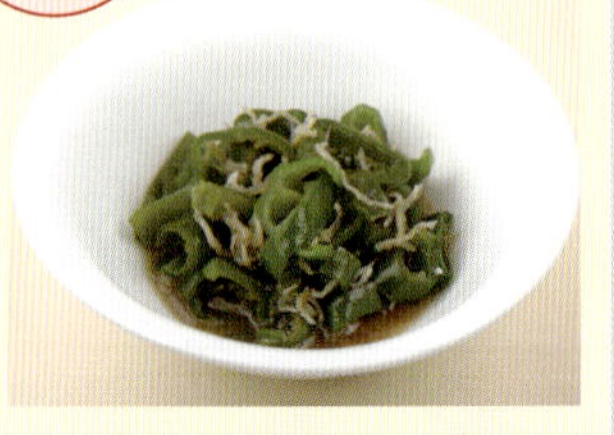

2・6 色も形も個性豊かなピーマンの仲間

とうがらしをベースにした広がりを探る。

ピーマンはとうがらしの一種。とうがらしは、辛とうがらしと甘とうがらしに大きく分かれます。

中南米原産のとうがらしは、コロンブスの新大陸発見の際に持ち帰られ、世界中に広まりました。辛とうがらしは、世界中で欠かせない香辛料の一つになり、ピーマンのように、辛みがないように品種改良された甘とうがらしは、野菜として普及しました。

日本にとうがらしが伝えられたのは、16世紀、ポルトガル人によります。ピーマンは、明治時代にアメリカから導入され、甘とうがらしと呼ばれていました。やがて、フランス語でとうがらしを意味する「ピマン」から「ピーマン」となったようです。当初は、今より大きく、厚く、青臭く、食べづらいものでしたが、最近では中型で薄く、においも少ないタイプが主流です。

一般にパプリカと呼ばれている大型のカラフルなベル系のタイプは、品種が違い、ほとんどが完熟した状態で出荷されたもの。韓国やオランダ、ニュージーランドなどからの輸入が大半です。カラーピーマンとも大きさ、形、厚さなどが違うだけでなく、ジューシーで甘い味わいです。

ピーマンよりは辛みがあり、実の先端が獅子の形に見える「ししとうがらし」も甘とうがらしの一種。近年は、地方の伝統野菜が復権し、京都の「伏見甘長とうがらし」や「万願寺とうがらし」なども見かけるようになりました。

甘とうがらし

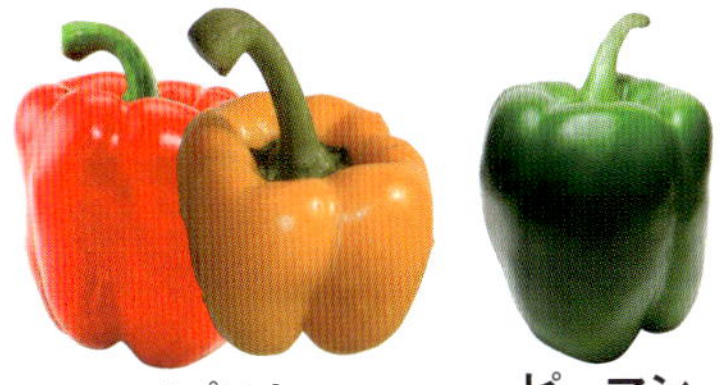

パプリカ　ピーマン

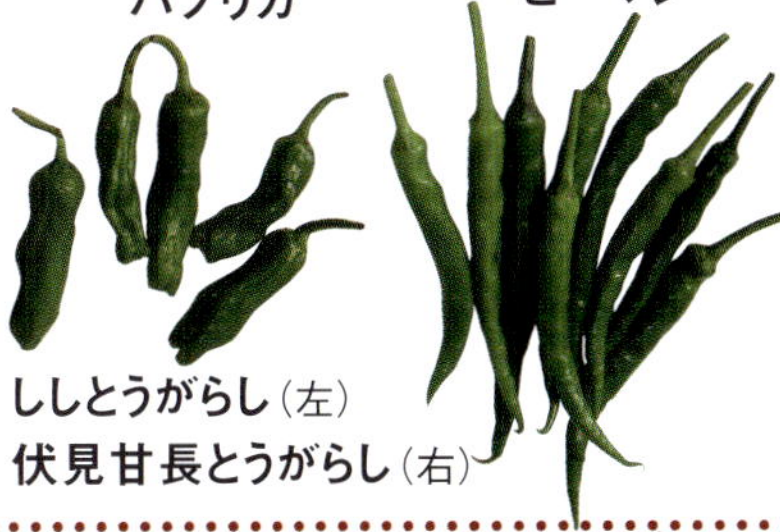

ししとうがらし（左）
伏見甘長とうがらし（右）

辛とうがらし

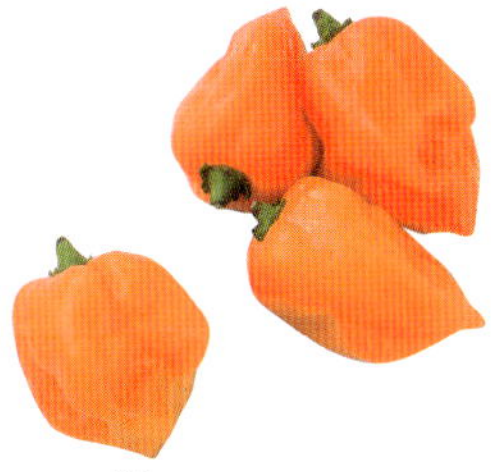

ハバネロ
中南米で栽培される極辛のとうがらし。かつては世界一辛いとうがらしとして、ギネスブックにも載る

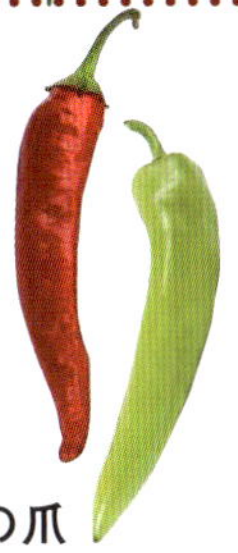

鷹の爪
日本の辛とうがらしの代表。粉末にしたものが一味とうがらし

4 一年中食べられるのは施設栽培のおかげ

野菜の周年供給のための促成栽培や抑制栽培について考える。

ピーマンは原産地が熱帯地方なので、高温の22～23℃が栽培に適する温度です。そのため、かつては夏から秋中心の夏野菜だったのですが、ハウスによる施設栽培が普及したため、一年中、店頭に出回るようになりました。

とくに、寒い時期に店頭に並ぶ冬春ピーマンは、西南暖地の宮崎県や高知県で収穫されたもの。暖房や加湿設備のある大規模なハウスで栽培されています。高知県ではパプリカの生産も始まり、注目を集めています。

このように、収穫時期を早めるために、温室や温床で栽培することを「促成栽培」といい、逆に遅らせる栽培を「抑制栽培」といいます。いずれも、消費者にとってはいつでも食べられるメリットがあり、生産者にとっては出回り時期ではないときに出荷できるので、市場価値が高くなるというわけです。

このような栽培の努力を評価する一方、野菜の旬がわかりにくくなったり、栽培に費やす膨大なエネルギーの問題など、課題もありそうです。

ピーマンは、店頭で売られる袋入りは、5～6個で150gになるようにコンピュータで仕分けられています。選果や包装も自動化されているピーマンは、栽培から出荷まで産地での省力化が進んでいる野菜といえます。

ピーマンの苦味をやわらげて食べやすくするには？

切り方でも苦味の感じ方は変わるのよ。縦に切るより、横に切ったほうが、苦味成分が中にこもらないので、ピーマンの味はマイルドになるし、繊維を断ち切るので、食べやすくなるわよ。ピーマンは、加熱すると独特のにおいや苦味がやわらぐの。だから、さっと湯通ししてから、切って使ったらもっと食べやすくなるわよ。でも、どうしても苦手なら、ほかの野菜で補えばよいし、子どもの場合は、成長すると食べられるようになることも多いから、無理強いしないことが大切よ。

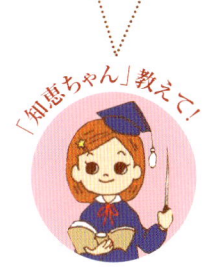

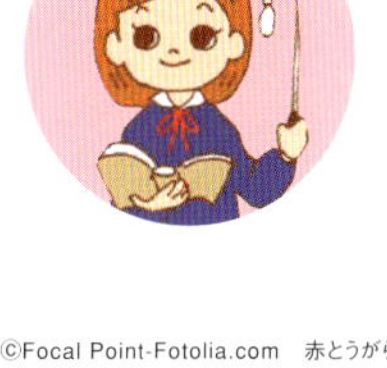

写真提供　ピーマン©Focal Point-Fotolia.com　赤とうがらし ©Adam Radosavljevic-Fotolia.com　とうがらし ©Balint kiss-Fotolia.com　赤パプリカ©alphacell-Fotolia.com

ブロッコリー カリフラワー

broccoli
cauliflower

旬 1 2 3 4 5 6 7 8 9 10 11 12

白いカリフラワーは、じつはブロッコリーの突然変異によってできたもの。いずれも、野菜の中では数少ない、花（つぼみ）を食べる花野菜で、独特の形と存在感を示しています。ルーツは、苦い青汁で知られるケール。菜の花、キャベツ、白菜、大根など、同じアブラナ科の野菜とは親戚のようなものです。ブロッコリー、カリフラワーが普及した背景として、洋風料理の人気だけでなく、栄養素的に大変すぐれていると、広く知られるようになったことが挙げられます（とくにブロッコリー）。もともとは秋から冬の野菜ですが、今では一年中出回るようになりました。

4・6 人気はカリフラワーからブロッコリーへ、そして…

野菜の普及とその背景にある社会環境について学ぶ。

ブロッコリーもカリフラワーも、16世紀の中ごろにイタリアやフランスで栽培が盛んになり、日本には明治の初めに入ってきました。でも、もっぱら珍しい西洋野菜としての観賞用で、普及はしませんでした。1965年ごろから、食生活の洋風化にともなって飛躍的に需要が伸びたのは、まずカリフラワーのほう。セロリ、アスパラガスとともに「洋菜の三白」といわれたそうです。ところが、その約10年後、栄養価の高い緑黄色野菜が注目され、健康志向が広がるにつれて、ブロッコリーが大変人気になりました。ブロッコリーの生産量は飛躍的に伸び、カリフラワーの3倍にもなっています。

しかし最近では、少人数家族が消費しやすいように、アクの少ない小ぶりなカリフラワーが開発されたり、オレンジやパープルなどカラフルな品種が登場したりと、カリフラワーの復権がはかられています。

ブロッコリースプラウトって？

スプラウトは、野菜を発芽させたばかりの新芽のこと。もやしもその一種よ。つまり、もやしのようなブロッコリーの新芽がブロッコリースプラウトなの。がん予防に効果が高いといわれるスルフォラファンが豊富に含まれることから、近年ブームになっているね。

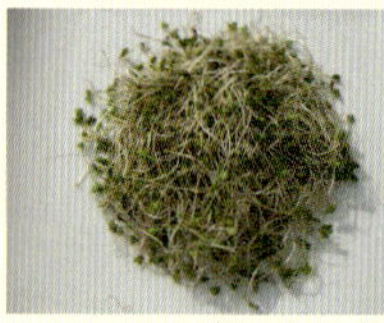

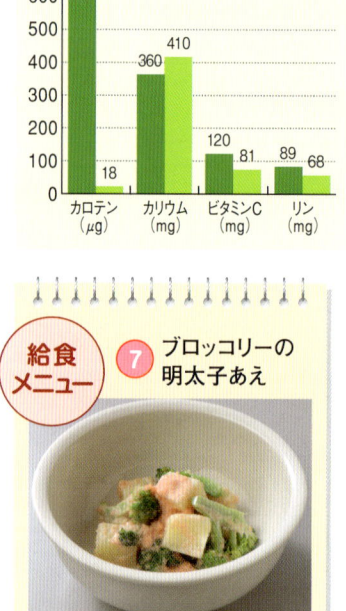

ブロッコリースプラウト

「知恵ちゃん」教えて！

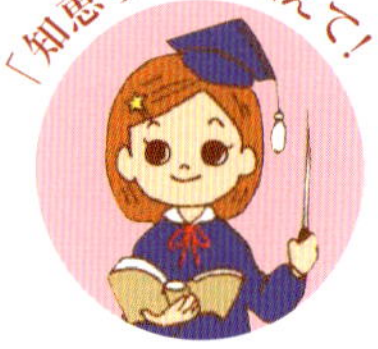

2 ブロッコリーには健康に必要な栄養素がたっぷり

ブロッコリーとカリフラワーの成分を知り、比較してみる。

健康志向でブロッコリー人気が続くだけあって、ブロッコリーにはビタミン、ミネラル、食物繊維など、わたしたちが健康のためにとりたい栄養素が豊富に、バランスよく含まれています。

まず、その濃い緑色でわかるように、カロテンの含有量は100g当たり810μgと堂々たる緑黄色野菜。ビタミンCは120㎎で、これはいちごなら10粒、みかんなら5個分にも相当するほど豊富。このほか、カリウム、カルシウム、リン、鉄などのミネラルも多く、食物繊維もごぼうの5.7gには及ばないものの、4.4gとたっぷり含まれています。

カロテンが少ないために淡色野菜になるカリフラワーは、栄養素的にはブロッコリーと比べ全体的に劣りますが、それでもビタミンCは81㎎、B_1、B_2も相当含まれ、カリウムなどはブロッコリーより多いくらいです。

ブロッコリー・カリフラワーの栄養素比較（100g当たり）

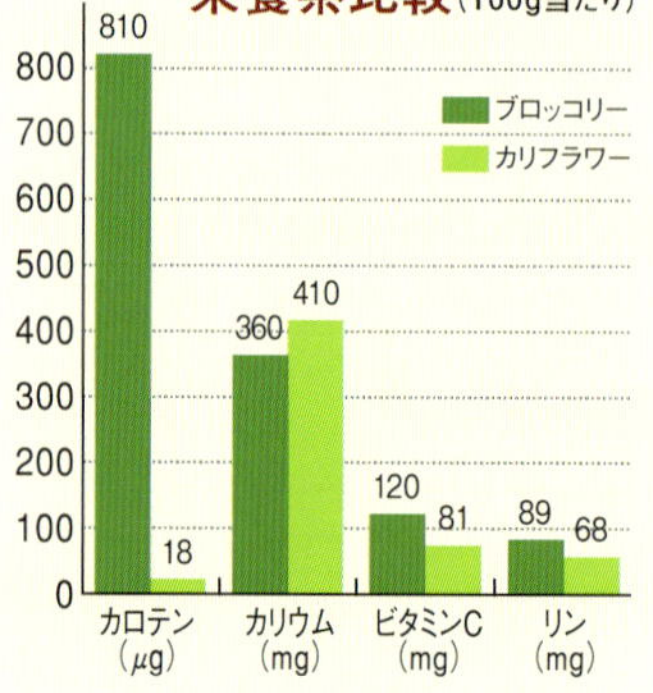

給食メニュー 7 ブロッコリーの明太子あえ

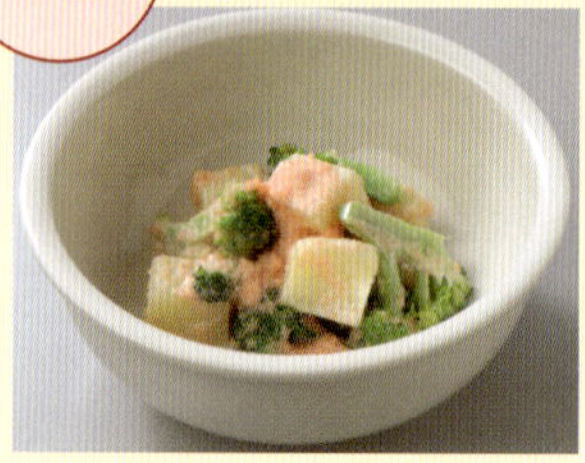

3・4 夏場のブロッコリーは氷づめで運ばれる!?

季節による野菜の成分比較、周年供給の生産・流通を学ぶ。

ブロッコリーは年中出回っているとはいえ、18～20℃の冷涼な気候が生育に適します。本来は晩秋の11月～翌早春の3月ごろが、もっともおいしい旬といわれるゆえんです。これはカリフラワーも同様。旬の時期と夏場のブロッコリーの栄養素を比較してみても、たとえばカロテンなら約4倍、ビタミンCなら約2倍の差があるほどです。

生育適温に応じて、秋、冬の産地は埼玉県や愛知県が中心で、夏場になると北海道や長野県などの冷涼地で生産されます。収穫後のブロッコリーは呼吸作用が激しく、つぼみが開くと品質が低下。とくに夏場は、温度が上がり、輸送に時間がかかると、花が咲いておいしくなくなるのです。そこで、氷結輸送といって、発砲スチロールに砕いた氷といっしょにつめ、エネルギーの消費が少なく、水分補給もされる特殊な方法がとられています。年中、おいしく食べるには、それなりの手間とコストがかかっているのですね。

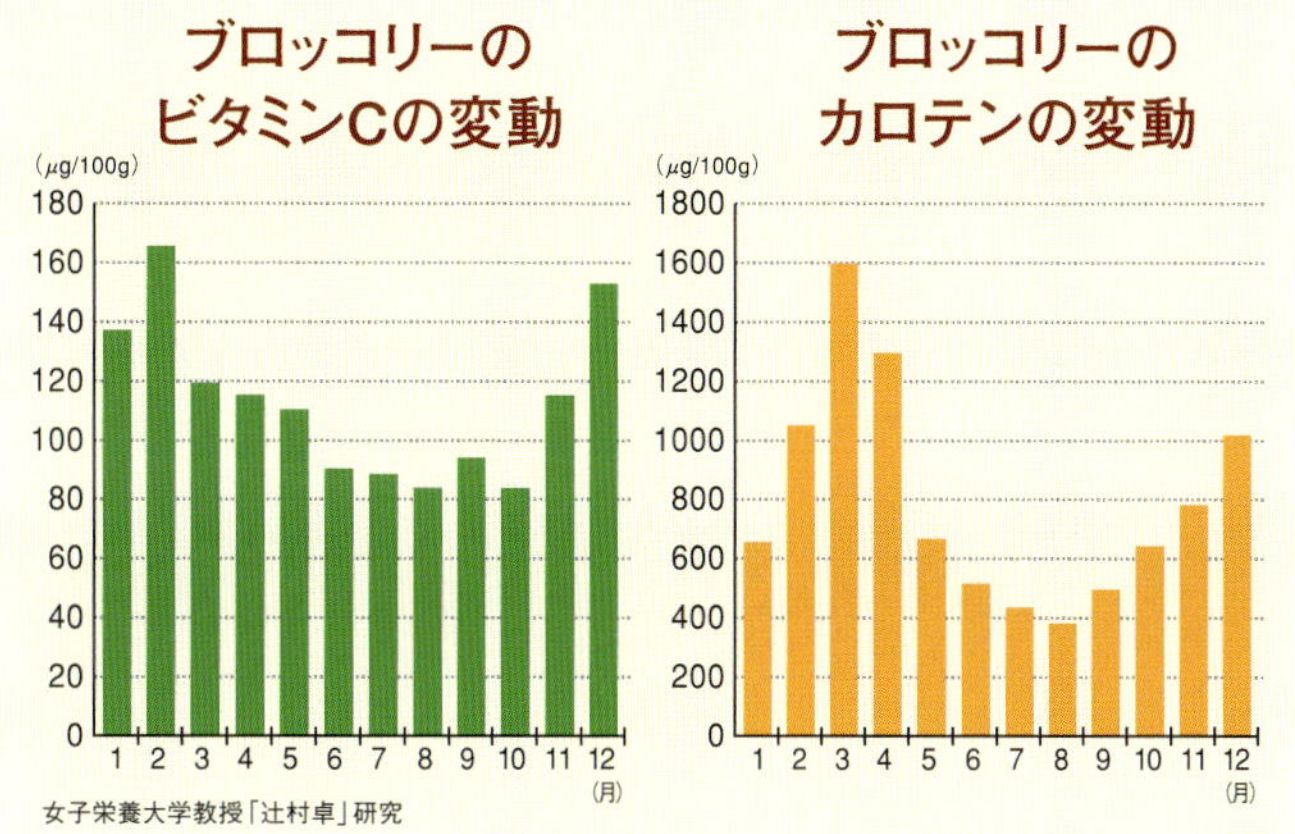

女子栄養大学教授「辻村卓」研究

2・3 花蕾《からい》を食べているブロッコリー、カリフラワー。ほかの野菜は？

野菜のどの部分を食べているかを調べ、そもそもの野菜の成り立ちを知る。

わたしたちが食べている野菜は、植物として食べる部位の違いから、花菜、果菜、葉菜、根菜に分けられます。ブロッコリー、カリフラワーは花菜。それも花が咲く前の栄養がいっぱい詰まっているつぼみを食べていることになります。さらに詳しくみると、カリフラワーは花芽ができたばかりの段階、ブロッコリーはそれより進んで花芽が猛烈に増えた段階に相当します。一説に花芽の数は、カリフラワーで3万個、ブロッコリーに至っては7万個だそうです。

わたしたちが、ふだん何気なく食べている野菜は、もとをたどれば自然の植物。それを長い間に人間が利用しやすいように変型させてきたものと見ることができます。植物としてのブロッコリーやカリフラワーにしてみれば、ようやく花を咲かそうというときに一生を終えるというもの。もやしやかいわれ、アスパラガスなどは、発芽した初期段階で収穫されます。大根やにんじんなど、根菜のあれほど大きな根は、植物にとっては不要なものでしょう。葉菜は、なるべくトウ立ちしにくい品種がつくり出されており、それは子孫を残したい植物にとっては迷惑な話です。人間の都合に合わせて変型を余儀なくされ、一生を終えてきた植物「野菜」だからこそ、栽培という行き届いた管理が必要なのですね。

だから、わたしたちも大事に食べる心がけをもちたいものです。

「野菜」は植物のどの部分を食べている？

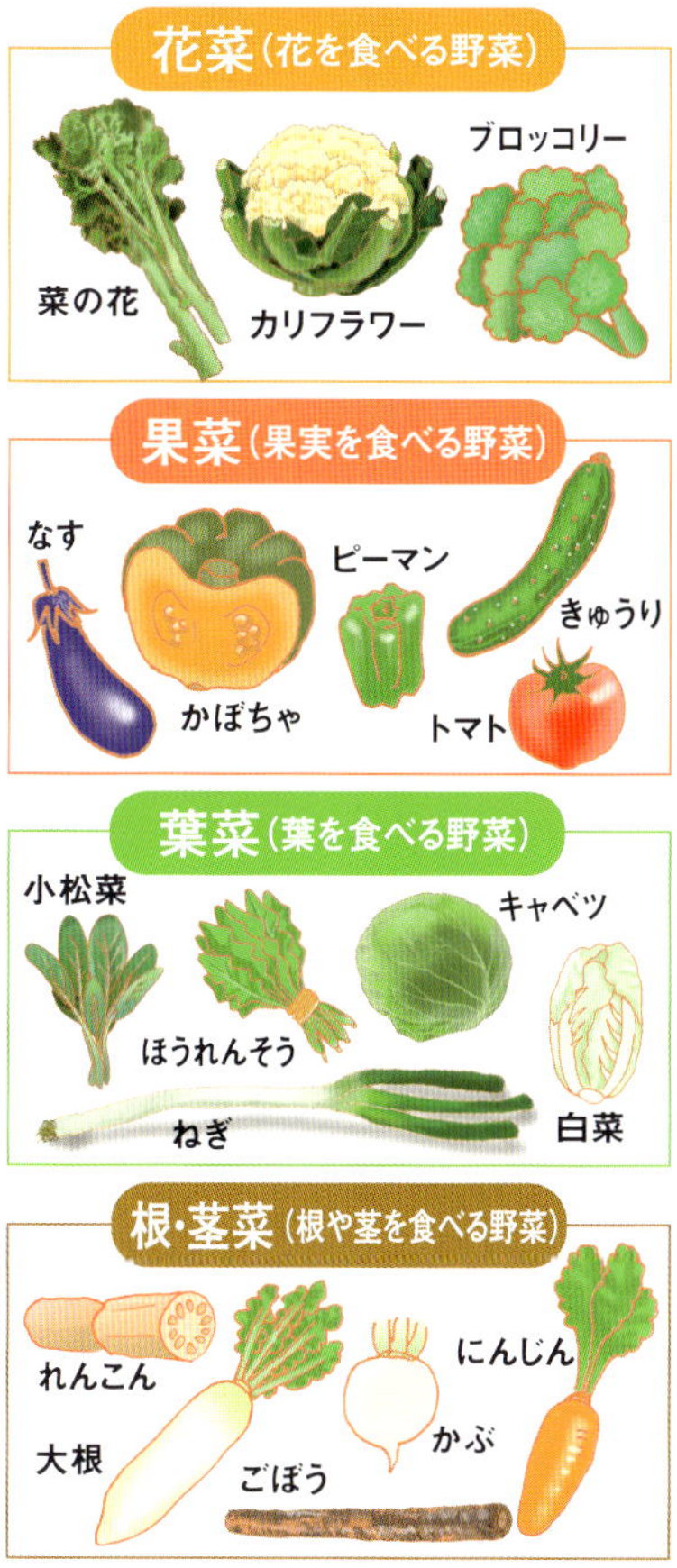
花菜（花を食べる野菜）
菜の花
カリフラワー
ブロッコリー
果菜（果実を食べる野菜）
なす
かぼちゃ
ピーマン
きゅうり
トマト
葉菜（葉を食べる野菜）
小松菜
ほうれんそう
キャベツ
ねぎ
白菜
根・茎菜（根や茎を食べる野菜）
れんこん
大根
ごぼう
かぶ
にんじん

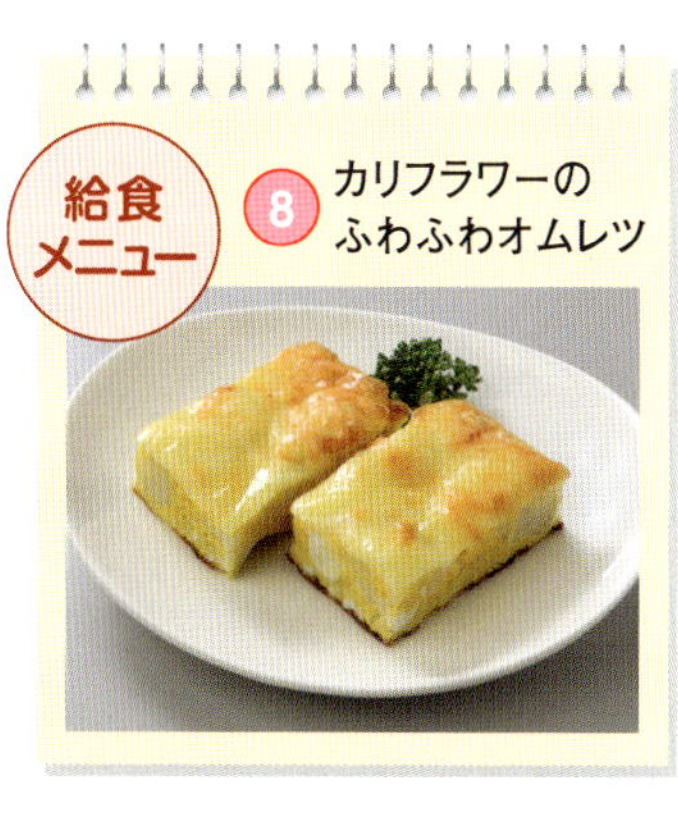
給食メニュー
8
カリフラワーのふわふわオムレツ

菠薐草《ほうれんそう》

spinach

旬 1 2 3 4 5 6 7 8 9 10 11 12

かつて、アメリカの漫画「ポパイ」では、ほうれんそうがパワーの源でした。力強い緑色はいかにも体によさそうで、実際、ビタミンやミネラルをたっぷり含んでいます。菠薐草の菠薐とは、中国語でペルシァの意味。ペルシァからシルクロードを経て中国へ、そして16世紀ごろに日本へ伝わりました。この東洋種のほうれんそうとは別に、江戸から明治にかけて欧米から伝わった西洋種もあり、現在ではこちらのほうが栽培の主役になっています。

給食メニュー 9 ほうれんそうのごま酢あえ

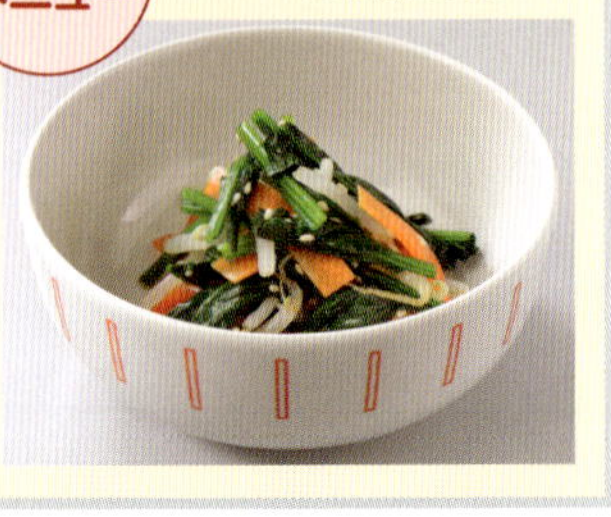

2·3 パワーもあるけど毒（?）もある

ほうれんそうの栄養や有害物質、適切な扱い方について知る。

ほうれんそうは、カロテン、ビタミンC、そして鉄分やカルシウム、マグネシウムなどのミネラル類も豊富な野菜。とくに野菜では貴重な鉄分を多く含むので、貧血予防にもすすめられます。健康には欠かせない野菜ですが、他方、気をつけなければいけない成分ももっています。

まず、独特のアクやえぐ味のもとは有害物質のシュウ酸です。シュウ酸は体内に入るとカルシウムと結合して無害にはなるのですが、結石をつくりやすくしたり、カルシウムの吸収を妨げたりするのです。でも、シュウ酸は加熱でほとんど消失するので、ゆでて食べれば問題はありません。また生食のサラダ用のほうれんそうは、心配のないように品種改良されています。

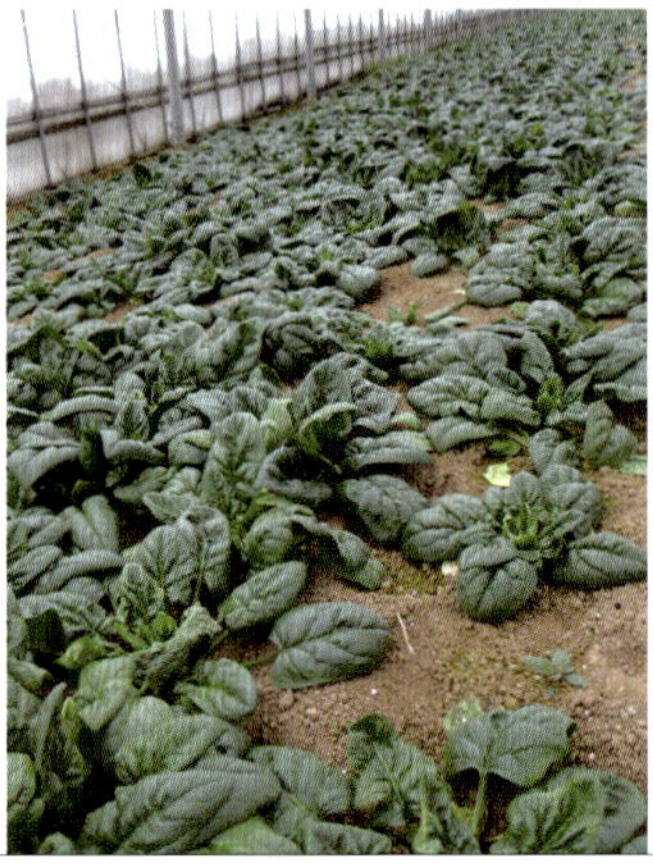

ちぢみほうれんそうの畑

もうひとつ、硝酸態チッ素という、ほうれんそうが土中からチッ素を吸収した後にできる成分があります。これは、たいていは光合成の過程で分解されるのですが、栽培時に肥料を適切に与えないと、分解されないまま葉の部分に濃く残ってしまいます。体内に入ってタンパク質と結合すると発がん物質になることから、欧米では濃度に一定の基準を設けているほどです。ほうれんそうを選ぶ際には、黒ずんだ濃い緑色でなく、自然な緑色で、できれば30㎝くらいの長さに大きく成長したものがおすすめです。

2·3 一年中あっても、夏と冬ではパワーが違う

野菜の成り立ちから見た旬、その大切さを知る。

ほうれんそうの葉は下（外）葉になるほど葉柄が長く、放射状に広がっており、タンポポの葉のような形をしています。これはロゼット葉序といい、すべての葉が太陽の光をまんべんなく浴びられる合理的な形です。また葉を立てずに地面に広げるので、風の影響も少なくなります。こうした形は、ほうれんそうが、もともと冬の寒さの中で育つ野菜だから。寒さに耐えて養分を蓄えるからこそおいしくなる、冬が旬の野菜なのです。

今では一年中手に入るほうれんそうですが、夏と冬では、おいしさはもちろん、栄養価もまったく違います。とくにビタミンCとカロテンの変化は大きく、左のグラフのように冬のほうれんそうは夏の2～3倍も多くなります。

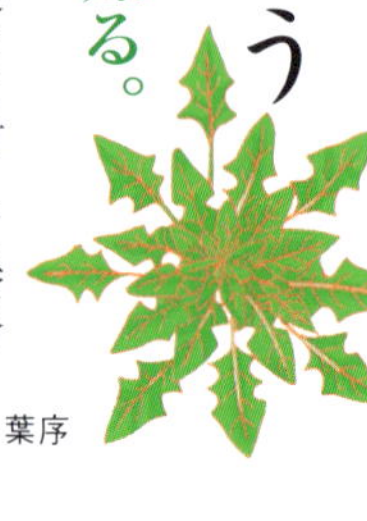

ロゼット葉序

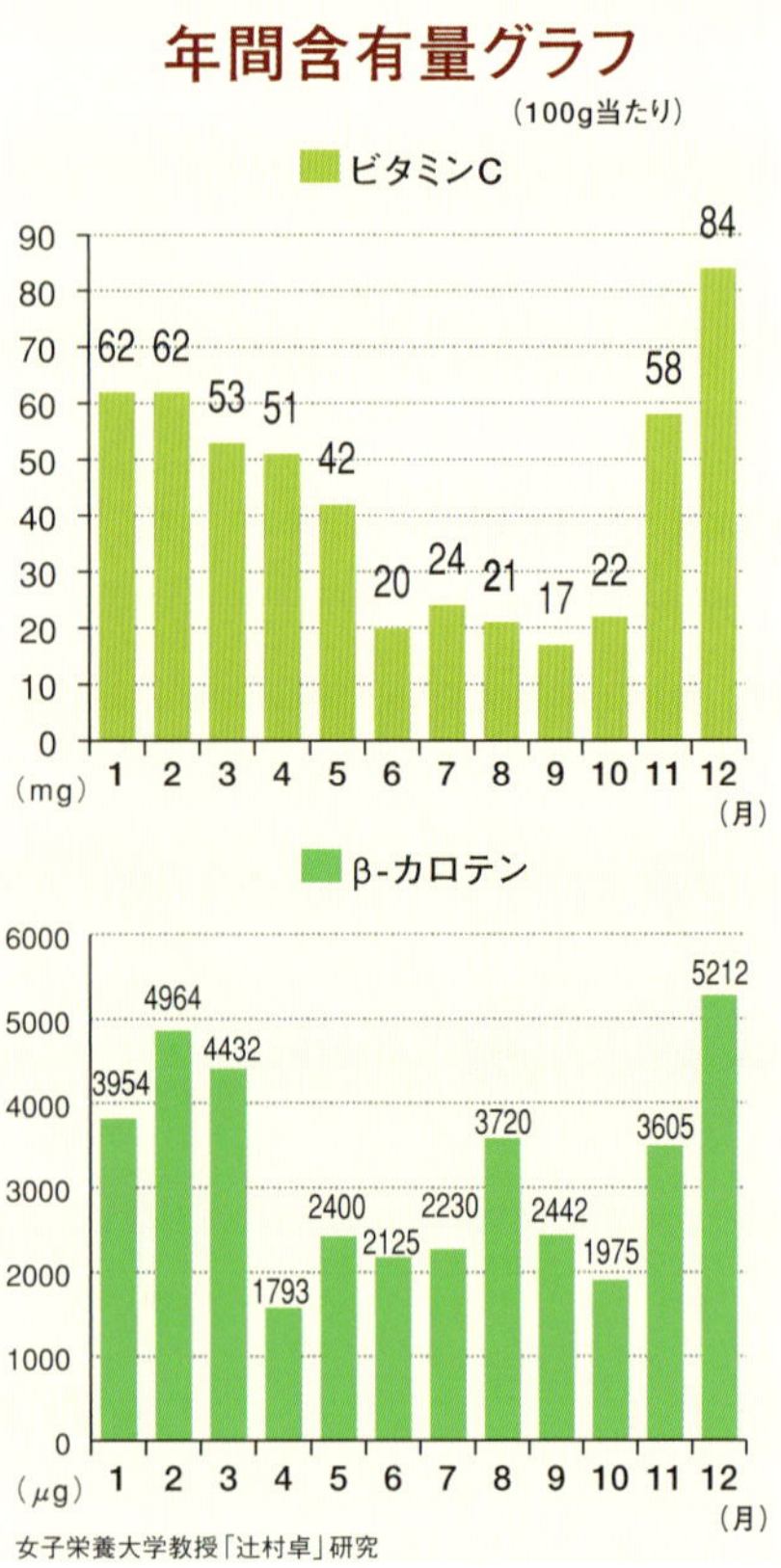

女子栄養大学教授「辻村卓」研究

2 ほうれんそうは緑黄色野菜の代表格

緑黄色野菜と淡色野菜について知る。

野菜は大きく分けると、色の濃い緑黄色野菜と色の淡い淡色野菜があります。そして健康のためには、1日に前者は100g、後者は250gとることがすすめられています。両者の区分は色だけでなく、β-カロテンの含有量が大事な基準になっています。原則として、可食部100g当たりβ-カロテンが600μg以上の野菜が緑黄色野菜です。ほうれんそうは4200μgと立派な緑黄色野菜。ちなみに、にんじんはさらに多い9100μg、西洋かぼちゃも4000μgという値です。しかしトマト（540μg）やピーマン（400μg）、アスパラガス（380μg）などは、基準値に満たないのですが、ビタミン、ミネラルなどをバランスよく含み、日ごろよく食べられることから緑黄色野菜に位置づけられています。

β-カロテンはカロテノイドという色素の一種で、黄色から赤までの色調。にんじんの場合は顕著ですが、ほうれんそうでは、緑色の色素であるクロロフィルといっしょに存在しているため、カロテンの色は隠れているのです。カロテンは体内に入ると、皮膚や粘膜を健康に保つビタミンAに変わることから、プロビタミンAともいわれます。

おもな緑黄色野菜と淡色野菜

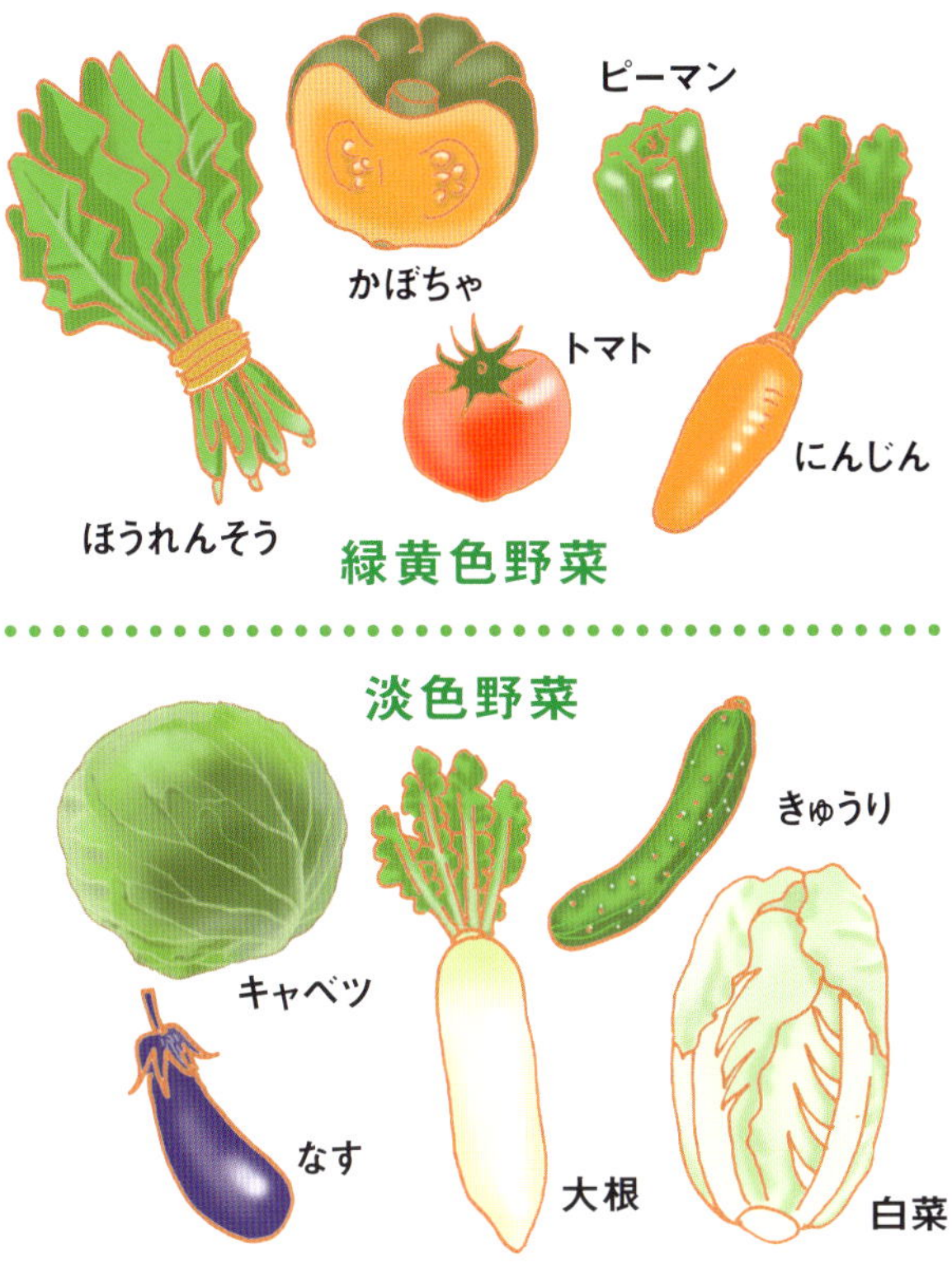

ピーマン
かぼちゃ
トマト
にんじん
ほうれんそう
緑黄色野菜
淡色野菜
きゅうり
キャベツ
なす
大根
白菜

3·6 葉の形でどこから来たのかわかる

葉の形と伝来ルート、さらに普及の背景を探る。

ほうれんそうの東洋種と西洋種では、元来、葉の形も厚さも違っていました。東洋種はいわゆる日本在来種になったもので、葉が細めで葉先がとがってギザギザした剣のような形で薄め。根が赤く、お浸しにするとおいしいタイプです。西洋種は丸みをおびた葉でやや肉厚。いため物などに合います。暑さに強く収量が多いのも特徴です。ほうれんそうが一年中手に入るようになったのは、この西洋種が栽培の主流になったからですが、和洋折衷の品種も多く開発されています。

最近はまた、地方に伝統的な在来種や、厳寒の霜に当てて甘味を増したちぢみほうれんそう、生食用に改良し、葉がやわらかく、アクが少ない、赤茎のサラダほうれんそうなど、特長のあるほうれんそうも見かけるようになりました。

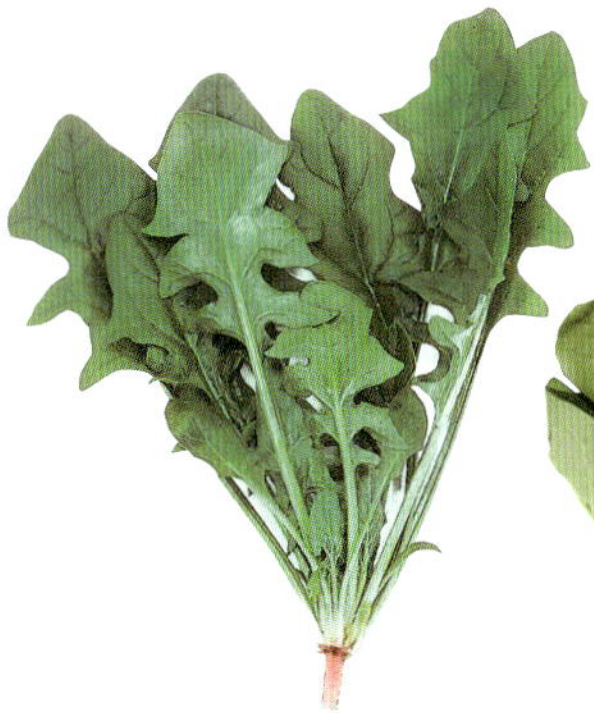
日本在来種ほうれんそう

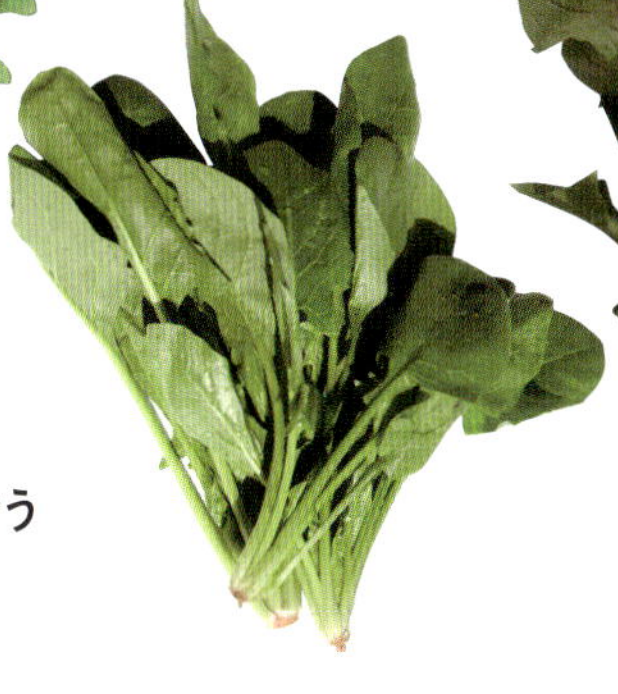
西洋種ほうれんそう

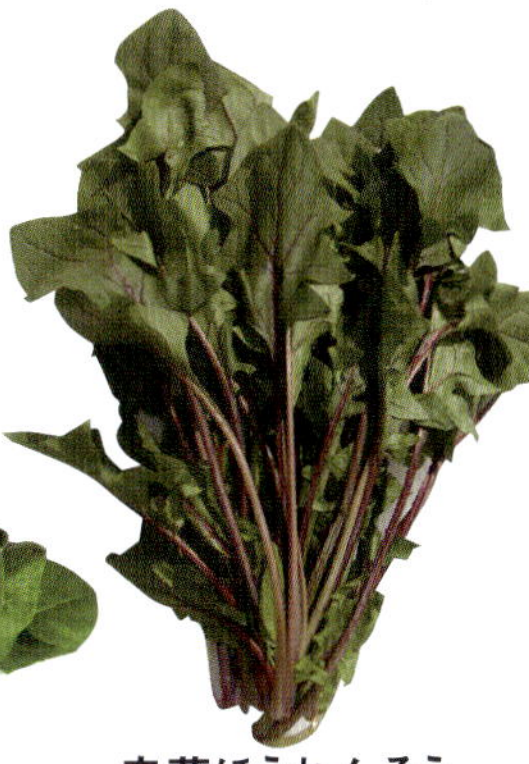
赤茎ほうれんそう

ゆでないで、電子レンジクッキングでもいい？

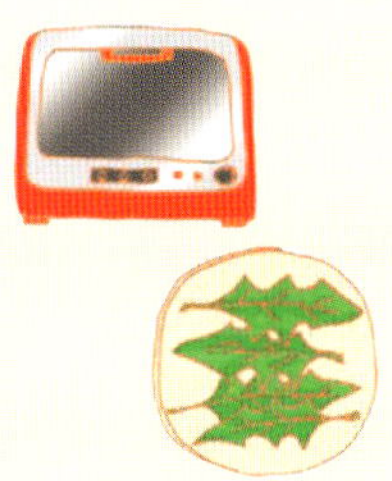

ゆでるよりアクが残りやすいのはたしかね。ただ、手間が少なく、短時間で色よく、ビタミンCの損失が少ないというメリットもあるから少量なら、葉と茎が交互になるように並べて熱が平均にあたるようにすればＯＫね。

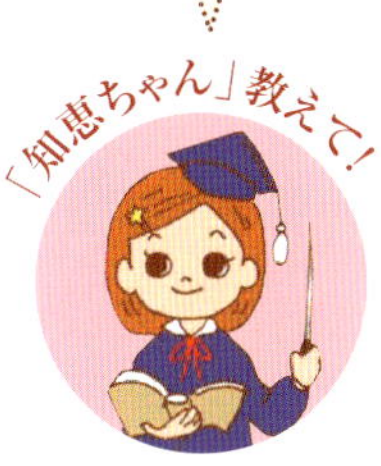

蕪《かぶ》

turnip

旬 1 2 3 4 5 6 7 8 9 10 11 12

かぶは「かぶら」ともいい、もともと、弓の先につけられる鏑《かぶら》に似ていることから名づけられたそうです。原産はヨーロッパとも中東ともいわれており、ギリシャ時代にすでに栽培されていたらしいとの記録もあります。日本にも早くに伝来し、万葉の昔から代表的な冬野菜として庶民に親しまれてきました。大根同様、大きさ、色、形、肉質など、さまざまな品種が全国各地に伝わっています。千枚漬けや赤かぶ漬けなど、地方で漬け物として特産になっているのを見かけますね。最近はサラダやマリネなど、洋風に食べることも多くなっています。

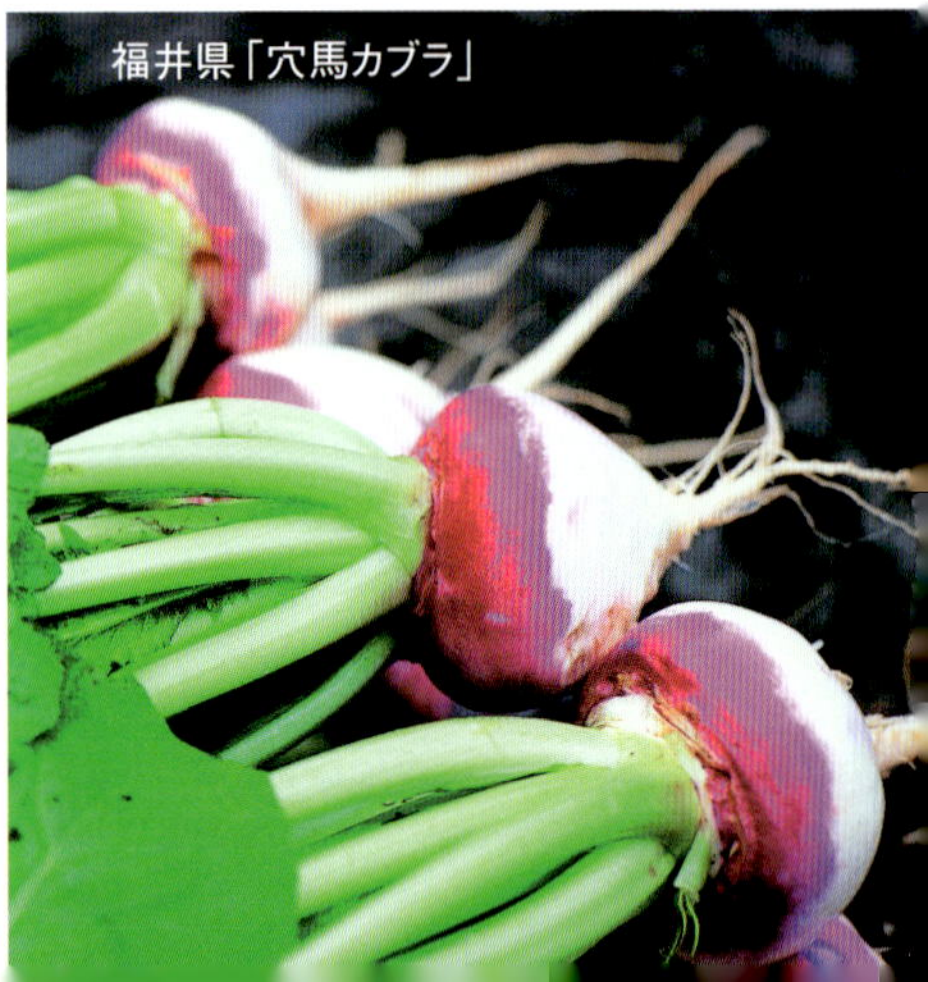

2 かぶは大根の弟分ではない

かぶと大根をいろいろな角度から比較してみる。

かぶと大根は似ています。でんぷんを消化する酵素のジアスターゼやビタミンCをたっぷり含むなど、栄養素的にも通じるところが多いもの。しかし、大根のほうが大ぶりなだけに、かぶはその陰に隠れがちです。実際、かぶの作付面積は大根の1/7ほどしかありません。でも、日本に伝来したのは、かぶのほうが先で、山形には、焼き畑で栽培するかぶも残っているところから、稲作より早いのではという説もあるほどです。違いはそれにとどまりません。そもそも、大根は根と胚軸が大きく太ったものですが、かぶは胚軸のみが育ったもの。だから、かぶの白い表面はツルツルで、根は先のほうに少しついて育っているだけです。花の色も大根は白、かぶは黄色。植物学的にはそれほど近い関係ではないのです。

大根より甘味が強く、なめらかな肉質は独特のおいしさ。似て非なる両者の特性を生かして味わいましょう。

2・6 かぶ、大根は春の七草のひとつ

かぶの葉の豊富な栄養、春の七草の食文化を知る。

春の七草は、せり、なずな、ごぎょう、はこべ（はこべら）、ほとけのざ、すずな、すずしろ。この「すずな」はかぶのこと、「すずしろ（清白）」は、大根を指します。かぶも大根も、葉のほうがビタミンCやB_1、B_2、カロテン、カルシウム、カリウム、リン、鉄などをたっぷり含み、ビタミンとミネラルの宝庫のような緑黄色野菜。かぶの葉は古名では「あおな」「かぶらな」ともいわれ、先人がいかに葉を重要視していたかがわかります。大根の葉よりやわらかく、いろいろな調理に向くので、かぶは根も葉もまるごと味わいましょう。

正月明けには、七草がゆをいただく風習があります。平安時代に中国から伝わった行事で、江戸時代には若菜の節句として、幕府の年中行事に定められていました。七草がゆは、胃腸をいたわり、家族の健康を願うだけでなく、冬場の野菜摂取不足を補う意味もあったのでしょう。

かぶの皮はむく？

好みでかまわないのですが、大根と違って、かぶの皮は薄くやわらかいので、よく洗えば、そのまま使えるのよ。皮をむくと味も栄養素も逃げていって、煮くずれもしやすくなるの。煮るときには火の通りが早いので、最後に入れてさっと煮てね。

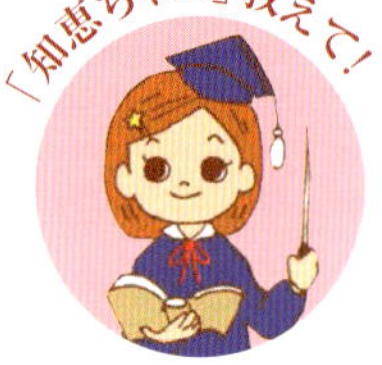

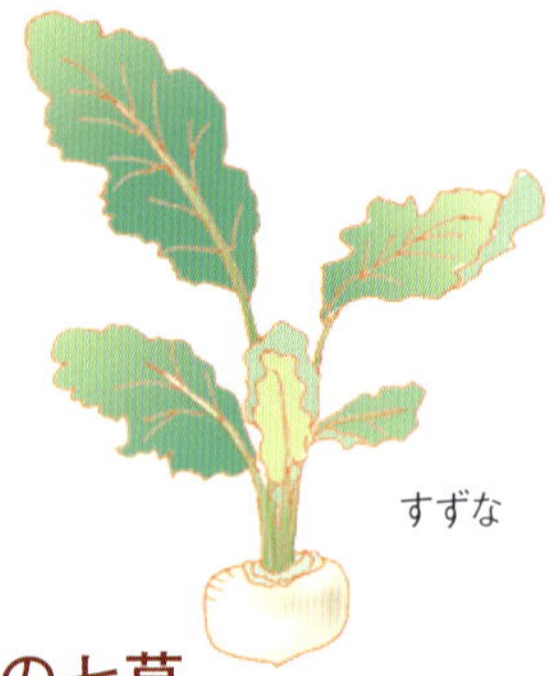
すずな

春の七草

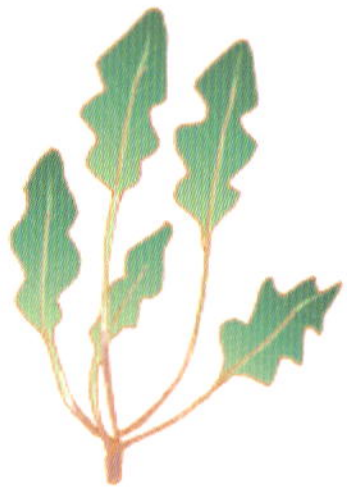
ほとけのざ

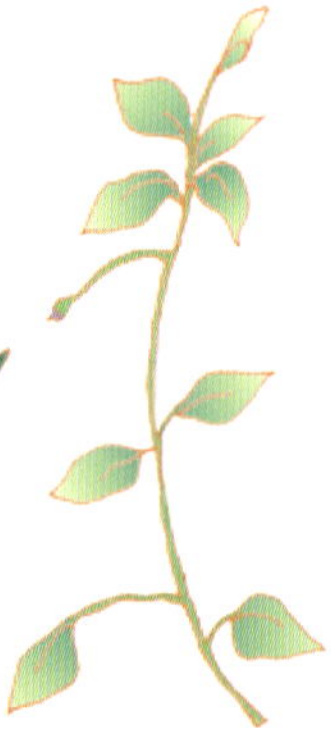
はこべ（はこべら）

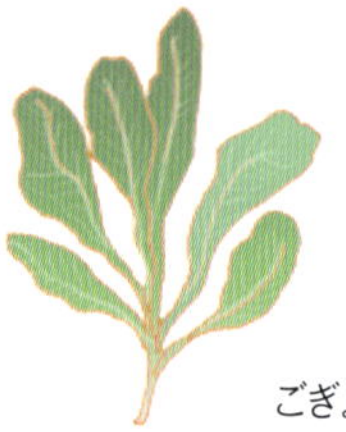
ごぎょう

6 在来種のかぶに残る伝来のミステリー!?

かぶの品種の多様性から、日本の歴史をみる。

かぶの伝来には、じつは不思議な謎がつきまとっています。かぶは、ヨーロッパ系とアジア系に大別されます。ヨーロッパでも、大根と違って盛んに食料用・飼料用に栽培されてきました。ポトフやボルシチなど、各国の代表料理にもよく使われていますね。日本には、中国経由でアジア系のかぶが古代に伝わったらしいのですが、紅かぶなど、ほかの国ではほとんど見られないような品種も多くあり、かぶは日本で独自の発展を遂げたようです。

西日本にはアジア系の在来種が多いのですが、東日本にはなぜかヨーロッパ系の特性をもった在来種が残っていることがわかっており、野生化したヨーロッパ系のかぶも日本にあるのだそうです。それらが混ざりあった結果の多様性であると見られています。でも、いったい、だれが、いつ、どんなふうにヨーロッパ系のかぶを持ち込んできたのか？中国を経由しないで、シベリアから直接入ったのではないかと推測されており、いまだに大きな謎になっています。

東西で異なるかぶの在来種

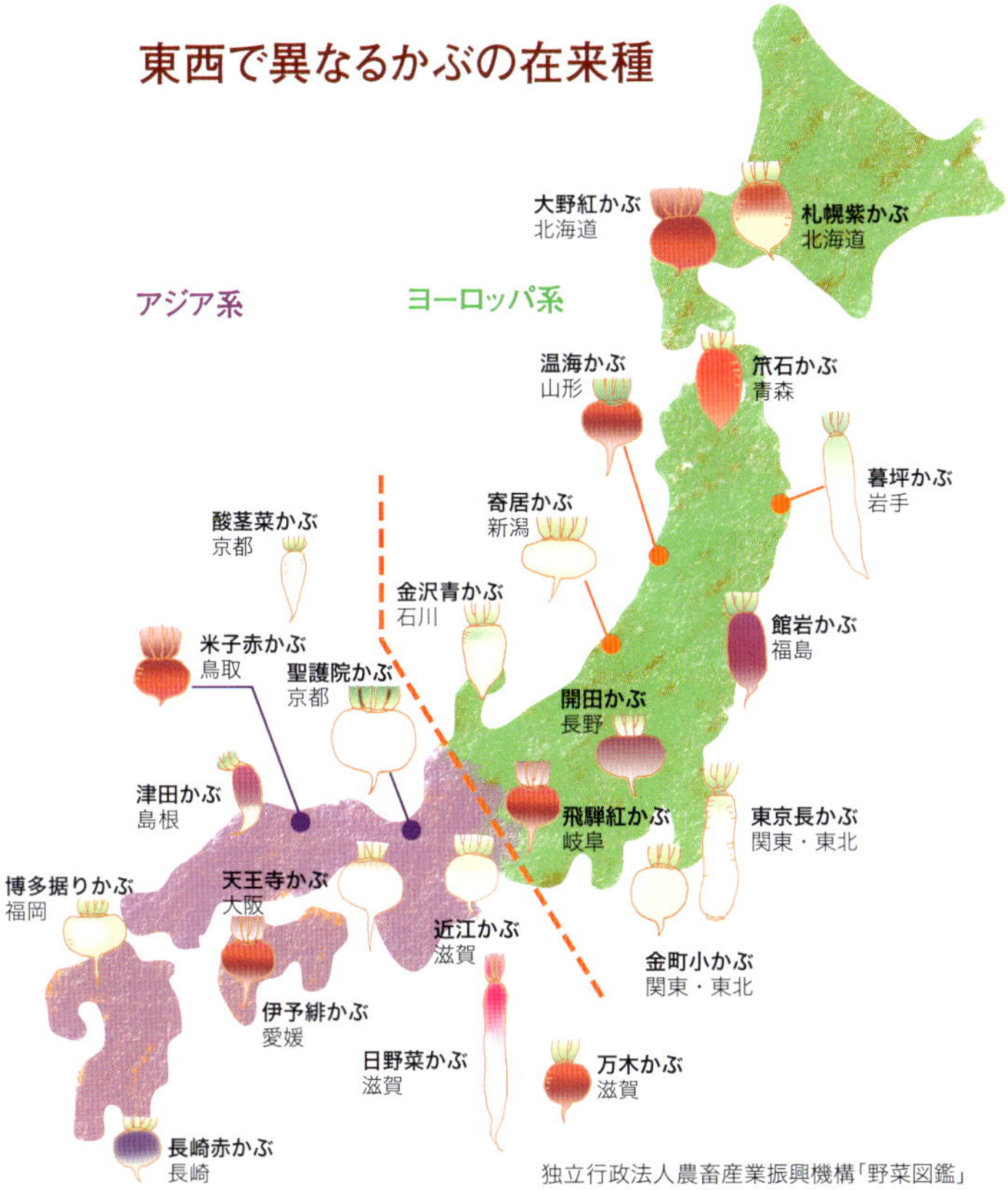

独立行政法人農畜産業振興機構「野菜図鑑」

3 葉を切り離さないと「ス」が入りやすい

植物としてのかぶの特性から、正しい保存のしかたを知る。

植物としての野菜は、買ってきた後も生きています。かぶも大根も、葉をつけたままにしておくと、胚軸と根が育った白いおいしい部分からどんどん水分を吸い上げていきます。その結果、いわゆる「ス」が入ってしまうのです。

この「ス」とは、漢字で書けば「鬆」。この字が使われている骨粗鬆症《こつそしょうしょう》という言葉をよく聞くようになりましたが、これは、老化などによってカルシウムが失われるために、骨組織がスカスカになった症状。「鬆」とはそんなふうに、元々均質であったものに空洞や変質が生じて、粗くなったり、スカスカした状態になることを指します。

かぶや大根などの根菜では、収穫適期を逃したために成長しすぎたときや、吸水量より蒸散量が多くなったときにスが入りがちです。スが入ると、おいしくなくなるのはもちろん、栄養価も落ちます。

葉つきで買ってきたときは、なるべく早く葉の根元のところで切り離し、葉と根を別々に保存しましょう。ポリ袋に入れ、冷蔵庫で保存すると、水分が保たれます。

葉は塩ゆでして冷凍しておけば、煮物や彩りなどにすぐ使えて便利です。

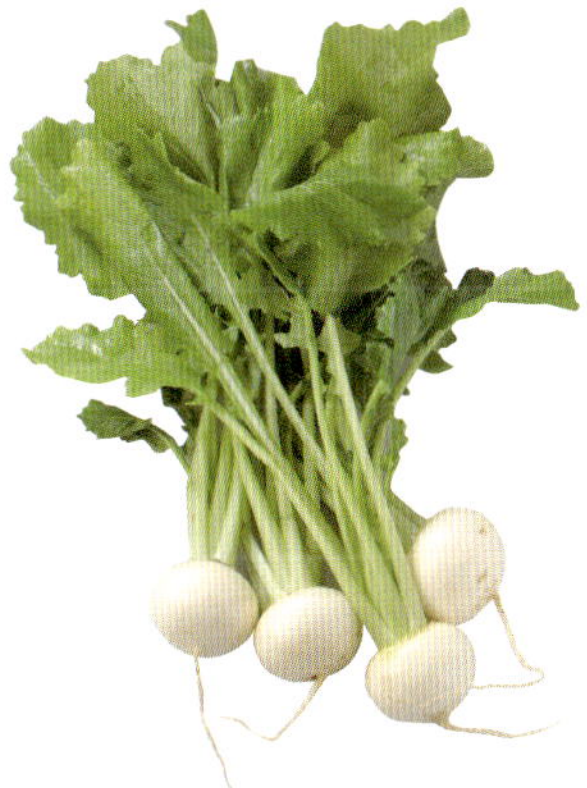

葉つきかぶは、葉の根元から切り離して保存する

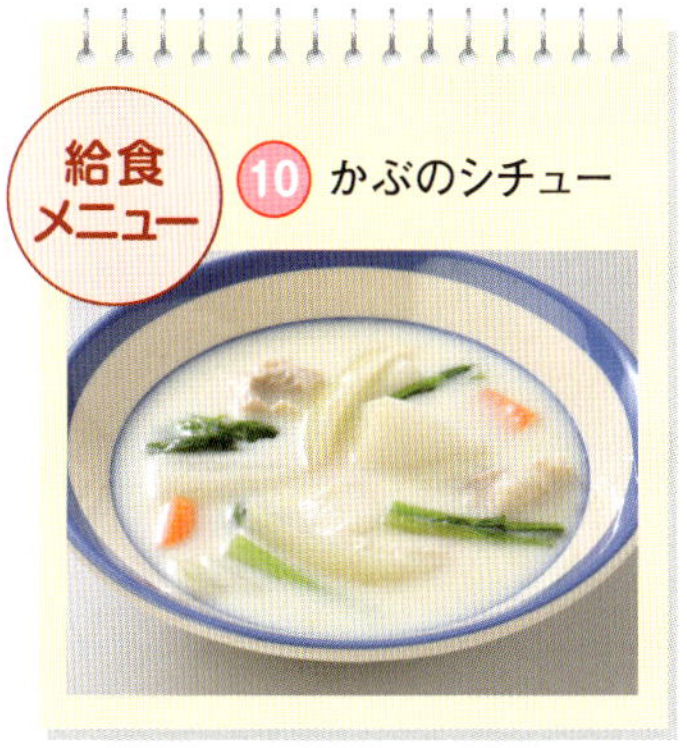

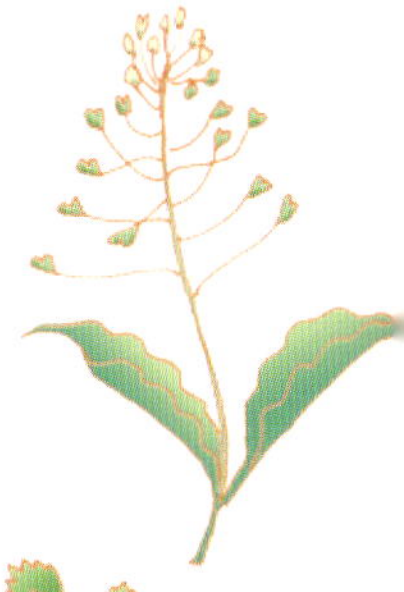

なずな

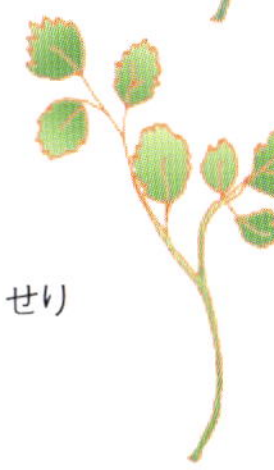

せり

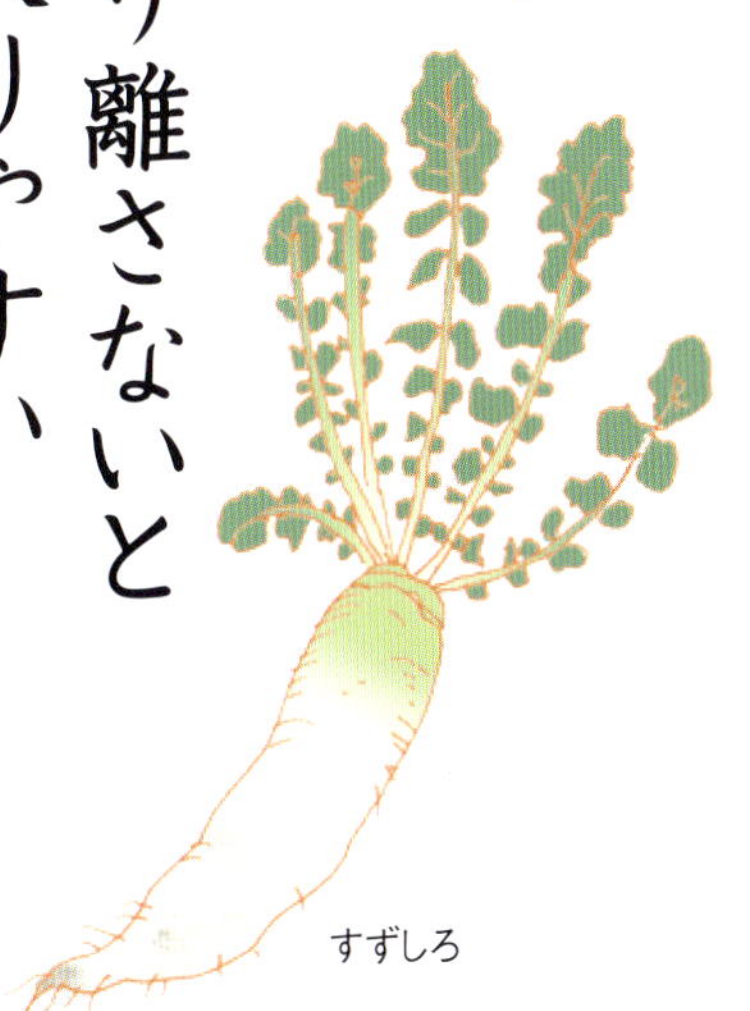

すずしろ

キャベツ

cabbage

旬 1 2 3 4 5 6 7 8 9 10 11 12

キャベツは、古代ギリシャやローマでも食べられていた世界最古の野菜の一つで、世界でもっともポピュラーな葉菜といわれています。日本でも、大根に次いで収穫量が多く、戦後の食生活の洋風化とともに消費が急速に伸びました。とくに、トンカツにキャベツのせん切りは欠かせない組み合わせです。明治時代に銀座の洋食屋「煉瓦亭」で始められて以来、全国に広まり、以後、不動の定番が続いています。生まれ故郷のヨーロッパには、キャベツを生食する習慣がないのですから、食文化の違いは興味深いものです。

給食メニュー ⑪ コールスロー

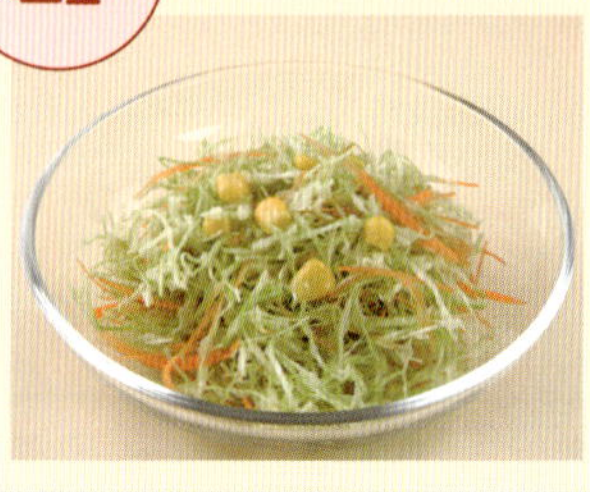

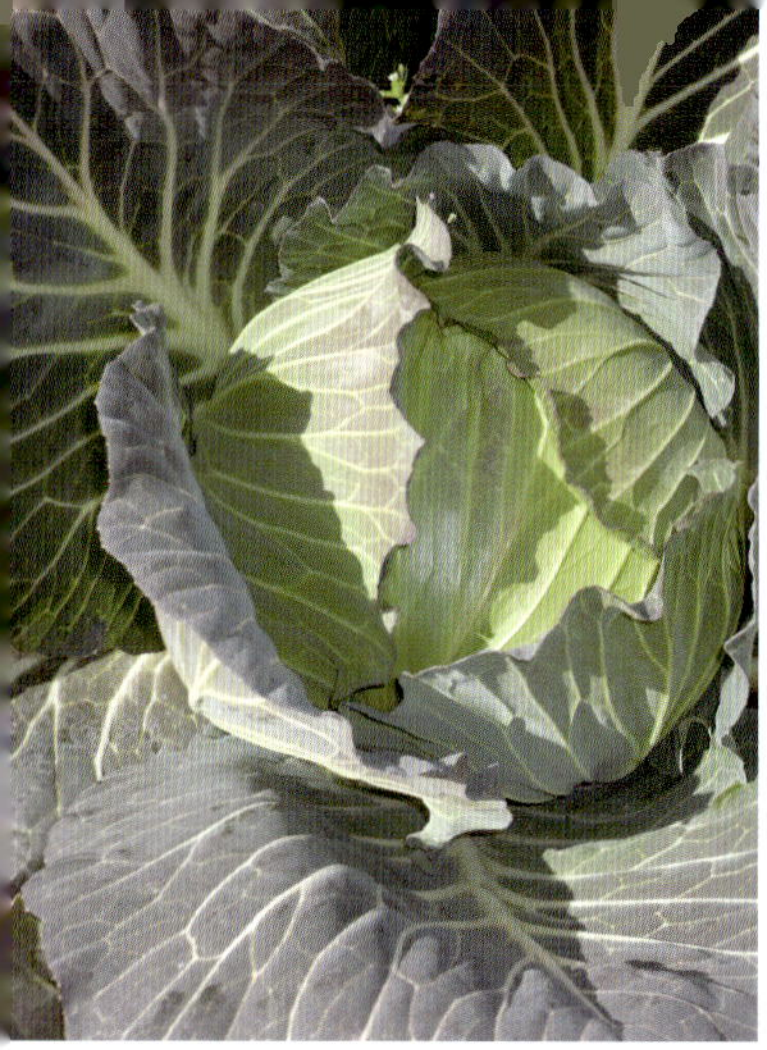

4 キャベツは年間、3タイプが出回る

産地リレーで周年供給されているキャベツ。季節による特徴を知る。

キャベツが育つ適温は15～20℃で、暑さを嫌う野菜。一年中、食卓に届くように、南から北へ、平地から高原へと、日本の国土を生かして、産地リレーが行われています。全国各地に大規模産地、経営規模の大きな専業農家があるのもキャベツならではでしょう。栽培法によって、大きく3タイプに分けられ、味わいも異なります。

まずは、春にまいて夏から初秋に収穫する夏秋キャベツ。冷涼な気候の北海道、群馬県や長野県の高冷地がおもな産地で、いわゆる高原キャベツと呼ばれるタイプです。葉は薄くてややかたく、緑が濃いのが特徴です。

次に、初夏にまいて晩秋から冬に収穫する冬キャベツで、寒玉とも呼ばれます。愛知県や千葉の海岸地帯がおもな産地。葉の巻きが強く、甘みがあってやわらかいのが特徴です。

3つ目は秋にまいて翌春に収穫する春キャベツで、新キャベツとも呼ばれます。冬でも暖かい千葉県や神奈川県がおもな産地。葉はやわらかく、巻きがゆるく、甘みもたっぷりで、生食に最適です。

それぞれの特徴を生かすように、料理も工夫したいものですね。

2 キャベツは、昔も今も薬!?

キャベツの栄養、薬効成分などを調べる。

キャベツの原種であるケールは、今も健康食品である青汁の原料です。古代ローマ人の間でも、キャベツは薬効を期待されて、栽培が盛んだったようです。胃腸、肝臓、脾臓、精神の安定、すりつぶせば傷やはれものにも…と、まさに万能薬の位置づけだったとか。

確かに、キャベツは栄養的に大変すぐれています。とくに外葉には、ビタミンCやカロテンが多く、カルシウムも含まれます。ビタミンCは芯に近いところでも増えます。各種の酵素も豊富で、でんぷんを分解するジアスターゼは大根より多く含まれています。

キャベツに特徴的な栄養素としてあげられるのが、ビタミンU。これは胃腸の粘膜を正常にととのえ、保持する成分で、胃腸薬にも含まれているため、キャベツ由来の名前がついた薬もありますね。ビタミンUは熱に弱いので、キャベツを生で食べると効果的です。

なお、芽キャベツは小さくても、栄養価としてはキャベツに負けないすぐれもの。ビタミンCはキャベツの4倍も含み、ゆでた後も70%が残っています。

医食同源といわれますが、キャベツはまさにおいしく食べて健康になれる野菜の代表といえそうです。

キャベツのビタミンC含有量
(100g当たり)

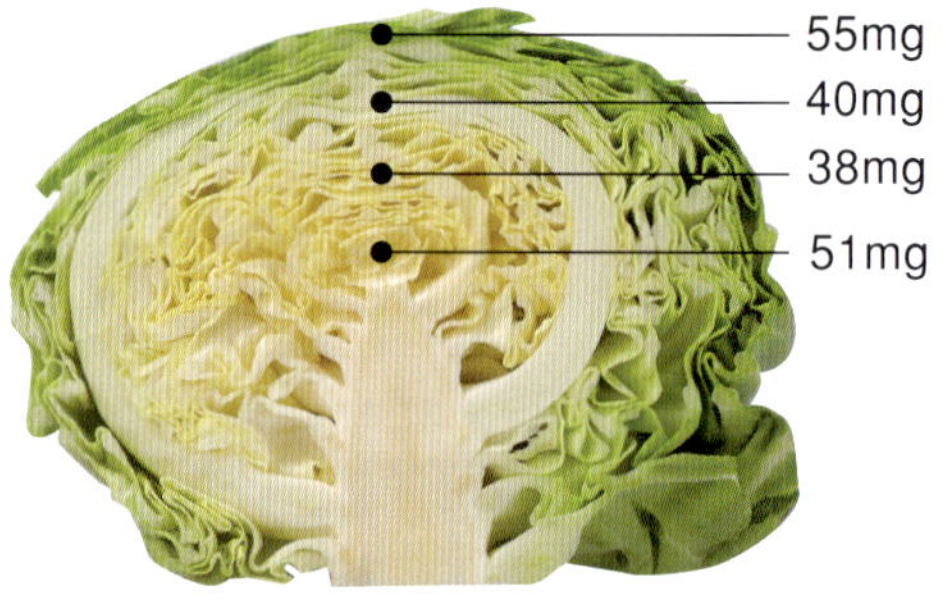

農畜産業振興機構『野菜ブック』

2・6 キャベツ一家は大家族

キャベツの仲間を知り、野菜のルーツを調べる。

キャベツはヨーロッパの地中海、大西洋の沿岸の岩場や崖に今も生えている、非結球の野生種のケールが原型とされています。人間は長い歴史の中で、このケールを改良してさまざまな野菜をつくり出してきました。

その代表的なものが、葉が丸まるように結球させたキャベツというわけです。茎が長くならないようにし、葉が互いに重なり合い、茎を厚くおおうようにした結果が頭のような「結球」という形。そもそもキャベツという名は、頭を意味するフランス語の「cavoche（カボシュ）」、英名の「cabbage（キャベジ）」に由来します。葉が鮮やかな紫色の紫キャベツもあります。

縮れた葉のちりめんキャベツはより原種に近いそうで、それが結球しているサボイキャベツも、ときどき見かけるようになりました。

キャベツのミニチュアのような芽キャベツは、もちろんキャベツの仲間。ただし赤ちゃんではなく、葉のつけ根のわき芽が結球したものです。親株の頭を切ったら、中央の茎から出た芽が結球して小さなキャベツをつくったことから改良されていったとか。太い茎にびっしり実るさまは壮観です。

ブロッコリーやカリフラワーは、花の集まりを食べるように改良したもの。茎を肥大させたのがコールラビ、根を太らせたルタバガという、かぶとの中間のような根菜もあります。

ちなみに、キャベツとよく似たレタスは、キク科の植物で、キャベツの仲間ではありません。

キャベツ一家は、外見だけでは計れない野菜のルーツのおもしろさを教えてくれるようですね。

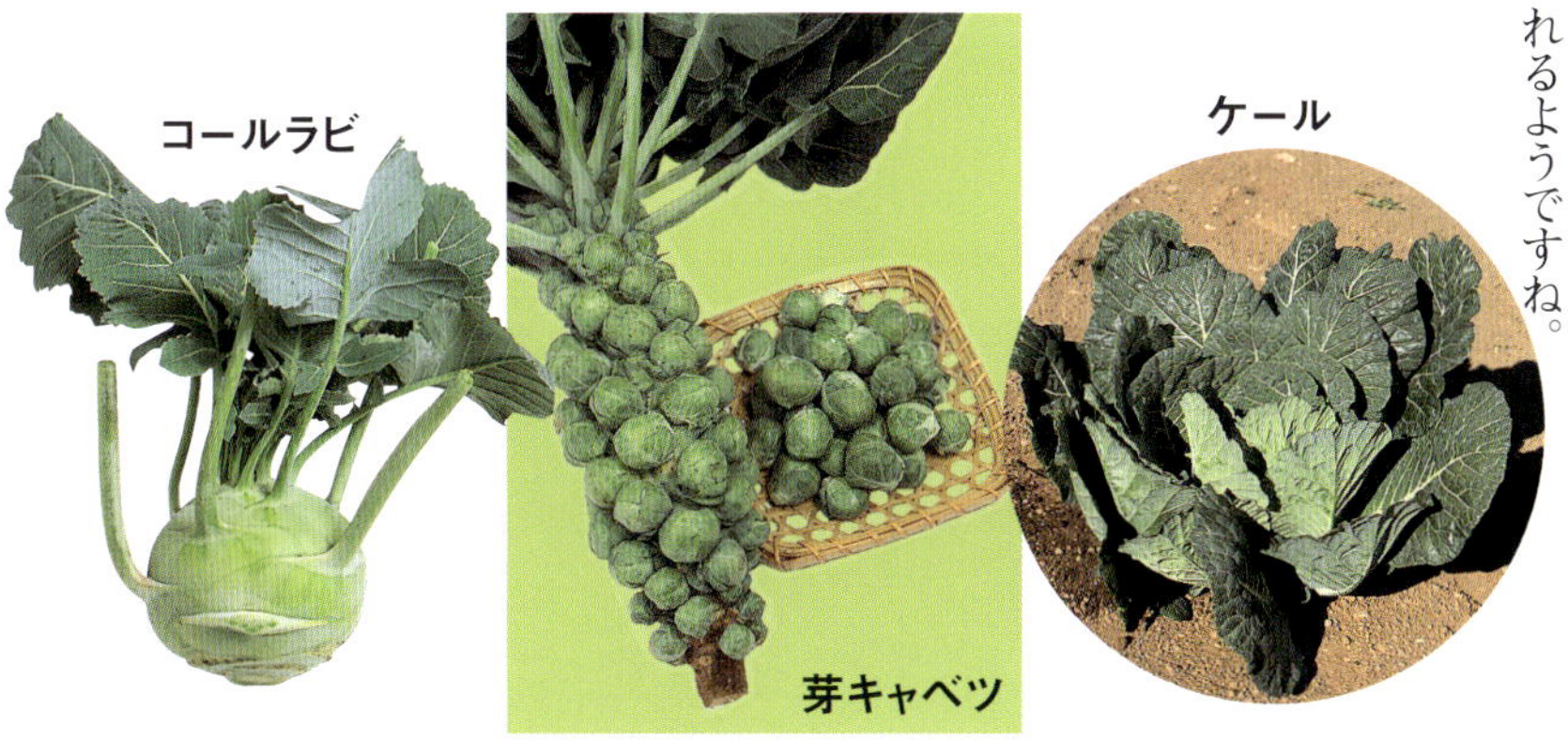

2 キャベツにも花が咲く

野菜の花の魅力から、植物としての関心に広げる。

キャベツはアブラナ科の野菜。収穫前のキャベツは葉を固く巻いているので、茎を伸ばして花を咲かせることはできませんが、実は、菜の花に似た、黄色のかわいい花を咲かせます。キャベツ畑に行く機会があれば、収穫されなかったキャベツのわきから茎が伸びて、花を咲かせている様子を見ることができるでしょう。

買ってきたキャベツでも、縦半分に切って、真ん中にある芯を水につけておけば、茎が伸び、やがて花が咲きます。花を見ることで、例えばキャベツもカリフラワーも大根も、同じ十字架植物であることがわかり、アブラナ科の仲間の特徴がはっきりと理解できるでしょう。

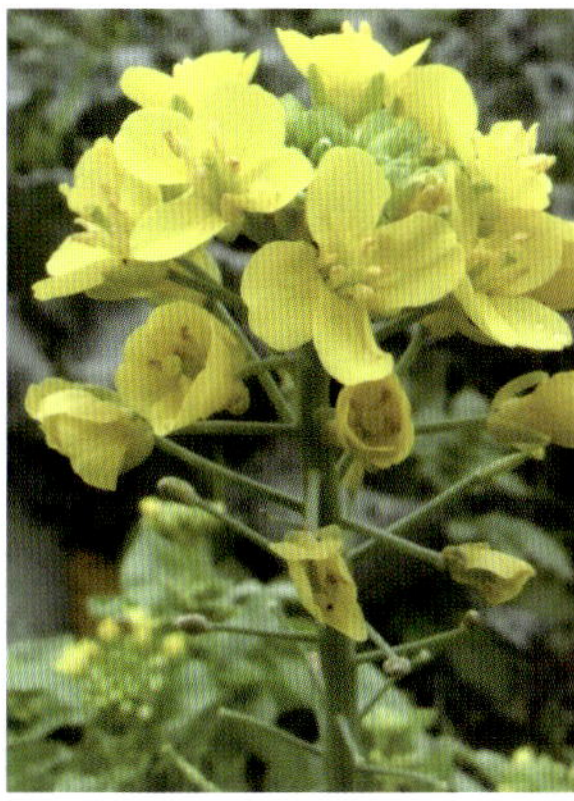
キャベツの花

3 紫キャベツ液はリトマス試験紙！

紫キャベツの色素から、身のまわりの食品の酸性、アルカリ性を調べることで、科学の目を育てる。

紫キャベツの紫色は、なすの皮やブルーベリー、赤じその葉と同様の「アントシアニン」という色素のため。この色素を使って、身のまわりのいろいろなものの酸性、アルカリ性を調べることができます。

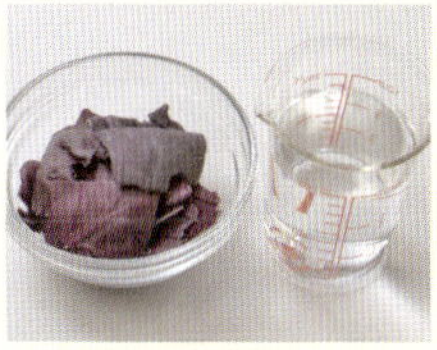
1 鍋に水200mLとちぎった紫キャベツ50gを入れて火にかける。

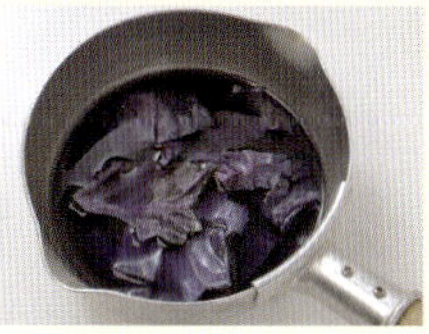
2 水が沸騰したら火を止めて、濃い紫色になるまで待つ。

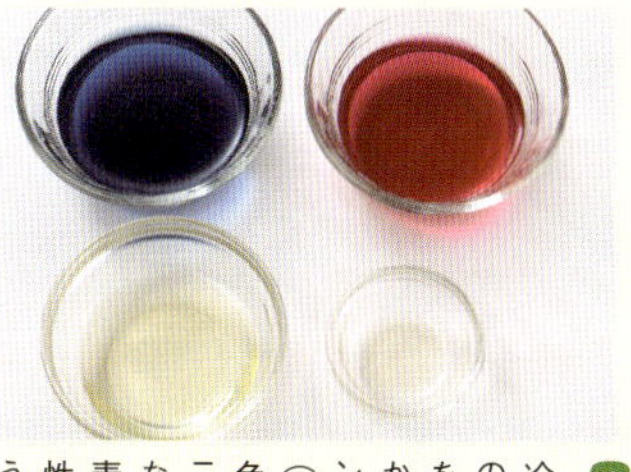
3 冷めた紫キャベツ液に、身のまわりのいろいろな液体を混ぜて、色の変化を確かめてみる。たとえばレモン汁を入れると赤くなる（右）。卵白を入れると、青色になる（左）。アントシアニンは酸性になると赤くなり、アルカリ性になると青くなるので、レモンは酸性、卵白はアルカリ性ということがわかる。

胡瓜
きゅうり
cucumber

旬 1 2 3 4 5 6 7 8 9 10 11 12

ユーモラスにも思えるきゅうりの名は、古くは黄色に熟してから食べるために「黄瓜」と呼ばれていたからとも、中国で西方の瓜「胡瓜」とされていたからともいわれます。果菜類ではトマトに次いで収穫量の多い野菜。日本では夏の代表的な野菜でしたが、促成栽培が普及して、一年中食べられるようになって久しくなります。食べ方も、サラダが中心になり、それに応じた品種の改良も進められてきました。95％以上が水分で、栄養素としてはさほど期待できませんが、さっぱりと口中を洗ってくれるような独特の食感が魅力ですね。

給食メニュー

12 きゅうりとコーンのサラダ

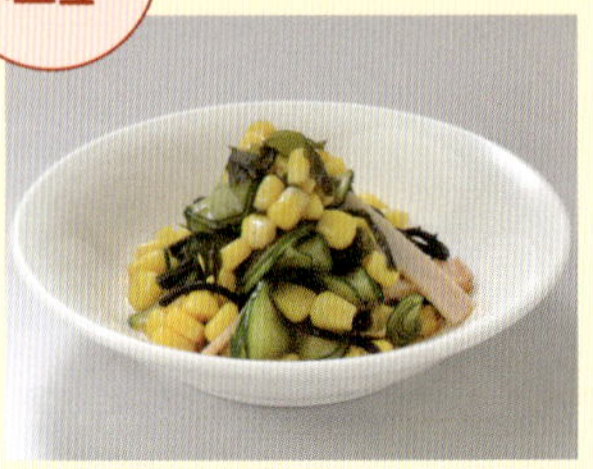

2·6 黒イボ、白イボ、イボなし!?

きゅうりの伝来と現在までの定着のしかた、暮らしとの関わりを学ぶ。

きゅうりのイボは果肉を保護するためのもので、イボが鋭く立っているほど新鮮です。イボはよく見ると黒色と白色があり、伝来ルートの違いを表します。きゅうりは、もともとヒマラヤ山麓のインド側が原産のようで、そこから西アジアやヨーロッパ、東アジアへ、そして世界中に広まり、400種以上の品種があるといわれます。日本へは、中国の華北に定着した華北型と、東南アジアを経て中国の華南に定着した華南型の両方が入り、前者が黒イボの春きゅうり、後者が白イボの夏きゅうりの原型になりました。

白イボの夏きゅうりのほうが皮が薄く、歯切れもよいので、やがて春も夏も白イボ種に改良され、今では白イボが9割以上の優勢に。さらに、イボに雑菌がつきやすいことから、流通・加工に便利なイボなしのツルリとした品種も登場しました。他方、かつてのきゅうりの個性も評価されてきて、伝統的な黒イボ系の半白、加賀太、毛馬、白イボ系の四葉など見直される傾向があります。

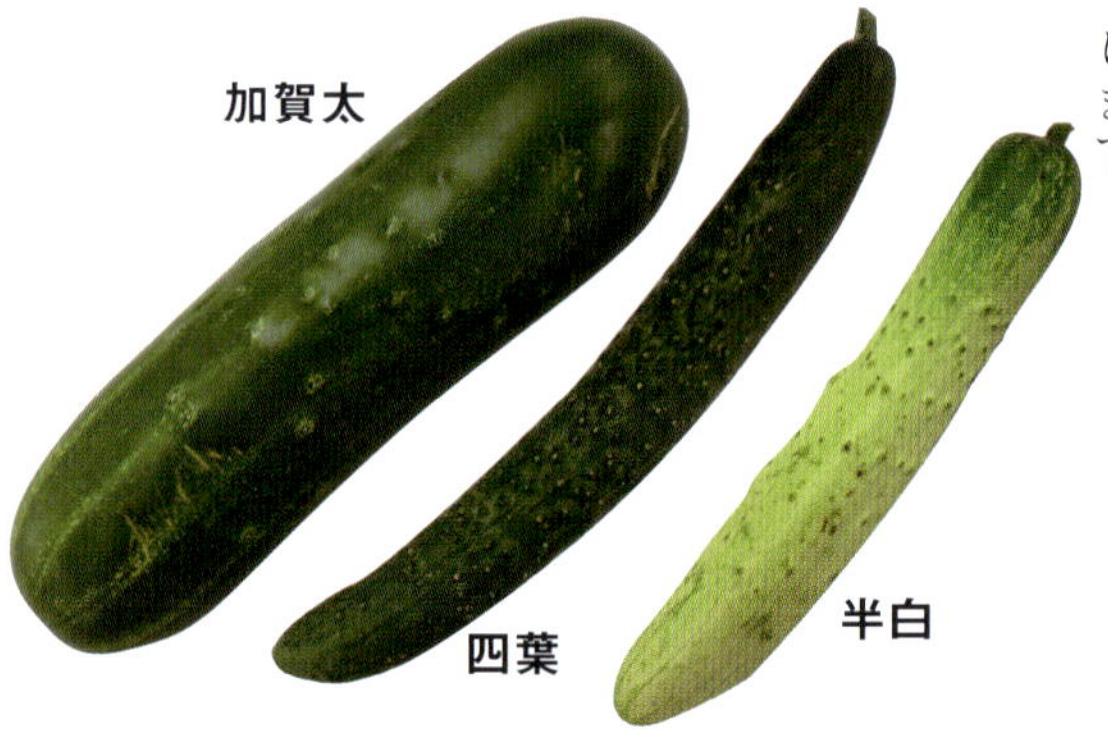

伝統的なきゅうりも見直されるようになった

2·3 イボだけではない果実の味方、ブルーム

植物が自身を守るためのしくみを、人間が食べものとして変えてきたことを学ぶ。

きゅうりは熟すと黄色くなる、まさに「黄瓜」。でも、わたしたちはそうなる前の、いわば幼い果実のほうがおいしいと収穫している野菜です。きゅうりは幼果を守るために、前項のイボだけでなく、ブルームという白い粉のようなものをまとっていました。冬瓜や、ぶどうなども同様で、これはうっすらと白い粉が吹いたような状態の毛の一種で、表皮の細胞が変化したものです。水をはじく一方、内側の水分の蒸発も防いでいます。

かつては、このブルームが鮮度の目安にされていたのですが、ブルームは農薬にまちがわれたり、ブルームがまだらになって汚く見えるなどで、今はほとんどがブルームがつかないブルームレスに品種改良されています。でも、ブルームレスは一般に皮がかたく、歯切れがよくないという評価。そこで最近は、またブルームが店頭で見かけられるようになりました。イボといいブルームといい、人間の身勝手な所業にも思えますね。

ブルームきゅうり

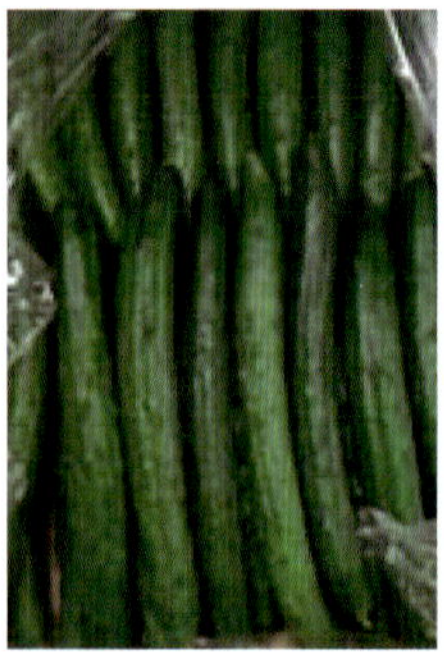

ブルームレスきゅうり

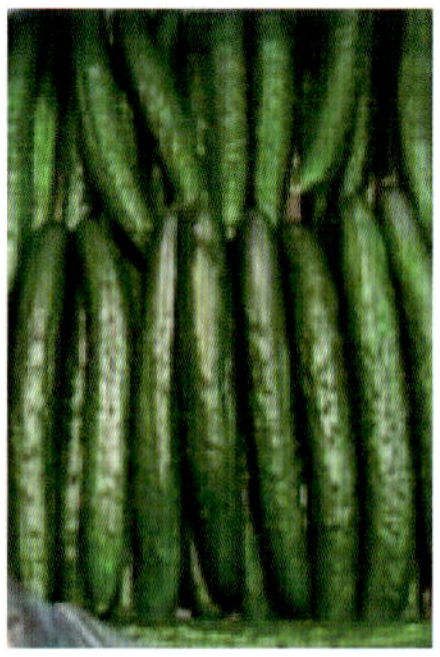

光沢の違いがわかる

2 きゅうりは体の余分な水分を排出してくれる

きゅうりの栄養成分、機能性などを知る。

きゅうりは、96%が水分で、カロテンが100g中330μgと比較的多いほかは、ビタミンもミネラルも多くありません。

とはいえ、利用頻度の高い野菜なので、"チリも積もれば…"で微量栄養素の補給は期待できます。

100g中14㎎あるビタミンCは、トマト（15㎎）や大根（12㎎）に並ぶ値ですが、きゅうりには、ビタミンC酸化酵素のアスコルビナーゼが含まれているので、刻んだり、おろしたりすると、ビタミンCが破壊されるという不安はありません。ただ、この酵素は、加熱や酸に弱いので、生食なら酢の物やドレッシングを使ったサラダで食べるとよいでしょう。

また、イソクエルシトリンという利尿作用成分を含んでいるので、むくみをとる効果も期待できるそうです。

きゅうりは、昔と今の味わいの違いをよくいわれます。違いのひとつが、昔のきゅうりのとくに若い果実には苦味があったことです。なり口に近い部分にククルビタシンという成分があり、これが酵素によって苦味成分になるというもの。昔の人はきゅうりをぬか漬けすることで、この苦味を消しました。

また、ぬかに含まれるビタミンB1が野菜に移行するため、生のきゅうりとぬか漬けのきゅうりを比較すると、0.03㎎から0.26㎎へ、ビタミンB1の含有量がグンと増えるのです。白米に欠けたビタミンB1を、ぬか漬けが補っていたという生活の知恵でした。最近のきゅうりは改良され、このククルビタシンはほとんど含まれなくなっています。

曲がったきゅうりも食べられる？

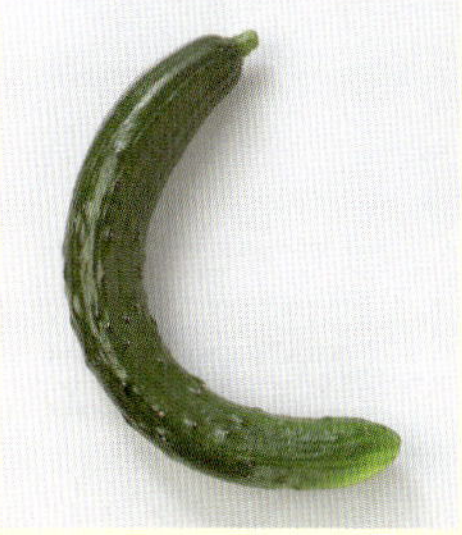

もちろん！味に違いはないのよ。ただ、流通過程の箱づめや売り場に並べるときに、きれいに効率的に並べられないので、選別されて出まわりにくいのね。まっすぐなきゅうりにするために、生産者は重しをつけたり、筒をはかせたりして手間をかけているようだけど、最近は、この行き過ぎを見直す風潮も広がったようね。

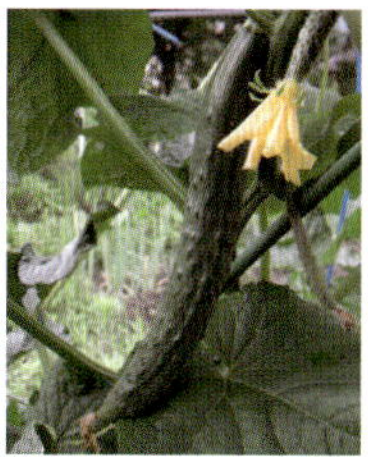

4・6 エッ、これも⁉ きゅうりの仲間は個性豊か

ウリ科の野菜と産地、暮らしへの関わりを調べる。

きゅうりが属するウリ科の野菜は、世界に600種以上もあるといわれるほど多く、日本でも白うり、冬瓜、まくわうりなど、かつては代表的な夏野菜としてよく食べられてきました。縄文・弥生時代の遺跡からウリ科の種が見つかるほど、日本にははるか昔に入ってきていたようです。もともとは、うりのほうが上等の野菜で、きゅうりは地方のどこででもつくられている下等の野菜だったと伝えられています。

近年、沖縄や九州の地方野菜だったニガウリ＝ゴーヤーは大健闘していますが、ほかのうり類は一般に人気がないようです。

すいかもうり類ですが、家族の人数が減ったせいか、冬瓜同様かなり小型化してきました。かんぴょうの材料である夕顔は、栃木などの産地以外では目にすることも少なくなりました。

とはいえ、各地の伝統野菜として郷土料理に欠かせないうり類も多いので、調べてみると食育のよい手がかりになりそうです。

きゅうりの仲間いろいろ

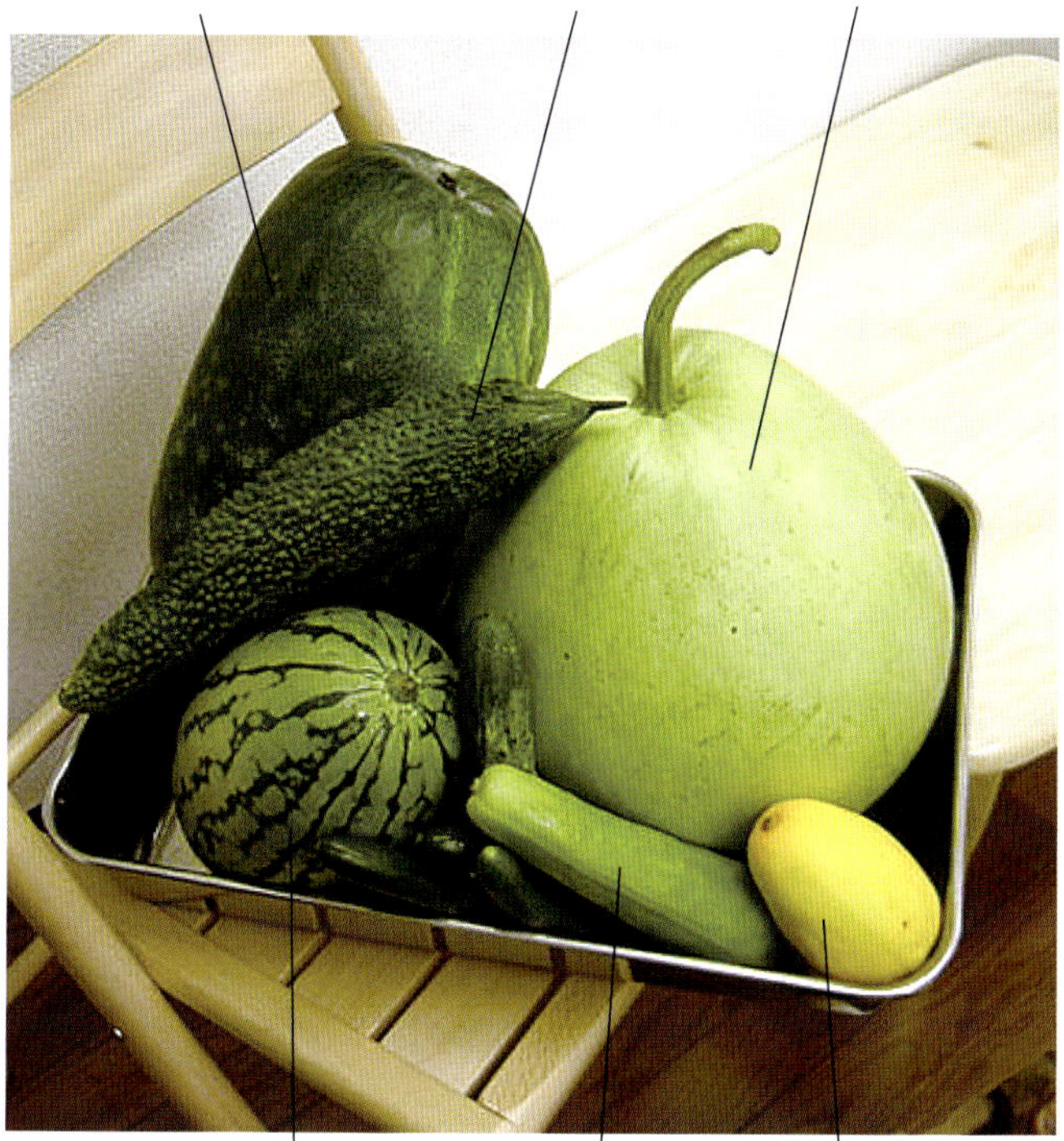

牛蒡《ごぼう》

Edible burdock

旬 1 2 3 4 5 6 7 8 9 10 11 12

ごぼうを野菜として食べてきたのは、世界中で日本人だけでした。でも最近は、その独特な風味や食感からフランス料理やイタリア料理などでも注目され、活躍の場を広げています。また、ごぼうは食物繊維の含有量が野菜の中では横綱格。食物繊維がわたしたちの体にとって大事なはたらきをしていることがわかるにつれ、健康面からもごぼうが脚光を浴びるようになりました。ごぼうは昔ながらの野菜であり、なおかつ再発見された新しい野菜ともいえそうです。

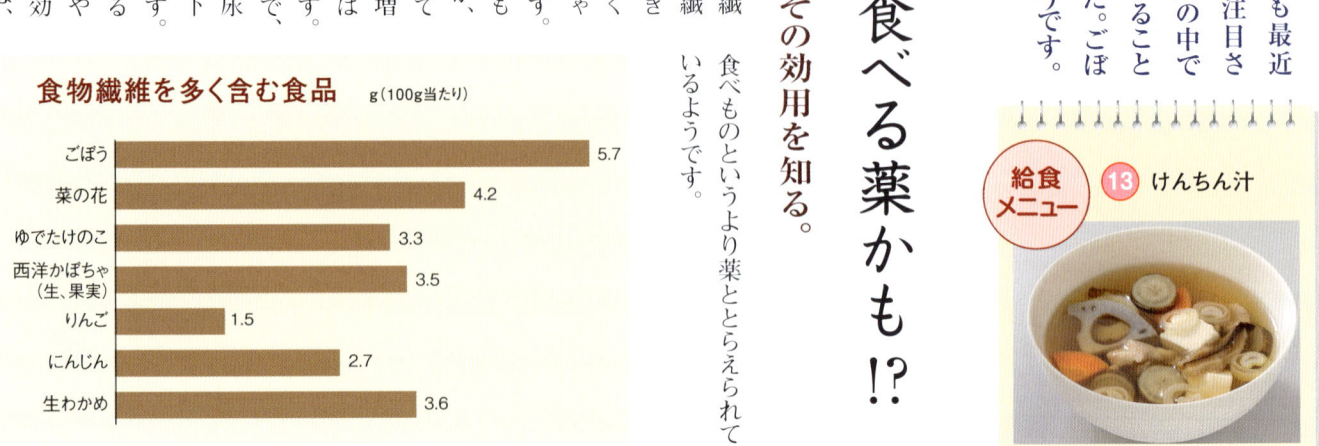

給食メニュー 13 けんちん汁

6 ごぼうの実から面ファスナーが生まれた!

ごぼうの生態や、国によって利用法が違う不思議を知る。

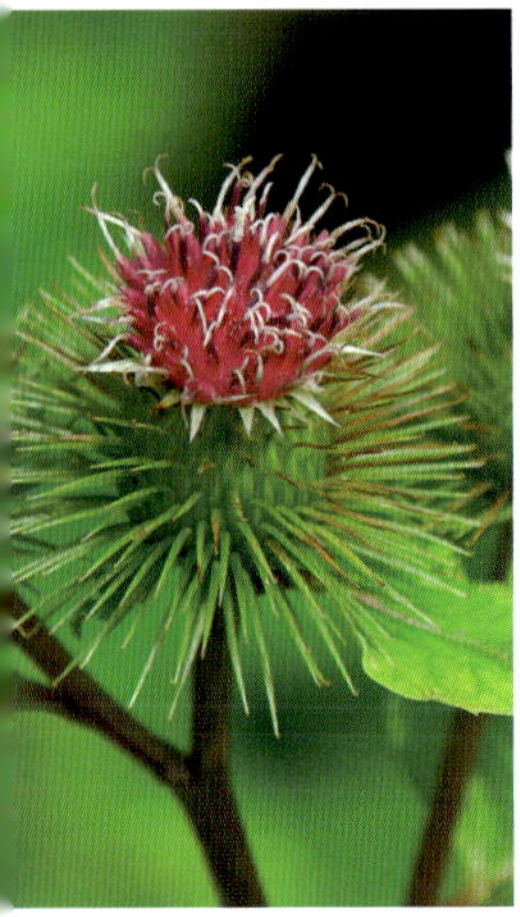

ごぼうの花

ごぼうはキク科に属し、野菜としては日本固有であるものの、原産と見られる野生種はヨーロッパからシベリア、中国北部に広く分布しています。日本では根を掘ってしまうため、花を見る機会は少ないのですが、ヨーロッパではむしろ、アザミを鋭くしたような紫色の花のほうが、愛でられているとか。「やまごぼう」の名で知られる、観光みやげの漬け物などがあります。ごぼうの一種のように思われていますが、その大半は、本来のやまごぼうではなく、モリアザミやフジアザミなど山野に自生するアザミの根っこ。それらは、ゴボウアザミ、キクゴボウなどとも呼ばれるのだとか。ふだんは、根っこであるごぼうしか目にしないわたしたちにとって、「やまごぼう」はごぼうの花を連想するヒントになるようです。

さて、ごぼうの意外な立役者はごぼうの実。実には表面に無数のトゲがあり、しかもそのトゲがかぎ爪になっているので、動物や衣服にくっつくとなかなか離れません。このしつこさで、ごぼうは種子を遠くまで運ばせるわけで、繁殖の大事な手段になっています。この機能に注目したのが、スイスの発明家デ・マエストラル。このかぎ爪を応用して、あの面ファスナーをつくったというのです。面ファスナーは日常のさまざまなものに利用されていますが、その陰にごぼうの存在があったというわけです。

2 ごぼうは食べる薬かも!?

ごぼうに多い食物繊維とその効用を知る。

ごぼうには、イヌリンをおもに食物繊維がたっぷり含まれています。食物繊維とは、人間の消化酵素で分解できないために、消化吸収されることなく排出される成分のことです。こんにゃくに多いマンナンもよく知られています。かつては、食物繊維はなんの栄養にもならない余計なものの扱いでしたが、最近はその大きな役割が解明されてきました。腸内で乳酸菌の繁殖を増進して腸を整え、便通をよくするはたらきがあるのはよく知られています。そのほか、余分な脂肪の吸収を防いで、肥満や動脈硬化を予防したり、糖尿病の予防や血中コレステロールの低下にも効果があることがわかっています。ごぼうには、こうした食物繊維によるはたらきだけでなく、漢方では止血や消炎、ヨーロッパの民間薬では利尿効果が期待されているとか。海外では、食べものというより薬ととらえられているようです。

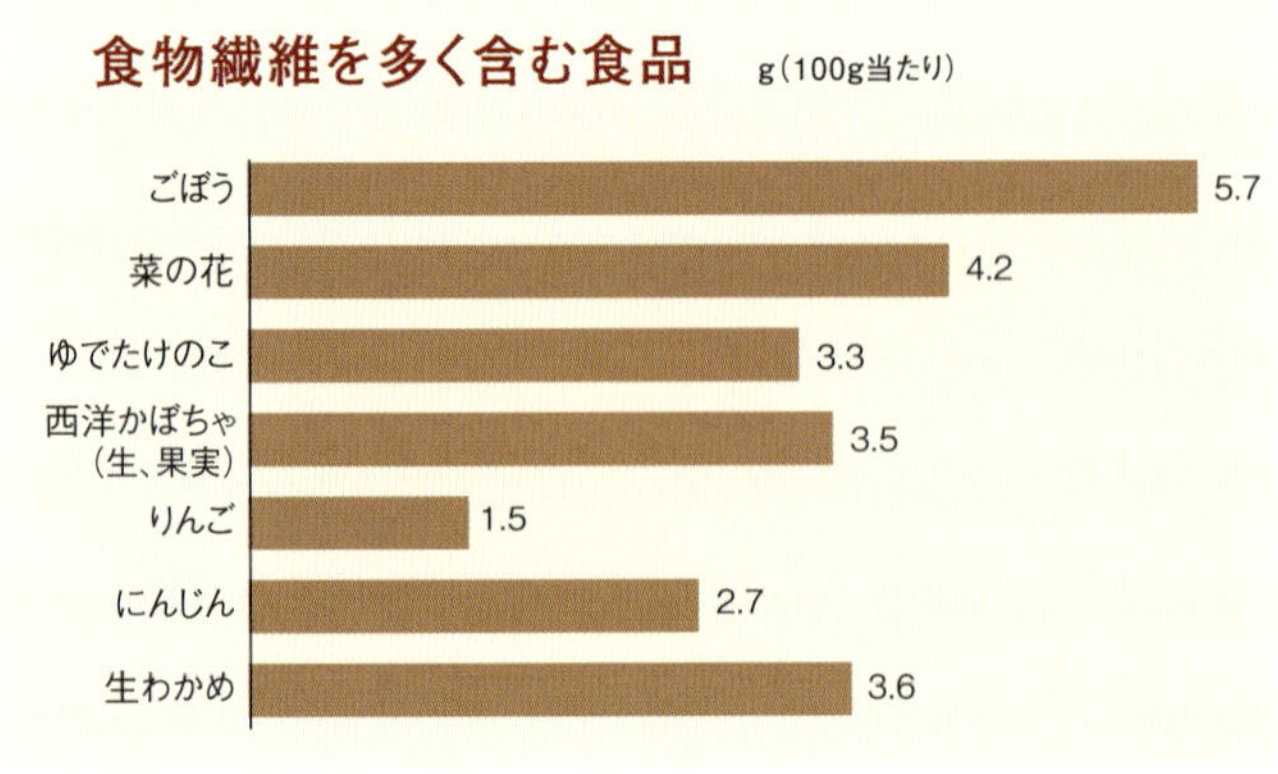

3・6 きんぴらごぼうは、細切り?・ささがき?

ごぼうの食文化と、切り方で食感がまったく違うことを体験する。

ごぼうの料理といえば、誰でも知っているのが「きんぴらごぼう」。このきんぴらというネーミングは、金太郎で有名な坂田金時の子、怪力の金平にちなんだものです。金平は源頼義の四天王の一人で、武勇に大変すぐれていたそうです。

きんぴらごぼうは、細切りもささがきも、どちらもよく見かけます。繊維にそって縦に細切りにした場合と、繊維を断ち切るささがきでは、固さはまったく違います。固いごぼうを金平にたとえたことを思い起こせば、もともとは縦に細切りにしたものだったでしょう。歯ごたえを楽しむより、食べやすくしてその風味を味わいたいなら、ささがきもまたよし。よくかんで歯やあごを鍛えたほうがよい子どもには、前者、歯が弱くなった高齢者には後者と、じょうずに使い分けるのもよいですね。

細切り

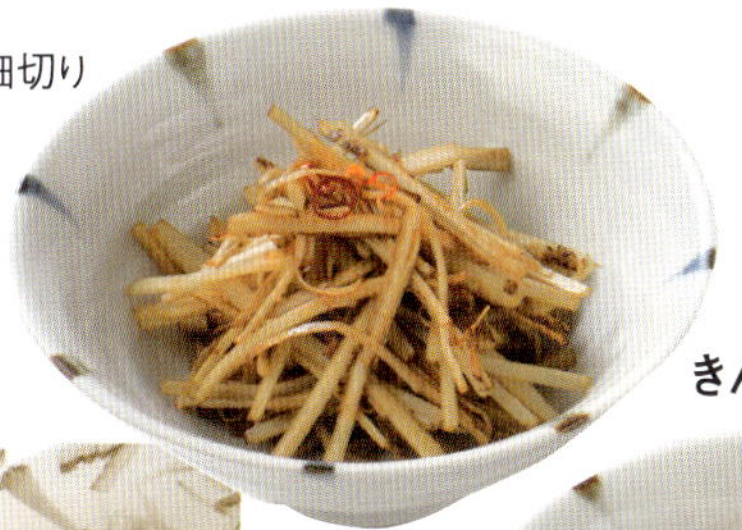

ささがきは、削りながら繊維を断ち切る

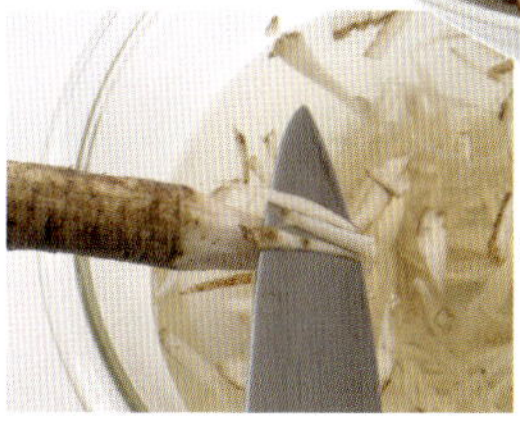

ささがき

きんぴらごぼう

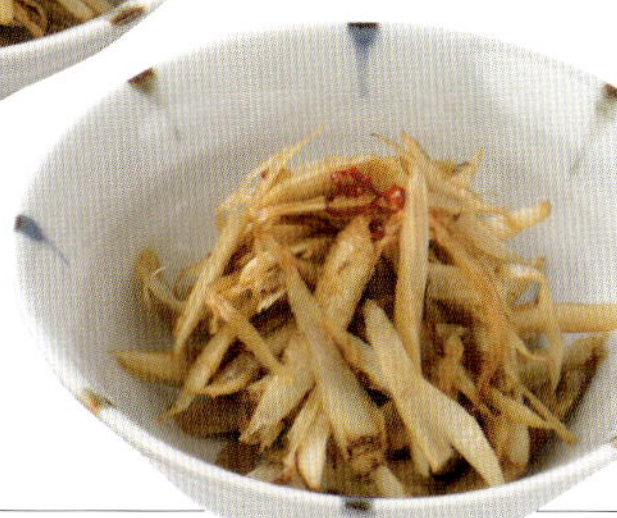

3 ごぼうのアクを生かすのがおいしさの秘訣

ごぼうのアクについて科学的に知り、調理のコツにつなげる。

ごぼうは、触るだけで手指が黒くなるほどアクが強いもの。このアクはフェノール類で、アク抜きをじょうずにすることが調理のポイントになります。もっとも、このアクは独特のえぐ味に通じる一方、ごぼうの香りやうま味そのものともいえるので、アク抜きをせずに調理するという人もいるほどです。

店頭で、水にさらして売られているごぼう、白く漂白されてパックづめされたごぼうなどは、残念ながらごぼう本来の味は失われていることになります。できれば土つきを調理したいものですが、今の家庭では、なかなか難しいかもしれませんね。

アクは、若いごぼうほど少なく、中心部より皮に近いほうが強くなります。ほどよく抜くには、皮を包丁の背でこそげ落とすか、たわしでこする程度に。そして、切るそばから酢水につけます。ごぼうを下ゆでする際にも酢を少々入れると、白く仕上がります。米のとぎ汁で下ゆですると、米のでんぷんがアクを吸着して除いてくれ、マイルドな仕上がりになるので、料理によって利用するとよいでしょう。

6 ごぼうは伝統料理の名脇役

ごぼうを生かした郷土料理の特徴を調べる。

ごぼうのアクであるポリフェノールは、肉や魚の臭みを消してくれるので、これを利用した郷土料理が各地にあり、今やごぼう料理の定番にもなっています。そのひとつが柳川鍋。浅い土鍋に、ささがきのごぼうと背開きのどじょうを敷き、甘辛く煮て、卵でとじた一品です。料理名の柳川は、江戸時代に最初にこれを出した日本橋の料亭の屋号とも、土鍋が福岡県の柳川産だからともいわれています。どじょうを丸ごと煮るどじょう鍋でも、ごぼうは欠かせない相方。どじょうの強い臭み・クセをとってくれるのは、ごぼうならではというわけです。八幡巻きといって、ごぼうの名産地の京都・八幡市から発祥した料理もあります。ごぼうをうなぎで巻き、甘辛く煮たもので、今では、うなぎに限らず、アナゴ、牛肉、豚肉などを使ったりもします。いずれも、ウナギなどのクセや脂を、ごぼうが緩和してくれることを生かした料理。ごぼうのアクと風味を生かした郷土料理は、まだまだ各地にありそうですね。

おせちで「たたきごぼう」をつくるのはなぜ?

たたきごぼうは、ごぼうをゆでて軽くたたき、三杯酢に漬けたものよ。とくに関西のおせちにはつきもの。ごぼうのようにしっかり根を張ること、また「たたいて開く」ことで運が開けるようにという縁起をかついでいるのね。

「知恵ちゃん」教えて!

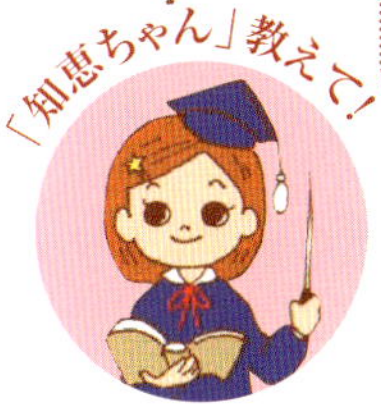

大根《だいこん》

radish

旬 1 2 3 4 5 6 7 8 9 10 11 12

冬野菜の代表である大根は、作付面積も収穫量も最大の野菜。『古事記』や『日本書紀』にも記載があり、昔から栽培されて日本人の食生活に欠かせません。戦前の「大根めし」で知られるように、かつては米を補完する役目もありました。もともとは、いろいろな品種の大根が、各地で栽培されていたのですが、首の部分が緑色の青首大根が市場をほぼ独占して久しくなります。大根は煮物や鍋物、漬け物、みそ汁、サラダにと、いろいろな料理に使われ、栄養バランスからみても、米とはとてもよい相性です。

給食メニュー 14 大根と豚肉のうま煮

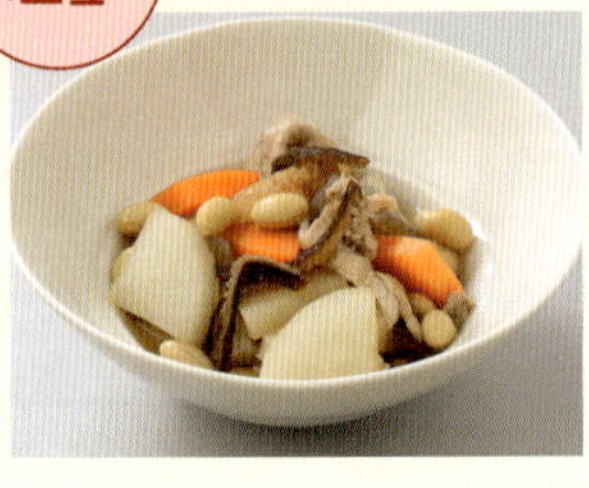

2 大根は「根」だけではない

大根の植物としての成長のしかたを観察する。

大根はいかにも「根」の形ですが、じつは根だけでなく、胚軸という部分も太ったもの。大根の芽生えである貝割れ大根と見比べてみましょう。大根の下のほうは、根やその痕跡がついていますが、上のほうはツルリとしています。この部分は胚軸といって、双葉の下にある細長い軸のような部分が成長したもの。大根の茎は、葉のつけ根部分にごく短く残っています。畑の大根をみると、白か緑色の部分が地面の上に出た状態で育っていきます。この部分が胚軸です。

また、大根のひげ根やその痕跡が両脇に2列に整然と並んでいれば、よく耕されたやわらかい土で素直に育った大根であることがわかります。きれいに並んでいなければ、なかなか苦労して成長した証というわけです。

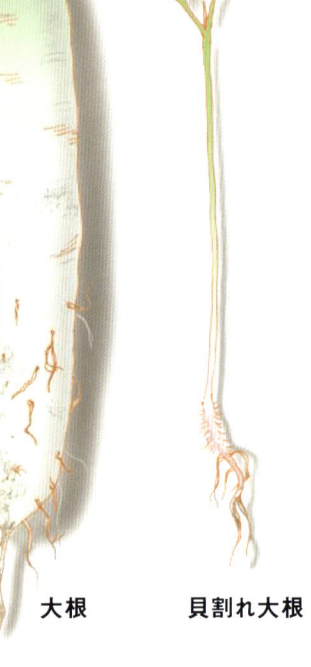

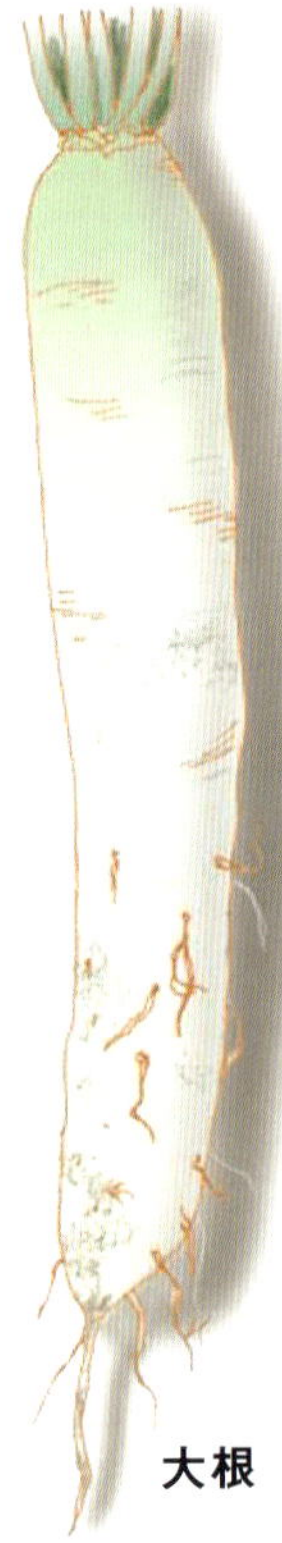

大根

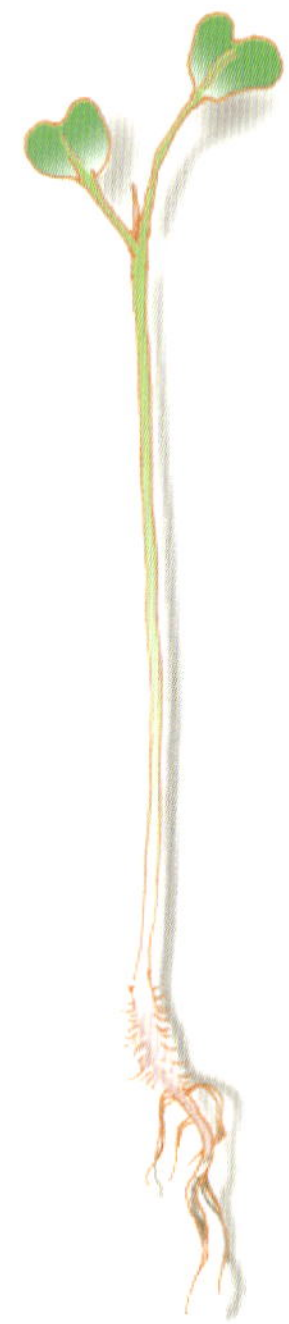

貝割れ大根

2 「ごはんにたくあん」「もちにおろし大根」

大根が含むでんぷんの消化酵素など、栄養素・成分について知る。

大根には、でんぷんの消化酵素であるジアスターゼがたっぷり含まれています。だから、日本の食卓によく見る「ごはんにたくあん」や、お正月の「おもちにおろし大根」という組み合わせは、理にかなったもの。昔の人は、胃がもたれたり、胸やけする場合は、おろし大根を活用したそうです。

おろし大根の辛味はイソチオシアネート類という成分で、揮発性が強いので、時間がたつほど消失してしまいます。おろすタイミングで、辛味をある程度調節できるというわけです。

大根は95%近くが水分ですが、生にはビタミンCやミネラル類、食物繊維も多く含まれます。ただ、ジアスターゼもビタミンCも熱に弱いので、煮た大根にはその効果を期待できません。また、大根の葉はビタミン、ミネラルの宝庫といわれるほどの立派な緑黄色野菜。捨てずに利用しましょう。

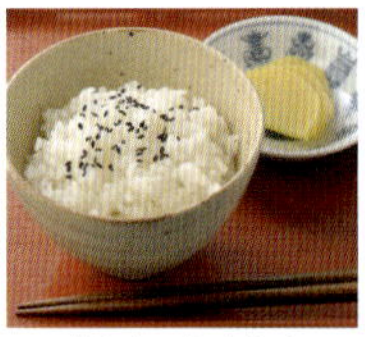

ごはん+たくあん

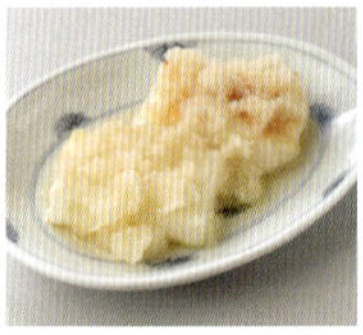

もち+おろし大根

おでんなどの場合、米のとぎ汁で大根を下ゆでするのはなぜ?

大根独特の臭みや苦味などのアクの成分を、とぎ汁のでんぷんが吸着して除いてくれるからよ。ただの下ゆでより、とてもマイルドになり、おいしく仕上がるのよ。

「知恵ちゃん」教えて!

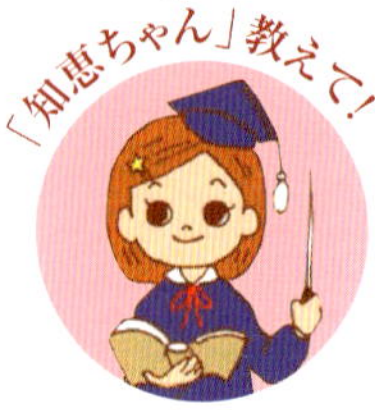

6

日本には世界一の大根がある

大根の伝来、日本で多様な品種ができた食文化を探る。

大根は地中海沿岸が原産ですが、ヨーロッパでは、ラディッシュのような小さなものだけです。日本に伝来してから、大根は大きく、多様になりました。つい20数年前まで、大きさ、形、肉質もさまざまな200種を超える品種が各地で栽培されていました。世界一重い「桜島大根」（煮物や粕漬けに）、世界一長い「守口大根」（守口漬けに）、「練馬大根」（たくあんに）、「三浦大根」（煮物やなますに）、太く短い加賀の「源助大根」（おでんやふろふきに）など、有名なものだけでなく、全国各地にその地の食文化と結びつきながら、個性的な大根が根づいていたのです。ところが近年は、小ぶりな青首大根が、育てやすく、流通にも簡易で、いろいろな料理に向くことから、市場をほぼ独占する形になっています。そこで再び、先人の知恵や苦労がしのばれる、地場の伝統の大根や食文化を大事にしよう、という動きが活発になってきました。近隣の大根を調べてみると、食育の糸口になるかもしれません。

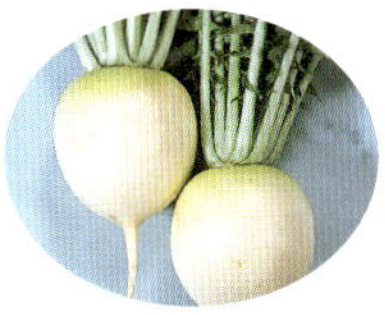
聖護院大根

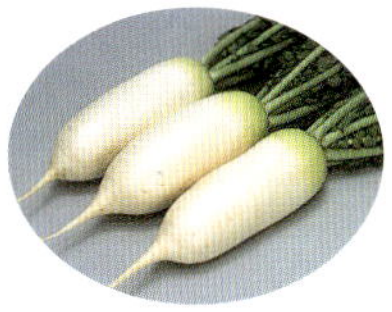
ミニ大根

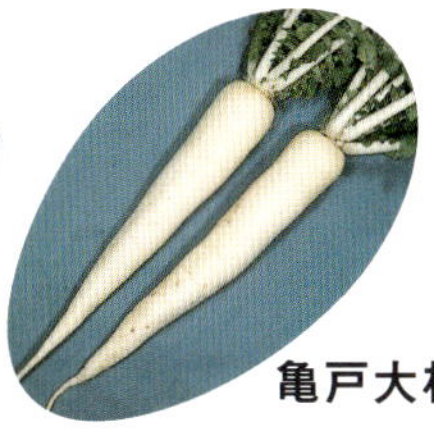
亀戸大根

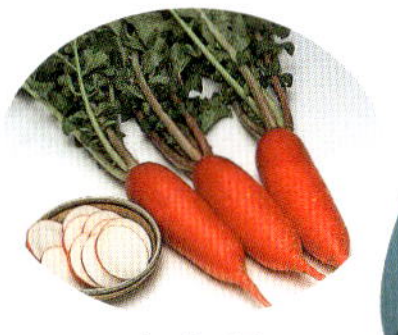
赤大根

2・3

大根1本を食べ比べると、味わいが違う

大根を賢く活用する知恵を身につける。味覚を鍛える。

大根は、大きく、長く、太い野菜なので、部位によって味や食感がかなり違います。上部は辛味が弱く、甘味が比較的強いので、サラダや酢の物などの生食向き。おろしにすれば、子どもにも歓迎されます。中間部は肉質が均質でもっとも甘味も強いので、おでんやふろふきなどの煮物向き。下部は繊維質が多く、辛味も強いので、ピリッと辛味がきいたおろし大根や漬け物、みそ汁の実に。切り方でも、繊維に沿って切るか、繊維を断ち切るか（千六本など）で、食感が変わります。料理によって使い分けられるといいでしょう。

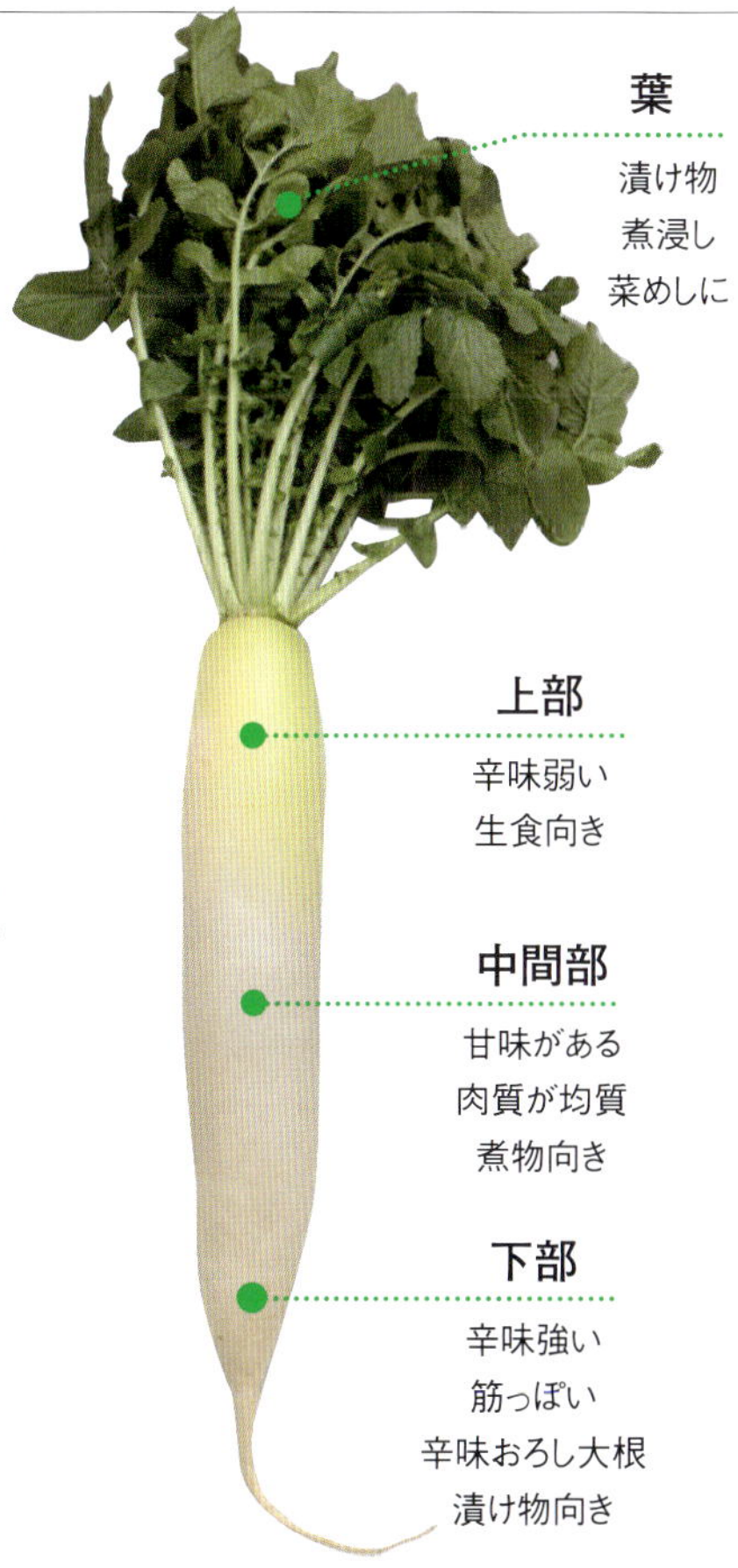

3

切り干し大根をつくってみよう

大根を保存する知恵、乾物の原理・つくり方を知る。

切り干し大根を手づくりして、昔の人の保存の知恵、乾物の成り立ちを体験してみましょう。冬、晴れた日が続くころなら、1週間でできあがります。

1 大根を太さ7～8mm角×長さ7～8cmの棒状に切る。切り方はもう少し太くても半月切りなどでも。厚みがありすぎると乾くのに時間がかかるので、さっとゆでて、水分をある程度抜いておく。

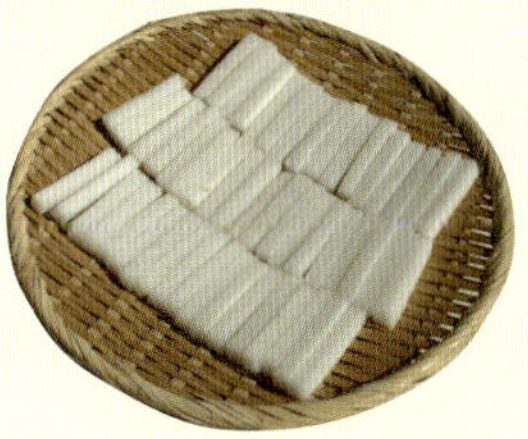
生大根
320g

2 盆ざるなど通気性のよいものに、1を重ならないように広げ、日が当たる風通しのよい所に干す。夜は室内にとり込む。

1週間後
20g

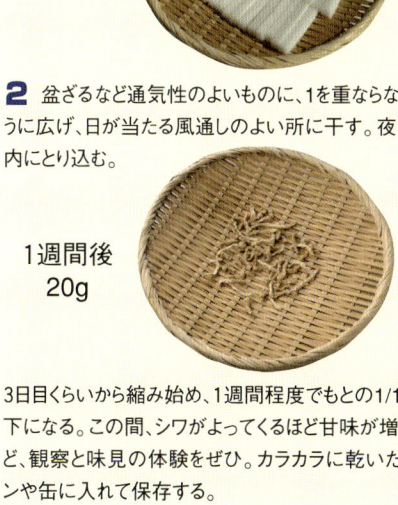

3日目くらいから縮み始め、1週間程度でもとの1/15以下になる。この間、シワがよってくるほど甘味が増すなど、観察と味見の体験をぜひ。カラカラに乾いたらビンや缶に入れて保存する。

筍 たけのこ

bamboo shoots

旬 1 2 3 4 5 6 7 8 9 10 11 12

春、草木が芽を出し、グングン伸びるこの時期の野菜は、強い生命力を秘めているといわれます。とりわけ、竹林の地面にニョッキリ頭を出してくるたけのこは、かつては春のスタミナ食といわれたほどで、今でも待ちかねて食べられる食材です。水煮のたけのこが年中出回っているとはいえ、新鮮なたけのこの風味は、まさに旬ならではですね。野菜の旬がなかなかわからなくなっている昨今、たけのこごはん、木の芽あえ、若竹煮や若竹汁など、春の出合いの味をぜひ大事にしたいものです。

2

食べられたくないから急成長!?

たけのこの成長の特殊性とそのしくみを学び、観察する。

たけのこは、一説には1日に70㎝も伸びるといわれるほど一気に成長します。イノシシや人間に食べられないためなのかどうか…。そのしくみは、ふつうの植物は茎の先に成長点を1か所しか持たないのに対し、たけのこは無数に持っているから。たけのこにはたくさんの節がありますが、この節に成長点が密集しており、盛んに細胞分裂を繰り返しては節と節の間を伸ばしているのです。

そのための養分は、地面の下にしっかり張り巡らせた地下茎が供給しています。つまり、たけのこは竹の「子」ではなく、竹の「芽」が正しい表現といってもよいでしょう。地下茎の節それぞれから出た芽が土の上に出ると、「たけのこ」と呼ばれているのです。たけのこを放っておくと、皮をつけたまま成長し、やがて皮が落ちます。そうなると、呼び名も「竹」に変わるのです。

ちなみに、竹の皮1枚には竹の節ひとつが包まれているので、皮と節の数は同数。たけのこが成長するにつれ、新しい皮が上のほうから表れます。

竹の断面

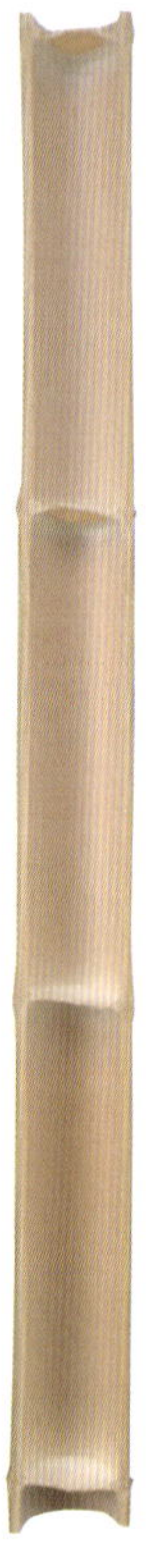

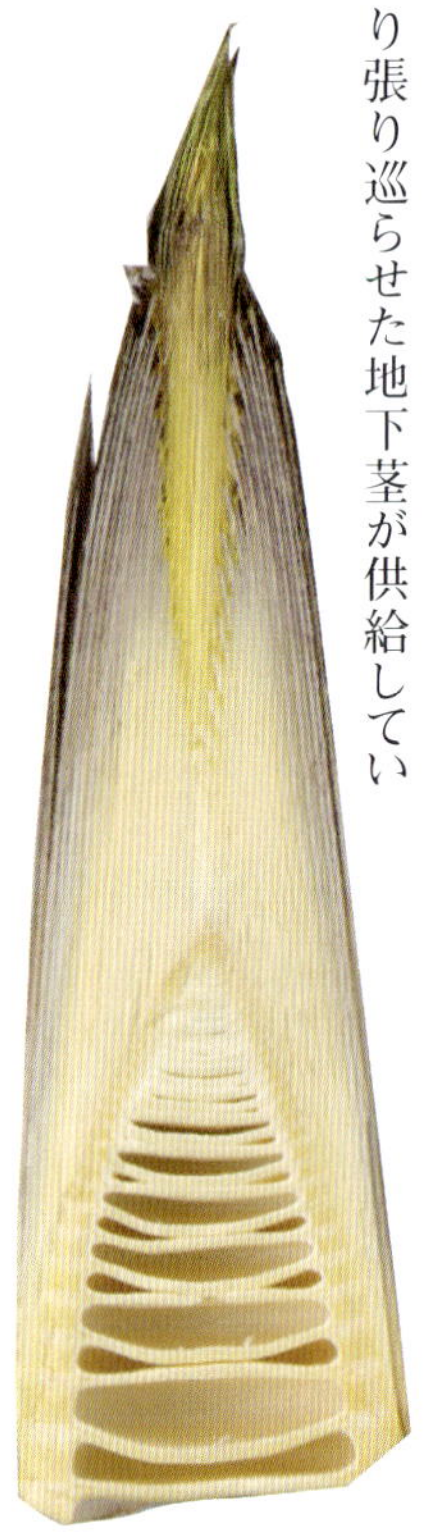

たけのこの皮と竹の節は同数

2・3

旬のうちに食べるから「筍」

たけのこのえぐ味について、またそれを緩和する知恵を学ぶ。

たけのこを「筍」とも書きます。「旬」とは10日の意。芽生えて10日以上経つとかたくて食べられなくなるため、「旬内の竹」という意味で当てられたそうです。

たけのこは「朝掘りをすぐ食べよ」といわれるほど、鮮度で味の差が大きくなります。地上に伸びるほど、また時間が経つほど、空気に触れて独特のえぐ味が増えてくるもの。掘ってから一昼夜で、2～3倍にもなります。

このえぐ味のもとはホモゲンチジン酸とシュウ酸。たけのこをゆでるときに米ぬかを加えると、米ぬかのカルシウムがこれらのえぐ味のもとと結合して中和してくれることになります。カルシウムの多いわかめと合わせる料理が多いのも同じ原理。春の出合いの食材同士とはよくできたもので、昔の人の知恵にも驚かされますね。

2

たけのこは脳のはたらきを助ける!?

たけのこの栄養価や機能性を調べる。

たけのこの栄養価としては、タンパク質やカリウムが野菜の中では比較的多く、食物繊維のセルロースを豊富に含みます。たけのこをゆでて割ると、↖

給食メニュー 15 チンジャオロース

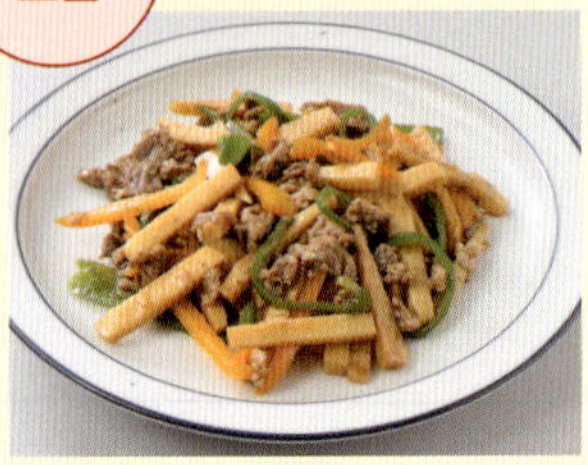

白い粒々が付着しているのが見えますが、これはアミノ酸の一種のチロシンといううま味成分なので、洗い流さないように。うま味成分としては、ほかにグルタミン酸やアスパラギン酸が含まれます。とはいえ、チロシンは魚や肉のタンパク質で、野菜であるたけのこに含まれるのは貴重な現象。それゆえのたけのこのおいしさなのかもしれませんね。そしてこのチロシンは、体内に入ると、ドーパミンという神経の伝達物質をつくり出す大もとになります。つまり、たけのこは脳の活性化を助ける食材ともいえそうです。

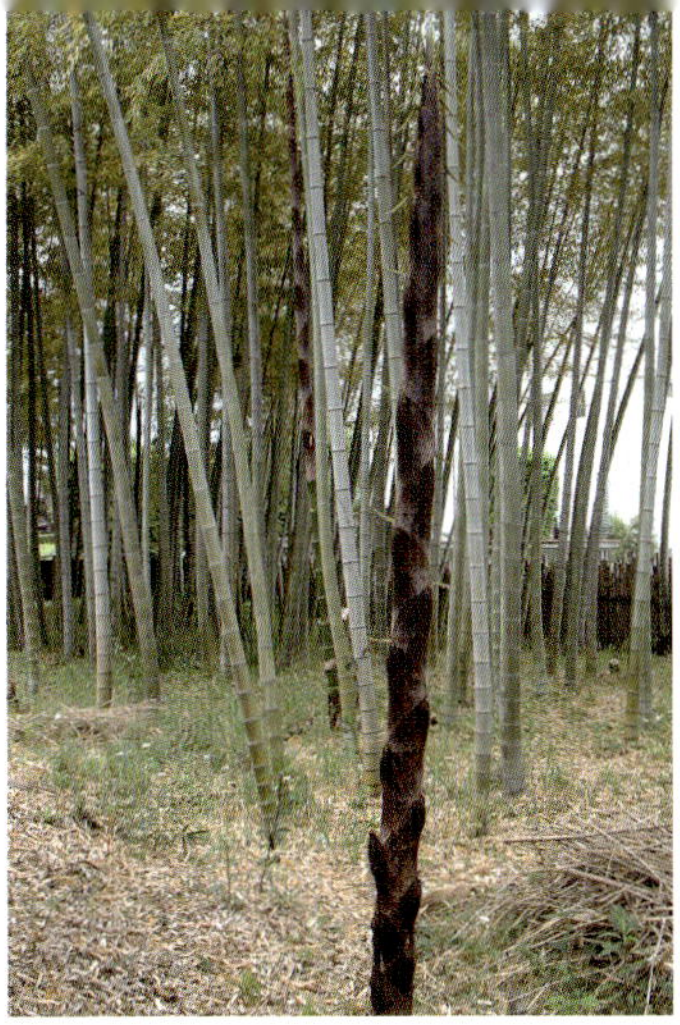

2·6 たけのこの「親」はいろいろ

竹によって変わるたけのこ、その特徴に興味を広げる。

竹には、孟宗竹（モウソウチク）、淡竹（ハチク）、真竹（マダケ）など多くの種類がありますが、一般にたけのこといえば、品質や味がよく、収量が多い孟宗竹を指します。山菜として人気の根曲がり竹（ネマガリダケ）もおなじみです。

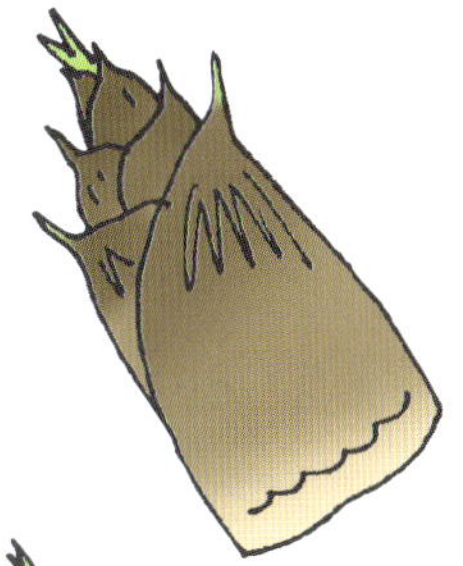

モウソウチク

モウソウチクはもともと中国江南地方の原産で、孟宗が病床の母親のために、寒中、たけのこを掘った孝行話から名付けられたとか。江戸時代中期に琉球経由で薩摩に伝わり、東日本まで広がりました。皮に茶褐色の毛がはえているのが特徴で、京都産が、肉質がやわらかく、甘味があって、もっとも品質がよいとされています。

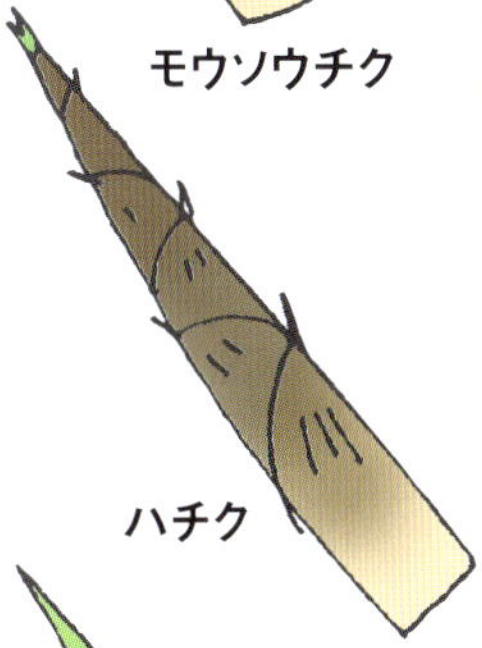

ハチク

ハチクは寒い地方に育つ直径3〜5cm程度の細いたけのこで、モウソウチクより一足遅れて最盛期を迎えます。皮は紫色を帯びてまばらに毛がはえているのが特徴。アク抜きをしなくても食べられます。

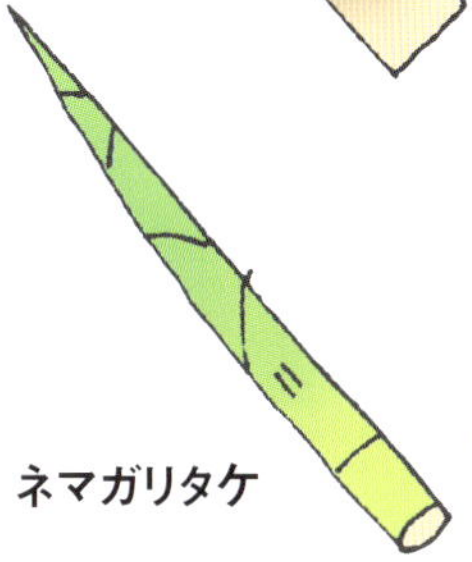

ネマガリタケ

ネマガリダケの学名はチシマザサ。基部が弓状に曲がるのでこの名前があります。最盛期は5月下旬〜6月で、これもアク抜きせずにそのまま煮物などに使えます。

6 竹はかつて暮らしに欠かせないものだった

竹の特徴を知り、暮らしに生かした知恵を学ぶ。

竹は今でこそ、七夕や正月の門松くらいでしか目にする機会は少なくなっていますが、かつてはわたしたちの暮らしのさまざまな場面で大活躍していました。

芽が出たばかりのたけのこは、もちろん春の味としておいしくいただきます。成長して落ちた竹の皮では、おにぎりなどを包みました。今でも竹皮で包むと、ちょっとおしゃれに見えますね。竹となったあかつきには、節を残して切って穴をあければ水筒になり、旅には必需品でした。水筒の「筒」に竹冠がついているのは、そのなごりでしょう。切った竹を細く裂き、薄く削って編めばざるのできあがり。盆ざるなどは、金網やプラスチック製のざるに混じって、まだ使われています。また、削ってごはんを盛るしゃもじになったり、小枝を束ねて竹ぼうきにしたり。正月の門松は、節目がある竹の縁起をかついだものだそうです。

強く、しなやかな竹の特徴を生かす暮らしを、もう一度見直したいですね。

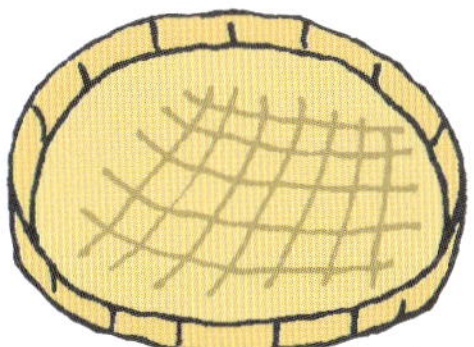

ざる

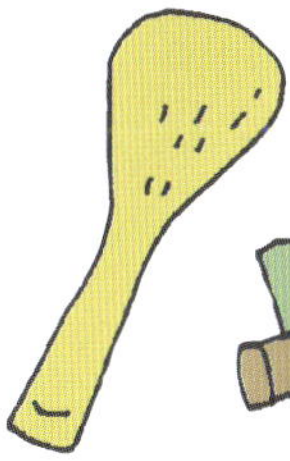

しゃもじ

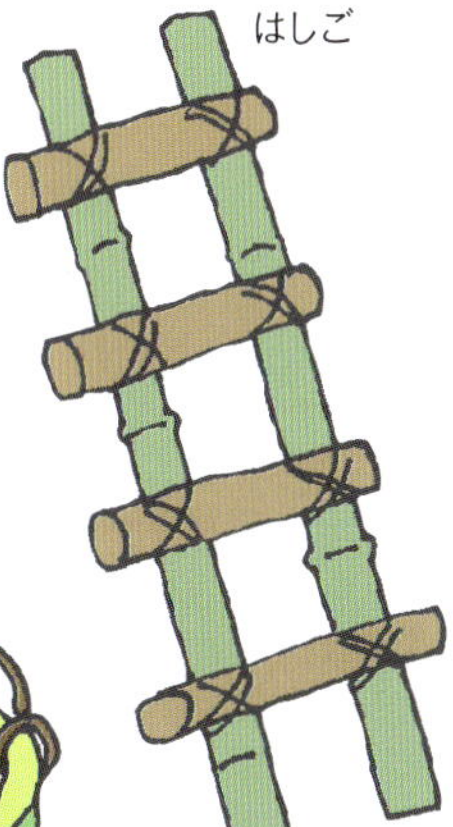

はしご

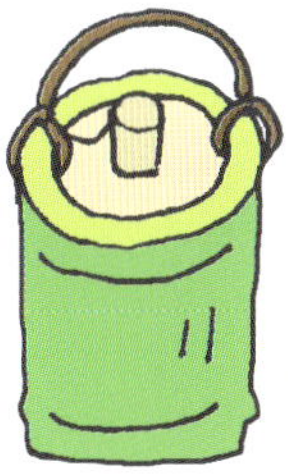

水筒

雨後のたけのこって、どういう意味？

たけのこがグングン伸びるには、1本につき1日20ℓものたっぷりの水分が必要なの。たけのこが出始めたころ、春の雨が降った後には、たっぷり水気を含んだ土からたけのこがグングン伸びてくるの。この様子から、人や物が、一気にたくさん現れたり、伸びてくることをいうのよ。

玉葱 たまねぎ

onion

旬 1 2 3 4 5 6 7 8 9 10 11 12

たまねぎは年中出回っており、収穫量は野菜の中で大根、キャベツに次いで第3位。和・洋・中のいろいろな料理に重宝され、常備野菜の筆頭格といってもよい野菜です。日本へは明治になってから輸入され、洋風料理の普及にともなって消費が拡大した、比較的新しい野菜です。原産地は中央アジア、地中海沿岸とされ、古代エジプトやギリシャでは、すでに栽培されていたほど歴史のある野菜です。そして、その薬効は古くから広く知られていました。最近はさらに、黄色い色素のフラボノイドに抗酸化作用があることがわかり、老化やがん予防にもなると注目されています。

給食メニュー 16 たまねぎとベーコンの重ね焼き

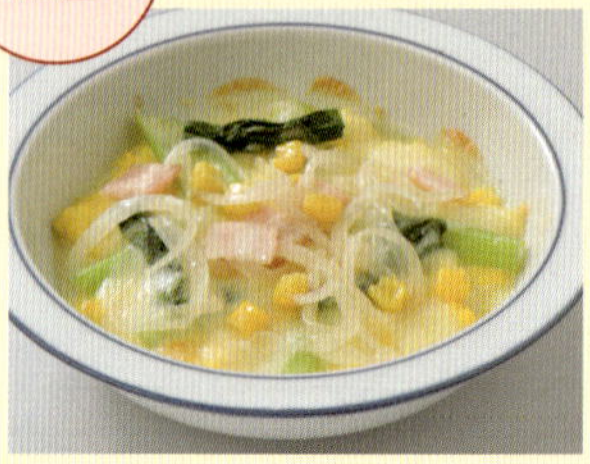

2 たまねぎは「涙のもと」で身を守る

野菜の防御物質とその成り立ち、人との関わりを考える。

たまねぎの調理に涙はつきものですが、これは、たまねぎやにんにく独特の臭みや辛味成分でもある硫化アリルの一種、アリインが原因です。アリイン自身は無臭で、いつもはたまねぎの細胞の中にしまわれているのですが、別の細胞の中にあるアリナーゼという酵素と出会うと、分解されてアリシンという、強い臭気で揮発性のある催涙物質に変わります。

包丁で切ったり、虫がかじったりして、たまねぎの細胞が破られると、アリシンができるというわけです。たまねぎにとっては自分を守る大事なしくみといえます。

涙を出にくくするには、催涙物質が揮発しにくいように、たまねぎを冷やしておくのが得策。また用途にもよりますが、横に切るより縦に切ったほうが、細胞を壊す度合いが少なくなります。

3 たまねぎには、薬効がたくさんある

たまねぎの健康効果、それを生かす調理について学ぶ。

涙のもとになるアリインをはじめ、たまねぎには、いろいろな硫化アリルが含まれており、それはわたしたちの健康にも有益なはたらきをしてくれます。

コレステロールの代謝を促し、血栓ができにくくする、いわゆる「血液サラサラ」効果が第一。またアリシンはビタミンB_1と結びつくと、安定して吸収がよくなるアリチアミンという物質に変わります。ビタミンB_1が不足すると、疲労や食欲不振、不眠、イライラなどの症状が起きやすいもの。B_1が豊富な豚肉やハム、大豆製品、カツオなどと、たまねぎをじょうずに組み合わせれば、効果大というわけです。

そのほか、食欲増進や殺菌効果など、硫化アリルにはすぐれたはたらきがありますが、加熱によって消失したり、水溶性であるのが難点。切って1時間ほどおくと、酵素のはたらきで熱に強い物質に変わるので、加熱調理の際には早めに切るとよさそうです。

3 たまねぎ特有のコクのある甘味の正体は!?

たまねぎをいためながら、成分の変化を科学する。

たまねぎをいためると、やがてあめ色からカラメル色になって、独特のコクのある甘さが出ます。

これは、たまねぎをいためると、水分が蒸発し、含まれているブドウ糖、果糖、ショ糖などの糖が濃縮されて甘味を増すからです。加熱によってたまねぎの組織が壊れ、軟化することで、糖が組織の外に出てくるため、甘味を感じやすいという面もあります。また、加熱によって生のたまねぎの香り成分が減少し、糖が分離されることでカラメルのような甘い香りも生じます。

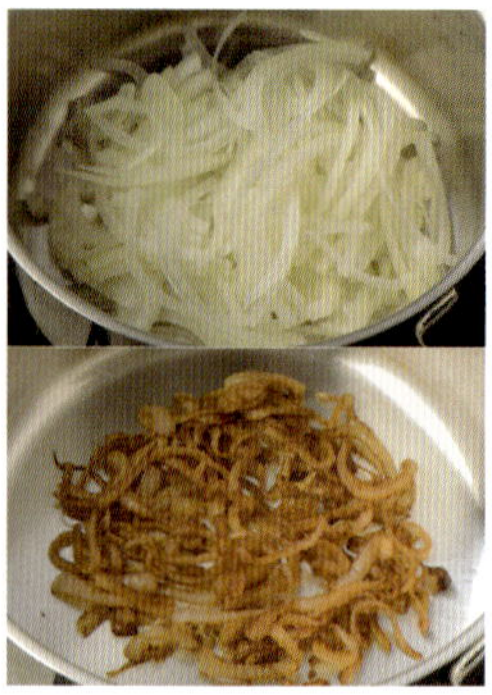

いためるとあめ色からカラメル色に

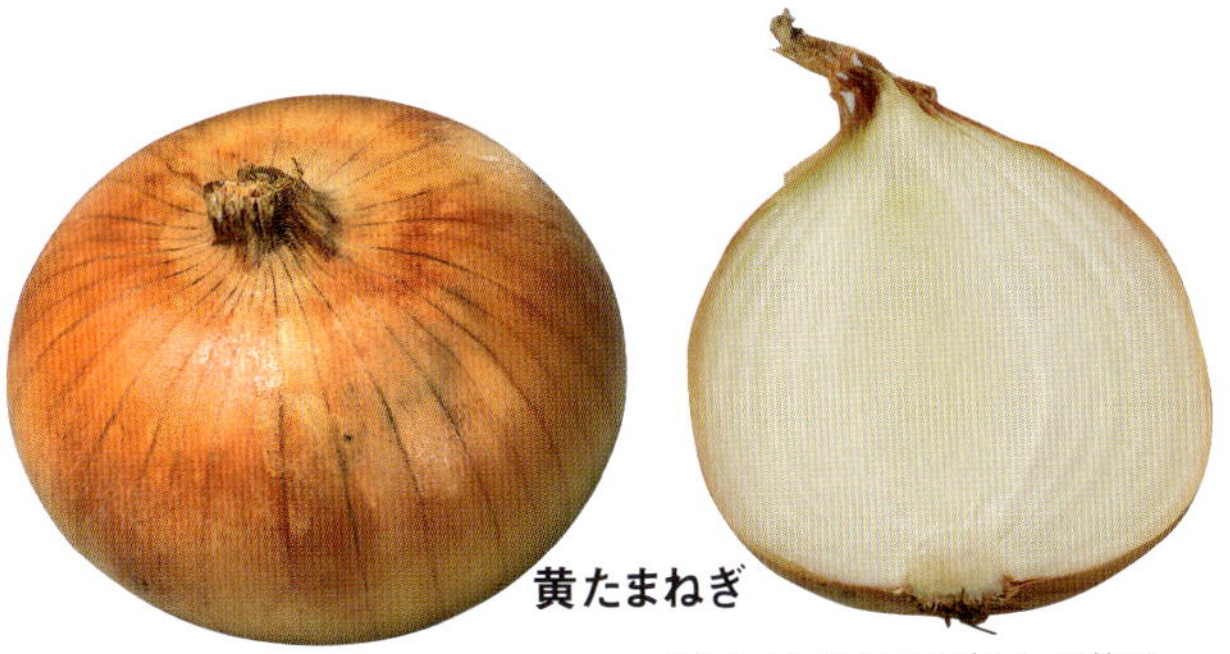

黄たまねぎ

芯のように見える部分が茎で、
そこから葉が重なりながら伸びている

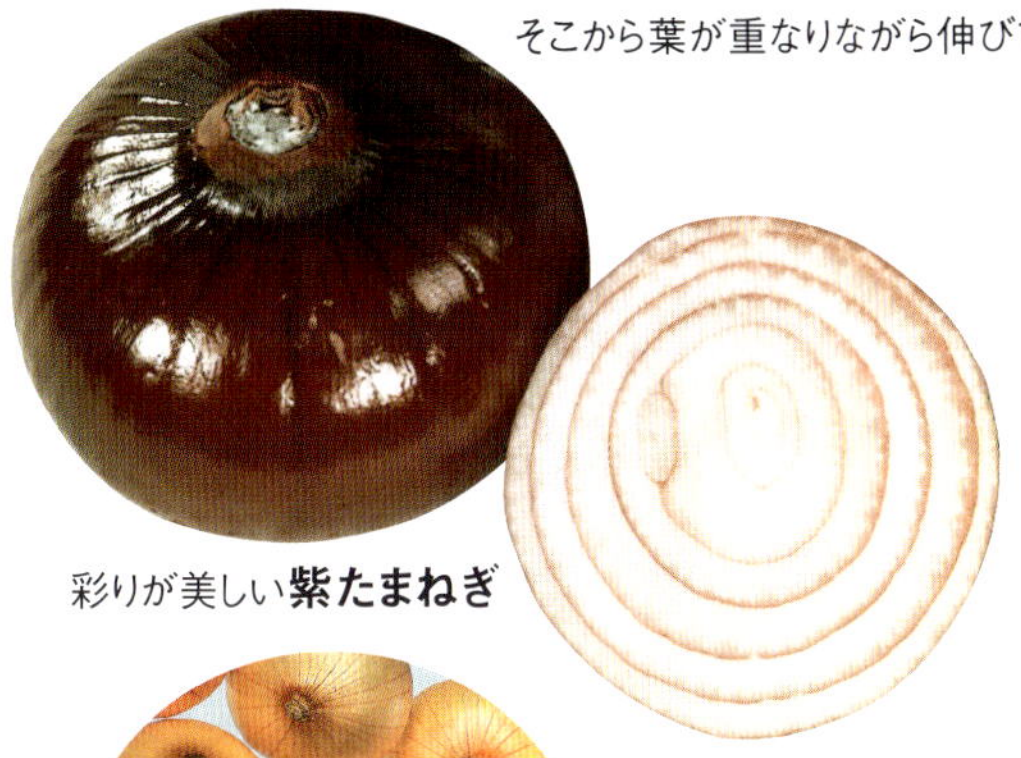

彩りが美しい**紫たまねぎ**

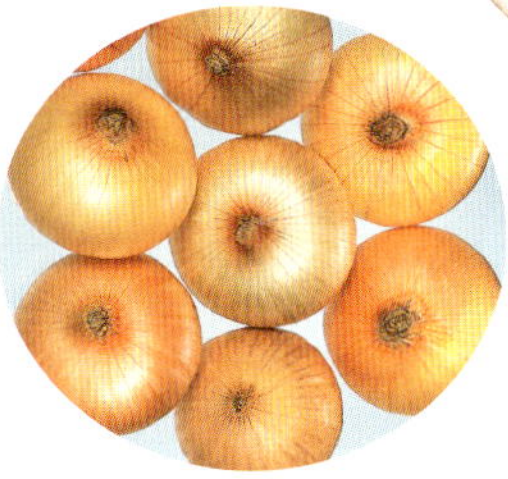

ミニたまねぎ
カレーやピクルスにぴったりの
ペコロス

2 植物としてのたまねぎの葉を食べている

たまねぎの生育を植物学的に観察し、自然環境との関わりを考える。

たまねぎとして、わたしたちが食べているのは葉だといわれても、ピンとこないかもしれませんね。たまねぎを縦半分に切ってみると、一番下のところに少し芯があるのがわかります。これが茎で、そこから重なり合うように玉を形づくっているのが葉で、食用の部分です。春先に出まわる葉たまねぎは、成長過程を葉つきのまま収穫したもので、長ねぎの代用にも使われます。たまねぎは原産地が乾燥地帯だったことから、きびしい自然に耐えるために、葉に養分を蓄え、重なり合って丸く成長するようになったといわれています。乾燥に強く、貯蔵できるのは当然ですね。

たまねぎには、一般によく出回っている黄たまねぎのほか、生食用の紫たまねぎや白たまねぎ、黄たまねぎの生長を抑えながら育てられたペコロスと呼ばれるミニたまねぎがあります。

たまねぎの英語名「onion」は、ラテン語で真珠を意味する「unio」に由来します。真珠のように層を重ねながら丸く成長し、神秘的なパワーを持つと信じられたことから名づけられたそうです。

4 たまねぎは一年中おいしく食べられる

たまねぎの周年栽培を通して、野菜の供給のしくみを知る。

年中出回る野菜は増えていますが、とりわけ、たまねぎは、南北に長い日本の地理的な特徴を生かして、品種の改良や栽培法が工夫され、ニュージーランドやアメリカからの輸入ものも加えて、一年中出回るよい循環ができています。たまねぎは、貯蔵して出荷を調整できるという特性も強みです。

おもな産地は北海道と兵庫、佐賀など。北海道では3月ごろに種をまき、8〜10月に収穫。貯蔵施設で保管しながら翌4月まで出荷します。北海道は大規模農家が多く、種まきから貯蔵まですべて機械化が進んでいます。一方、兵庫や佐賀では9月ごろに種をまき、翌4〜6月ごろに収穫、11〜翌3月ごろまで出荷しています。

秋まきのうち、新たまねぎと呼ばれる、やわらかな早どりのものは、3〜4月に出荷されます。甘味が強く、刺激臭が少なくておいしいのですが、日持ちが悪いので、早めに食べましょう。

たまねぎは年中出回るとはいえ、この新たまねぎには確かな旬があるといえます。

犬にたまねぎを与えてはダメって、ホント？

犬や猫など、ほとんどの動物は、たまねぎが体内に入ると、たまねぎが含むイオウ化合物によって、赤血球が破壊されてしまうの。そのため、溶血性貧血となり、ひどい場合には死んでしまうのよ。人間は、不思議なことに赤血球の破壊を防ぐ物質を持っているんだって。

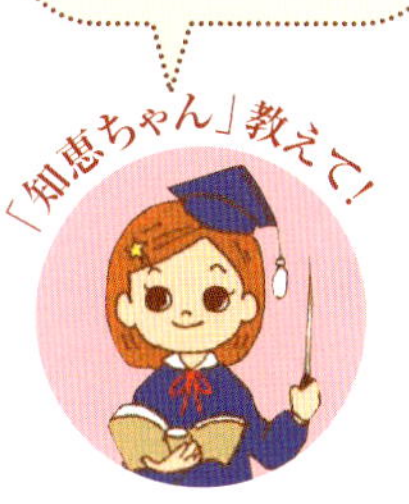

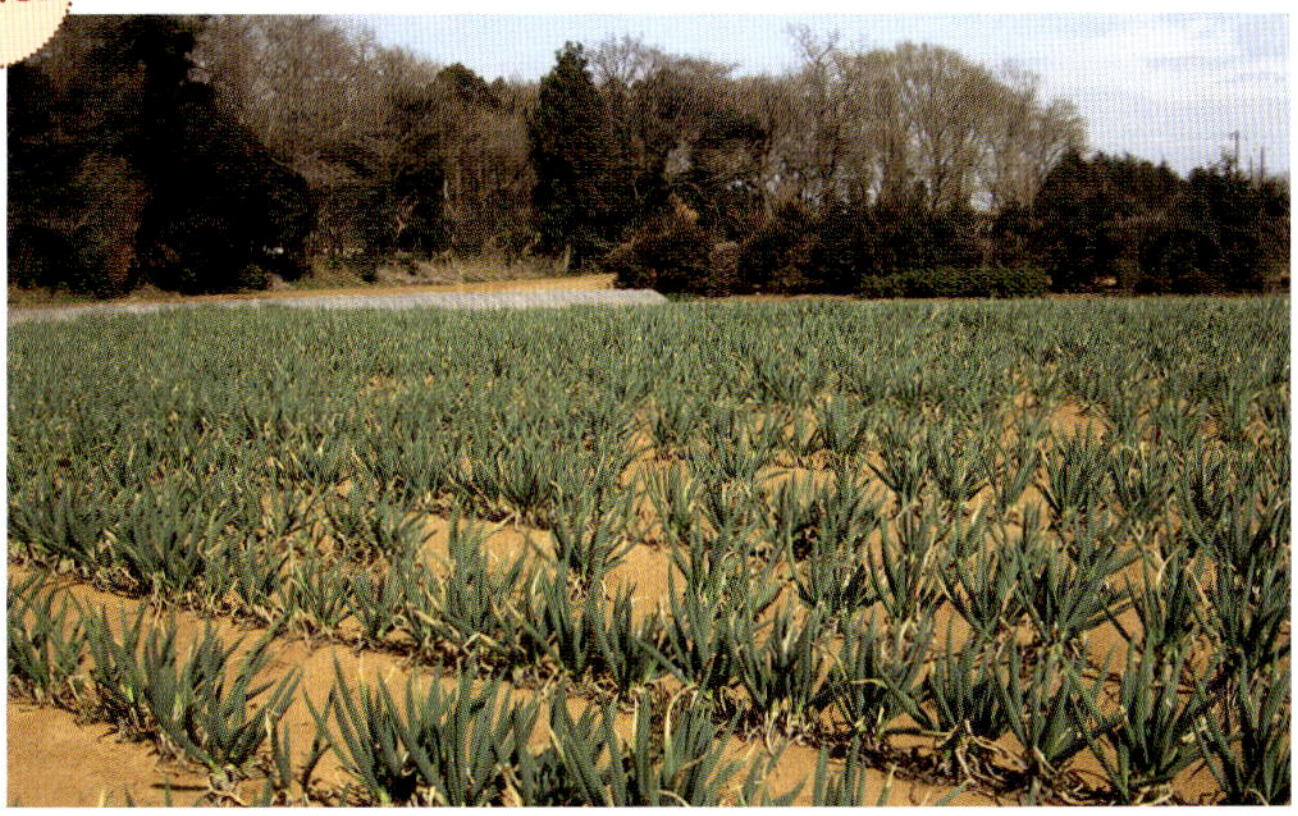

ねぎと見まがうたまねぎ畑。収穫のあとに貯蔵し、出荷を調整する

玉蜀黍《とうもろこし》

corn

旬 1 2 3 4 5 6 7 8 9 10 11 12

世界三大作物のひとつで、紀元前5000年ごろには栽培されていたとか。そんな大昔からあるとうもろこしは、単に食べものとしてだけでなく神さまからの贈り物として政り事や葬祭などにも深く関わってきました。また、とうもろこしの絹糸の色が美しいため、ヨーロッパでは観賞用として珍重されていたそうです。捨てるところがないとうもろこしは、芯は肥料・茶（コーンティー）。茎や葉は、家畜用飼料や紙の材料にといろいろな姿、形になって、今もなお大活躍の野菜です。

2 ひげと粒の数がいっしょ？もじゃもじゃひげの秘密

交配の特性を知り、とうもろこし畑の密集のわけを知る。

とうもろこしは、雄花と雌花がひとつの株に咲きます。すすきの穂のような雄花には大量の花粉ができます。その花粉が雌しべにとどくように空気中に飛ばし、受粉させるのです。雌しべは絹糸とも呼ばれ、もじゃもじゃひげの正体です。ひげの先は花粉がつきやすいようネバネバしていて、受粉すると黄色の粒へと成長します。

つまり、絹糸の1本1本は、とうもろこしの1粒1粒とつながっているため、ひげと粒の数は同じだというわけです。また、雄花が花粉を飛ばし終わってから雌花が咲くため、ひとつの株だけでは受粉ができません。

したがって、株が多いほど受粉しやすくなるため、写真のようなに密集したとうもろこし畑が見られるのです。

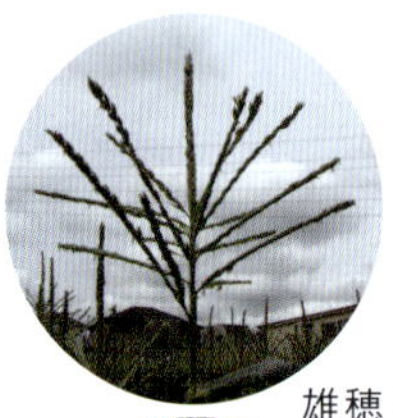

雄穂（雄花）

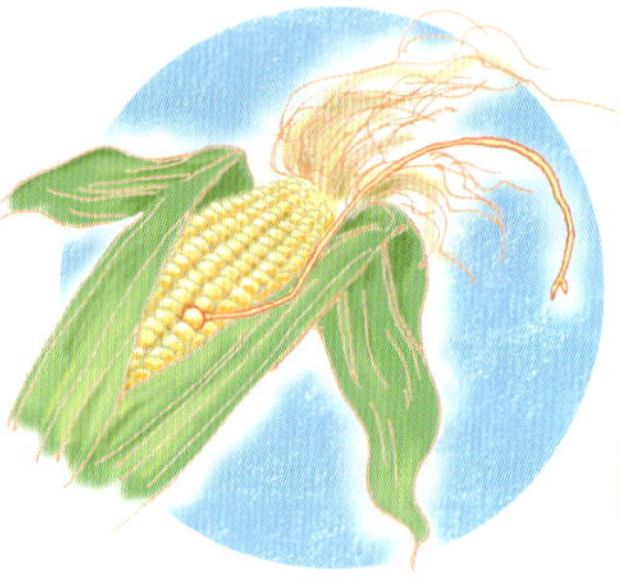

絹糸
（粒とつながっている）

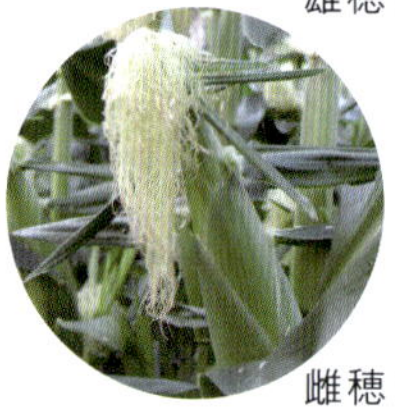

雌穂（雌花）

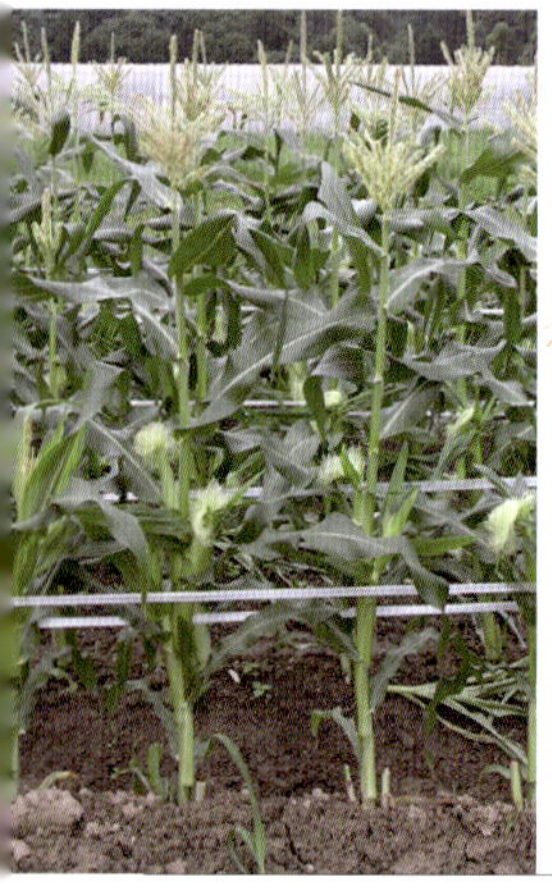

とうもろこし畑

2 ヤングコーンは大きなコーンの犠牲者？

ヤングコーンとコーンの生育の関係を知る。

ヤングコーンは、中国料理のいため物などによく利用され、別名をベビーコーン、ミニコーンともいいます。

とうもろこしには、甘味種のスイートコーンがあり、この粒が小さいときに収穫したものがヤングコーンです。粒が成長し、程よい大きさになったときに収穫したものが、わたしたちが食べているスイートコーンです。

スイートコーンの栽培では、品質のよいものをつくるために、最上部の雌穂だけを残して、ほかはとり除きます。このとり除いた雌穂をヤングコーンとして利用しているのです。

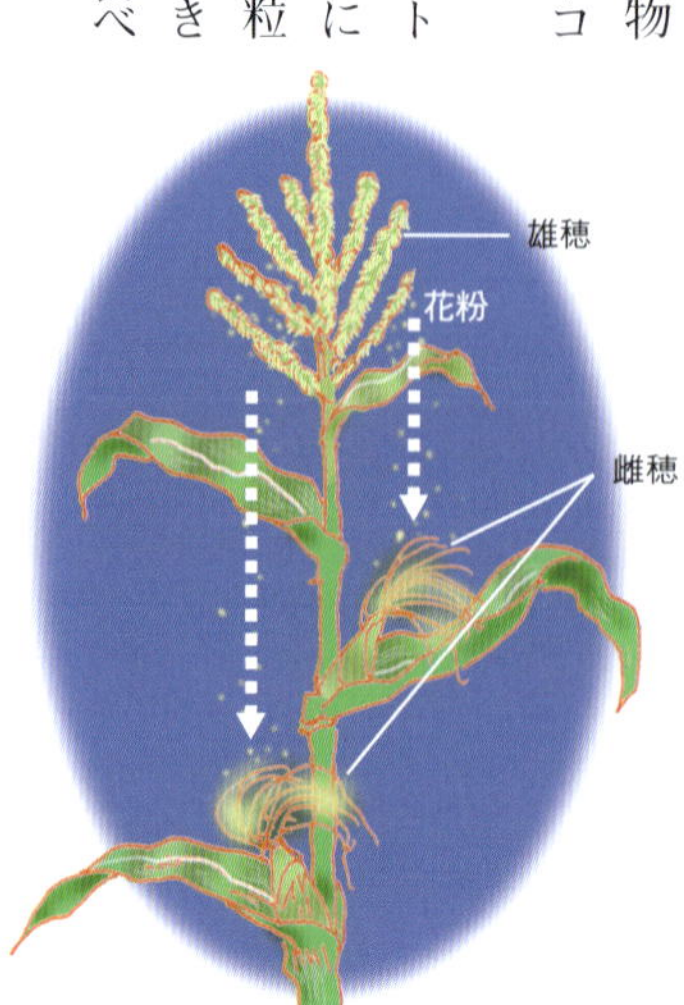

とうもろこしの株の一番上に10数本に枝分かれした「雄穂」、葉のつけ根にはそれぞれ一本ずつ「雌穂」がつく

給食メニュー 17 クリームコーンのスープ

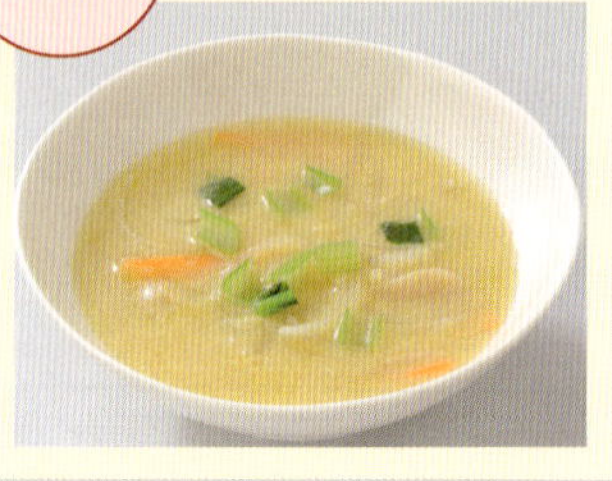

「コーン」ってとうもろこしのことじゃないんだって？

コーンは「穀物」という意味。だから、アメリカではとうもろこしのことを、「インディアン・コーン」と呼んでいるのよ。イギリスは小麦、スコットランドはオート麦、ドイツはライ麦が「コーン」なんだって。

5 飼料にも燃料にもなる「とうもろこし」

その利用法から、食料やエネルギー問題に関心を持つ。

とうもろこしは、家畜の飼料としても重要です。しかし、わが国ではその大部分を輸入に頼っていて、その量は約1619万トン、その多くはアメリカ、次いでブラジル、アルゼンチンから輸入しています。

ところで、牛肉1を得るためには、とうもろこしが約10必要だとか。肉主体の食事がいかにコストがかかるか、考えさせられますね。

近年、地球環境の問題や、原油やガソリン価格の高騰から植物を使った燃料「バイオマス・エタノール」の生産が始まりました。植物は、再生が可能であること。そして、燃焼により放出される炭酸ガスは「植物燃焼→炭酸ガス→植物成長」の関係にあるため、地球環境の保護になるとされています。

その植物燃料の原料のひとつとして、とうもろこしも使われています。生産量が世界1位のアメリカでは、総消費量の約38％ずつが家畜飼料用とエタノール用に消費され、約14％が輸出されています。しかし、このエタノール需要の拡大は、原料でもあるとうもろこしの価格を上げ、それは結局、食肉の価格も上げることになるのです。

食物が豊富な日本や欧米先進国以外の多くの国々では、毎日たくさんの子どもたちが飢えと闘っています。肉の多い食生活やとうもろこしを燃料として使うことについて、みんなで考えたいですね。

日本のとうもろこしの輸入量（2010年）

種類	数量（万トン）
飼料用	1052（65%）
コーンスターチ用	324（20%）
その他	243（15%）

資料：財務省貿易統計

世界のとうもろこし生産量（2013/14年 推測値）

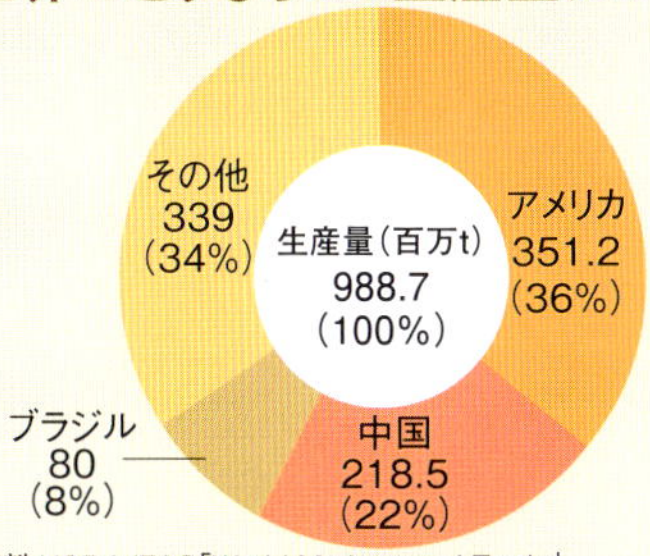

資料：USDA/FAS「World Markets and Trade」

アメリカのとうもろこし消費量（2013/14年 推測値）

	数量（百万ブッシェル※）
国内消費量	11,680
うち飼料用	5,175
エタノール用	5,120
その他	1,385
輸出量	1,920

※ブッシェルは、とうもろこしで約25.4kgに相当。
資料：USDA/WAOB「World Agricultural Supply and Demand Estimates」

2・3 どうして、ポップコーンは膨らむの？

とうもろこしの種類とその特徴を知り、ポップコーンが膨らむ仕組みに迫る。

フリント種

粒の側方から頂部にかけて、かたいでんぷんが、内部にやわらかいでんぷんがある。

ポップ種

（英語で破裂することをポッピング）

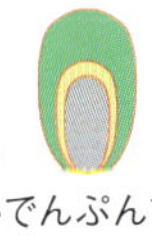

粒のほとんどが、かたいでんぷんで、内部にわずか、やわらかいでんぷんがある。

スイート種

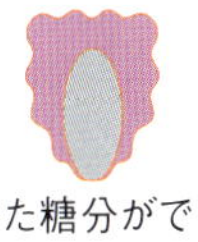

粒のほとんどが糖分。茎や葉から運ばれてきた糖分がでんぷんに変化しないで、そのまま粒に蓄積される。

デント種

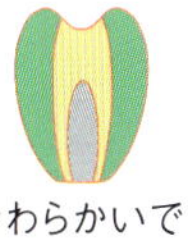

粒の側方にかたいでんぷんが、内側にやわらかいでんぷんがある。かたいでんぷんが全体の1/4を占めている。

とうもろこしの代表的な種類は右の4種で、構造は胚と胚乳に分けられ、種類によって胚乳の成分が違います。このうち、膨らむのはポップ種だけ。なぜなら、胚乳の成分であるでんぷんが水蒸気を閉じ込める構造と性質を持っているため。破裂のプロセスを追ってみるとそのことがよく分かります。

1 加熱によって粒全体が膨らみ、やわらかいでんぷんの中心部分にすきまができる。

2 同時に、熱によって粒に含まれていた水分が水蒸気となり、でんぷんのすきまにたまっていく。

3 温度が高くなるにつれて、粒全体と水蒸気はどんどん膨らみ、その膨らみに耐えきれなくなって、かたいでんぷんの部分がやぶける。

4 やぶけた瞬間、閉じこめられていた水蒸気が一気に膨らみ、でんぷんを爆発的に膨らませ、ポップコーンのできあがり。

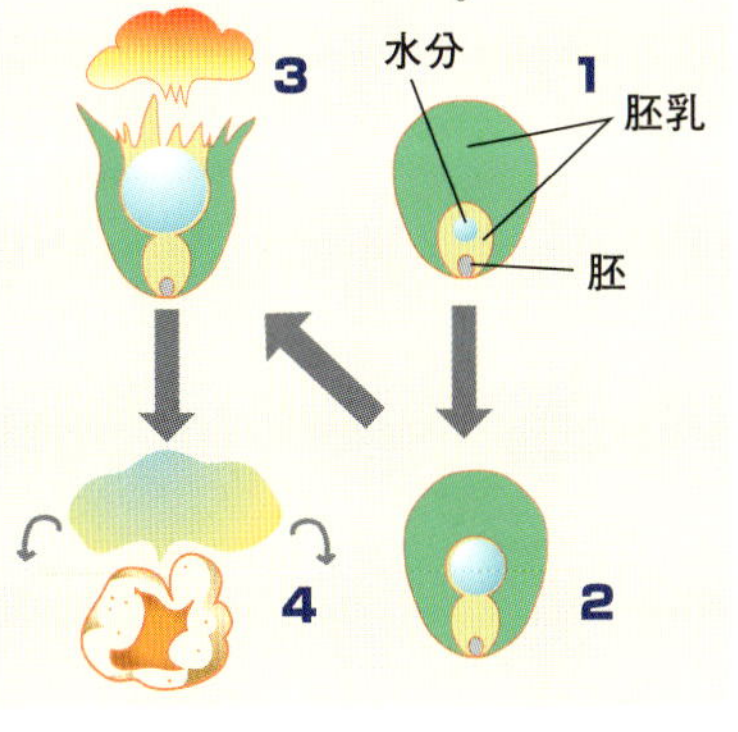

では、似たような構造をしているフリント種も膨らむのでは、と思います。しかし、膨らむためには、粒に含まれる水分量も重要なのです。ポッピングには13～15％の水分量が必要だとか。

似たようなフリント種がポップコーンにならないのは、この水分が少ないためです。したがって、ポップ種でも乾燥させたり、水に浸してしまうと膨らみにくくなります。

茄《な》子《す》

eggplant

旬 1 2 3 4 5 6 7 8 9 10 11 12

「なす紺」といわれる独特の美しい色を特徴とする夏から秋が旬の野菜です。インド原産で中国を経由して伝わり、天平時代にはすでに食べられていたという記録があります。ほかの野菜と比べて、栄養素の面では目立った成分は含みませんが、最近は、がん予防に有効な機能性成分の面で脚光を浴びつつあります。しかし、なにより、和・洋・中のどんな料理にも合い、飽きずに食べられるのが利点です。とくに油との相性がよいため、食欲も体力も減退する夏には、いためたり揚げたりして、油脂をうまくとれる食品です。

給食メニュー

18 夏野菜カレー

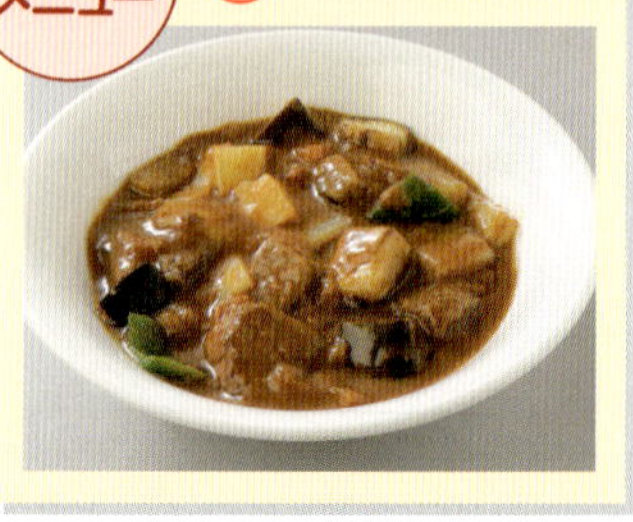

2 太陽に当たっても、なすの色はあせない

野菜の色の機能性、活性酸素や酸化について知る。

色は、日に当たるほどあせるものですが、なすやトマトの色はむしろ濃くなっていきます。

野菜の色には、生物の生存上、欠かせない大事なはたらきがあることが、近年、注目されるようになりました。もともと、植物は動くことができないため、子孫を残すには、動物に実を食べてもらい、種をまき散らしてもらう方法があります。そのためには、なすの紫やトマトの赤のように、色が目立ったほうがよいというわけです。

それだけでなく、これらの色素（なすはナスニン、トマトはリコピン）は、植物の体や種を活性酸素から守る「抗酸化物質」であることがわかってきました。

活性酸素というのは、酸素を吸って呼吸している生物では、酸素の一部が体内で必ず変化して生じるもの。それが、鉄クギのサビのように、細胞にいわばサビを引き起こし、老化や病気の原因になるというものです。

この活性酸素の生物への悪影響を、色素が防いでいるのです。にんじんやかぼちゃが持つオレンジ色のカロテン、青菜には緑色のクロロフィル、たまねぎには薄茶色のフラボノイドなど、色素の機能が明らかになるにつれ、健康のために野菜を食べることの大切さがいっそう理解されるようになりました。

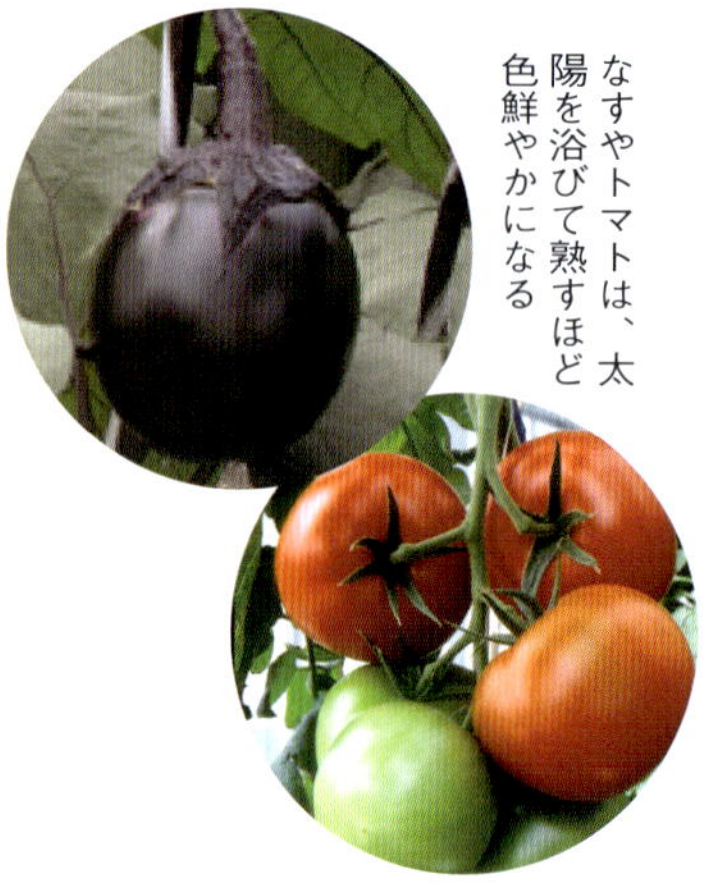

なすやトマトは、太陽を浴びて熟すほど色鮮やかになる

3 なすは、すぐにかぜをひく

野菜の保存法を植物としての生育環境から考える。

なすを冷蔵庫で数日保存すると、皮の色つやが悪くなり、やがてピッチングという茶色のくぼみができ、そこから徐々に腐っていきます。切ってみると、種のまわりは褐色になり、肉質もかたくなっている様子が見えます。これが俗にいう「なすのかぜひき」、低温障害です。なすの保存温度が適切でなかったときに起きがちです。

野菜の保存は、生育環境に近い状態に置くと鮮度が保たれます。なすは、インド原産の暖かい地方の野菜。また、93%以上が水分で、いたみやすいもの。だから、ラップで包むなどして水分の蒸発を防ぎ、8〜12℃で保存するのが望ましいのです。5℃以下だと、かえって品質が悪くなるので、季節や冷蔵庫の機能で判断し、なにより早く食べるようにしましょう。

野菜の色素には、酸化から守るはたらきがある

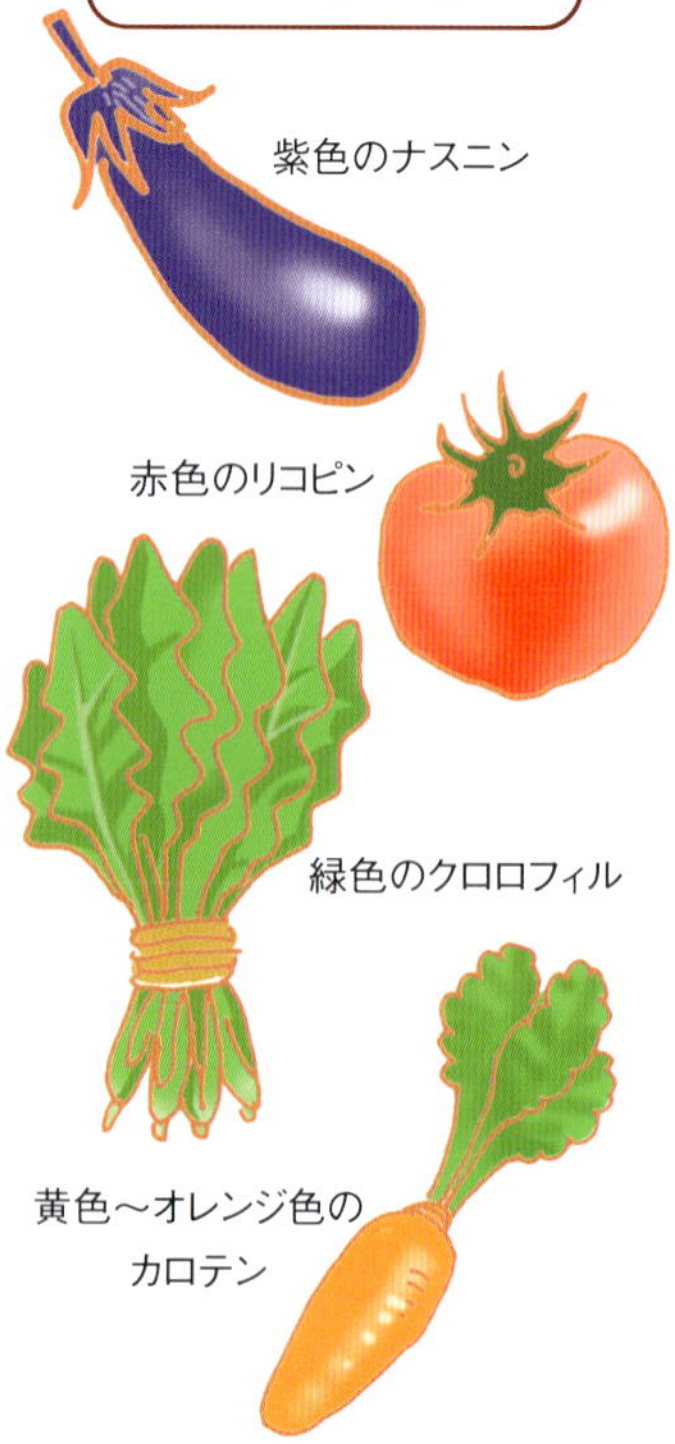
紫色のナスニン
赤色のリコピン
緑色のクロロフィル
黄色〜オレンジ色のカロテン

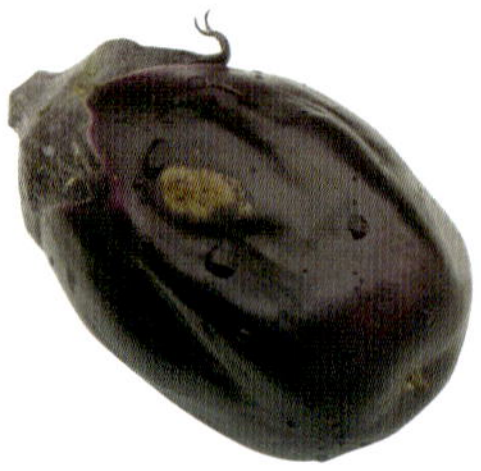

かぜひきなす

6 南のなすは長く、北のなすは丸い!?

風土に適したなすの多様性を知り、食文化の豊かさを考える。

なすが伝来して1200年以上もの歴史があるだけに、風土に応じた品種が多数あります。その地のなすに応じて、形の好みや、そのなすによく合うことからなじんできた調理法があり、まさに地方色豊かな食文化をみることができます。

たとえば、長岡の巾着なすという品種は、巾着の形で肉質がしっかりした重みのあるなすです。それを蒸す食べ方があり、その地方では、焼きなすより蒸しなすがポピュラーです。

一般に関東では、やや小型の卵形、関西では、長卵形～中長形、西日本では、長なす、九州では、大長なすが好まれます。近年は長卵～中長の品種が全国的な主流になっているものの、一方で、京都の丸い賀茂なす、大阪泉州の水なす、山形の小丸形の民田なすなどの伝統的ななすも知られるようになりました。へたの緑が特徴の米なすも出回っています。

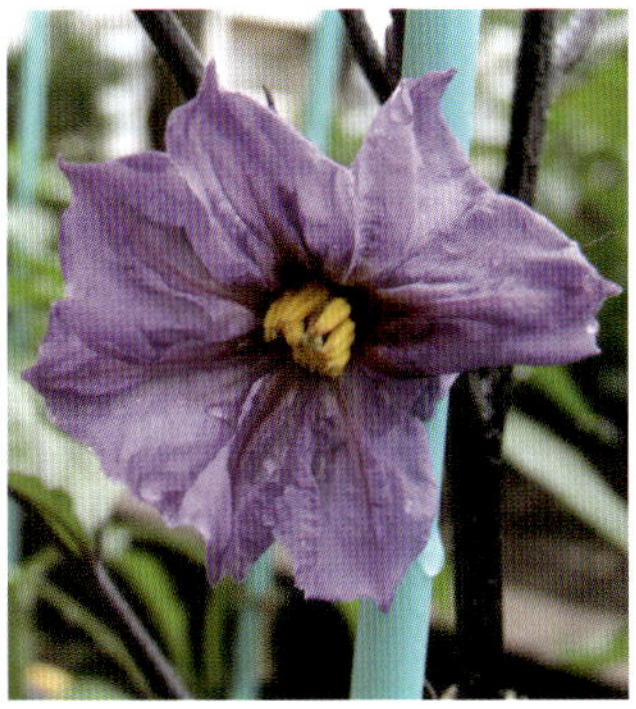

なすの花

各地に残る個性豊かななすいろいろ

1 大長なす
2 青なす
3 長卵なす
4 小なす
5 長なす
6 米なす
7 丸なす

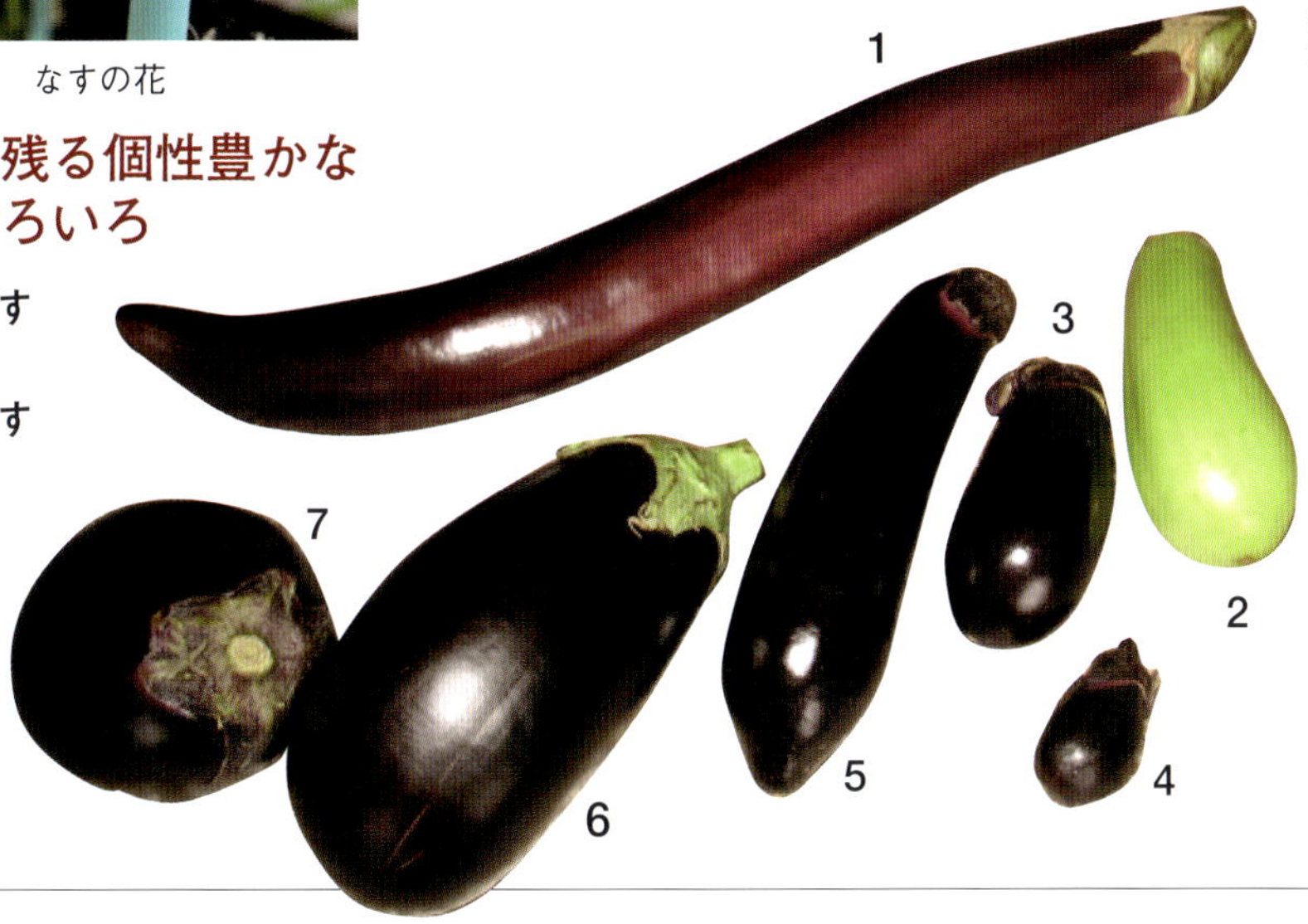

6 なすには、ことわざがたくさんある

食べものを巡ることわざに、人々の暮らしや科学的な根拠を探る。

昔からなすを巡ることわざが多いのは、それだけなすが、わたしたちの生活になじんでいたからでしょう。それぞれのことわざの意味には諸説ありますが、昔の人たちの日常がしのばれたり、科学的に根拠が後づけされることも多くあります。たとえば…

一富士、二鷹、三なすび

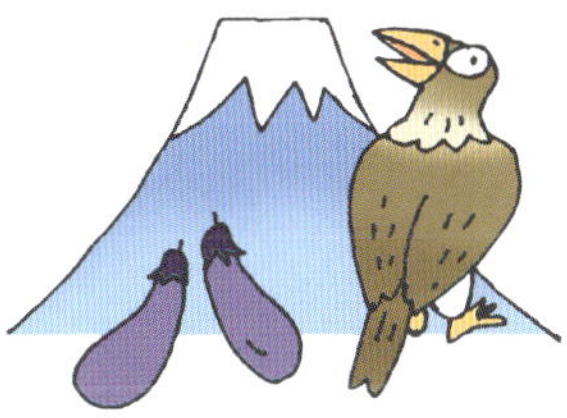

初夢に見ると縁起がよいとされているもの。江戸時代、駿河の国ではすでになすの促成栽培のようなことが行われて、正月には、なすが大名に献上されることもあったとか。それが大変高価だったことから生まれたことわざのようです。

瓜のつるになすはならぬ

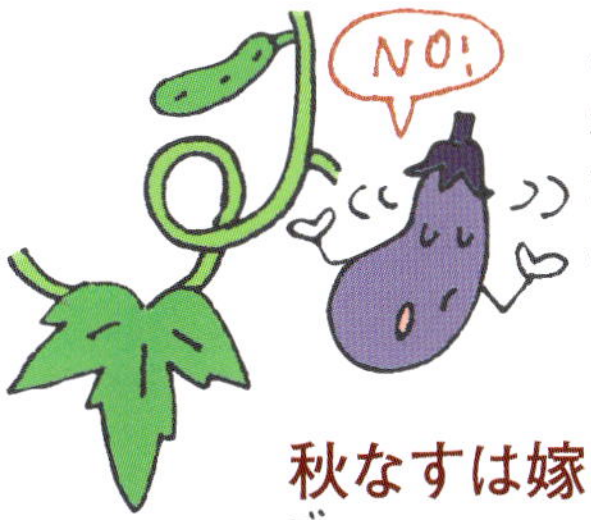

これも、なすが高価だったことから生まれたことわざ。平凡な親に優秀な子どもが生まれるはずがない、といった意味に使います。

秋なすは嫁にくわすな

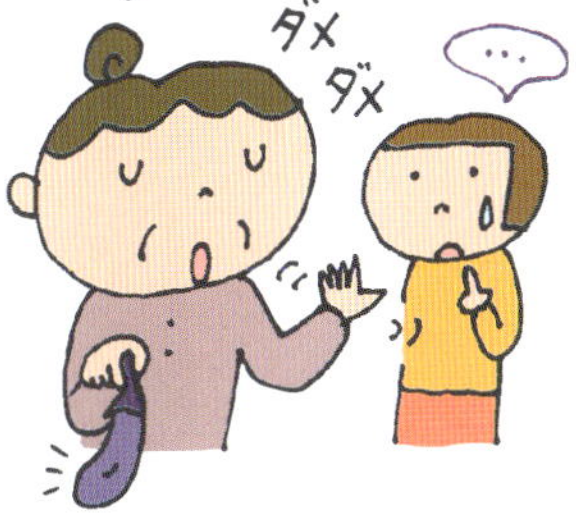

秋のなすは肉厚で果肉の締まりがよく、種子が少ないので、多産を望んだ昔には嫁に食べさせないほうがよいとされたよう。単に、秋なすがおいしいので、嫁いびりでそう言われたという説もあります。

おばあちゃんは、なすのぬか漬けに古クギを入れる!?

それは、なすの皮の色をきれいに仕上げたいからなのよ。なすの皮の紫色は、鉄やアルミニウムのような金属と結合すると青や紫色の金属塩になり、美しい色のまま安定するの。だから、ぬか漬けには古クギ（鉄）やミョウバン（硫酸カリウムアルミニウム）を入れるといいのよ。

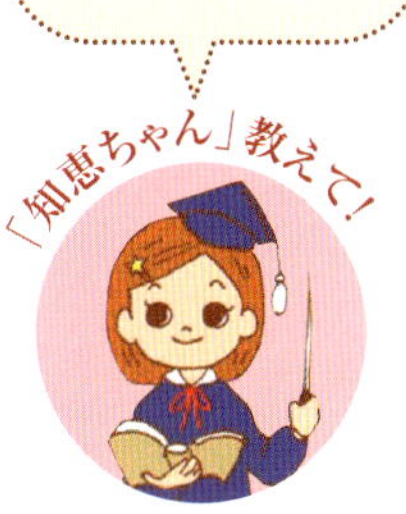

葱《ねぎ》
welsh onion

旬 1 2 3 4 5 6 7 8 9 10 11 12

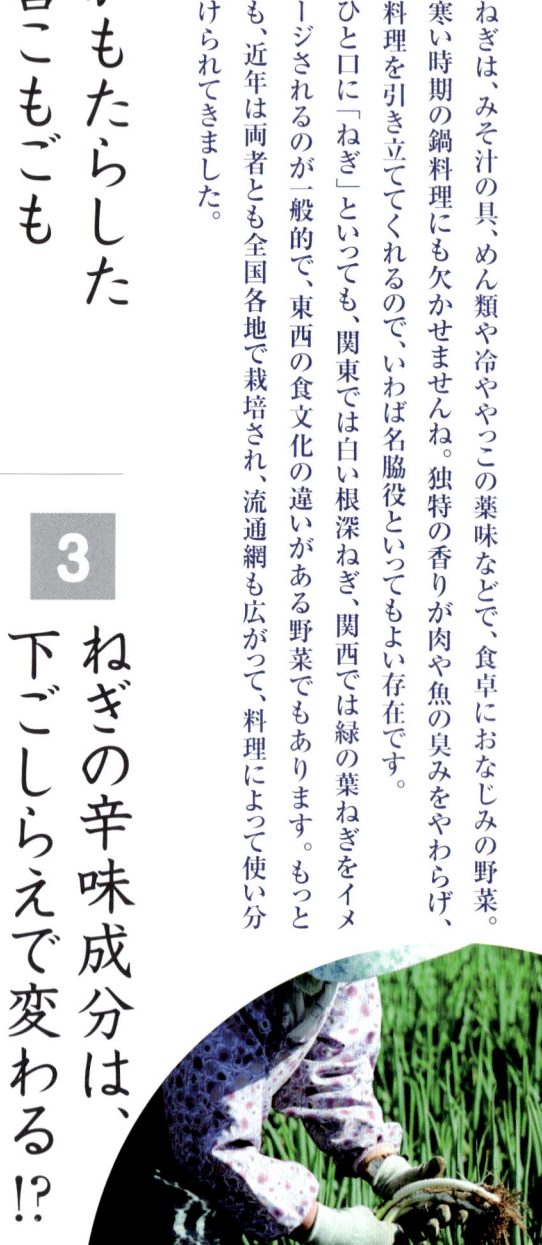

ねぎは、みそ汁の具、めん類や冷ややっこの薬味などで、食卓におなじみの野菜。寒い時期の鍋料理にも欠かせませんね。独特の香りが肉や魚の臭みをやわらげ、料理を引き立ててくれるので、いわば名脇役といってもよい存在です。ひと口に「ねぎ」といっても、関東では白い根深ねぎ、関西では緑の葉ねぎをイメージされるのが一般的で、東西の食文化の違いがある野菜でもあります。もっとも、近年は両者とも全国各地で栽培され、流通網も広がって、料理によって使い分けられてきました。

2・6 強い臭気がもたらしたねぎの悲喜こもごも

ねぎの成分特性と食文化との関わりを調べる。

ねぎは強い臭気と辛味が特徴です。その正体は、ねぎに含まれる硫化アリルの一種「アリイン」という成分で、そのままでは臭気も辛味もないのですが、細胞が壊されると、ねぎ自身がもっている酵素「アリイナーゼ」によって「アリシン」に変わって生じるものです。このプロセスは、ねぎの仲間であるたまねぎなどでも起こります。

この強い臭気ゆえ、ねぎは歴史上、よくも悪くも存在感を発揮してきました。平安時代には宮廷の女官たちに、臭いが強いことを意味する「気」と呼ばれ、「気」が一文字であることから別名「ひともじ」とも名づけられました。いわゆる「ねぎ坊主」はねぎの花。古来、ねぎの強い臭気が邪気を払うと信じられていたそうで、ねぎ坊主を形どった橋の欄干や、おみこしの擬宝珠《ぎぼし》などにそのなごりが見られます。他方、その強い臭気ゆえに、禅門からは排斥されたりしています。

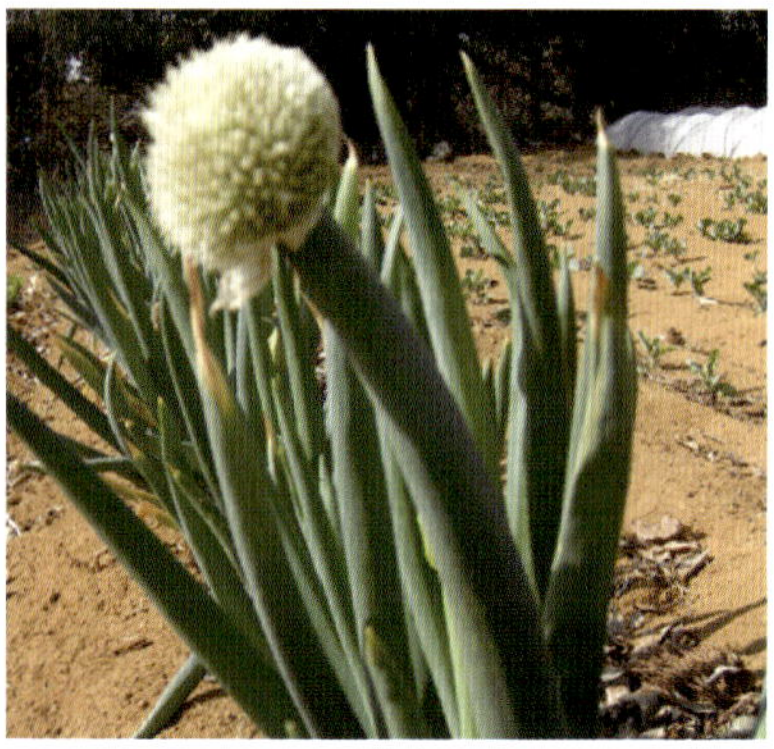
ねぎ坊主

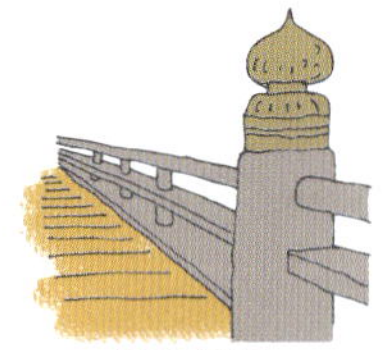
橋の欄干

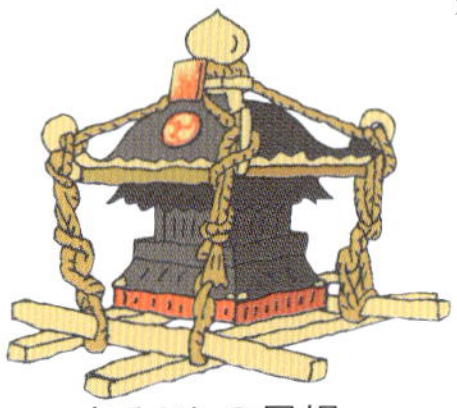
おみこしの屋根

3 ねぎの辛味成分は、下ごしらえで変わる!?

ねぎの辛味成分がどう変わるか、実験する。

ねぎの辛味は、ほどよく生かすと料理がグンと引き立ちます。薬味などに使うときは、水にさらすことが多いもの。その際、10㎝くらいに切ったままさらして刻む方法、細かく刻んでから水にさらす方法、どちらの辛味が抜けやすいでしょうか？　この場合、辛味成分は水に溶け出しやすいので、当然細かく刻んで水に触れる面積を大きくしたほうが抜けやすくなります。

両者を電子レンジで加熱してみると、辛味成分に変える酵素「アリナーゼ」は熱に弱いので、加熱すると酵素のはたらきが弱くなって、その結果、両者の辛味は変わりません。

さらに、両者を冷凍してみると？　辛味成分も酵素も冷凍では変化しないので、両者は変わらないという結果でした。

「ねぎま」って、何？

近ごろは、とり肉とねぎを交互に刺した焼き鳥を浮かべる人が多いかしら。もともとは「葱鮪」と書いて、ねぎとマグロのぶつ切りを煮た鍋物や汁物のことよ。マグロは、かつては赤身にとりわけ価値があったので、それを除いた後のトロを使ったりして、いわば始末料理として工夫されたのが「ねぎま」なんだって。ねぎがマグロの臭みを消してくれることから、定番の組み合わせになったのね。

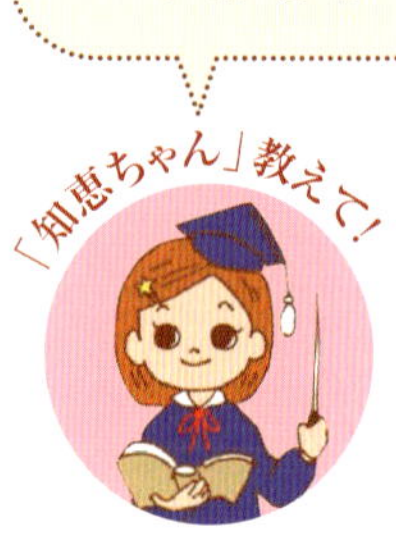

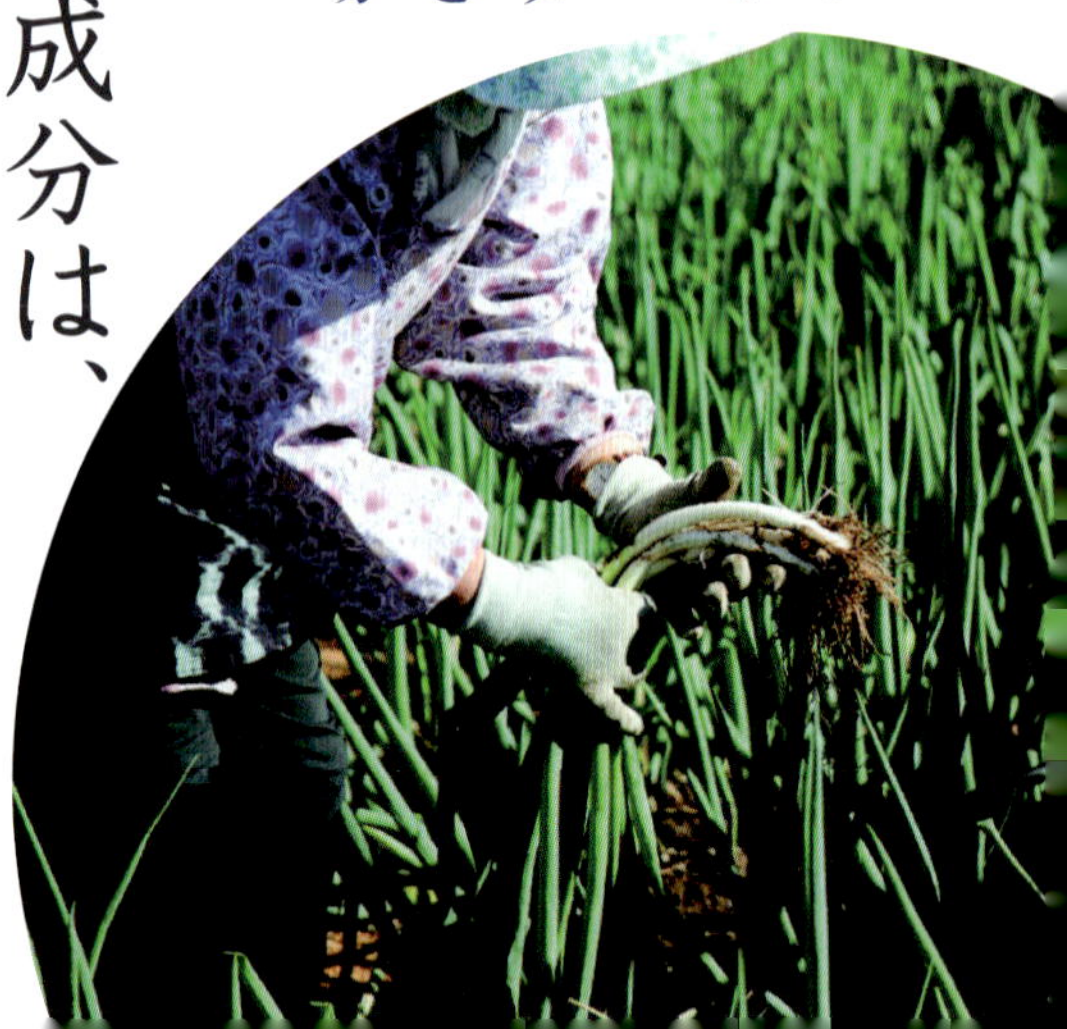
福井県　谷田部ねぎ

4・6

冬に強い根深、夏に強い葉ねぎ

ねぎの品種の多様性と地域性、食文化を知る。

ねぎの原産地は中国で、根深は北部、葉ねぎは南部といわれます。日本へは8世紀以前に伝来し、江戸時代中期には各地で栽培されるようになっていました。

ねぎは大きく分けて、耐寒性のある根深の加賀群、耐暑性のある葉ねぎの九条群、両者の中間の千住群の三系統になり、千住群が主流です。

千住群は千住市場を経由して東京に入ってきたため、その名で呼ばれており、九条群は今でも京都の九条ねぎが葉ねぎの代表として有名です。

伝来のルートや品種の特性から、関東以北では根深ねぎ、関西では葉ねぎが中心で、それぞれの食文化が根づいてきました。

加賀群でよく知られるのが群馬県産の下仁田ねぎ。分けつ（枝分かれ）せず、軟白部が太く、短く、甘い、良質のねぎで、俗に一本ねぎと呼ばれたり、幕府や宮廷に献上されたことから殿様ねぎの別名もあります。

根深は、生育するにしたがって、追肥をしながら土でおおって日に当たらないようにする（土寄せ）作業を行うことで、白い部分が多くなります。

葉ねぎは分けつが多く、太さ、やわらかさ、香りもさまざまな各地のねぎが出回るようになりました。

ちなみに、あさつきとわけぎは、植物分類学上は葉ねぎとは別のもので、わけぎはねぎとたまねぎの雑種です。

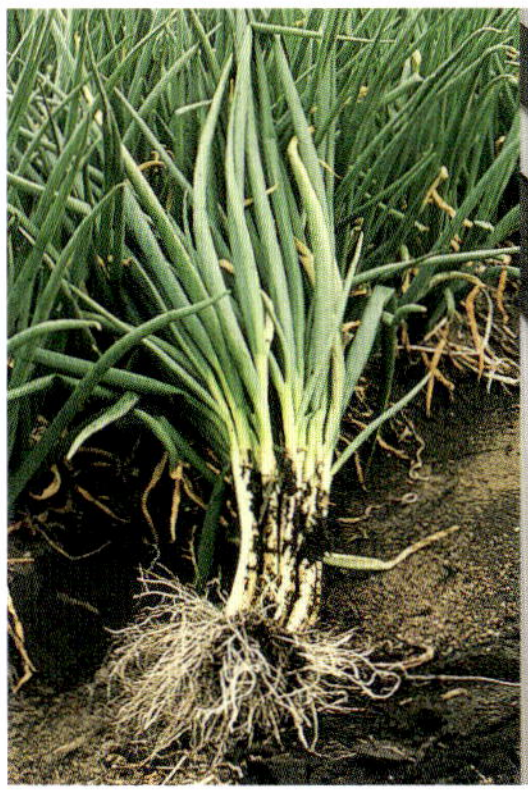
わけぎ

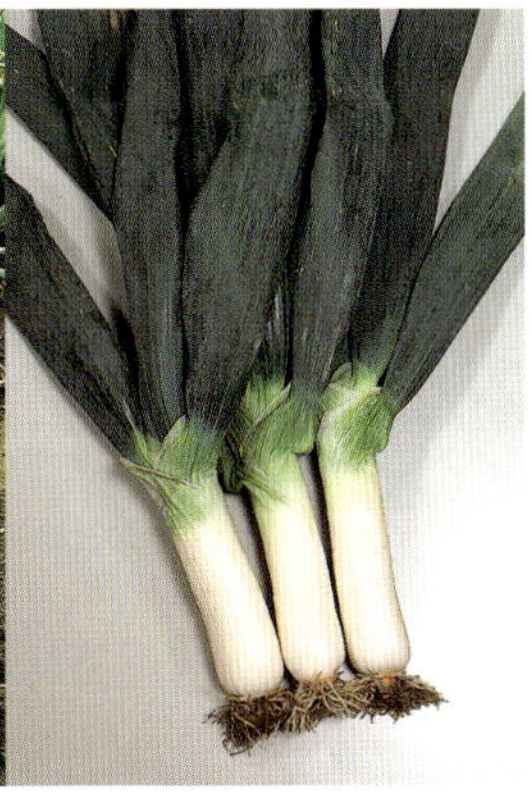
下仁田ねぎ

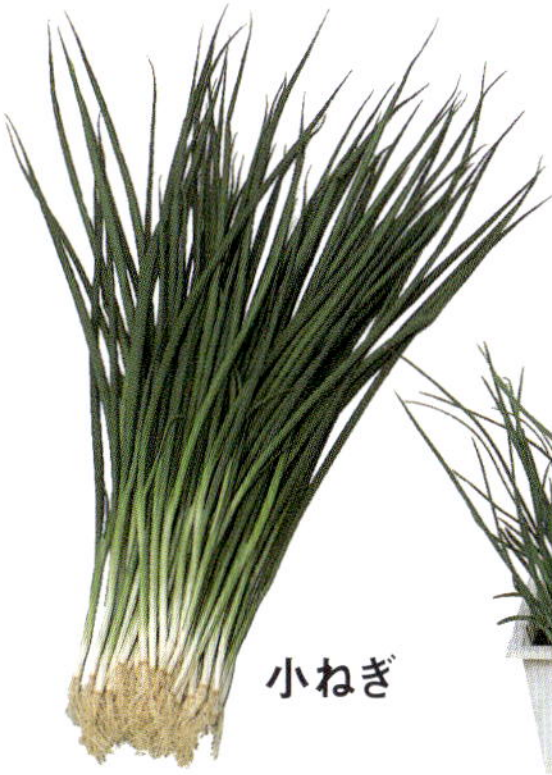
小ねぎ

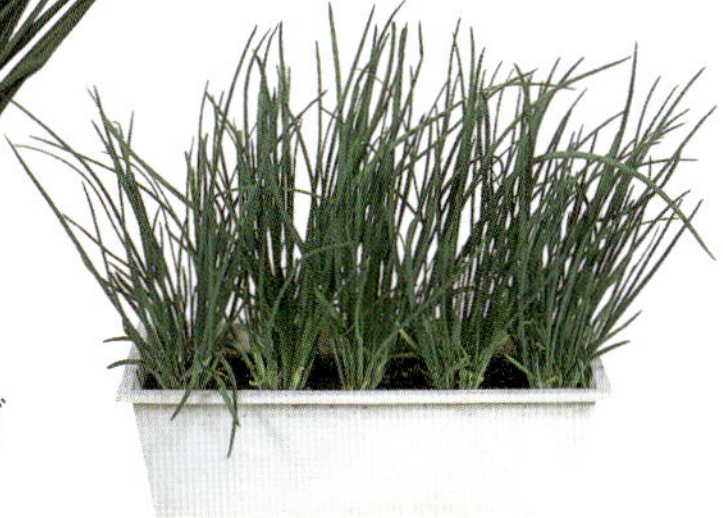
あさつき

2

白い部分は茎ではない

植物としてのねぎの成り立ちを見る。

ねぎを植物として見ると、ひげ根があって、白い茎があって、緑の葉があって…と思いがちです。でも、じつは白い部分も緑の部分も全部合わせて葉。中が空洞の葉ねぎをイメージすればわかりやすいのですが、ねぎの葉は、葉の縁がつながった空洞の葉。白い根深ねぎは、それが何枚も重なって1本の円筒になっているのです。茎はというと、いわゆるねぎ坊主である花を咲かせるときに伸びてくるもので、それまでは見られません。

葉は、白い部分を葉鞘、緑の部分は葉身といいます。そして、葉鞘は葉が次々に包み合うように生育して1本の円筒になり、葉身はそれらの葉が緑色に育った状態なのです。

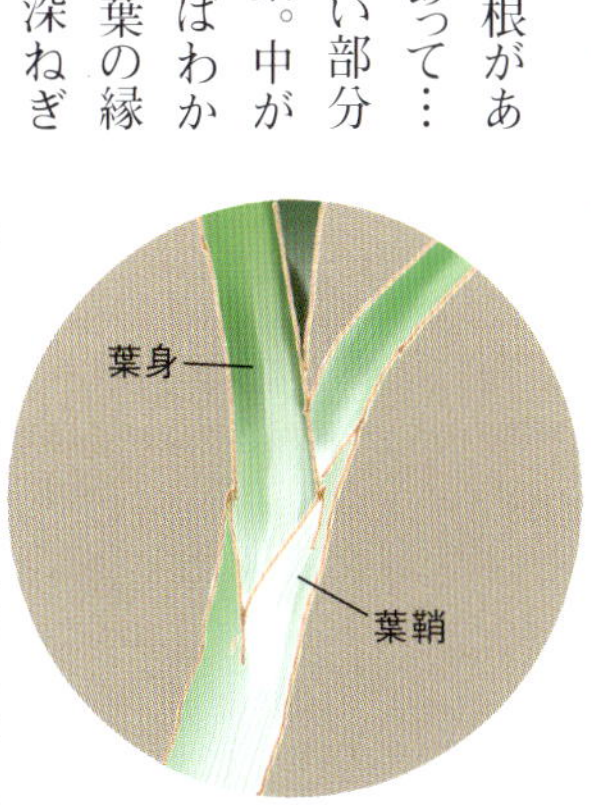

根深ねぎ
根深ねぎは、白い部分も緑の部分も合わせて「葉」

2・6

頼りにされてきたねぎの薬効

ねぎの機能性、薬効を成分から調べる。

ねぎやその仲間であるたまねぎ、にんにく、にら、らっきょうなどは、昔から薬効があるとされ、暮らしの中で利用されてきました。それは、おもにねぎの臭気や辛味のもとである硫化アリルの機能性によるものです。

例えば、消化液の分泌を盛んにして食欲増進効果をもたらしたり、よく眠れないときに刻んで枕元に置くと神経をしずめてくれる鎮静効果、胃腸を整えるはたらき、抗菌・殺菌作用などがあげられます。

かぜをひくと、焼きねぎを手ぬぐいにくるんでのどに巻き、温湿布にしたり、刻みねぎとみそ、あるいは梅干しを熱湯で溶いて飲む民間療法なども、まだ各地に残っています。ねぎが体を温め、発汗を早めたり、かぜの症状をやわらげ、早く治すことにつながるとされてきました。

ねぎがもっている酵素「アリナーゼ」も、血液をサラサラにしたり、アレルギー予防にも効果的といわれています。

白菜
はくさい
Chinese cabbage

旬 1 2 3 4 5 6 7 8 9 10 11 12

家族で囲む食卓の定番といえば鍋物、そこに欠かせないのが白菜です。漬け物でもおなじみの白菜は、古くから食べられていたように思われがちですが、意外に歴史は浅く、日清・日露戦争の際に兵士が中国から持ち帰ったのが始まりだそうです。かつては大根に次いで生産量が多い野菜でしたが、白菜漬けを家庭で漬けることもほとんどなくなり、食の洋風化が進むにつれ、需要は下降線。核家族化が進み、大きな白菜では食べきれないという面もあるので、近年は小型・サラダ野菜化が進んでいます。キャベツ同様、時代を映す野菜ともいえそうです。

給食メニュー
19 白菜とハムのクリーム煮

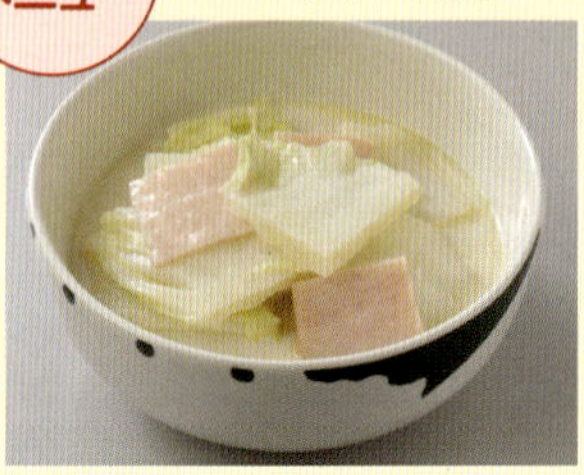

6 白菜はアジアの代表的な野菜

白菜のルーツをたどり、キャベツと比較してみる。

白菜の英名は「Chinese cabbage」。直訳すると中国キャベツになります。でも名前に反して、生まれは約２０００年前のヨーロッパで、麦畑の雑草だったのが、麦といっしょに地中海域から中央アジアを旅し、やがて中国に渡って、改良を重ねながら今日のような白菜になっていったといわれます。また、華北のかぶと華南のパクチョイ(チンゲンサイ)の交配で生じたともいわれています。

かぶの寒さに強い特性と、パクチョイの大きく枚数の多い葉の特性を併せ持った白菜の誕生ですが、現在、わたしたちが目にする結球した白菜になるまでには、まだまだ試練があったようです。白菜は英名でもわかるとおり、とかくキャベツと比べられがちで、成分を比べてみても、下表のとおり、似通ったものを含んでいます。

中国で実を結んだ白菜は、欧米ではほとんど栽培されていないので、アジアの代表的な野菜といえるでしょう。

白菜・キャベツの栄養素比較

	エネルギー (kcal)	水分 (g)	カリウム (mg)	カルシウム (mg)	リン (mg)	鉄 (mg)	カロテン (μg)	ビタミンC (mg)	食物繊維 (g)
白菜	14	95.2	220	43	33	0.3	99	19	1.3
キャベツ	23	92.7	200	43	27	0.3	50	41	1.8

2 白菜は友だちづくり!?に熱心

アブラナ科の植物の多様性、植物の種子ができるしくみを学ぶ。

じつは秀吉の時代にも白菜は、日本に持ち込まれたことがあるといわれます。明治に入ってからは何度も栽培が試みられました。でも、なかなかすぐれた結球白菜はできなかったそうです。品種改良や種子で白菜を成長、収穫をするところまではできても、その白菜から種子をとって再び栽培すると、ほかの野菜になってしまうのです。すぐれた特徴が、きちんと子孫に遺伝されないのです。

そのわけは、白菜がアブラナ科に共通の「自家不和合性」という性質を持っているからです。これは、自分の花粉が雌しべについても種子ができず、ほかの花の花粉と交配しなければ次世代をつくっていけないということです。アブラナ科の野菜は、菜の花、かぶ、小松菜など多種多様。白菜の花は、それらと簡単に交配して違う種子をつくってしまうことがあるというわけです。結球白菜を定着させるためには、ほかの種類の花粉と交配しない環境が必要なのです。したがって種子とりは、島や半島や他国で行います。そこで、宮城県の松島、愛知県の野崎半島、石川県の加賀などで研究・栽培が重ねられています。

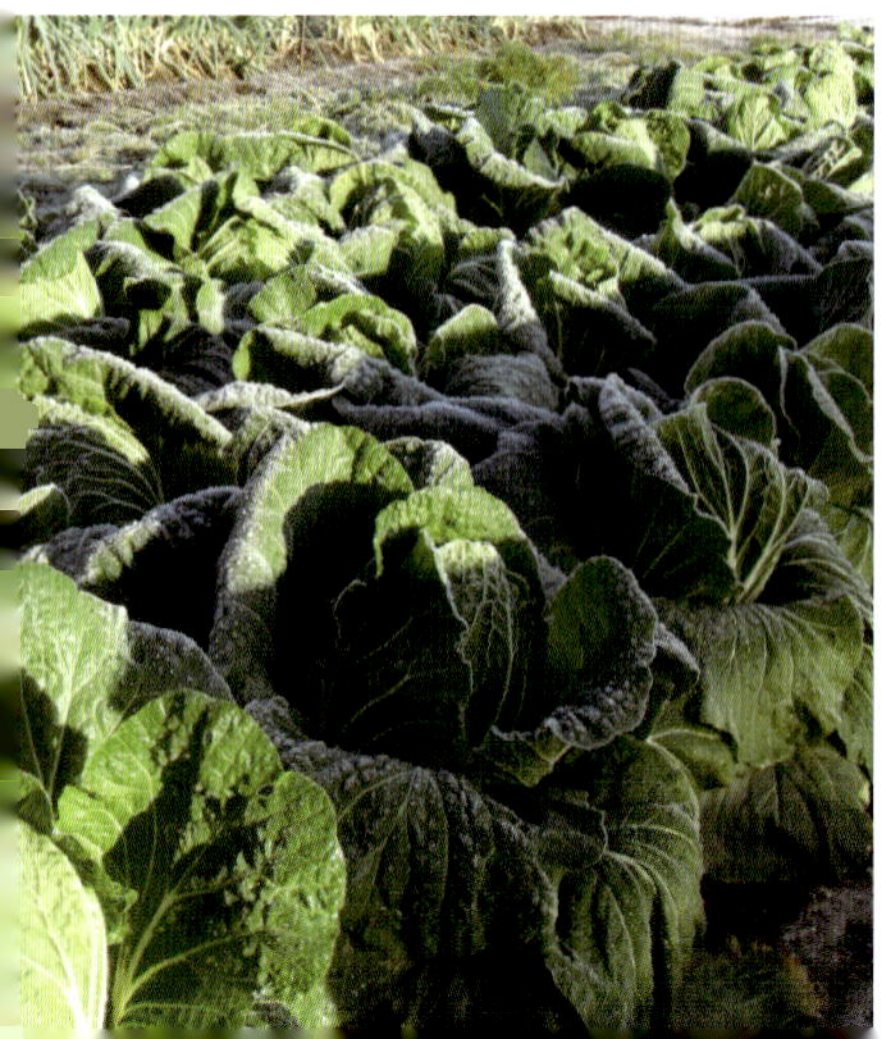

2 巻いている白菜ばかりじゃない

白菜の種類、暮らしとの関わりを調べる。

白菜というと、どっしり、しっかり巻いたものをイメージしますが、もともとの白菜は結球していなかったのです。今でも「花心はくさい」という半結球のものや、結球していない「山東菜」「べか菜」という名の白菜もあります。

結球している白菜も一律ではありません。葉の厚さや葉数にもタイプがあり、葉数が50～60枚程度で葉そのものが重い葉重タイプと、葉数が80～100枚もある葉数タイプ。巻き方もひとすじなわではなく、頭頂部が丸く重なった円筒形型（包皮型）と、頭頂部の葉が重ならないで砲弾のように少しとがった形の砲弾型（抱合型）、長円筒型で、まるでたけのこのような形に結球するたけのこ形白菜と呼ばれる種類もあります。円筒型で、割ったときに内側の葉が黄色みやオレンジ色を帯びた黄芯系といわれる白菜が、見た目も味もよく、生食やサラダにも向き、出回っています。

かつては、両手で抱えきれないほど大きな白菜もありましたが、現在はだいたいが4～5kg程度、1/4に切られて店頭に並べられたり、さらに少人数家族用に小型化へ品種改良が進み、1kg程度のミニ白菜も見かける点はキャベツと似ています。

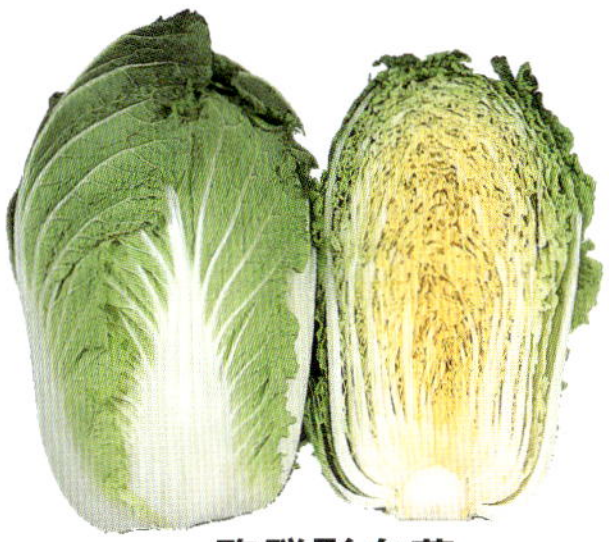
砲弾形白菜

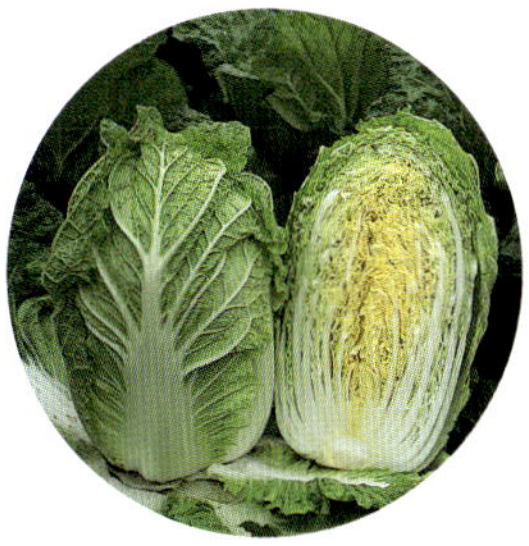
円筒形白菜

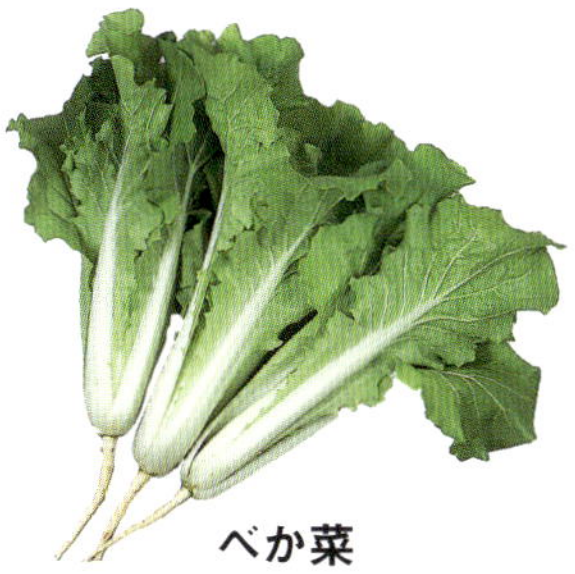
べか菜

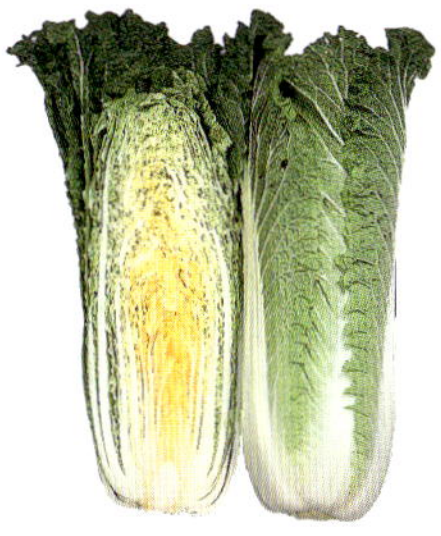
たけのこ形白菜

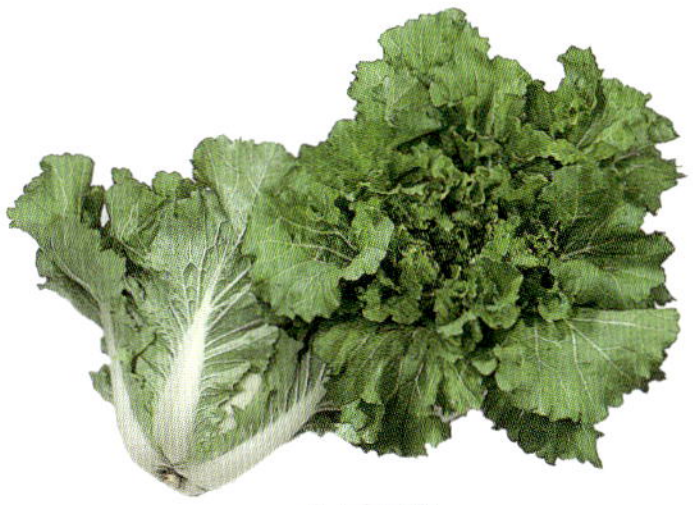
山東菜

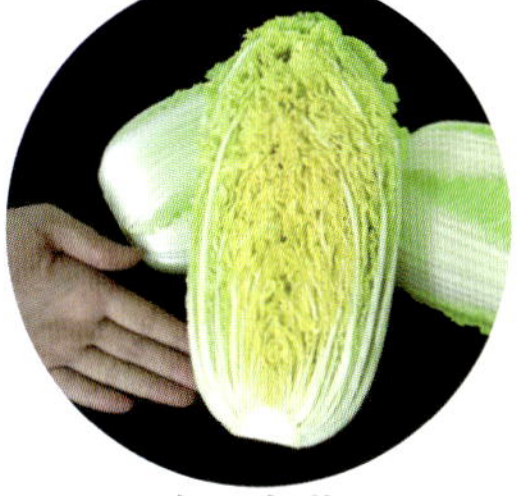
ミニ白菜

2・3 鍋物で汁ごと食べると本領発揮

白菜の成分・栄養価と多様な料理法、じょうずに食べる知恵を学ぶ。

白菜は葉1枚が約100g。95％以上が水分なので、100g当たりでみる栄養価としてはそれほど高くないのですが、煮たり、いためたりして火を通すと、カサがグンと減ってたくさん食べられるのがなによりの利点です。

とりわけ、カリウムがたっぷり含まれているのが特徴。カリウムはナトリウムを排出するはたらきがあるので、塩分のとり過ぎを防いでくれます。カリウムは煮ると汁に溶け出してしまうため、鍋物でたっぷりの白菜を汁ごと食べるのは、理にかなって効果的というわけです。ビタミンCも、葉2枚でみかん1個以上に相当する量が含まれています。

白菜は保存性がよく、冬の畑では、外葉ごとひもで縛っておけば、1か月くらいは平気で日持ちし、内側の葉はみずみずしく、甘くなります。かつて冬場の野菜が少なかったころは、貴重なビタミン源だったともいわれます。

最近はキムチなどの漬け物、サラダで食べられる機会も増えている白菜ですが、煮たり、いためたり、火を通してたくさん食べてこそ本領を発揮する野菜のようです。

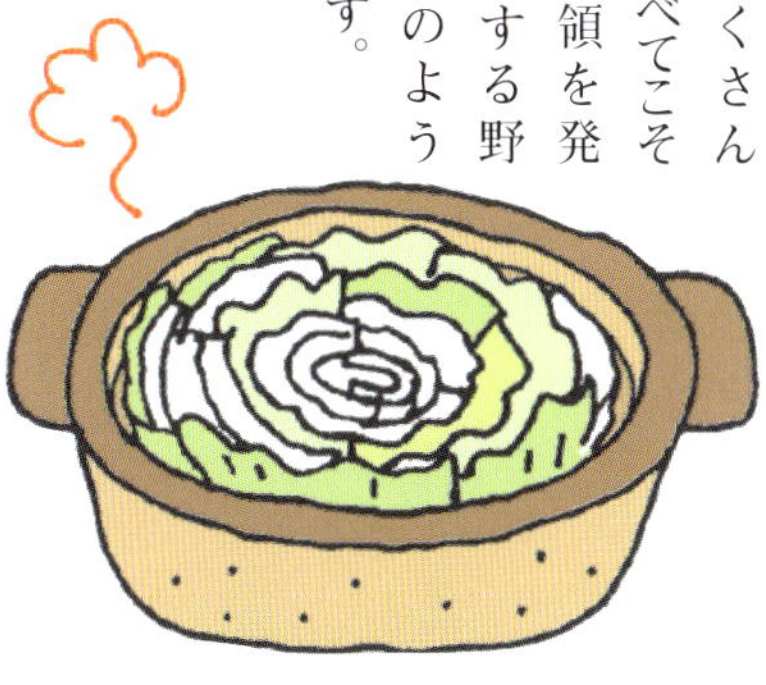
たっぷり白菜の鍋物

白菜の軸に黒い点々があるのはなに？食べてもいいの？

黒い点々は見た目のとおり白菜のごま症といって、白菜にとってストレスになるような栽培環境があったから起きた生理的な反応なの。チッ素肥料が過多だったり、高温や低温、収穫後の低温での長期保存などが原因だって。黒い点々じたいは、もともと白菜が持っているポリフェノールの一種。菌やカビなどではないので、食べてもまったく問題はないけど、とくに味がよいものでもないわね。

蓮根《れんこん》

lotus root

旬 1 2 3 4 5 6 7 8 9 10 11 12

れんこん（蓮根）は、蓮（ハス）の茎。「ハス」という呼び方は、花が咲き終わった後の花托が「蜂の巣」に似ていることから「蜂巣（ハチス）」と呼ばれ、略されて「ハス」になったそうです。ハスはスイレン科の多年生水草で、その地下茎は泥沼に埋まっているため、収穫作業は寒期の重労働になります。

れんこんは、中国から仏教とともに伝来した、なにかと仏事と関係が深い食材で、明治以降、食用として栽培されるようになりました。好んで食べるのは、中国と日本だけといわれています。

2 どのれんこんも、穴の数や並び方は同じ

植物としてのれんこんの生態や生育について知る。

れんこんの断面を比べてみると、不思議な発見があるはず。大きさや長さにかかわらず、だいたいが中央に1個の穴、まわりに9個の穴があります。れんこんは地下茎なので、この穴は水上にある葉や葉柄とつながっているのです。泥の中に根をはっているれんこんは、空気をとり込みにくいため、穴は水上から泥の中へ空気を運ぶ管の役割をして、酸素を供給しているというわけです。葉柄の穴が4個に対してれんこんの穴が9個もあるのは、1個の穴がふさがってもほかの穴で空気を送れるように、いわばリスク管理なのかもしれません。

正月のおせち料理に、れんこんがつきものなのは、穴があいているので、「先がよく見通せる」という縁起をかついだものです。

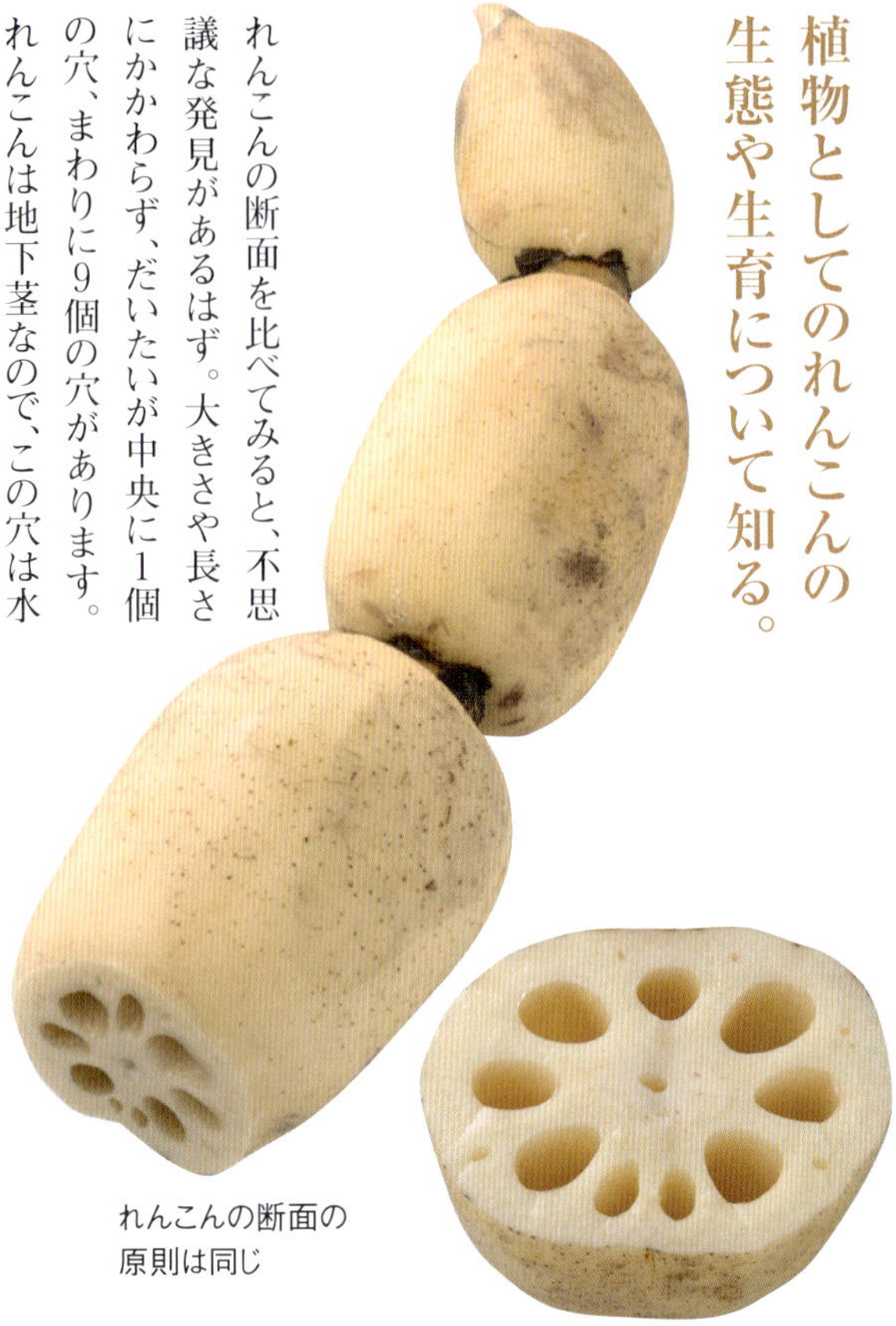

れんこんの断面の原則は同じ

6 れんこんの生命力にあやかりたい

れんこんの伝来と、食文化に及んだ歴史を知る。

れんこんは、中国原産説とエジプト原産説があり、日本へは奈良時代に、仏教伝来にともなって中国から伝わりました。仏教では、泥の中に根をはり、美しい花を咲かせるハスは、俗世を超えた極楽浄土の象徴として位置づけられています。

また、昭和27年に、大賀一郎博士によって泥炭層から2000年前のハスの種子が発見され、それが開花したことから、ハスの生命力が大きな話題になりました。

中国ではハスは不老食とされており、ハスの実を大切にしたり、はすの葉で肉や魚、米を包んで蒸すなど、料理に愛用されています。日本でも、かつては花、葉、茎、実、すべてを食用としていました。若葉をきざんでハス飯にしたり、花の香りを移してハス茶にしたり、葉で包むことで腐敗防止に役立ててもいました。今では、れんこん（茎）以外は、ほとんど食卓にのぼらなくなったのは残念ですね。

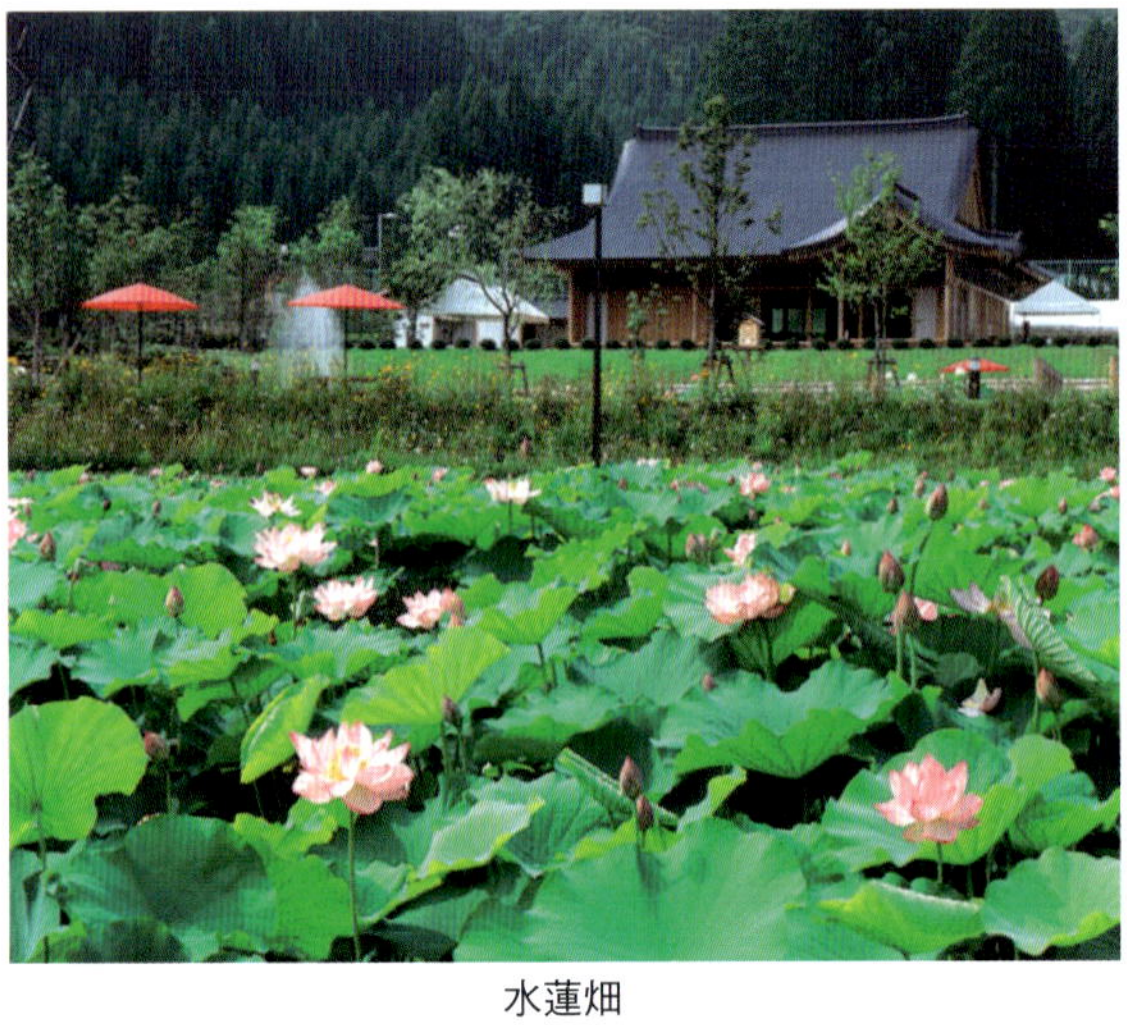

水蓮畑

給食メニュー 20 根菜のナッツがらめ

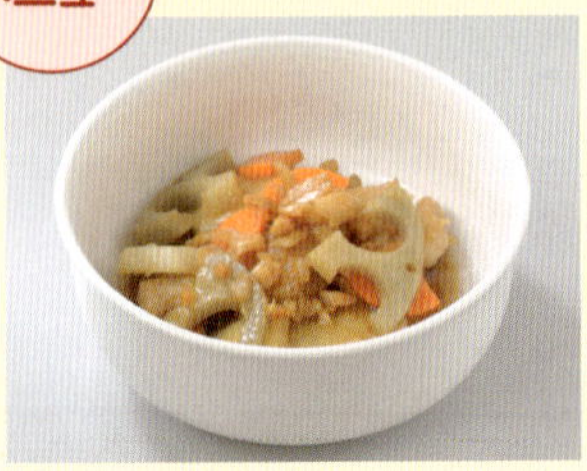

2 れんこんは、みかんよりビタミンCがたっぷり

れんこんの栄養価について知る。

れんこんの主成分はでんぷんですが、じつはビタミンCもたっぷり含みます。100g中に48㎎という含有量は、みかん1.5個分に相当。ビタミンCはかぜの予防や肌の調子を整えるだけでなく、体内の活性酸素を除去して老化やがんの予防にも効果があることがわかっています。でも、人間とサルは、ほかの哺乳類と違って体内で合成できないため、外部の食品からとらざるを得ない栄養素です。

成人におけるビタミンCの1日の推奨量は100㎎とされていますが、最近の研究では300～500㎎という説もあります。いずれにしても、れんこんをじょうずに利用して、効率よくビタミンCをとりたいですね。そのほか、れんこんにはカリウムや亜鉛、鉄などのミネラルも多く含まれています。

れんこんを切ったときに出る糸を引くような粘りは、多糖類のムチンによるもの。これは肝臓や胃腸のはたらきをよくして体力増強に役立ちます。

昔は老年期になると、れんこんを炊き込んだ「れんこんがゆ」を食べる風習もあったそうです。

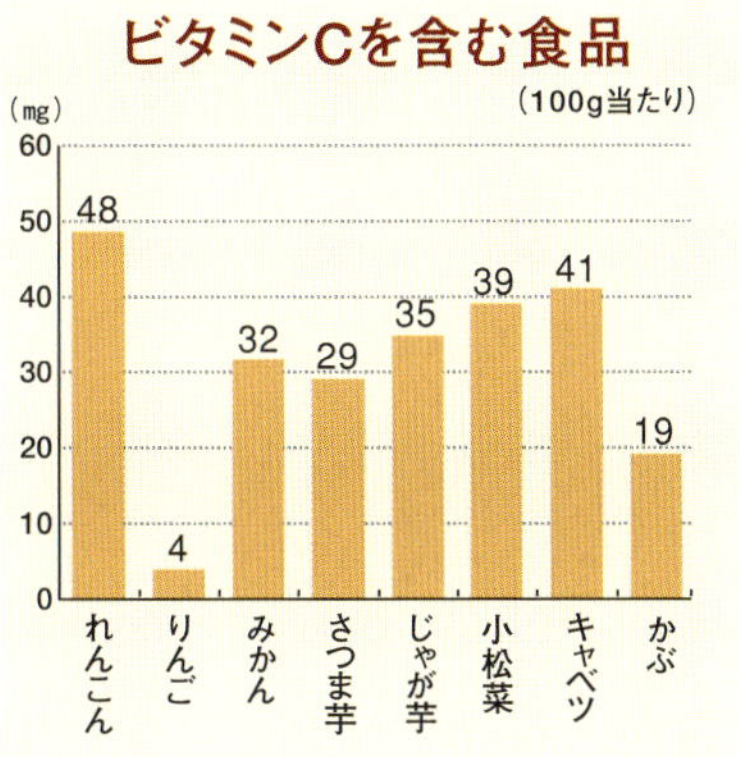

「からしれんこん」って、どんなもの？

ゆでたれんこんの穴に、和がらしをきかせたみそをつめ、そら豆粉の衣をつけて揚げた熊本の郷土料理なのよ。細川家3代目の藩主忠利が生来病弱だったことから、禅僧玄宅が工夫した栄養食と伝えられているの。れんこんで体力増強を、からしで食欲増進をはかった独特なおいしさが、今では広く知られるようになったのね。

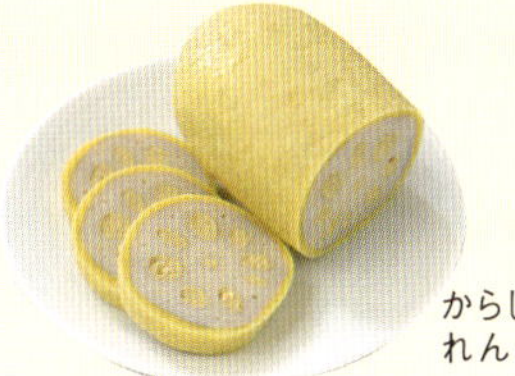
からし
れんこん

2・3 切ったら、切り口はみるみる黒くなる！

野菜のアクやえぐ味、食べものの酸化とその予防について知る。

れんこんは、切ると切り口が黒くなっていきます。これは、れんこんに含まれるタンニンと鉄が空気に触れて酸化され、黒褐色の物質に変わるため。れんこんに限らず、ごぼうやなす、うどなどにも同様のことが見られます。

これらの野菜に含まれるタンニンやクロロゲン酸、フラボノイドなどはフェノール類といわれ、切り口が空気に触れると、酵素のはたらきで黒褐色のポリフェノールに変わります。この酵素は水や食塩水によく溶け、酸によって活動が抑えられたり、熱によってはたらかなくなったりします。そこで、酵素がはたらかないように、料理によって水や食塩水、酢水につけたり、加熱すると、白くきれいに仕上げることができます。

このポリフェノールは、野菜のアクやえぐ味などである一方、その野菜独特の色や風味、おいしさをも形づくっています。また活性酸素を抑えて、病気や老化を予防するはたらきがあることもわかってきました。野菜のアクは、抜きすぎないように、ほどよくが大事というわけですね。

ちなみに、店頭では切り口が黒くなっていない、白いれんこんを見かけます。これは、次亜塩素酸ナトリウムという殺菌漂白剤を300～600倍にうすめて使っているため。この薬剤は、ごま以外の食品への添加物として認可されているもので、れんこんだけでなく、里芋、もやし、ごぼうなどにも使われています。当然、殺菌後は、ていねいに洗浄されているので、残留についての心配はほとんどありません。

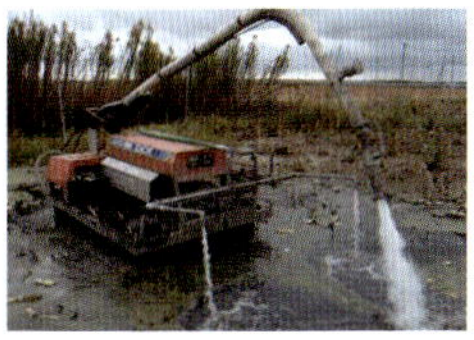
れんこん掘り

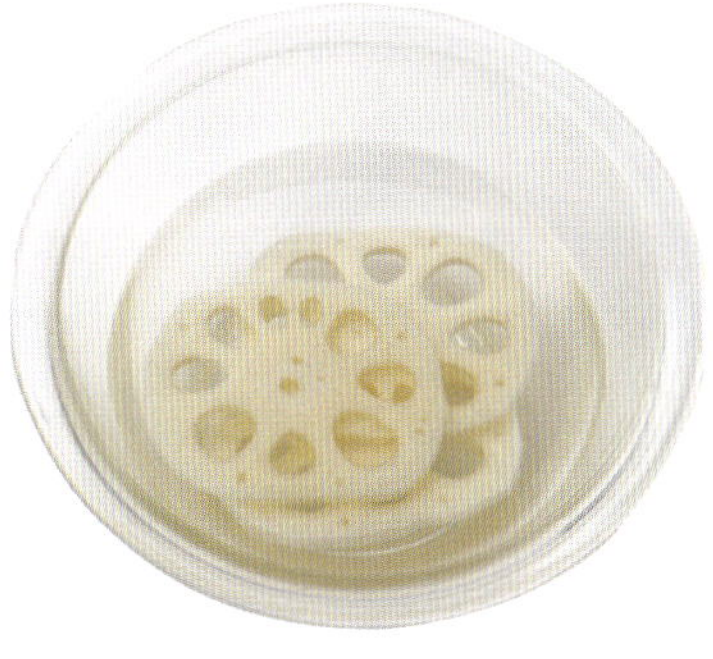
れんこんは、切るそばから
酢水につけると白く仕上がる

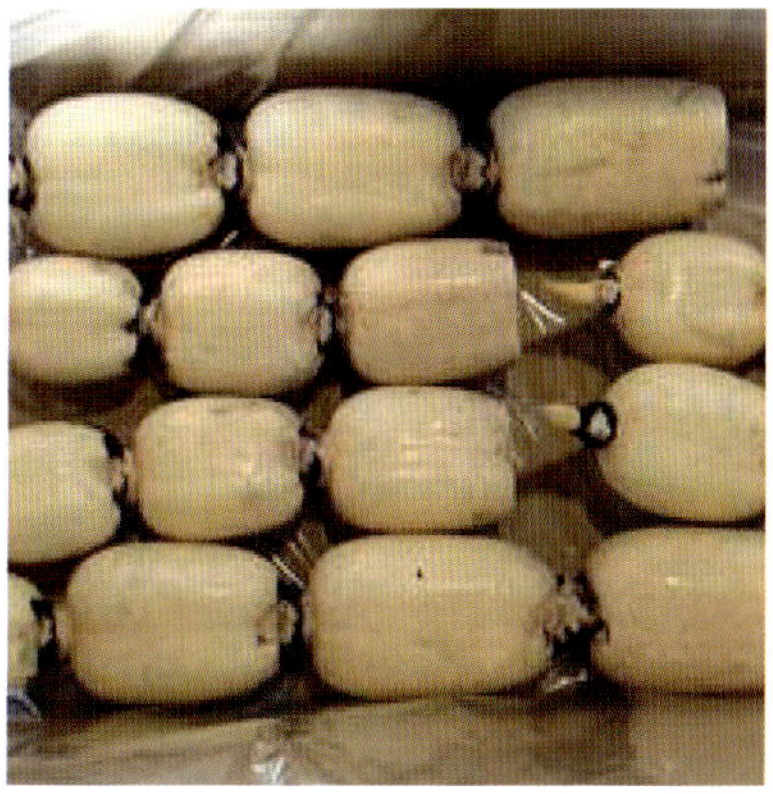

もやし

bean sprout

もやしは、まさに芽がもえ出ること。若い芽がぐんぐん伸びていくという意味から名づけられました。平安時代に書かれた、日本最古の薬草の本『本草和名』に「毛也之（もやし）」と紹介され、当時は薬用として用いられていたようです。明治末期ごろより中華料理店でも使われるようになり、しだいに庶民の味として親しまれるようになりました。見た目がひょろひょろして弱いイメージもありますが元来、植物の芽生えであるもやしは、生命力を蓄えた力強い野菜なのです。

給食メニュー

21 もやしのナムル

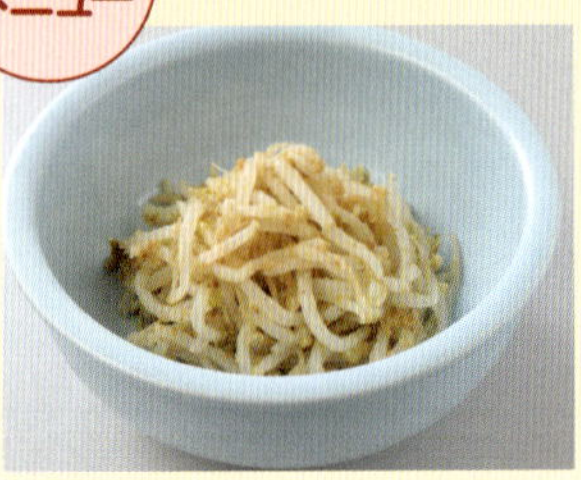

2 変化するもやしの栄養

芽が出る前と後の栄養の変化を知り、発芽野菜の体への効果を学ぶ。

もやしは豆類が発芽した野菜なので、良質なタンパク質やビタミン、ミネラルも多く含まれています。乾燥した豆の状態では活動を休んでいますが、水分を与えると酵素のはたらきで、急激な変化が起こり、発芽が始まります。

その変化として、タンパク質が消化吸収しやすいアミノ酸に変化すること。そして、胃腸機能を整える消化酵素のアミラーゼが生じること、さらに乾燥大豆にはほとんど含まれなかったビタミンCも増加します。

2 謙虚なもやし

もやしを観察し、その生育特徴を学ぶ。

もやしの姿は、まるでおじぎをしているような形で下に曲がっていますね。それは暗いところで育つから。もうひとつ、茎の曲がった部分で土を押し上げて伸びるためなのです。それは、先端の芽が直接土を押し上げて傷つかないという、防御の姿でもあるのです。謙虚な人（もやし）は強い！　教えられますね。

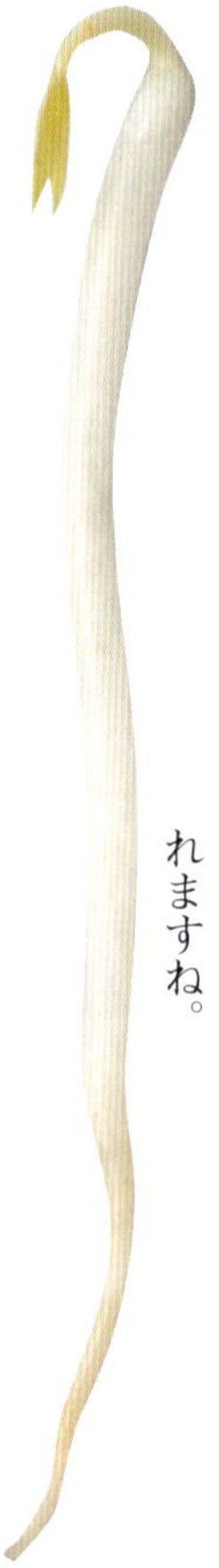

3 暗い場所が好きなもやし

もやしを育て、それを通して生きる力の強さを学ぶ。

育てる前に…

もやしは光がまったくあたらないところで育つので、ほかの植物のように光合成をして栄養をとりません。自分が生まれながらに持っている栄養のみで生きているので、それを使いきってしまうと、それ以上は成長できません。もやしを育てると、種子の生命力の強さが学べますね。

育ててみよう！

市販の食用の乾燥大豆を水につけておくと、芽が出て、もやしをつくることができます。

1 一晩水につけた大豆を容器に入れる。

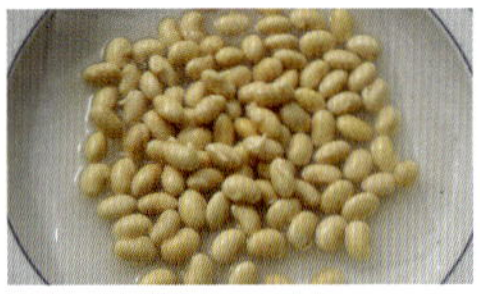

2 大豆が浸るくらい水を入れて、暗い場所においておく。

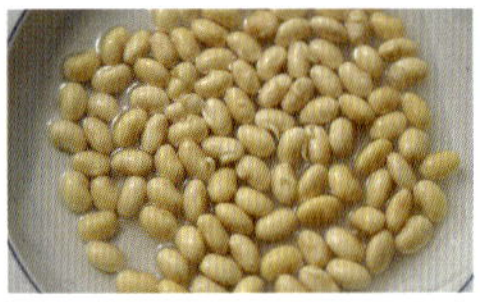

3 毎日、水をかえる。

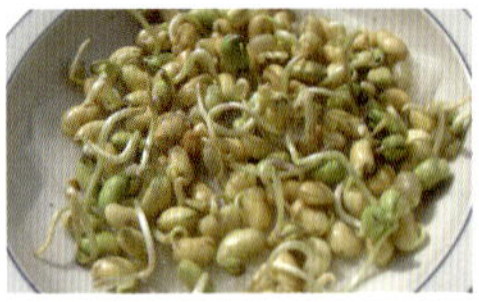

4 1週間くらいでできあがり。

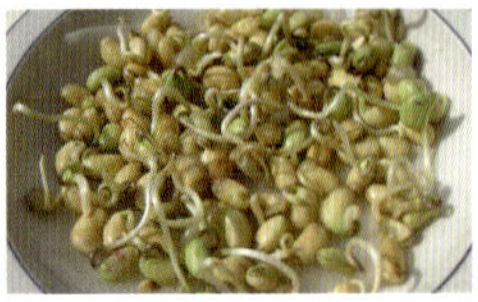

もやし以外にも発芽野菜があるって？

もやしのような豆類以外にも大根やブロッコリー、キャベツなどの発芽野菜があってね、これらは「スプラウト（芽、新芽という意味）」と呼ばれているの。根も葉も茎も丸ごと食べられるから、少量でも栄養価が高く、今人気の野菜なのよ。

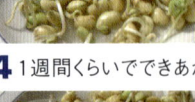

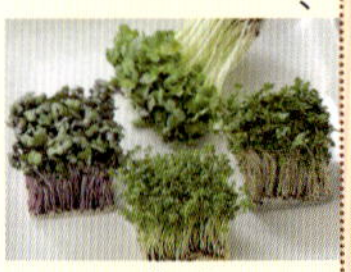

スプラウト

「知恵ちゃん」教えて！

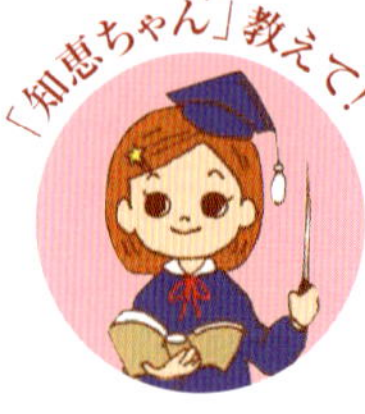

くだもの ナッツ

fruit&nuts

いちご
ぶどう
みかん
すいか・メロン
りんご
ナッツ

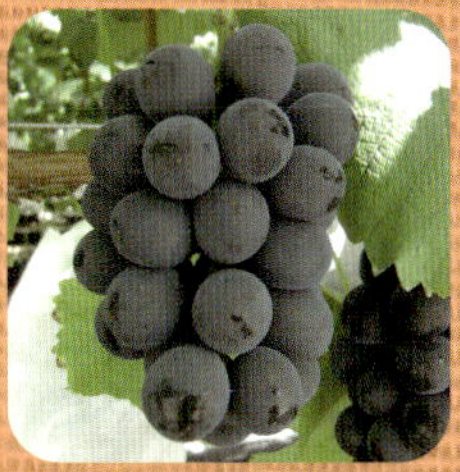

苺 いちご

strawberry

旬 1 2 3 4 5 6 7 8 9 10 11 12

とちおとめ

いちごは、ショートケーキでおなじみ、みんなの大好きなくだものです。江戸時代の終わりにオランダから伝わり、現在に至るまでさまざまに品種改良が重ねられてきました。そのおかげで1960年ごろまでは、5～6月までしか食べられませんでしたが、一年中食べられるようになりました。北海道から九州までさまざまな品種があるので、食べ比べてみるのも楽しいですね。

2 いちごの種子はどこにある？

果実の本来の目的と構造を理解するとともに、いちごが成熟する過程を知る。

果実には種子を守り、効率よく種を分散させるという役割があります。だから、果実を切ると、多くは中から種子が出てきます。雌花の子房の中には胚珠がありますが、受粉すると、果実と種子になるのです。でも、いちごを切っても中から種子は出てきません。なぜなら、食用とする赤い部分は果実ではなく、花を支えていた部分（花托《かたく》）が発達したものだからです。じつは、表面についている小さなツブこそがいちごの果実であり、種子はひとつひとつのツブの中に入っているのです。

いちごの実り方

雄しべの先の花粉のふくろ（葯）から出た花粉はハチやチョウの体につき、どの雌しべの先にも花粉がつき種子ができるようになります。種子が成熟するにつれて花托は赤く色づいて目立つようになります。そして甘味や酸味、それに香りを増します。
いちごを食べる動物はかたいツブ（種子）を消化できないので、広く散布されていきます。

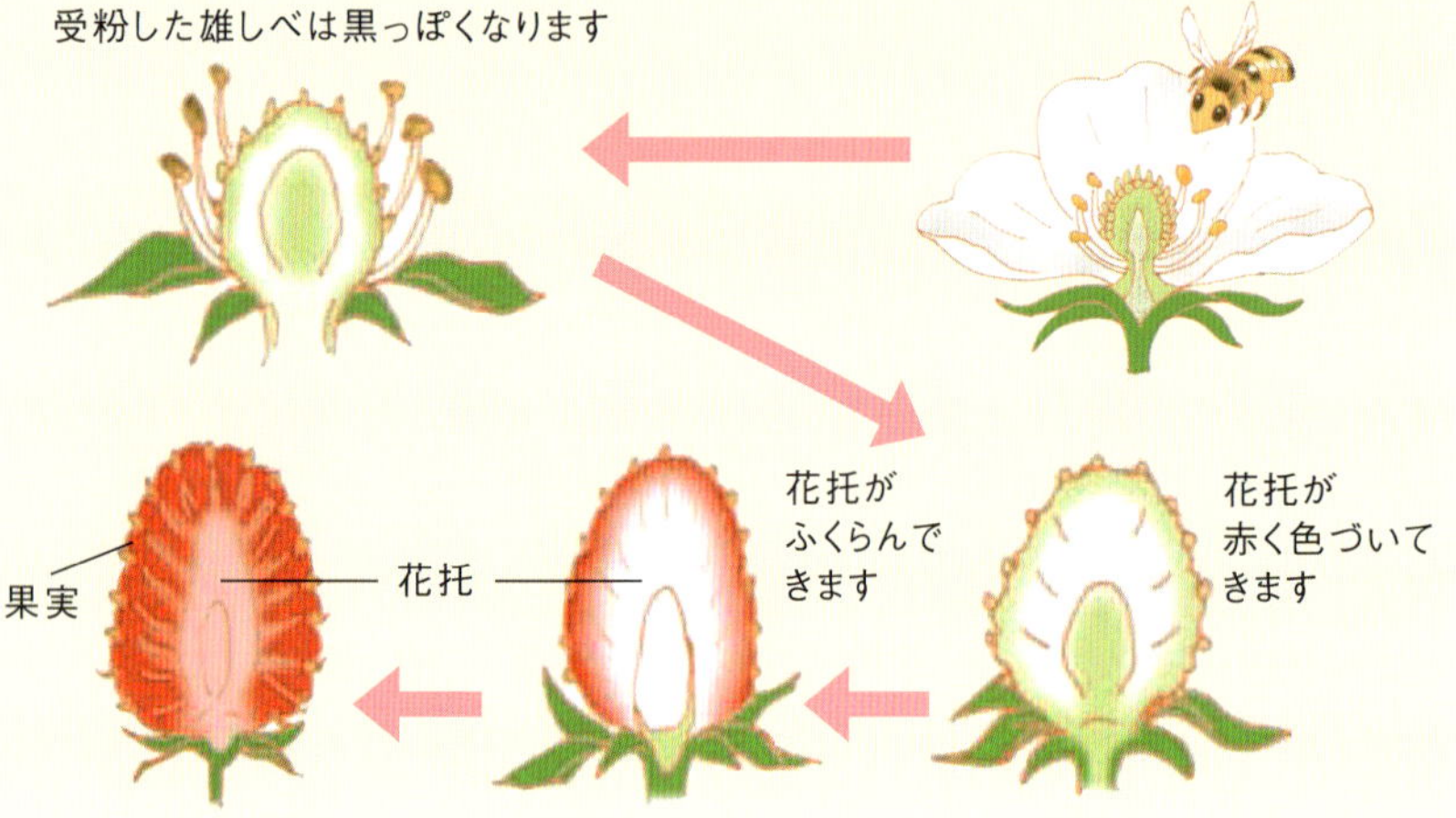
受粉した雄しべは黒っぽくなります
花托が
赤く色づいて
きます
花托が
ふくらんで
きます
果実
花托

2 いちごが赤いのはどうして？

いちごが赤く色づく理由を知って、種属保存のしくみに気づく。

植物は次の世代を残すために種をつくり、広い範囲に分布して生き残ろうとします。植物は動けないので、遠くに運ばれるため、さまざまなしくみを備えています。たんぽぽのわた毛のように風に乗って遠くまで運ばれるものや、ホウセンカのようにさやが弾けて遠くまで飛ばされるものなどがあります。果実が熟すと赤や黄色のような目立つ色になるのも、それらと同じ理由です。果実は動物や鳥に食べられることにより、遠くまで運ばれ、運ばれた先でふんといっしょに体外に出され、芽を出します。だから、果実は動物に食べてもらえるように、甘くておいしく目立つ色に熟すのです。ちなみに、いちごが成長するための物質は、表面のツブツブから出ています。いちごの断面を見ると、中心に向かって白い筋が何本も出ていますが、これはツブツブからの成長物質の通り道なのです。

いちごの断面→

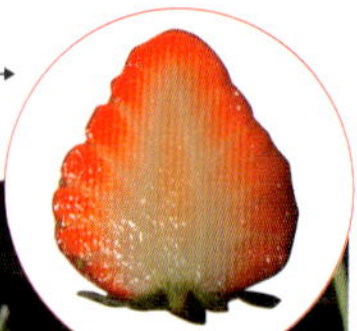

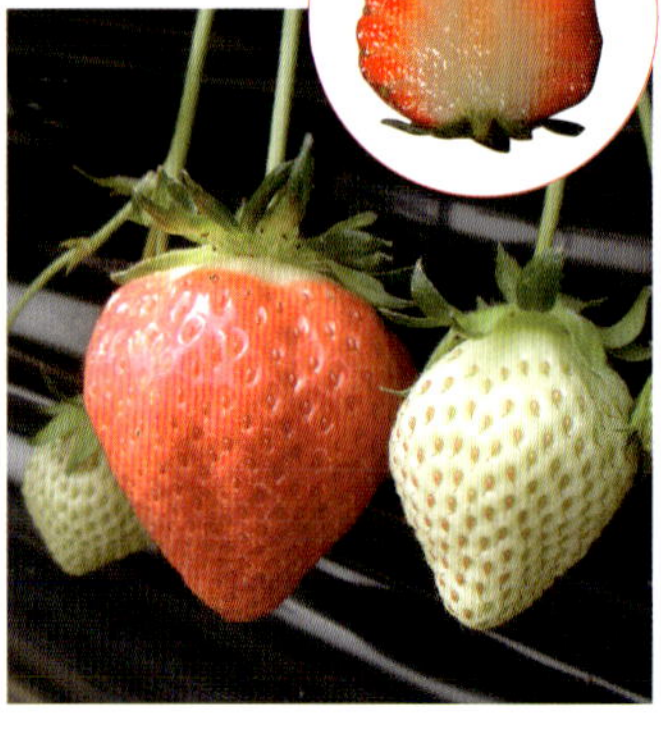

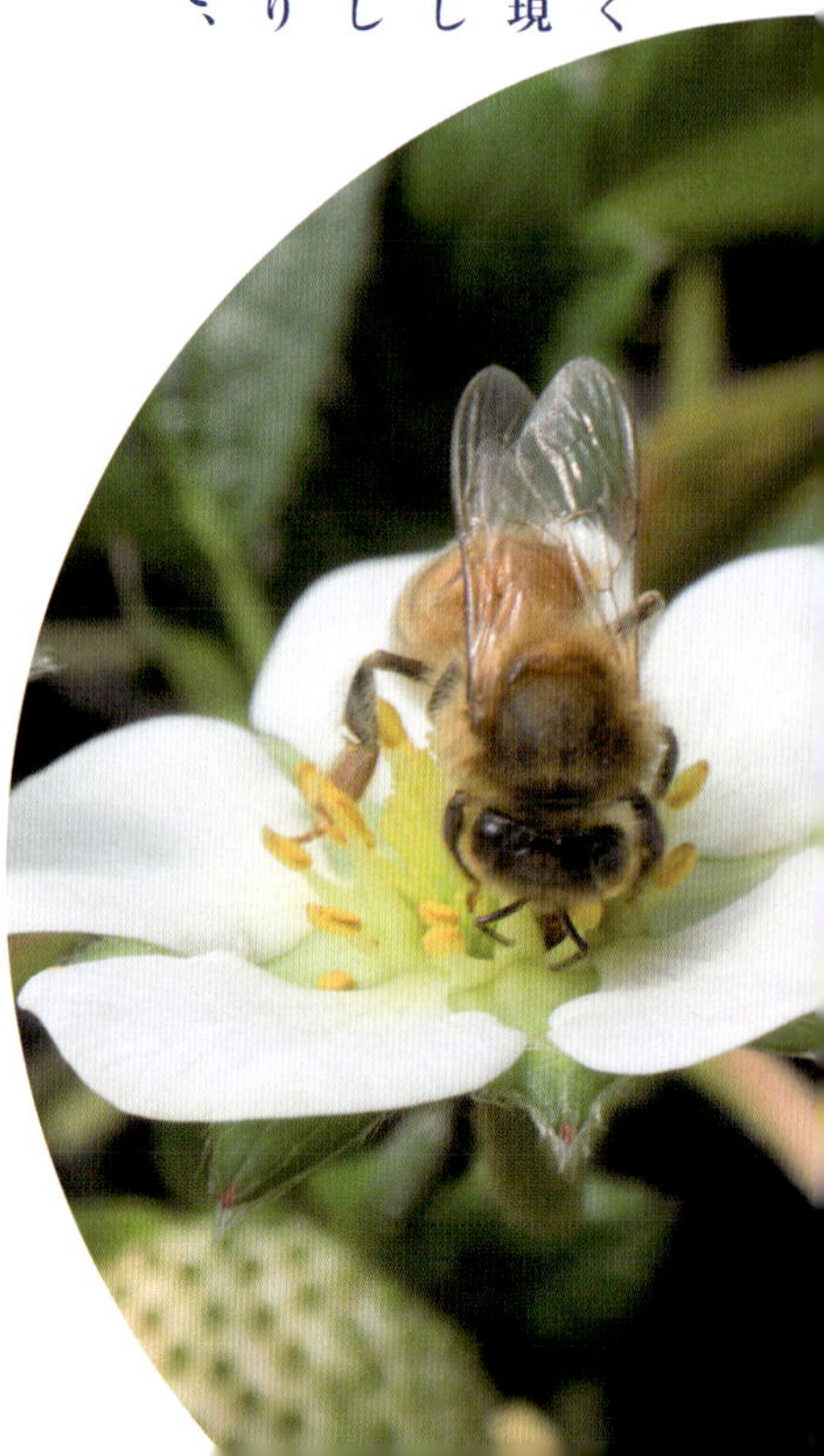

4 いちごが一年中食べられるのはどうして？

いちごの旬を知るとともに、旬以外に食べるための農業技術や加工技術を学ぶ。

クリスマスの時期になると、いちごがスーパーに並んでいるのをよく見かけます。しかし、いちごの旬は冬ではなく、春のいちご狩りの時期が旬なのです。旬ではない冬にいちごが食べられるのは、農家の工夫があるからです。農家では、10℃ほどの暖かいビニールハウスの中でいちごを育て、人工的に春の気候をつくって、冬場にいちごを収穫します。また、寒い地域や暖かい地域まで広く栽培されているので、収穫時期がずれ、一年中どこかでいちごが収穫されている状態となります。そのほか、ジャムや冷凍などの加工法も、いちごを一年中楽しむための工夫です。

いちごの一年

果実をつけたあと根もとに新しい苗をつくります。そして長い茎（ランナー）をのばし、地面につくと根をのばして水分や養分を吸収します。

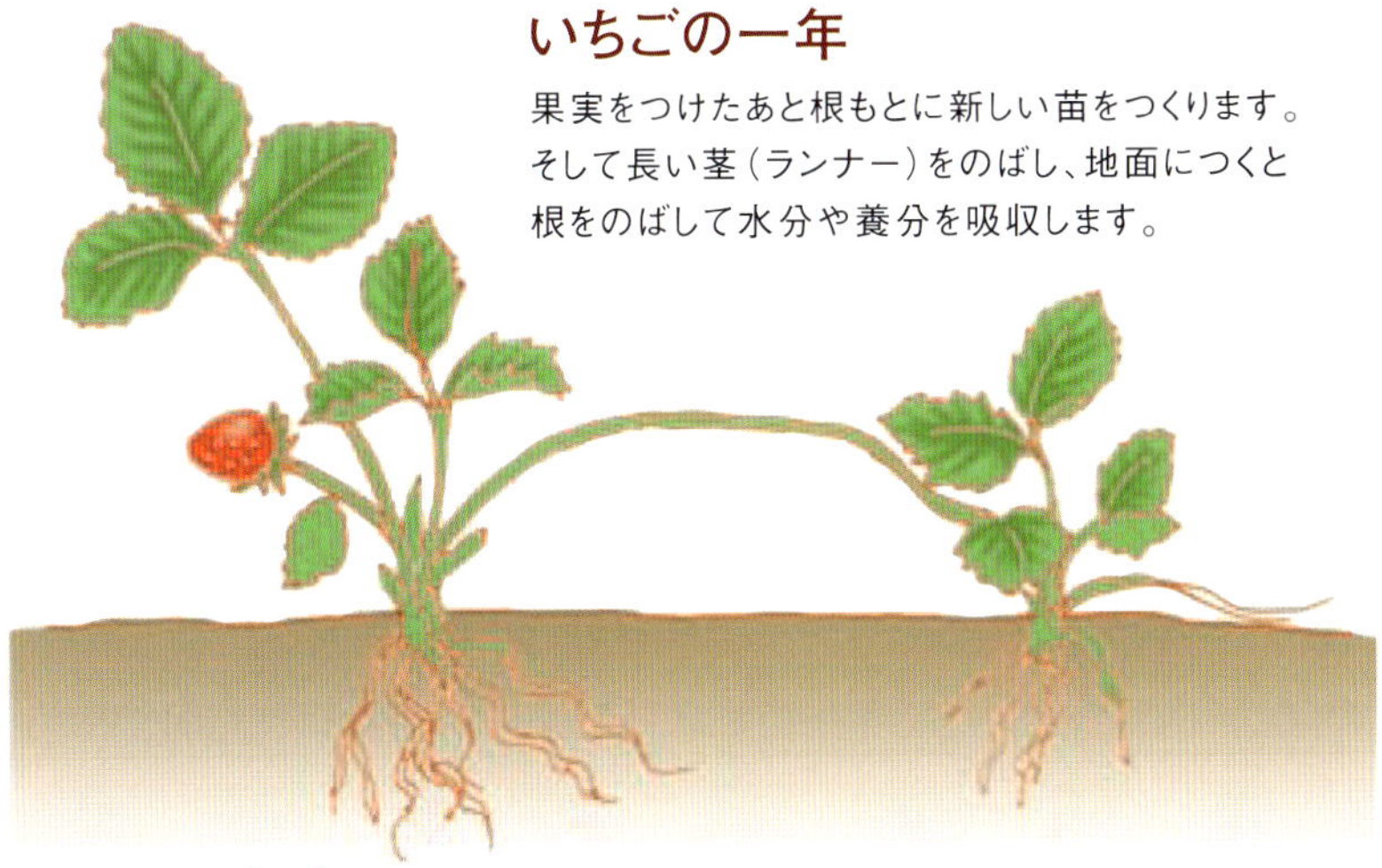

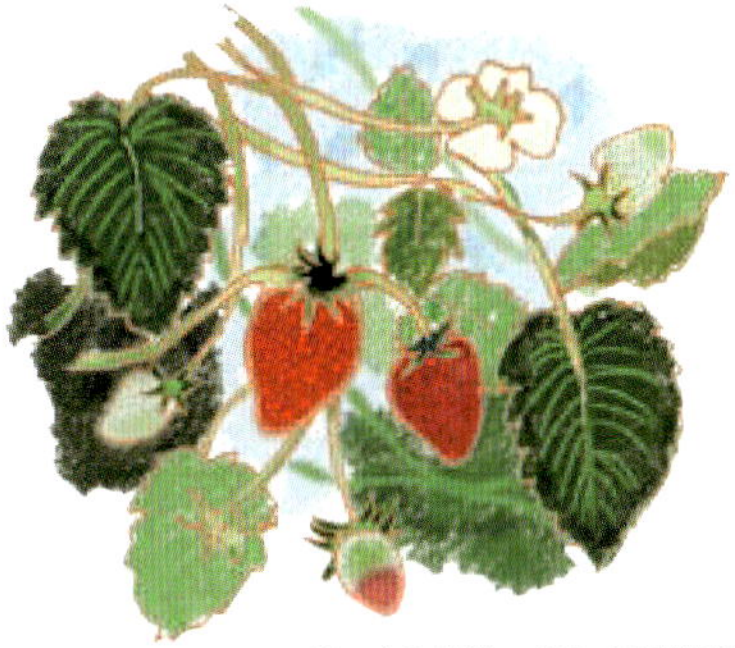

春（4～5月）収穫
夏（6～9月）収穫後、来春のために親株を植え替え育成する
秋（10月）親株からツル状の茎（ランナー）が伸び、地面に触れる
冬（12～2月）子株は冬を越す
温度が10℃以上になると、花が咲き実をつける

※ ハウスでは秋～冬に、人工的に春の条件をつくり、冬にいちごを収穫する

---

6 「とちおとめ」に「あまおう」、品種ってなに？

品種について理解し、地域の特性との関わりを知る。

スーパーの売り場に並んでいるいろいろないちご。同じいちごなのに名前が違い、大きさや形に微妙な違いがありますね。それが品種の違いです。いちごは日本中で広く栽培されますが、それぞれの土地で気候や地質は全く違います。土地に合わせ、よりおいしいいちごを栽培するため、品種のかけ合わせを行いながら、毎年のように新品種が発表されています。有名なものに、栃木県の「とちおとめ」、福岡県の「あまおう」、静岡県の「章姫」などがあります。

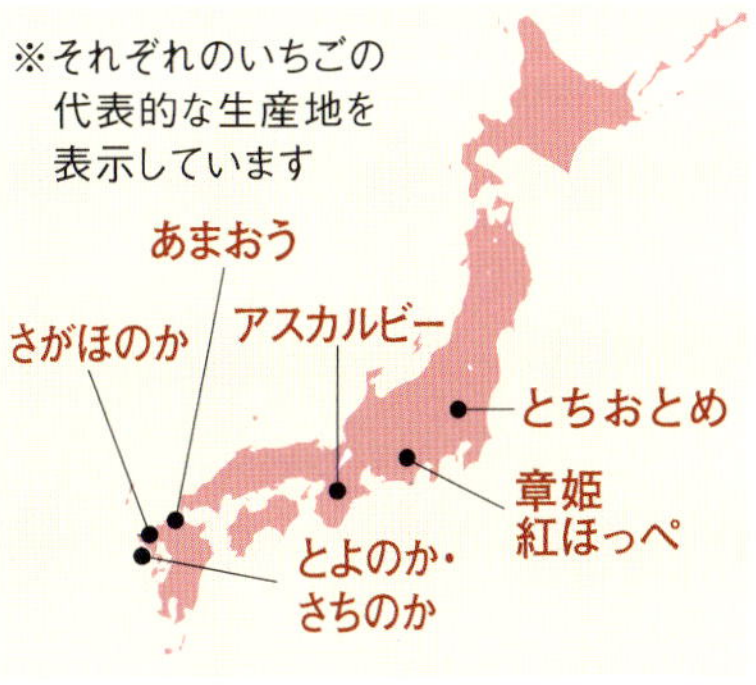
※それぞれのいちごの代表的な生産地を表示しています
あまおう
さがほのか
アスカルビー
とちおとめ
章姫
紅ほっぺ
とよのか・さちのか

3 いちごジャムをつくろう！

いちごを保存する加工技術を知り、体験することで、食材や調理への関心を深める。

食材を保存するためには、食材の持つ水分を減らす必要があります。食材の持つ水分を使って微生物が活動した結果、食材は腐ってしまうからです。ジャムつくりには砂糖を使い、それを煮つめることでいちごから出てきた水分を飛ばし、保存性を高めます。ちなみに、ジャムのとろりとしたゼリー状の部分は、いちごの食物繊維「ペクチン」によるものです。生で食べるいちごは国産のものがほとんどですが、ジャムなどの加工品の原料には、アメリカや韓国などの輸入品が使われていることが多いです。

いちごジャムのつくり方

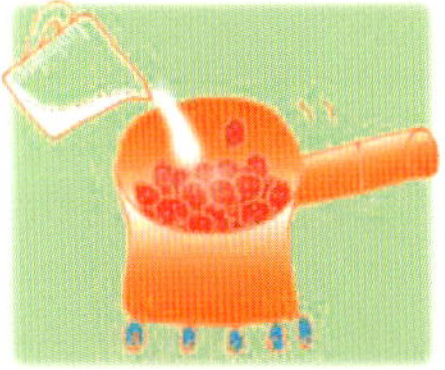

1 洗ってへたをとったいちごと砂糖を鍋に入れる。

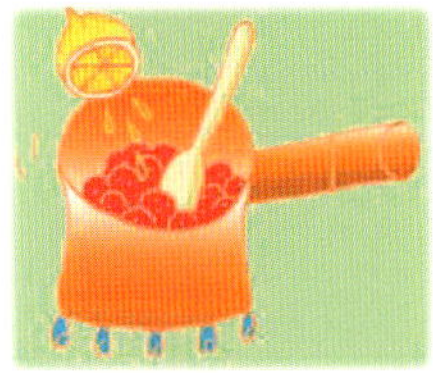

2 火にかけ、焦げないようにかき混ぜながら、途中レモン汁を加えて、約30分煮る。

（用意するもの）
いちご300g
砂糖100g
レモン汁大さじ1

葡萄《ぶどう》

grape

旬 1 2 3 4 5 6 7 8 9 10 11 12
（6〜9：デラウェア）

まるい実がおしくらまんじゅうしている姿にも見える、かわいらしい形のぶどう。旬は夏から秋にかけてで、ぶどう狩りは子どもからおとなまで人気があります。品種が多く、世界に5000種以上存在するといわれています。日本で栽培されているぶどうは30〜40種。その栽培品種の半分を占めているのが「巨峰」と「デラウェア」です。種なしや皮ごと食べられるぶどうが増えるなか、日本では生のまま食べるのが主ですが、乾燥させたレーズンや発酵させたワインなど形を変えても活躍しているくだものです。

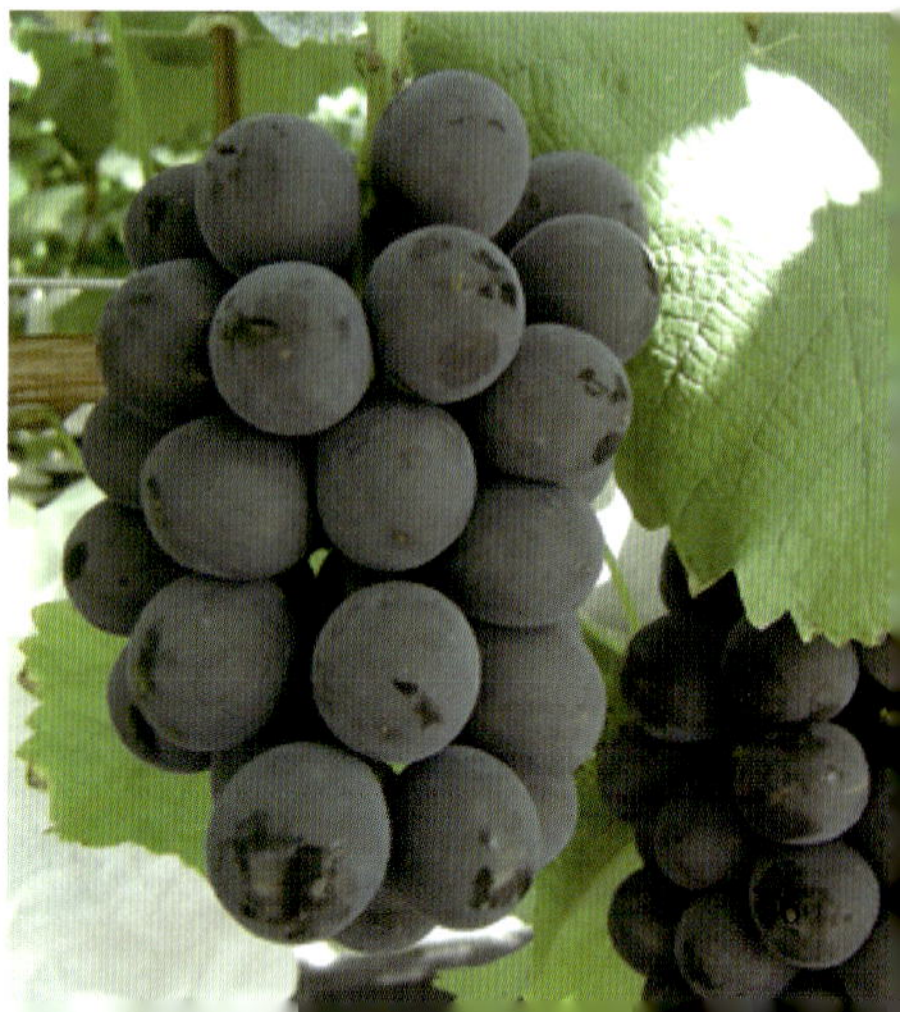

2 「種なしぶどう」はどのようにして誕生したか

「種なしぶどう」の栽培の歴史を知り、生産者への感謝の心をはぐくむ。

「種なしぶどう」のデラウェア。昔は、ひと房に実がつまりすぎていたため、大きくなるにつれて実がつぶれていました。そこで、「もし柄を長くすれば、実はつぶれないのでは」と考えて、つぼみをジベレリンの液につけみたところ、偶然に「種なしぶどう」になったのです。しかし、そのときの「種なしぶどう」の実は小さかったので、実を大きくするために、ぶどうの花が咲いた後、もう一度ジベレリンの液をつけることで、今の大きさの「種なしデラウェア」が誕生したのです。

このように、栽培過程で2度ジベレリンの液にぶどうの房を個々につける作業は、今も手作業で行なっています。だから、「種なしぶどう」はとても手間のかかるくだものなのです。

ちなみに、もしジベレリンの液をつけず放っておくと、「種ありデラウェア」になります。

※ジベレリン…日本人が発見した、細胞や種の成長を助ける植物ホルモン。

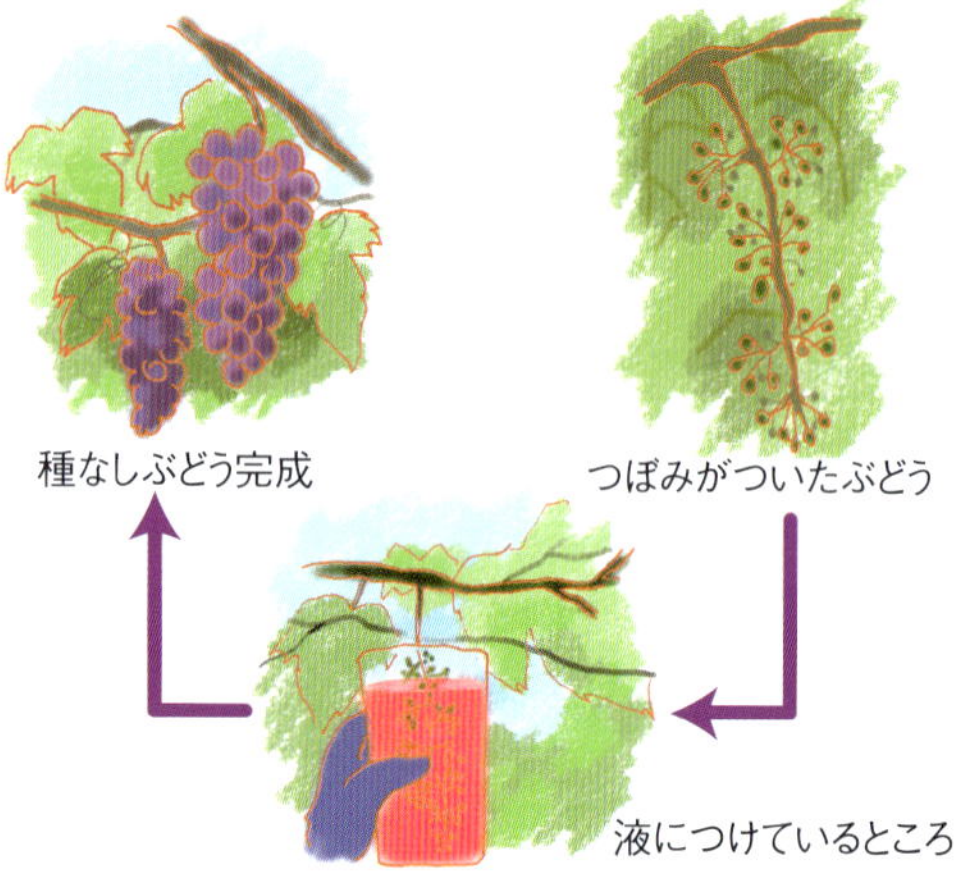

3 白い袋に守られて育つ「ぶどう」

ぶどうの生育過程を理解し、いのちをいただく大切さを学ぶ。

白い袋をぶどうにかぶせることを「袋かけ」といいます。

ぶどうは皮をむかないで食べることが多く、また病虫害の予防のために、皮に農薬が残らない時期（アズキ粒からダイズ粒大）にこの「袋かけ」を行ないます。この時期はぶどうや農薬の種類によって異なります。

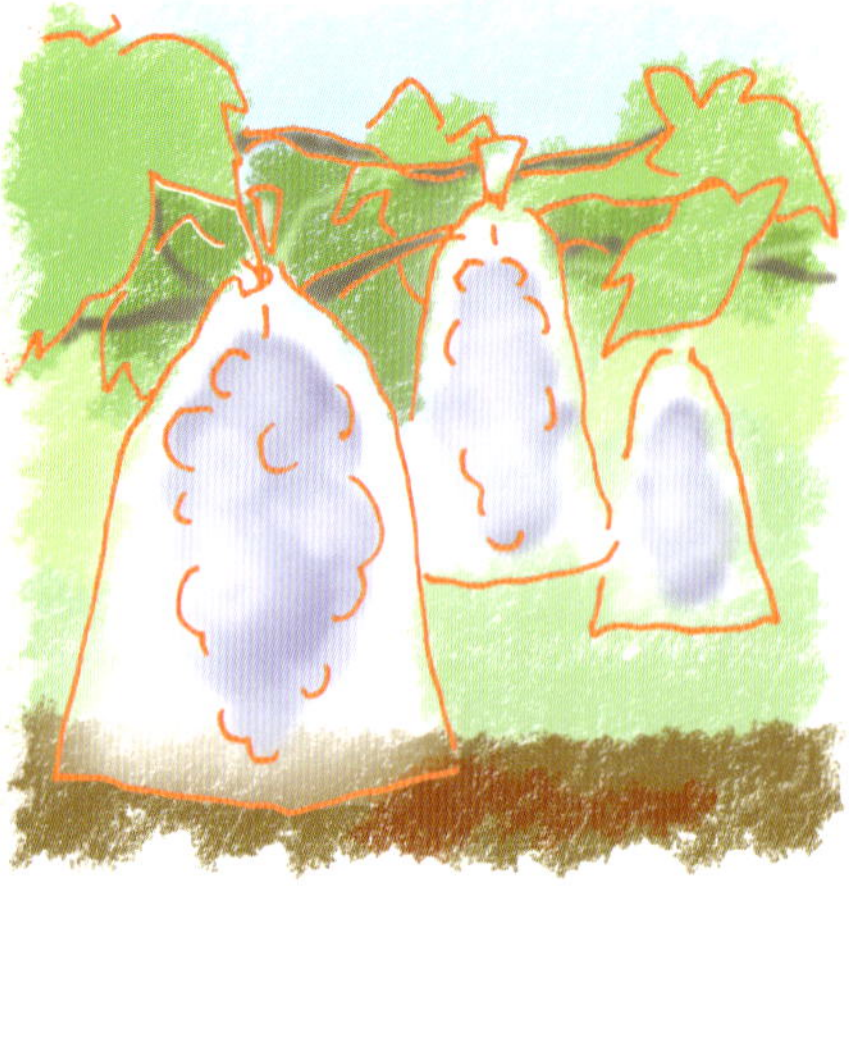

皮についている「白い粉」はなに？

この「白い粉」はブルームと呼ばれている成分よ。これは水分の蒸発を防いだり、病気から身を守るためにぶどう自身が出しているの。だから、このブルームがきれいについているぶどうは新鮮なのよ。

2 「ぶどう」が「ワイン」になるメカニズムは？

メカニズムを理解し、「発酵」と「赤ワインと白ワインの違い」について学ぶ。

ぶどうをはじめ、くだものには「ブドウ糖（グルコース）」という糖が含まれています。そして、皮には「酵母（こうぼ）」とよばれる微生物がついています。皮がついたままのぶどうをつぶすと、酵母がブドウ糖を分解して、アルコールと二酸化炭素をつくり出します。これを「アルコール発酵」といい、ぶどうからワインが生まれるメカニズムです。

赤ワインと白ワインの違い

色の違いは

赤ワインは、皮が濃赤色または黒紫色をしているぶどうを、白ワインは、皮が薄い色をしているぶどうを使っています。

味の違いは

赤ワインが白ワインよりも渋味が強いのは、赤ワインは皮や種に含まれている苦味物質「タンニン」が入った果汁を発酵させるためです。

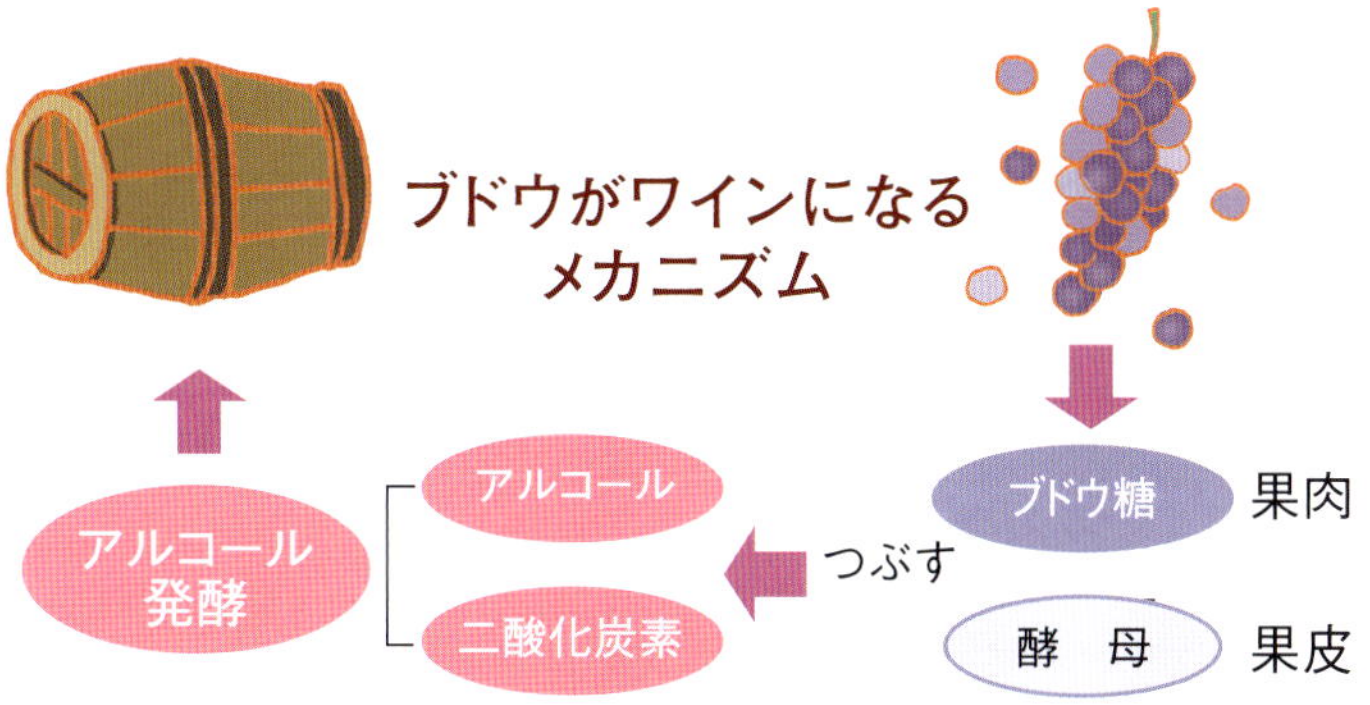

赤ワインと白ワインの違い

	ブドウの種類	製造過程での大きな違い
赤ワイン	濃赤色　黒紫色の品種 ・ベリーA ・カベルネ ・メルロー ・ピノワール	ブドウの果皮や種を使う
白ワイン	薄い色の品種 ・デラウェア ・ネオマスカット ・甲州 ・シャルドネ	ブドウの果皮や種は使わない

4 「ぶどう」が収穫できる都道府県は？

ぶどうの産地から、ぶどうの栽培に適した生育環境を知る。

これらの産地の特徴は、

①土…排水と保水がともによい礫（小石）を含む。

②気候…寒暖の差が大きく、生育期に雨や風が少ない。

③扇状地…「扇状地」は、山地から水が大量の土砂を運び出し、それが堆積してできます。そのため、「扇状地」の土は排水と保水のよい大小さまざまな礫の多い土で成り立っています。

④盆地…山地に囲まれた、周辺よりも低く平らな地形＝盆地です。盆地は一日の寒暖の差が大きく、雨量が少なく、風が弱いという特徴があります。

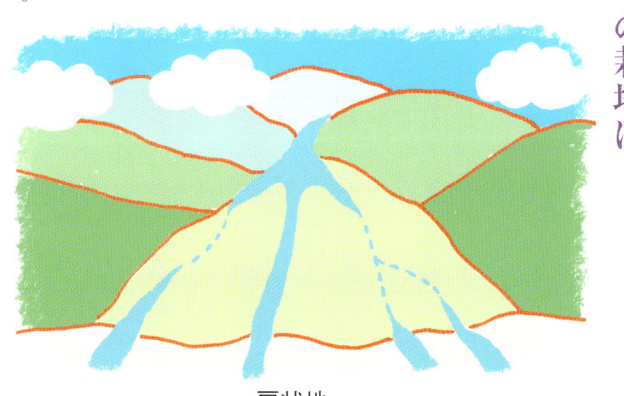

扇状地

平成25年産ぶどうの都道府県別収穫量

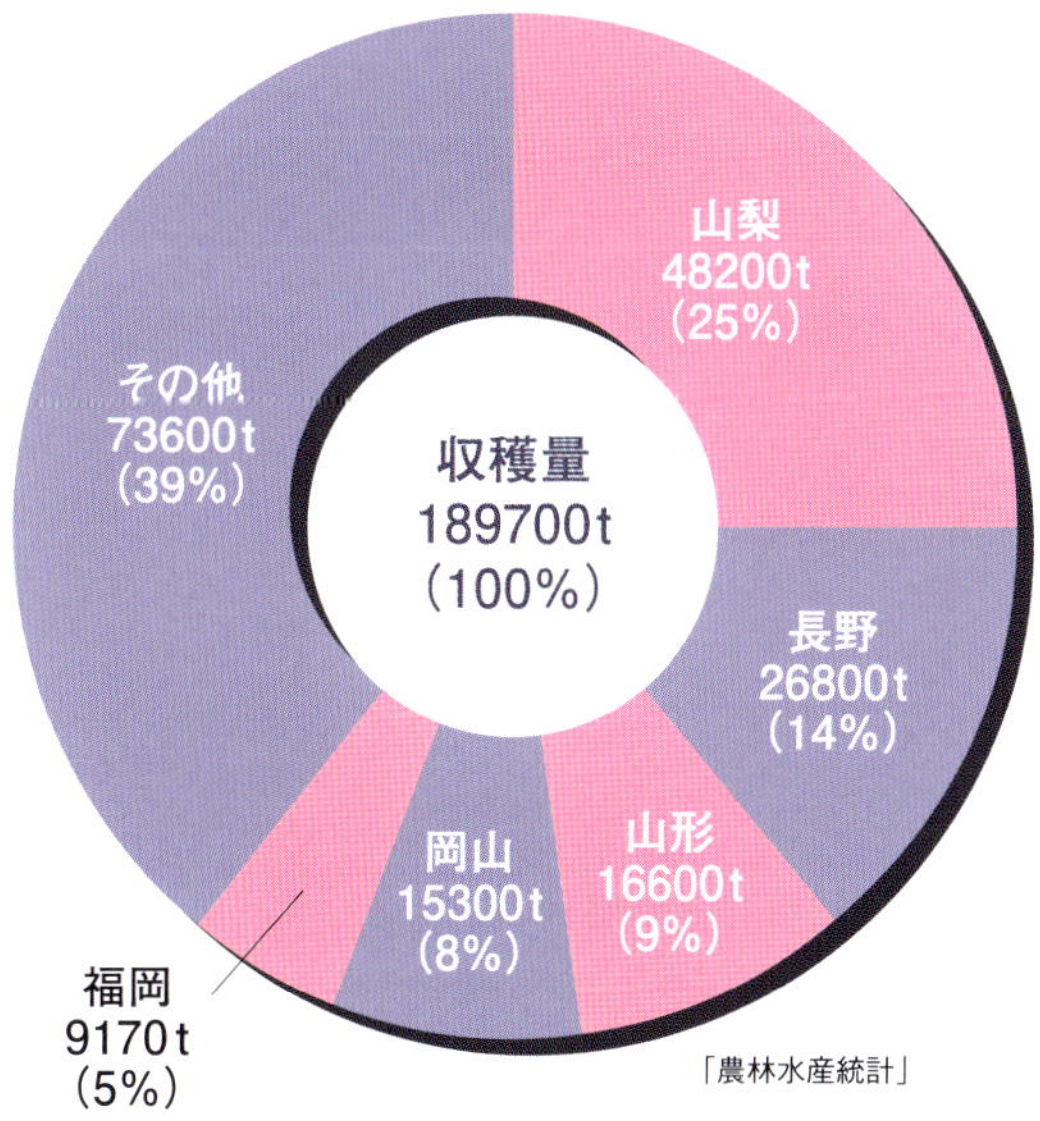

「農林水産統計」

日本でぶどうの生産量が多い都道府県は、山梨・長野・山形です。この3県で生産量の半分を占めています。そして、日本で生産される8割が生食用、1割がワインなどの醸造用、残りがその他の加工用として消費されています。

蜜柑《みかん》

orange

旬 1 2 3 4 5 6 7 8 9 10 11 12

江戸時代から食べられているみかん。今では世界中に100を超える品種があります。皮がむきやすく、種なしで食べられる手軽さから、カナダやアメリカでは「テレビを見ながらでも食べられる」という意味で「テレビフルーツ」「テレビオレンジ」と呼ばれるほど人気です。

日本では、口あたりのよさとさわやかな香りの「温州《うんしゅう》みかん」がもっとも多く生産されています。

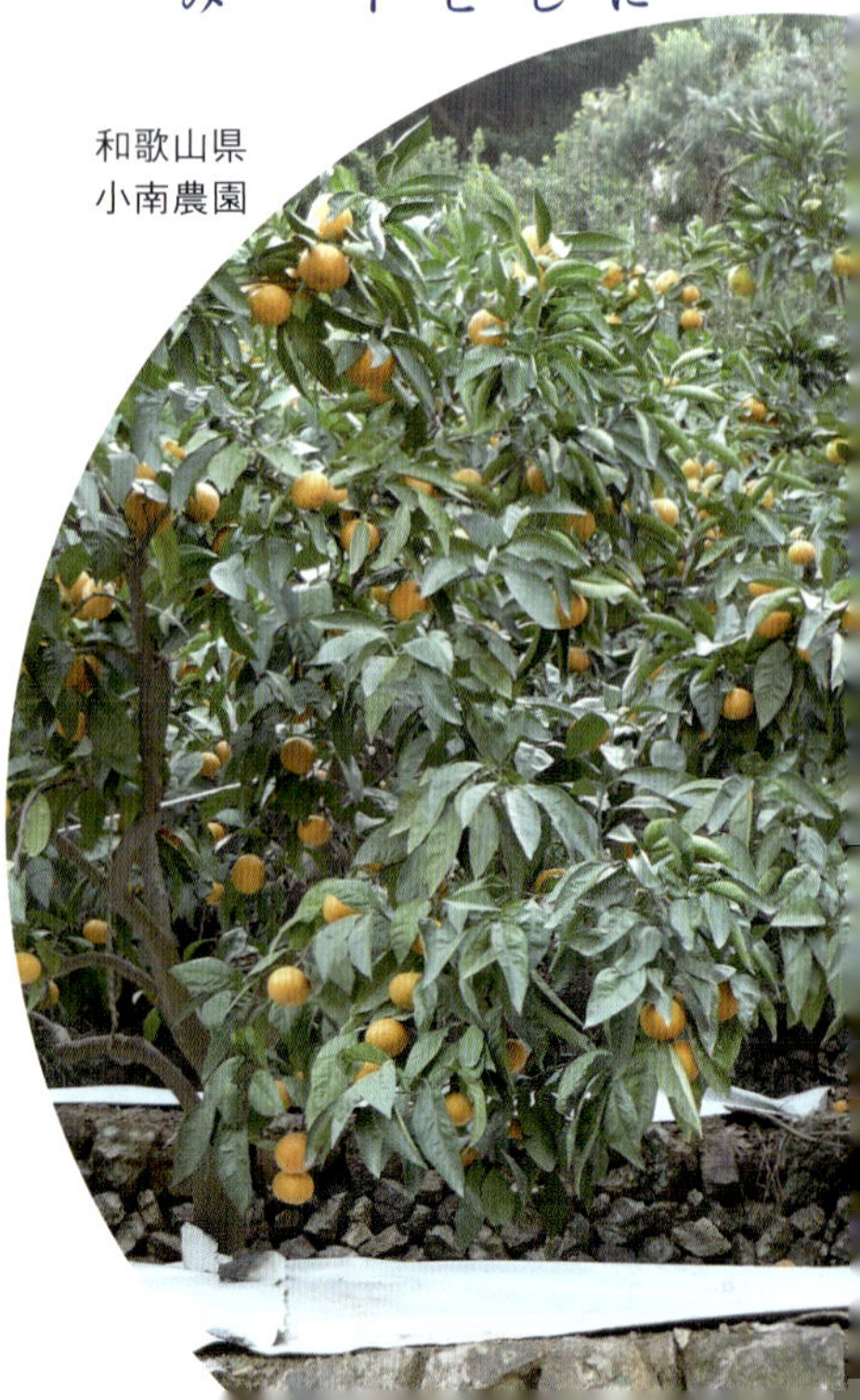

和歌山県
小南農園

2・4

いつでもどこでも食べられるみかんの仲間

種類が多く、一年中食べられるみかんの進化を知る。

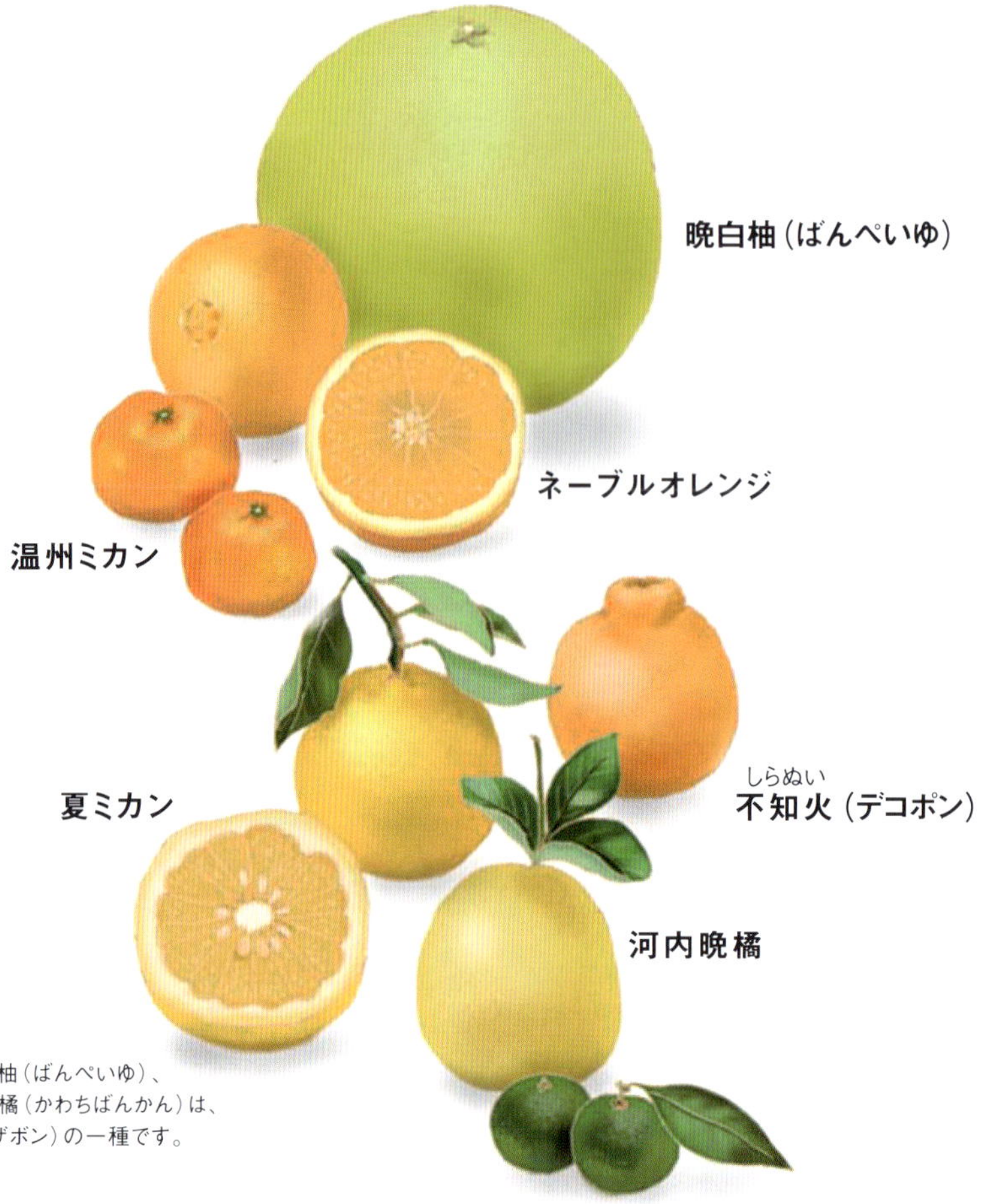

晩白柚（ばんぺいゆ）
ネーブルオレンジ
温州ミカン
夏ミカン
不知火《しらぬい》（デコポン）
河内晩橘

※晩白柚（ばんぺいゆ）、河内晩橘（かわちばんかん）は、文旦（ザボン）の一種です。

6

温州みかんはメイド・イン・ジャパン

日本特有の「みかん」のルーツを知る。

平成25年産
みかんの都道府県別収穫量

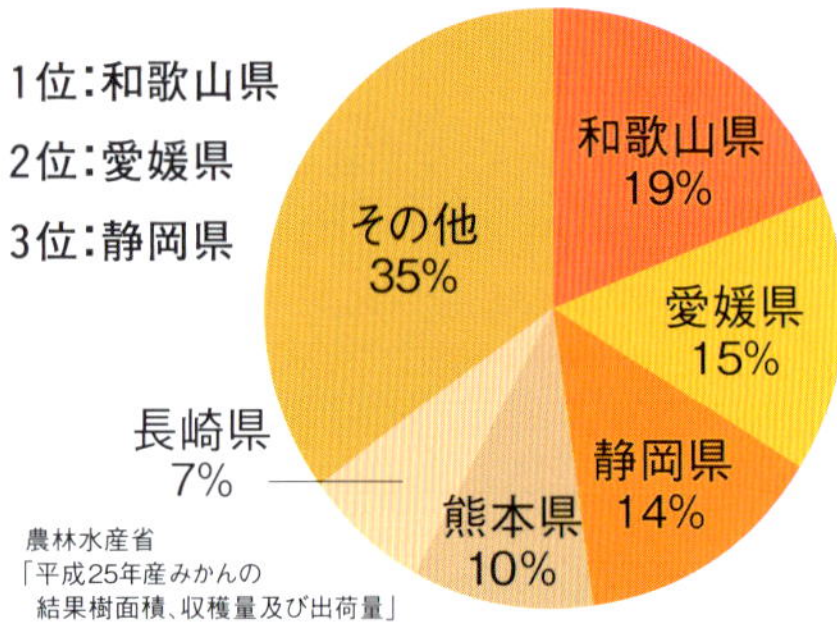

農林水産省
「平成25年産みかんの結果樹面積、収穫量及び出荷量」

かんきつ類の原種は東南アジアで生まれ、15世紀ごろに中国からポルトガルを経て、地中海の国々に広がり、世界各地に伝わったといわれています。

温州みかんは、遣唐使が中国の温州《ウェンチュウ》から持ち帰ったという説があり、また、江戸時代薩摩（鹿児島）で偶然生じた変種ともいわれています。当初は小ぶりで甘味の強い「紀州みかん」（鏡もちの上にのせる小みかん）が主流で、これが300年以上の間、九州だけで食べられていたのですが、その後、明治時代になって、西日本を中心に広く栽培されるようになったのです。

食べやすさが受け入れられるのは、現代も同じ。「伊予かん」「甘夏」など、おいしいけれど、外側の皮が厚く食べるのに手間がかかる品種にかわり、「デコポン」「タンカン」「ポンカン」など、近年では種がないものや外皮がやわらかく手でむける品種の消費が伸びています。

現代の消費者ニーズに合わせ、食べやすさを追求した新品種の開発がさらに発展するでしょう。

「かんきつ類」は、ミカン科の常緑樹の総称です。おもに温暖な地域の海岸から2km程度の傾斜地で栽培されます。交配や接木によってかけ合わせされ、世界各地でいろいろな種類が栽培されています。

日本人にとって、みかんといえば「温州みかん」。そして、「冬のくだもの」のイメージですね。たしかに、冬にも多く出回りますが、9月下旬に収穫できる「極早生《ごくわせ》」、10月中旬の「早生《わせ》」、12月中旬に収穫して貯蔵し、3月ごろまで出荷される「晩生《ばんせい》」など、収穫時期の異なるいろいろな種類があります。産地も右ページの下図のように西日本を中心に広く分布しているうえ、5～9月ごろはハウス物も出回るため、一年中食べられるようになりました。生産技術と流通システムの進化のたまものです。

2 まるごとスーパー栄養フルーツ

ビタミンCだけではないすぐれた栄養価と、有効な利用方法を知る。

みかんにはビタミンCが多く含まれていて、かぜを予防するというのはよく知られていますが、みかんのパワーはそれだけではありません。シミやシワを予防したり、疲れをとってくれたり、最近ではがんなどにも効果があることがわかってきました。

また、果肉だけではなく、普段捨ててしまう袋や筋、皮や種にまで、さまざまな効果があるのです。「みかんが色づくと医者が青くなる」ということわざがうなづけますね。

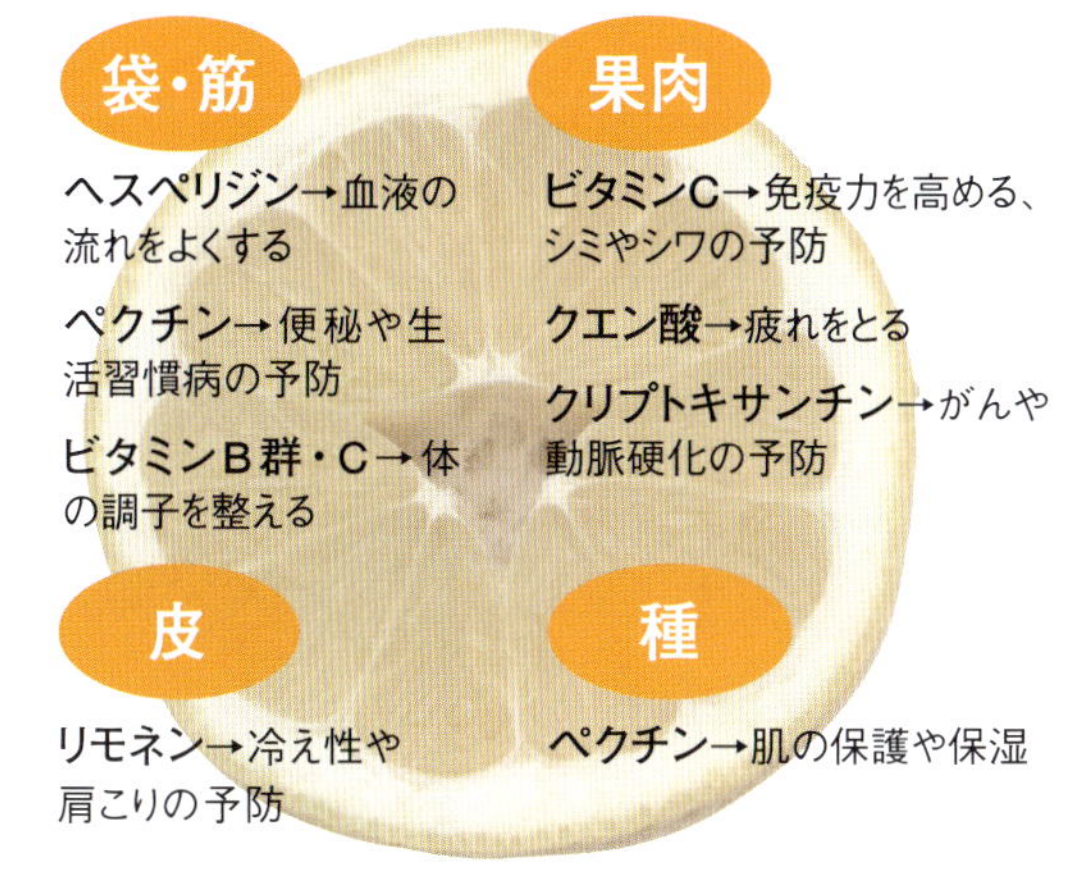

皮をむかずにみかんの房の数がわかるかな?

ヘタをはがし、その裏の白い線の数を数えるとわかるよ。白い線は「維管束」といって、人間の血管のように全部の房に栄養を送っているのよ。

3 「閉じ込めて保存する」みかんの加工品

みかんを保存する加工技術を知り、保存食への関心を深める。

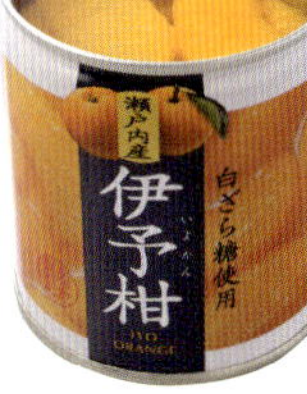

たくさん収穫されたみかんは、甘さ、大きさ、色などによって選別され、合格したものだけが箱づめして出荷されます。では、合格しなかったみかんはどうなるのでしょう？　見た目は違っても、中身がおいしいのはどれも同じ。生産量の約20％は缶詰やジュース、ジャムなどさまざまな形に加工して楽しまれています。

みかんの缶詰は、皮むき（熱湯にくぐらせ皮をむく）→身割り（水圧で1粒ずつ分離する）→薄皮を除く（塩酸溶液、水酸化ナトリウム溶液に浸し、溶かしとる）→選別（粒のサイズ別に分ける）→調味加工（シロップとともに缶に入れる）→缶詰（真空巻締め機で脱気、密封する）という工程でつくられます。缶の中を真空状態にし、酸化酵素を不活性化することで、微生物が繁殖できない環境をつくるのです。

1873年、フランスのルイ・パスツールは、フラスコに入れて加熱した肉汁が、空気のない状態で腐敗しない様子を観察する実験をしました。この実験から、「微生物がいなければ腐敗も発酵もしない」ということがわかり、無菌・無酸素状態にすると保存できるという缶詰の原理が証明されたのです。

いまや身近なみかんの缶詰も、この歴史的発見なくしては食べられなかったかもしれません。缶詰の容器にもっとも多く使われているのは、鉄鋼版に比較的毒性の低いスズをメッキしたブリキ缶です。そのスズは、水にとけない分子量の大きい塩類として存在し、体内でほとんど吸収されずにそのまま排泄されます。一方では、果実中の酵素との還元作用によって、色や香りなどの品質保持効果があります。

なお、缶詰のフタには中身に関するさまざまな情報が刻印されているので、ラベルがなくても缶詰の種類や製造年月日を確認することができます。

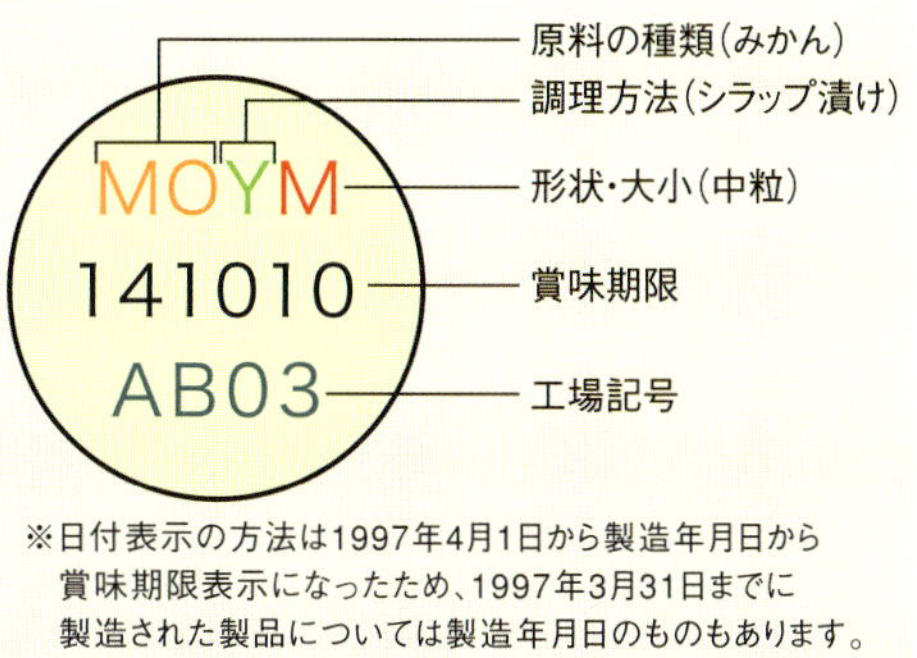

※日付表示の方法は1997年4月1日から製造年月日から賞味期限表示になったため、1997年3月31日までに製造された製品については製造年月日のものもあります。

日本缶詰協会ホームページ

西瓜 メロン

watermelon
& melon

旬 1 2 3 4 5 6 7 8 9 10 11 12
すいか

旬 1 2 3 4 5 6 7 8 9 10 11 12
メロン（アールスメロン）

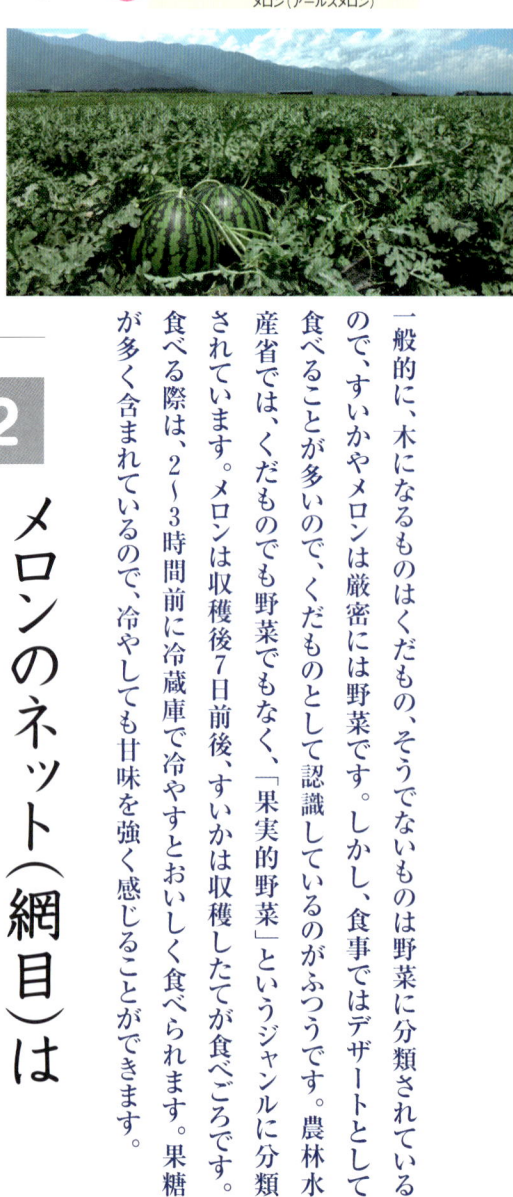

一般的に、木になるものはくだもの、そうでないものは野菜に分類されているので、すいかやメロンは厳密には野菜です。しかし、食事ではデザートとして食べることが多いので、くだものとして認識しているのがふつうです。農林水産省では、くだものでも野菜でもなく、「果実的野菜」というジャンルに分類されています。メロンは収穫後7日前後、すいかは収穫したてが食べごろです。食べる際は、2～3時間前に冷蔵庫で冷やすとおいしく食べられます。果糖が多く含まれているので、冷やしても甘味を強く感じることができます。

2・6 砂漠地帯で育つ水分たっぷりのすいか

すいかの原産地と特性を理解し、食材への関心を深める。

すいかの原産地は、熱帯アフリカの乾燥地帯。砂漠で水分たっぷりのすいかが育つのは不思議ですが、すいかはジメジメした場所が大嫌いなのです。アフリカ産のすいかは、日本産のものとは違い、甘味が少ないのが特徴です。飲み水としてだけではなく、洗いものにも使われ、人々の生活を支えています。

すいかのいろいろ

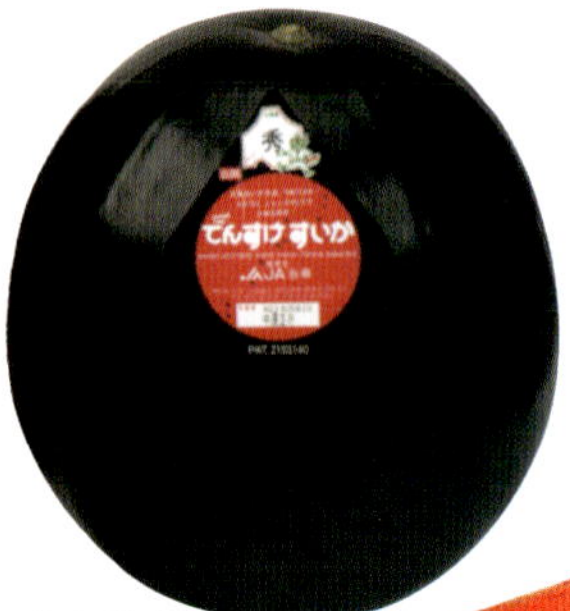

北海道産
でんすけすいか

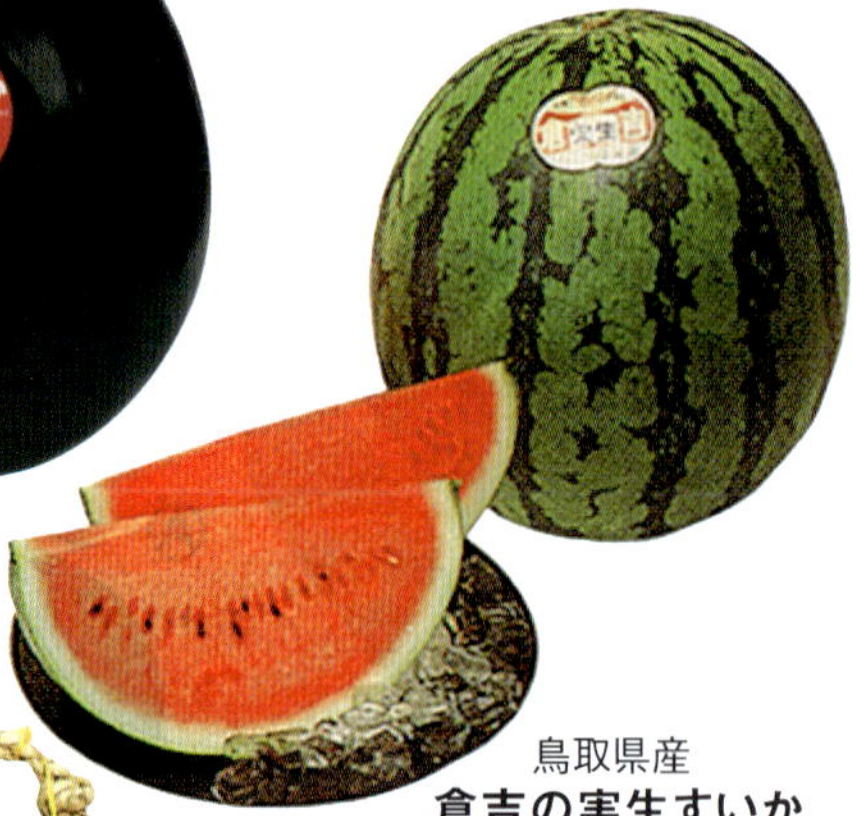

鳥取県産
倉吉の実生すいか

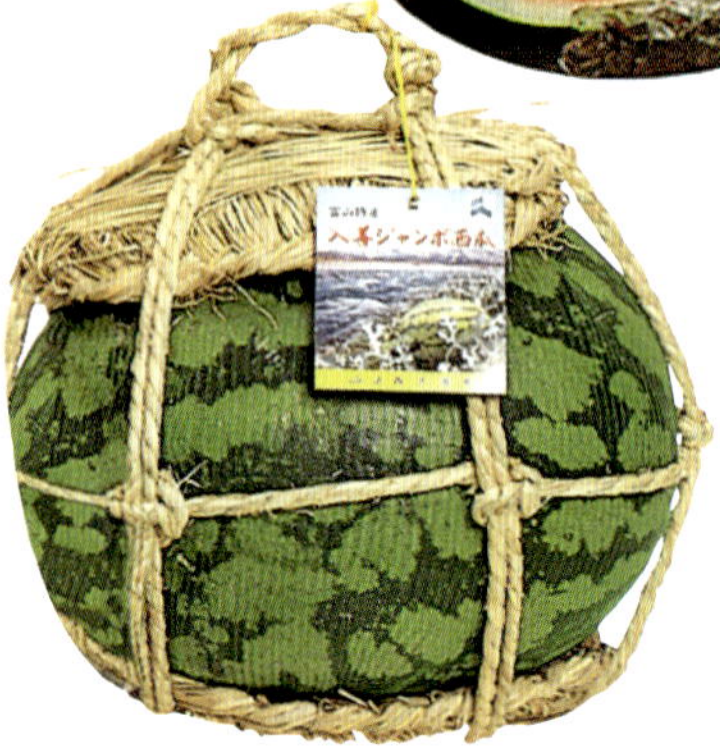

富山県産 **黒部すいか**

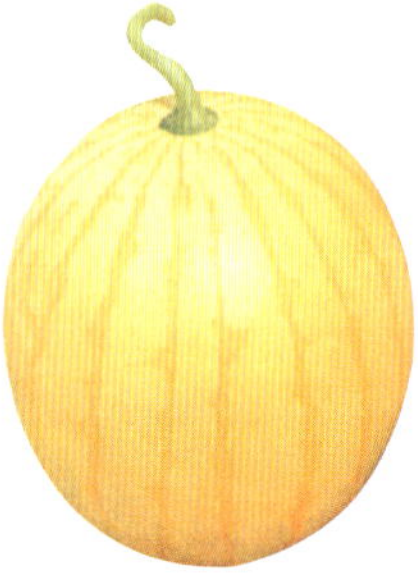

千葉県産 **太陽すいか**

2 メロンのネット（網目）はどうやってできる？

メロンの成長過程を知り、食材への関心を深める。

細かいほど高級品といわれるメロンのネットは、成長過程でできていきます。外側のかたい皮の成長は早い段階で止まりますが、中身は成長を続けます。その結果、中身が大きくなろうとする力で、皮にひび割れが入るのですが、そのたびにメロンはかさぶたのようなものをつくり、ひび割れをふさぎます。これがネットの正体で、でき方にも順番があります。

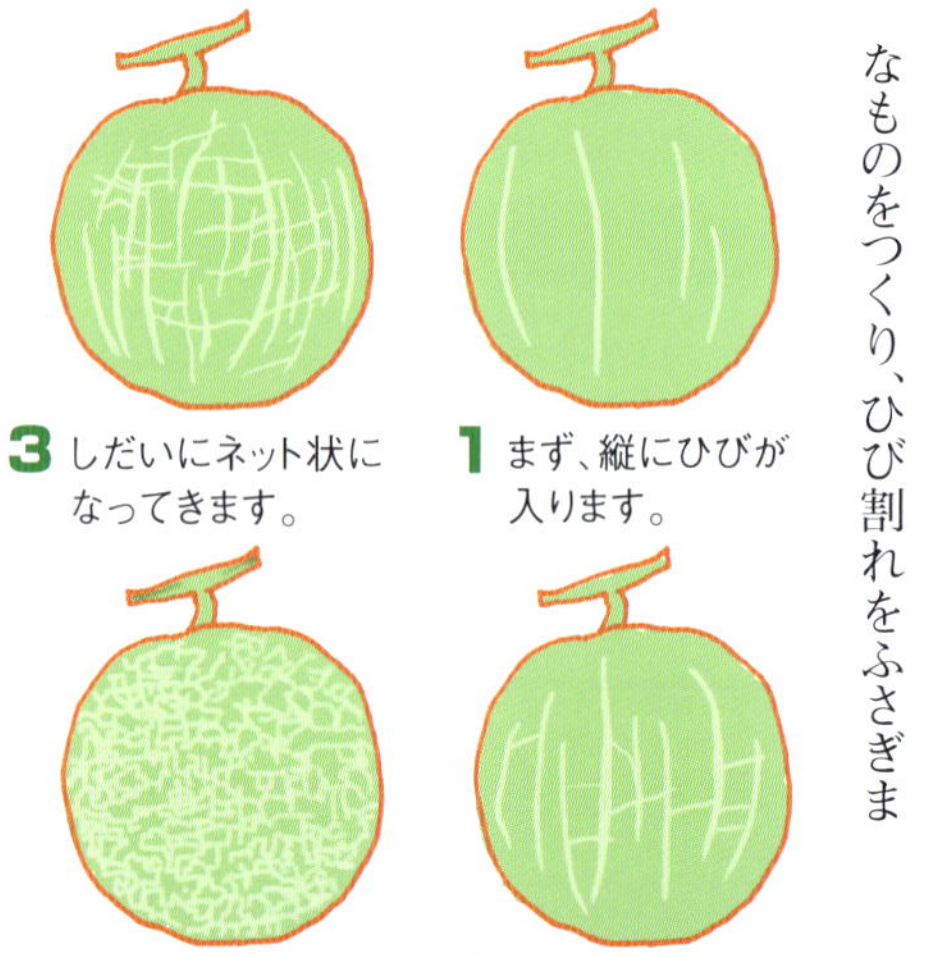

1 まず、縦にひびが入ります。
2 横にもひびが入ります。
3 しだいにネット状になってきます。
4 ネットが完成します。

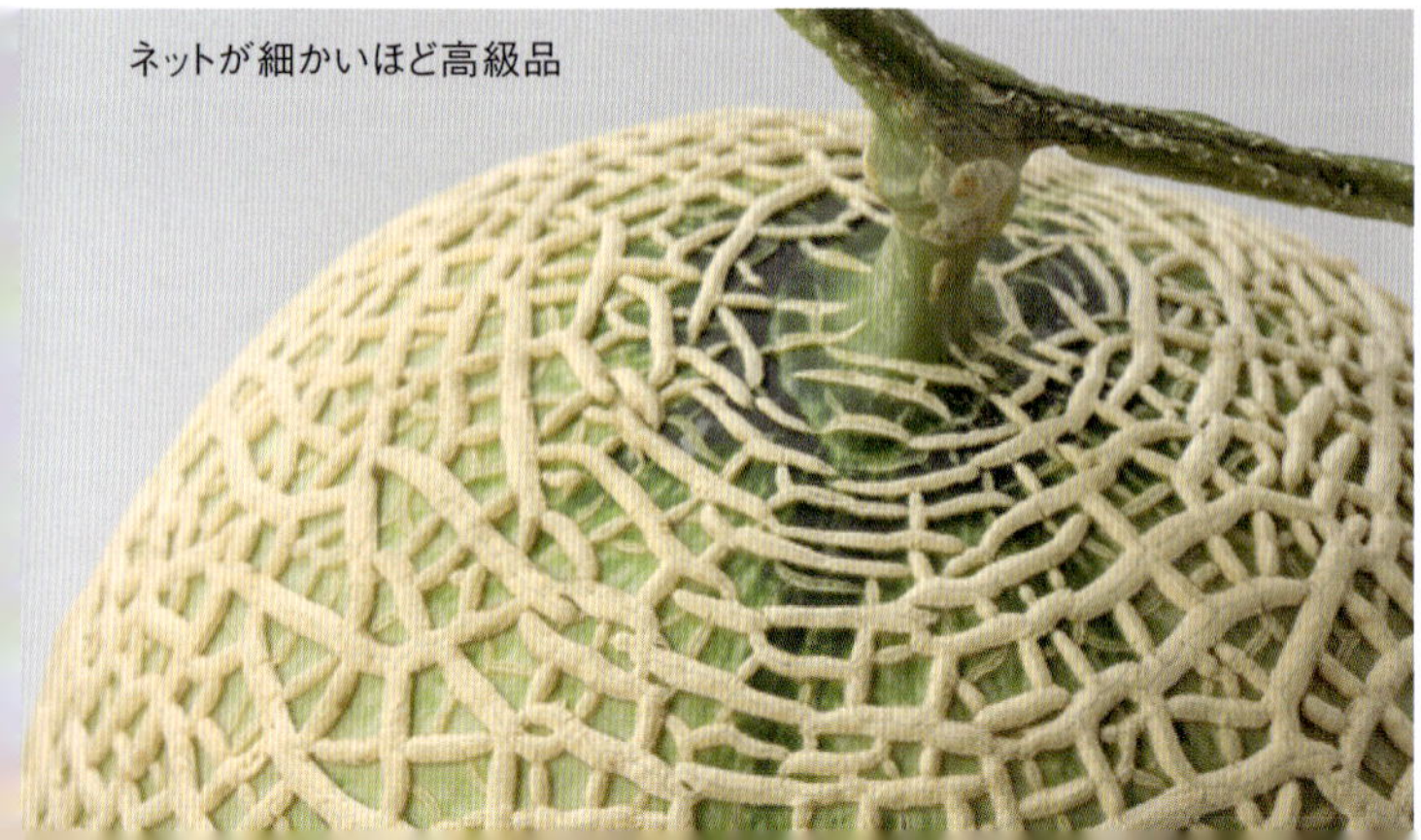

ネットが細かいほど高級品

2 すいかは天然のスポーツドリンク

すいかに含まれる栄養素とその効用を知り、食べる意義を理解する。

すいかは水分のほかに、体に吸収されやすいブドウ糖、果糖、ビタミン、ミネラルなどを豊富に含んでいます。夏場やスポーツの後など、汗をたくさんかいたときに、すいかを食べると、効率的に栄養補給することができます。また、すいかには利尿作用があります。わたしたち人間は、体内の老廃物を腎臓で尿素に変えて、尿にして排出しますが、すいかに含まれるシトルリンというアミノ酸は、腎臓のはたらきを助け、尿の量を増やしてくれます。すいかを煮つめてつくった「すいか糖」は腎臓の薬として昔から使われてきました。

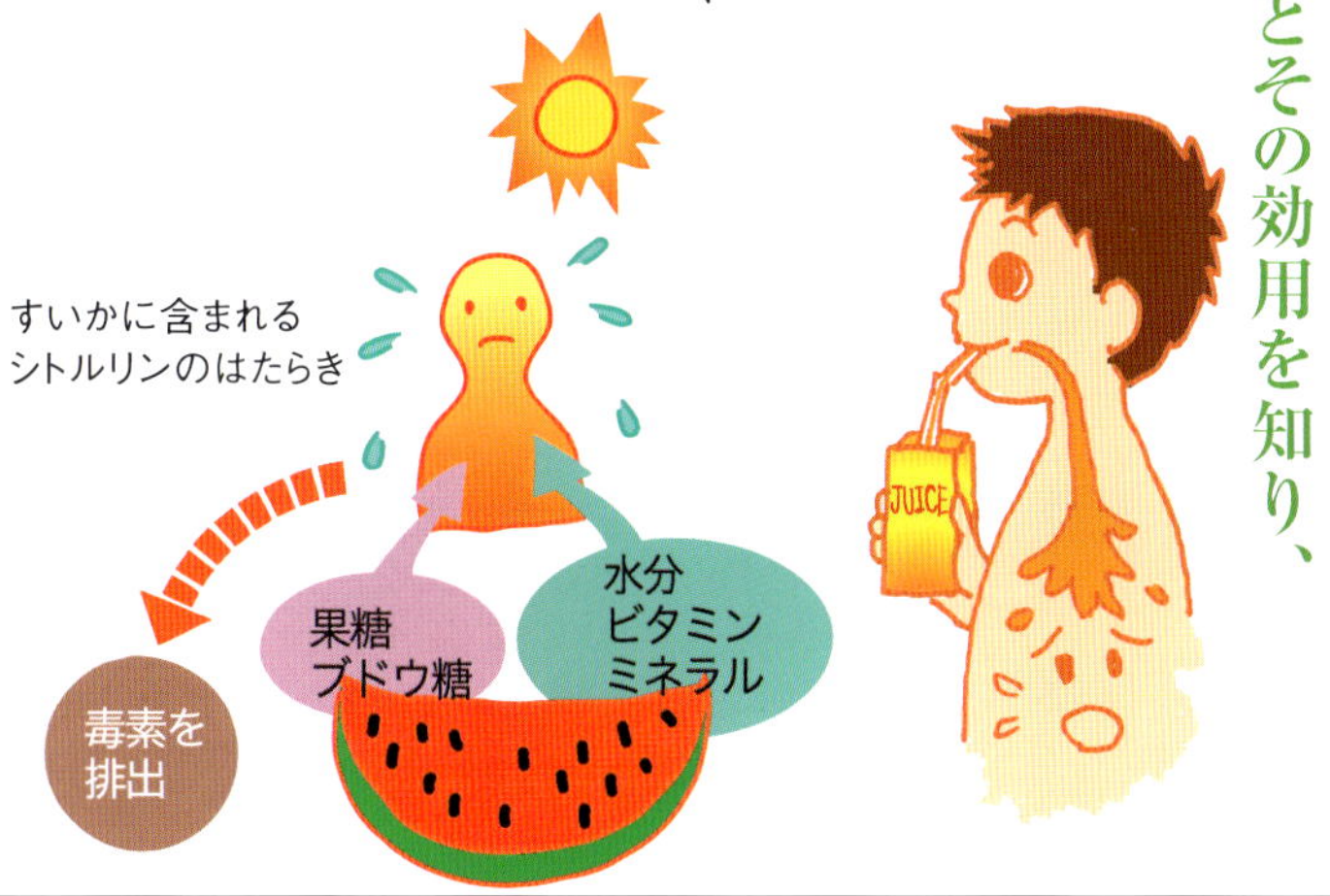

2 果肉が赤いほうがカロテンが多い

果肉の色の違いと栄養価の違いを知る。

食べ物に含まれる色素には、機能性のあるものがあります。代表的なものにカロテンがありますが、赤、黄、橙色となって表れます。すいかやメロンにも含まれており、同じすいかでも赤肉と黄肉、メロンでも赤肉と緑肉では、グラフのようにカロテン含有量に差があります。カロテンのうち、β-カロテンは体内でビタミンAに変わり、皮膚や粘膜をじょうぶにしたり、免疫力を高めてくれます。また、赤肉すいかには、カロテンの一種で、トマトに含まれる色素と同じリコピンという成分が含まれていて、これは生活習慣病を予防するはたらき（抗酸化作用）があります。ちなみに、ブルーベリーに含まれる青紫色の色素は、アントシアニンという成分で、目のはたらきをよくしたり、血圧の上昇を抑えてくれる効果があるといわれています。

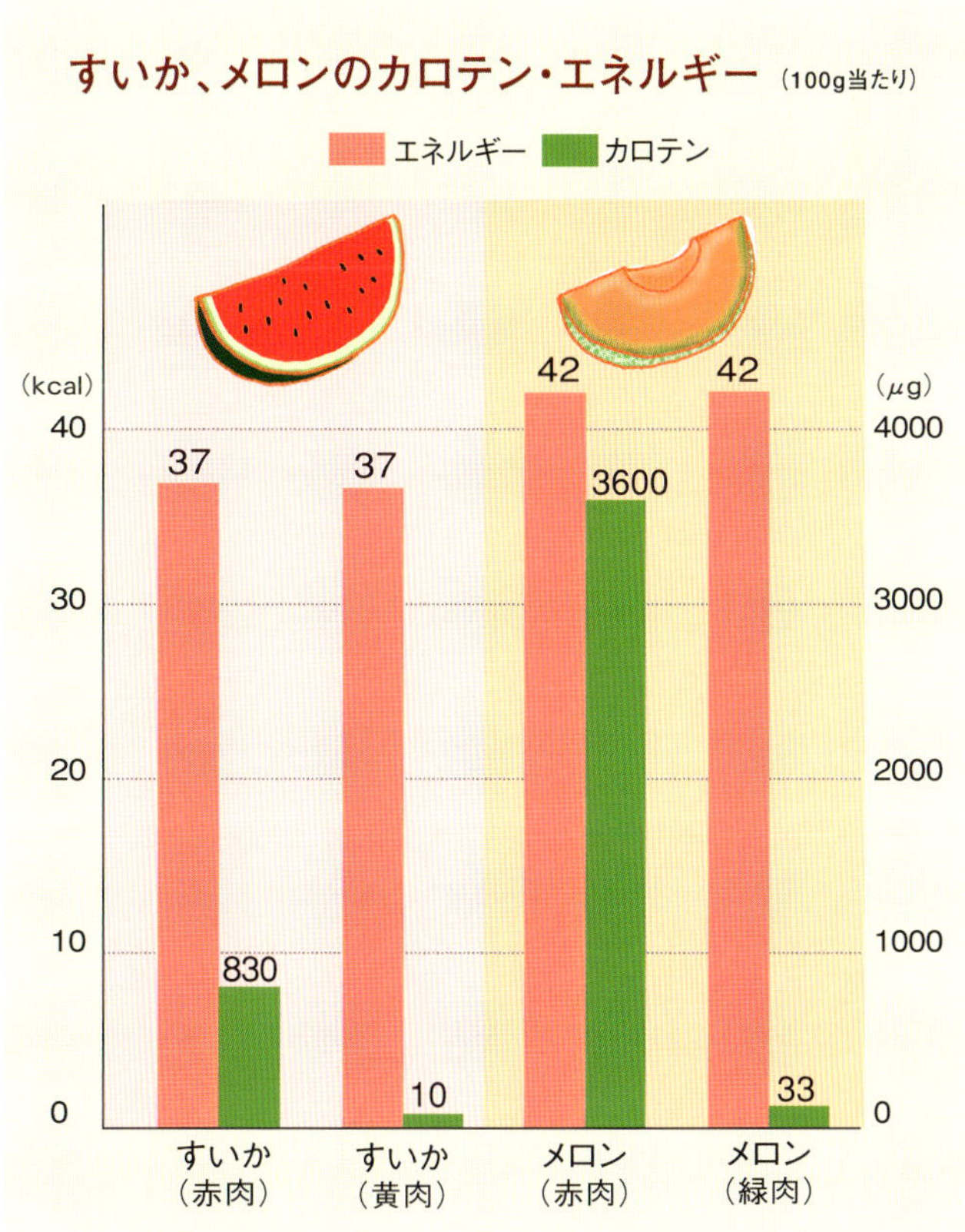

雑学コーナー

甘いのはどの部分？

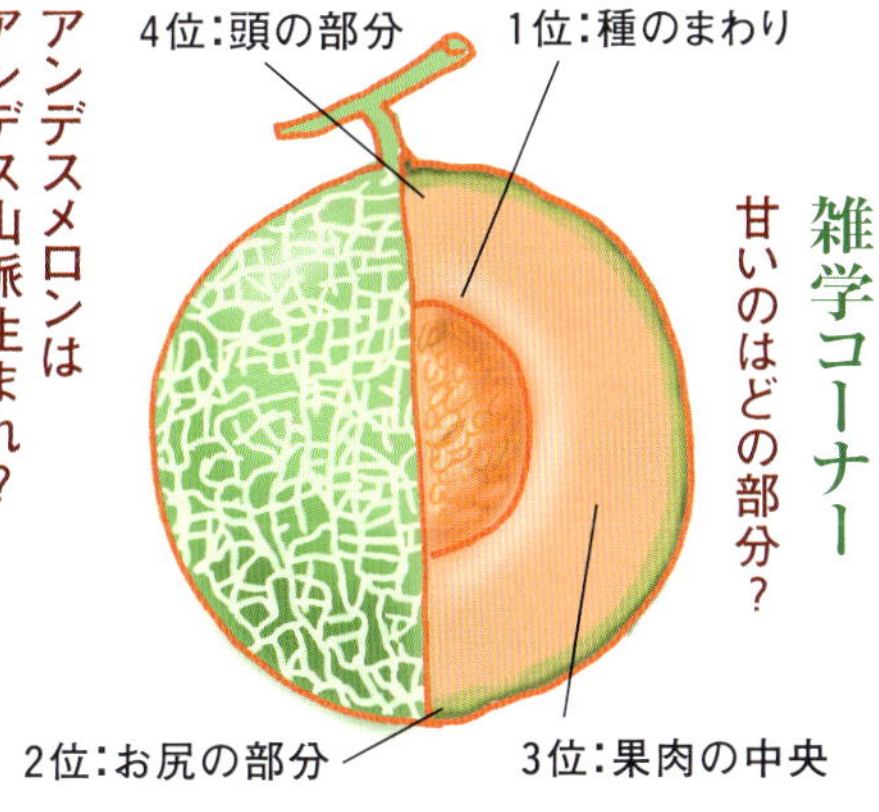

アンデスメロンはアンデス山脈生まれ？

アンデスメロンは、アンデス山脈で生まれたわけではありません。品質にバラつきがなく、味も安定している品種ということから、「安心です。メロン」というメッセージがこめられて名づけられた、ユーモアのある品種名なのです。

種なしすいかに種がある!?

品種改良によって種が極力少なくなるようにつくられた品種で、種がまったくないわけではありません。手間がかかるうえに、味が落ちるので、あまり普及していません。

マスクメロンのマスクとは？

マスクメロンは、温室メロンの代表的品種、アールスの別名で、その香りがムスク（じゃ香）という香水の原料に似ていることから名づけられ呼ばれるようになりました。1株にひとつしか実がならない高級品で、桐の箱に入れられ高値で売られています。

林檎 りんご apple

旬 1 2 3 4 5 6 7 8 9 10 11 12

くだものの代表として、世界中で親しまれているりんご。品種改良が盛んで、現在までに2万5000品種以上も報告されています。日本でもっとも生産量が多い品種は「ふじ」です。たっぷり含まれた甘い果汁と、サクサクとした歯ごたえが好まれています。そのほか、1kg以上もの大きな実をつける「世界一」や、平均35g程度の小さな実をつける「アルプス乙女」といった個性的な品種もあります。青森県、長野県、岩手県など、寒い地域で生産が盛んです。

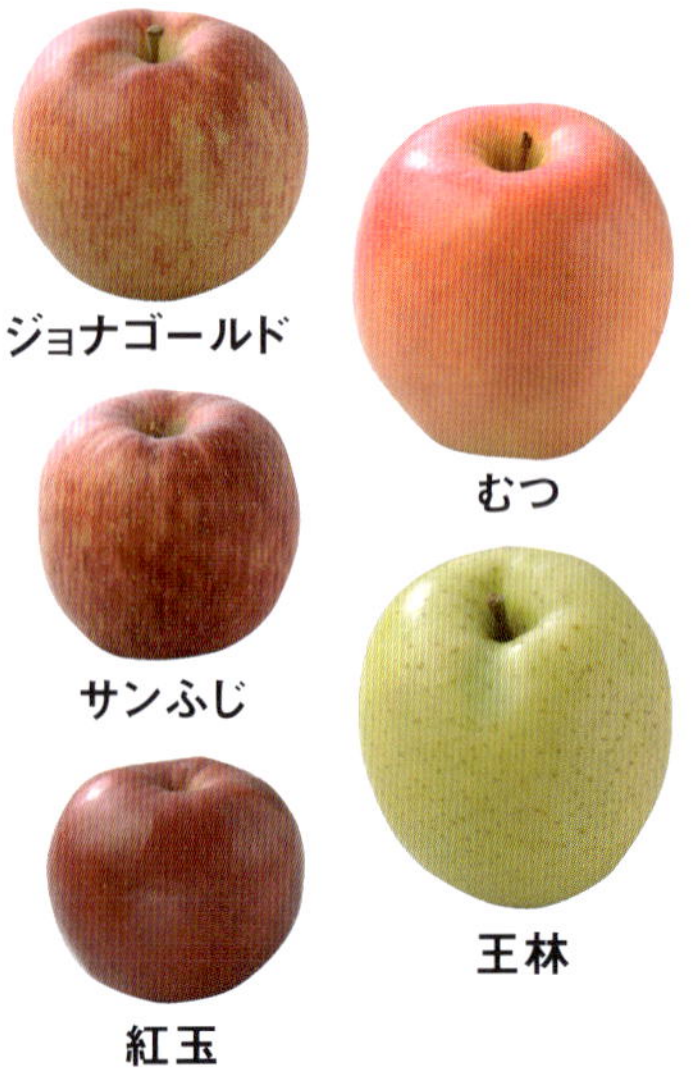

2 りんごの本当の実は?

種属保存のしくみと、りんごの実の構造を理解する。

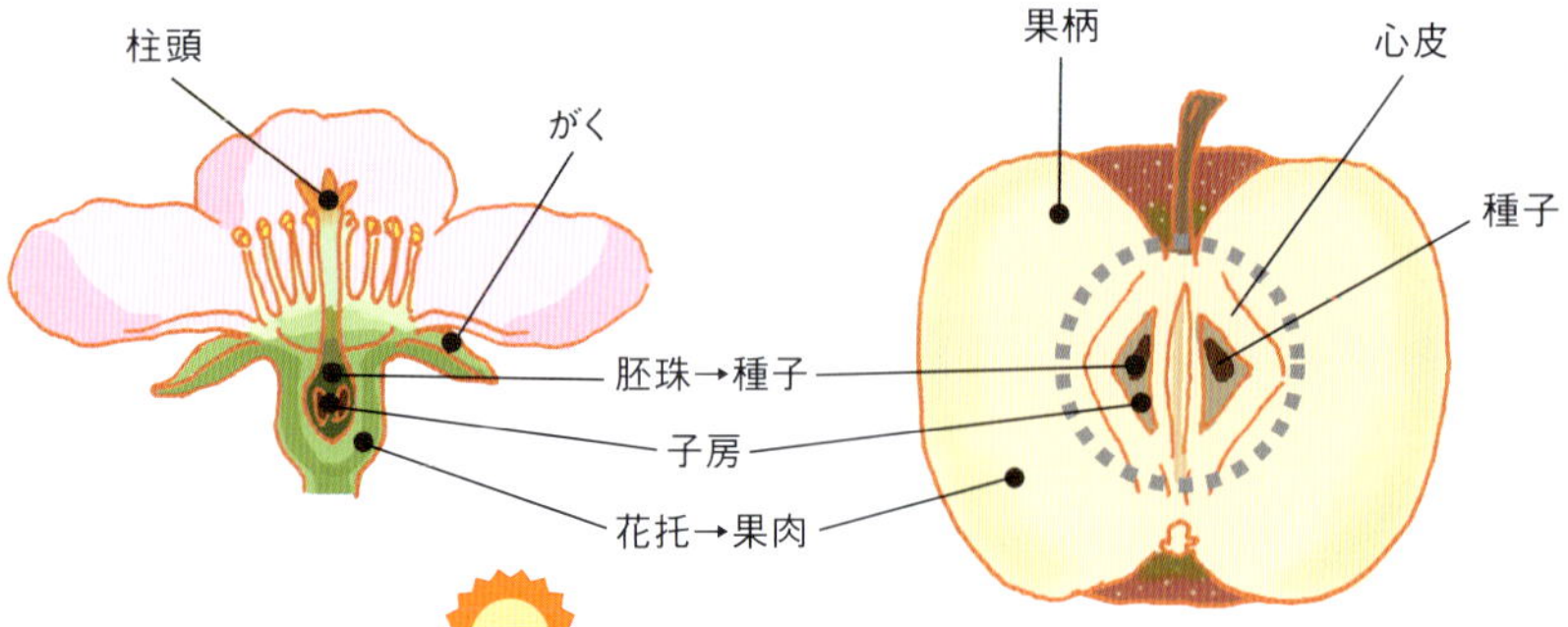

果実の多くは、子房の部分が発達して果肉になりますが、りんごは例外です。りんごの場合、受粉後、花を支える花托(花床)が発達して果肉となり、胚珠は種子に、子房は種子のまわりのかたい部分(芯)へと変わります。果実には、動物や鳥に食べられることで、遠くまで種子を散布する役割がありますが、りんごの場合、その際に種子までかみ砕かれないように芯で種子を守る構造になっています。

ちなみに、りんごの先端のへこんだ部分にがくのあとがありますが、これは花のなごりです。

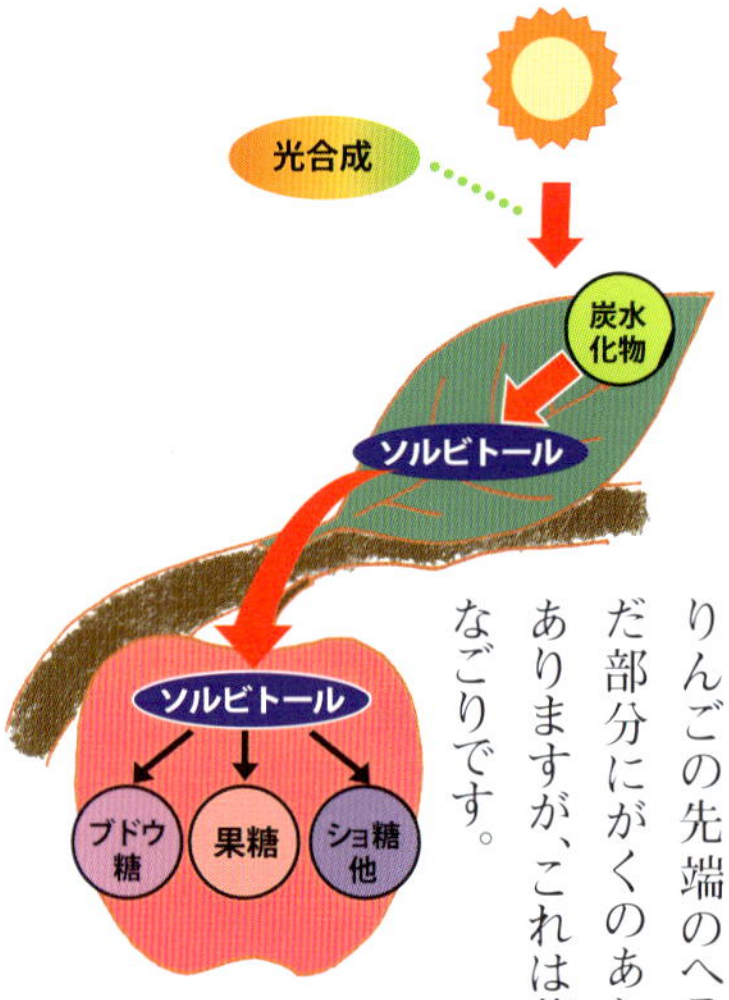

2 収穫後も呼吸しているりんご

成熟のメカニズムを知り、食材への関心を深める。

りんごは収穫後も呼吸します。そして、呼吸にともない、エチレンという植物ホルモンをつくり出し、みずからを成熟させていきます。

りんごといっしょにキウイフルーツを保管すると、キウイフルーツも成熟するという現象が起きますが、これはりんごがつくり出したエチレンが空気中に放出され、キウイフルーツも成熟されるためです。

2 蜜はどうしてできるの?

りんごの生態と、おいしさのしくみを知る。

葉での光合成によってつくられた炭水化物は、ソルビトールという物質に変えられて、果実へと運ばれ、さらに果実内で糖に変えられて貯蔵されます。成熟が進み、果実内の糖が飽和状態になると、ソルビトールは糖に変換されなくなります。そして、細胞壁が破れたりして細胞と細胞の間にたまってきます。この細胞のすき間にたまったソルビトールが蜜の正体です。蜜は、糖が飽和状態になるくらいたくさん貯蔵されているサインなので、成熟が進んでいる証拠でもあります。

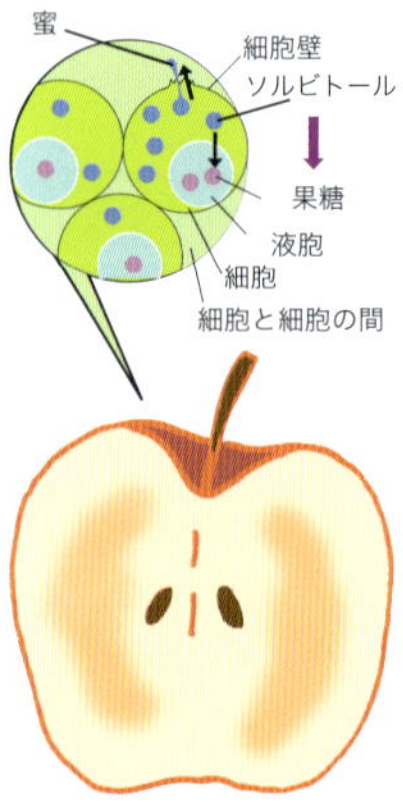

6 クリスマスツリーのモデルはりんごの木!?

人々とりんごの古いつながりを知り、食材や文化への関心をもたせる。

りんごは、古代から大切にされてきたくだもので、聖書にも登場しています。クリスマスツリーはりんごの木がモデルになっており、赤い球状のオーナメントは、りんごの実を表すといわれています。毎年飾りつけをしてクリスマスをお祝いしてきたわけですから、りんごは食材とは別に、特別な意味を持ち、大切に扱われてきたのですね。

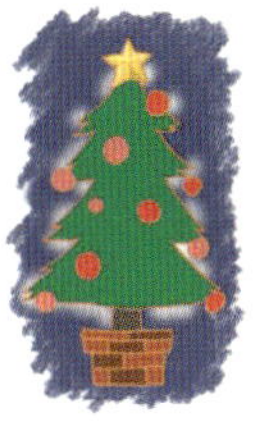

5 いのちはつながっている

いのちと食べ物の循環を理解し、感謝の心をはぐくむ。

自然界では、生物のそれぞれの営みがいのちをつないでいます。たとえば、牛がりんごの実を食べてふんをすると、そのふんは微生物によって分解され、栄養たっぷりの土になります。そして、その土はりんごの木へ栄養をおくり、実を実らせるための養分となり、このサイクルが繰り返されます。もちろん、わたしたち人間も自然界の一部であり、恩恵を受けています。ほかの生物のおかげで生きながらえているという感謝の気持ちをもって、生活をしたいですね。

食べ物の循環

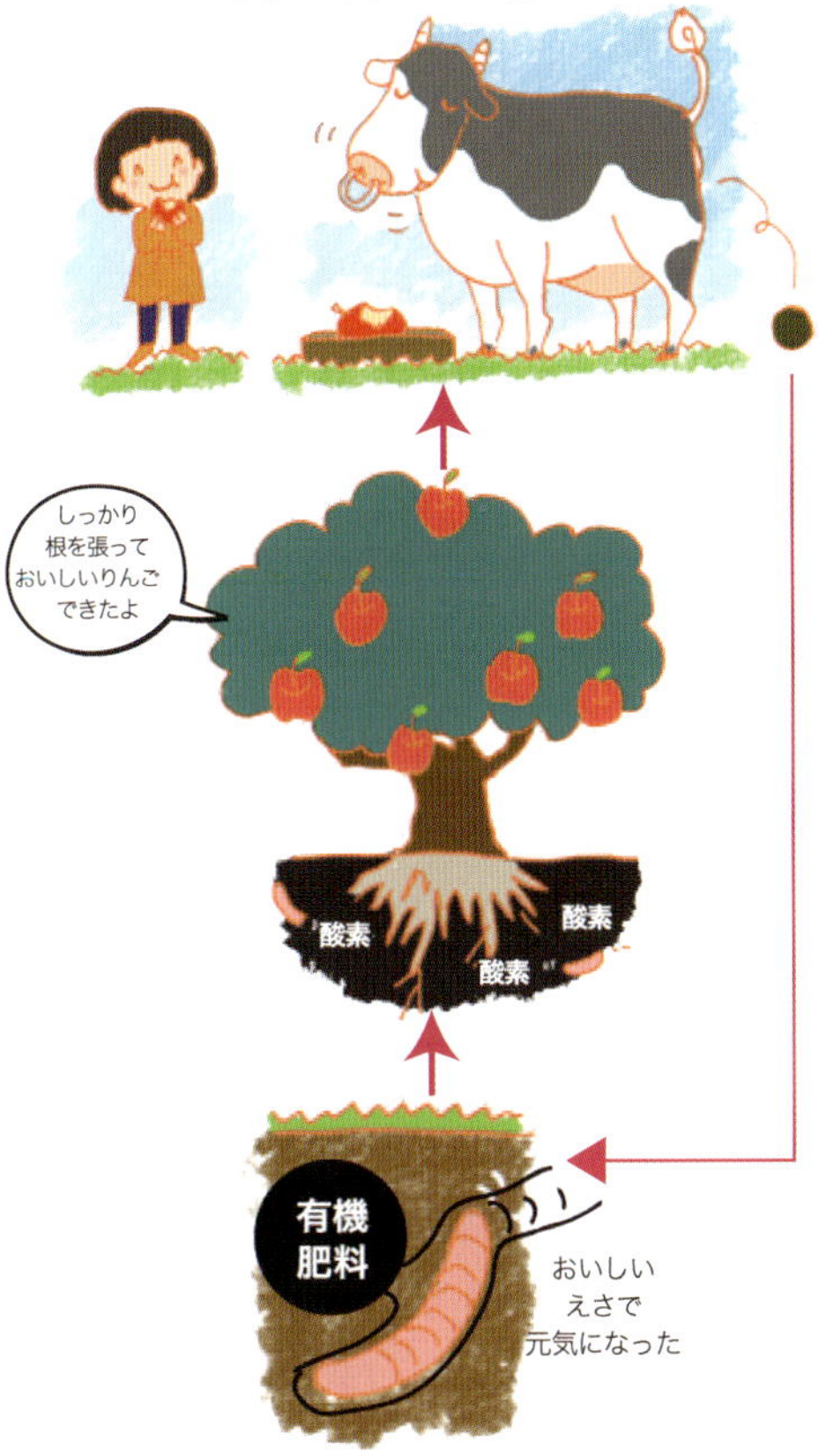
しっかり根を張っておいしいりんごできたよ
酸素
酸素
酸素
有機肥料
おいしいえさで元気になった

1·2 朝のりんごは金!

ことわざの意味を知り、りんごの持つ栄養素の効用を理解する。

ヒトの体の細胞内にはカリウム、細胞外にはナトリウムが多く存在しており、一定の濃度とバランスを保っています。そして、食事などで両者のバランスが崩れたときは、ナトリウムポンプという調整機能により、両者を細胞内外に行き来させ、バランスをとり直します。しかし、極端にバランスが崩れてしまうと、ナトリウムポンプの調整機能だけでは対応することができず、体に変調が出てきます。

たとえば、ナトリウムをとりすぎ、体内のカリウム量では対応できなくなると、次の手段として、細胞内のナトリウム濃度を下げるために、細胞内に水分をとり込みます。

すると、細胞内のナトリウム濃度は下がりますが、細胞が水分で膨張することで、血管が圧迫され、その結果、血圧が上昇してしまいます。

ナトリウムは食塩に多く含まれているので、高血圧の人が塩分を控える理由がここにあります。また、カリウムが不足しても、バランスが崩れて血圧が上がるので、カリウムを豊富に含む食品を食べることも必要です。

カリウムを豊富に含む食品のひとつに、りんごがあります。「朝のりんごは金」ということわざがありますが、朝にりんごを食べると、りんごに含まれるカリウムが、寝ている間に細胞内にたまったナトリウムを細胞外に排出し、血圧を下げてくれるという効果を意味するものです。

また、カリウムには、筋肉や心筋のはたらきを正常に保つ効果もあるので、1日を元気にスタートするために必要な食品といえます。

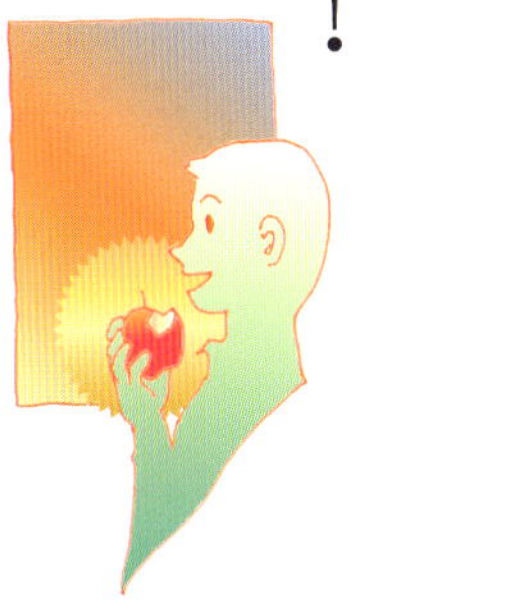

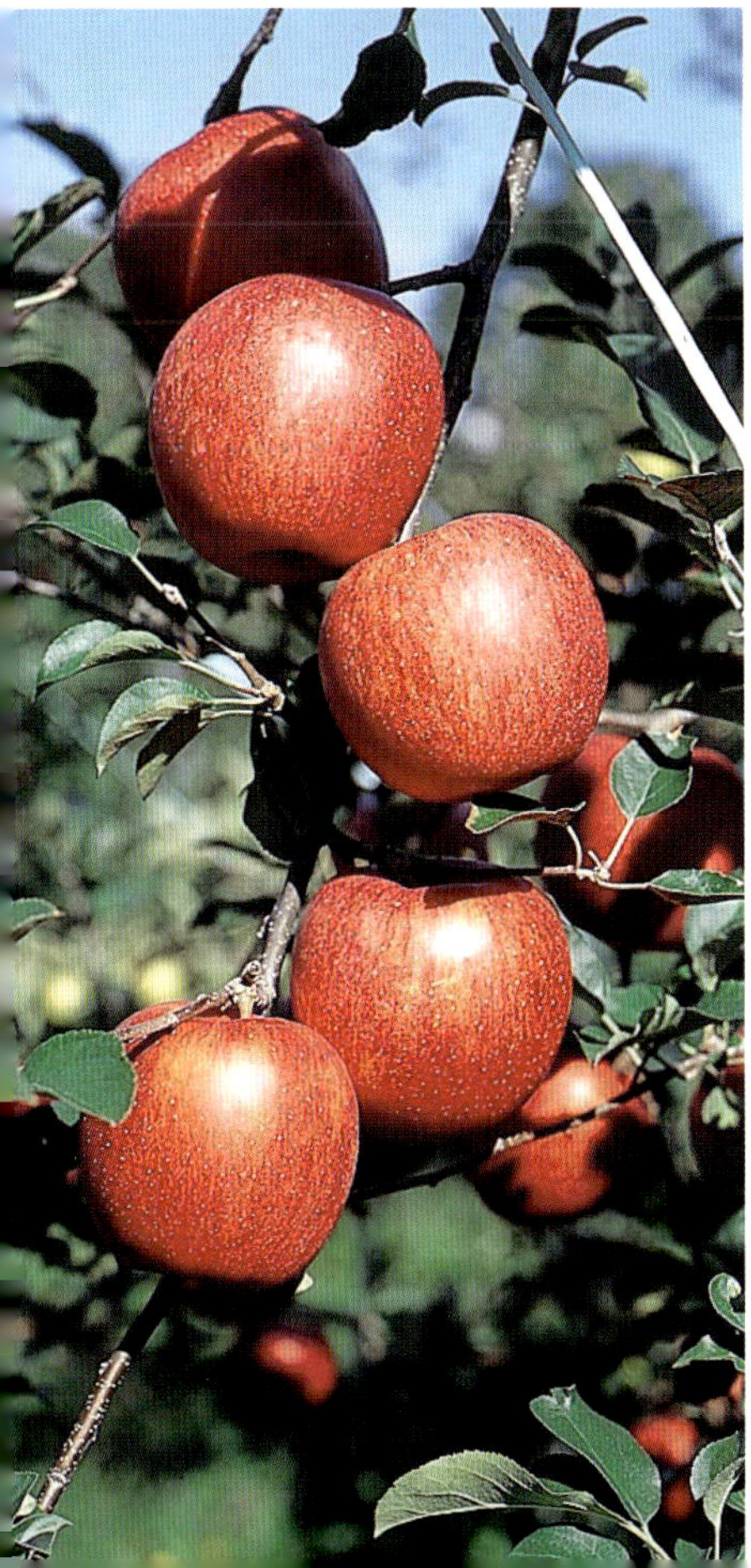

たわわに実るりんご

種実
シーズ＆ナッツ
seeds&nuts

ナッツは植物の種の部分で、種の発育に必要な栄養分をたくさん含んでいます。栗もそのひとつで、有名な品種に「銀寄」という景気のいい名前の栗がありますが、天明の大飢饉（1782〜87年）のときに、救荒作物として重宝されたことに由来しているといわれています。わたしたちは、植物が蓄えた大切な栄養分をいただいて飢饉も免れ、生き永らえているという感謝の気持ちを持ちたいものです。

2 種は植物の赤ちゃん

植物のどの部分を食べているのかを理解し、植物の生命に感謝する。

新しい芽を育てるために、葉でつくられた栄養分や根から吸収された栄養分が、種に蓄えられるのです。人間の赤ちゃんは、お母さんからお乳をもらって育ちますが、植物は栄養分を蓄えたお弁当（子葉や胚乳）を持って、自然界へと送り出されるのです。ちなみに、米も稲の種で、発芽に必要な栄養分をでんぷんという形で蓄えているので、大きな意味では米もナッツの仲間といえます。ナッツに蓄えられているおもな栄養分は、栗、ぎんなんなどはでんぷんで、くるみ、落花生などは脂肪分です。

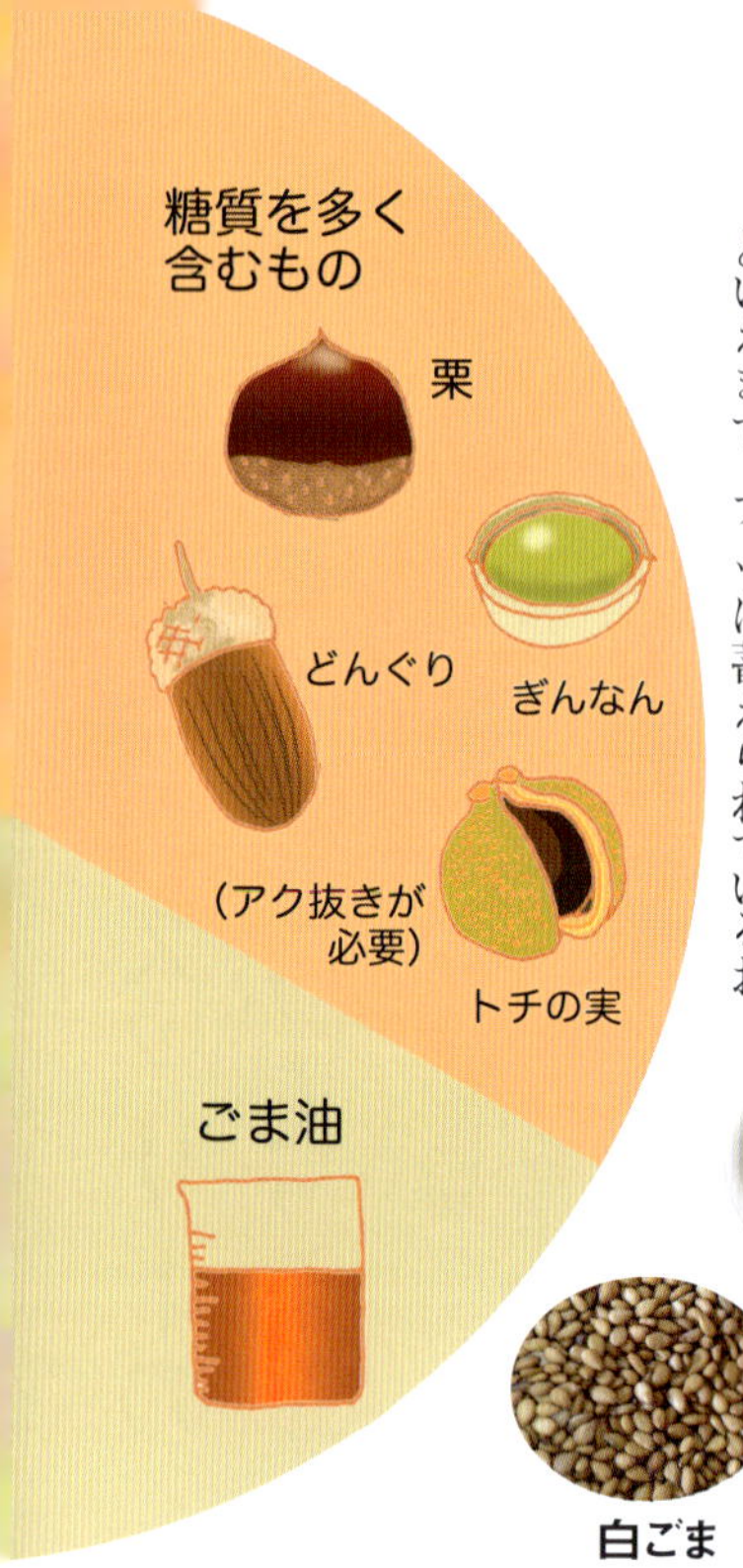

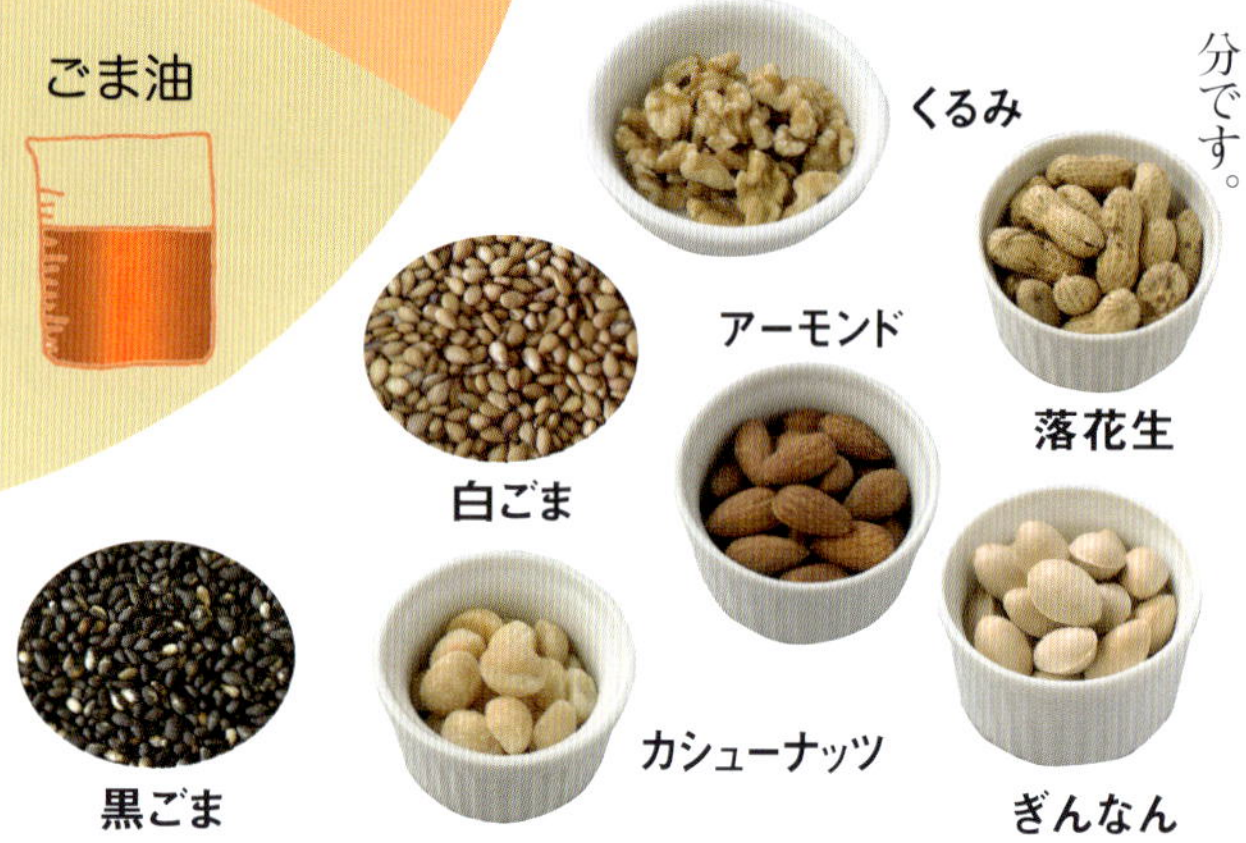

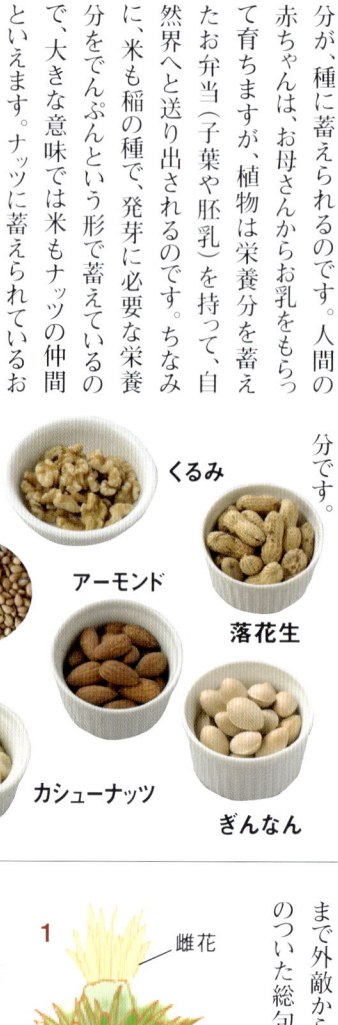

2 栗のイガってなに？

植物の形状への興味を深め、その意味合いを考える。

栗のイガは、雌花がついている総包といわれる葉が変形した部分です。受粉後、総包が雌花を包み込み、成熟するまで外敵から中の種を守ります。イガのついた総包は熟すと木から落ち、発芽するために中から栗の実（種）が出てきます。そのほか、松ぼっくりも種を守る役割があり、うろこのようなりん片の内側に種が入っています。

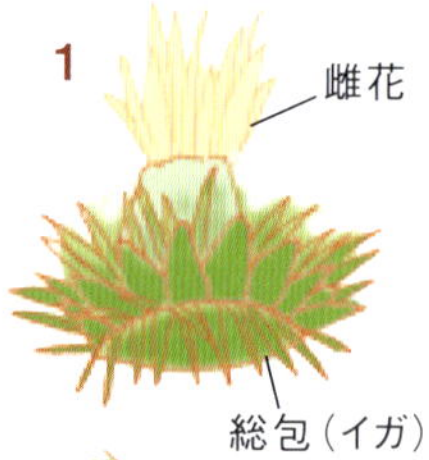

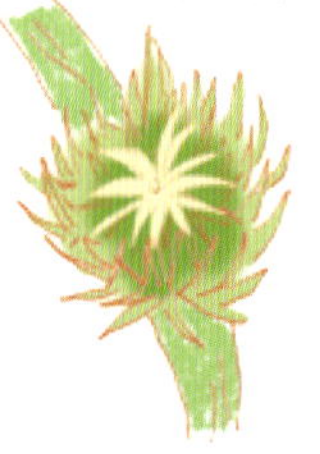

2 受粉すると雌花の総包が花を覆います

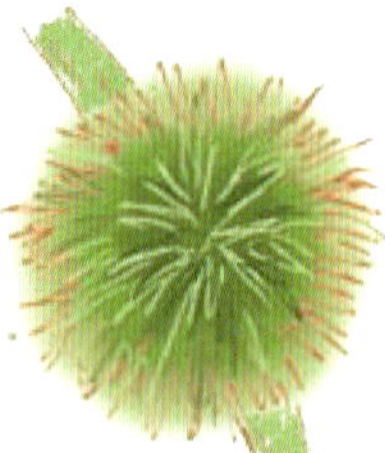

3 これがイガです

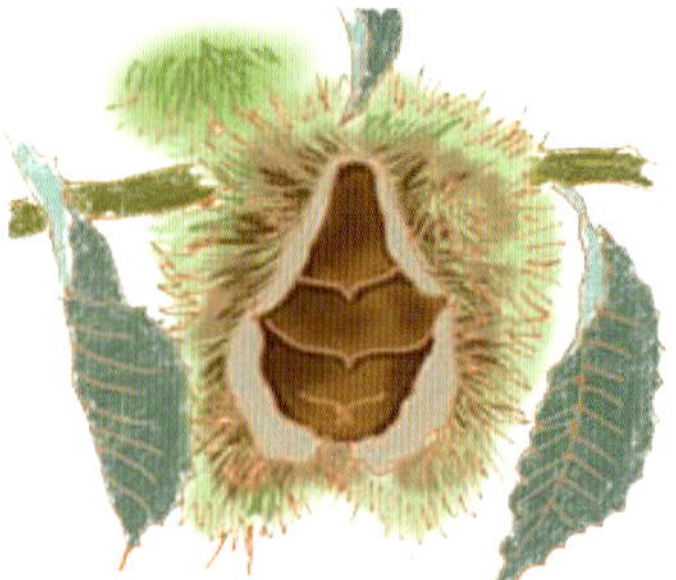

4 熟すとイガが割れ、種が出てきます

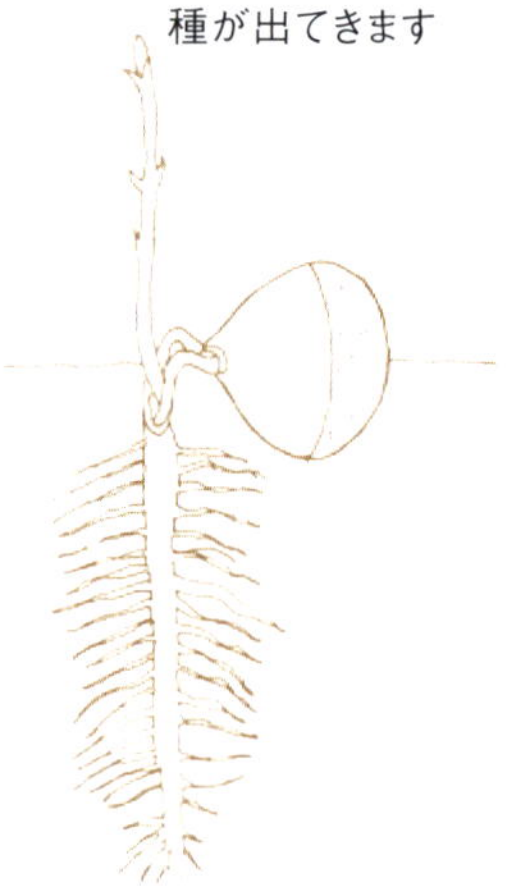

栗の実は芽を育てるための栄養分を蓄えています

給食メニュー 22 栗ごはん

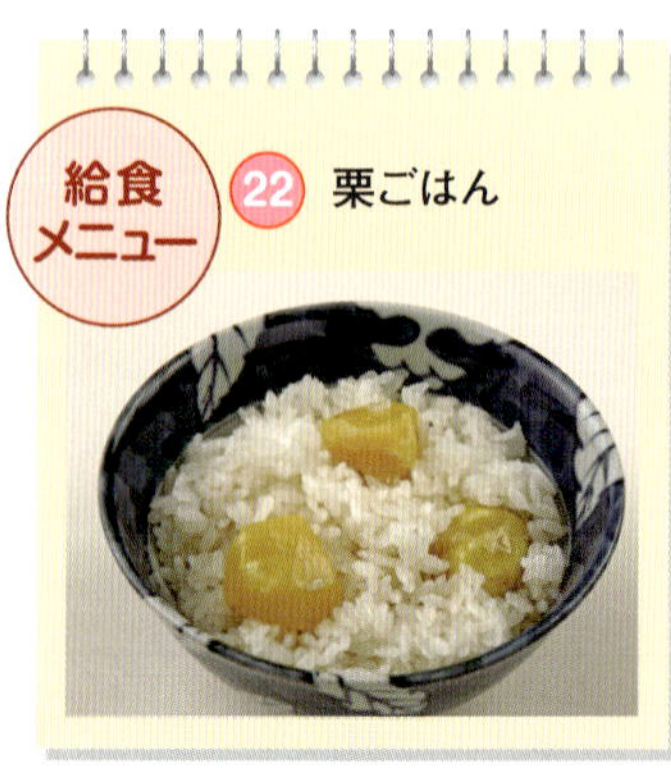

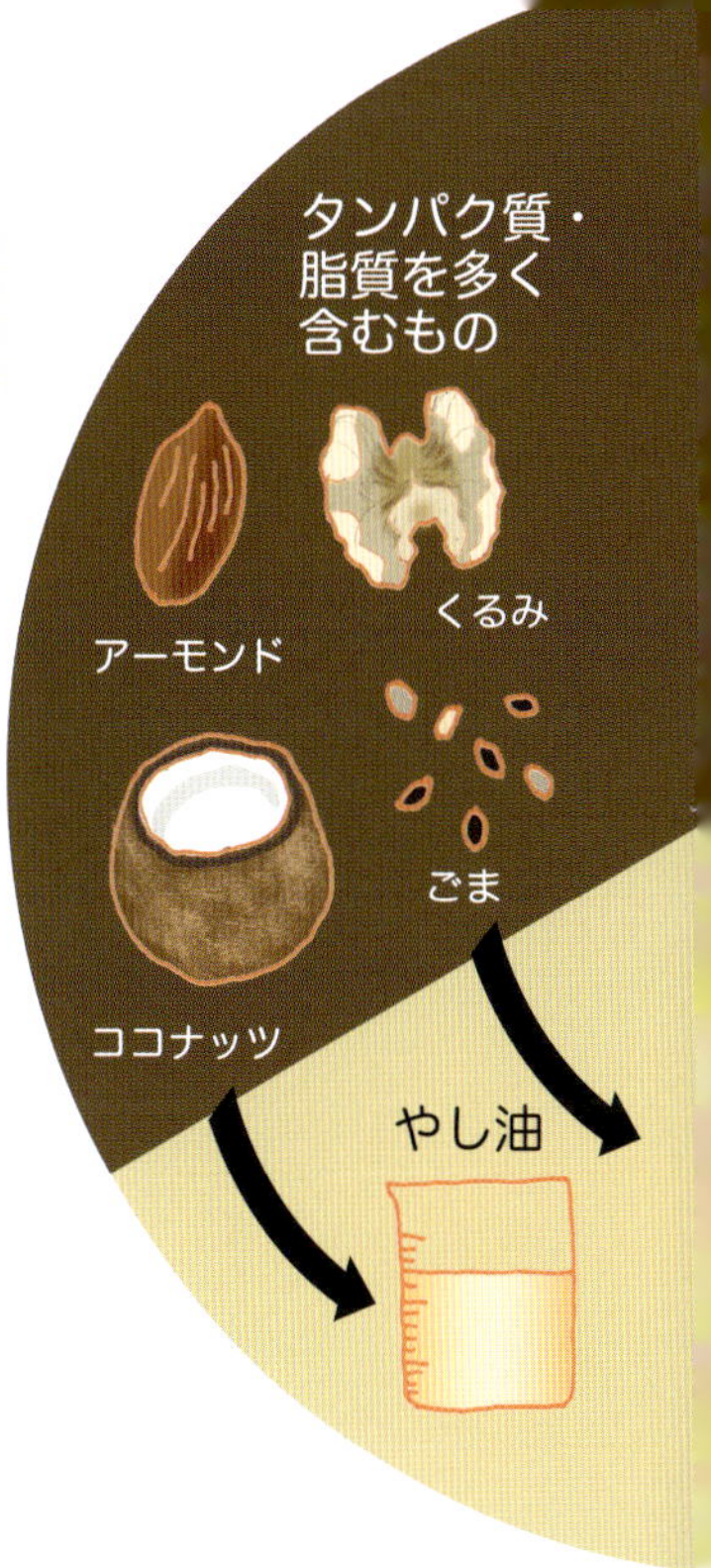
タンパク質・脂質を多く含むもの
アーモンド
くるみ
ごま
ココナッツ
やし油

2 ナッツからつくられる油

油脂の原料を知ることで、食材への関心を深める。

脂質が主成分のナッツは、植物油脂の原料としても利用されています。脂肪酸の種類が動物油脂と違い、植物油脂の方が健康によいとされています。大豆の種子からとれる「大豆油」は、世界的に生産量が多く、あっさりした味なのでサラダ油などに使われます。ごまの種子からとれる「ごま油」は、焙せんによる香ばしい香りが特徴的です。菜種からとる「菜種油」は、白絞油とも呼ばれ、天ぷらによく使われる熱に強い油です。最近では、ひまわりの種子からとれる「ひまわり油」や、ぶどうの種子からとれる「グレープシードオイル」も健康的な油脂として注目されています。

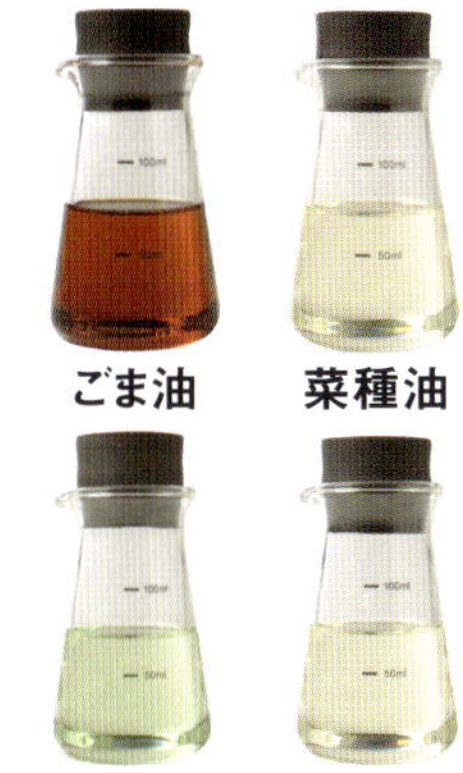

ごま油　菜種油　グレープシードオイル　サラダ油

6 ナッツは縄文人の主食だった

ナッツの特徴を理解するとともに、古代の食文化を学ぶ。

栗、どんぐり、しいの実などのでんぷんを多く含むナッツは、米がつくられる以前の縄文時代には、主食とされていました。それ以降も飢饉のときなどは、救荒作物として人々の生活を支えてきましたが、菓子としての歴史も長く、奈良、平安時代にはナッツは最高級の菓子のひとつとされていました。とくに栗を乾燥させて皮をとったカチグリは朝廷への献上品とされ、安土桃山時代には、茶会の菓子にも栗が頻繁に使われていたそうです。

2・6 イチョウはなんでも知っている

イチョウの進化の歴史を知り、食材への関心を深める。

植物は5億年近い年月をかけて進化し、いろいろな仲間に多様化してきました。イチョウは、シダ種子類から進化したもののひとつで、古生代末期（約2億４８００万年前）に誕生しました。なんと恐竜の栄えた時代の前から地球に根づき、時代の移り変わりを見てきたのです。イチョウには、雌の木と雄の木があり、雌の木は受粉すると「ぎんなん」といわれる種子をつけます。熟すと外皮は悪臭を放ち、触るとかぶれることもありますが、中身は焼いたり、茶わん蒸しの具にしたりと、おいしく食べることができます。

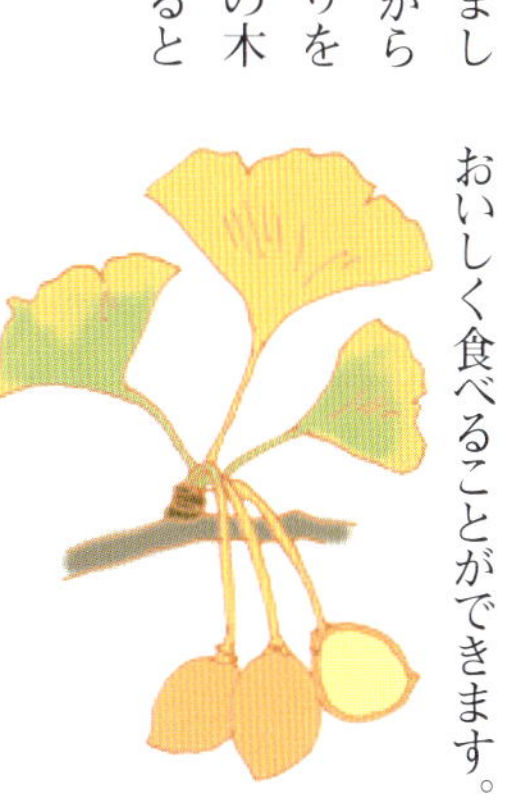

ぎんなん

2・6 「開けゴマ！」の言葉の由来は？

なじみのある言葉の由来を知り、食材への関心を深める。

ごまは種をまいてから30日程度で花が咲き、「さく果」という実をつけます。さく果の内部は4〜8室に分かれていて、1室に9〜20粒の種が入っています。熟すとさく果が裂け、その勢いで中から種が飛び出し、遠くまで分布します。この種がごまで、「開けゴマ！」という言葉は、この様子に由来しているといわれています。遠くまで飛び散ると収穫が面倒なので、栽培されるごまは、さく果が裂ける前に刈りとられ、人間の手でさく果は開かれます。

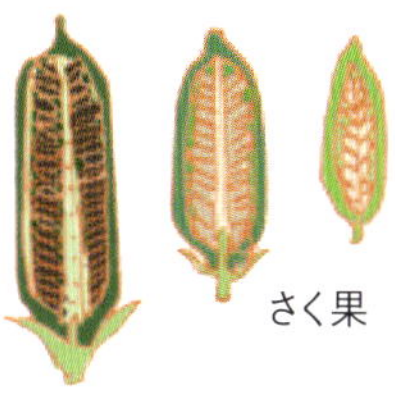

さく果

熟すとさやが裂け、中から種（ごま）が飛び出す

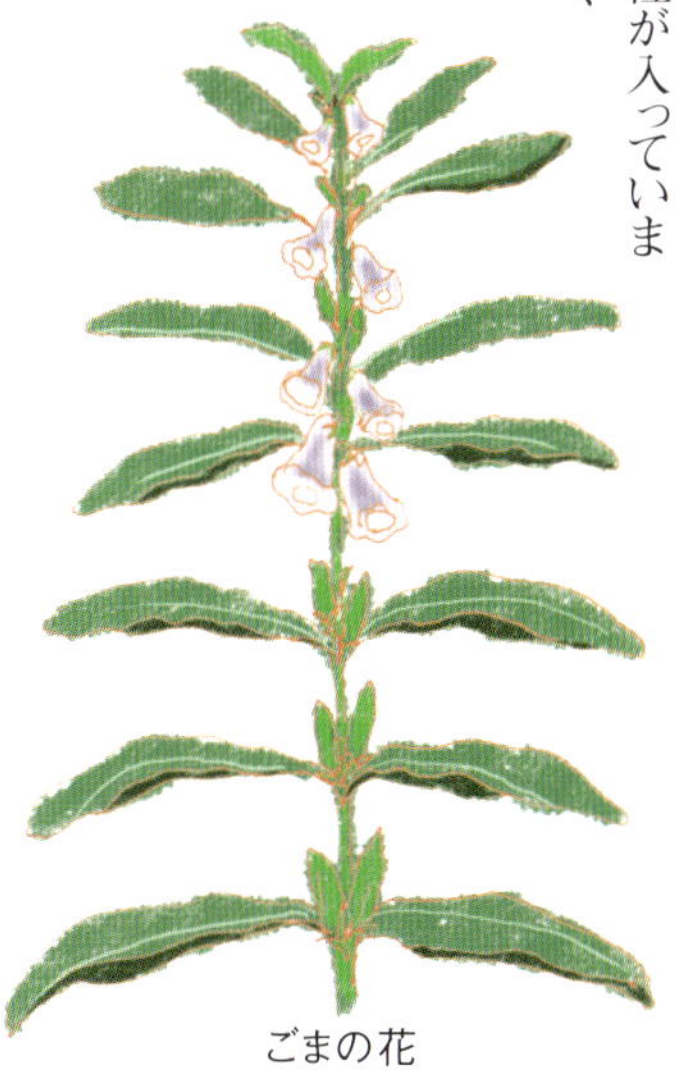

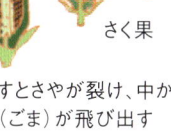

ごまの花
茎の下から順番に実をつけます

2 黒ごま、白ごま、金ごま、どう違う？

ごまの色の違いはなにによるものか、食材への関心を深める。

黒ごま、白ごま、金ごまの色の違いは、種皮の色の違いによるものです。はじめはどれも白色で、熟すと種皮の色が変わります。ちなみに、黒ごまの色は、ブルーベリーや赤じそに含まれるアントシアンという青紫色の色素によるものです。黒ごまを炊きたてのごはんに振りかけると、黒ごまに触れた部分のごはんが紫色になることがありますが、これはアントシアンが溶け出したことによるものです。ところで、ごまの食料自給率はわずか1%しかなく、黒ごまはタイや中国、白ごまはアフリカ、金ごまはトルコや中国から輸入されています。

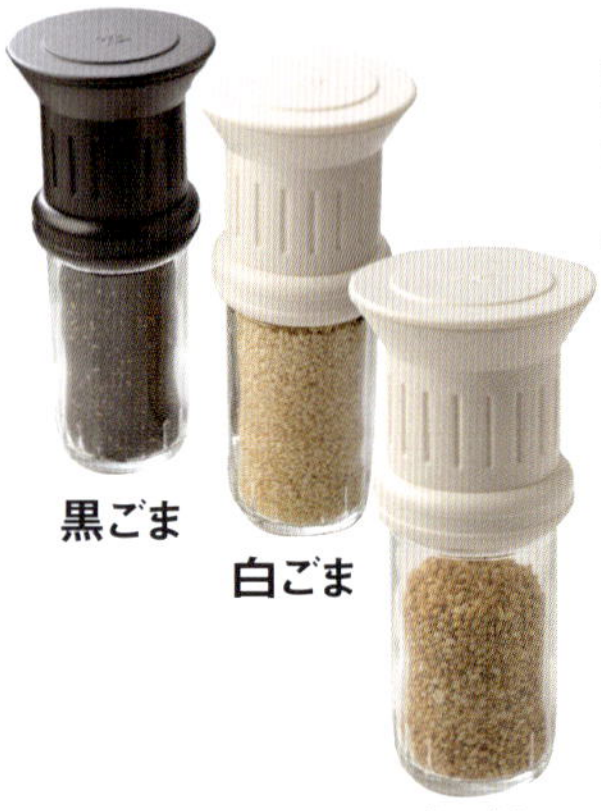

黒ごま　白ごま　金ごま

6 ごまで広がった日本料理のバリエーション

日本の食文化の発展に寄与したナッツについて、関心を深める。

縄文時代からごまは食べられていましたが、室町時代に中国からすり鉢とすりこ木が伝わると、お寺の精進料理の素材として重宝され、ごまの食べ方のバリエーションが広がりました。ごまやくるみなどをすり鉢ですり、あえ衣にしたり、ごま豆腐やくるみ豆腐にするなど、新しい料理が誕生。ごまはする方が体への吸収がよいといわれているので、味、機能性ともにすぐれた調理法でした。また、それまでになかったごま油を使って揚げたり、いためたり、新しい調理法も次々と生まれ日本料理の基礎的な材料となりました。

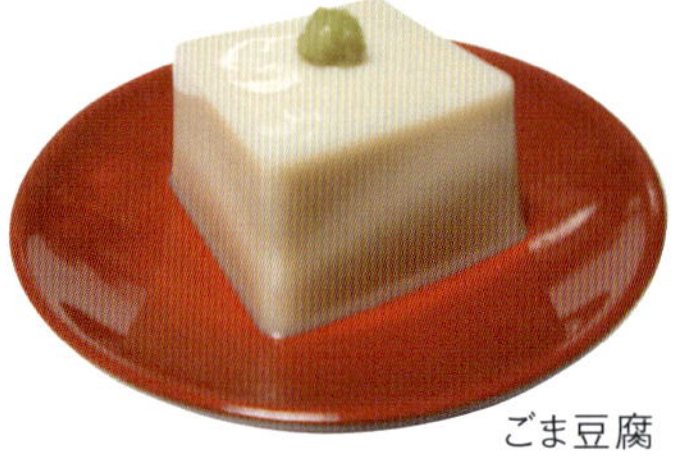

ごま豆腐

6 ごまはこうして世界に広がった

伝播について知り、世界におけるごまの重要性について理解する。

ごまは約200万年前に、アフリカのサバンナに住んでいた人類の祖先（オーストロピテクス）によって、選びだされたとか。大豆や菜種よりはるかに古いこの油脂植物は、図のような経路でまたたく間に世界中に広がっていきました。ごまのように、香ばしい香りやうま味のある植物はほかにはなく、栽培も簡単で、運搬もしやすかったのがその理由です。とくにインドでは仏教とともに、ごま食が発展し、肉食を禁じられた仏教徒にとって、重要な栄養源となったのです。そして、シルクロードを通り、中国、朝鮮半島、日本にもごまが伝えられました。日本では縄文時代の遺跡からごまが見つかっています。

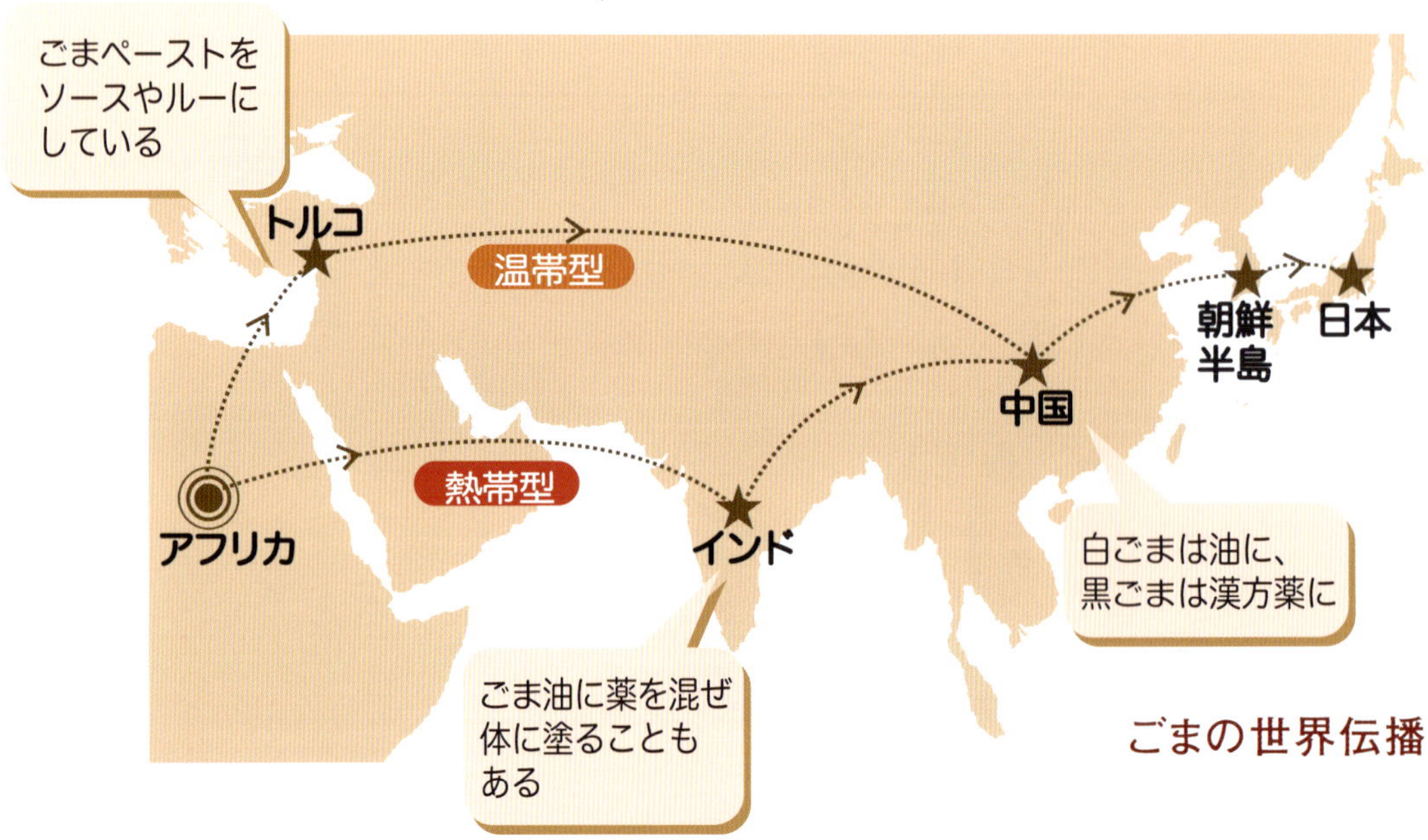

ごまの世界伝播

きのこ 乾物 海藻

mushroom,dried goods&seaweed

きのこ 乾物 海藻

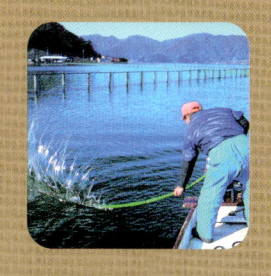

茸《きのこ》

mushroom

『万葉集』にきのこの香りをたたえる歌があるように、日本では古くからきのこを好んで食べてきました。民族や地域によって好みに違いがあり、たとえば、日本人の好きなまつたけは、欧米ではあまり好まれません。きのこは健康志向の高まりから、低エネルギーで食物繊維を含む食品として注目されています。栽培も盛んで、フランスなどのヨーロッパではマッシュルーム、中国などのアジアではふくろたけ、日本ではしいたけ、ぶなしめじ、まいたけなどが大量に栽培されています。

2 カビときのこは同じ仲間!?

きのこの生態を理解し、特性や生息のしかたについて知る。

カビもきのこも菌類と呼ばれ、菌糸という細長い細胞が連なったものが集まってできています。菌類には、クロロフィルがなく光合成ができないので、ほかの生物から栄養をもらって生きています。きのこが木の根について生えていたり、カビが食物に生えるのは、木や食物から栄養をもらうためなのです。しかし、きのこは一方的に栄養をもらっているわけではなく、枯れ葉や落ち葉を分解して、栄養のある土をつくることで、木の成長も助けています(共生)。

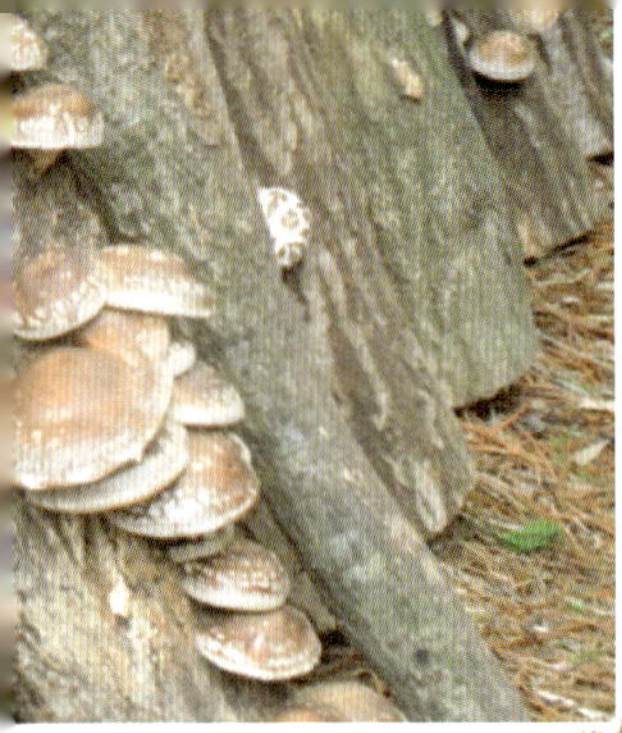

しいたけ栽培

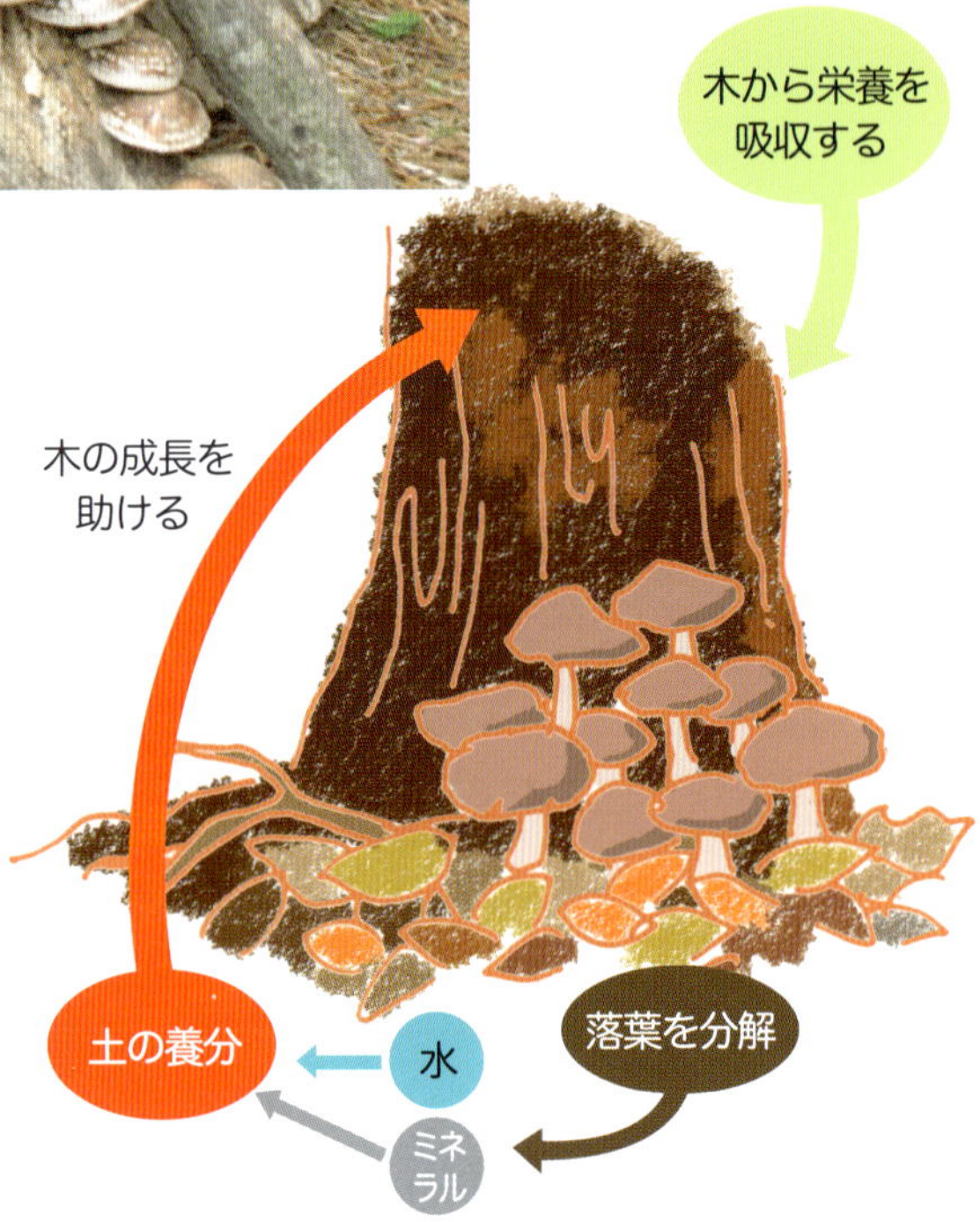

2 きのこはどうやって殖える?

生殖メカニズムを知り、野菜との違いを理解する。

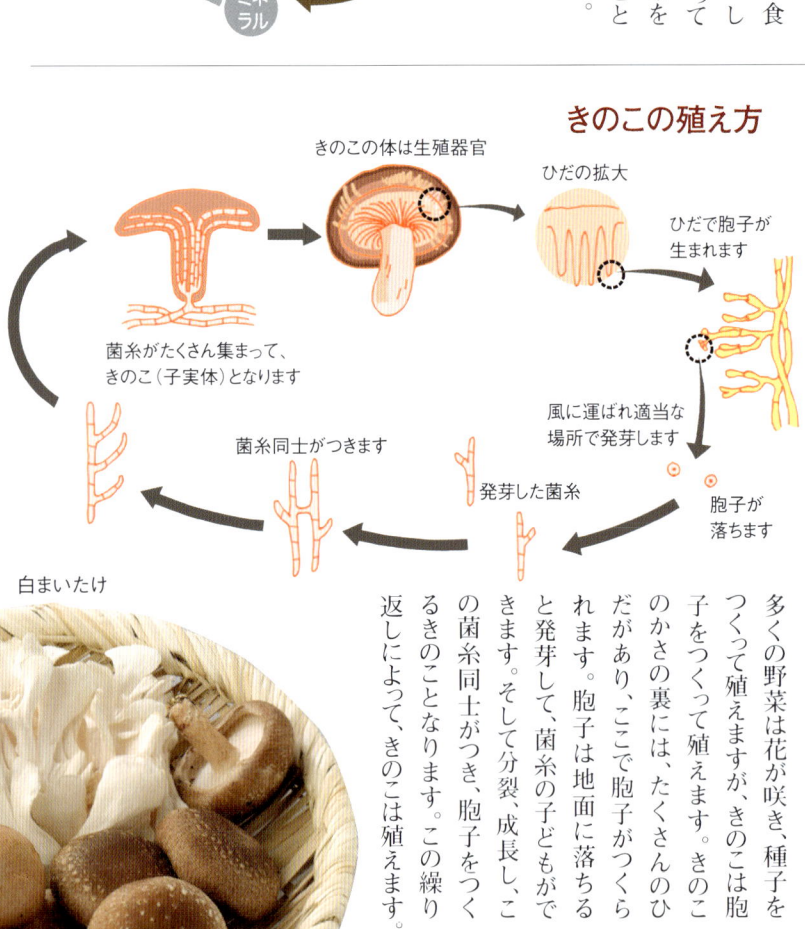

多くの野菜は花が咲き、種子をつくって殖えますが、きのこは胞子をつくって殖えます。きのこのかさの裏には、たくさんのひだがあり、ここで胞子がつくられます。胞子は地面に落ちると発芽して、菌糸の子どもができます。そして分裂、成長し、この菌糸同士がつき、胞子をつくるきのことなります。この繰り返しによって、きのこは殖えます。

きのこの殖え方

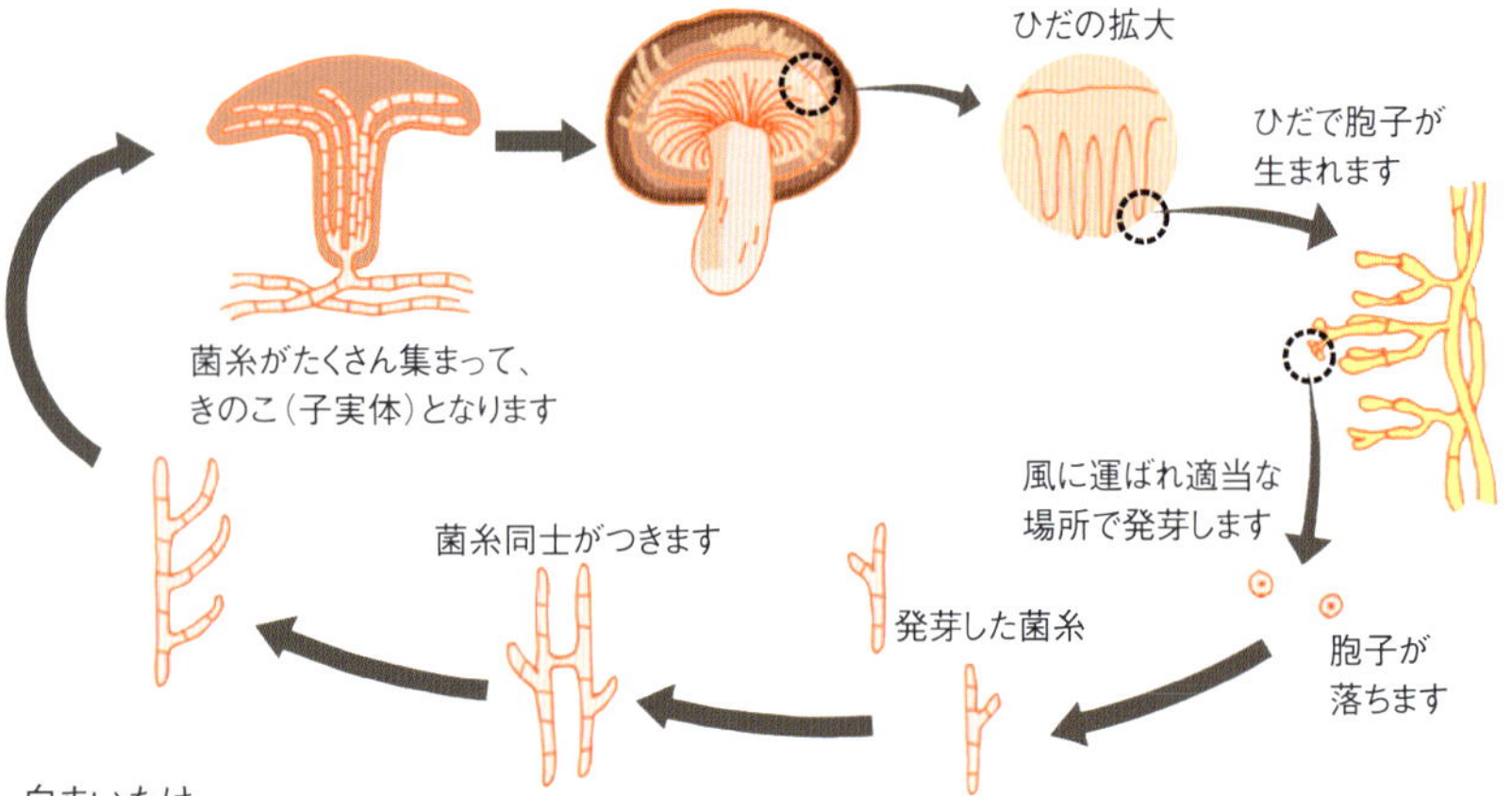

白まいたけ

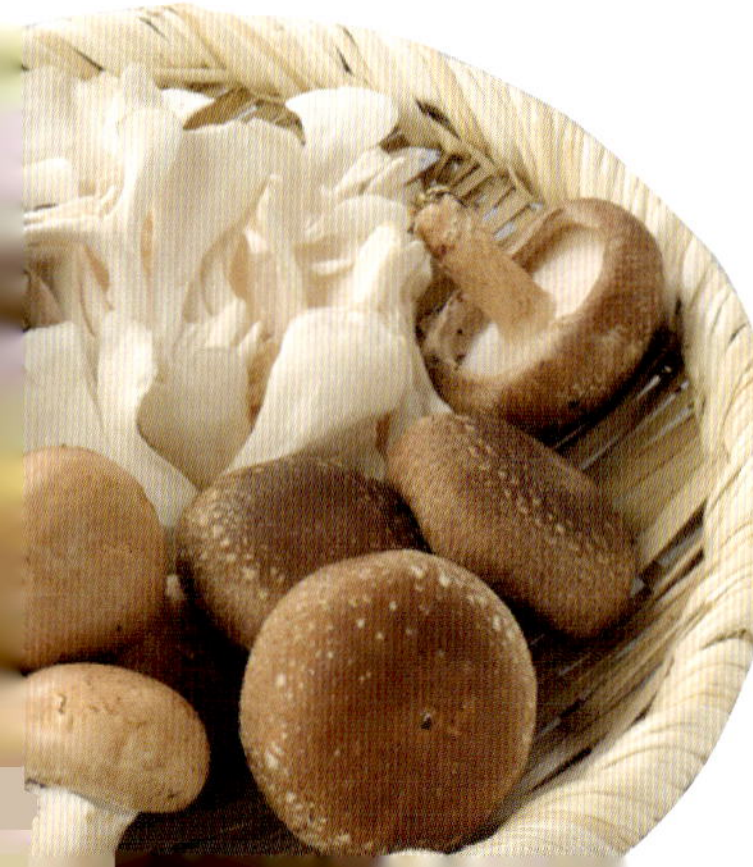

しいたけ

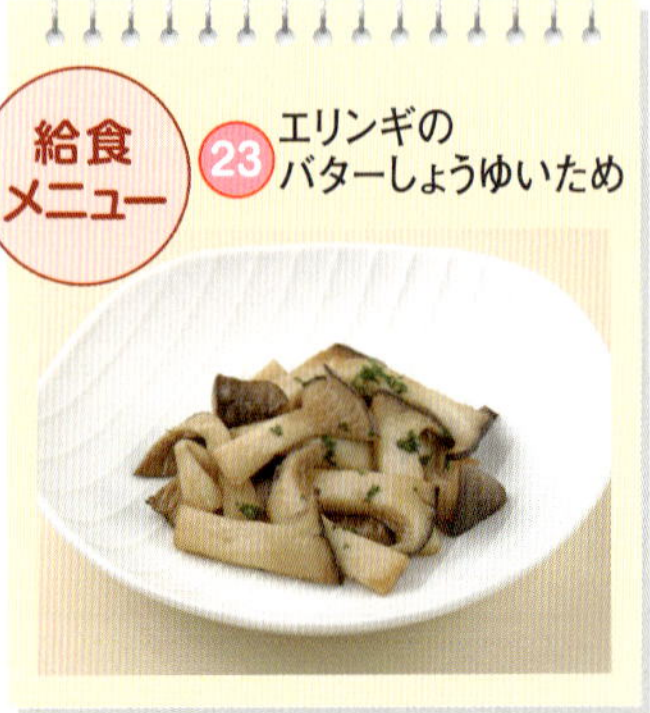

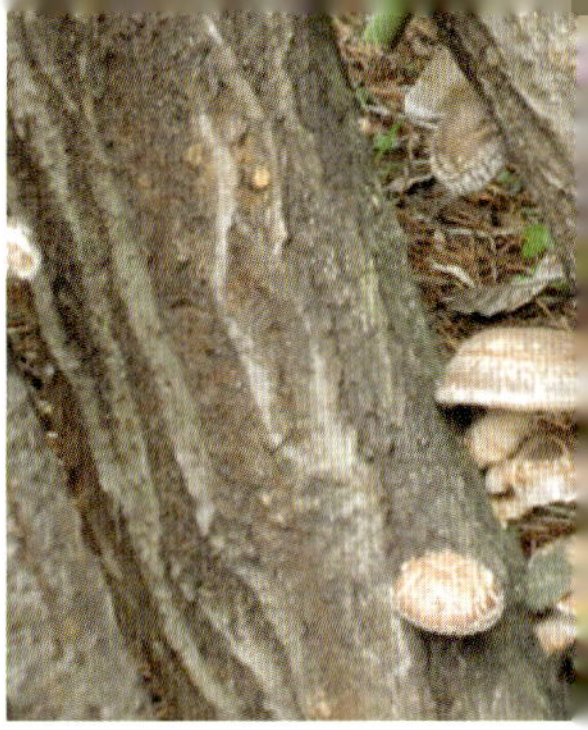

2・4 きのこは栽培できる?

栽培できるきのこと、できないきのこの違いを理解し、栽培過程を学ぶ。

世界には約1000種類ほどの食用きのこがありますが、栽培できるものは約30種類ほどです。おもな栽培方法は、野生のきのこからとった菌糸や胞子を使って、菌糸を殖やし木やおがくずに植えつけて、きのこを育てる方法です。まつたけのように、生きた植物と共生しているきのこの栽培は難しく、現在の技術では、きのこの発生を助けるために環境をととのえるくらいしかできません。しかし、同じように生きた樹木と共生するトリュフは、近年栽培に成功しており、増産が大いに期待されています。世界三大珍味のひとつが手軽に食べられる日がやってくるかもしれません。

2・3 しいたけのビタミンDの偉力!

生しいたけと干ししいたけの成分の変化に注目する。

ビタミンDはカルシウムの吸収をよくします。カルシウムといっしょにビタミンDの多い食品を食べ、適度な運動をすると、じょうぶな骨をつくることができます。ビタミンDは、魚介類やきのこ類、卵などに多く含まれていますが、なかでも、しいたけに含まれるビタミンD_2は体内でよくはたらきます。さらに、干ししいたけにすると、ビタミンD_2は生しいたけの約10倍になりますが、これはエルゴステロールという物質が日光の紫外線を受けてビタミンD_2へと変化するためです。干ししいたけ1~2枚ほどで1日の推奨量(6~7歳3μg、8~14歳4μg)をとることができます。

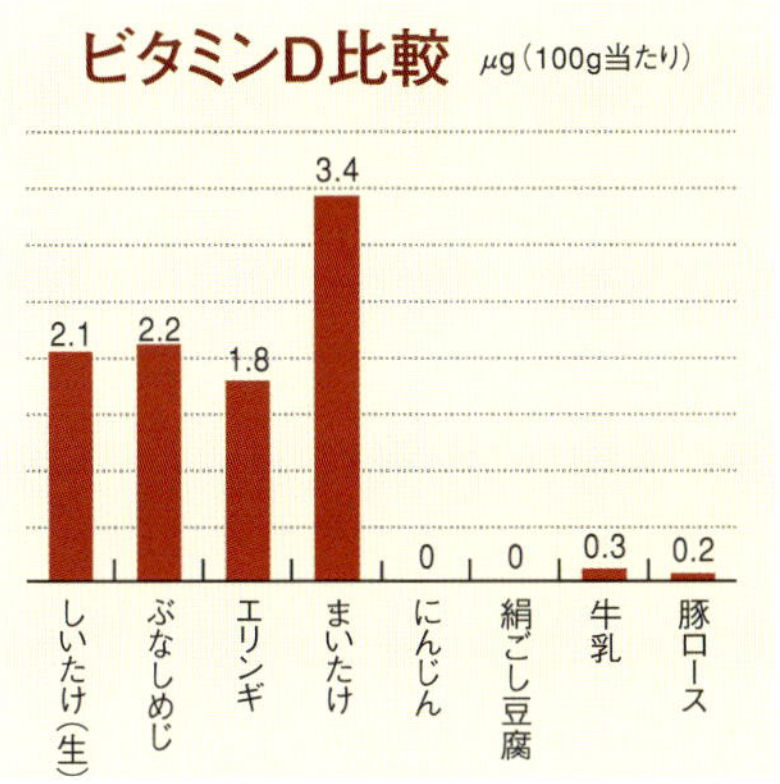

2 食べられるきのこ、食べられないきのこ

食用きのこと毒きのこがあることを知り、食材を越えて、きのこへの関心を深める。

きのこは世界中でよく食べられており、栽培も盛んです。特有の香りやうま味、歯ごたえに人気があり、健康への関心の高まりもあって、栽培は最近さらに増えています。一方、毒きのこにも、殺虫剤や漢方薬として有効利用されているものがあります。きのこは、毒のあるものと毒がないものの区別が難しいので、野生のきのこには注意が必要です。

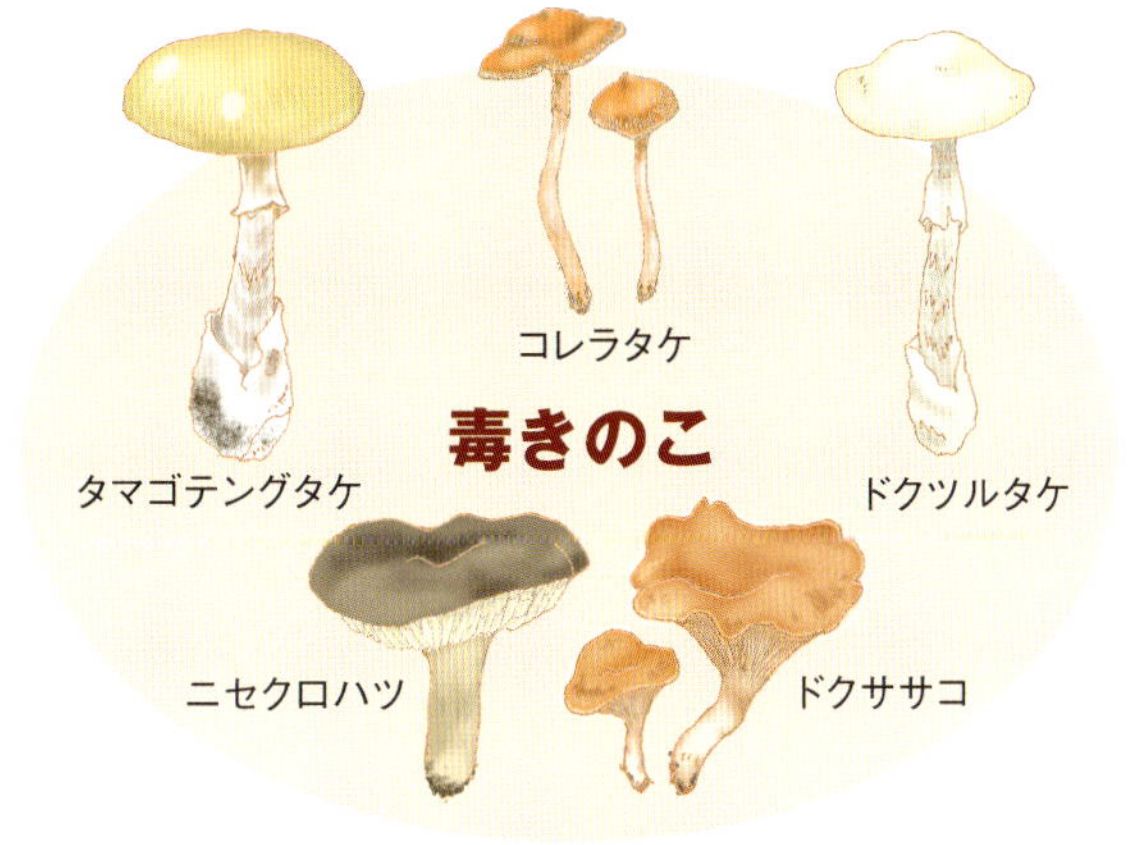
毒きのこ
コレラタケ
タマゴテングタケ
ドクツルタケ
ニセクロハツ
ドクササコ

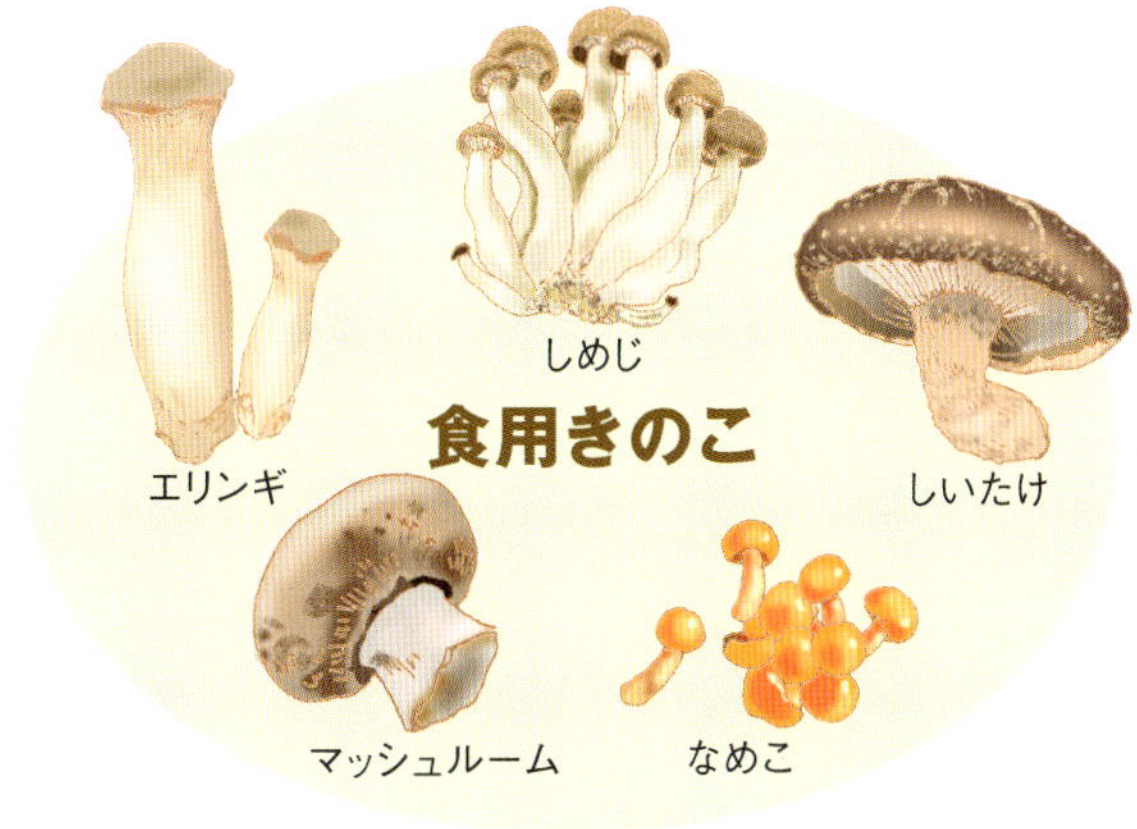
食用きのこ
しめじ
エリンギ
しいたけ
マッシュルーム
なめこ

干ししいたけのうま味は、昆布やかつお節と違うんだって?

そうよ。昆布のうま味成分はグルタミン酸、かつお節はイノシン酸、干ししいたけはグアニル酸というアミノ酸で、味もそれぞれ違うのよ。干ししいたけを水につけて3~5時間おくと、このうま味が溶け出るから、味わってほかのだしと比べてみるといいわね。

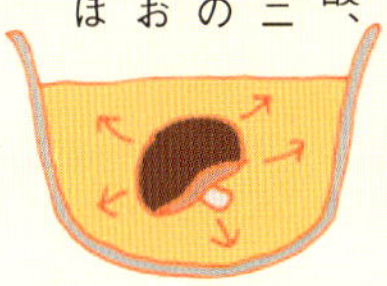

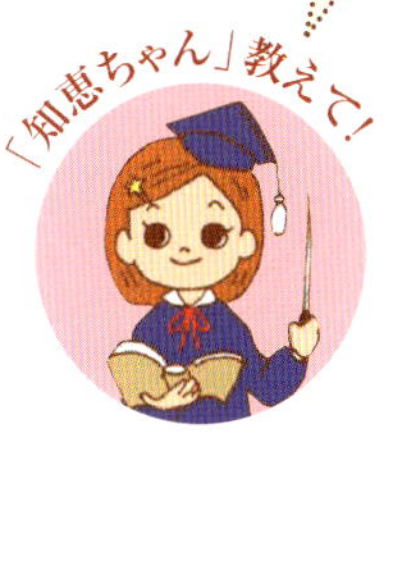

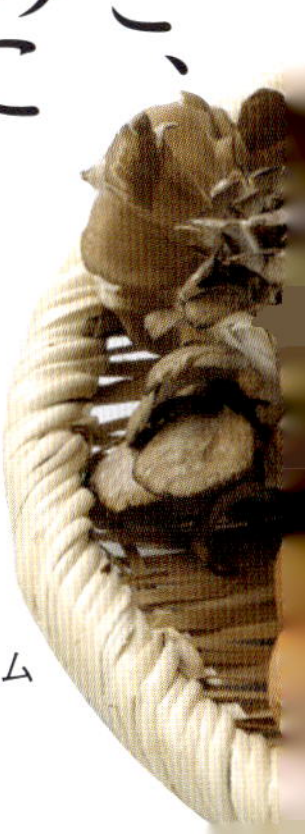
まいたけ
マッシュルーム

乾物《かんぶつ》

dried goods

乾物は生の食材を天日や風に当てて干したものです。保存がきいて軽く持ち運びにも便利なので、狩猟採取時代からつくられていました。乾物にすると生の食品にはない味わいや歯ざわりが生まれます。昆布やかつお節は日本料理のだしに使われ、切り干し大根は風味や歯ざわりが好まれます。現在は、人工乾燥の乾物が多くなり、安定した品質で大量に製造されています。

3 干すと、なぜ保存できるの？

食品の腐敗・変質の原因になる微生物や酵素の存在を知る。

生の食品には、たいてい70～90％くらいの水分が含まれています。常温で、これくらいの水分がある食品には微生物が繁殖しやすく、食品を分解して有毒物質や悪臭を出します。これを腐敗といいます。また、食品じたいにある酵素も水分があると食品の成分を化学変化させ、品質を損ないます。そこで、生ものを太陽の光（天日）や風に当てて水分を減らし、日光の紫外線で殺菌もされると、微生物や酵素の活動が止まり、長期保存ができる乾物になります。

半乾きくらいに干した魚介類は、「干物」と呼び、短期保存用です。

生もの・乾物・干物の水分の違い

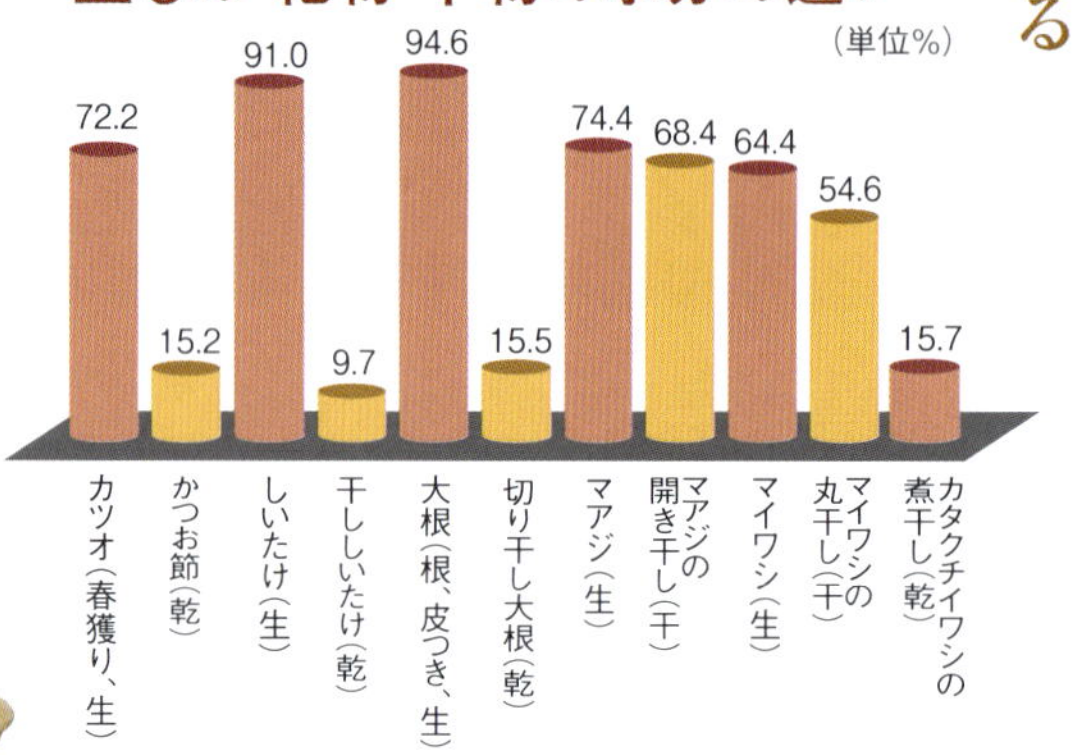

2 生にはない味わいや歯ざわりの秘密

乾物はうま味が凝縮され、食物繊維が残ることを理解する。

昆布にはグルタミン酸、カツオやイワシにはイノシン酸、しいたけにはグアニル酸を主成分とする、うま味成分が含まれています。これらの食材が乾物になると、うま味が凝縮され、日本料理の味のベースをつくるだし昆布やかつお節、煮干し、干ししいたけになります。

かつお節は干すだけではなく、まきをたいて熱で水分を飛ばしたり、煙で香りをつけたり、ふきつけたカビに内部の水分を吸いとらせ、生臭い脂肪を分解させるなどの工程が加わります。

干ししいたけは、生しいたけに含まれるエルゴステロールという成分が、日光の紫外線によってビタミンDに変わり、干すことによる栄養の特徴が生まれます。

きのこや海藻は、乾物にされると食物繊維の多さが際立ち、独特の歯ざわりをつくります。

乾物のいろいろ

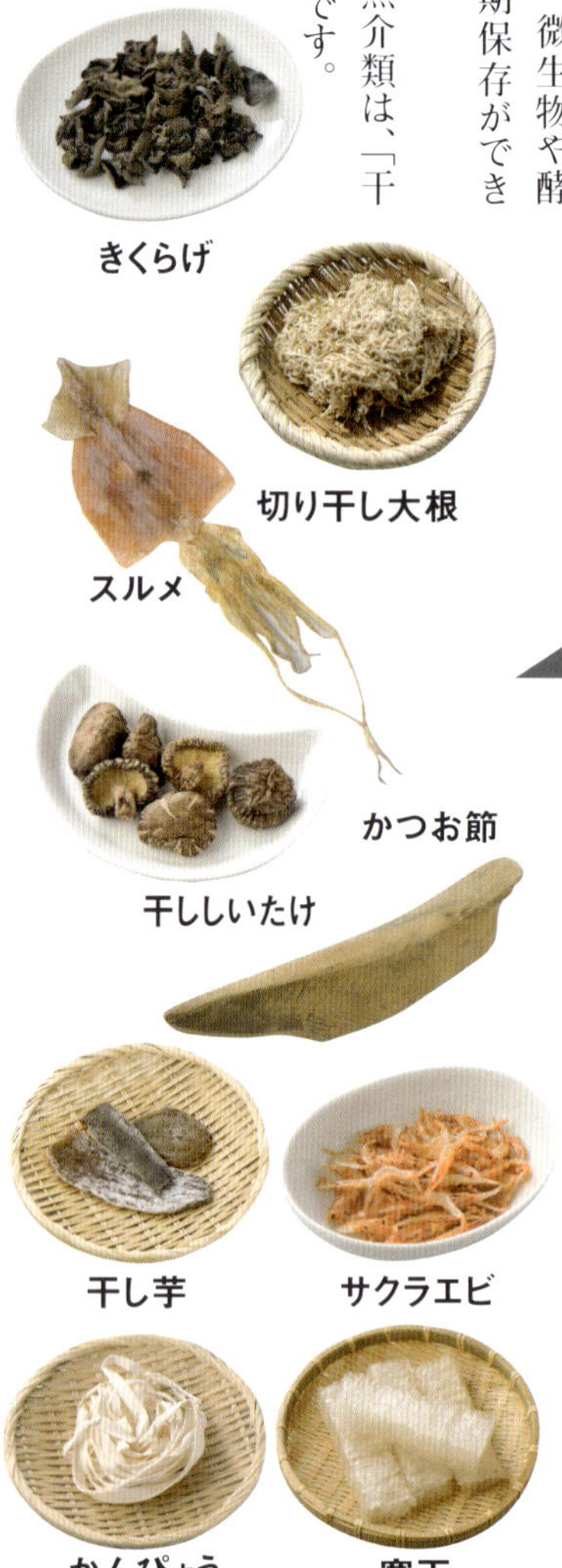

きくらげ　切り干し大根　スルメ　かつお節　干ししいたけ　干し芋　サクラエビ　かんぴょう　寒天

乾物の食物繊維量

（100g当たり）

乾物名	含有量（g）
角寒天	74.1
きくらげ	57.4
ひじき	43.3
干ししいたけ	41.0
あおのり	38.5
わかめ	32.7
干しのり	31.2
かんぴょう	30.1
まこんぶ	27.1
切り干し大根	20.7

給食メニュー 24 高野豆腐の中華いため

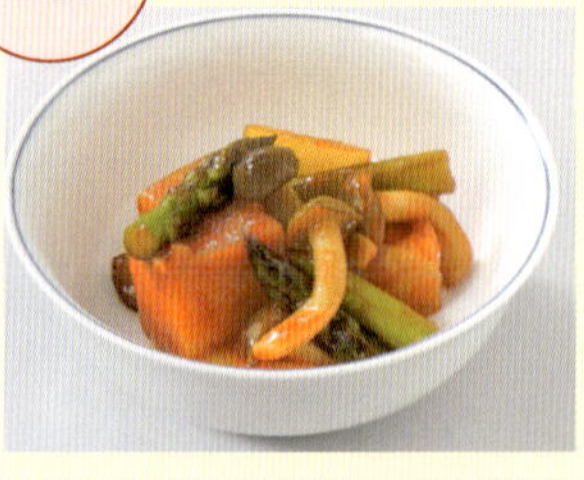

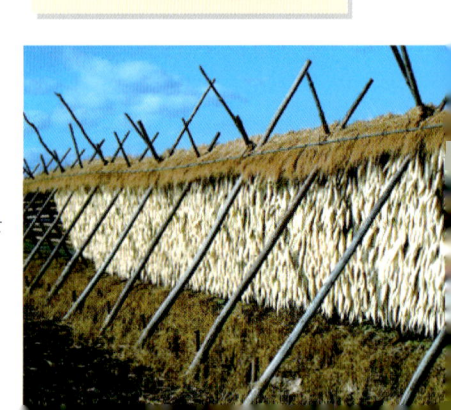

大根干し風景

3・6 凍らせて乾かす乾物

フリーズドライのヒントは、昔の乾物にあったことに気づく。

カップめんの具やインスタントコーヒーは、フリーズドライ製法でつくられます。凍らせた食品が含む氷を、瞬時に水蒸気にして乾燥させる方法です。ゆっくり乾燥すると水分が抜けた部分がくっつき、すき間がなくなりますが、一気に水分を抜くと空洞になります。乾物を水でもどすとき、すき間がないと水が入り込みにくく、もどすのに時間がかかりますが、フリーズドライ製品のように空洞が多いと水が入り込みやすく、もとの状態にもどるのが早いのでインスタント食品に利用されます。

高野豆腐（凍り豆腐、凍み豆腐ともいう）や寒天は、昔からあるフリーズドライ製品です。それぞれ、豆腐、ところてん（海藻の項参照）を冬の深夜の冷気で凍らせては、日中の日差しと風で乾燥させるという作業を繰り返して製造されます。瞬時に乾燥させないため水でもどすのに時間がかかるのが近代的なフリーズドライとの違いです。

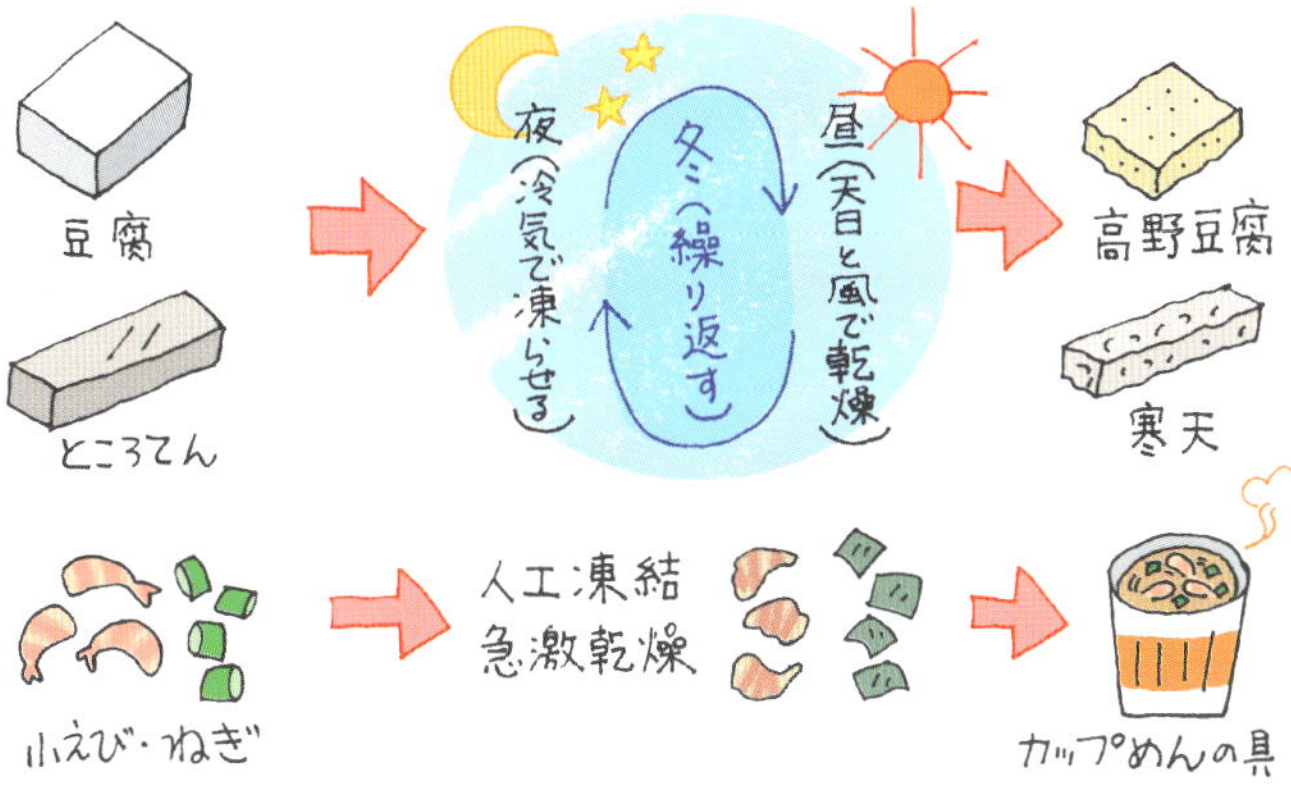

「知恵ちゃん」教えて！

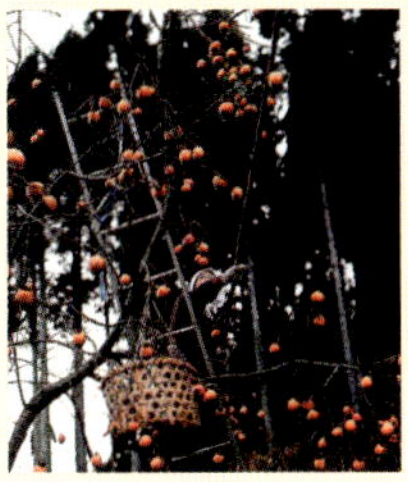

渋柿を干すと甘くなるのは、なぜ？

渋柿にも甘味はあるんだけど、タンニンという液に溶けて、渋味を感じる成分が邪魔しているから渋いの。でも柿を干すとタンニンが不溶性になるので、渋味を感じなくなって、甘味のほうを感じるようになるのよ。

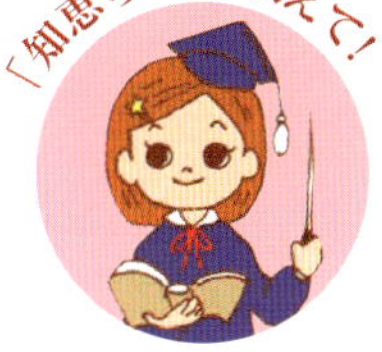

6 乾物の産地から風土や歴史が見える

乾物の産地を調べ、その地域の産物、風土、歴史を学ぶ。

乾物は、もともとは、一度にたくさんとれた食材を保存するために生まれた食品です。野菜や山野草、魚介類は、とれない時期があり、また不作の年もあるので、そのときに備えて食料を保存しておくことは生命を守るために必要なことでした。乾物は各地の産物でつくられていたので、各地の名産品を調べると、それが生まれる風土や、製造をするきっかけになった歴史も見えてきます。現代は、生鮮品が入手できなくなるかもしれない災害時などの備えとして乾物を備蓄しておくのもよいでしょう。

乾物の名産品の産地と歴史

スルメ（北海道）

スルメは、イカを開いて内臓をとり、素干しにしたもので、日本有数の生産地は北海道南部の松前半島です。このあたりの漁場はニシン漁が盛んでしたが、明治時代の終わりごろからニシンがとれなくなり、代わってスルメイカ漁が盛んになり、「松前スルメ」が生産されるようになりました。スルメを昆布やにんじんとしょうゆ漬けにした「松前漬け」は特産品です。

かんぴょう（栃木県）

ウリ科のゆうがおの皮を細長く削って干したものです。江戸時代の1700年代の初めごろ、下野国（現在の栃木県）の殿さまが領地の産業を盛んにするために、ゆうがおの栽培と、かんぴょうの加工を奨励したと伝えられます。土が軽く水はけのよい関東ローム層がゆうがおの発育に適し、また、明治時代の鉄道開通によって市場が広がりました。煮物や、巻きずしの芯に使います。

干し芋（茨城県）

干し芋専用のさつま芋を蒸して皮をむき、大きなものは薄く切って、小さなものは丸ごと干します。茨城県でつくられるようになったのは明治時代末からです。産地のひたちなか市は、さつま芋栽培の北限といわれ、その干し芋は、さつま芋がとれない東北や北海道の人たちに喜ばれ、一大産地になりました。

サクラエビ（静岡県）

体長4～5cmの桜色をした透明なエビです。昼間は水深150～300mの深海にいますが、夜になると浮上してくるので、漁は夜に行なわれます。静岡県南部の駿河湾が漁場です。生では日持ちがしないので、ゆでたり、浜辺で干したりして保存します。かき揚げ、お好み焼きの具に合います。

せん切り大根（宮崎県）

切り干し大根を宮崎県では「せん切り大根」と呼び、現在、全国一の生産県です。切り干し大根づくりが盛んだった愛知県の人が明治時代末に宮崎県に移住し、加工を始めたといわれます。産地の宮崎平野は冬でも日差しが強く、霧島山からは冷たい風が吹き降ろすのでよく乾きます。煮物、酢の物にします。

海藻《かいそう》

seaweed

日本は四方を海に囲まれた島国で、大昔から海藻が食べられてきました。海藻に豊富に含まれるミネラルやビタミン、食物繊維などの効用を、昔の人々も感じていたようです。また、神様へのお供えや税、交易品にもされ、カリ肥料としても珍重されてきました。生で味わえるほか、乾燥したり灰にまぶしたりして年中食べることができる海藻は、保存に強い「海の野菜」といえます。そして、浅瀬の藻場や、海藻の茂る森は、海の生き物の産卵・生育場所となる揺りかごのようなところです。

2 海藻も光合成をする

海藻とはなにか、その正体を探る。

海藻は、光合成をする「海の植物」です。海に射し込む太陽の光エネルギーを使って、二酸化炭素と水からブドウ糖をつくります。そして、ブドウ糖から食物繊維やビタミン類など、海藻が生きるために必要な成分がつくられます。海水中に溶け込んでいる二酸化炭素や水、ミネラルなどを海藻は葉から吸収します。根は体を岩に固定する役目をはたしているだけです。葉、茎、根の区別がつかない海藻もあります。海藻には花が咲きませんが、花が咲く海の植物もあり、それは「海草」と書き、食用にはなりません。

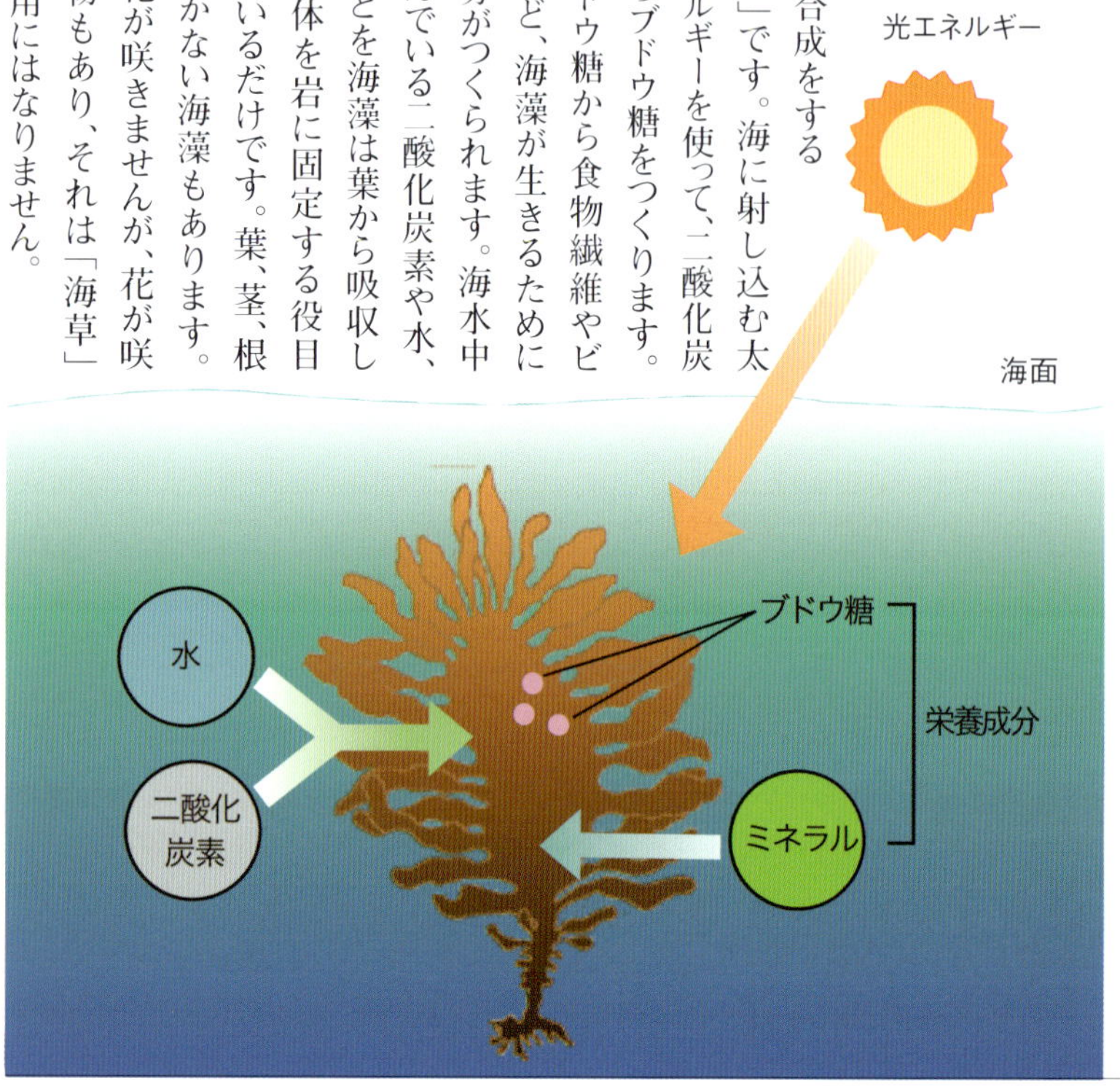

2 海藻の色と光の違いの不思議

海藻の色と光の関係、すみ分けの妙を知る。

海藻は大まかに緑藻類（緑色）、褐藻類（茶色）、紅藻類（赤色）に分けられます。例外もありますが、緑藻類は浅い海にすみ、褐藻類はやや深い海、紅藻類はもっと深い海にすんでいます。光合成は、クロロフィルという緑色の光合成色素が太陽の赤系の光を吸収して行なわれます。ところが、褐藻類や紅藻類がすむ水深になると、赤系の光は水に吸収されて届かなくなります。でも緑系の光は届くので、褐藻類、紅藻類中のカロテンなどの色素がそれを吸収することによって光合成が行なわれます。海中での海藻の色は、届く光の種類に合わせたものです。

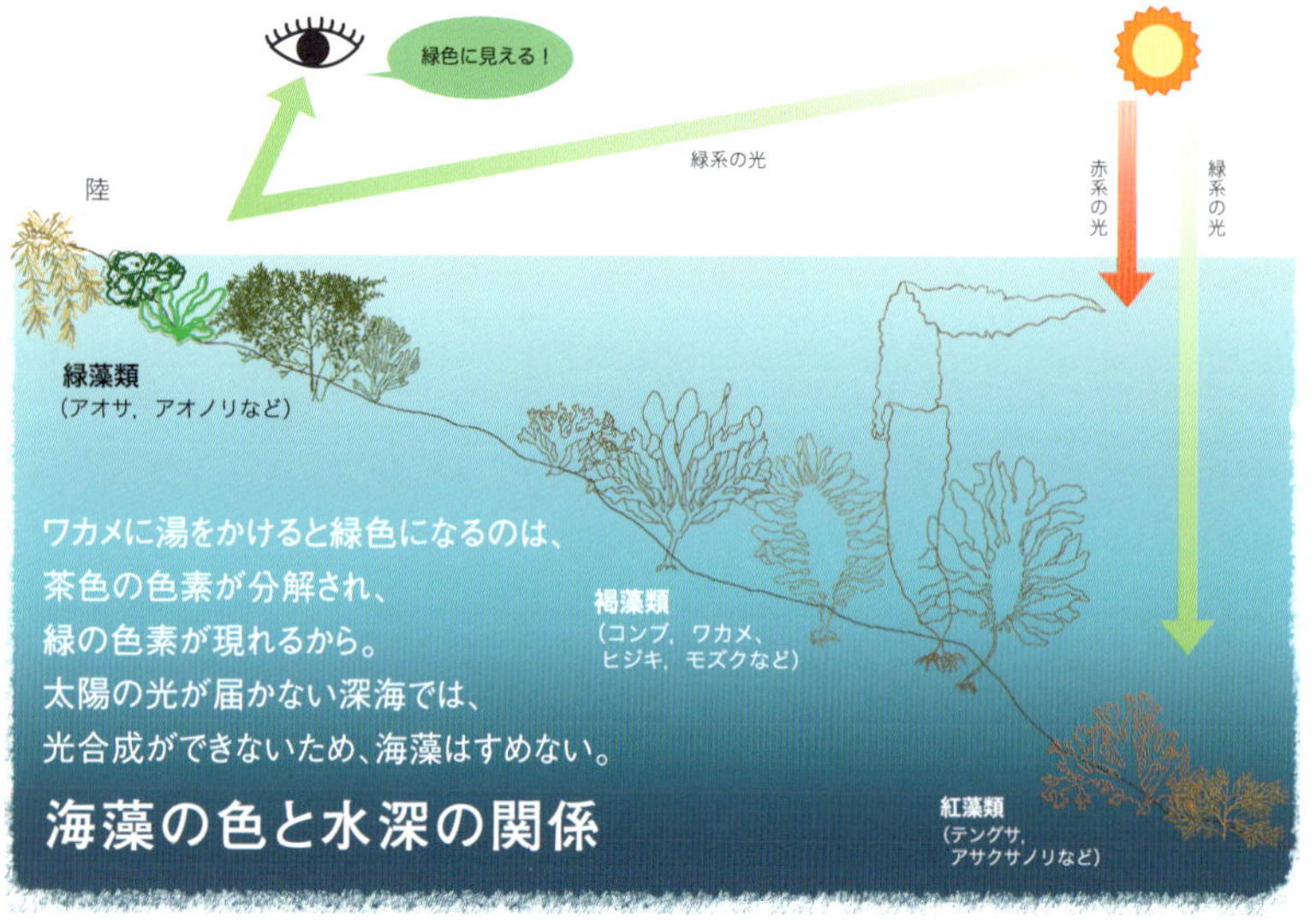

給食メニュー 25 ひじき団子

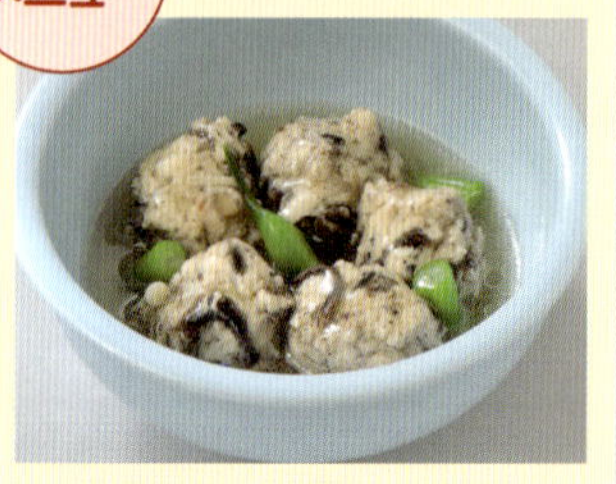

2 海藻はどうやって生まれるの？

胞子でふえる生命があることを知る。

海藻は胞子という細胞から生まれます。ワカメや昆布は、海藻から胞子が海中に飛び出して岩につき、オスとメスの配偶体というものになります。やがてオスの配偶体からは精子が、メスからは卵が出されて受精し、そこから芽が出て海藻になります。アサクサノリの場合は、受精卵がのりから放出されて貝類に潜り込みます。そして、糸状体というものになり、そこから胞子が放出されて芽を出し海藻になります。このような海藻のいのちのサイクルがわかることによって、養殖を行なうことができるようになりました。

3 昆布は海の中ではだしが出ないの？

昆布のうま味成分を知る。

昆布のだしの主成分は、グルタミン酸です。昆布が海中で生きているときは、グルタミン酸は細胞膜に守られていて外には出ません。しかし、海からあげて天日干しにされると細胞膜がこわれます。こうなった昆布を水に浸すと、うま味のもとになるグルタミン酸のほか、甘味成分、粘り成分、人の甲状腺ホルモンの材料になるヨウ素なども出てきて、化学調味料には出せない味わいの「だし」になります。

しかし、昆布を浸した水を沸騰させると、味を悪くするマグネシウムやカルシウムなどが出てくるので、だしをとるときは沸騰しないうちに昆布を引き上げましょう。

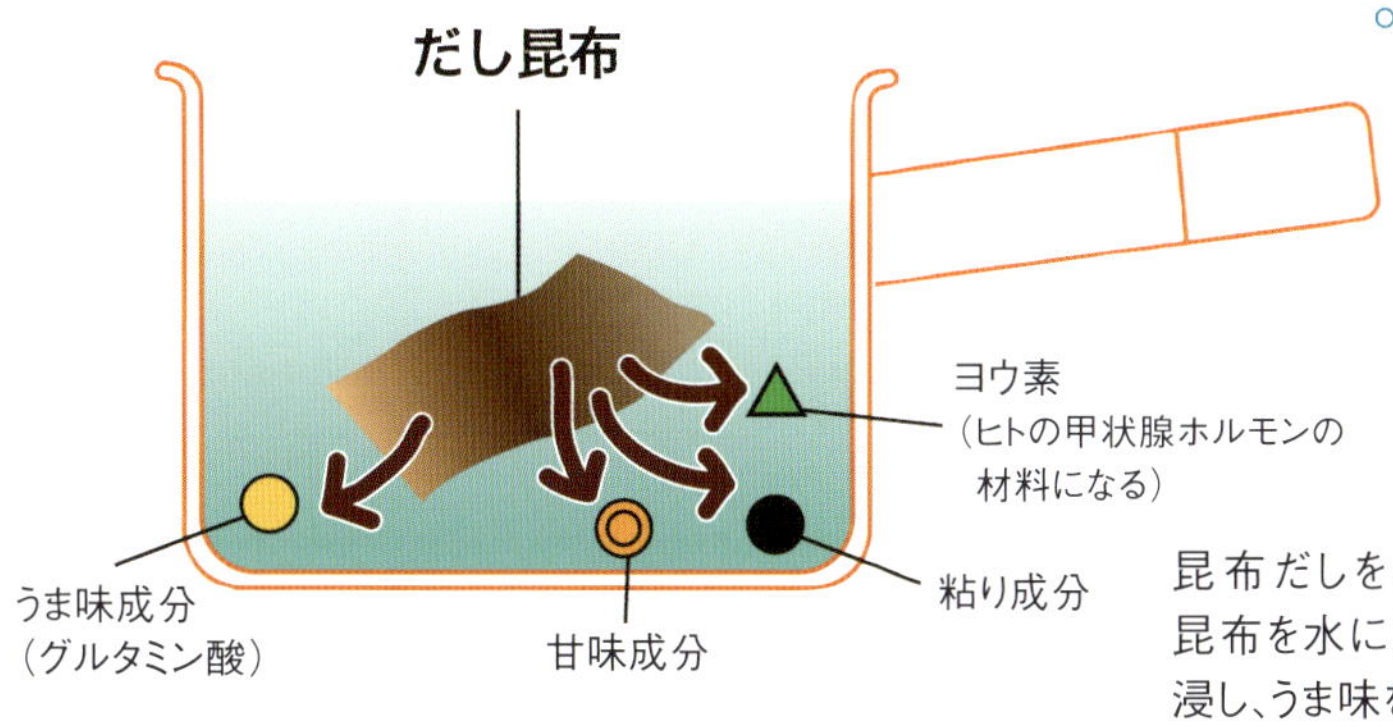

昆布だしをとるときは、昆布を水に30分くらい浸し、うま味を引き出す

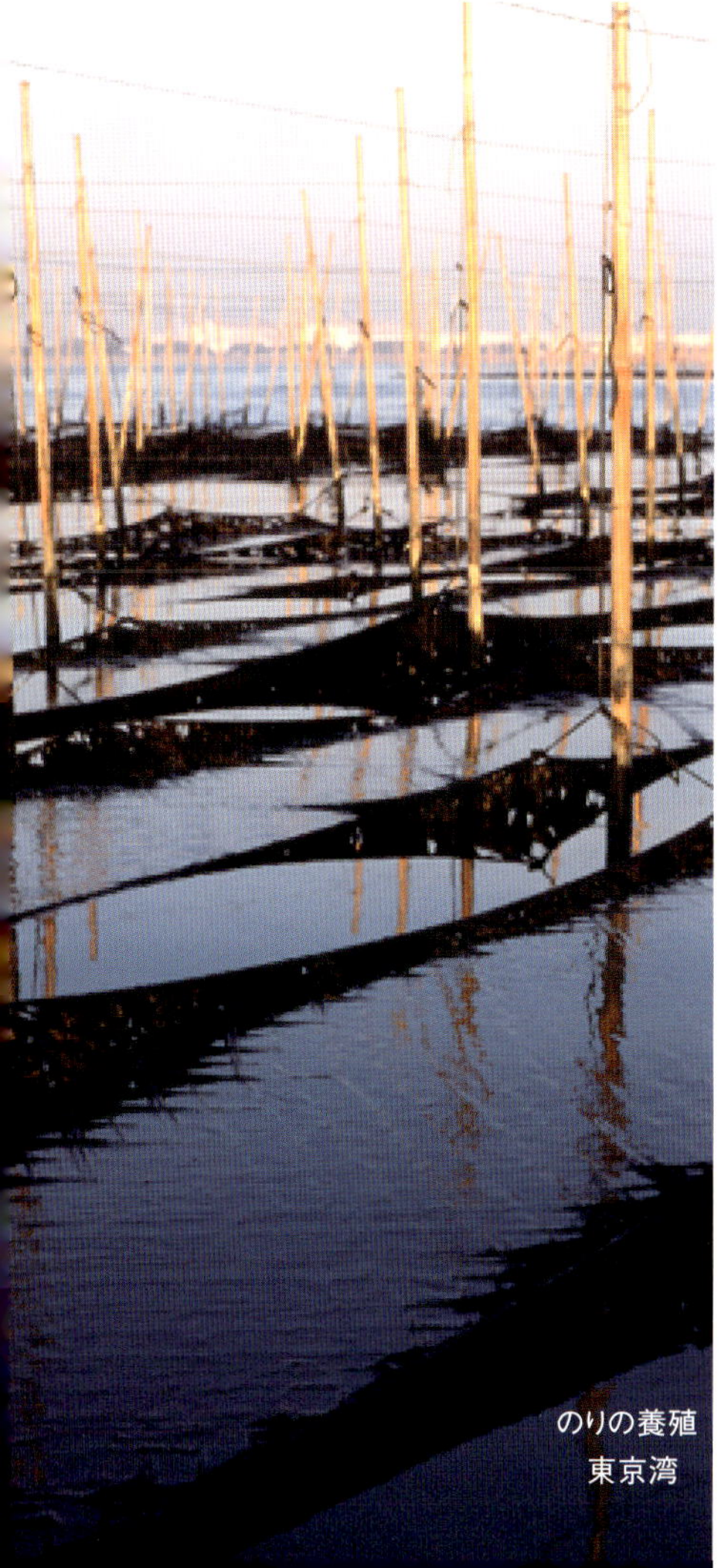

のりの養殖
東京湾

2 ところてんは海藻からつくられる

ところてんは、なぜかたまるのかを学ぶ。

ところてんは、テングサ、オゴノリなどの海藻を煮溶かし、冷やしかためてつくります。かたまる理由は、次のように考えられています。海藻の食物繊維の分子は、煮溶かした状態では多量の水を含み、もつれあった糸のようになっています。液の温度が下がると、分子の一部がねじれて二重らせんができ、少し粘りが出てきます。さらに温度が下がると、ねじれが細かな二重らせんになり、これらがきちんと並ぶことによって、かたまってきます。逆に、ところてんを沸騰寸前まで加熱すると二重らせんはほどけ、糸状に戻って液体になります。

ところてんをつくるときの分子の変化

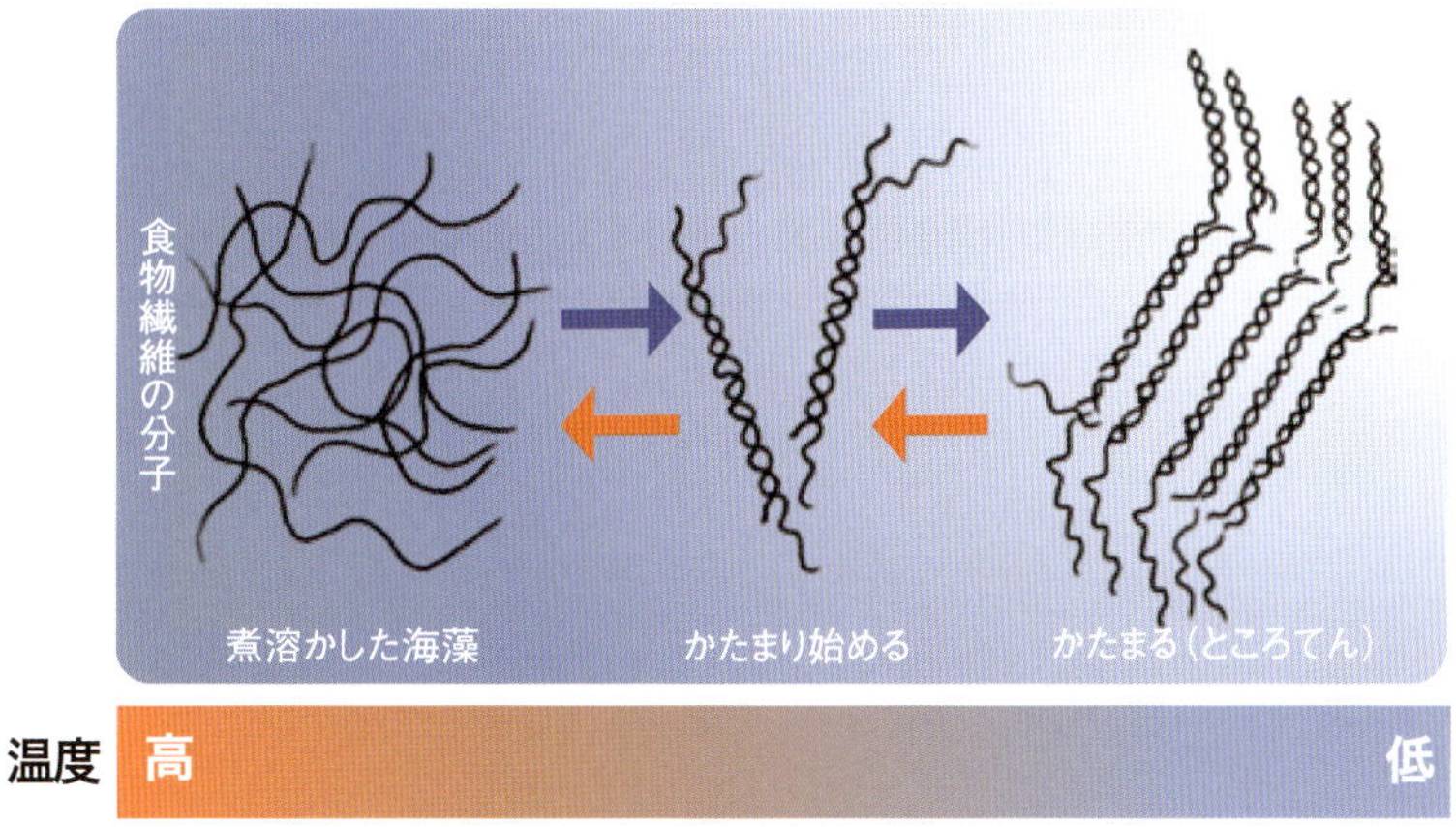

芋

tuber

自然薯・山の芋
さつま芋
里芋
じゃが芋
こんにゃく

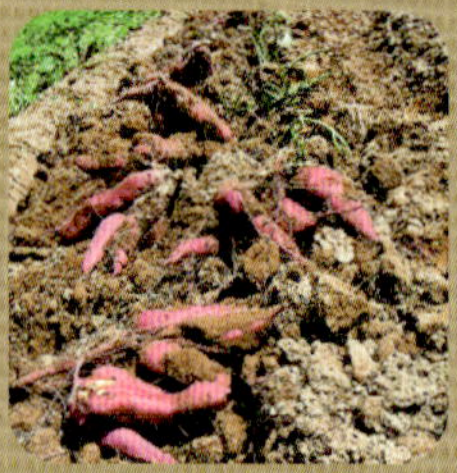

自然薯《じねんじょ》 山の芋

yam

ジネンジョは日本の山野に古くからある山芋です。一方「山の芋」といわれるいちょう芋、やまと芋、長芋などは畑で栽培されます。ジネンジョは、大昔は日本人の主食になっていたと考えられ、元気になる薬としても利用されてきました。ジネンジョも、山の芋も、生で食べられ粘りがあるのが特徴です。

2 とろろは、そばや麦ごはんによくあう

とろろの粘りの正体や利用法を知る。

生のジネンジョや、いちょう芋、やまと芋をすりおろすと粘りが出てきます。これを「とろろ」といい、そばにかけたり、とろろ汁にして麦ごはんにかけたりします。そばや麦の少しざらつく食感も、とろろの粘りでのどごしがよくなります。粘りの成分は、マンナンという多糖類とタンパク質が結合してできるムチン。とろろは、そばのめん、はんぺんのつなぎにも使われます。また、加熱するとタンパク質がかたまってかたくなります。長芋は、すりおろしても、ムチンができにくいのか、あまり粘りません。生のままをせん切りにして酢の物などにします。

とろろ汁
すりおろして、
だしを加えて
すりのばす

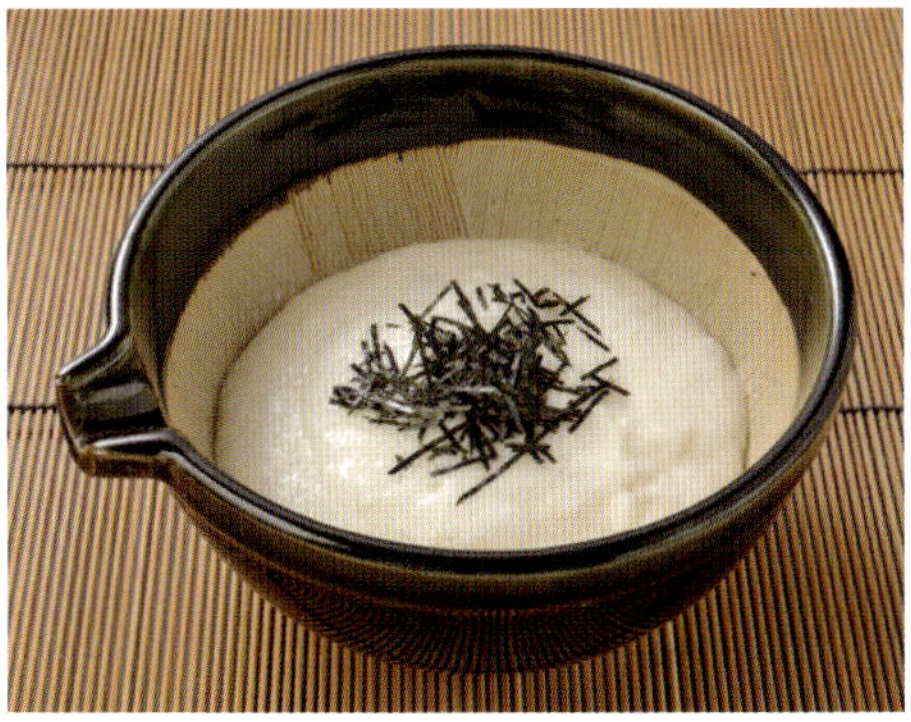

粘りの比較

弱 長芋 いちょう芋 やまと芋 ジネンジョ 強

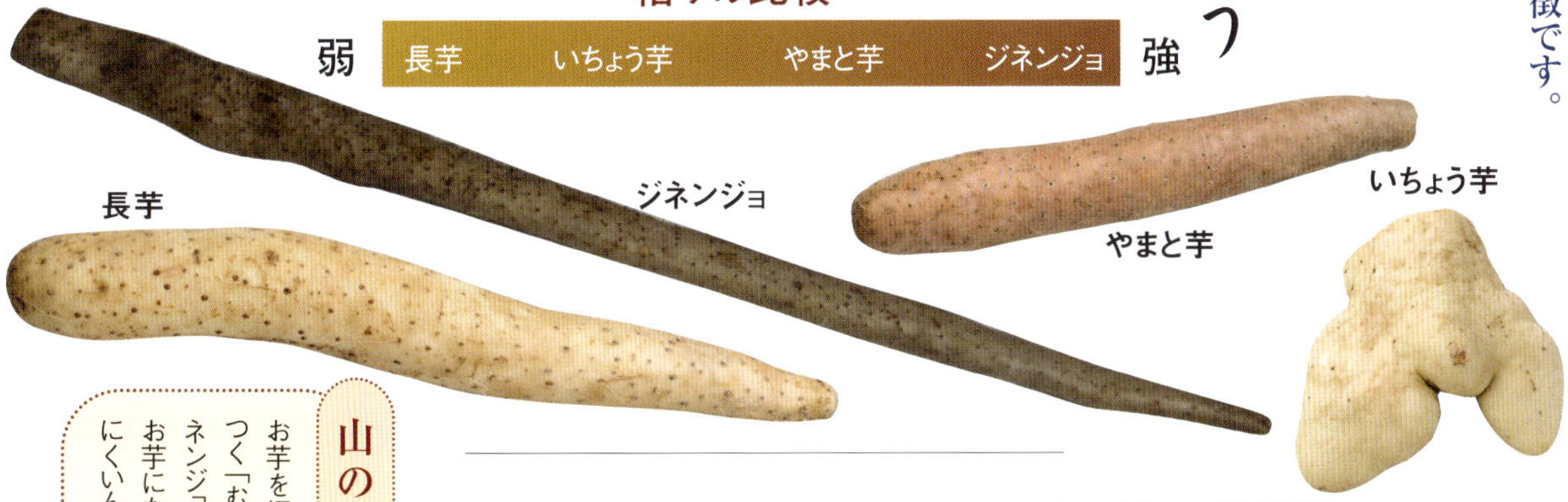

6 ジネンジョは、なぜ主食だったの？

日本で山の芋が広まっていった歴史を知る。

ジネンジョは、日本で農業が始まる前から山野に自生していました。大昔は、ジネンジョを主食にしていたと考えられています。その理由は、でんぷんがさつま芋と同じくらい含まれ、エネルギーが多く、その当時は穀類が栽培されていなかったからです。やがて、中国から山の芋が伝えられ、その栽培が始まりました。そのころには穀類の栽培が盛んになっていたので、ジネンジョも、山の芋も食事の脇役になっていきました。

山の芋は、どうやって栽培するの？

お芋を切り分けて植えつける方法もあるけど、葉のつけ根につく「むかご」という豆のような芽を植える方法もあるわ。ジネンジョにもむかごができて、それが山野に落ちてひとりでにお芋になるのよ。ジネンジョは山野が好きらしく、畑では育ちにくいんだって。

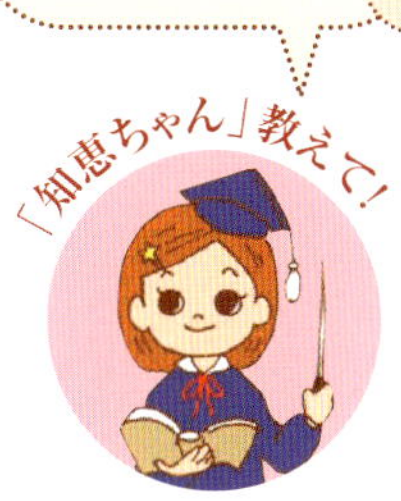

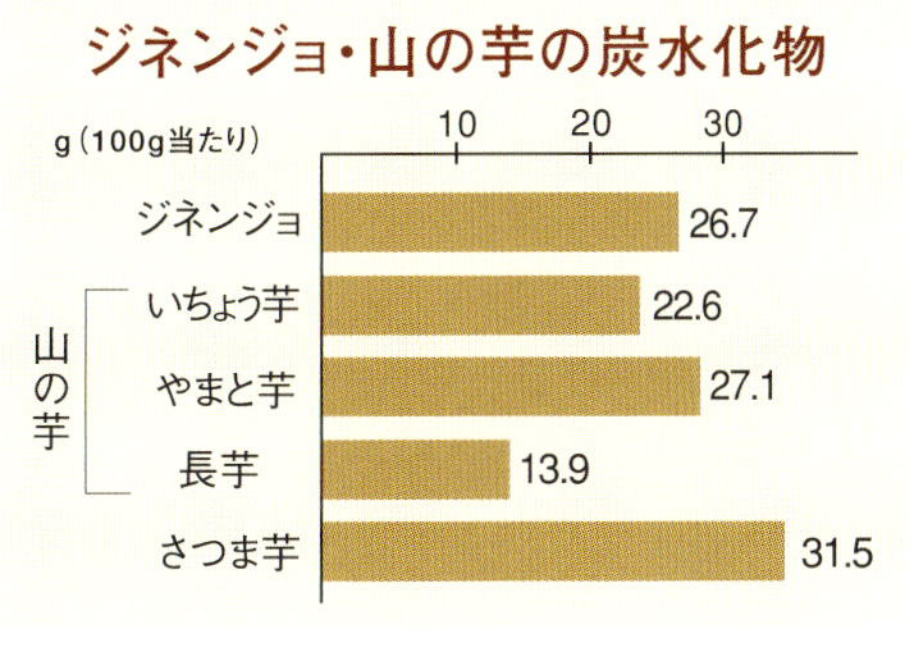

給食メニュー 26 山の芋入りお好み焼き

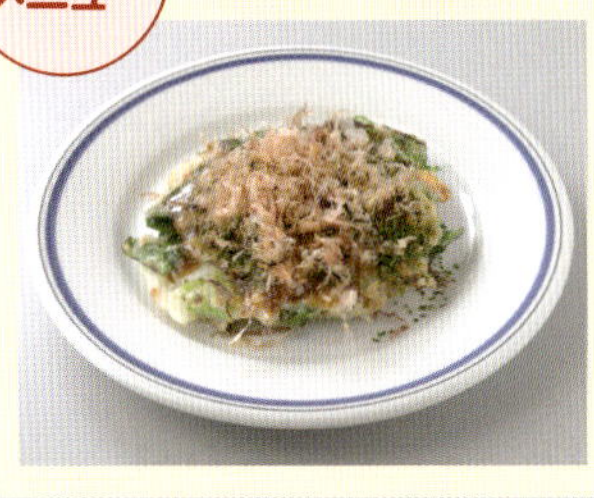

薩摩芋《さつまいも》

sweetpotato

さつま芋はメキシコを中心とする熱帯アメリカ生まれです。日本には１６０９年に薩摩（鹿児島県）に伝わり、「薩摩芋」と呼ばれるようになりました。土地がやせていても育つので、江戸時代から穀類と並ぶ主食となり、飢餓や戦時の食料不足から人々を救ってきました。現在は、おいしさや栄養、色合いを考えた品種が開発され、お菓子やでんぷんなどの加工食品にも利用されています。

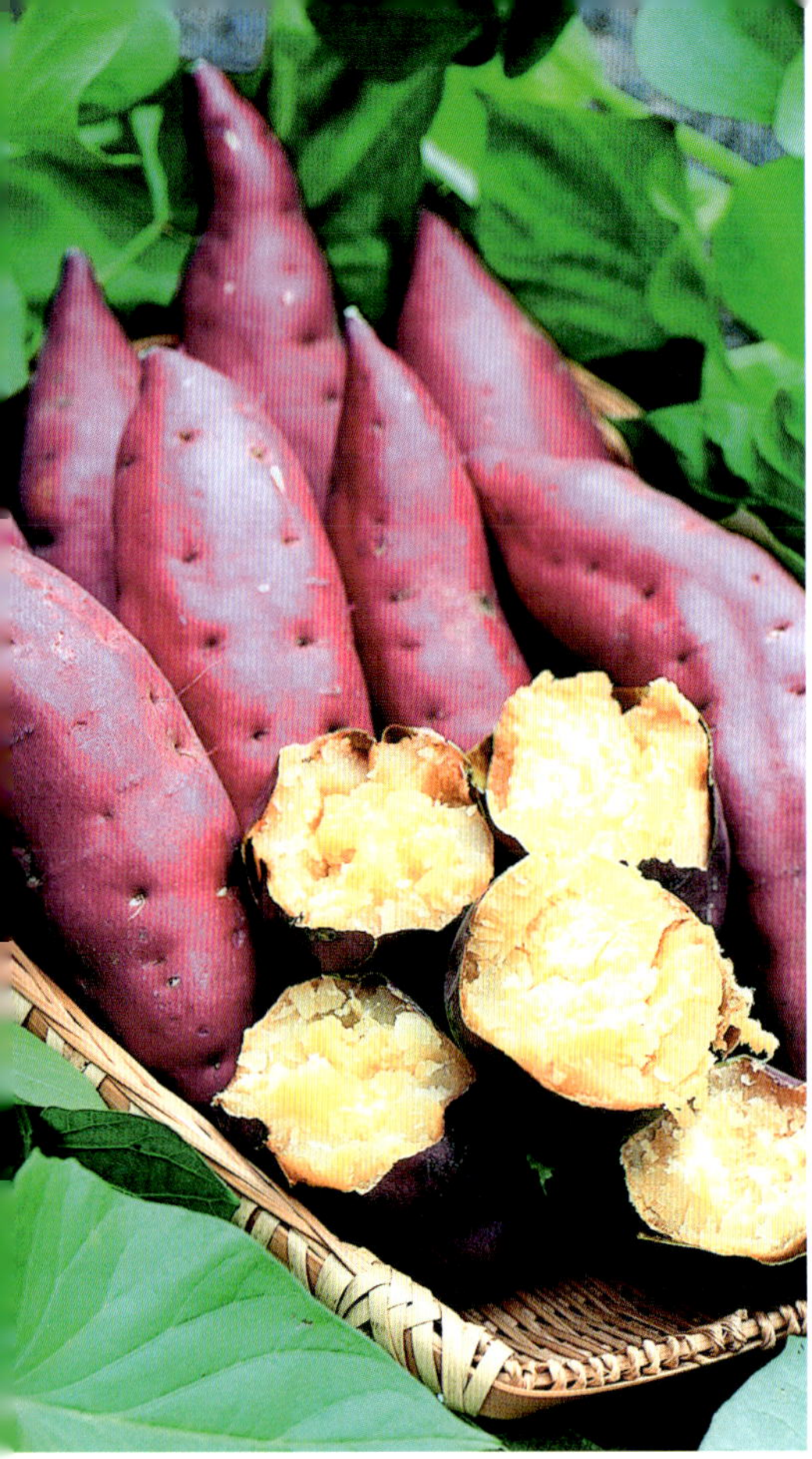

2 おなかの健康によく、高カロテンの品種もある

野菜に似た特徴を栄養成分で比較する。また、ほかの芋類にない特徴を知る。

さつま芋は、でんぷんのほか野菜と同じようにビタミンC、カリウム、食物繊維を多く含みます。食物繊維は便通をよくし、おなかの健康に役立ちます。さつま芋の切り口から白い汁が出ますが、この汁に含まれるヤラピンに便通をよくするはたらきがあります。また、カルシウムとβ-カロテンを芋類のなかでもっとも多く含みます。カルシウムは皮に多く、肉質が黄や赤系統の芋はβ-カロテンを緑黄色野菜並みに含みます。

2・3 焼き芋が甘くておいしいのはなぜ？

加熱によるでんぷんの変化を理解し、さつま芋をおいしく調理するコツを知る。

さつま芋は、芋そのものに甘味があり、加熱すると甘味はさらに強くなります。芋そのものの甘味はブドウ糖やショ糖の甘さですが、加熱によって甘くなるのは、でんぷんがさつま芋に含まれるβ-アミラーゼという酵素によって麦芽糖に分解されるからです。β-アミラーゼは、でんぷんが糊化（米の項参照）する60～70℃のときによくはたらきます。石焼き芋は、この範囲の温度でじっくり焼きあげるので甘味が強くなっておいしいのです。

電子レンジで短時間に仕上げたふかし芋は、β-アミラーゼが十分にはたらくことができないため、あまり甘くなりません。蒸し器でふかすほうが、β-アミラーゼのはたらきがよく、甘いふかし芋になります。

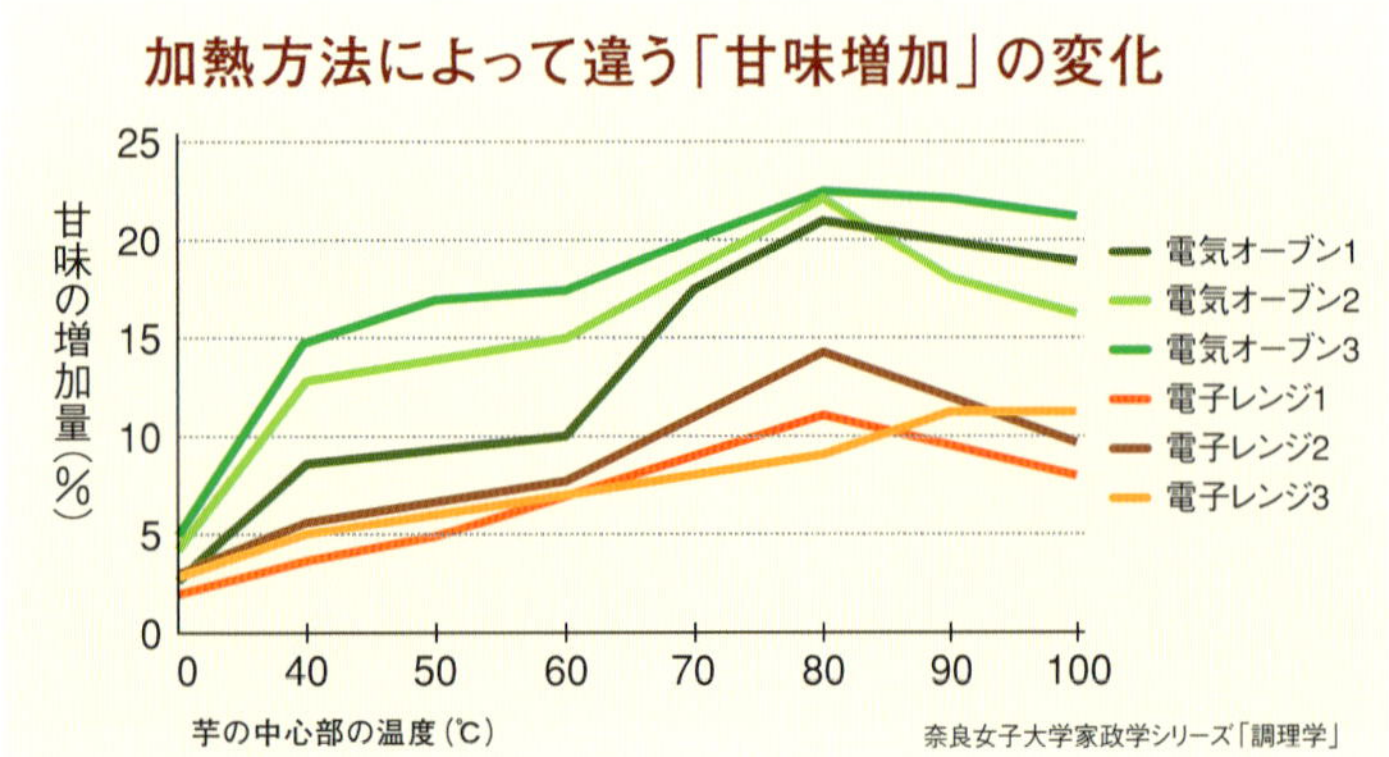

奈良女子大学家政学シリーズ「調理学」

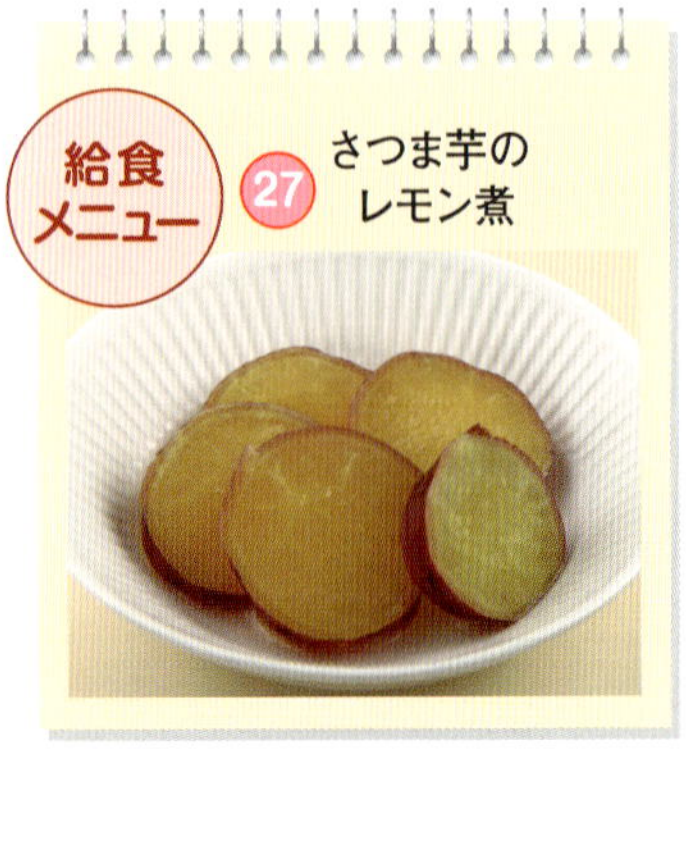

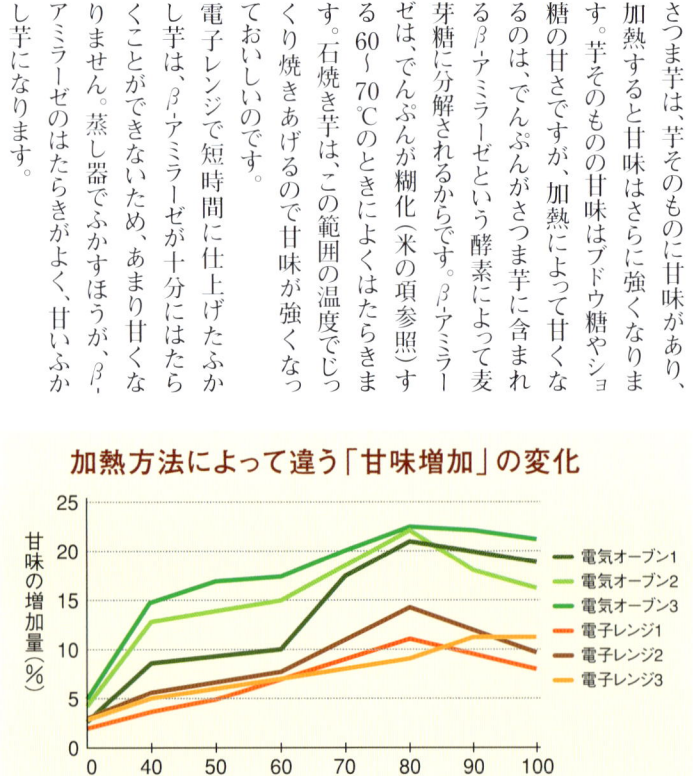

3 さつま芋でんぷんをとり出してみよう

さつま芋に含まれるでんぷんをとり出して、その量を実感する。

さつま芋は芋類のなかで、でんぷん（炭水化物）をもっとも多く含みます。でんぷんは、清涼飲料の甘味（でんぷんを酵素によって糖にする＝異性化糖）や春雨などにされ、その利用割合は国内生産量の20％にもなります（2006年）。

1個のさつま芋に、でんぷんがどのくらい含まれているか、実際にとり出してみましょう。

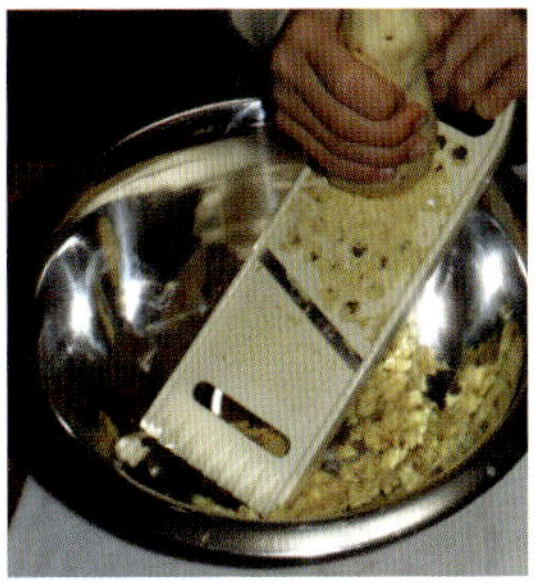

1 ボールに芋をすりおろす。

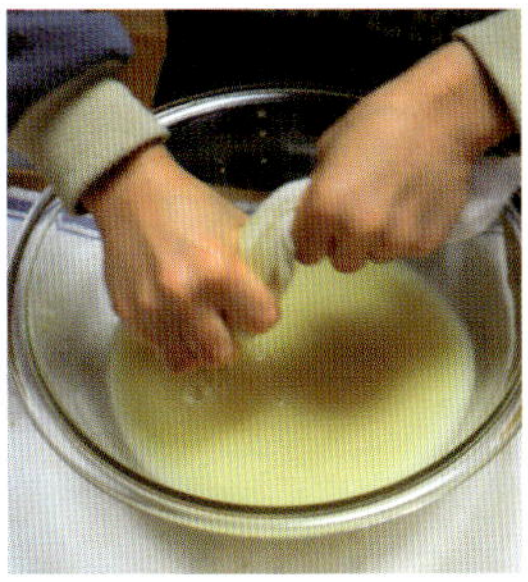

2 水を加え、ガーゼを敷いた別のボールに移し、絞り出す。

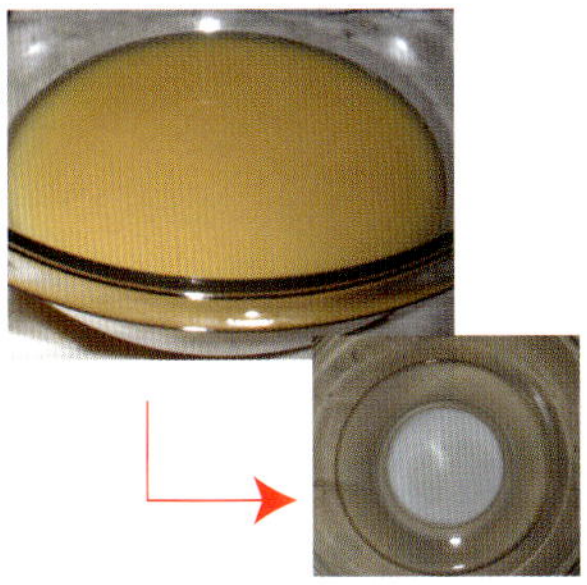

3 静かに置いておくと、でんぷんが沈むので、うわずみ液を捨て、新しい水を加えて混ぜる。これをうわずみ液に色がつかなくなるまで繰り返す。

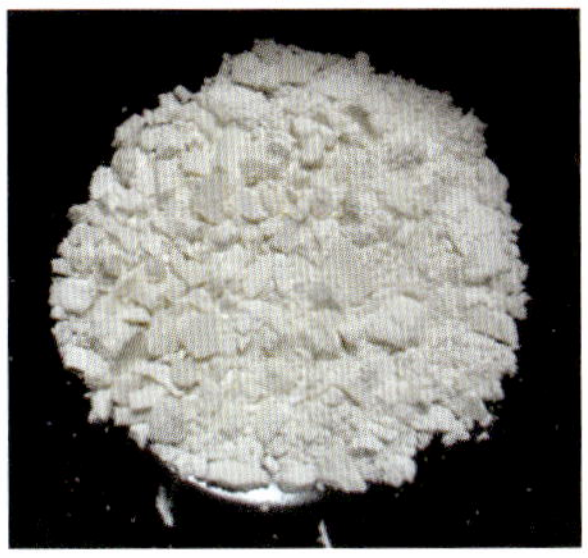

4 うわずみ液を捨て、でんぷんを日なたに置いて乾かしたら、できあがり。

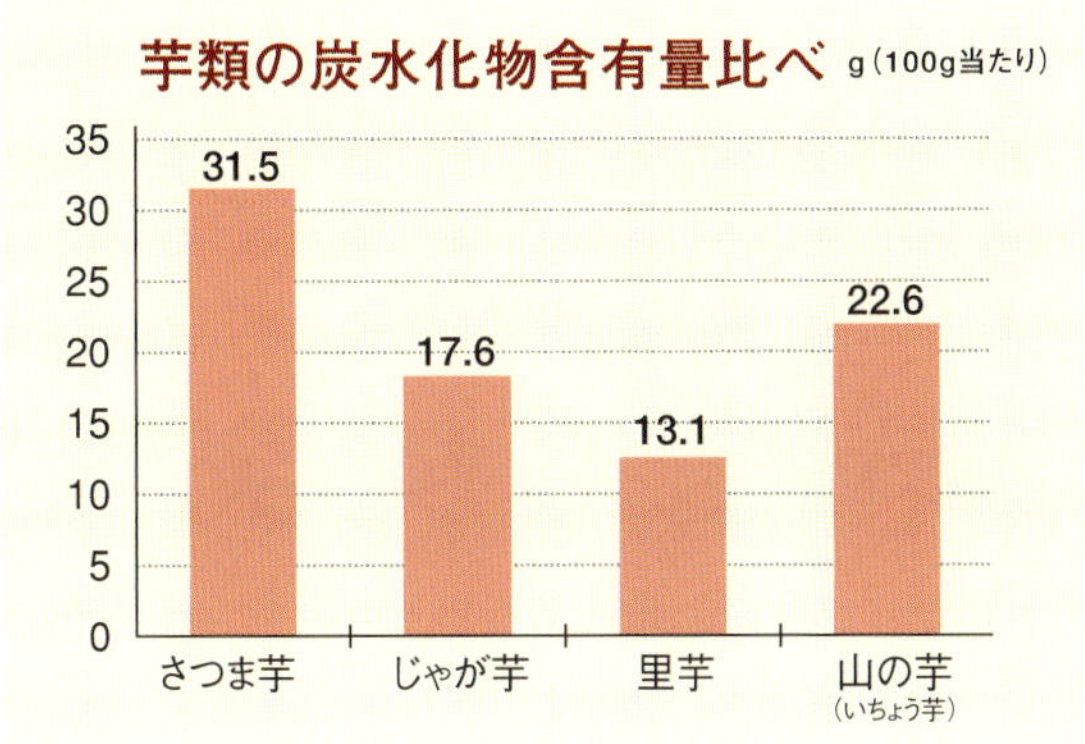

2·3 さつま芋は、不定根が太ったもの

さつま芋を育て、生命の循環を理解する。

さつま芋を育てる方法には2種類あります。

種芋を植えると、茎（つる）と、ひげ根が出てきます。茎の節々からはツノのような不定根が出てきて、ここにでんぷんがたまり芋になります。ひげ根は、水や肥料を吸いあげるのが役目です。

農家では、茎を25〜30cm長さに切ったものを苗として植えつけます。この場合も、茎の節々から不定根が出て芋になり、茎の切り口からひげ根が出てきます。

さつま芋のでき方

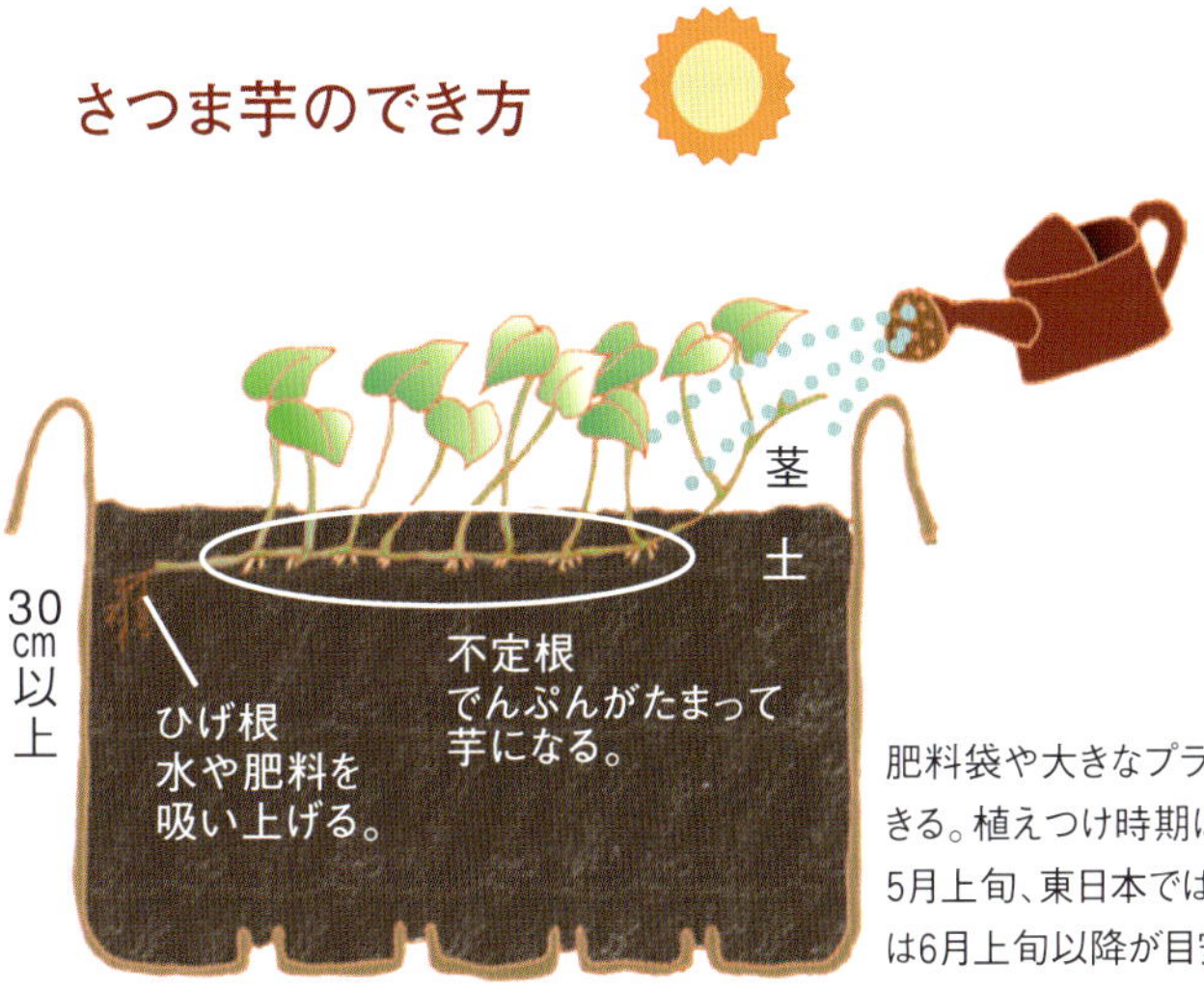

肥料袋や大きなプランターで栽培することができる。植えつけ時期は、西日本では4月下旬から5月上旬、東日本では5月中旬から下旬、東北では6月上旬以降が目安

2·6 救荒食から宇宙食へ

さつま芋の特性を理解し、利用法に興味を持つ。

さつま芋の葉は、光に合わせて茎が少しずつ角度を変えて葉の向きも変わるので、弱い光でも逃さずにキャッチし光合成を効率よく行ないます。また、根が土の奥深くまで入って水や養分を吸収するので、干ばつに強く、やせた土地でも育ちます。稲と同じ面積で栽培した場合、米の2〜3倍もの熱量分を収穫できます。このような特性が、太平洋戦争直後まで救荒食（凶作のときの食料）として人々のいのちを支えてきました。また、葉やつるの先は野菜として利用されています。

近年は、宇宙ステーションでの自給作物として期待され、宇宙での水耕栽培の開発も進められています。

里芋《さといも》

taro

里芋のふるさとは、インド東部からインドシナ半島の熱帯地域といわれます。そこから南太平洋方面に伝わったものはタロ芋になり、寒さに比較的強い種類が中国や日本に伝わりました。日本では、縄文時代のなかごろに人々の住む里で栽培されるようになり、それまで山でとっていた野生の山芋と区別して、「里芋」とよばれるようになりました。

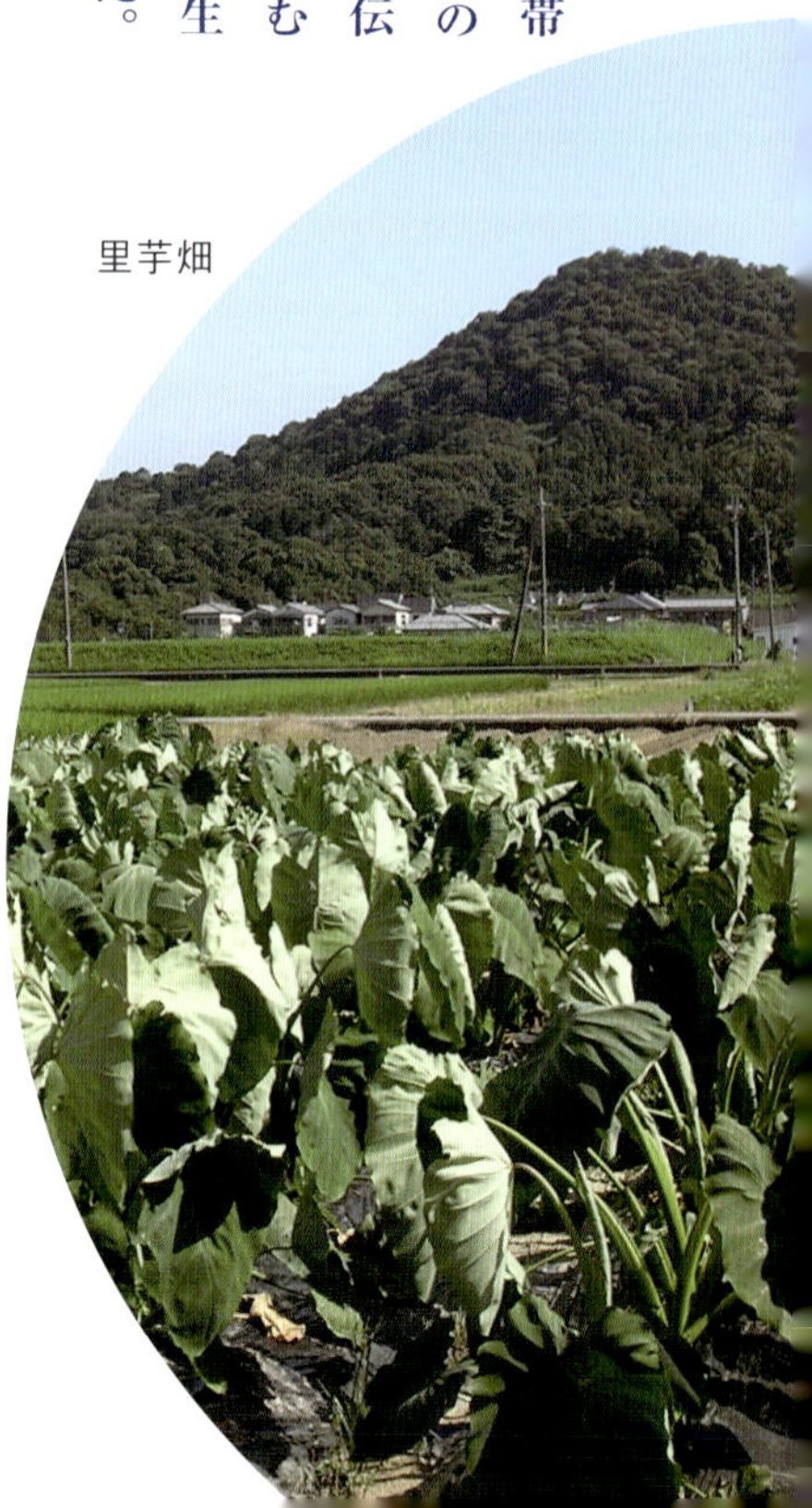

里芋畑

2 葉、葉柄、茎、それぞれに役割がある

植物としての観察を通して各部の役割を知り、里芋のいのちに興味を持つ。

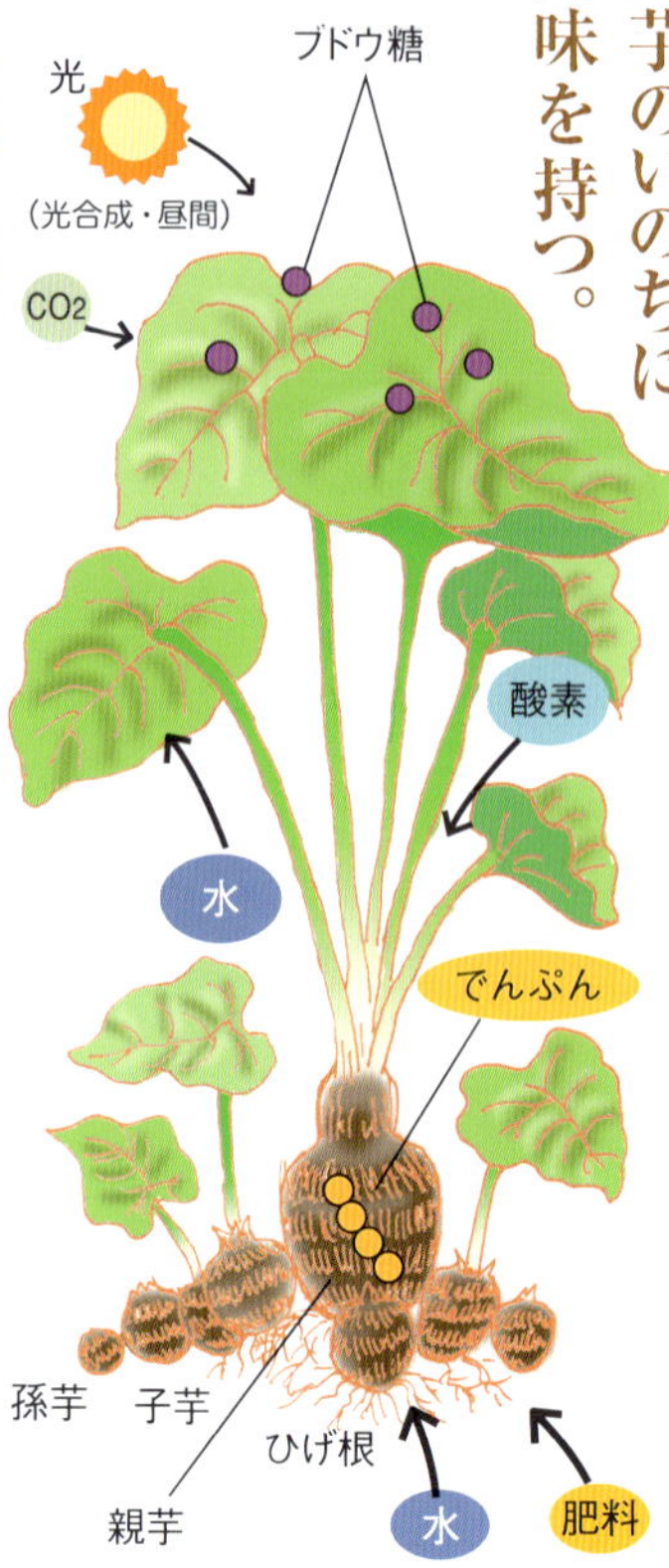

葉は栄養工場

葉は、光を使って、空気中の二酸化炭素（CO_2）と、ひげ根から吸いあげた水からブドウ糖をつくり（光合成）、でんぷんをはじめとする栄養物質をつくり出します。里芋の葉が大きいのは、熱帯地域のジャングルで育った里芋の先祖が、木々のすき間からもれる太陽の光を、効率よく受けとめるためだったと考えられています。

葉柄は通路

葉を支えているのは葉柄という葉の一部です。葉柄には、光合成に必要な水を地下から葉へ送ったり、光合成でできた栄養や、呼吸のための酸素を地下に送ったりする管が通っています。里芋には、葉柄を食べる品種もあり、葉柄は「ずいき」「いもがら」とも呼ばれます。

茎は貯蔵庫

茎は地中にあり、茎にでんぷんが蓄えられたものが親芋です。親芋から出てくる子芋、孫芋がわたしたちがふつうに食べる里芋ですが、なかには、親芋を食べる京芋、親芋と子芋が結合したものを食べる八つ頭などの品種もあります。

2・3 芋類のなかで、里芋はカリウム含有量No.1

なぜ里芋にカリウムが多く含まれるのかを考える。

里芋は芋類のなかでカリウムをもっとも多く含みます。里芋は、カリウムを肥料として土から吸収し利用します。たとえば、光合成でつくられたでんぷんが芋に運ばれるとき、いったんショ糖に分解されたのち、芋のなかで再びでんぷんになるのですが、でんぷんの再合成の際にカリウムがはたらくのです。カリウムは、でんぷんに再合成する酵素のはたらきを活発にすることがわかっています。これは、ほかの芋でも同様ですが、里芋がもっとも多くカリウムを利用するため、含有量が多いと推測できます。

またヒトが里芋を食べたときも、そのカリウムはヒトの体内で、糖質の代謝にかかわります。

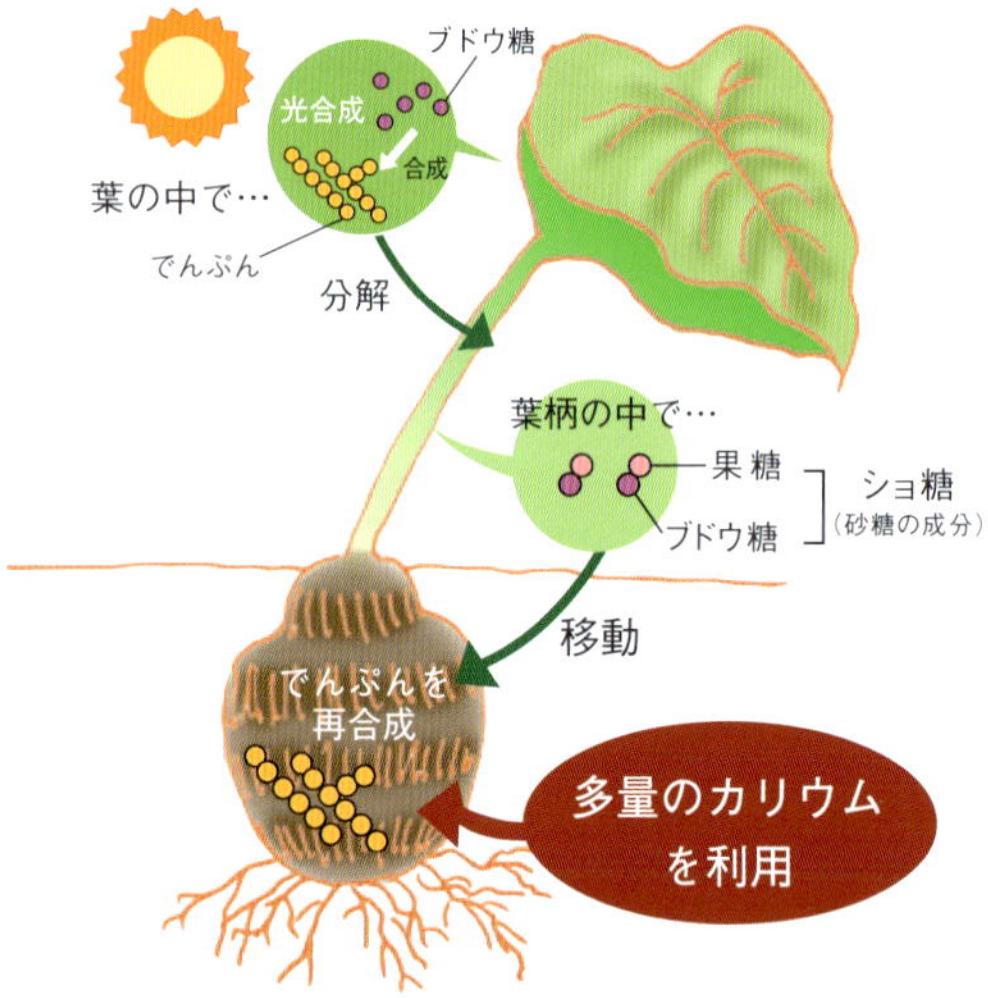

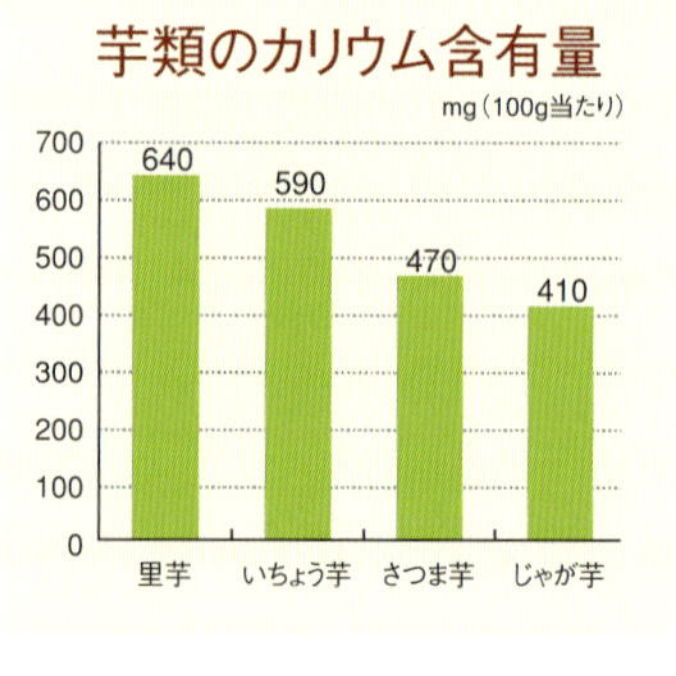

2・3 里芋をむくと手がかゆくなるのはなぜ?

里芋が持っていた毒のなごりから、野生のときの生命力を知る。

里芋の細胞には、シュウ酸カルシウムの細い針のような結晶が含まれています。里芋をむくと細胞膜が破れ、中のシュウ酸カルシウムの結晶が手に刺さるためかゆくなります。また、生の里芋を食べてみると、結晶が口の粘膜に刺さり、えぐ味を感じます。里芋の先祖は、イノシシのような土中のものを掘って食べる動物に食べられないよう、このような毒を成分として持っていたのです。そこで、ヒトは毒の少ない芋を選んで栽培し、品種改良をして、里芋を安全に食べられる作物に変えてきたのですが、シュウ酸カルシウムは完全にはなくなっていないのです。しかし、加熱すれば、えぐ味は消えて、おいしい里芋料理ができます。

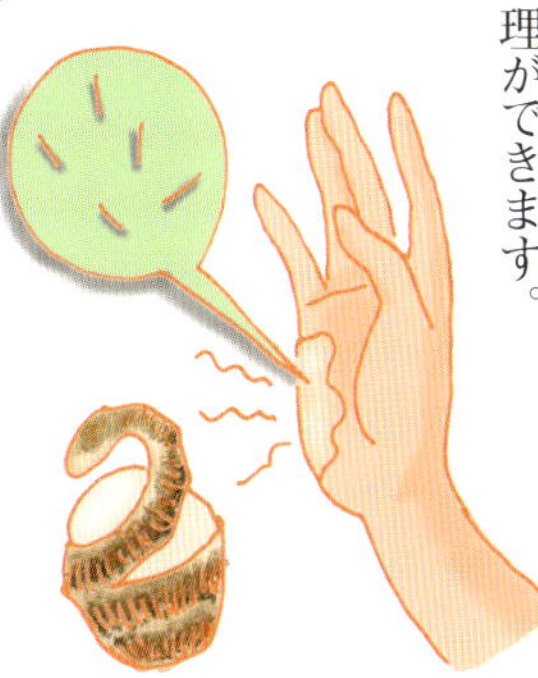

シュウ酸カルシウムは里芋の武器

2・3 里芋は、なぜヌルヌルするんだろう

里芋には、栄養のほかにも体に役立つ成分があることを学ぶ。

里芋の皮をむくと身がヌルヌルします。このヌルヌルの正体は水溶性食物繊維(ガラクタン、ムチンなど)です。これは、栄養物質ではありませんが、胃の粘膜を保護したり、タンパク質の消化吸収を高めたり、血圧を下げるなど、体のはたらきをよくします。

また里芋のでんぷん粒子は、じゃが芋やさつま芋の粒子の数十分の一と小さく、加熱すると、きめ細かに糊化(米の項参照)します。この特性がヌルヌル成分とあいまって、煮っころがしや衣《きぬ》かつぎなど、なめらかな食感の料理になります。

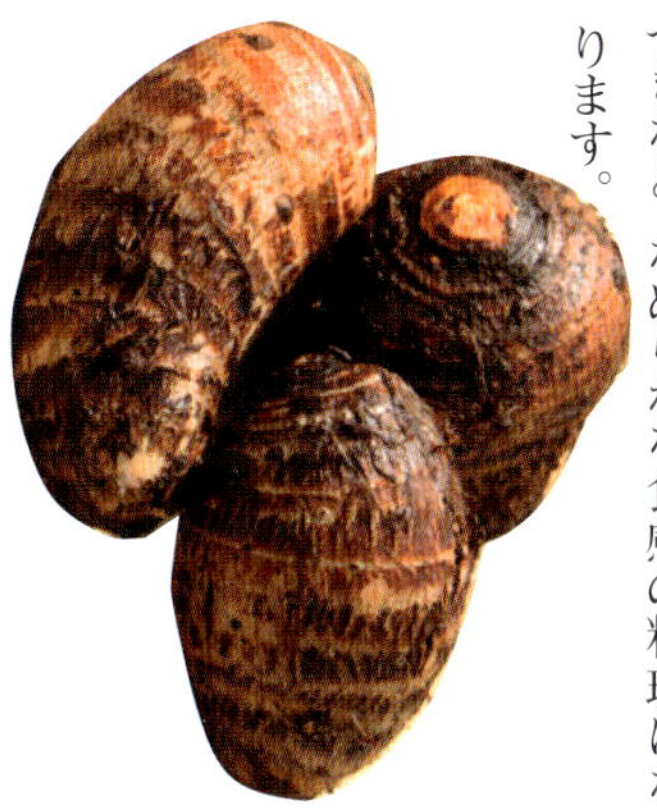

6 縄文時代の主食は里芋だった?

里芋の伝来を通して、日本の食文化について知る。

里芋は、日本で稲より早く栽培が始まり、縄文時代の主食だったと考えられています。里芋も稲も熱帯アジアで生まれ、水の多い場所を好みます。日本では、里芋は水田で栽培されていたようで、水田をつくる技術や水の管理のしかたなどを日本人は里芋栽培で習得したので、水稲が伝来するや、すぐに稲作を始めることができたと推測されています。里芋は、正月の雑煮やおせち料理、お月見や神事のお供えに使われますが、それは里芋が稲より前に日本人のいのちをささえた食べ物だったからのようです。

里芋の伝播

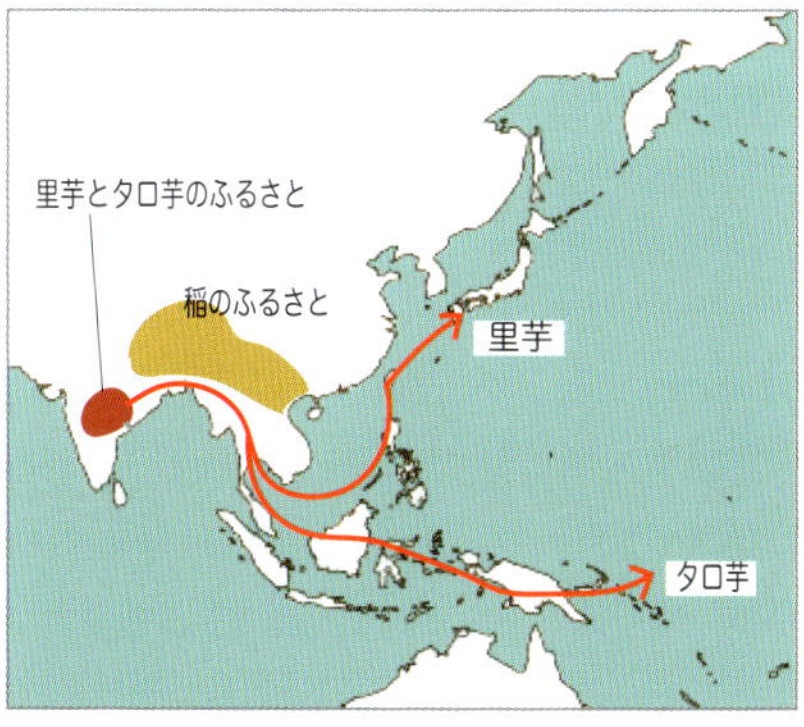

熱帯から温帯にかけての里芋はtaro(タロ)という

里芋の葉に水滴ができるのはなぜ?

葉の表面は、ろう物質に覆われているので水をはじくの。生まれ故郷である熱帯の大雨の重さから、身を守るためと考えられているわ。でも、葉のくぼみでは水が集まって水滴になるの。日本では、七夕の日に水滴を集めて墨をすり、短冊に願いごとを書く風習があるのよ。

「知恵ちゃん」教えて!

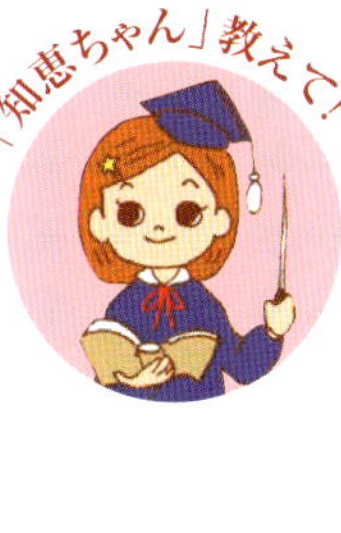

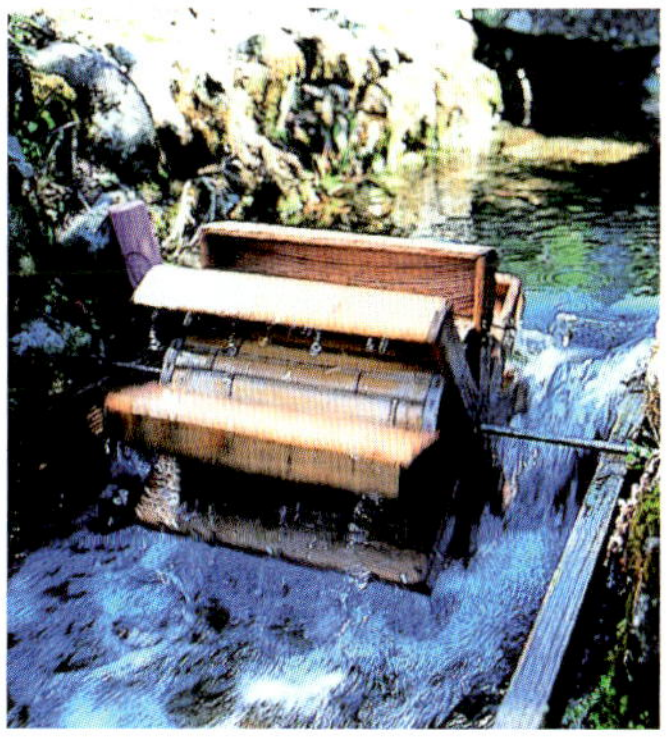

里芋の名産地福井県大野市上庄では、川にかけられた水車で里芋の皮をむく

給食メニュー 28 里芋のごまみそあえ

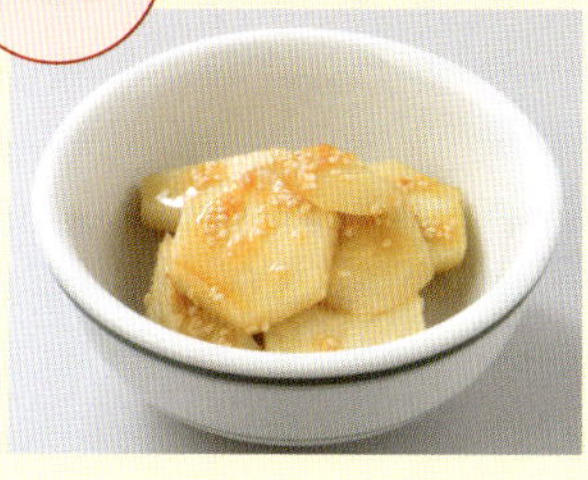

馬鈴薯
じゃがいも

potato

じゃが芋は、日本には1600年ごろにジャカトラ港（現在のインドネシアのジャカルタ）から長崎に伝わり、最初は、じゃがたら芋、やがて「じゃが芋」と呼ばれるようになりました。ビタミンCやカリウムが多く、日本では野菜として扱われることもありますが、世界では小麦、米、とうもろこしと並ぶ主要作物で、エネルギー源として重要です。

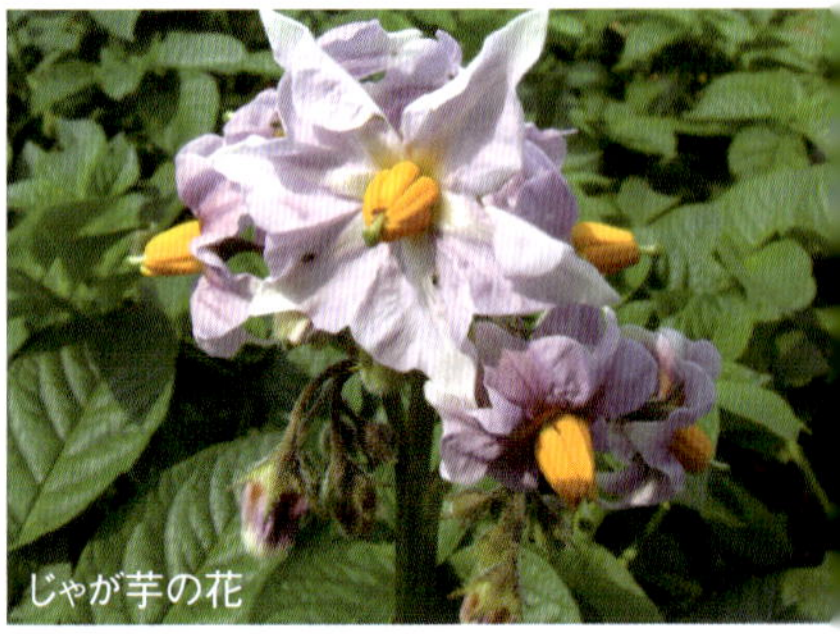
じゃが芋の花

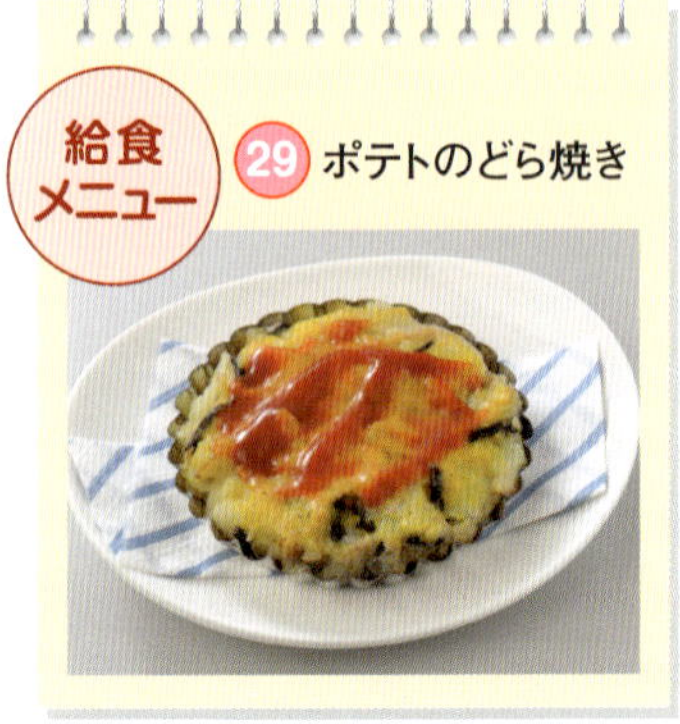
給食メニュー
29 ポテトのどら焼き

2・3 じゃが芋からトマトが育つ

じゃが芋とトマトは同じ仲間であることを学び、栄養を比べて、じゃが芋ならではの特徴を知る。

じゃが芋の苗の茎にトマトの茎をつないで育てると、土の下にじゃが芋が、土の上ではトマトが実をつけます。じゃが芋もトマトも、同じナス科の植物です。同じ仲間なので茎と茎が接した部分に新しい細胞ができ、土から肥料や水を吸い上げることができるようになり、ひとつの作物として育つのです。この作物を「ポマト」といいます。

栄養面では、じゃが芋は、トマトやなすよりでんぷん（炭水化物）、ビタミンC、カリウムが多く含まれています。しかも、野菜のビタミンCは煮ると水に溶け出しやすいのですが、じゃが芋は、加熱によってでんぷんが糊化し、ビタミンCが溶け出すのを防ぐので、加熱による損失が少なくてすみます。

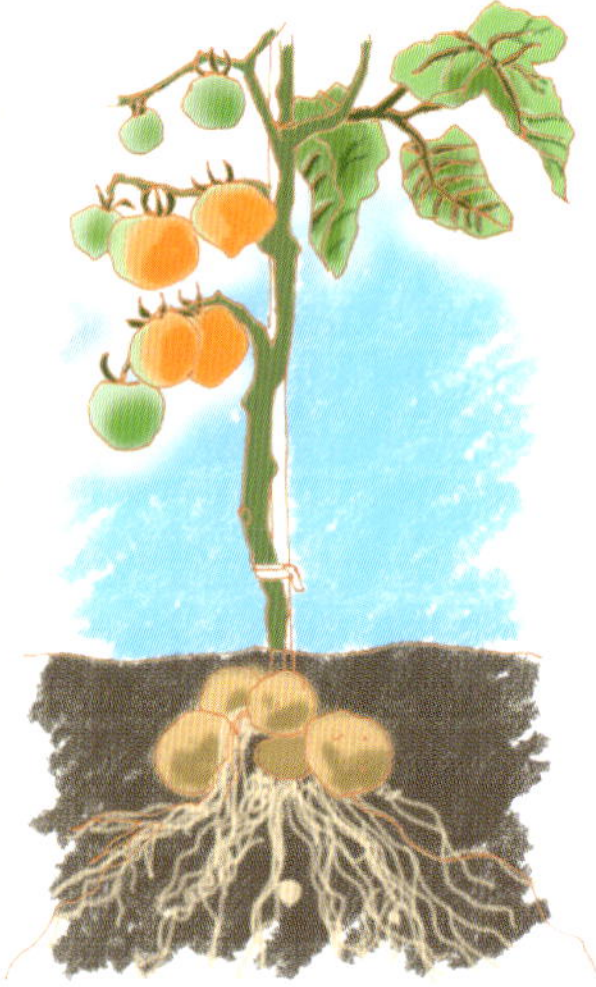

「ポマト」は、じゃが芋の英語名「ポテト」のポと、「トマト」のマトから名づけられた

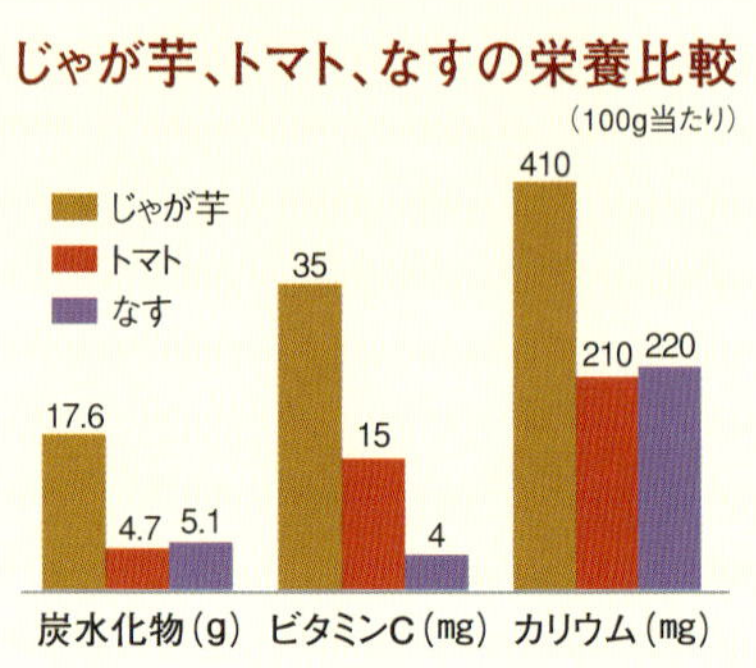

4 国内生産のじゃが芋の30％以上はでんぷん用

じゃが芋は、料理用だけでなく、いろいろな使われ方をしていることを知る。

国内で生産されるじゃが芋の利用用法は、料理用、でんぷん用、加工食品（ポテトチップス、マッシュポテト、冷凍製品など）用、種芋用、飼料用などです。このうち、料理用の割合は約29.5％で、もっとも多いのはでんぷん用です。でんぷんは、かたくり粉、はるさめ、インスタント食品、かまぼこなどに使われます。

外国ではロシアやドイツなど、じゃが芋を主食にしている国もあります。じゃが芋のエネルギー量は米の約20％しかありませんが、米がつくれないところでもつくることができて単位面積当たりの収穫量は米の6倍以上もあり、熱量源としての価値も十分あります。

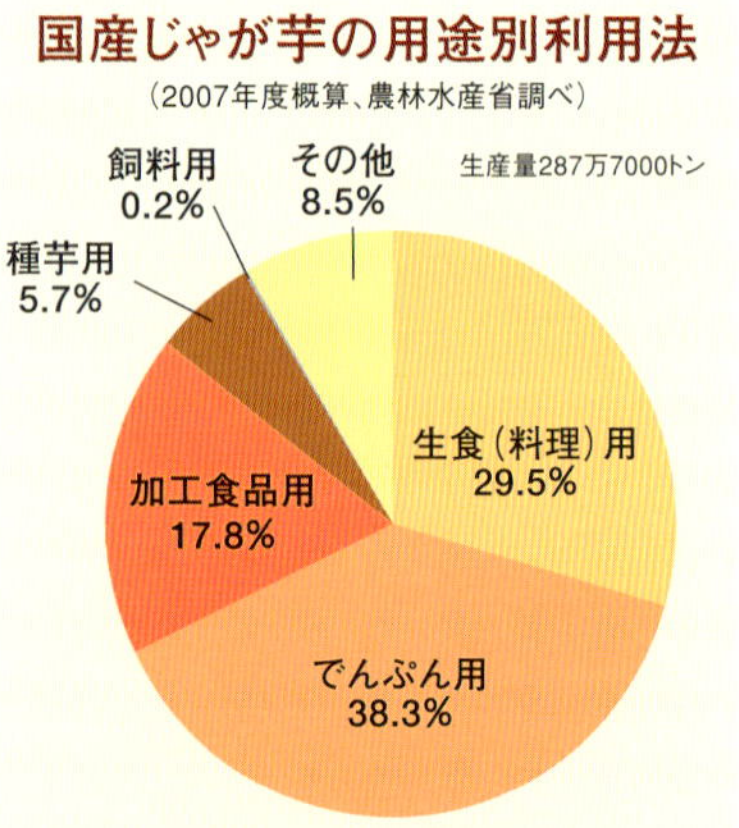

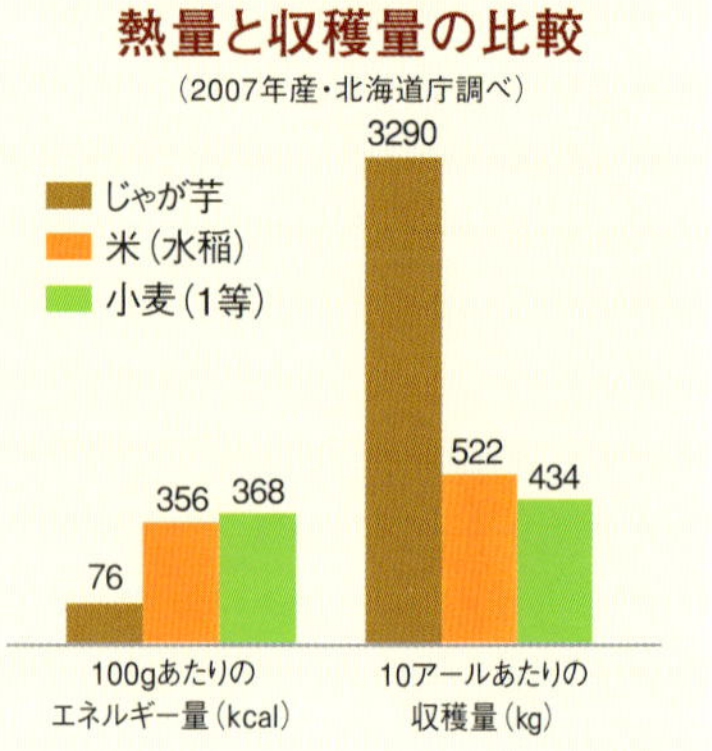

2・3 じゃが芋には、地上の茎と地下の茎がある

じゃが芋の芋は茎であることを理解し、茎に蓄えられているでんぷんの役割を知る。

じゃが芋は、収穫後2~4か月すると表面のくぼみから芽が出てきます。収穫直後はじゃが芋自身のホルモンのはたらきで休眠し、目覚めると芽が出てくるのです。芽は、じゃが芋のでんぷんを栄養にして成長し、地上の茎や葉になります。葉は光合成を始め、つくったでんぷんを地下で横に伸びた茎の先端に貯えます。この部分が球状に肥大したものが、じゃが芋です。

じゃが芋の生まれ故郷・南アメリカのアンデス山脈の気温は低く、外敵(動物など)もいたので、じゃが芋は地中で子孫を増やすようになったようです。寒さに強い作物で、日本でも、じゃが芋の一大産地は北海道です。

じゃが芋の増やし方

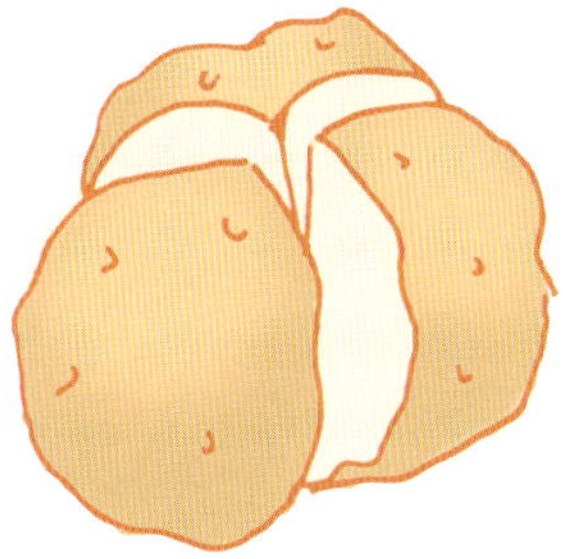

1 種芋を2～3つ(1つ30～40g)に切って植える。

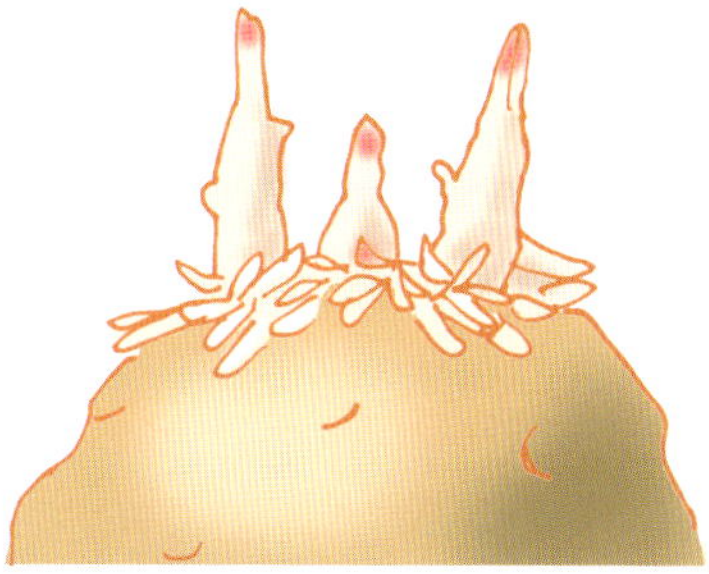

2 2～3週間後、芽が伸び、そのつけ根から根が出る。

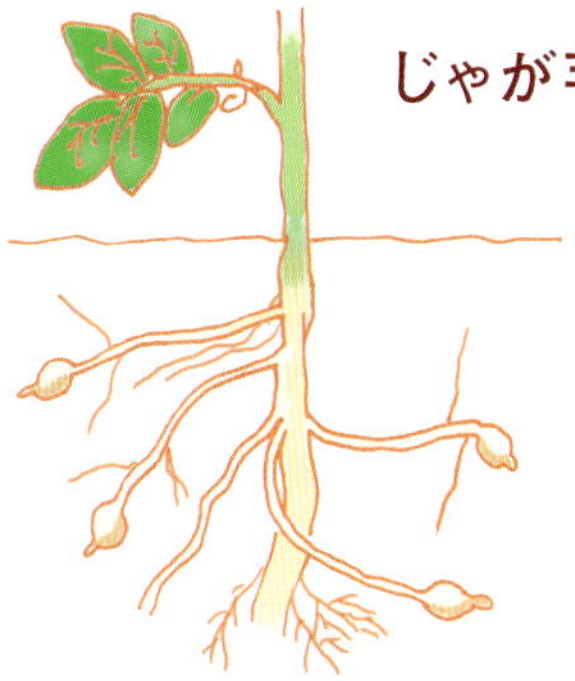

3 地上に芽が出たら元気な芽1～2本にする。そして約2週間後、地中の茎の先がふくらむ。種芋の上に新しい芋ができるので土寄せをする。

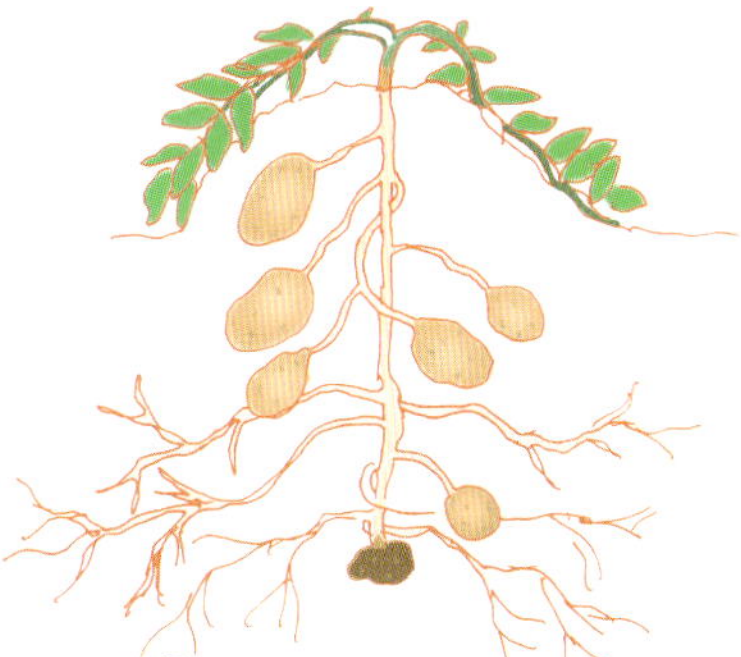

4 約3か月後、収穫。

2・3 やめられなくなるポテトチップスの謎

「おいしい」と「食べすぎ」の関係を探る。

ポテトチップスは食べると後を引きます。その原因は、ポテトチップスを食べたときのサクサク感や油の粒子のコク、粗い塩粒が舌で溶けるときの痛みなどにあると考えられています。このような物理的刺激は、神経を通して脳に伝わり快感を生みます。しかし、その快感は長続きせず「もっと食べたい」という欲求が、脳に放出されるドーパミンという神経伝達物質によって引き起こされます。これが、やみつきの原因と考えられています。

舌への物理的刺激は、日本料理のだしのような余韻が残る化学的刺激(うま味)とは対照的に、一時的な強い快感を生むようです。

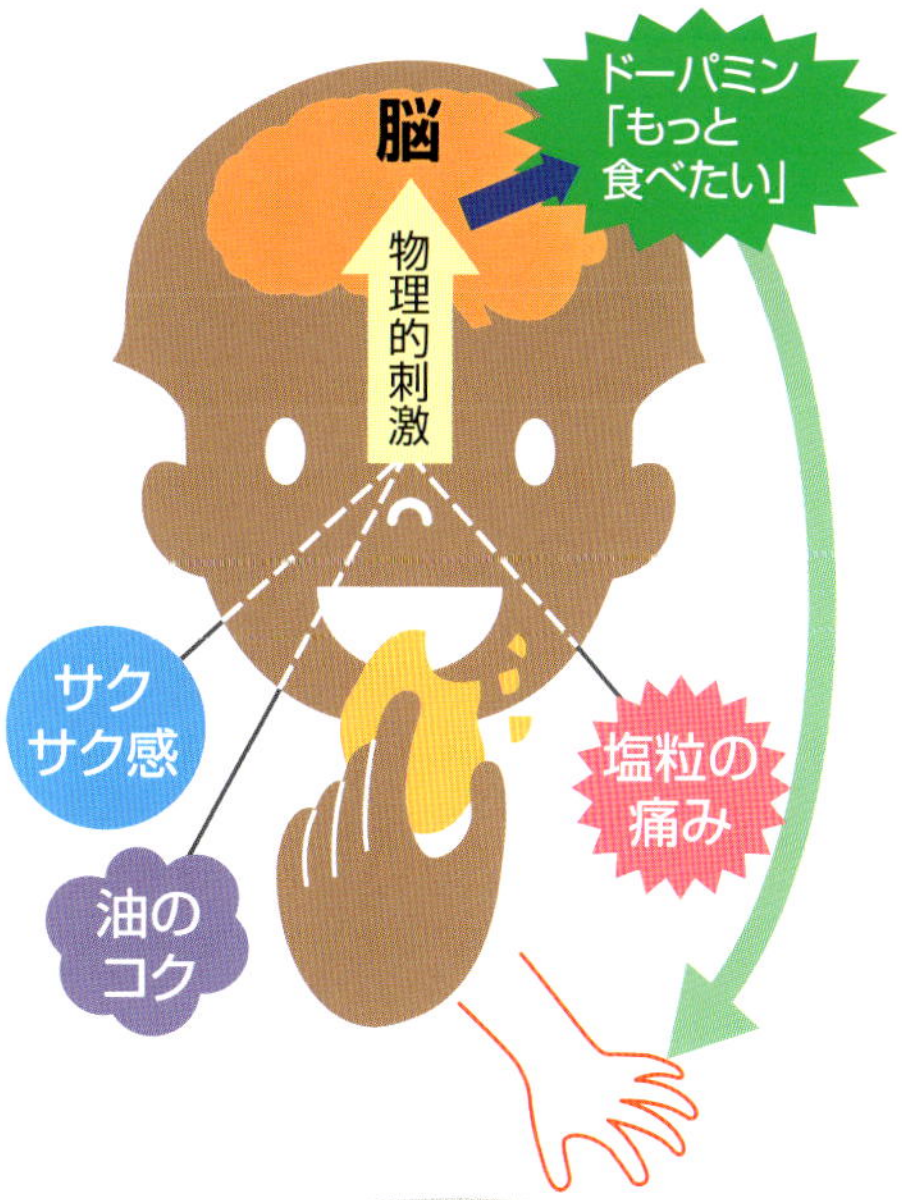

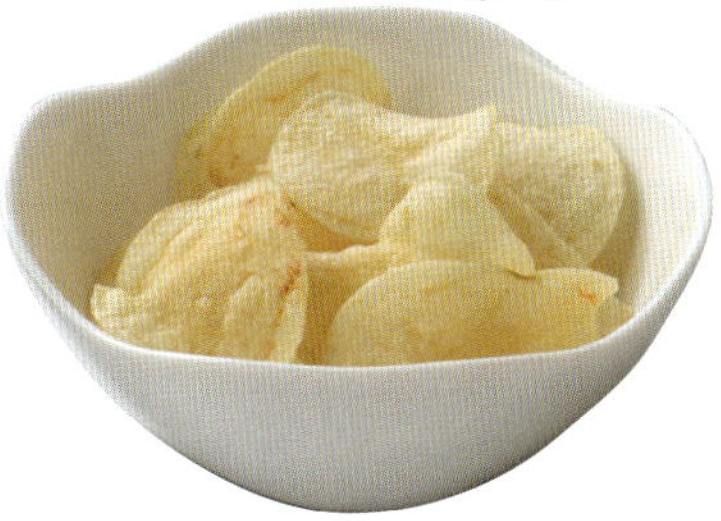

じゃが芋の芽には毒があるって、ほんと？

ほんとよ。芽にはソラニンという毒が含まれているわ。また、じゃが芋が日に当たると緑色になるけど、そこにもソラニンが多いの。植物が毒を持つのは外敵から身を守るためなんだけど、その部分をヒトが食べると腹痛やめまいを起こすので芽の部分をよくとり除いて調理しないと危ないのよ。

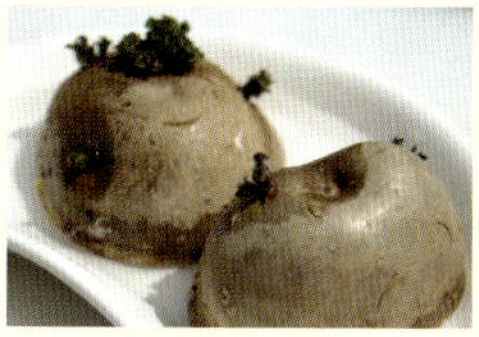

蒟蒻《こんにゃく》

devill's tongue

板こんにゃく、玉こんにゃく、しらたきなどのこんにゃくは、こんにゃく芋からつくられます。このお芋は強いえぐ味があるため、えぐ味を除いた加工食品のこんにゃくが平安時代にすでに食べられていたといいます。とはいえ、日本の在来種ではなく、中国から伝わってきた食品です。日本人の好みにあったため、今では中国よりも多く食べられています。ノンカロリーで食物繊維が多いので、近年はダイエットや便秘予防として人気があります。

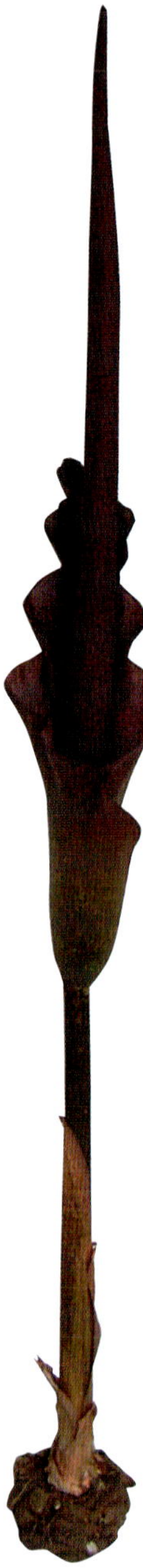
こんにゃくの花
（長さ1～2m）

2・3 お芋から、こんにゃくができる不思議

こんにゃくのつくり方を学ぶ。

こんにゃくが持つ特有な触感は、食品の製造、加工では「ゲル状食品」と呼ばれているものの特徴です。プルプルした「ゲル状食品」には、豆腐やかまぼこ、めん類、寒天などもあります。

「ゲル状食品」のゲルとはかたまった状態のことで、その反対にゾルは流動的な状態をいいます。

こんにゃくのつくり方は、まずこんにゃく芋をゆでてすりつぶし、水を加えます。こんにゃく芋のでんぷんのほとんどはコンニャクマンナン（グルコマンナン）という食物繊維で、水を吸うと糊状になり、これがゾルです。そこにアク（水酸化カルシウムや炭酸ナトリウム）を加え、アルカリ性にするとかたまります。さらに、ゆでるとプルプルしてきてゲルになり、こんにゃくになります。板状にしてゆでたものが板こんにゃく、丸めてゆでると玉こんにゃくに。しらたきは、細い穴に通しながらゆでたものです。

現在のこんにゃくの多くは、こんにゃく粉から同様にしてつくられます。こんにゃく粉は、芋を薄く切って乾燥し、粉にしてマンナン粒子だけを風選でより分けたものです。

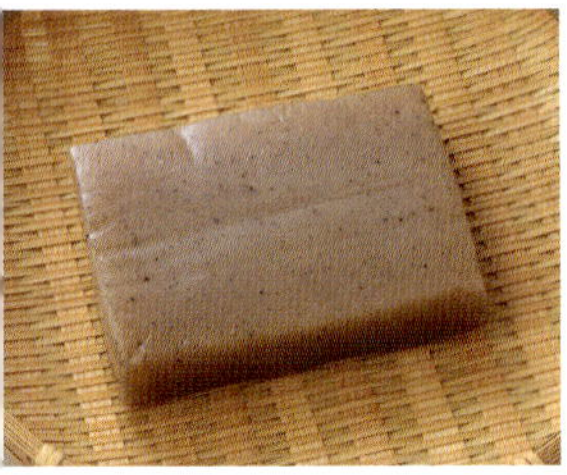
板こんにゃく

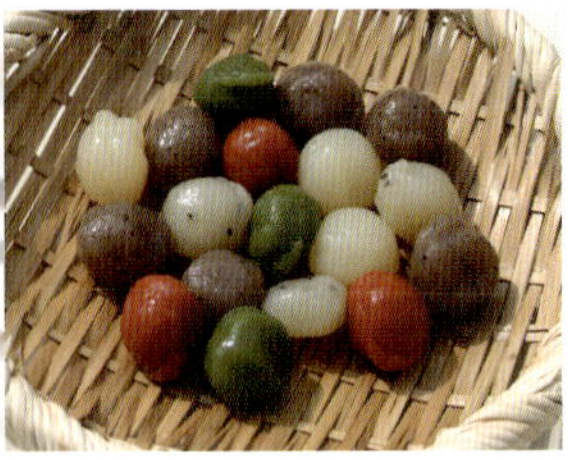
玉こんにゃく

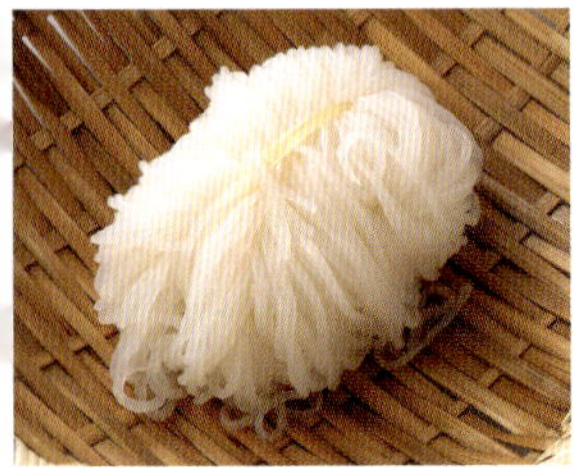
しらたき

3 こんにゃく芋は、どんな芋？

こんにゃく芋の栽培法を知る。

こんにゃく芋はサトイモ科コンニャク属で、里芋の仲間です。じつは、コンニャク属には130種もの野生種があるとか。その多くは東南アジアにありますが、ほとんどはこんにゃく加工には向きません。

加工に適したこんにゃく芋は、成熟に3～5年かかります。種芋を春に植えると、種芋から葉柄が伸びて葉がしげり、夏から秋にかけて身は吸収され、その上に新しい大きな芋ができます。その芋から地下茎が伸びて先がふくらみ、生子（きご）という子芋ができます。これを秋に収穫したものを1年生（約15g）といい、貯蔵して翌春植えつけます。秋には2年生（約100g）を収穫貯蔵し、翌春また植えつけます。同様にして3年生（約600g）、4年生（2～3kg）になったものが、やっとこんにゃく用の芋になります。こんにゃくの生産量の94%（2008年）は群馬県です。

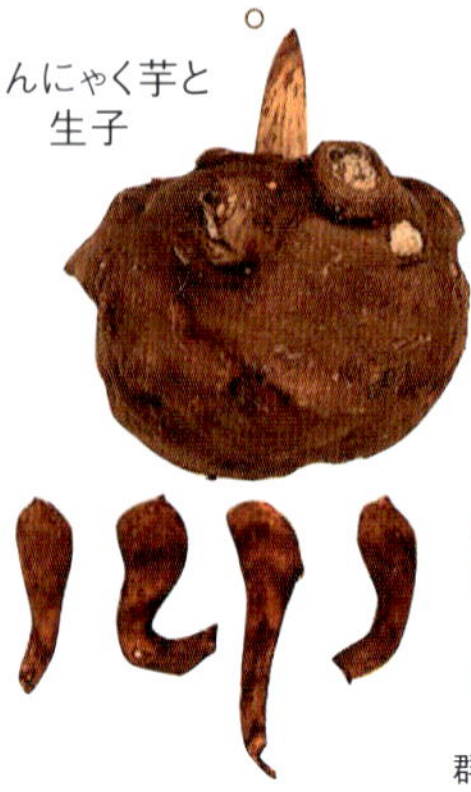
こんにゃく芋と
生子

群馬県農政部提供

こんにゃくゼリーは、なぜ危ないの？

こんにゃく粉でつくった「こんにゃくゼリー」は、弾力があっておいしいよね。でも、歯でかみ切りにくいから、のどにつまる危険があるの。包丁やスプーンで小さく切って、よくかんで食べようね。凍らせると、もっとのどにつまりやすくなるので、やめようね。

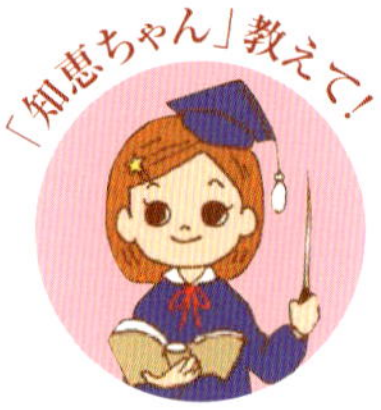

魚介
seafood

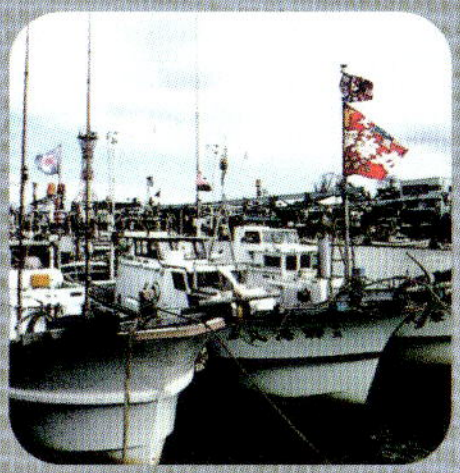

鯵《あじ》

pompano

旬 1 2 3 4 5 6 7 8 9 10 11 12

一般に「アジ」といえばマアジのこと。中、小、豆などのサイズごとに流通し、刺し身、塩焼き、フライなどのほか、干物にして食べられることも多い魚です。青背魚の中では脂肪分が少なく、高タンパク。小さいものはフライなどにしてまるごと食べれば、カルシウムも多くとれます。日本近海で一年中とれますが、旬は夏。巻網、定置網などで漁獲されます。南米のチリやペルー沿岸からニュージーランドにかけて分布するチリマアジ、北東大西洋から地中海に分布するニシマアジなどは、干物の原料として日本にも輸入されています。

アジの仲間たち

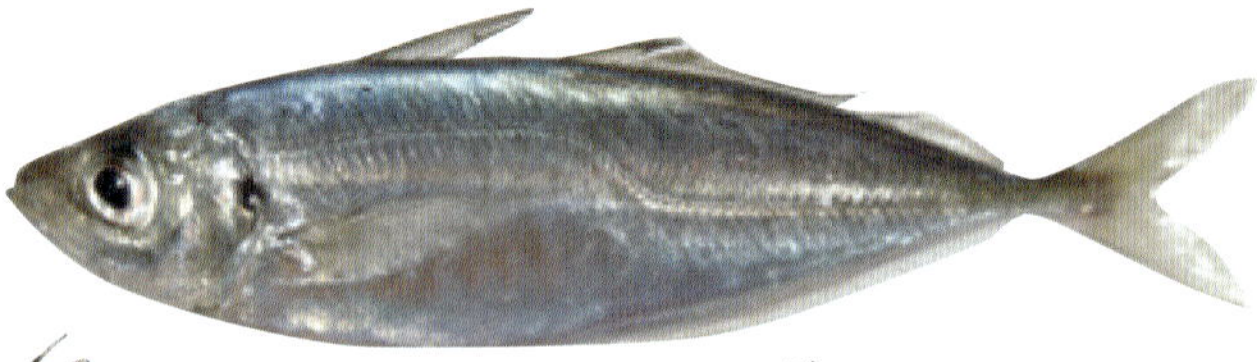

マアジ

全長約40cm。ゼイゴが発達しているのが特徴。日本各地の沿岸で定置網、巻網などで漁獲されるほか、船釣りも楽しめる。クセのない味で食べやすい

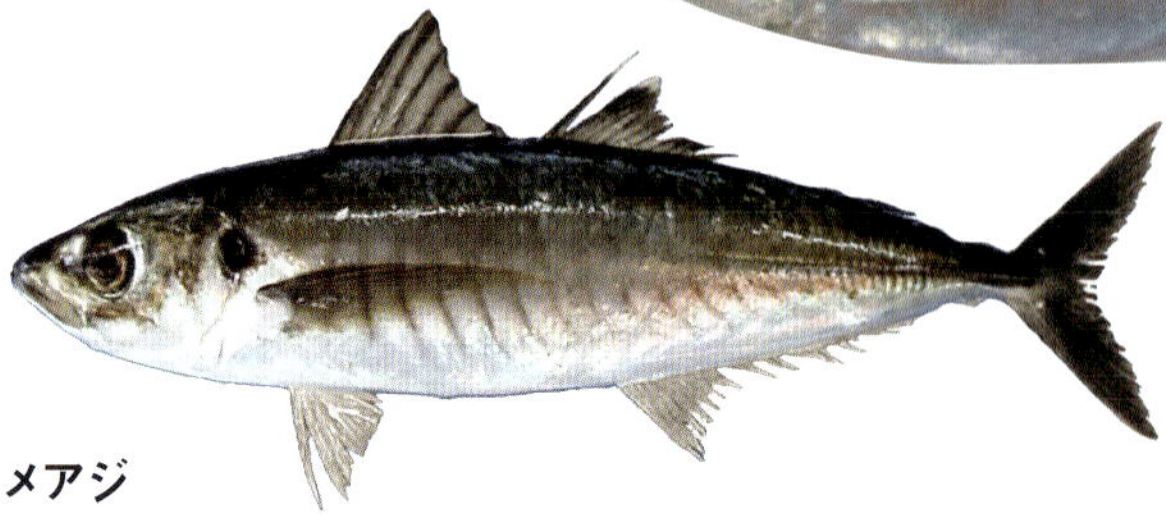

メアジ

全長約35cm。マアジに体形は似ているが、目が大きく、ゼイゴが短いのが特徴。日本の南方海域や東南アジアなどに多い。塩焼きやフライにして食べられる

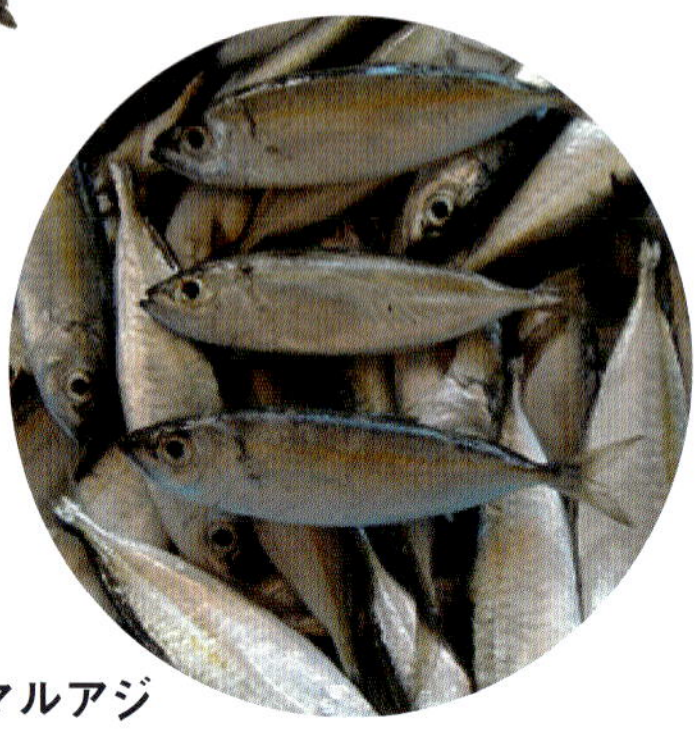

マルアジ

全長約40cm。体の断面が丸く、尾びれが黄色みを帯びているのが特徴。量は少ないが夏から秋にかけて漁獲され、刺し身や塩焼き、干物にして食べられる

主産地「マアジ」

① 千葉県　② 静岡県　③ 新潟県　④ 三重県　⑤ 鳥取県　⑥ 島根県　⑦ 愛媛県　⑧ 福岡県　⑨ 佐賀県　⑩ 長崎県

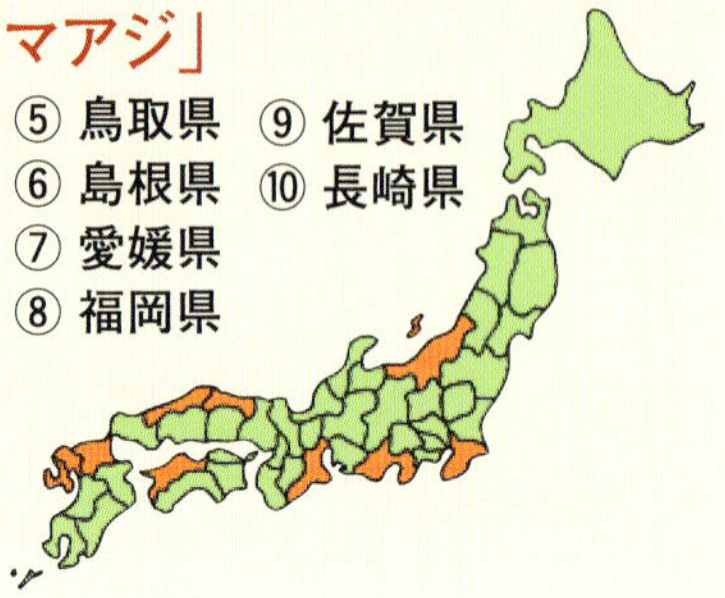

---

2 アジの体の特徴を知ろう

アジの体の特徴やその理由を知る。

体の色の不思議を知ろう

海の中で泳いでいるアジを空中から見下ろすと、青い背中が海の色と溶けあっているように見えます。反対に海底から見上げると、白い腹が反射によって鏡のように輝く海面にまぎれて見えなくなります。これは、空を飛ぶ鳥や海底にいる大きな魚に見つかりにくくするため。

カレイのように、海底の砂にまぎれる色をした魚もいます。自然界で自分の身を守るために、生き物たちの体には、さまざまな工夫があるのですね。

アジにしかないゼイゴって?

アジの体を観察すると、側線（えらから尾びれにかけて伸びる線のように見える部分）に沿って、硬くとがったウロコの列があります。これを「ゼイゴ」と呼び、アジの仲間にだけある大きな特徴です。さばくときは、きれいに取り除きましょう。

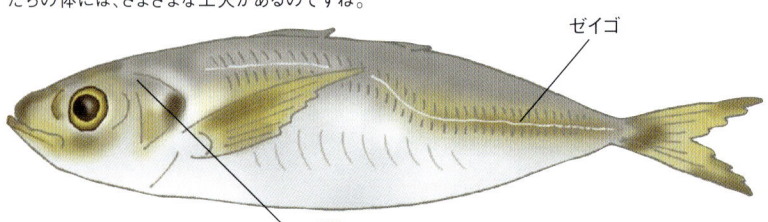

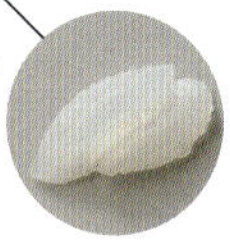

魚の耳はどこにある?

魚は、側線という器官で水圧や水の流れを感じとったり、頭の骨の中に隠れている耳で体のバランスをとったりします。耳には「耳石（じせき）」という石のようなものがあり、魚によって大きさや形は異なります。

魚の年齢はどうやって知る?

魚の年齢は、ウロコを調べるとわかります。ウロコの表面には鱗紋（りんもん）と呼ばれる模様があり、ここには魚の成長の様子が刻まれています。ただし、魚の種類によってはウロコがないものや、鱗紋の数と年齢が一致しないものもあります。ほかにも、耳石で年齢を調べることができる場合もあります。

給食メニュー ㉚ アジのから揚げあんかけ

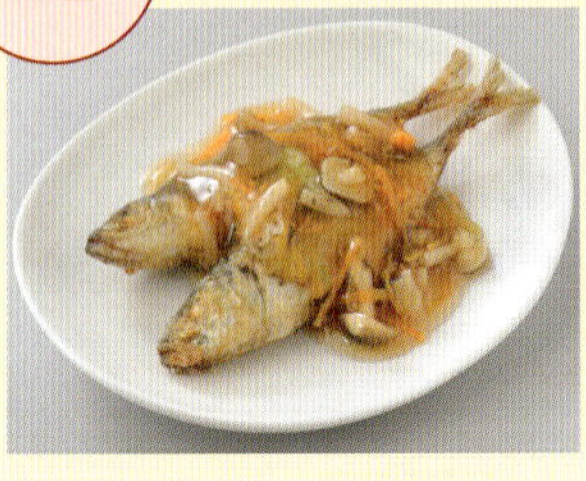

4·6 全国でアジがブランド化？

ブランド化しているアジの漁場や特徴を知る。

大衆魚の代表格であるマアジですが、水揚げされる場所などによっては、高値でとり引きされるものもあります。マアジには沖合を回遊するものと、内湾などに定着するものがいます。回遊性のマアジを体が黒っぽいことから「クロアジ」、定着性のものをやはり体の色から「キアジ」と呼びます。スマートなクロアジのほうが漁獲量は多いのですが、市場では脂がのったキアジのほうが高値でとり引きされます。

また、愛媛県の佐田岬と大分県の関崎に挟まれた豊予海峡（速吸瀬戸）でとれたマアジは、身が引き締まっていて、おいしいとされています。中でも佐賀関漁港で水揚げされたものは「関あじ」と呼ばれ、「関さば」と並んでブランド化しています。

ほかにも、佐田岬で水揚げされる「岬（はな）あじ」、長崎県五島灘の「ごんあじ」、対馬海峡から五島海域でとれる「旬（とき）あじ」、山口県萩の「萩の瀬つきあじ」、島根県浜田の「どんちっちあじ」などのブランドアジが知られています。

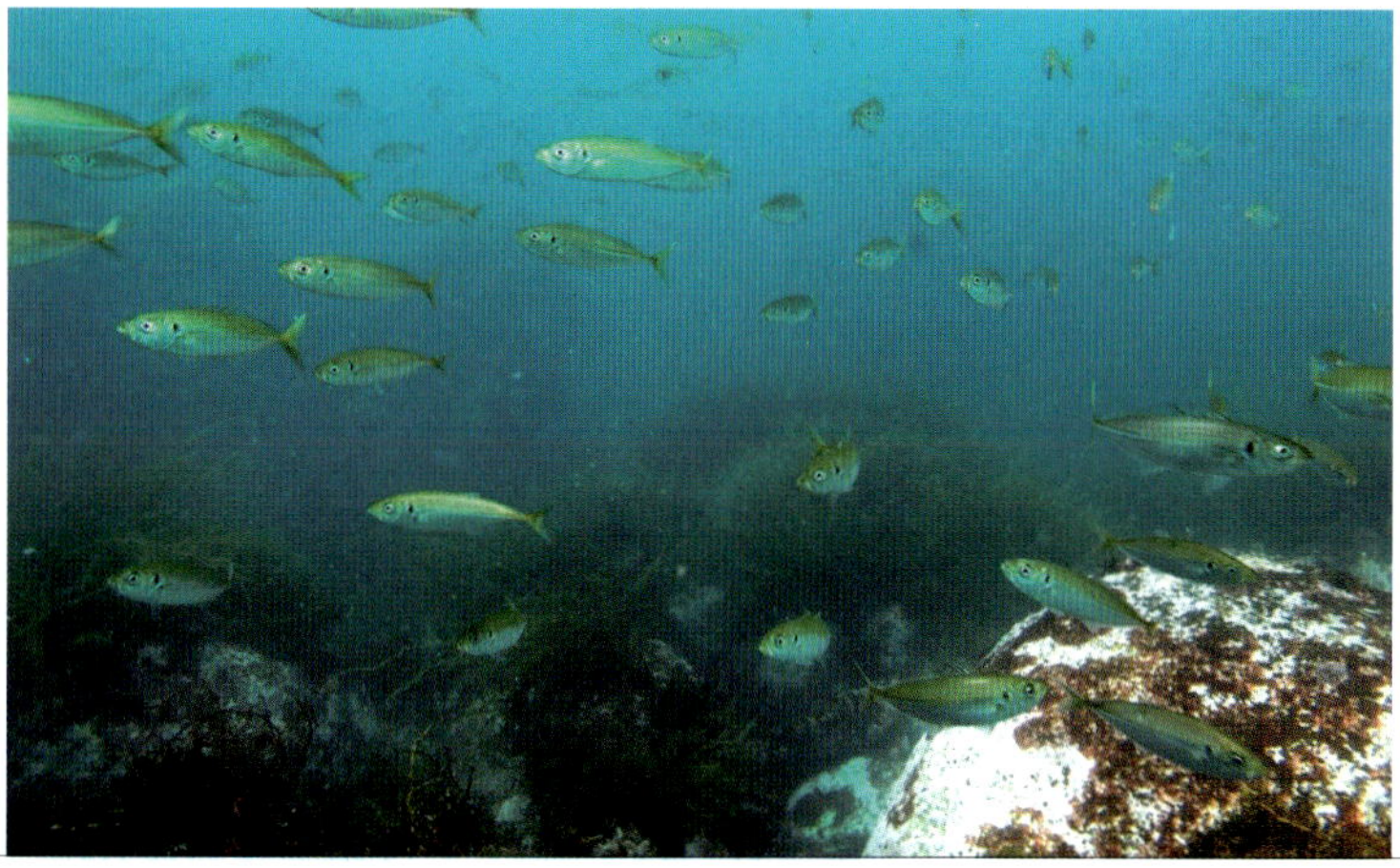
海中のアジの群れ

魚の寿命は何年くらい？

魚の寿命は、種類や大きさによって異なるよ。アジやサバは5〜6年、アユは1年、マダイは20年以上生きるといわれているの。チョウザメには100年以上生きたものがいることが知られているよ！

3 包丁なしでOK！アジをおろして焼いてみよう

手軽にできる魚の調理法を知る。

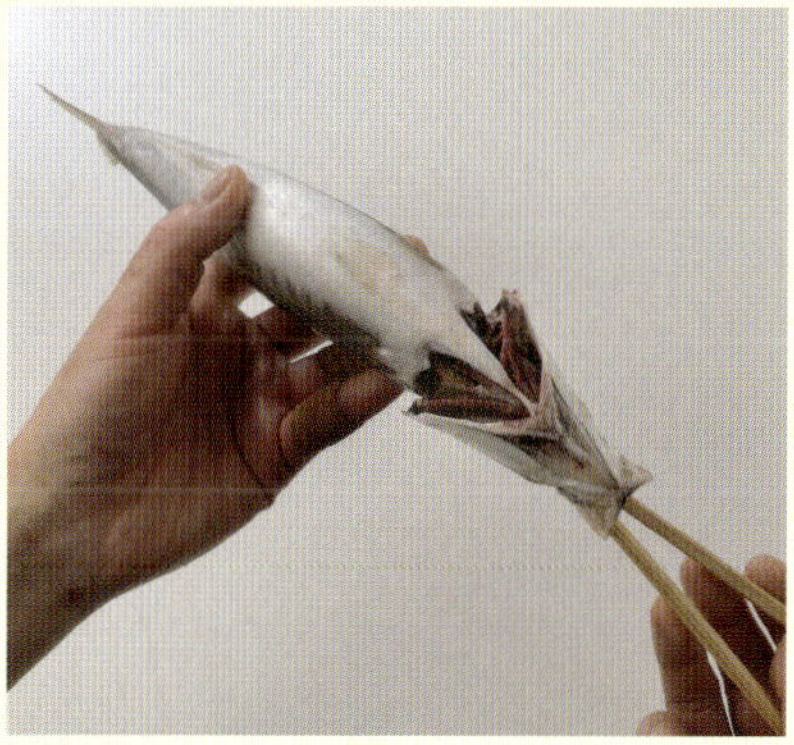

1 アジの腹が手前になるようにしてしっかり持ち、割りばしをアジの口から通し、口とえらを広げる。

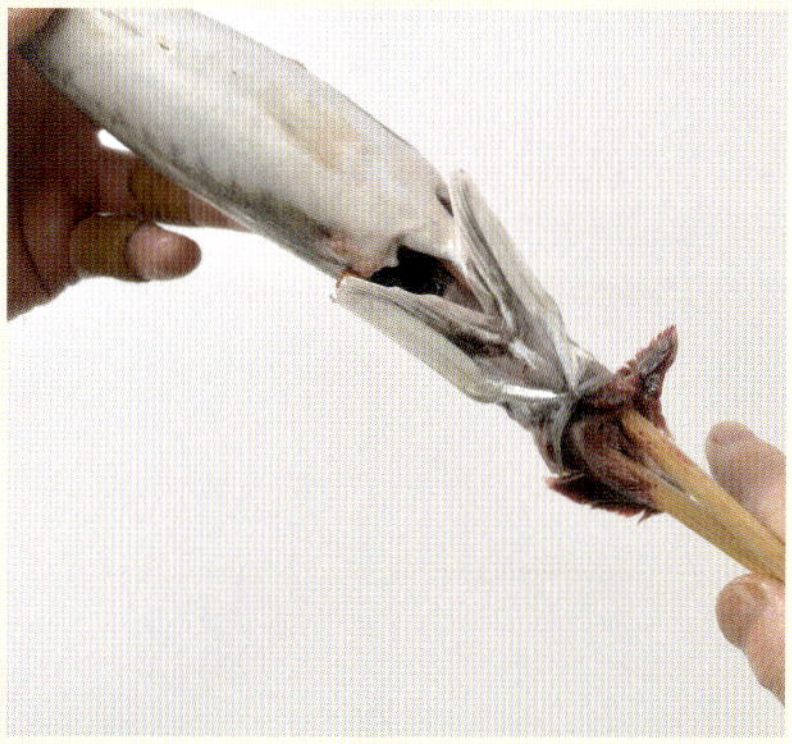

2 えらを両側からしっかり挟んで、そのまま割りばしを腹まで差しこみ、内臓を挟む。

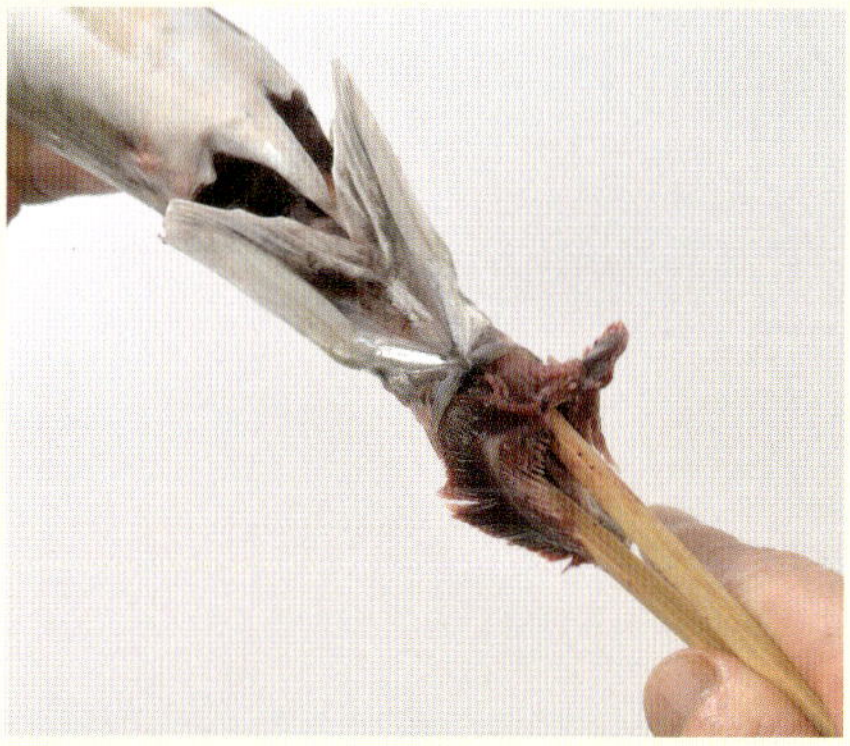

3 割りばしをつかみ直し、ゆっくりねじるように2〜3回まわし、静かに割りばしごとえらと内臓を引き出す。

※この方法を「つぼぬき」といいます。

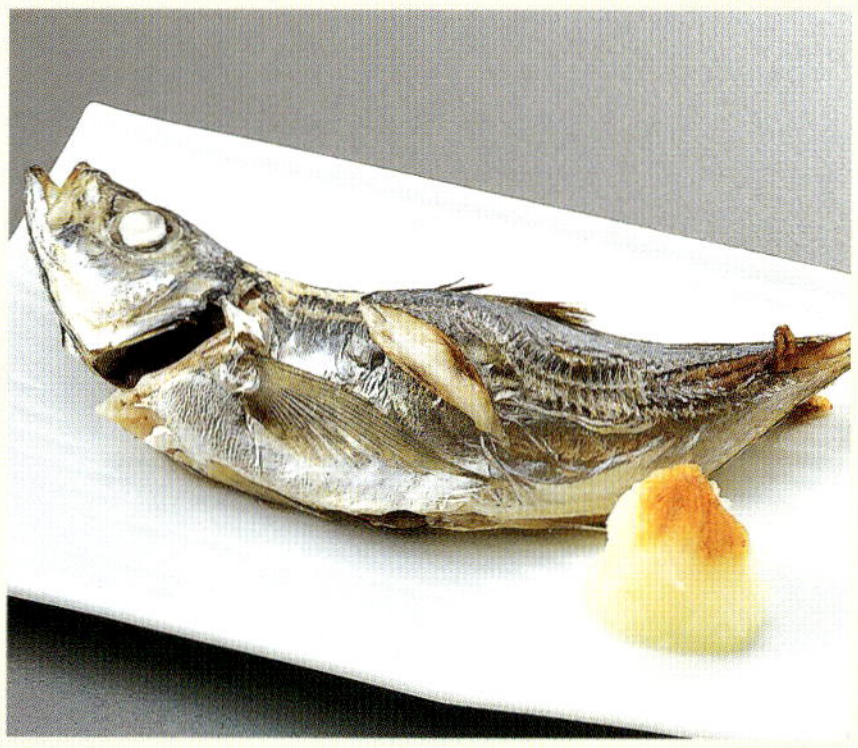

4 アジの表面を、冷たい水道水でよく洗う。

アジの表面に塩を振って、魚焼きグリルで焼けばできあがり。

鰯《いわし》

sardine

旬 1 2 3 4 5 6 7 8 9 10 11 12

イワシはDHAやIPAの含有量が多い、ヘルシーな青背魚。日本の近海でとれるイワシ類は、おもにマイワシ、ウルメイワシ、カタクチイワシの3種類で、一般にイワシといえばマイワシのことです。マイワシの旬は産地によって変わりますが、おもに夏から秋にかけて。ほとんどが巻網で漁獲されます。関東では初夏に水揚げされるマイワシを「入梅（にゅうばい）イワシ」と呼び、もっとも脂がのっておいしいとされています。マイワシやカタクチイワシの稚魚は「しらす」と呼ばれ、しらす干しや佃煮、タタミイワシなどに加工されます。

イワシの仲間たち

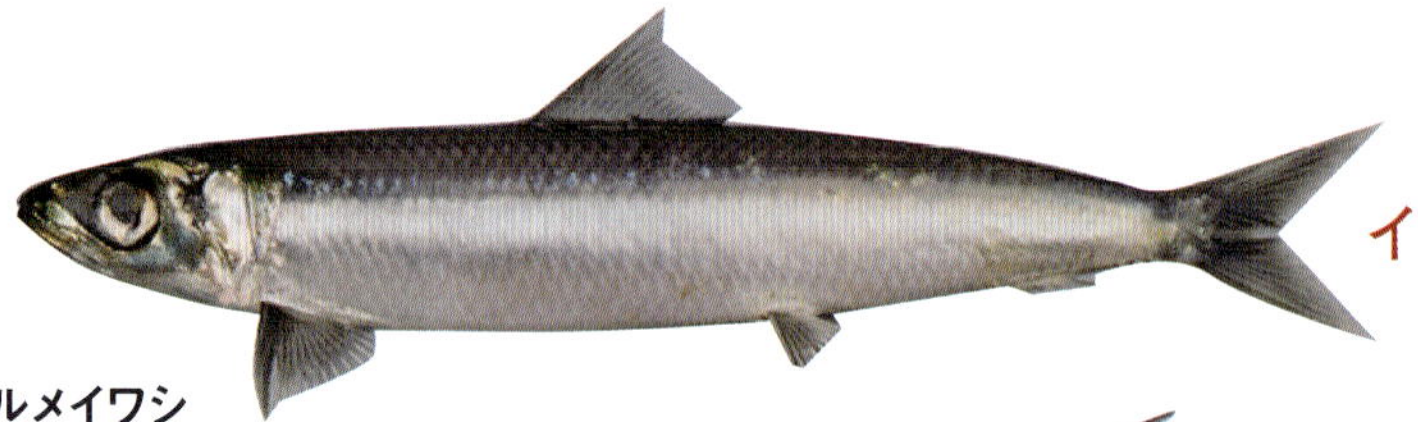

ウルメイワシ
体長約25cm。目が大きく、うるんだように見えることからこう呼ばれる。体は細長い円筒形。イワシの中では脂が少ないので、おもに丸干しなどの干物にされる

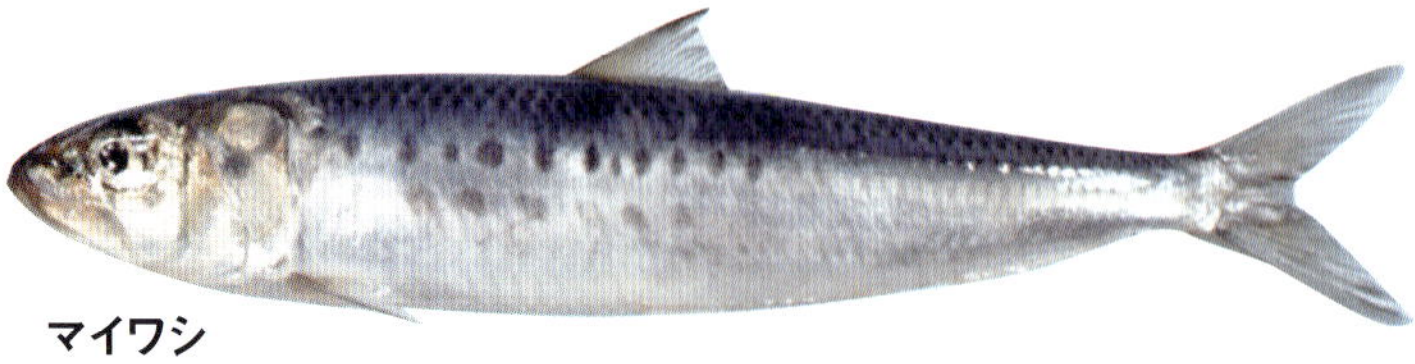

マイワシ
体長約20cm。日本全国に分布している。体側に7つ以上の黒点があることから、「ナナツボシ」とも呼ばれる。この黒点がはっきりしているものほど鮮度がよい

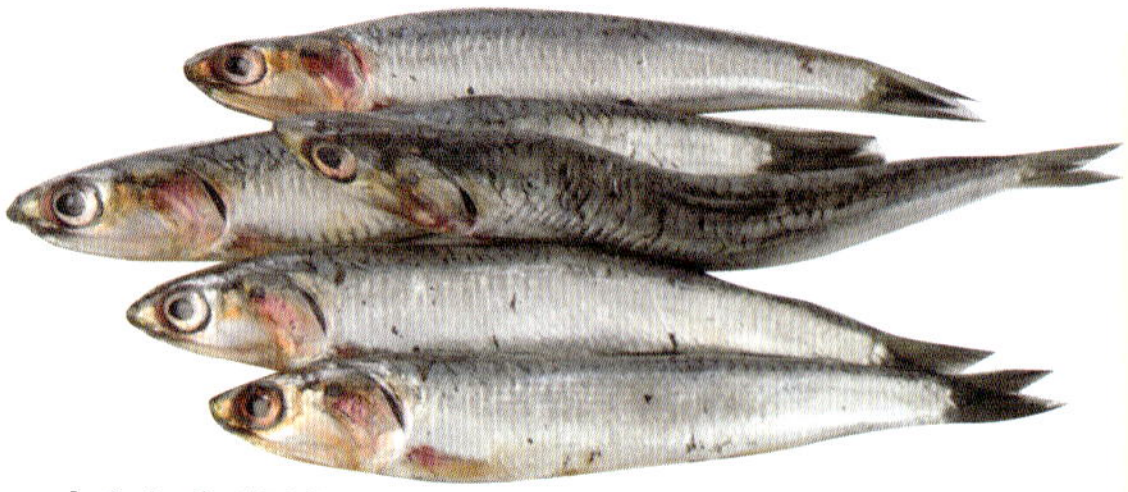

カタクチイワシ
体長約15cm。下あごが短い独特の顔つきが特徴。体は細長い円筒形。別名「セグロイワシ」と呼ばれるように、背が青黒い。多くは加工されて流通する

主産地「マイワシ」

① 北海道 ⑤ 三重県
② 宮城県 ⑥ 鳥取県
③ 茨城県 ⑦ 長崎県
④ 千葉県 ⑧ 宮崎県

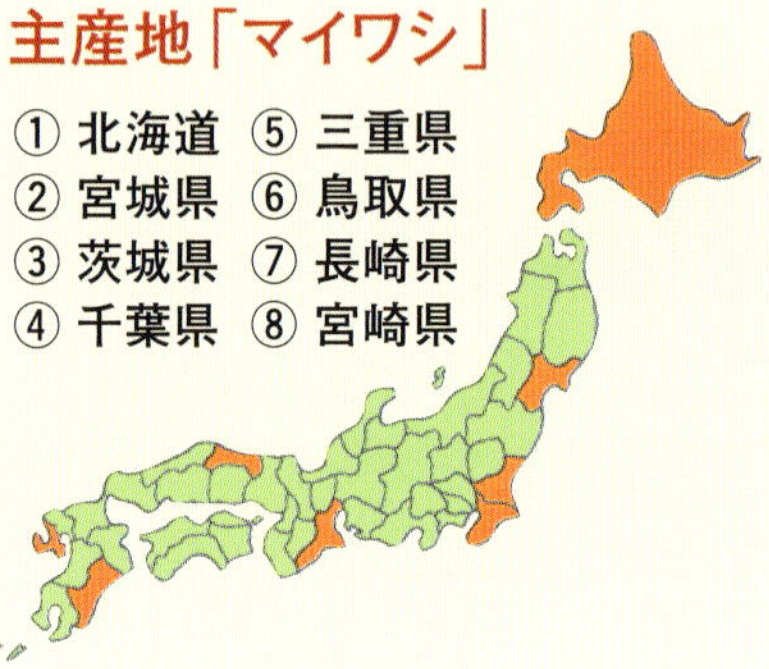

3・6 イワシの七変化

イワシの仲間がいろいろな形に加工されていることを知る。

一般に鮮魚として流通しているのはおもにマイワシで、刺し身や塩焼きのほか、骨ごと団子にしたツミレなどにして食べられています。

塩漬けしたイワシの目に竹串などを通して干した目刺しや、みそ汁のだしとして欠かせないいりこ（煮干し）には、カタクチイワシがよく使われます。正月料理の「田作り」の材料になる素干しもそうです。

また、イタリア料理によく使われるアンチョビは、カタクチイワシの仲間を塩漬けにして発酵させ、オリーブオイル漬けにしたものです。缶詰で流通することが多いオイルサーディンにも、カタクチイワシの仲間がよく使われます。いずれも4～5cmほどの若魚のうちに加工されます。

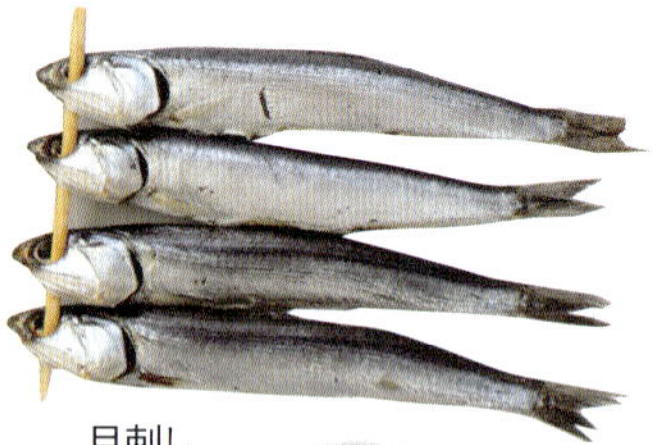

目刺し

オイルサーディン

アンチョビ

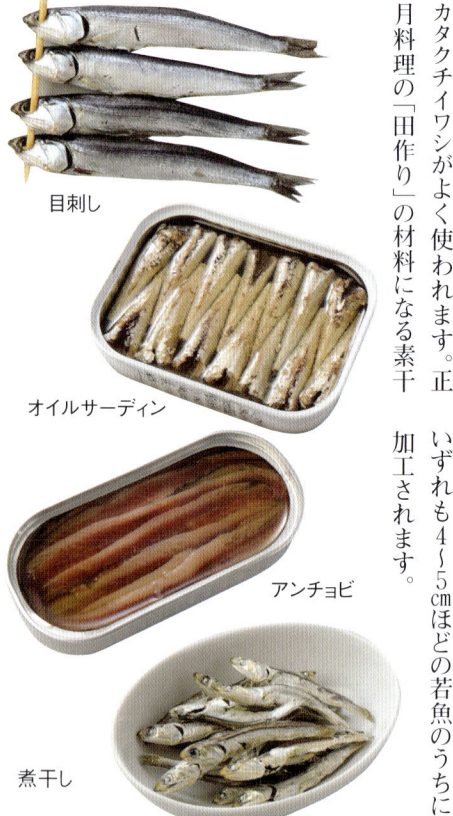

煮干し

給食メニュー 31 イワシのミートローフ

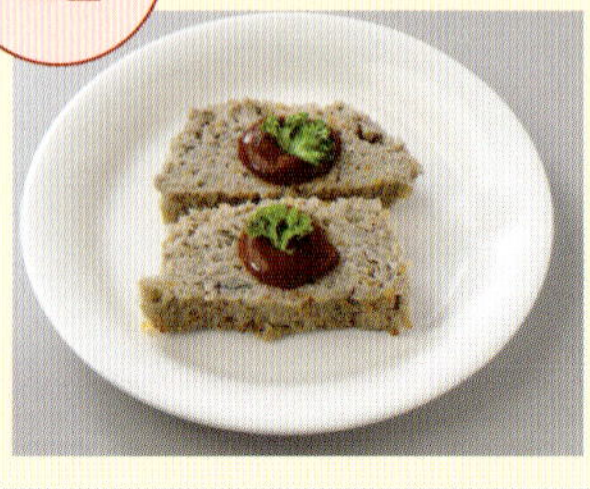

3 魚の鮮度の秘密は？

魚の鮮度のしくみを化学的に知る。

一般に魚介類は肉類よりも鮮度が低下しやすく、腐りやすい性質を持っています。では、死後の魚の体ではどのようなことが起こっているのでしょうか。

少し化学的な説明になりますが、魚が死ぬと、筋肉の中ではATP（アデノシン3リン酸）という成分が消費され、イノシン酸という成分になり、最終的にはヒポキサンチンという成分に分解されます。

イノシン酸が増えるとともに、魚の体では死後硬直が進みます。うま味成分のひとつであるイノシン酸の量が多いうちは、魚の身の味がよいのですが、次第にヒポキサンチンが増加してくると、魚の体に付着していた微生物が繁殖しやすくなり、腐敗が進んでしまうのです。

3 鮮度を測る「K値」とは？

鮮度を測る指標があることを知る。

魚の鮮度を図る基準に、鮮度判定指標（K値）というものがあります。これは、イノシン酸とヒポキサンチンを足したものをATP分解物の総量で割り、100を掛けて％で表した数値です。たとえば、活けじめ直後の魚なら5％以下、刺し身用の魚なら20％前後と、K値が小さいほど鮮度がよいことを表します。ちなみに、すし種になる魚は40％前後であることが多く、これが素材のうま味がもっとも引き出されるころ合いともいわれています。新鮮であればあるほどおいしいというわけではないのですね。

食品産業の現場では、この原理を用いた鮮度測定器や簡易試験紙などが使われることもあります。

このようにして、わたしたちが新鮮でおいしい魚を口にすることができるのですね。

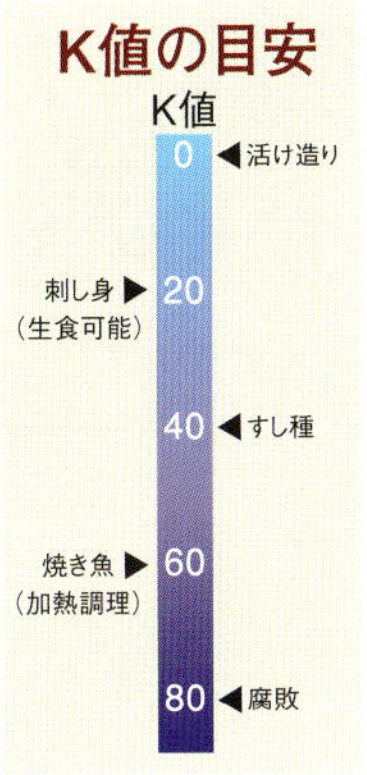

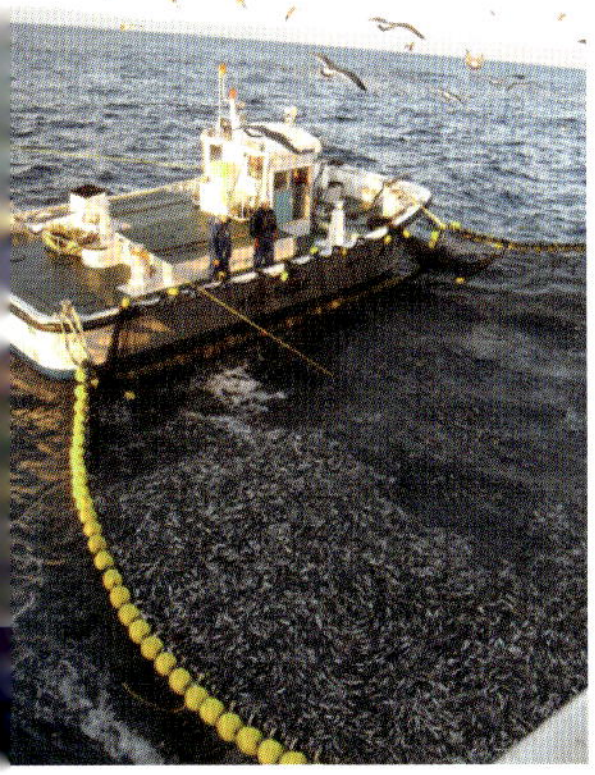
カタクチイワシ漁

3 魚の生臭さの秘密は？

魚のうま味成分が原因。おいしく調理するコツを知る。

水揚げされた魚が、時間がたつにつれて生臭くなってしまうのも、魚のうま味成分が原因です。

魚のうま味成分のひとつであるトリメチルアミンオキシドが、細菌の作用によって変化することによって特有の臭いが生じるのです。イワシやサバのように鮮度が落ちやすい魚は、とくにこの変化が早いことがわかっています。また、魚の筋肉中に含まれる脂質が酸化することによって生じる、カルボニル化合物という成分も、魚の生臭さに関与しています。

イワシを調理するときに、梅干しやショウガをよく使いますね。梅干しにはトリメチルアミンオキシドを中和する作用があり、ショウガには脂質の酸化を防止するはたらきがあるので、理にかなっているといえるのです。もちろん、新鮮な魚を選ぶことも大切です。

4 漁獲量が激減しているのはなぜ？

イワシの漁獲量の変動について知る。

食用のほかにも、養殖魚や家畜のえさ、田んぼの肥料などとして活用されてきたイワシですが、近年漁獲量は減少しています。マイワシの漁獲量は1988年の448万トンをピークに、2006年には5万トンまで減っています。マイワシは、数十年周期で漁獲量が大幅に変動することがわかっています。これは、冬期に北半球で発生するアリューシャン低気圧の強弱と関係していると考えられています。この低気圧がよく発達するとマイワシが増え、逆に低気圧が弱いとマイワシが減るといわれています。

イワシの頭は魔除けになるってホント？

節分にヒイラギの葉とイワシの頭を戸口にくくりつける習慣があるのを知っている？　もともと節分は、季節の変わり目のこと。新しい季節の前に悪鬼や病魔を追い払おうと、節分にトゲのあるヒイラギやにおいの強いイワシを飾ったり、豆をまいたりするようになったのよ。

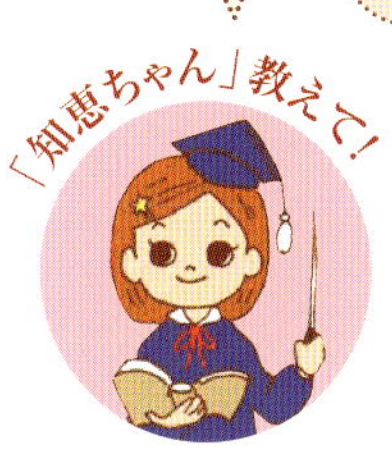

鰹 かつお

bonito

旬 1 2 3 4 5 6 7 8 9 10 11 12
初ガツオ　戻りガツオ

世界の温帯から熱帯地域の海を大群で回遊するカツオ。英語圏では、マグロもカツオも「tuna」と呼び、区別しませんが、日本では同じカツオでも、季節によって呼び名が変わります。春から夏にかけてえさを求めて北上する「上りガツオ」は「初ガツオ」として珍重され、秋に産卵のために南下する「下りガツオ」または「戻りガツオ」は、脂がのっていて美味とされます。加工品には、身を加熱・乾燥させてつくるかつお節や、内臓を使った塩辛「酒盗」があります。

4 豪快！カツオの一本釣り

日本近海で行われているいろいろな漁法を知る。

カツオ漁は巻網漁や一本釣り。まきえにはイワシを使います。海に囲まれ、昔から漁業が盛んだった日本では、季節や魚の種類によって、さまざまな漁法が行なわれています。

主産地「カツオ」

① 宮城県　② 福島県　③ 千葉県　④ 東京都　⑤ 静岡県　⑥ 和歌山県　⑦ 高知県　⑧ 宮崎県

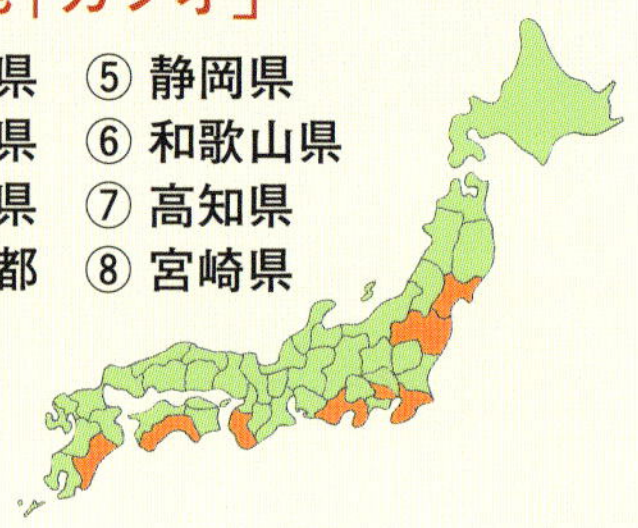

巻網

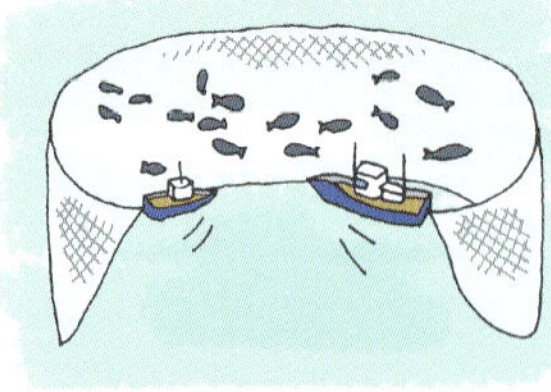

網で魚の群れをとり囲み、網の下のロープを絞ることで逃げ口を閉じて漁獲する。イワシ、アジ、サバなど

棒受網

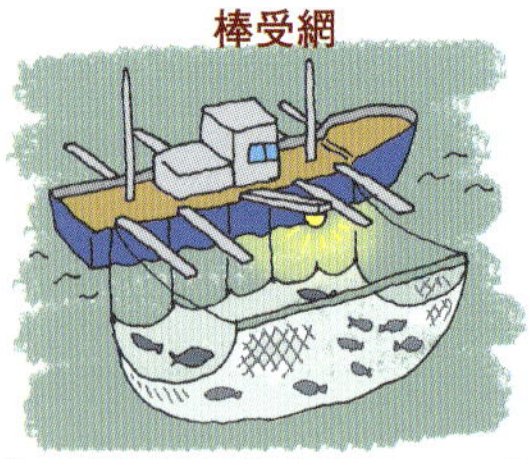

海底に敷いた網を引き揚げて漁獲する。サンマ棒受網では、船のあかりにサンマが集まってきたところで、網をたぐり寄せる

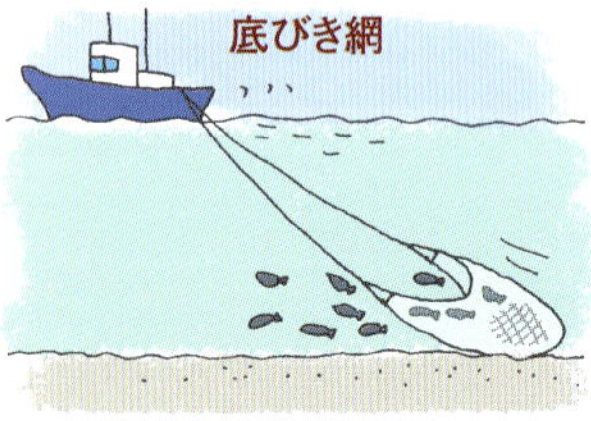

袋状の網の両端にロープをつけて行い、タラやカレイなどの底魚類やエビなどを漁獲する

2・3 カツオのうま味の秘密は？

カツオの栄養価とおいしい食べ方を知る。

カツオの身は赤色が強いのが特徴です。これはミオグロビンという鉄を含んだ色素が多いためです。ミオグロビンは酸素分子を多く結合して蓄えるので、高速で泳ぐのに適しています。また、ミオグロビンがとくに多く含まれる血合い部分には、疲労回復や発育を助けるビタミンB群や、貧血を予防する鉄分などのミネラルも豊富に含まれています。ところが、血合い部分は味や香りにクセがあるため、多くの魚ではとり除かれてしまいます。

カツオは、もともと香り高い魚なので、刺し身で食べても血合いのクセがそれほど気になりません。また、皮をあぶり生臭さを除き、ショウガやニンニク、香味野菜で香りづけをした「土佐づくり（たたき）」は、カツオをさっぱりとおいしくいただく代表的な調理法です。

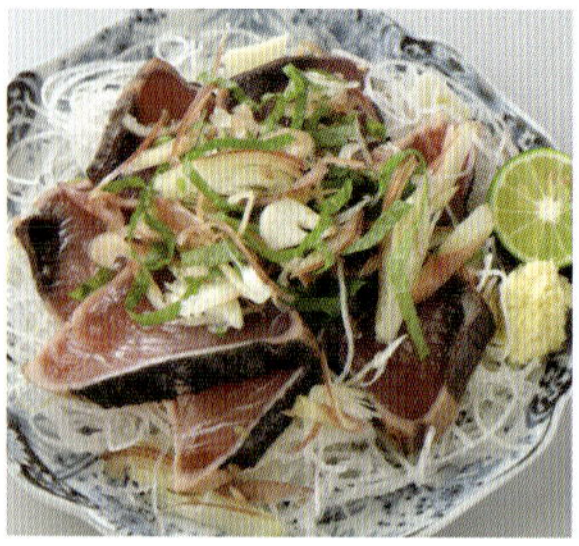

土佐づくり（カツオのたたき）

カツオを4つの節におろして塩を振り、身の全面を火であぶったもの。

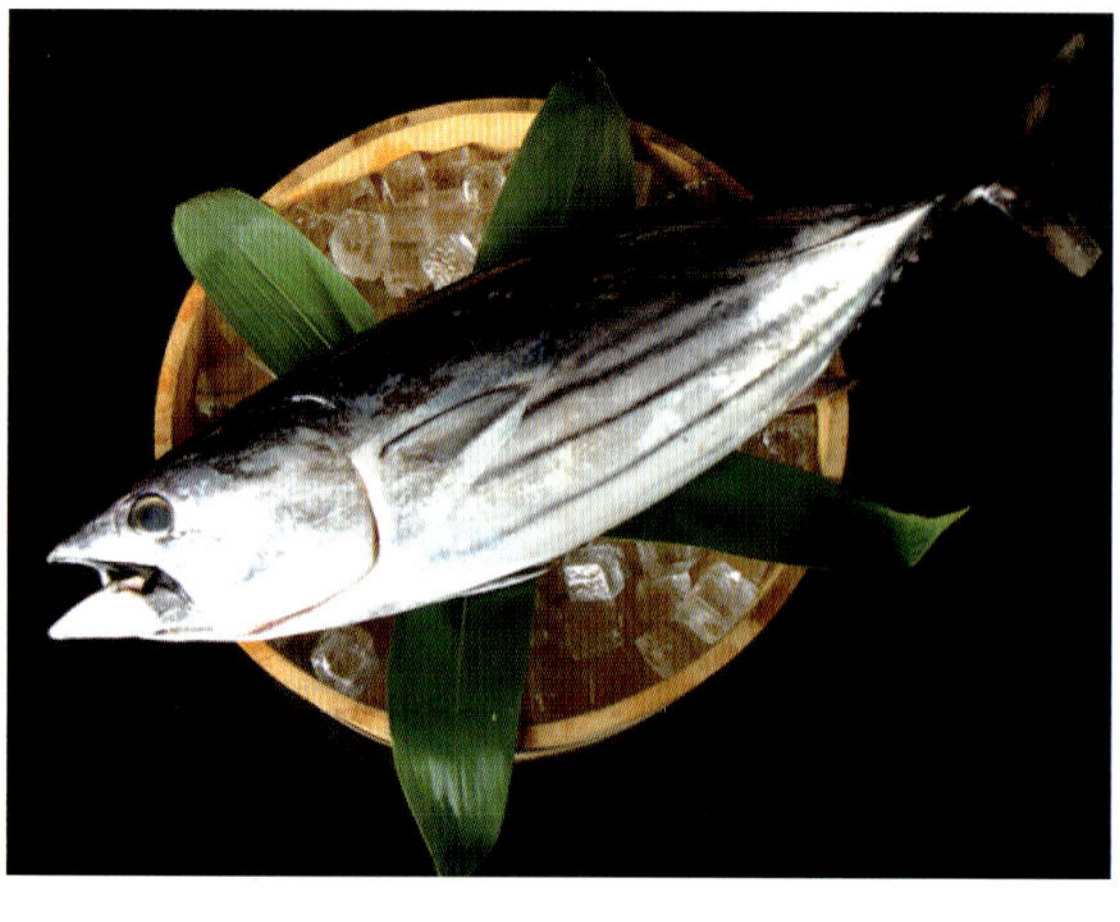

給食メニュー　32　カツオのショウガ揚げ

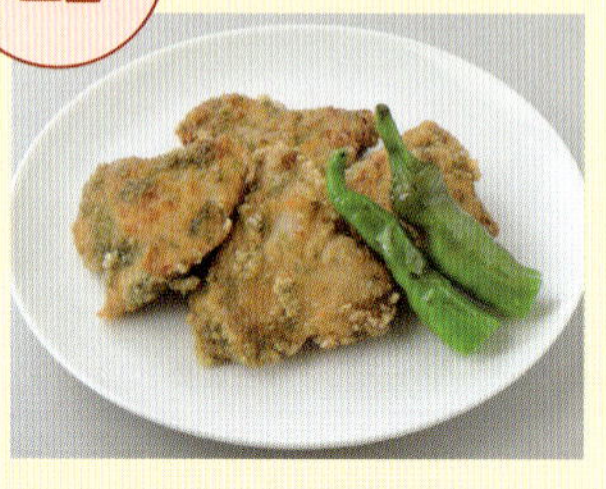

2 真夜中の海でも魚がぶつからないのは？

魚の体のしくみを知る。

速いスピードで長距離を移動するカツオやマグロなどの回遊魚は、休んでいるときですら泳ぎ続けています。では、夜の真っ暗な海の中で、ほかの魚や岩などにぶつかることはないのでしょうか。

魚の体を観察すると、えらの後ろから尾びれにかけての胴部に、線によってつながれているように見える部分があります。これを「側線」といい、魚が水流や水圧を感じるための感覚器官です。側線は、真夜中の海でも魚同士がぶつからずに泳ぐのにも役立っているのです。

はえ縄

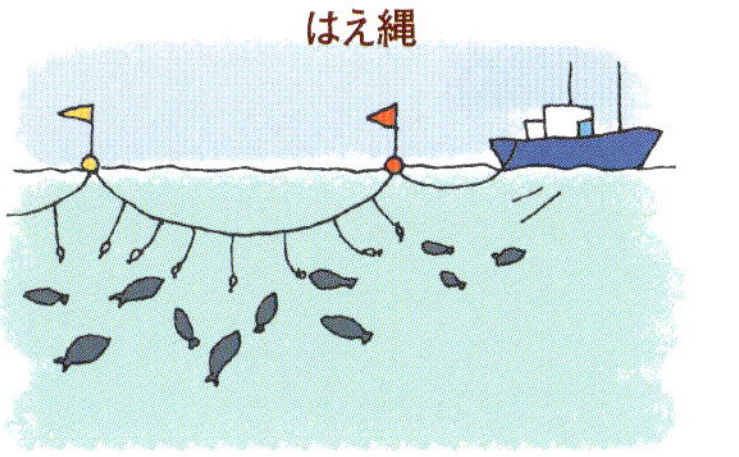

海中に伸ばした1本の太い幹縄に、釣針をつけた枝縄をたくさんつり下げる。イラストは、マグロやカジキなどを漁獲する浮きはえ縄

船びき網

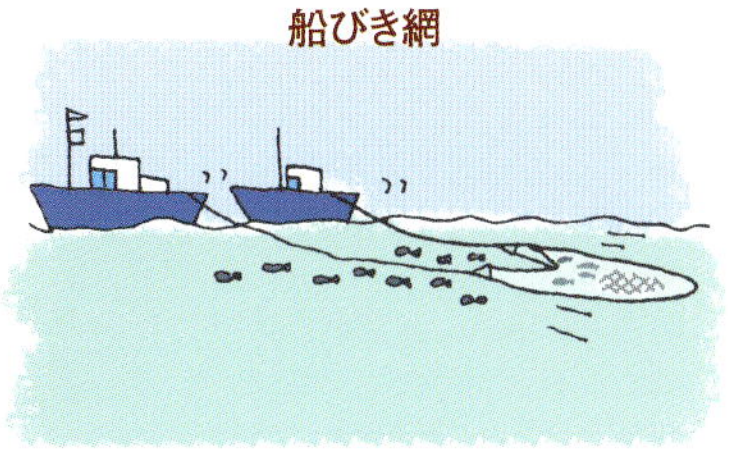

船を拠点として、船を止めて網具を引き寄せるか、船を移動させながら網具を引きまわして漁獲する。カタクチイワシ、マダイなど

定置網

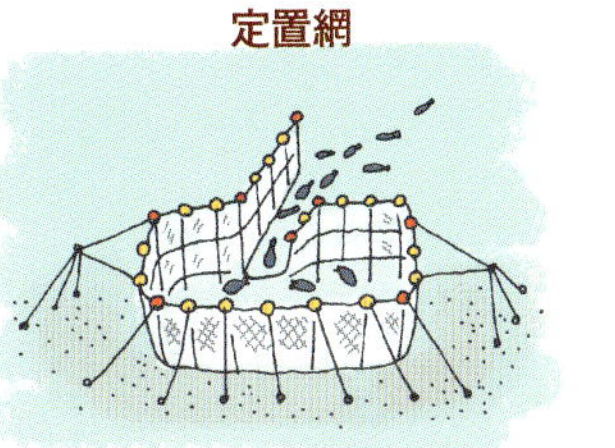

海底の地形や海流の方向などから、沿岸を回遊する魚の通り道に垣根のように網を設置し、袋状になった網に魚を落とし入れて漁獲する。サケやブリなど

流し網

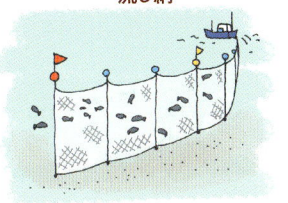

魚の通り道にしかけて網目に突っ込んだり、からませたりする「刺し網」の一種。サケ、トビウオなど

ひき縄

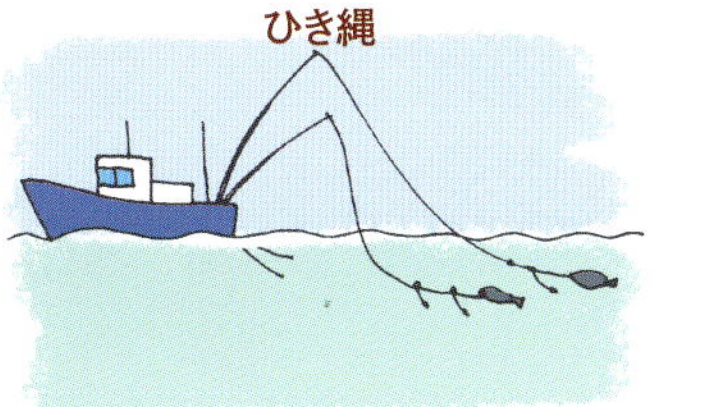

漁船を利用し、大きな釣り竿に擬似えさをつけて船を動かしながら釣る。カツオ、クロマグロなど

一本釣り

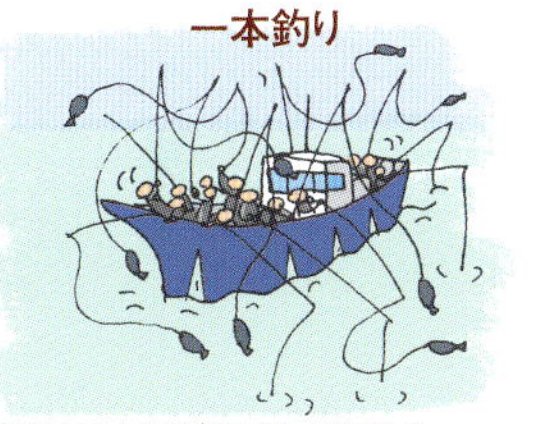

釣針にえさや擬似えさをつけてとる。カツオ、イカ、サバなど

3 かつおだしをとってみよう

かつお節の製法や種類、かつおだしのとりかたを知る。

和食のだしをとるのに欠かせないかつお節は、カツオの重要な加工品のひとつ。つくり方は、カツオの身を熱湯でゆで、加熱乾燥と天日干しを繰り返したあと、表面にカビをつけます。この工程が通常4回繰り返されると、「本枯れ節」が完成します。ほかにカビをつけない「荒節」、小型のカツオから加熱乾燥した時点で出荷される「なまり節」など、いろいろな種類があります。また、カツオ以外に、サバやソウダカツオなどを使ったものもあります。

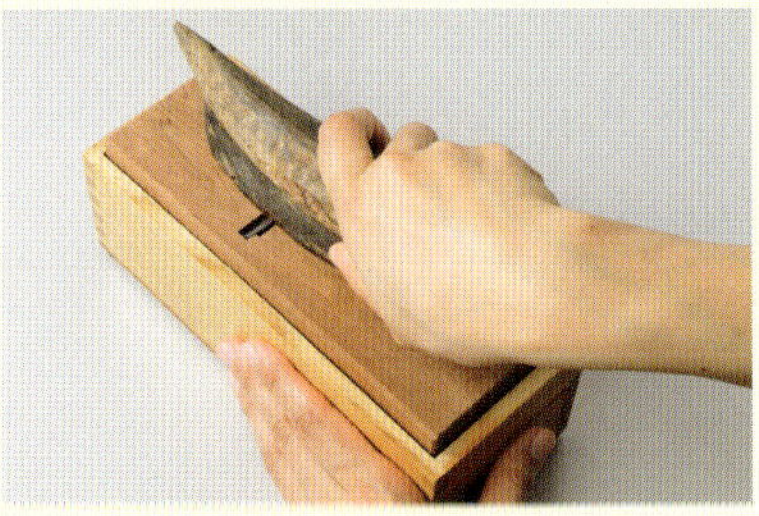

1 本枯れ節はカビをこすって水で洗い、水分をよくふきとり、使う分だけ直前に削る。

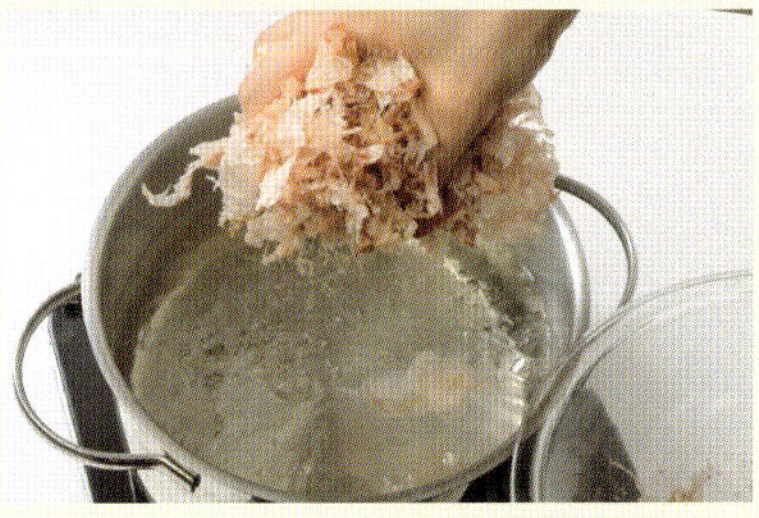

2 800mLの水を火にかけ、沸騰直前にかつお節20gを加える。

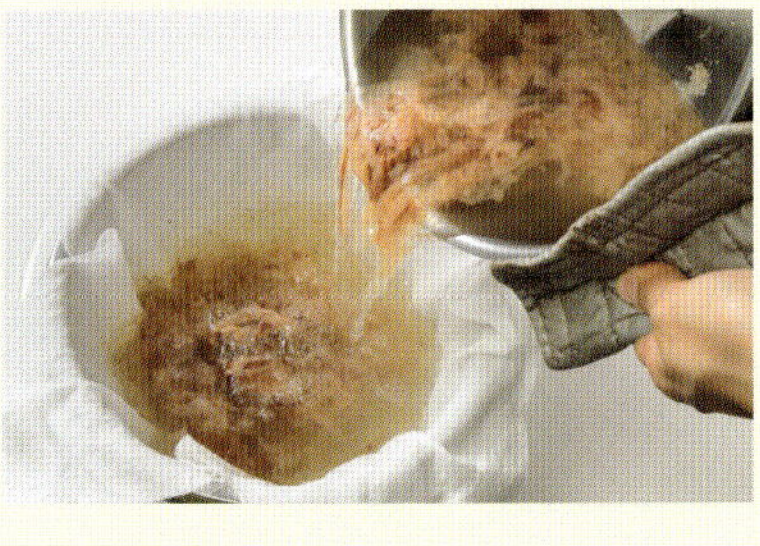

3 鍋にふたをしないで、沸騰後火を弱め、約1分の間に火からおろし、ふきんを広げたざるでこす。

どうしてかつお節にはカビをつけるの？

それは、魚のにおいと脂肪分を減らし、風味と色つやをよくするためなの。よいかつお節は色つやがよく、お互いをぶつけると金属のような澄んだ音がするわよ。使うときはかたく絞ったぬれぶきんで、カビをよくふきとってね。

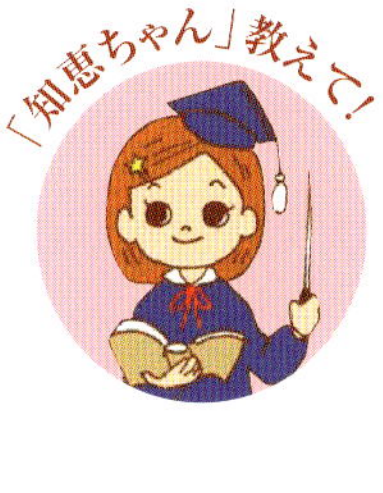

鰈《かれい》

flatfish

旬 1 2 3 4 5 6 7 8 9 10 11 12（5〜7：マコガレイ）

カレイの仲間は世界で100種類以上にものぼり、日本近海には約40種類が分布しています。日本各地で底刺し網、底びき網などで漁獲されますが、漁獲量が減る傾向にあり、養殖や稚魚の放流（栽培漁業）も行われています。アメリカなどからも冷凍カレイが輸入されています。カレイは刺し身やすし種としてはもちろん、煮つけやから揚げなどにして食べられます。高タンパク、低脂肪で消化、吸収がよく、加熱すると身がやわらかくなるので、子どもからお年寄りまで、幅広い世代に好まれる魚です。たっぷりの卵を持った子持ちカレイも人気があります。

カレイの仲間たち

ホシガレイ
全長約60cm。背びれと尾びれに黒色斑があるのが特徴。高級魚として流通する。養殖や放流もさかん

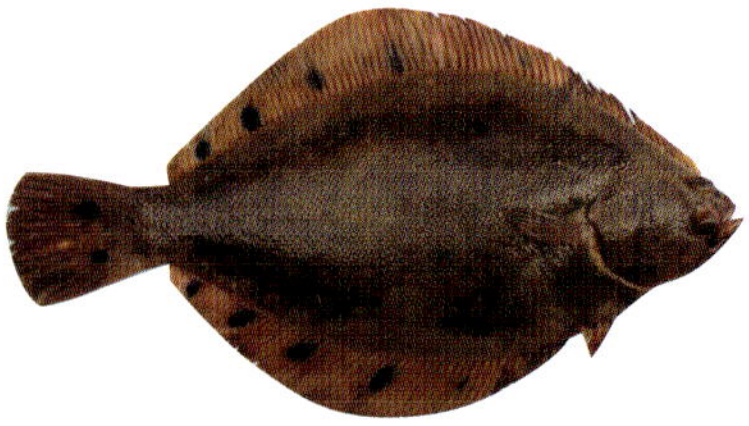

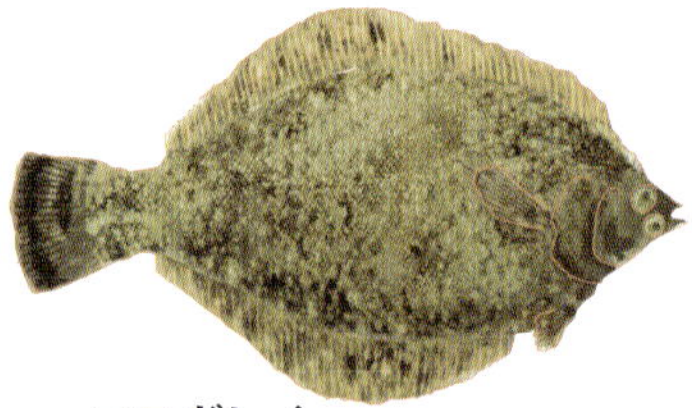

マコガレイ
全長約45cm。東京湾でも釣れるが、大分県日出町でとれるマコガレイは「城下（しろした）ガレイ」と呼ばれ、とくにおいしいことで有名

メイタガレイ
全長約30cm。両目の間に小さな突起があり、手で触ると痛いことからこの名がついたともいわれる

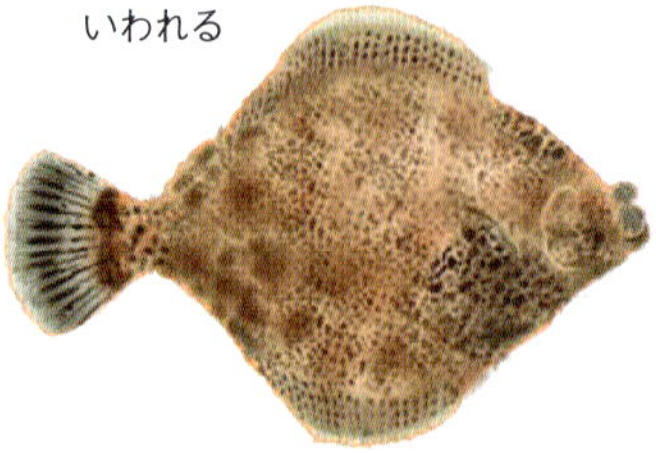

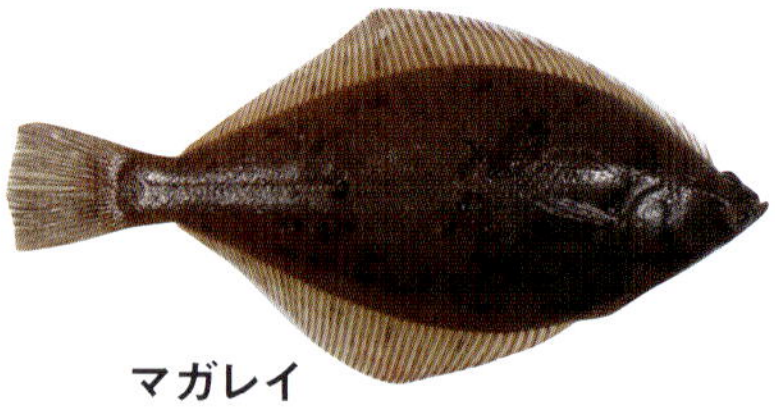

マガレイ
オスは約40cm、メスは約50cmになる。おもな漁場は北海道沿岸

ババガレイ
全長約60cm。体の表面に粘液が多く、ぬるぬるしているため「ナメタガレイ」とも呼ばれる。肉厚なので煮つけにするとおいしい

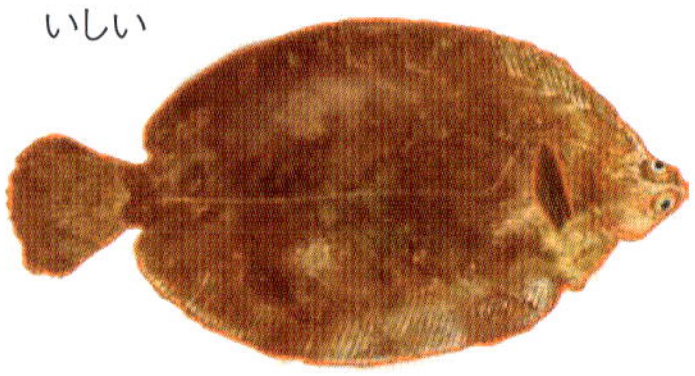

ムシガレイ
全長40cm。別名「ミズガレイ」の通り、やや水っぽいが、干物にするとおいしい

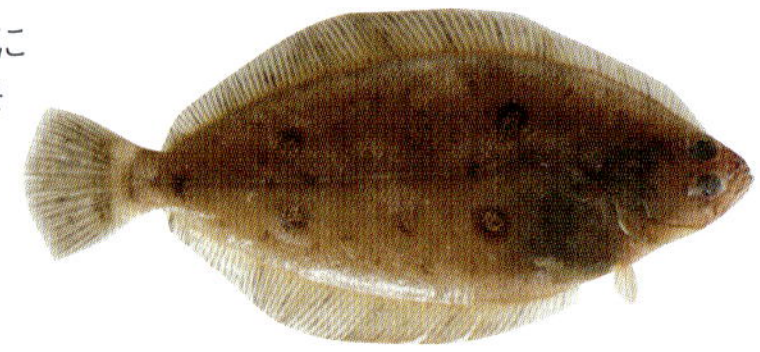

2·3 「煮こごり」の正体を知ろう

魚の筋肉などに含まれるコラーゲンの存在を知る。

カレイやヒラメの背びれや尻びれにある筋肉を「縁側（えんがわ）」といい、すし屋では高級ネタとして扱われる貴重な部位です。コリコリとした触感が魅力のえんがわは、海底生活をするカレイやヒラメ特有のもの。敵から逃げるときやえさをとるときに激しくひれを動かすため、コラーゲンというタンパク質をたくさん含む筋肉が発達したのです。筋肉は、多数の筋繊維が集まってできています。これらを包んだり、つなぎ合わせたりする役目をするのがコラーゲンです。

コラーゲンは筋肉のほかに、動物の骨や皮、うろこにも多く含まれています。免疫力を高めて老化を防ぐ効果も期待されており、化粧品や医薬品にも使われています。

コラーゲンは水中で加熱すると収縮し、ゼラチン化して溶解します。これが、魚や肉を煮たあと、煮汁が冷えるとゼリー状になる「煮こごり」という現象です。

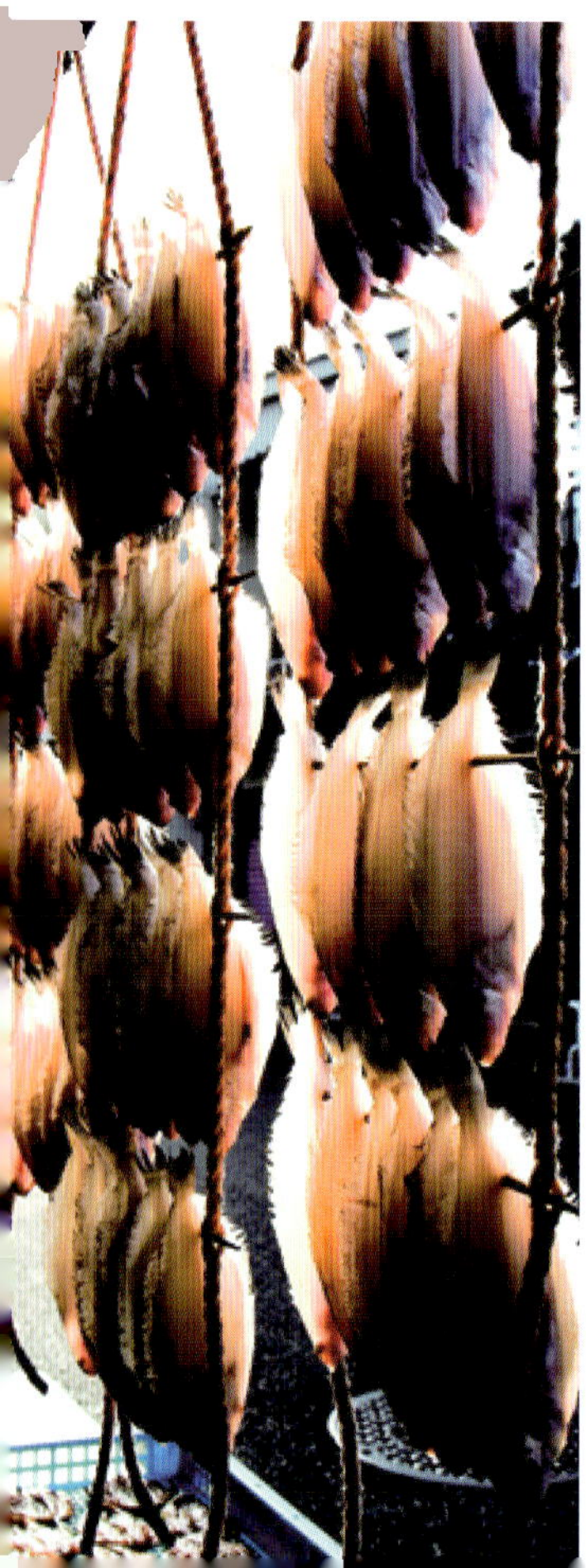

若狭かれいの干物
（マガレイ）

給食メニュー 33 カレイのフリッター

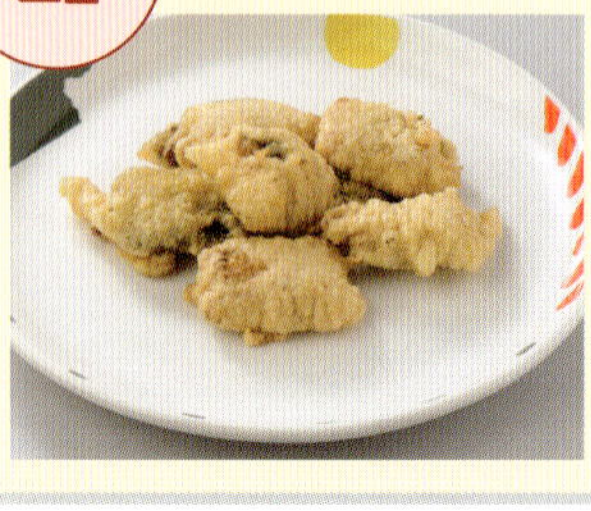

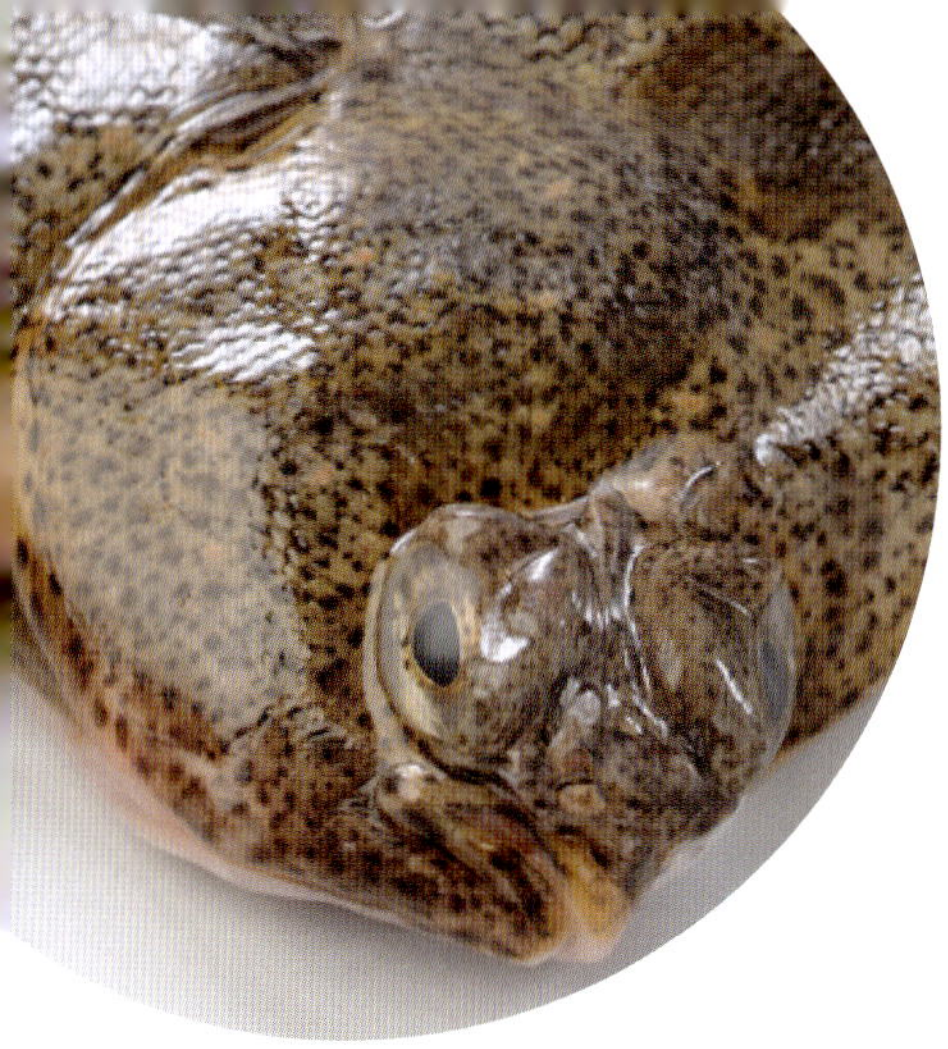

2 「左ヒラメに右ガレイ」って本当？

カレイの生態的特徴を知り、自然の不思議を考える。

見た目がよく似ているカレイとヒラメ。生物学的にはどちらもカレイ目に属します。日本ではカレイよりもヒラメのほうが体が大きいと思われがちですが、オヒョウのように全長3m近くにもなるカレイの仲間もいます。

それでは、どうやって区別すればよいのでしょうか。「左ヒラメに右カレイ」といわれるように、体の右側に目があるのがカレイ、その反対がヒラメです。ただし、ヌマガレイのように左側に目があるものもいるので要注意です。

ギョ、目が動く？

カレイやヒラメは、生まれたときからこのような姿をしているわけではありません。カレイの目はふ化したときはほかの魚と同じように、体の左右にひとつずつあります。その後、目が片方に寄り始め、体が平たんになり、目のない側を下にして海底生活を始めます。このような変化を「変態」と呼びます。

表と裏の色はなぜ違う？

ふ化したばかりのカレイには、体の両側に黒い色素がありますが、変態中に、目のない側だけ色素が消えて白くなります。カレイやヒラメは、海底で目立たないようにして敵から身を守ったり、獲物を待ち伏せて瞬時にえさを捕まえたりします。

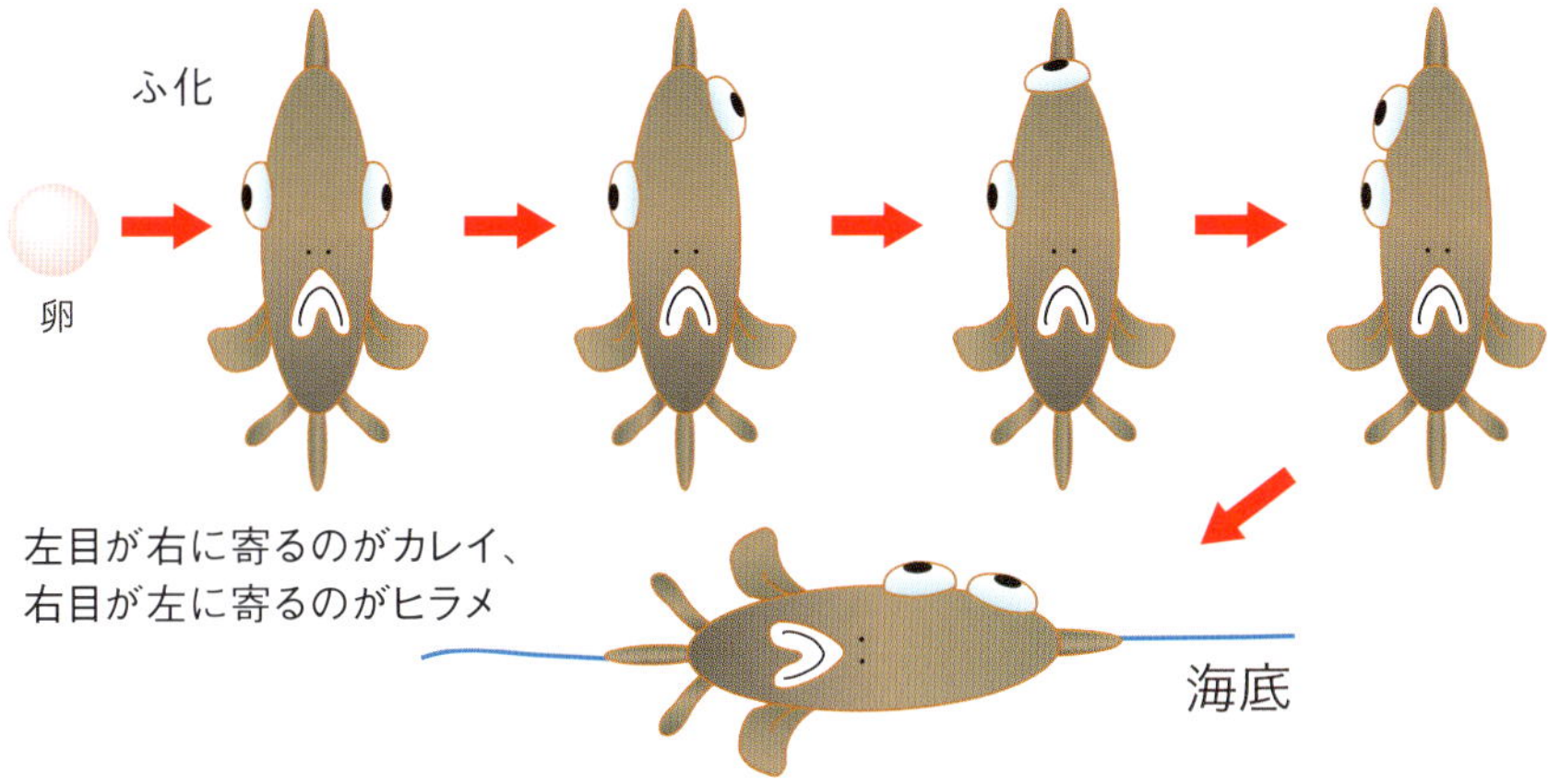

3・5 カレイを華麗に食べましょう

正しい魚の食べ方を知り、和食のマナーを実践する。

魚が苦手だという人に理由を聞くと、「骨があって食べにくいから」という声が多いようです。骨のある魚をじょうずに食べるには、正しいはし使いや、魚の骨のしくみ、食べ方の順序を知ることが大切です。中でもカレイは骨と身が離れやすく、比較的食べやすい魚です。きれいに食べられるように練習しましょう。食べたあとの皿の上が美しいと、マナーのよさがうかがえますよ。

カレイのじょうずな食べ方

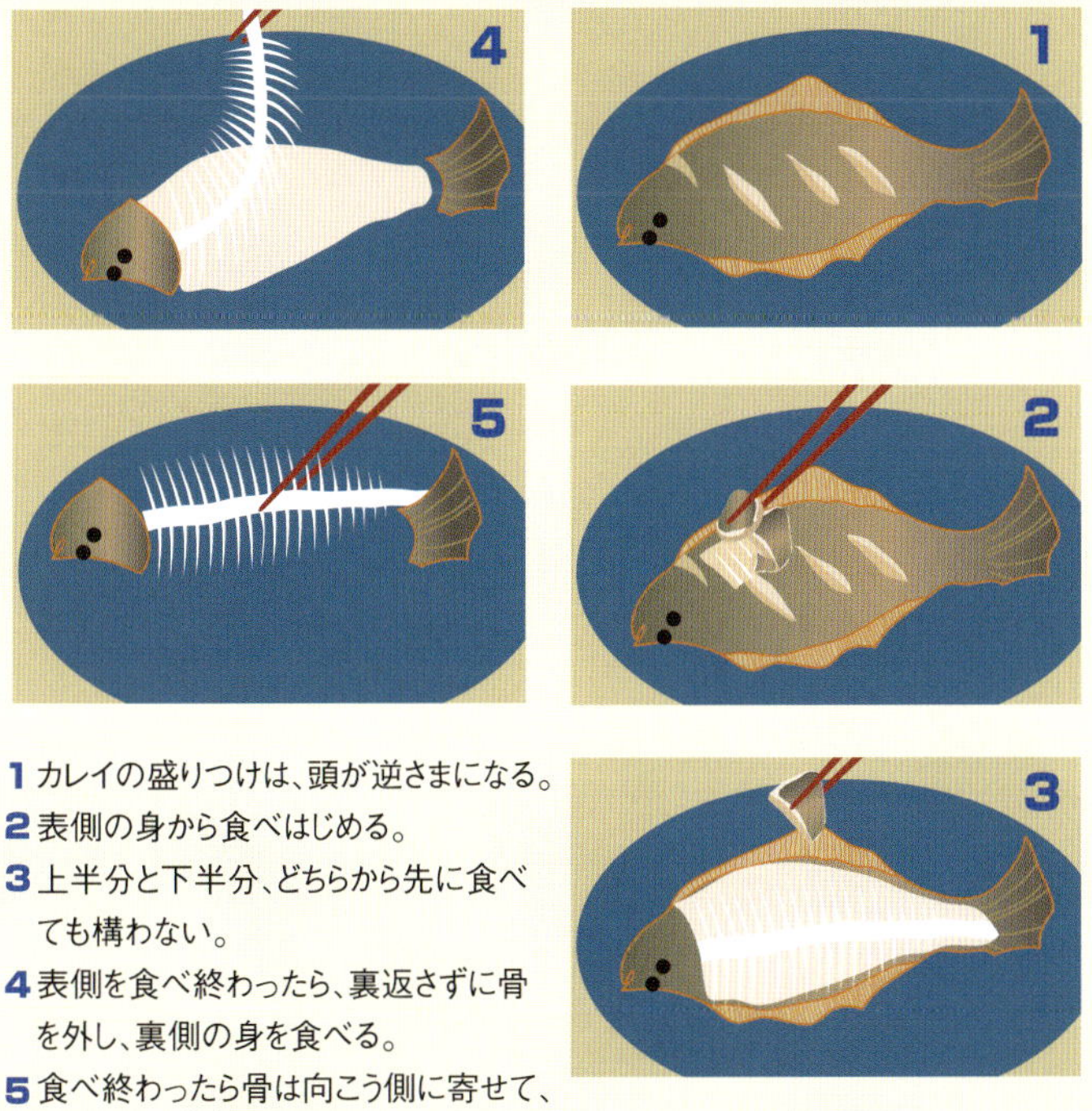

1 カレイの盛りつけは、頭が逆さまになる。
2 表側の身から食べはじめる。
3 上半分と下半分、どちらから先に食べても構わない。
4 表側を食べ終わったら、裏返さずに骨を外し、裏側の身を食べる。
5 食べ終わったら骨は向こう側に寄せて、皿がきれいに見えるようにととのえる。

カレイは模様を変えられるってホント？

カレイやヒラメの体の色は、敵から身を守ったり、えさになるほかの魚に見つからないようにしたりするための保護色になっているの。だから、敵の目をくらますために、海底の砂の模様に似せて体の模様を変えることができるのよ。

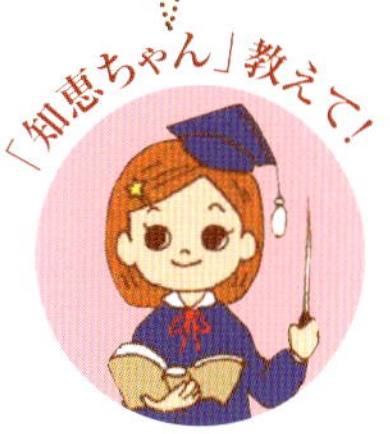

鮭《さけ》

salmon

旬 1 2 3 4 5 6 7 8 9 10 11 12
シロザケ

アイヌの人々に「神の魚」と呼ばれ、大切にされてきたサケ。身や卵はもちろん、皮や骨まで余すところなく利用されてきました。肉に負けないほど良質のタンパク質が豊富で、IPAやDHAなどの脂肪酸も多く含まれています。日本人にもっともなじみが深いのはシロザケ。漁場は北海道が中心で、おもに秋に定置網などで漁獲されます。アメリカなどからも、たくさんの種類のサケが輸入されています。サケの卵は、薄い膜がついた状態の未熟な卵巣をスジコ、完熟した卵を1粒ずつばらしたものをイクラといいます。どちらも塩漬けやしょうゆ漬けに加工され、すし種としても人気があります。

主産地「シロザケ」

① 北海道
② 岩手県
③ 青森県
④ 宮城県

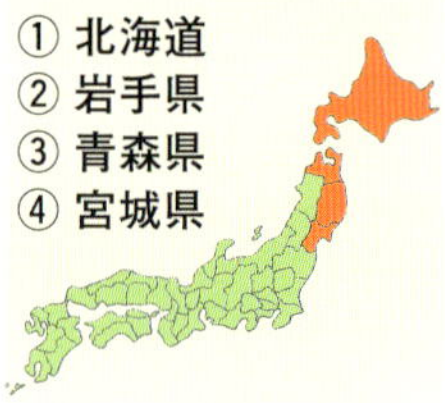

2 生まれた川に戻ります

回遊魚であるサケの生態を知る。

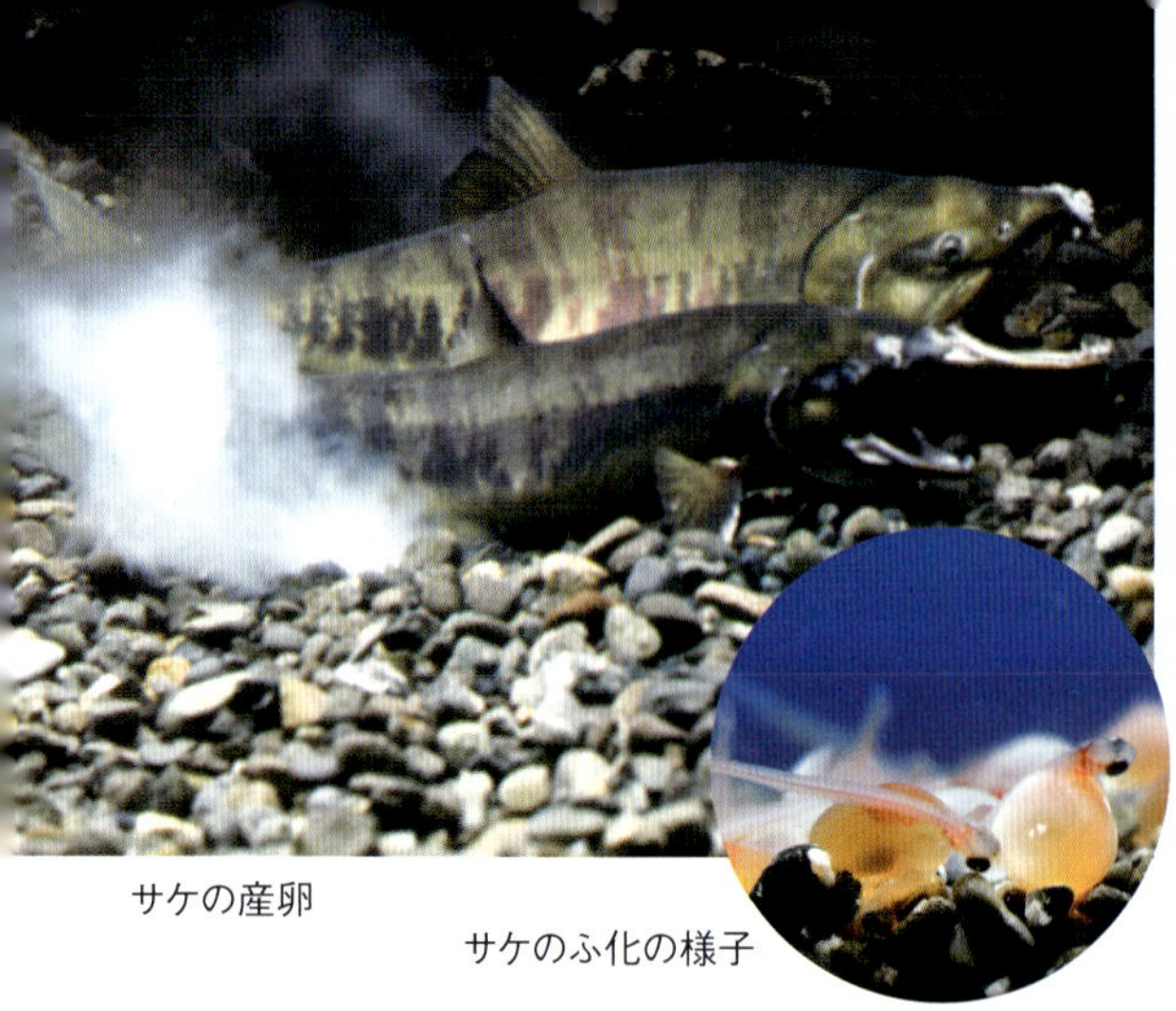

サケの産卵

サケのふ化の様子

サケは川で生まれ、海に下って北洋を回遊し、数年後に生まれた川に戻って産卵します。日本では太平洋側は利根川以北、日本海側は山口県以北の川にのぼるといわれていますが、おもに見られるのは東北や北海道です。

では、どうしてサケは生まれた川（母川）がわかるのでしょうか。これには、母川の水のにおいや地形を記憶している、太陽コンパスや地球の磁気を利用している、などの説があります。

9月から翌年2月ころ、川底のじゃり層にメスが掘った産卵床につがいで産卵と受精を行い、終えるとメス・オスともほとんどが力尽きて死んでしまいます。

回遊する時期や成熟度などによって、サケには異なる呼び名があるのを知っていますか。未熟で脂が多く、〝幻の魚〟として珍重される「ケイジ（鮭児）」、春から夏にかけて漁獲される未熟な「トキシラズ」、産卵前の秋に漁獲される「アキアジ」。また、川をのぼり始めて〝婚姻色〟が出始めた「ブナ」は、脂肪が少なく味が落ちるといわれます。

2 サケの身はなぜサーモンピンク？

サケの身の色の秘密や、栄養素について知る。

「サーモンピンク」といわれるように、サケの身はきれいな色をしています。

これは、サケが食べている甲殻類（オキアミなど）に含まれるアスタキサンチンという色素が、サケの筋肉に蓄積するため。その証拠に、まだ甲殻類を食べていない稚魚の身は赤くありません。

アスタキサンチンは比較的熱に強いのが特徴で、カロテンと同じように、わたしたちの体内でビタミンAとしてはたらきます。また、強い抗酸化作用を持つことがわかっており、動脈硬化や心臓病、がんを予防する効果があると注目されています。

皮にはビタミンB_2が豊富に含まれているので、できるだけ皮ごといただきましょう。

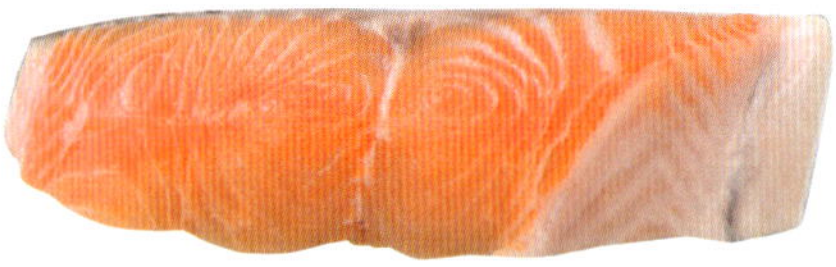

ベニザケの切り身

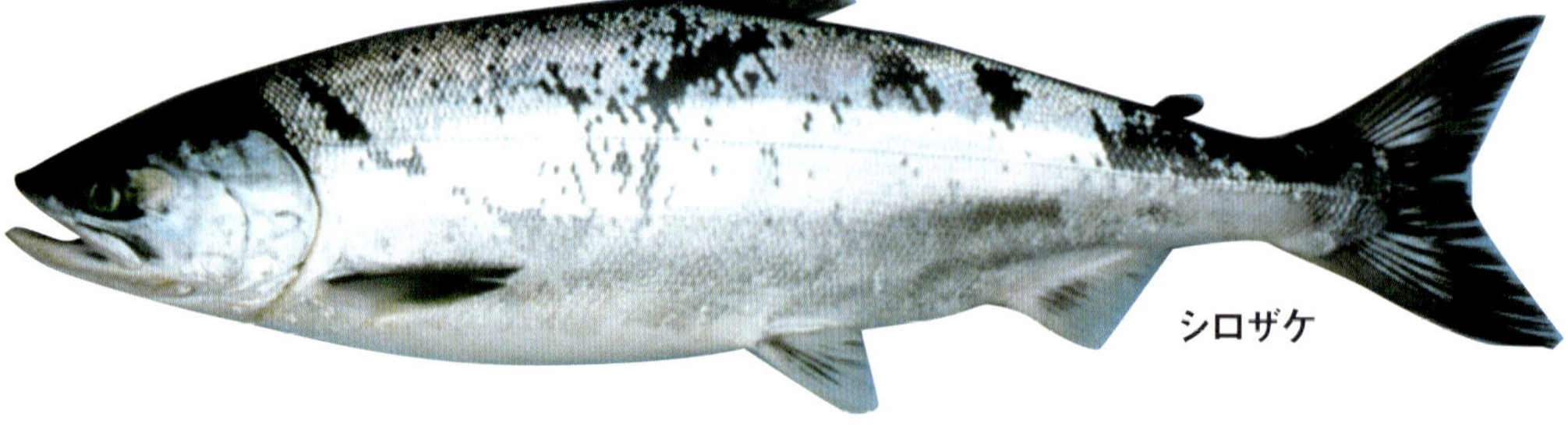

シロザケ

給食メニュー 34 サケのマヨネーズ焼き

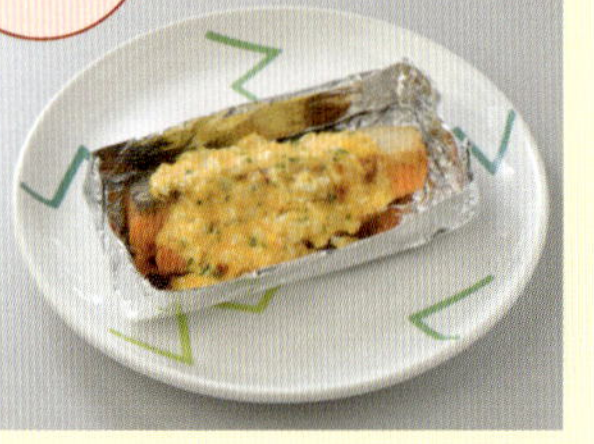

2 魚のオスとメスはどうやって見分ける？

サケのオスとメスを例に、魚の性別の見分け方を知る。

魚にはオスとメスがいますが、その多くは見た目があまり変わらないため、外観から性別を判別することはできません。ところがその中に、オスとメスで色彩や形状が違う魚や、産卵期だけに性別の特徴が出るものがあります。サケはその代表で、産卵期になるとオスの顔に「鼻曲がり」といわれる特徴が出ます。

ひと目で性別の違いがわかるのが、サケと同じように産卵期に川をのぼるシシャモ。オスのほうが尻びれ部分が大きいのが特徴です。食材としては卵を持ったメスの「子持ちシシャモ」が喜ばれ、オスよりもはるかに高い値がつきます。

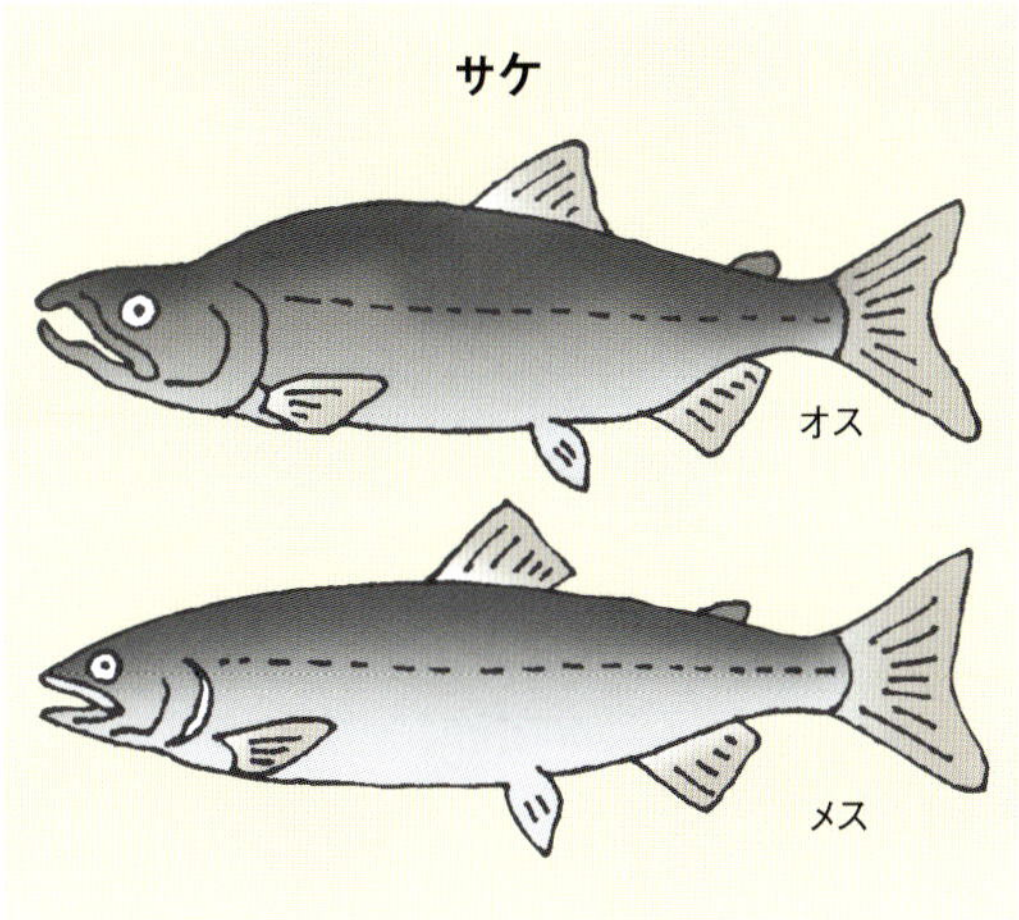

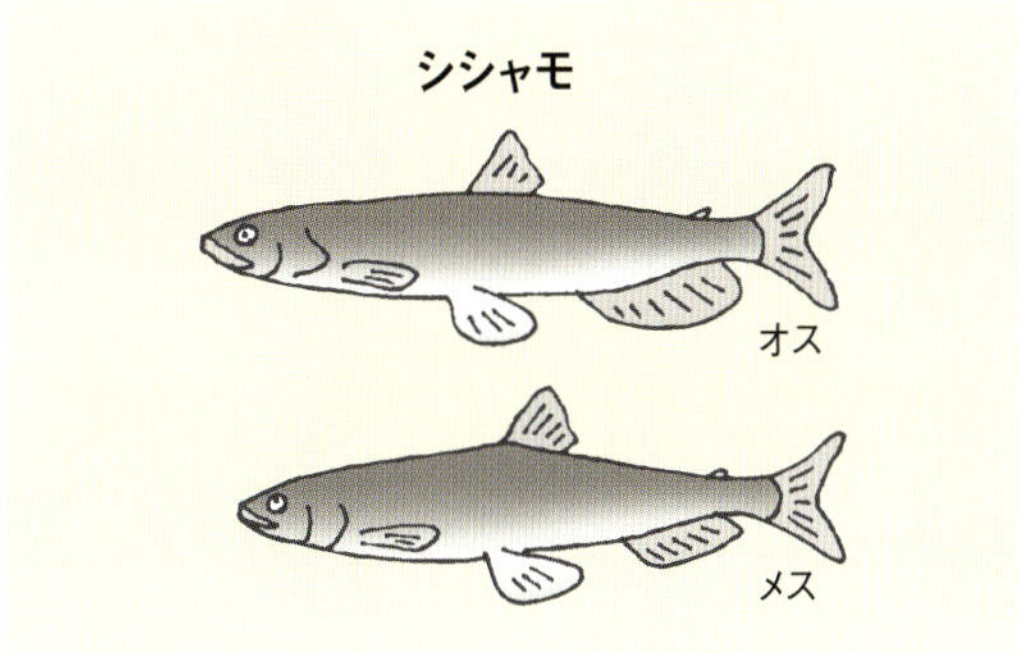

サケは生で食べてはいけないってホント？

天然のサケは寄生虫がいるおそれがあるので、生食は避けたほうがいいの。でも、ルイベのように一定期間冷凍してあれば大丈夫。それに養殖されているサケなら、えさの管理がされているから刺し身でも食べられるのよ。

「知恵ちゃん」教えて!

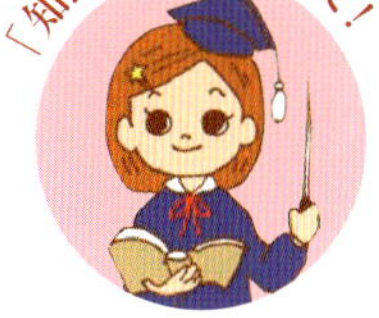

3 塩でおいしくなる「新巻」

新巻やスモークサーモンなど、サケの加工法を知る。

一時期に大量にとれる魚を保存するために、昔からさまざまな工夫がされてきました。サケの塩蔵もそのひとつ。えらと内臓を出して塩に漬けることで、保存性が高まるだけでなく、タンパク質が変化してアミノ酸などのうま味成分が増し、おいしさがアップします。大量の塩に漬けて時間をかけて熟成させるのが「山漬け」、その簡易版で、生産量がもっとも多いのが「新巻」です。山漬けと比べると塩の量が少ないので、長期保存には向きません。

また、えらと内臓を除いて塩漬けにし、薫製にしたものが「スモークサーモン」。これにはおもにキングサーモンやベニザケが使われます。

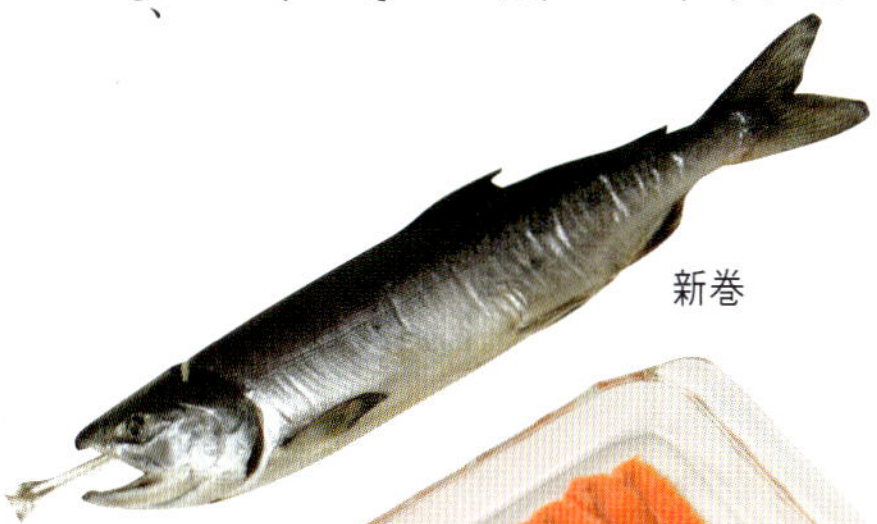
新巻

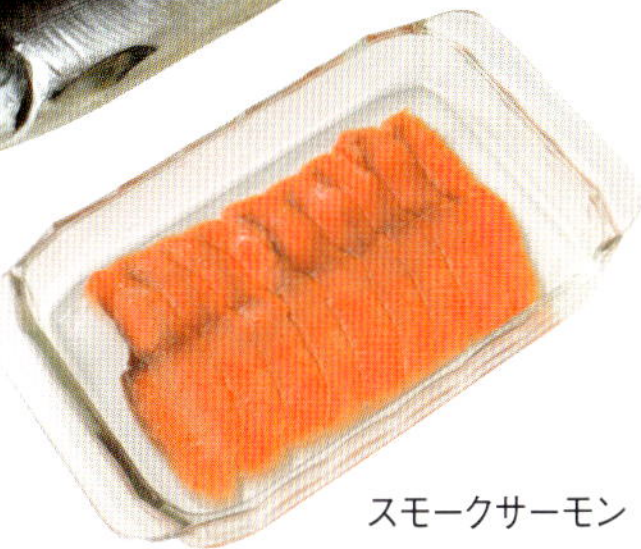
スモークサーモン

2 サケとマスは同じ仲間？

サケとマスの種類の違いを知る。

サケとマスはどちらも生物学的にはサケ科に分類される、同じ仲間の魚です。英語ではサケとマスを区別せず、海に下る降海型を「salmon（サーモン）」、河川生活性が長い陸封型を「trout（トラウト）」と呼び分けています。いずれも世界各地に生息し、養殖も盛んに行われています。日本にもチリ、ノルウェー、アラスカ、カナダなどから多くのサケやマスが輸入されています。

サーモン（養殖）

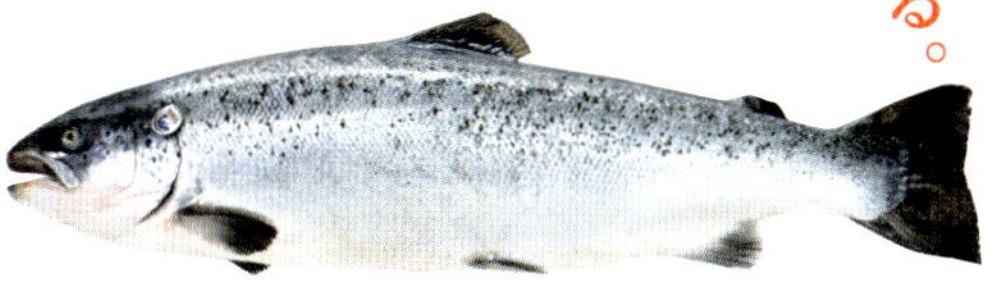

トラウトサーモン（養殖）

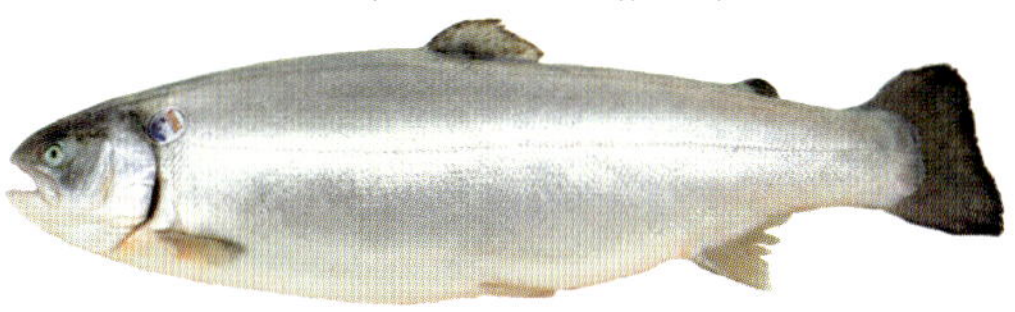

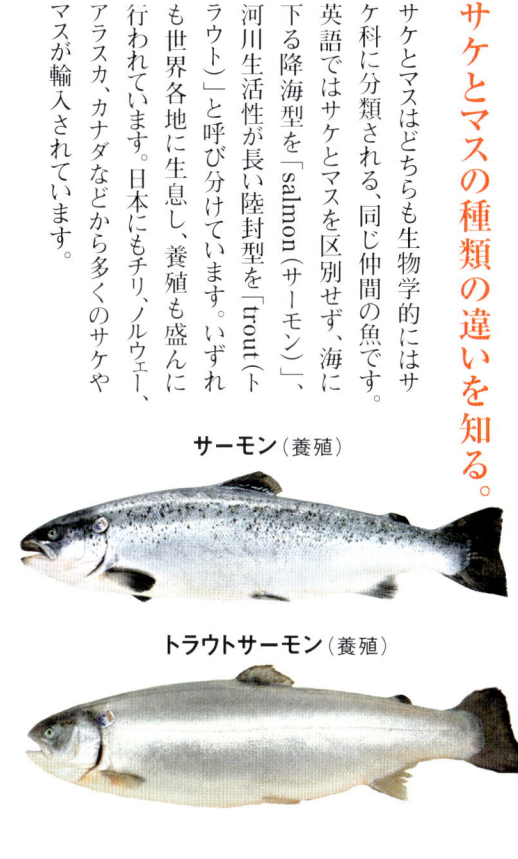

鯖《さば》

mackerel

旬 1 2 3 4 5 6 7 8 9 10 11 12
マサバ

みそ煮でおなじみのサバは、脂肪分が多く、同じ青背魚のイワシやサンマ以上にＤＨＡやＩＰＡを豊富に含んでいます。サバの仲間は3種類いますが、日本近海で見られるのはマサバとゴマサバの2種類。一般にサバといえばマサバのことです。旬は秋から冬で、巻網、棒受網、定置網、一本釣りなどで漁獲されます。１９８０年代から国内での漁獲量が減少したため、ノルウェーなどからタイセイヨウサバ（ノルウェーサバ）が輸入されています。

サバの仲間たち

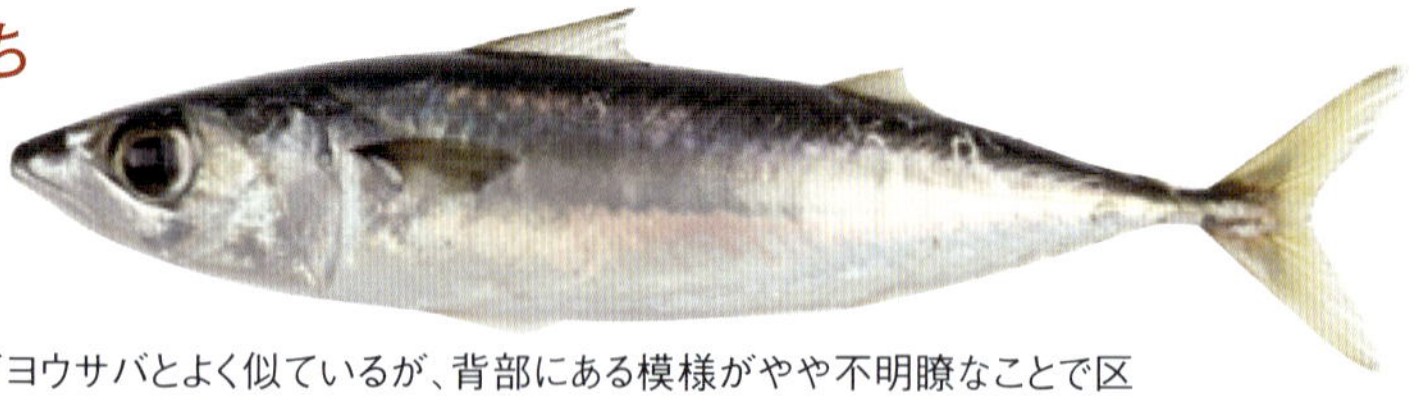

マサバ

体長約50cm。タイセイヨウサバとよく似ているが、背部にある模様がやや不明瞭なことで区別できる。日本中に分布し、漁期も長い。赤身がやわらかくてうま味がある

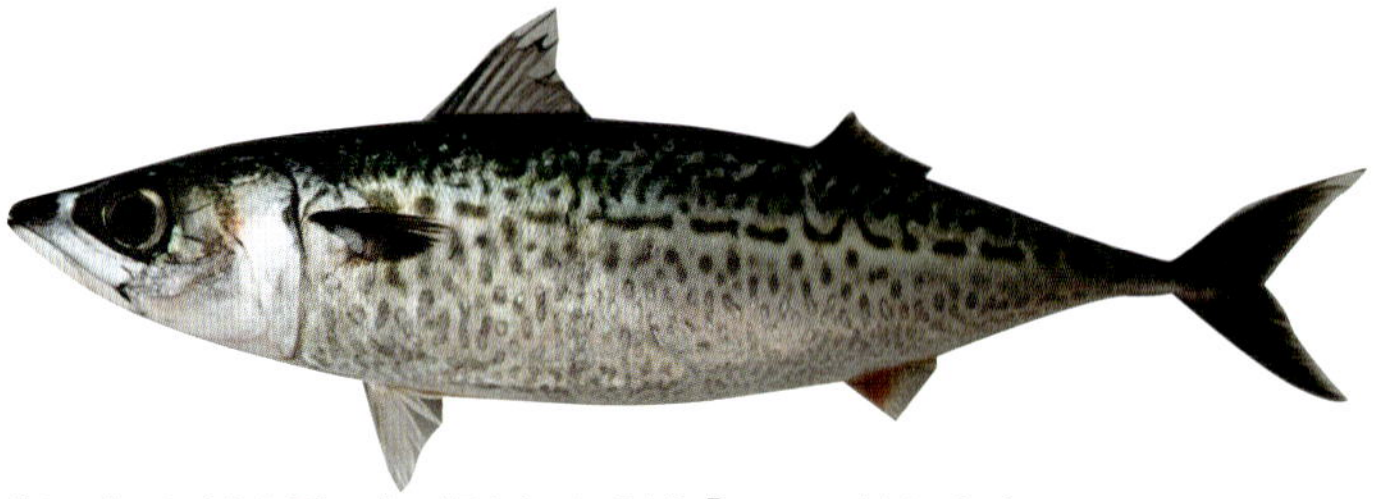

ゴマサバ

体長約50cm。体の下半分にゴマのような黒い点が見られる。別名「マルサバ」と呼ばれるように、丸みを帯びた体も特徴。マサバに比べると、身がパサパサしている

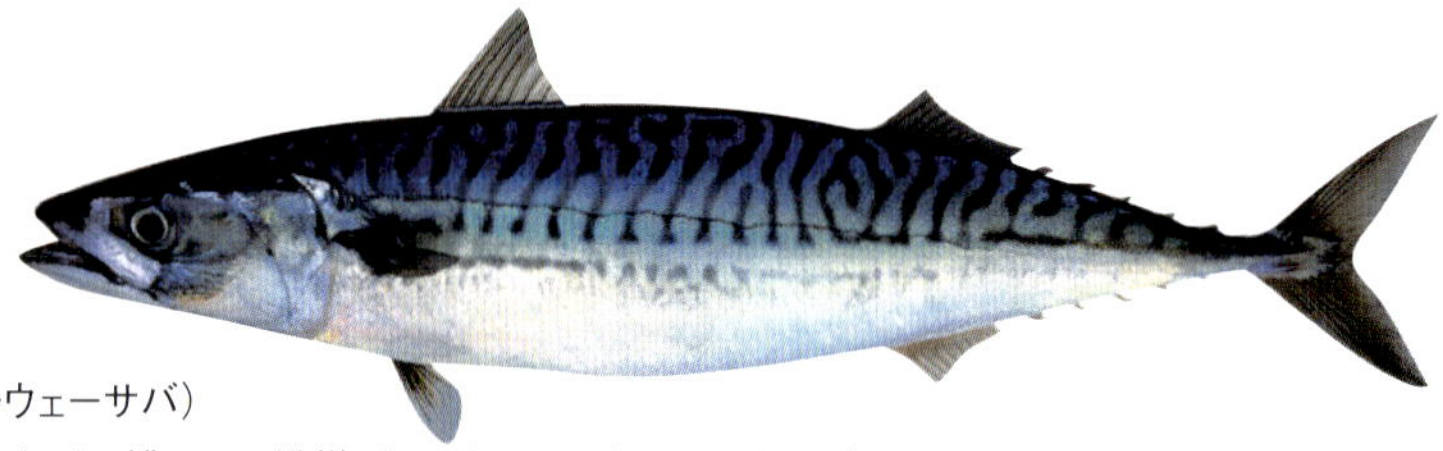

タイセイヨウサバ（ノルウェーサバ）

体長約60cm。背中にあるくっきり濃いシマ模様がノルウェーサバのシンボル。本場ノルウェーでは薫製にして食べられるが、日本では塩干し、みりん干しとして加工される

2 サバを食べれば頭がよくなる？

魚の脂肪に含まれるＤＨＡ、ＩＰＡのはたらきを知る。

わたしたちが摂取する油脂類に含まれる脂肪酸には、飽和脂肪酸と不飽和脂肪酸があります。牛肉や豚肉などの脂肪に多く含まれる飽和脂肪酸は、とり過ぎると脂質異常症などを引き起こしやすくなりますが、魚の油に含まれる不飽和脂肪酸には、さまざまな健康維持効果があります。なかでもサバ、サンマ、イワシなどの青背魚の脂肪に多く含まれるのが、ＩＰＡ（イコサペンタエン酸）とＤＨＡ（ドコサヘキサエン酸）。ＩＰＡは血液をかたまりにくくしたり、かたまった血液を溶かして血管がつまるのを防いだりするはたらきがあり、高血圧を防ぎ、血液中の中性脂肪を減少させてくれます。ＤＨＡは、ＩＰＡ同様に高脂血症を予防して動脈硬化の進行を遅くするほか、脳細胞の活動を活発にするはたらきがあります。

ちなみに、サバの種類の中で脂肪量がもっとも多いのは、タイセイヨウサバ。マグロのトロに匹敵するほどの脂肪を含んでいます。マサバでも、秋にとれる「秋サバ」は脂肪量が豊富でもっともおいしいとされています。

極めて多量に摂取しない限り、副作用はありませんが、とくにＩＰＡは酸化しやすく、劣化したものは逆に動脈硬化を促進するので、魚の鮮度には注意を払う必要があります。

主産地「マサバ」

① 青森県
② 宮城県
③ 茨城県
④ 千葉県
⑤ 静岡県
⑥ 三重県
⑦ 鳥取県
⑧ 福岡県
⑨ 佐賀県
⑩ 長崎県
⑪ 鹿児島県

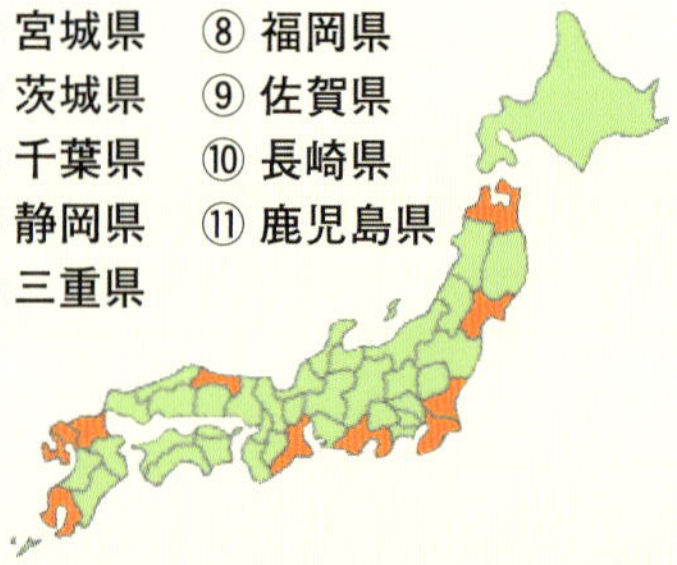

給食メニュー ㉟ サバのトマト煮

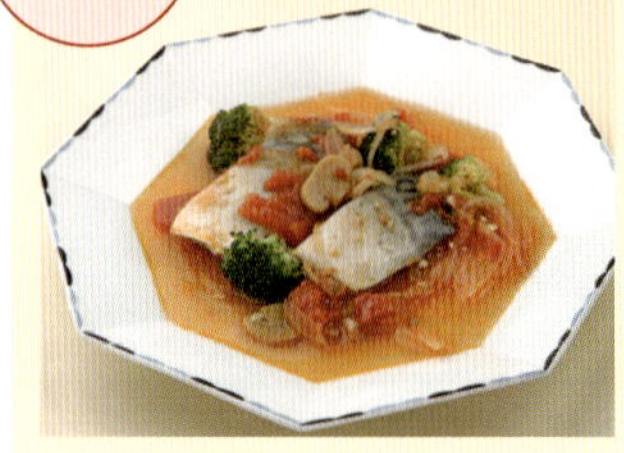

4・6 「関さば」はなぜ高価？

高値で取引されるブランド魚があることを知る。

近年、「関さば」（大分県大分市）や「松輪さば」（神奈川県三浦市）のように、ブランド化したサバが登場しています。関さばは、大分県の佐賀関漁港に水揚げされるマサバのこと。主漁場である豊予海峡（速吸瀬戸）は、太平洋と瀬戸内海の潮が激しく渦巻いているため、この潮流で育ったサバは身が引き締まっておいしいとされています。昔から一本釣りで漁獲され、釣ったあとも丁寧に処理されるので、魚に傷がつきにくいのも高値で取引されるゆえんです。ちなみに、同じ漁場でとれるアジは「関あじ」として、やはり高級魚として出荷されています。

ゴマサバでは、高知県土佐清水港に水揚げされる「清水さば」が知られています。ブランド名が広がると偽物が流通するおそれがあるため、多くのブランド魚は商標登録されています。

3 「サバの生き腐れ」って？

サバを食べると中毒症状が起こる場合があることを知る。

サバにはヒスチジンという成分が多く含まれています。これはアミノ酸の一種で、サバの死後、海洋細菌によってヒスタミンという成分に変化します。ヒスタミンは一定量を超えると中毒症状を起こすことがあるため、新鮮なサバでも食べるとじんましんなどのアレルギー様症状が出ることがあります。そのため「さばの生き腐れ」などといわれるのです。

また、サバは鮮度が落ちやすいうえ、アニサキスなどの寄生虫がいることがあるので、昔からあまり生では食べられませんでした。そのようなこともあり、塩蔵や酢じめなどの加工技術が発達したのでしょう。

「サバを読む」ってどういう意味？

数をごまかして、実際の数よりも多く見積もることを「サバを読む」というのよ。サバは大量にとれるから、おおざっぱに数を数えるという説や、サバは傷みやすいから急いで数を数えるという説などがあるみたい。

「知恵ちゃん」教えて！

6 サバの郷土料理いろいろ

サバを使ったさまざまな郷土料理を知る。

塩サバ、塩サバを酢でしめたしめサバ、缶詰など、サバの加工品の種類は豊富です。地方によっても、高知県の姿ずし、福井県の浜焼きサバ、福井県ほか日本海沿岸のへしこ、関西のサバずしと、さまざまな郷土料理があります。

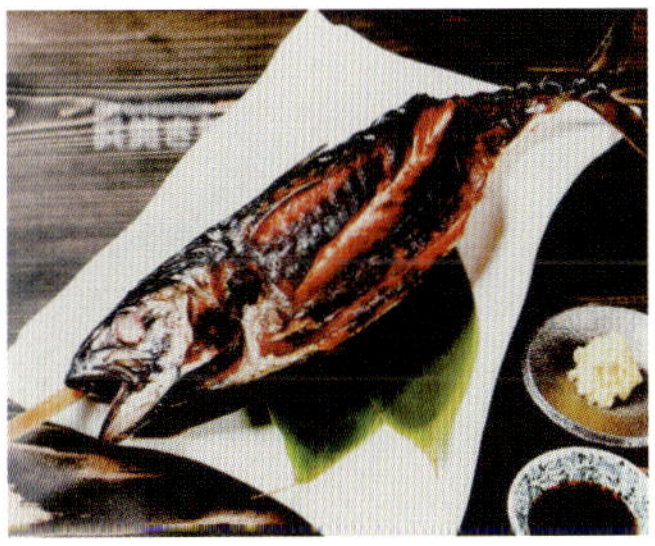

浜焼きサバ（福井県）

越前海岸の名物料理。脂ののったサバを丸ごと串に刺して豪快に焼く。味つけはショウガじょうゆで、素材の味をそのまま楽しむ

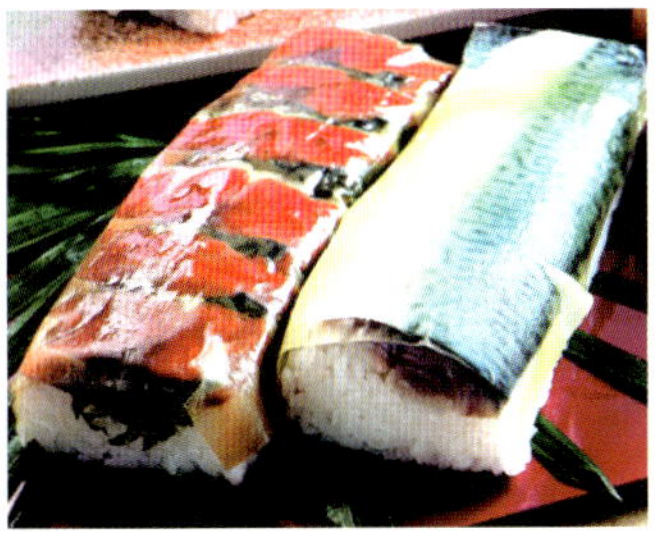

サバずし（関西、福井県）

一晩酢に漬けた塩サバでつくる押しずし。大阪では「バッテラ」、京都では「棒ずし」、奈良では柿の葉に包むため「柿の葉ずし」とも呼ばれる

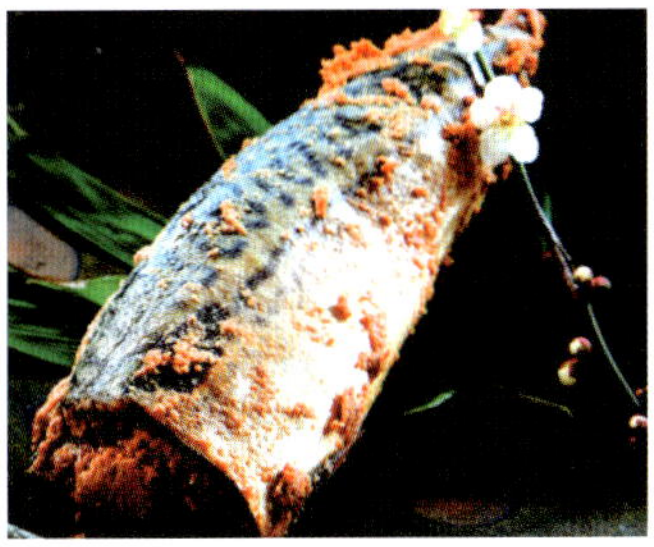

へしこ（福井県ほか）

サバをぬかに漬けた保存食。そのままでもよいが、軽くあぶってもおいしい。お茶漬けにすると塩辛さが抜けて、よりうま味が出る

若狭から京の都を結んだ「鯖街道」

福井県若狭地方（現在の小浜）は、日本海に面した海の幸に恵まれた土地。古くから朝廷に食べ物を納めることが許されていたため「御食国（みけつくに）」とも呼ばれていました。

若狭から京を結ぶ約80kmの道のりは「鯖街道」と呼ばれ、その名の通り多くのサバが運ばれたそうです。ほかにも「若狭ぐじ」と呼ばれるアマダイ、若狭がれいなどのほか、サバのぬか漬け「へしこ」などの若狭の食材が京にいる天皇や貴族たちの食卓を彩ったといわれています。鯖街道のなごりは今でも残っており、終点であった京都の出町柳には石碑が建てられています。

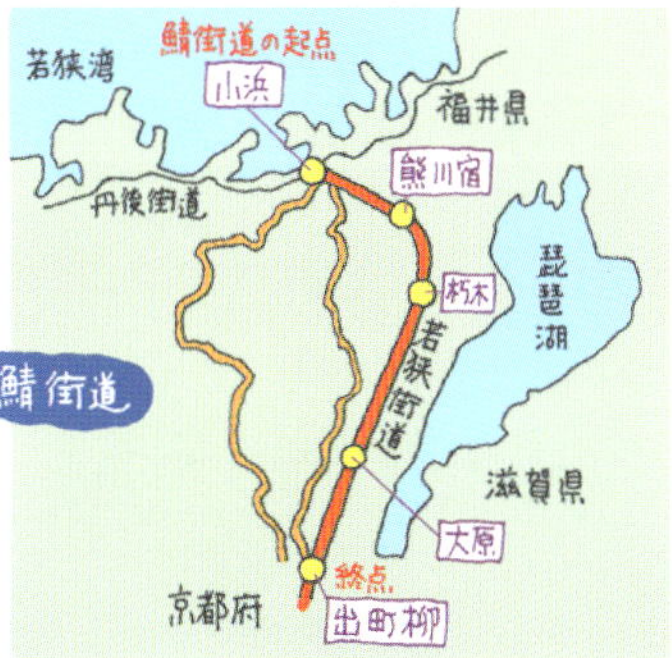

秋刀魚《さんま》

mackerel pike

旬 1 2 3 4 5 6 7 8 9 10 11 12

サンマの塩焼きは秋の風物詩。江戸時代から庶民の味として親しまれてきました。サンマはタンパク質、ビタミンが豊富で、ＩＰＡやＤＨＡも多く含むヘルシーな青背魚。北太平洋、日本海に広く分布し大群で回遊します。サンマ漁は夜間に集魚灯でサンマを集め、下から網ですくい上げる棒受網が中心で、7月ごろからスタートして12月ごろまで続きます。漁のピークとなる9月、10月のサンマは、脂がのってもっとも美味とされています。

給食メニュー 36 サンマのかば焼き風

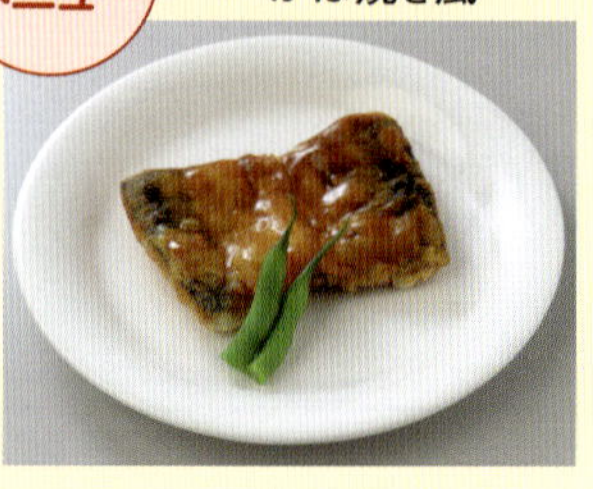

3 魚の旬っていつのこと？

魚の季節感や地域感が薄れつつある原因を知る。

魚の旬とは、一年のうちでいちばんおいしく食べられる時期のこと。魚の種類によっても違いますが、一般的には産卵期の前にたくさんえさをとり、脂肪を体内に蓄える時期が旬とされます。サンマは季節による脂肪量の変動がとくに大きい魚です。旬といわれる秋には脂肪の含有量が20％を超えますが、冬には数％に減ってしまいます。また、旬の時期は魚の味がよいだけでなく、漁獲量が増えて市場にたくさん出回るため、価格が安くなります。近年、生鮮魚介類の流通が迅速になったこと、養殖技術が進歩したことなどにより、魚の季節感が薄れているともいわれます。また、通常は春に三陸沖を北上し、秋に南下するサンマの群れが、季節外れの初夏に瀬戸内海で見られるなど、これまでにないサンマの動きも報告されています。地球温暖化もその一因とされていますが、原因はよくわかっていません。

おいしくて値段も安い旬の魚を知り、積極的に食べるよう心がけましょう。

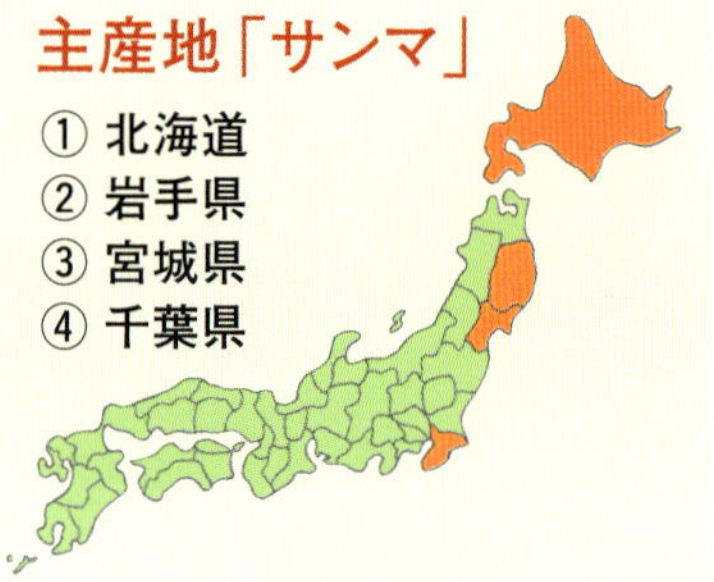

主産地「サンマ」
① 北海道
② 岩手県
③ 宮城県
④ 千葉県

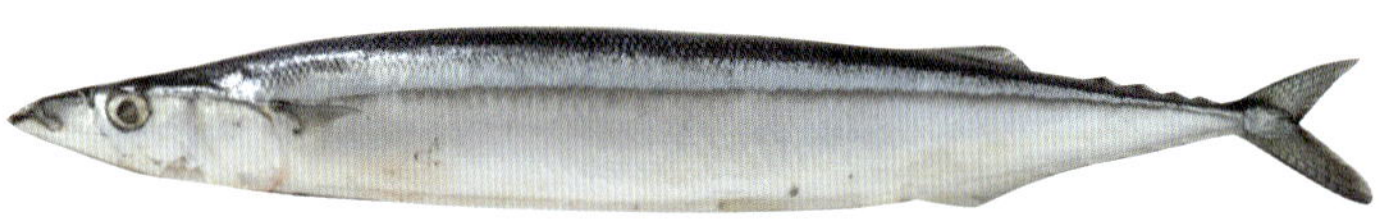

体長約35cm。刀のような体形から「秋刀魚」という字があてられた。くちばしの先や尾びれの付け根が黄色を帯びているものほど脂がのっている

2・3 焼き魚にはなぜ塩を振る？

塩を振ることで魚の味や食感が変わることを知る。

魚を焼く前に、塩を振るのはどうしてなのでしょう。

魚に塩を振りかけてしばらくおいておくと、魚の身に含まれる酵素のはたらきで、タンパク質がアミノ酸やペプチド（アミノ酸の化合物）に分解されます。塩をすると、グルタミン酸といううま味成分であるアミノ酸の量が増えることもわかっています。これらのアミノ酸が、塩との相乗効果もあって魚のうま味を引き出すため、焼き魚がおいしく食べられるのです。

ほかにも塩を振っておいておくことで、魚の身に弾力が生まれます。塩は魚の味だけでなく、食感にも関わっているのですね。

3 炭火で焼くとなぜおいしい？

炭火とガスの炎の違いと、おいしく焼ける秘密を知る。

炭火で焼いたサンマは、ことさらおいしく感じられるもの。これには、きちんとした根拠があるのです。ガスの炎には水蒸気が含まれるため、ガス火で焼いた魚や肉はやや水っぽくなってしまいます。これに対して炭火の炎は、水蒸気を含みません。ガスの成分である↖

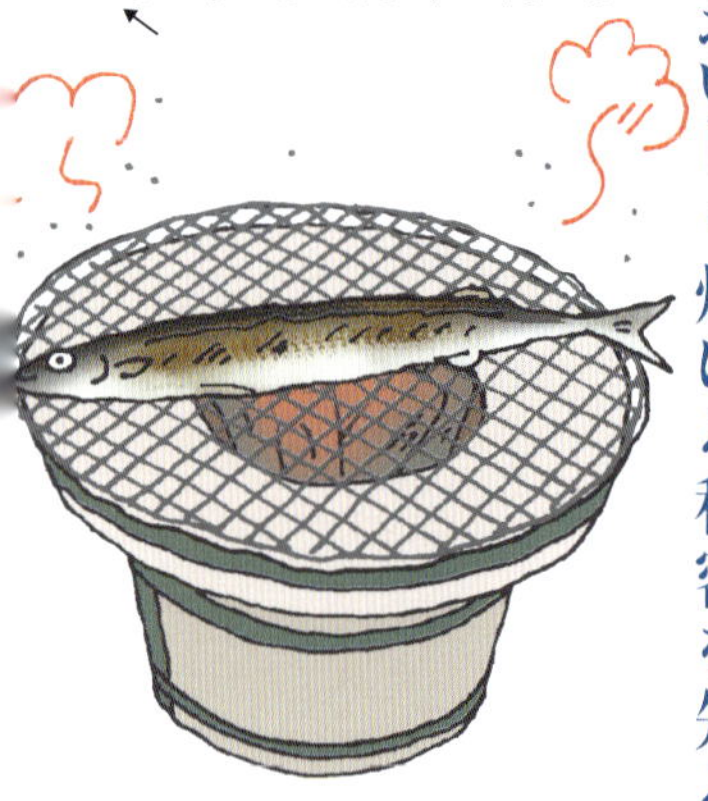

サンマの炭火焼き

4 サンマを食べて自給率アップ?

日本の漁業の生産量や自給率の現状を知る。

漁業・養殖業生産量

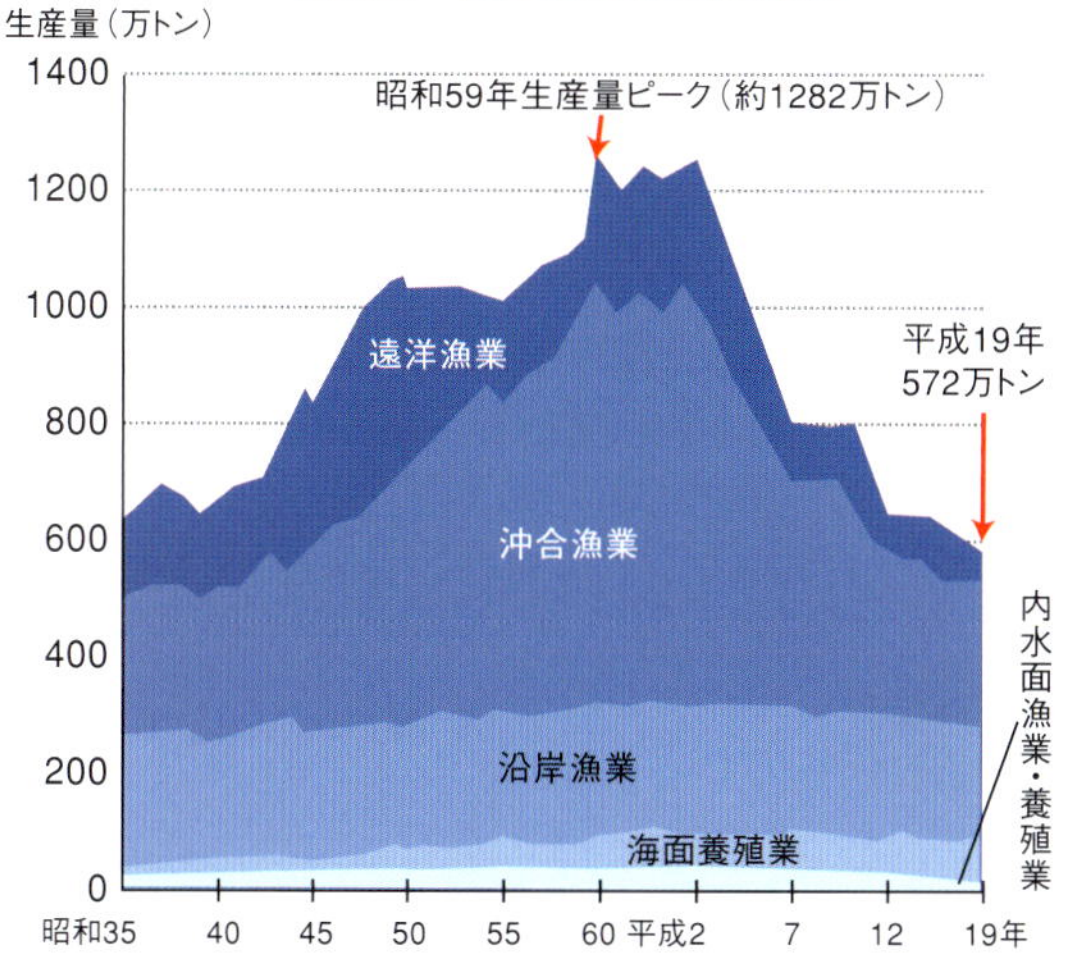

魚介類の自給率

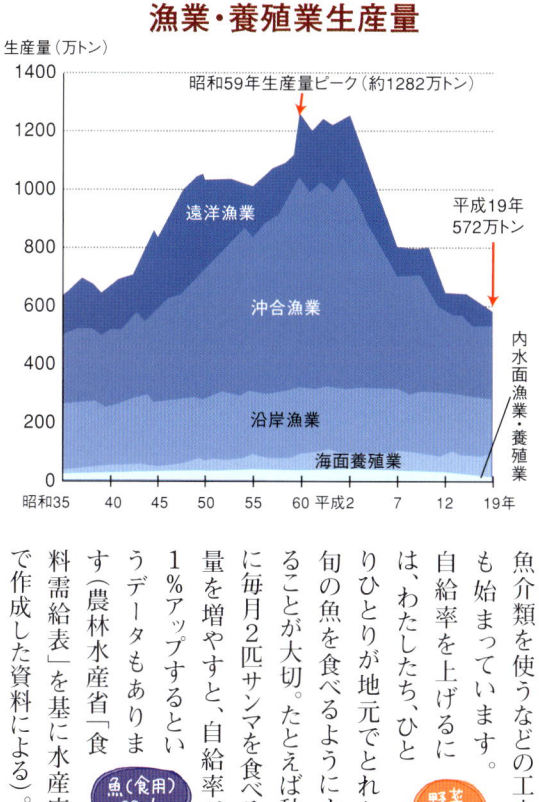

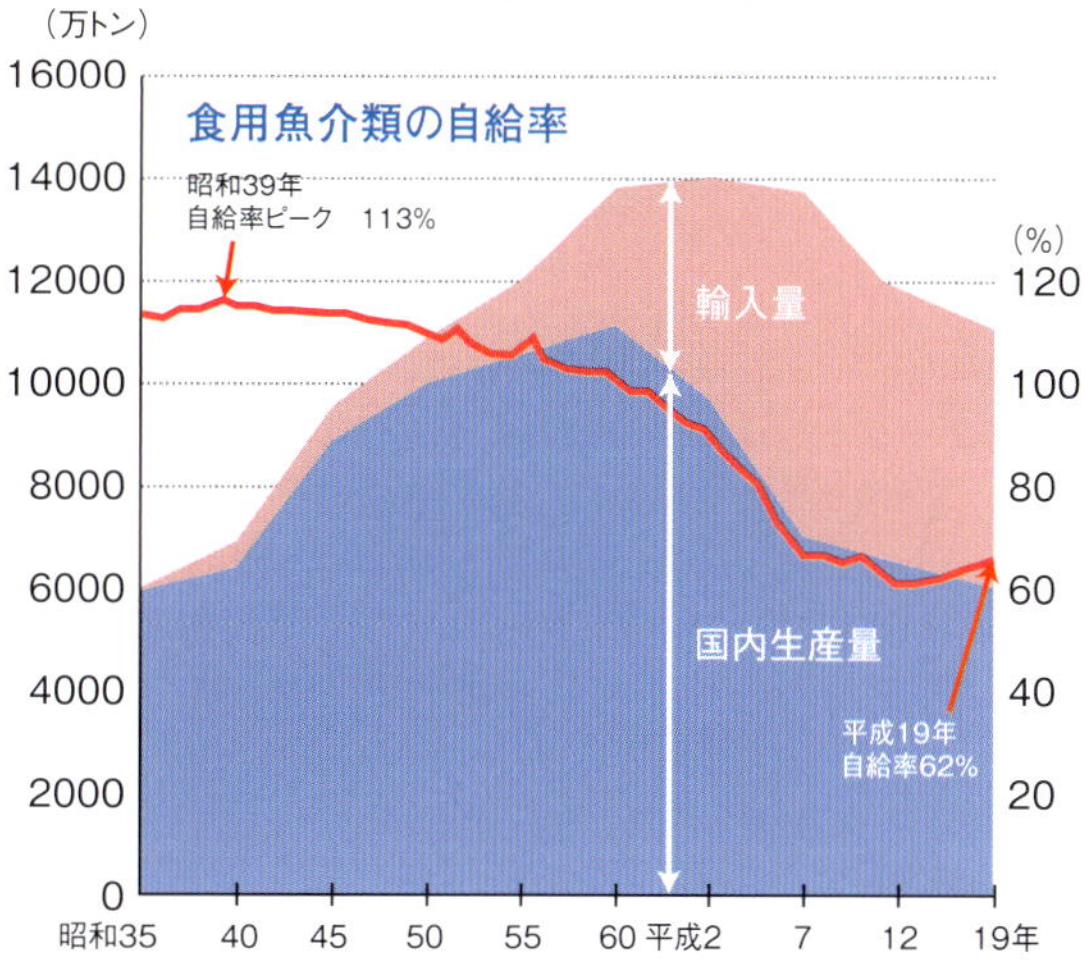

海に囲まれている日本ですが、魚介類の自給率（右軸）は昭和39年の113%をピークに下降をたどり、平成19年には62%（概算）に（農林水産省「食料需給表」より）。漁業・養殖業の生産量も、昭和59年のピーク時（約1282万トン）と比べると、半数以下の約572万トンに減っています（農林水産省「漁業・養殖業生産統計年報」より）。自給率を高めるために、学校給食に地元でとれた魚介類を使うなどの工夫も始まっています。

自給率を上げるには、わたしたち、ひとりひとりが地元でとれた旬の魚を食べるようにすることが大切。たとえば秋に毎月2匹サンマを食べる量を増やすと、自給率が1%アップするというデータもあります（農林水産省「食料需給表」を基に水産庁で作成した資料による）。

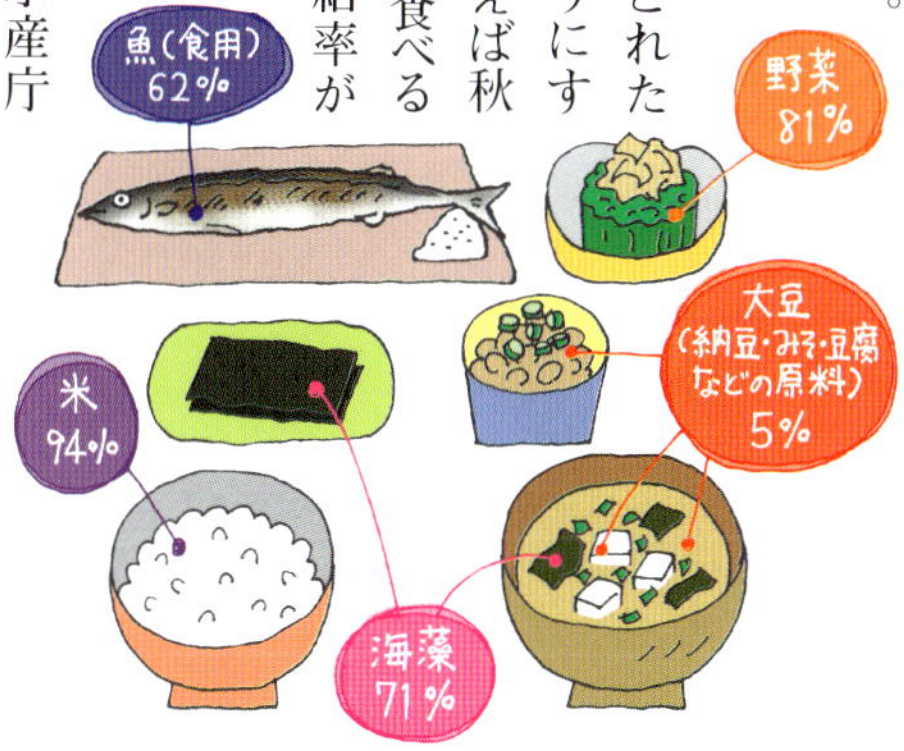

魚(食用)
62%
野菜
81%
大豆
(納豆・みそ・豆腐などの原料)
5%
米
94%
海藻
71%

この献立の自給率は?

↙炭化水素を燃焼させると、水素と酸素が反応して水ができますが、木炭の主成分である炭素は、酸素と反応しても二酸化炭素しか発生させないのです。

また、炭火から発生する遠赤外線には、魚や肉を内部から均一に加熱する効果があります。そのため、炭火でサンマを焼くと、皮はパリッと、身はふんわりと仕上がるのです。

2 ハラワタまで食べるのが正解

サンマの身や内臓に含まれる栄養素を知る。

タンパク質よりも脂肪のほうが多く、DHA、IPAが豊富なサンマ。ほかにも貧血を防ぐビタミンB_{12}やカルシウムの吸収率を高めるビタミンD、それに鉄や亜鉛などのミネラルをバランスよく含んでいます。

魚は部位によって含まれる栄養素が異なるので、全身を食べるのが理想的です。たとえば独特の苦味があり、珍味ともされるサンマの内臓には、ビタミンA、カルシウム、マグネシウムなどの栄養素が豊富。新鮮なサンマは塩焼きにして、ハラワタまで残さずいただきましょう。

サンマの塩焼きに大根おろしを添えるのはなぜ?

大根おろしには、ジアスターゼという消化酵素が多く含まれていて、魚や肉を分解してくれるの。また、魚を高温で焼くと、アミノ酸の一種が発がん性物質に変化してしまうのだけど、大根おろしには、これを無毒化する分解酵素がたくさん含まれているのよ。おいしいだけではない、意外な効果があるのね。

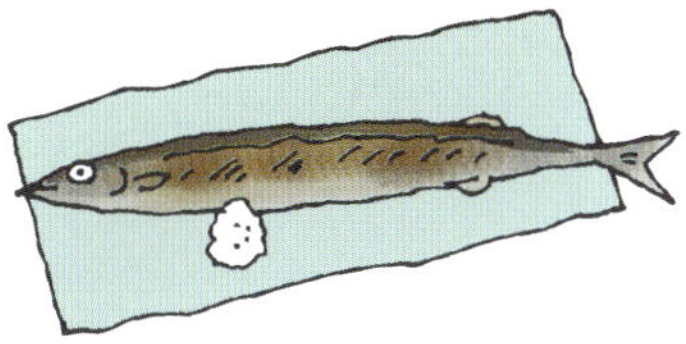

鱈《たら》

cod

旬 1 2 3 4 5 6 7 8 9 10 11 12

一般にタラといえばマダラのことですが、タラ科の魚は世界で約30種類。日本近海で見られるおもなタラはマダラ、スケトウダラ、コマイの3種類。冬に北海道を中心に、底びき網や刺し網で漁獲されます。マダラは脂肪分が少なく、クセのない淡泊な白身魚で、鍋物の食材や離乳食、お年寄りの食事にもよく使われます。低エネルギーなので、ダイエット中の人にもおすすめです。かまぼこなどの練り製品の原料として利用されるのはスケトウダラ。タラコはスケトウダラの卵巣です。

タラの仲間たち

マダラ 体長約1m。体側にまだら模様があり、漁獲後に腹部が大きく膨らむのが特徴。新鮮なものは刺し身にするほか、タラチリなどの鍋物の具などに。塩ダラや棒ダラにもされる

スケトウダラ
体長約70cm。円筒形で体側に細いたて線があるのが特徴。身はかまぼこなどの練り製品の材料にされることが多い。卵巣はタラコや明太子に加工される

コマイ
体長約40cm。日本近海でとれるタラ科の魚では一番小さい。おもに塩干品にされ、おつまみなどの珍味に加工される

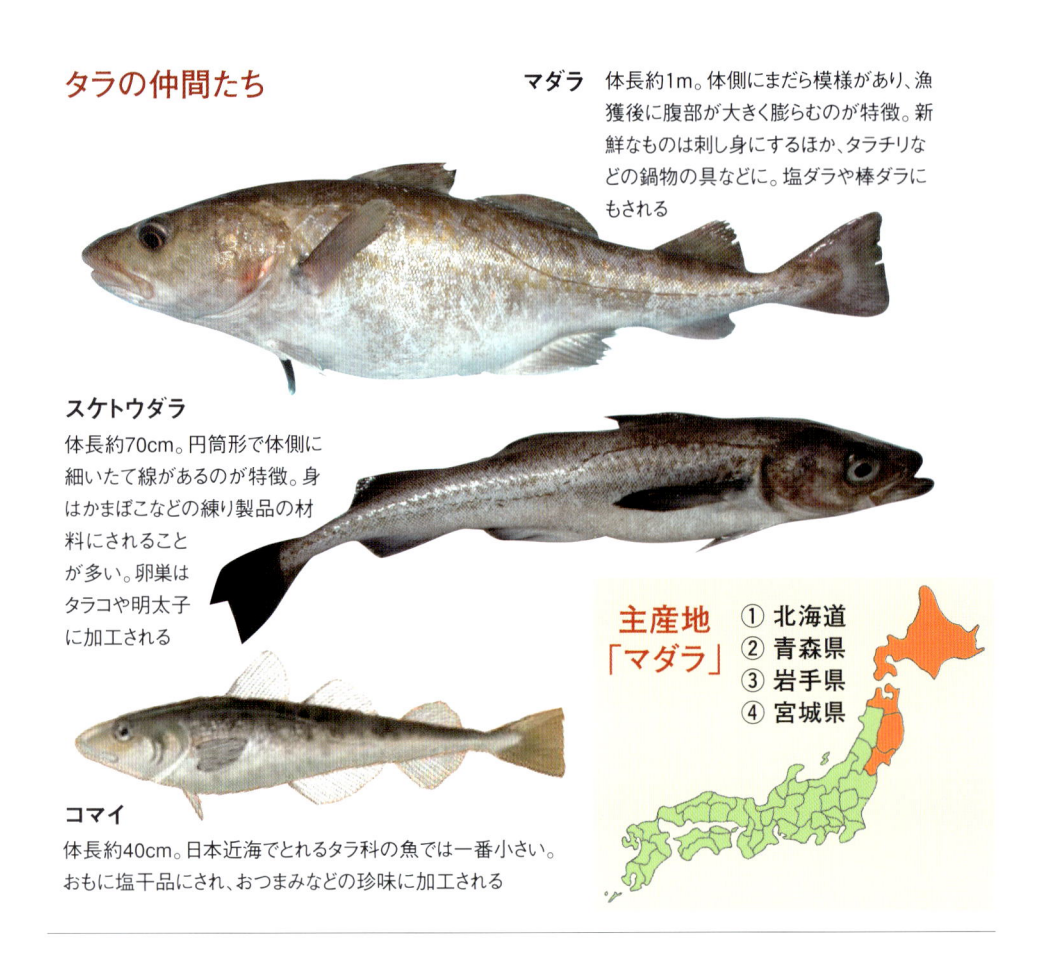

2 卵いろいろ、親はだれ？

いろいろな魚の卵とその食べ方を知る。

スケトウダラの卵巣であるタラコをはじめとして、日本ではさまざまな魚卵が食べられています。子持ちガレイや子持ちシシャモのように、親魚ごと調理して食べるものもありますが、中には魚卵のほうが親魚よりも貴重とされ、高値でとり引きされるものも少なくありません。

一般に魚卵は、高タンパクでビタミンやミネラルも豊富ですが、コレステロール値が高く、加工品には塩分も多く含まれるので、食べ過ぎには注意が必要です。

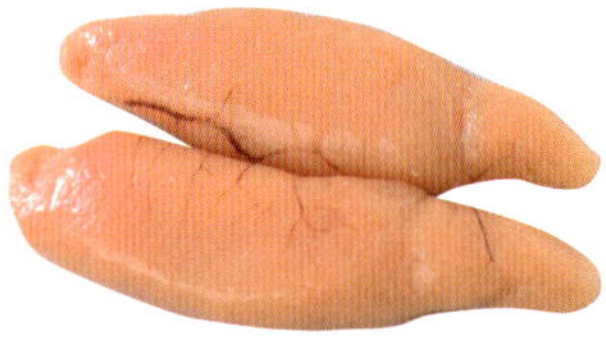

（子）タラコ、辛子明太子＝（親）スケトウダラ

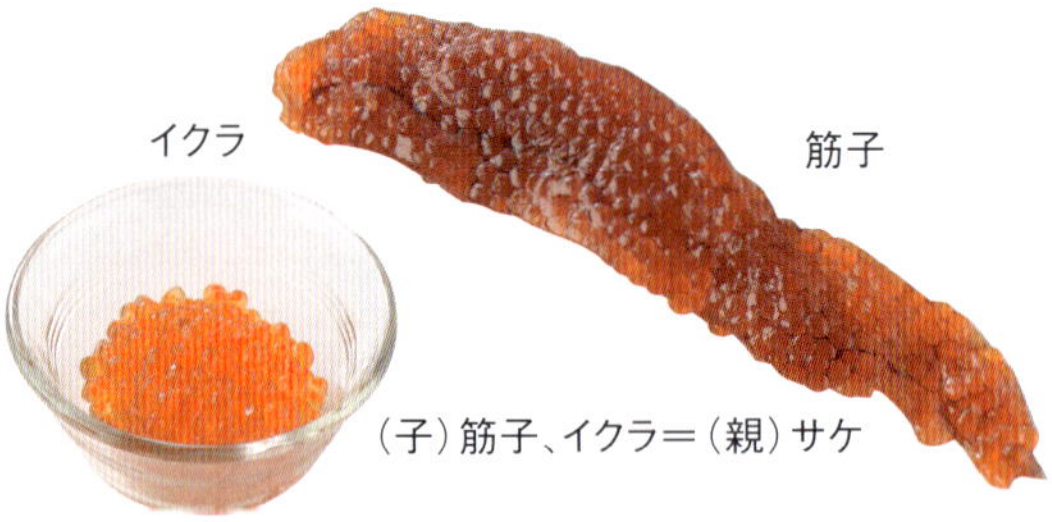

（子）筋子、イクラ＝（親）サケ

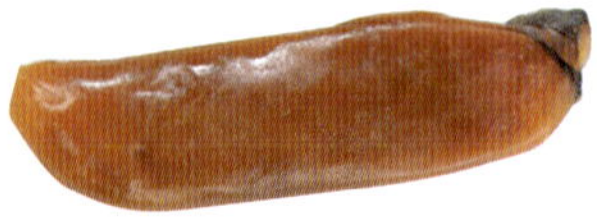

（子）カラスミ＝（親）ボラ

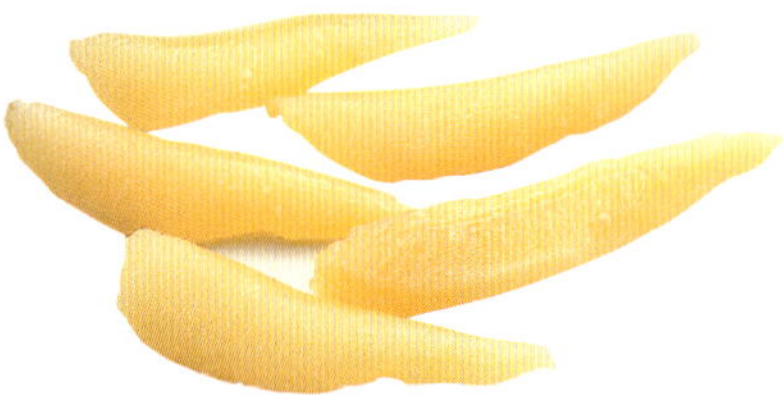

（子）数の子＝（親）ニシン

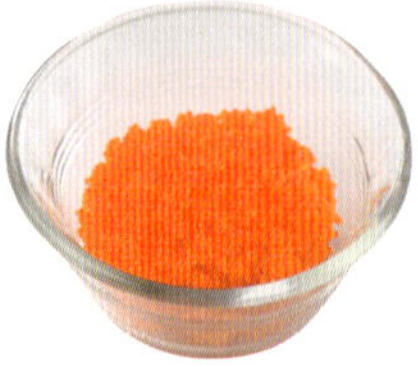

（子）トビ子＝（親）トビウオ

給食メニュー 37 フィッシュフライサンド

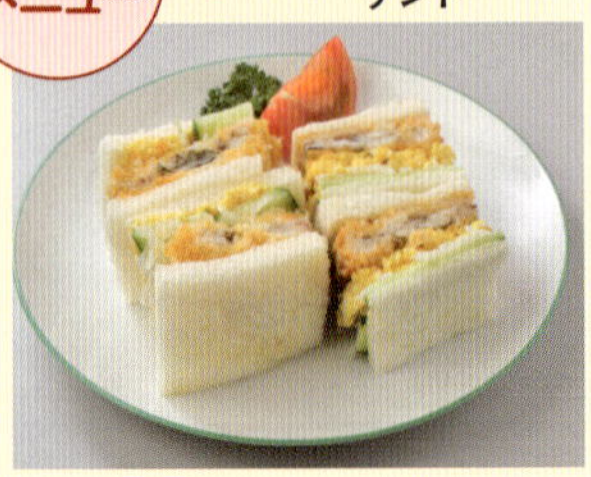

4·6 タラで戦争も?

水産資源としてのタラの価値や日本の輸入事情を知る。

ヨーロッパや北米では、タラの仲間は古くから大切な水産資源です。鮮魚としてはもちろん、塩漬け、干物、薫製などにして食べられ、卵巣も利用されています。

欧米では「海の牛肉」ともいわれるタイセイヨウマダラの漁場をめぐって、1973年にイギリスとアイスランドの間で「タラ戦争」が起こったほど。

日本では現在、アメリカからマダラを輸入しているほか、ニュージーランドなどに分布するミナミダラを、スケトウダラの代用品にタラコやすり身の原料として利用しています。ちなみにギンダラは、タラ科ではなく、ギンダラ科という別の仲間です。

6 京都名物「いも棒」って?

タラの加工品である棒ダラについて知る。

鮮度が落ちやすいタラは、日本でも昔から塩ダラや棒ダラのように、塩漬けや干物としての利用が盛んです。棒ダラは、頭と背骨、内臓をとっておろしたマダラを寒い時期に何日も天日に干したもの。こうすることで、うま味が凝縮し保存性が高くなります。

食べるときは、数日間かけて水に浸けてもどします。えび芋と棒ダラの煮物「いも棒」は、京都の名物料理のひとつです。

また、スケトウダラやコマイの干物は、鍋物のだしなどに使われます。

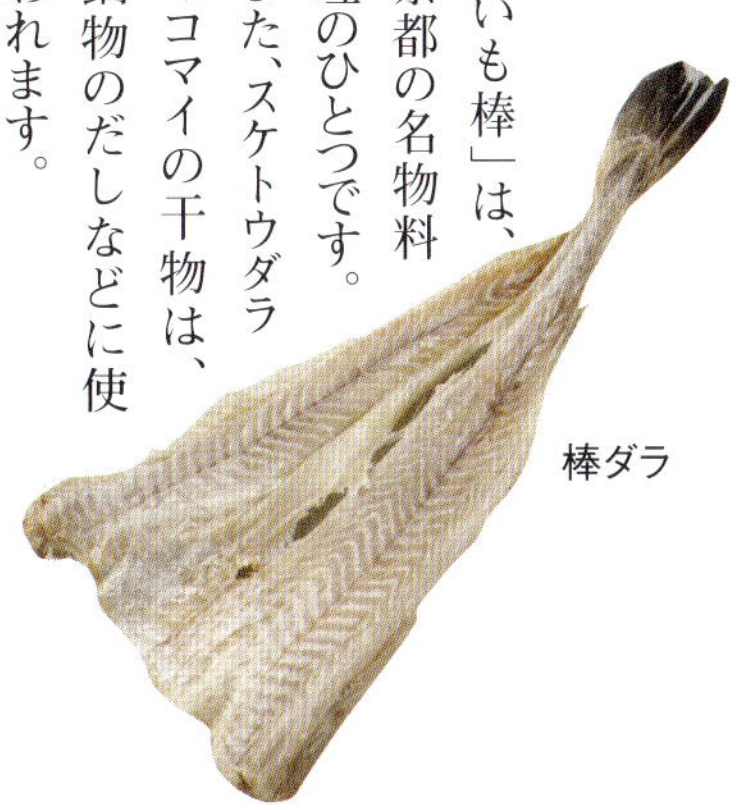

棒ダラ

タラコと明太子は同じもの?

タラコも明太子もスケトウダラの卵巣だからもとは同じもの。スケトウダラは韓国語でメンタイというので、唐辛子などの調味液につけたものを「辛子明太子」と呼ぶようになったのね。

3 プリプリのかまぼこをつくってみよう

タラを使ったかまぼこのつくり方を知る。

タラは脂肪分が少ない白身魚で、かまぼこなどの練り製品の材料としてよく使われています。かまぼこは自宅でも簡単につくれるので、試してみましょう。

用意するもの

材料 タラ(切り身)200g　塩2.5g　かたくり粉10g　冷水50ml

道具 フードプロセッサー(または、すり鉢)　包丁　まな板　ボウル　ふきん　蒸し器　クッキングシート(または、かまぼこ板)

つくり方

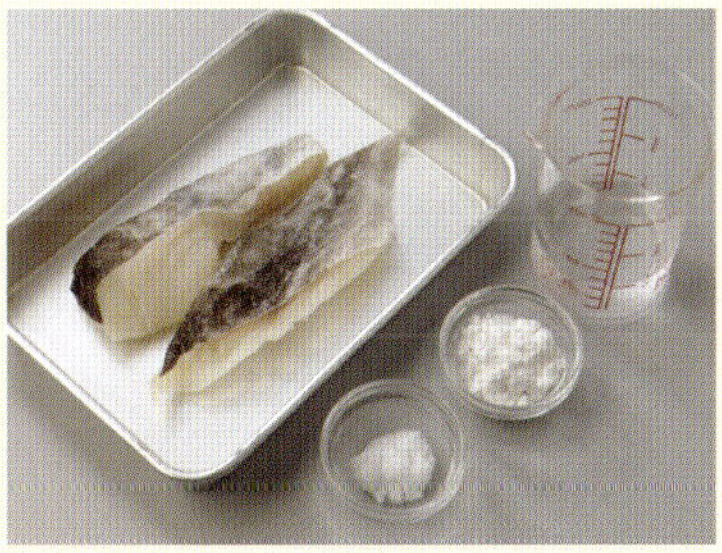

1 タラの切り身は骨や皮、血合いなどをとり除き、こま切れにする。

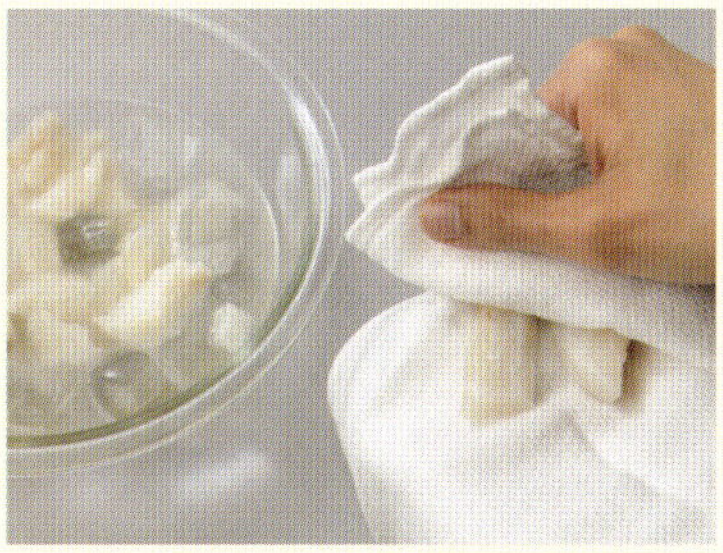

2 1を氷水にさらして魚の臭みや余分な脂肪を除き、ふきんでかたく絞って水分をとり除く。

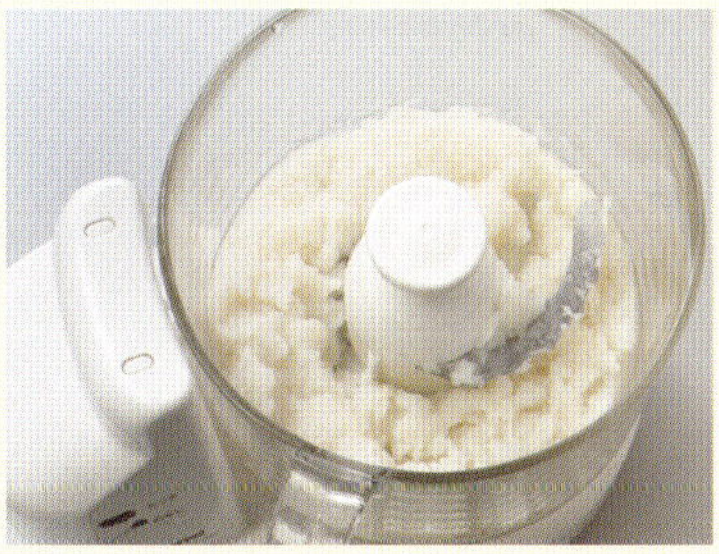

3 フードプロセッサー(または、すり鉢)に2のタラと残りの材料を加えて、のり状になるまでよくする。

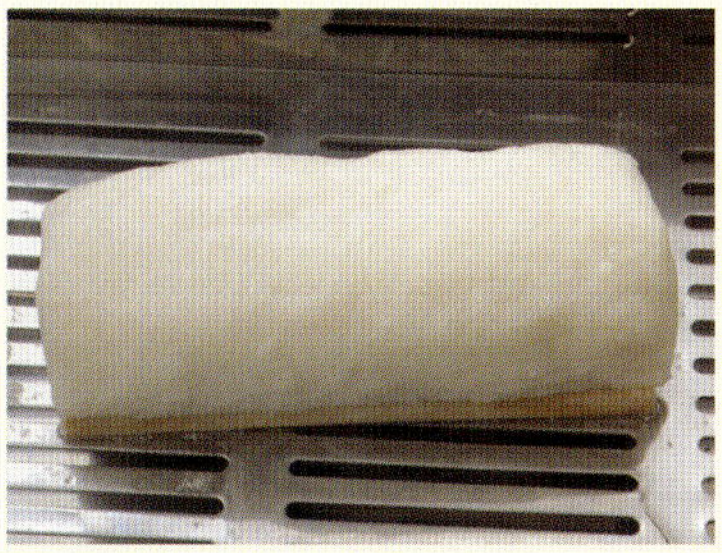

4 クッキングシート(または、かまぼこ板)に形を整えてのせ、1時間休ませる。これを蒸し器で約15分間蒸す。

※材料に卵白1/2個分、砂糖5g、うま味調味料を少々加えると、市販のかまぼこに近い味になります。

飛魚 とびうお

flying fish

旬 1 2 3 4 5 6 7 8 9 10 11 12

飛行機の翼のようなひれを持ち、海面をさっそうと飛ぶ姿から、その名がついたトビウオ。英名も「フライング・フィッシュ」です。その種類は多く、日本の近海に約30種類が分布しています。温かい海を回遊するトビウオの旬は、春から夏にかけて。市場では、春が旬のものを「春トビ」、夏が旬のものを「夏トビ」と呼んで区別されることも。おもな漁場は長崎県、鹿児島県、島根県沿岸などで、刺し網やすくい網で漁獲されます。卵は「トビ子」といい、プチプチとした食感が楽しめます。

6 別名は「アゴ」、だしには欠かせない存在

西日本ではだしとして重宝されるトビウオの活用法を知る。

脂肪分が少なく、ヘルシーで淡泊な味のトビウオ。大型のものは鮮魚として出荷され、刺し身や焼き魚にして食べられるほか、干物やくさやに加工されます。小型のものや幼魚は、すり身にして練り製品の材料にされたり、煮干しや焼き干しに加工されたりします。トビウオは西日本では「アゴ」と呼ばれており、中でも「アゴ干し」はだしとして重宝されています。とくに北九州では、雑煮のだしとして欠かせない存在です。また、「あご竹輪」は島根県や兵庫県の名産品でおなじみです。

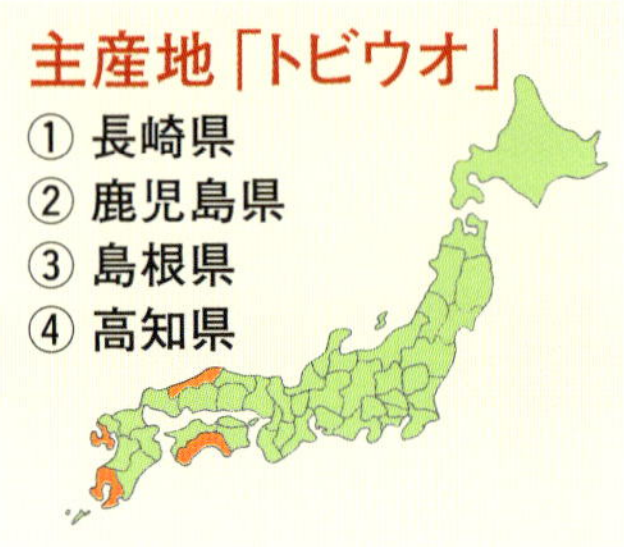

主産地「トビウオ」
① 長崎県
② 鹿児島県
③ 島根県
④ 高知県

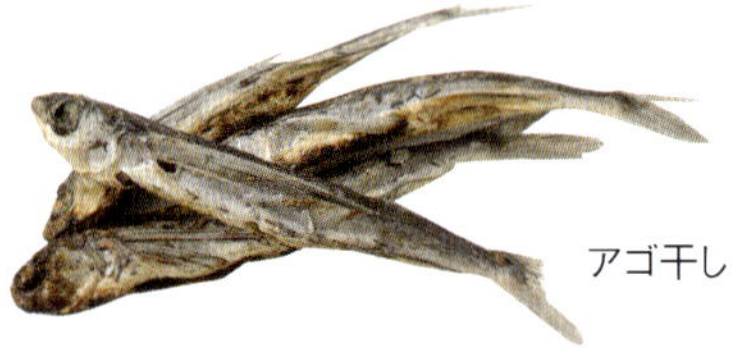
アゴ干し

トビウオはなぜ飛ぶの?

海面近くにいる動物プランクトンを食べて生きているトビウオは、マグロなどの大きな魚のえさになるの。そこで、天敵である大型の魚から逃げるために飛ぶようになったという説が有力よ。

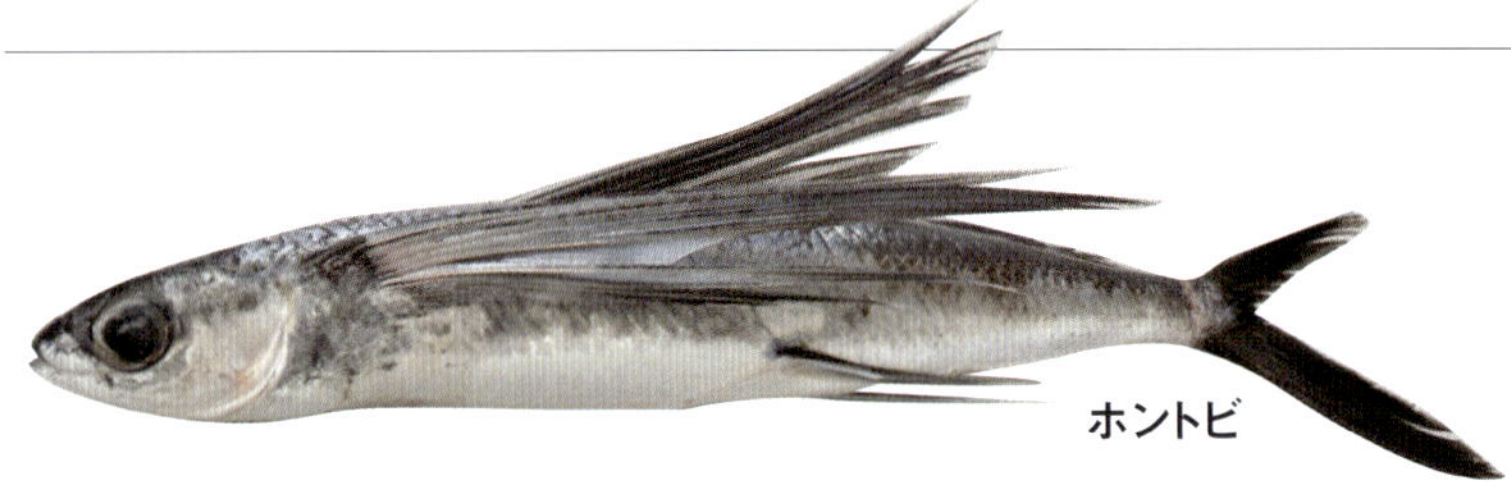
ホントビ

2 トビウオはどうやって飛ぶ?

長時間飛行を可能にした、トビウオの体の秘密を知る。

海面からジャンプする魚はいても、トビウオのように長距離、長時間を飛ぶことができる魚はほかにいません。その実力は、海面3mぐらいの高さで飛行距離300～400mといわれるほど。では、トビウオはどうやって飛んでいるのでしょうか。トビウオの体を見てみると、胸びれが（種類によっては腹びれも）非常に大きいことがわかります。また、尾びれが深く切れ込んで上葉と下葉に分かれており、下葉が大きくなっています。トビウオは水面にこの尾びれの下葉を打ちつけて海面から飛び出し、空中で大きな胸びれを広げ、尾びれを舵にして、グライダーのように風を受けて飛行します。また、浮力を調節する器官であるうきぶくろが、尾びれの近くまでのびていて、体が軽いことも〝飛べる体〟の秘密です。

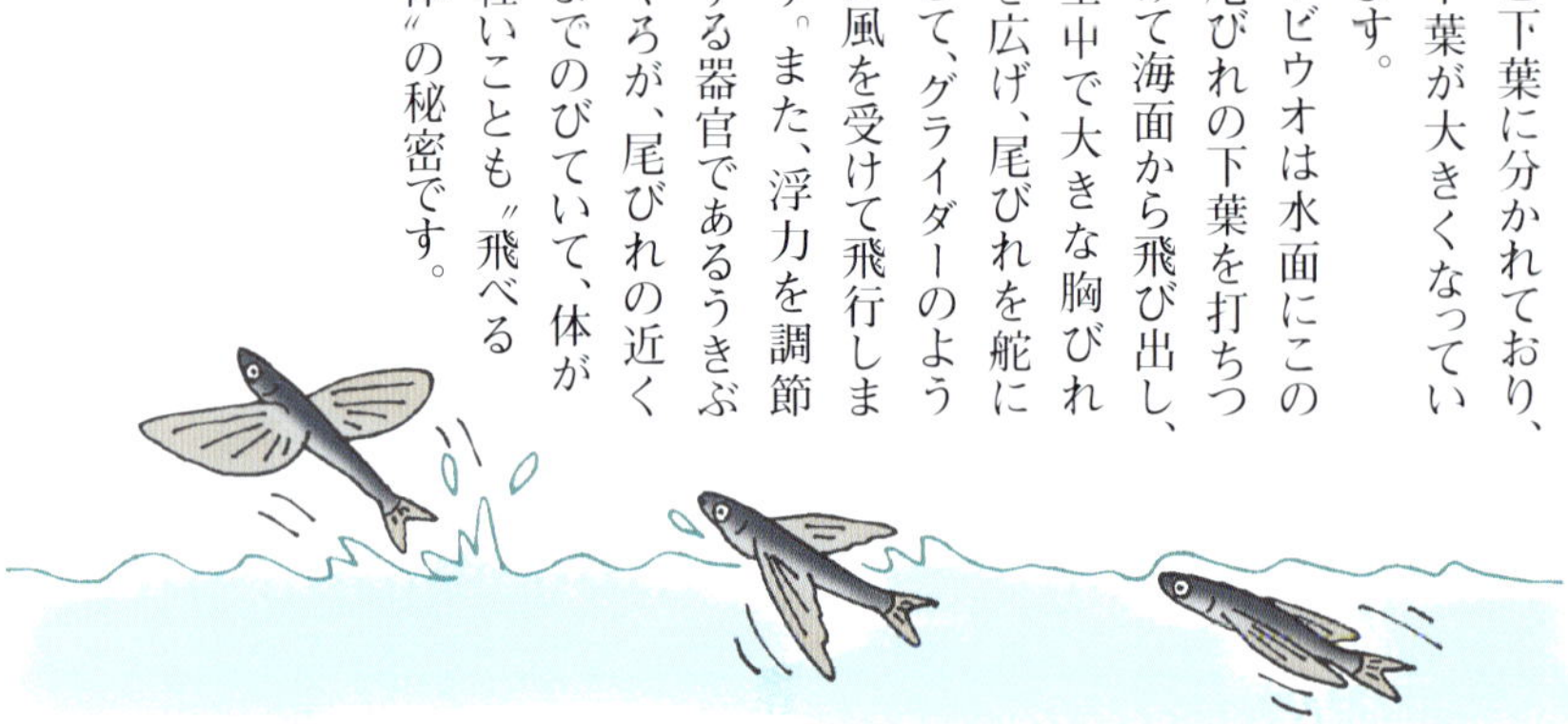

給食メニュー 38 トビウオのさつま揚げ

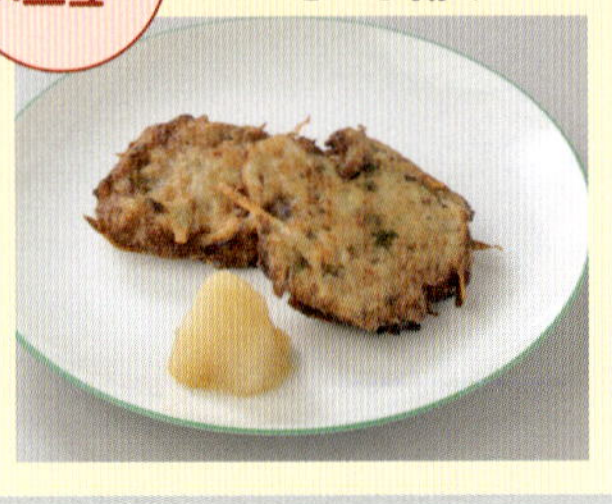

公魚《わかさぎ》

pond smelt

旬 1 2 3 4 5 6 7 8 9 10 11 12

ワカサギは体長10㎝ほどの細長い体が特徴の淡水・冷水性の魚。おもな産地は青森県、北海道、滋賀県、秋田県。養殖が進んでいるため、現在では日本各地の湖沼やダムに生息しています。1月～3月の子持ちのワカサギがとくに珍重され、船びき網、地びき網、定置網、刺し網などで漁獲されます。脂質の含有量が少なく淡泊な味なので、油を使った料理によく合います。焼きもののほか、フライや天ぷら、佃煮などにしてもおいしい小魚です。

給食メニュー

39 ワカサギの南蛮漬け

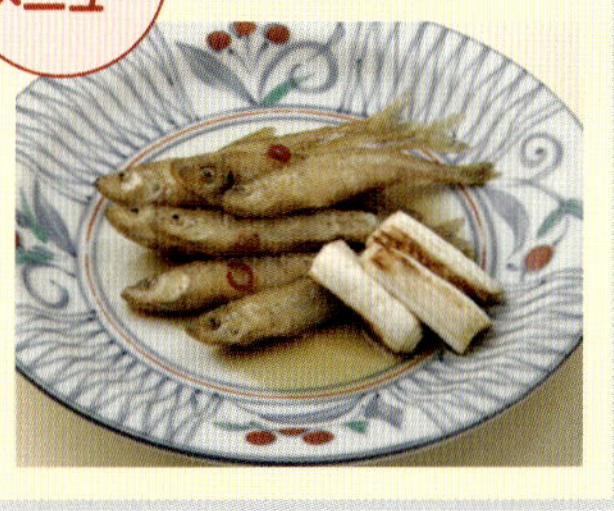

2・5 ワカサギがすむ汽水湖って？

汽水湖のしくみや、ワカサギの穴釣りの楽しみを知る。

ワカサギはもともと川でふ化し、海で成長して、産卵のためにふたたび川をのぼる魚です。ところが塩分や水温への適応性が高いため、汽水域（海水と淡水が入り混じっているエリア）や、淡水域でも一生を過ごすことができます。

寒冷地の湖では、凍った水面にドリルで小さな穴をあけ、そこに釣竿をたらしてワカサギを釣る光景が、かつては冬の風物詩でした。ところが最近では、暖冬で氷が張らない湖が増え、ワカサギ釣りが楽しめる湖も減ってしまっています。

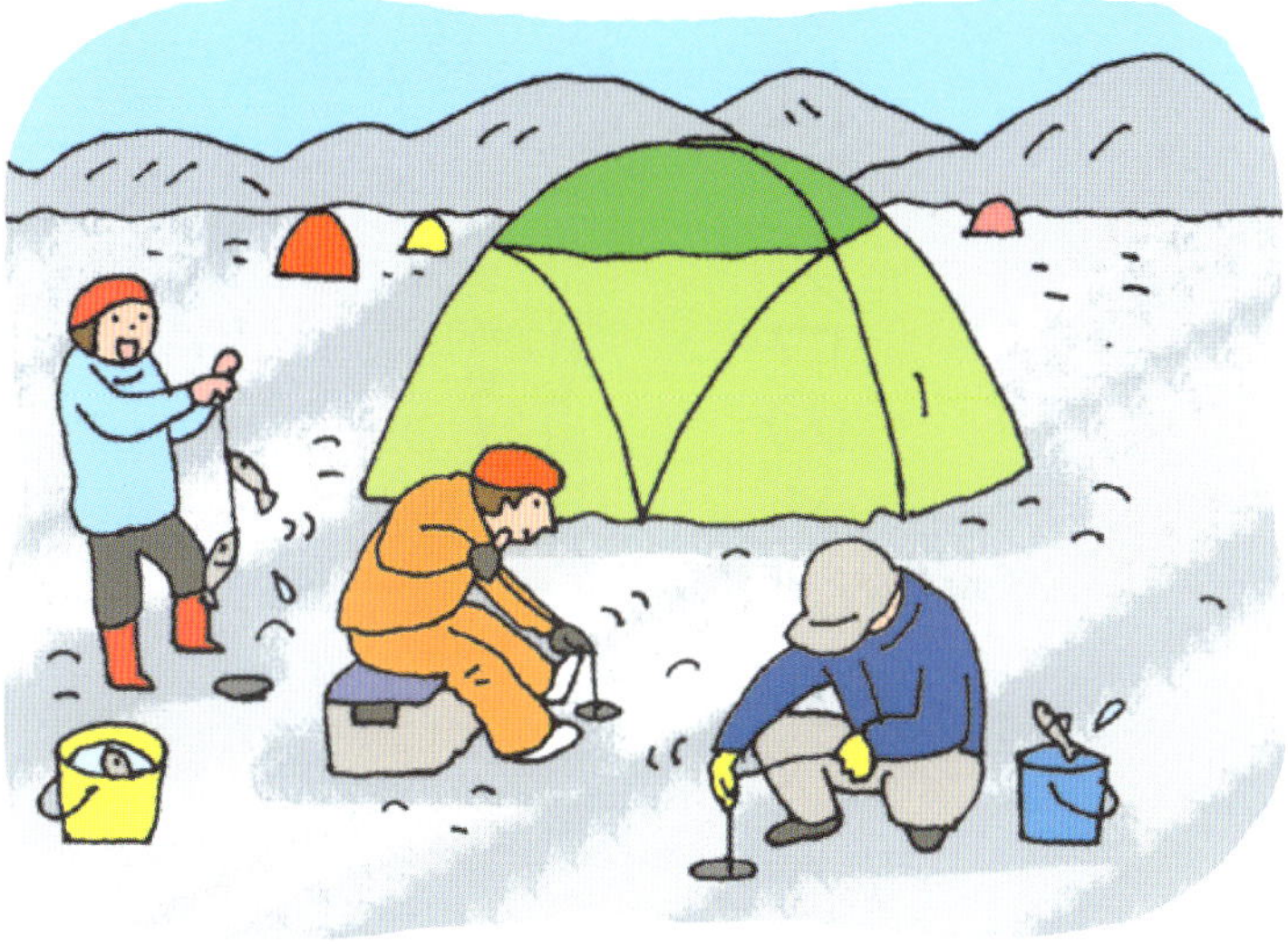

主産地「ワカサギ」

①青森県
②北海道
③滋賀県
④秋田県

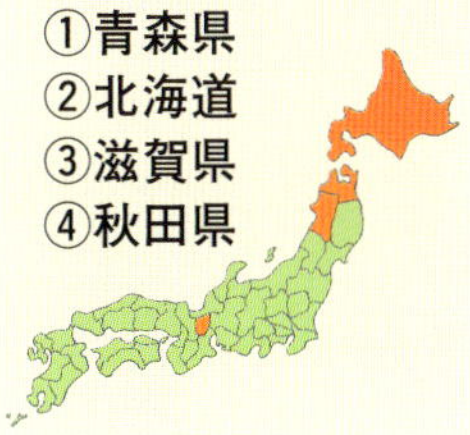

2 まるごと食べれば栄養満点

魚をまるごと食べる栄養メリットを知る。

魚は、身や皮、血合肉、内臓、骨、頭や卵など、部位によって栄養成分が異なります。とくにミネラルやビタミンは、血合肉や皮、内臓といった廃棄されやすい部分に多く含まれます。

たとえば血合肉にはほかの部分の2倍以上の鉄分が含まれますし、ビタミンAやB_2は、身よりも皮（とくに黒い皮）に多いことがわかっています。また大きな魚では食べにくい骨には、カルシウムやコラーゲンが豊富に含まれています。

こうした栄養をバランスよくとるには、ワカサギのような小さくて骨がやわらかい魚をまるごと食べるのがいちばん。焼いたり煮たりするほか、天ぷらやフライにするのもよいですね。頭からしっぽまで、残さずおいしくいただきましょう。

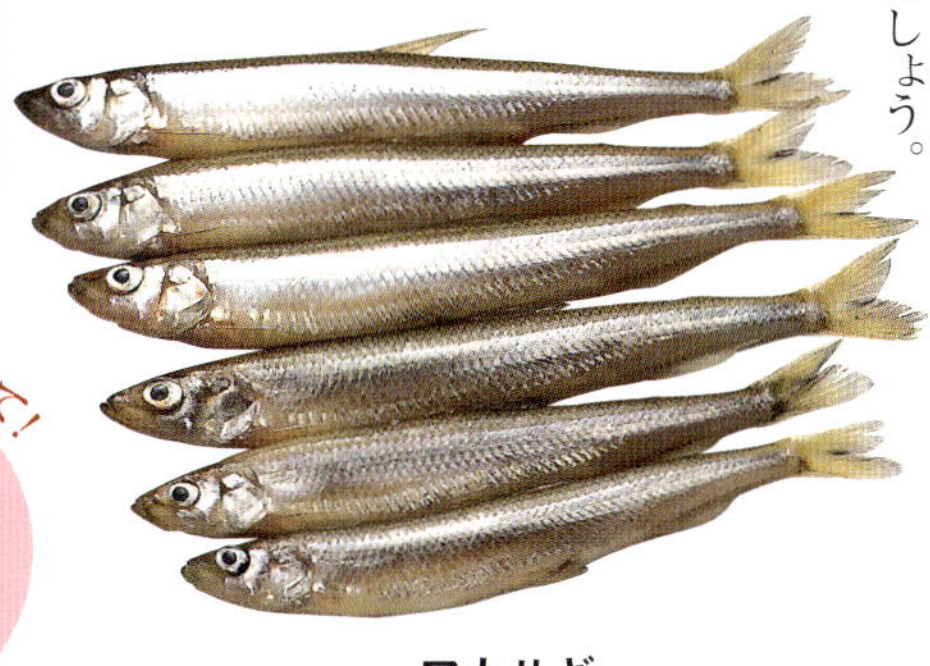

ワカサギ

ワカサギはなぜ漢字で「公魚」と書くの？

それは、徳川11代将軍家斉の時代にワカサギが献納されたことに由来しているそうよ。姿も味も上品で貴いお魚というイメージがあるのもナットクね。

鮪 まぐろ
tuna

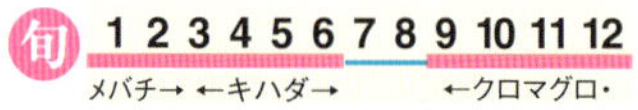

すし種から缶詰まで、わたしたちの食生活に密着しているマグロ。世界で8種類が知られていますが、日本で一般に流通しているのは、クロマグロ、タイセイヨウクロマグロ、ミナミマグロ、メバチ、キハダ、ビンナガの6種類です。なかでもクロマグロはもっとも高価で味がよく、「マグロの王様」といえるほど。北太平洋の温帯域を中心に分布し、群れをなして回遊しています。日本では季節によって北海道から沖縄までの近海で、はえ縄、巻網、定置網などで漁獲されます。養殖も盛んで、日本国内だけでなく、地中海やメキシコなどでも行われています。

2 このネタはマグロのどの部分？

普段口にしている身が、マグロのどの部分にあたるかを知る。

体が大きいマグロは、部位によって肉質や栄養素の含まれ方が異なるため、いくつもの味わい方ができます。刺し身やすしに使われる身の部分以外にも、頭はかぶと焼き、カマはカマ焼きなどにされます。

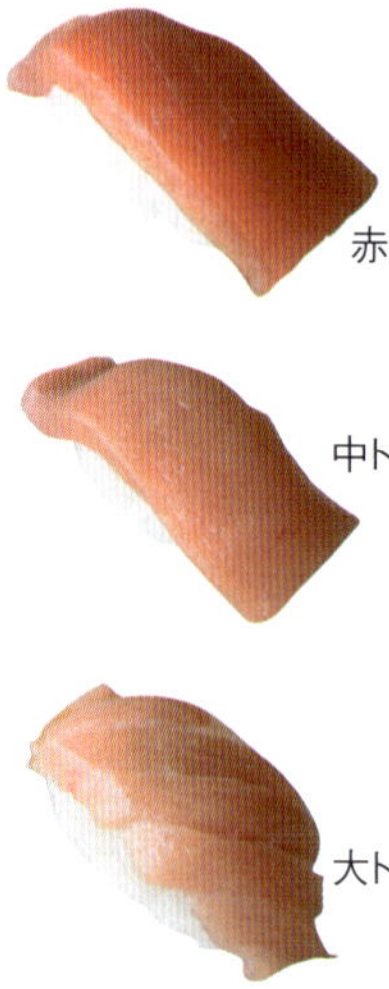

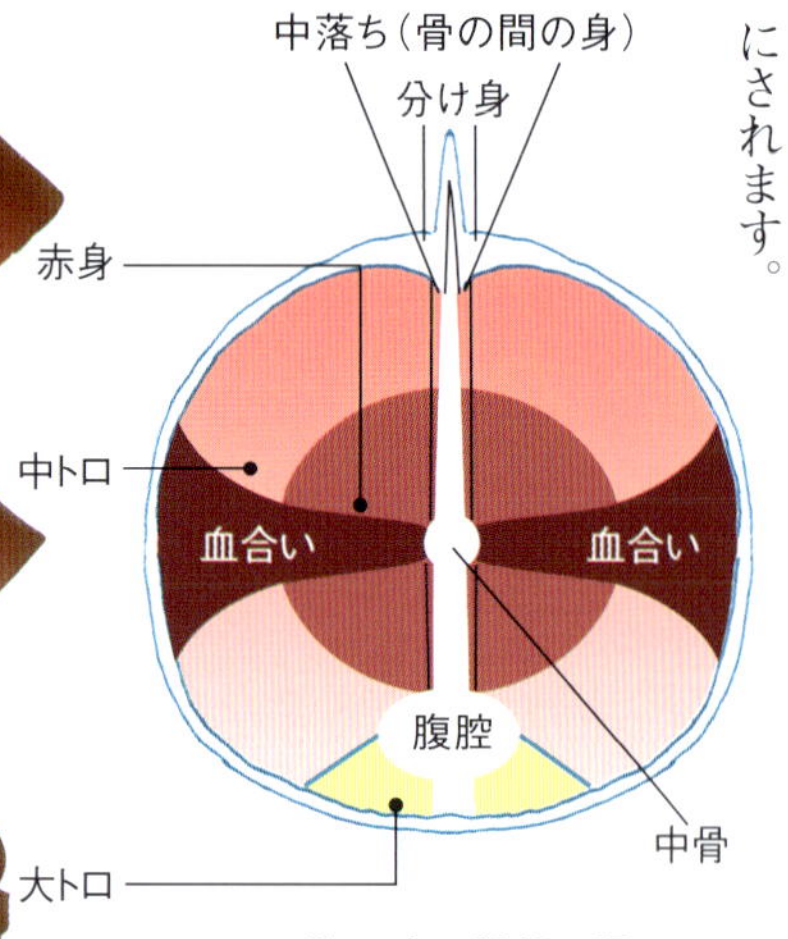

脂の多い種類に限り

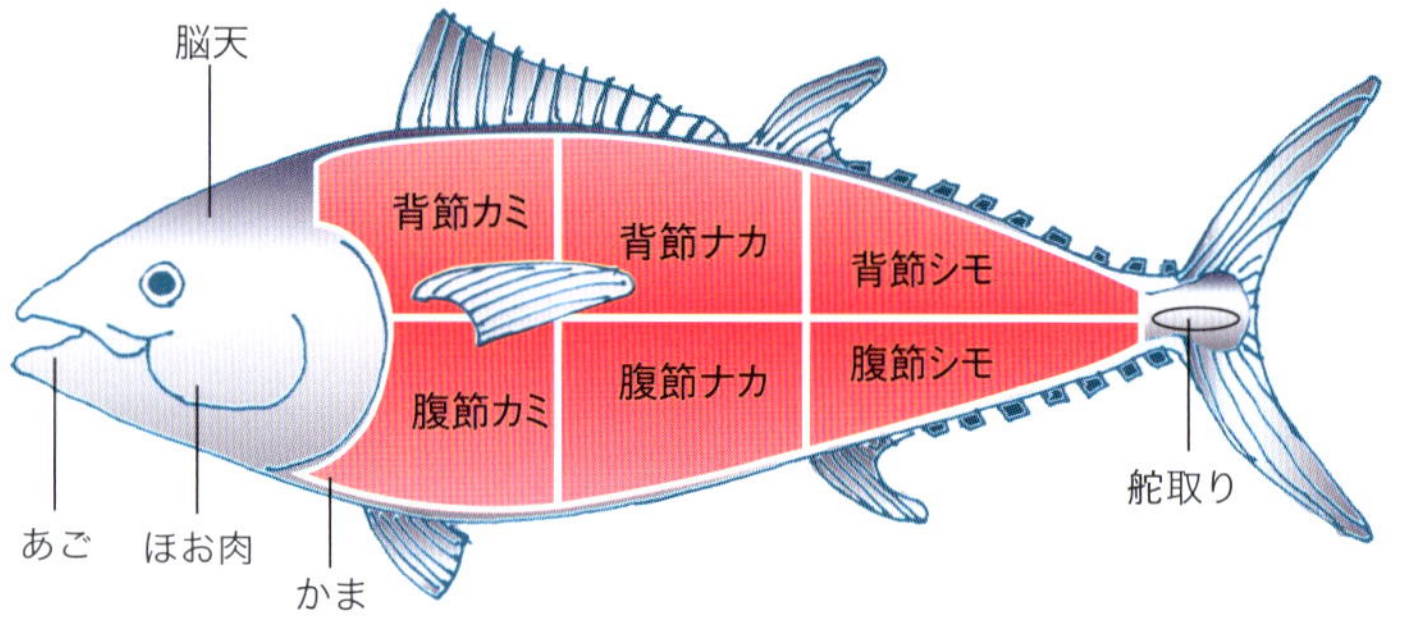

2 魚の白身と赤身の違いは？

魚の持つ赤色筋と白色筋のはたらきを知る。

よく「赤身の魚」「白身の魚」といいますが、じつは、白身、赤身の区別は、便宜上の区別で、生物学上の分類ではありません。

魚の最大の筋肉である体側筋には普通筋と血合筋があり、普通筋は白色筋繊維から、血合筋は赤色筋繊維からなっています。通常赤身と白身は、普通筋の色で見分けられます。

赤い色は、おもにミオグロビンという色素タンパク質です。これを多く持つ赤色筋繊維は、高速で持続的な活動をするため、血合筋はマグロやカツオといった長時間泳ぎ続ける回遊魚に発達しています。一方、ヒラメなどの底生魚には血合筋は少なく、普通筋が多くなっています。白色筋繊維は瞬発力はありますが、その活動は長続きしません。

食材としては、赤身のほうがアミノ酸の一種であるヒスチジンや鉄、ビタミンA、B群、Dが多く、白身のほうが水分量が多いなどの特徴があります。また、すり身製品に加工するには、白身のほうが適しています。

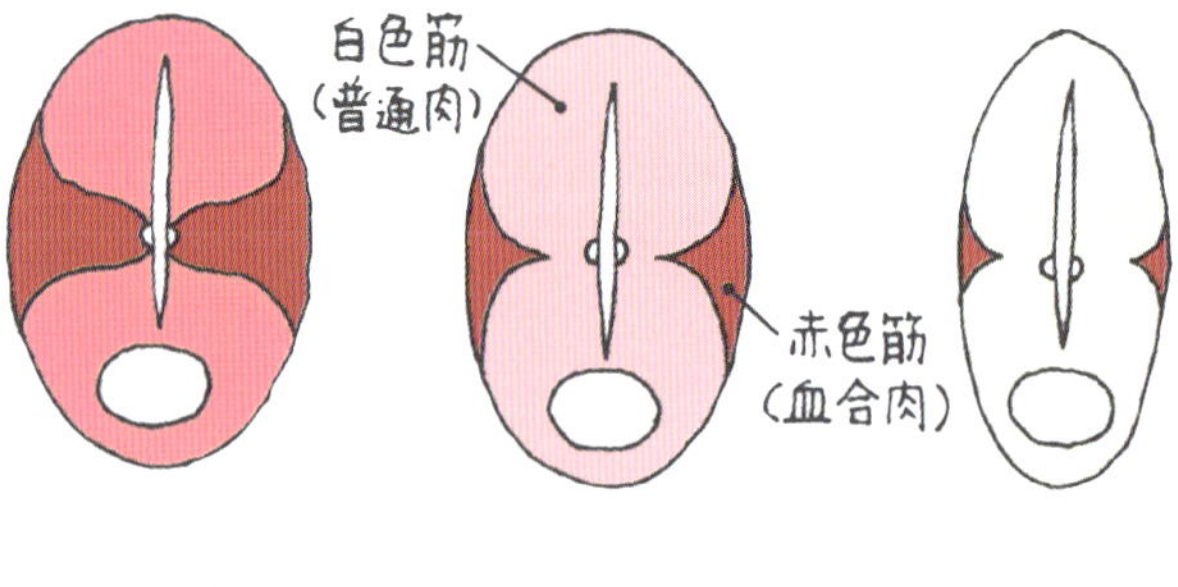

外洋性赤身魚
マグロ、カツオなど

沿岸性赤身魚
サバ、イワシなど

白身魚
マダイ、ヒラメなど

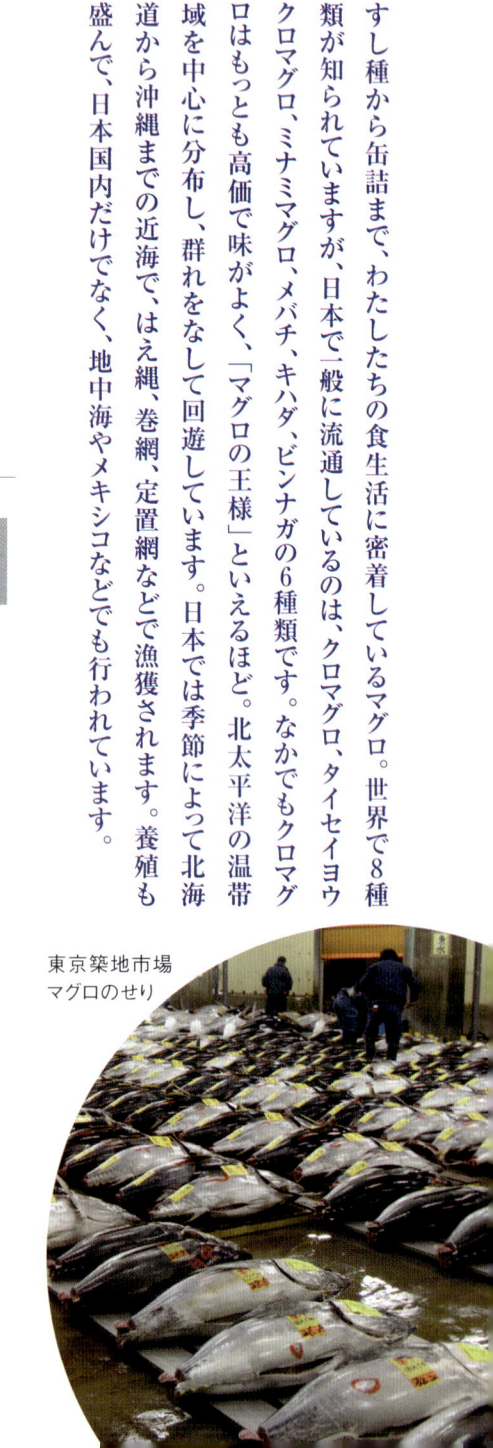

東京築地市場
マグロのせり

4 世界中にあるマグロ漁場

マグロの種類や生息地を知る。

マグロは世界中の海を回遊しているため、世界各地に漁場があります。クロマグロ漁場は日本を含む北半球に、ミナミマグロ漁場はオーストラリアなどを含む南半球に分布しています。メバチやキハダは漁場が豊富にあるので、流通量が多く、価格も安いのが特徴です。

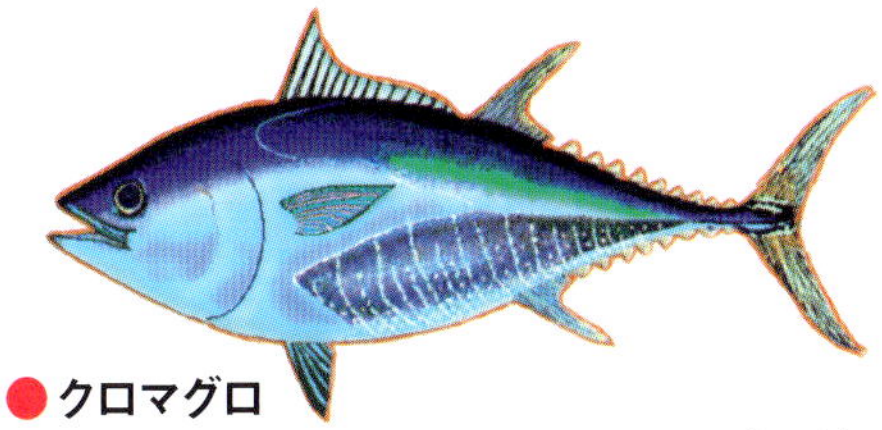

クロマグロ
大きいものは体長3m、体重400kgを超える。太平洋にはクロマグロ、大西洋にはタイセイヨウクロマグロが分布する

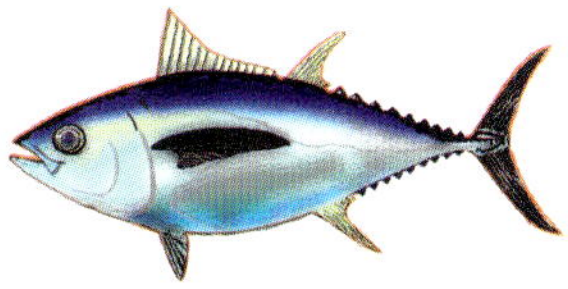

メバチ
刺し身としては流通量がもっとも多く、価格もクロマグロなどよりは手ごろ。日本近海だけでなく、輸入ものも多い。若魚を「だるま」と呼ぶ

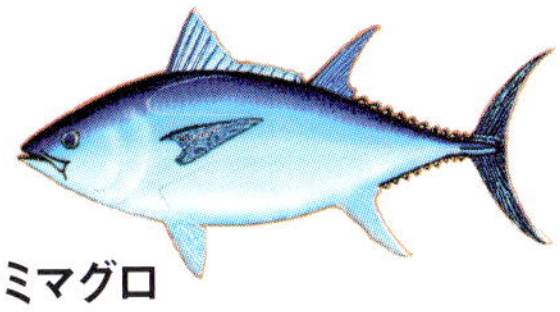

ミナミマグロ
クロマグロに似ており、クロマグロ、タイセイヨウクロマグロに次いで高値でとり引きされる。ケープタウン、オーストラリア、ニュージーランド沖など南半球に生息

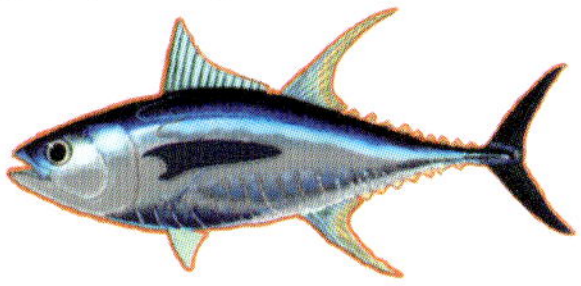

キハダ
缶詰の原料にもなり、マグロの中では漁獲量は最大。赤身の色はピンク色で、さっぱりとした味わい。若魚は「きめじ」

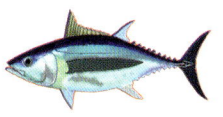

ビンナガ
小型で身の色が白っぽい。おもに缶詰の原料として利用されていたが、最近は回転ずしなどで「ビントロ」として人気に。若魚は「とんぼ」

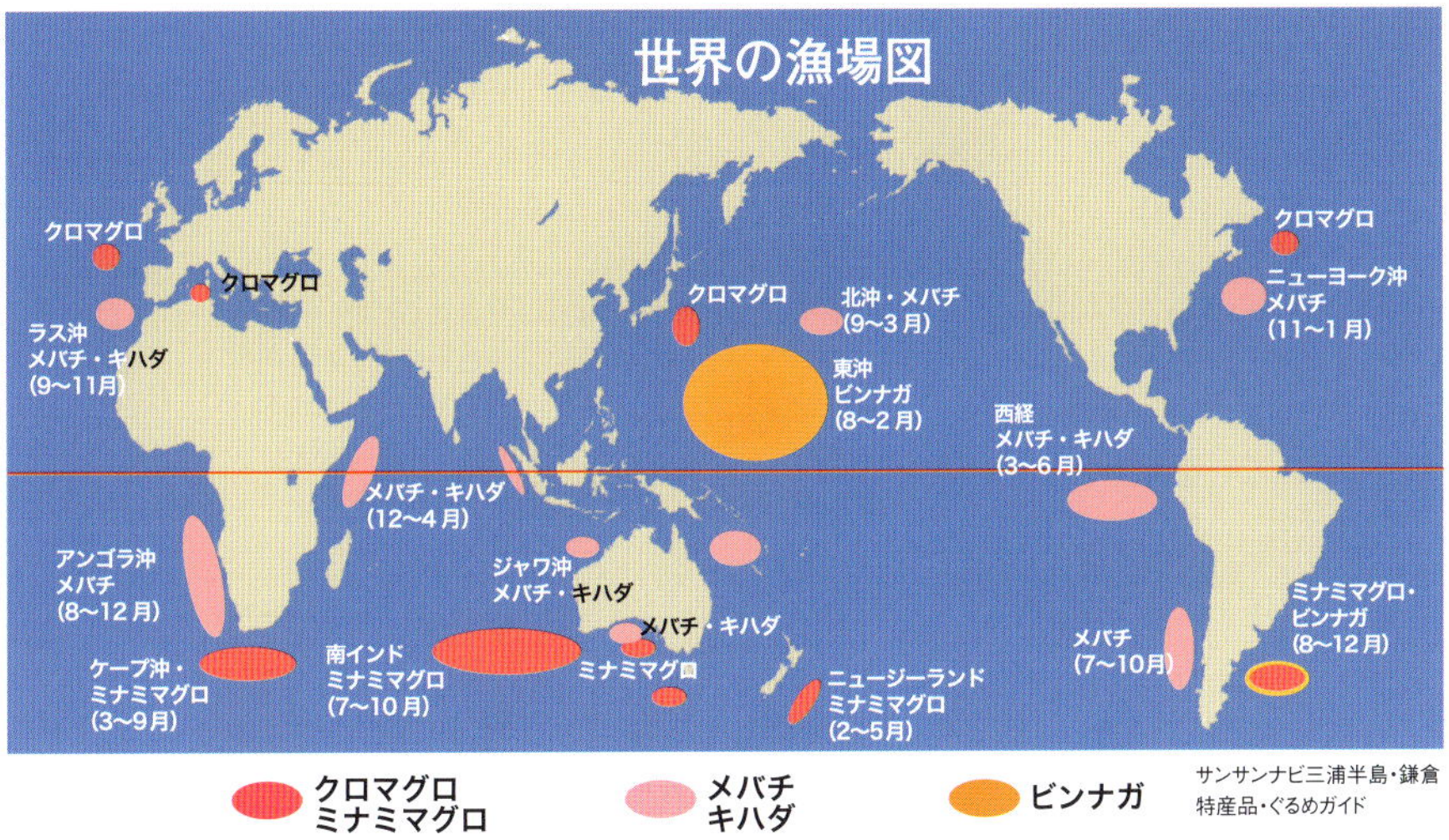

サンサンナビ三浦半島・鎌倉
特産品・ぐるめガイド

2 マグロは死ぬまで泳ぎ続ける

マグロなどの回遊魚の生態を知る。

マグロやカツオなどの回遊魚は、生きている限り止まることはありません。水中で暮らす魚類はえら呼吸を行い、酸素の溶け込んだ海水を飲んで、えらで酸素を体内にとり込みます。マグロやカツオは泳ぐことで水流を利用して、口から海水を流し入れているのです。また、マグロやカツオは筋肉や骨格が発達しているため、体の比重が海水より大きく、水中で静止すると沈んでしまいます。そこで、休んでいるときも泳ぎ続けているのです。

では、泳ぎ続けているマグロは疲れないのでしょうか。マグロやカツオには血合筋が発達しています。血合筋は赤色筋繊維から構成されており、この繊維は脂肪酸を酸化することでエネルギーを得ています。つまり酸素さえあれば、マグロはずっと泳ぎ続けることができるのです。

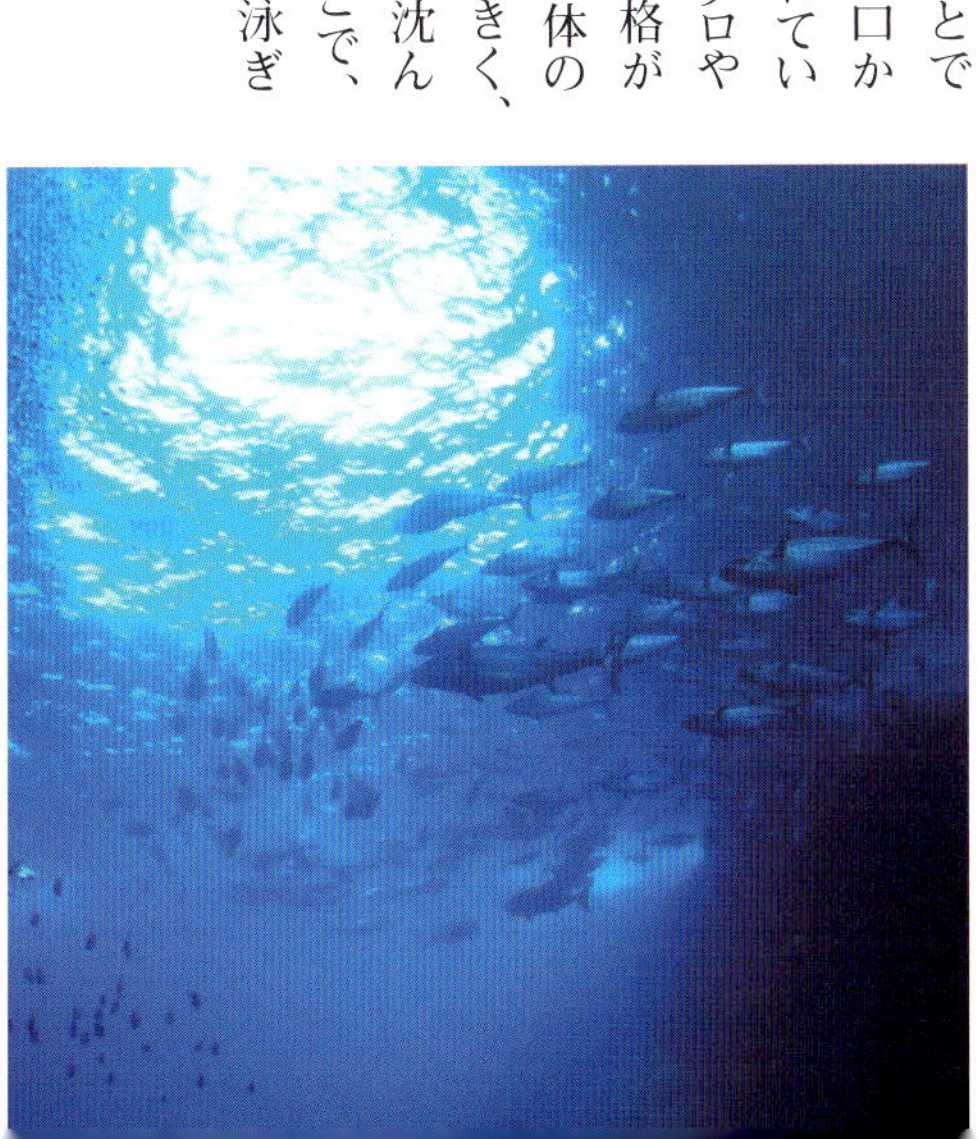

遊泳するマグロ

すしにはなぜワサビを使うの？

味や風味のアクセントになるのはもちろん、ワサビの辛味成分には、口の中のだ液腺や胃腸の粘膜を刺激して、だ液や消化液の分泌を促すはたらきがあるの。また、すりおろしたワサビには殺菌作用があるといわれているけれど、刺し身の上に長くおかないと効果はないそうよ。

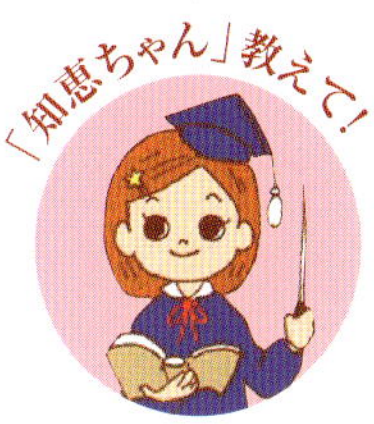

海《え》老《び》

lobster/shrimp/prawn

旬 1 2 3 4 5 6 7 8 9 10 11 12
クルマエビ

フライや天ぷら、すし種としても人気のエビ。その仲間は約３００種類もいるといわれています。長いひげや腰が曲がったように見える姿から、エビは長寿を祝う縁起物とされ、正月料理には欠かせません。日本は世界でも有数のエビ消費国。国内でも漁獲、養殖されていますが、輸入されているものも多く、とくにアジア諸国で養殖されたエビが、おもに冷凍された状態で日本にやってきます。日本でもっとも多く流通しているクルマエビの旬は、初夏から秋にかけて。底びき網などで漁獲されます。

4 わたしたちが食べているのはどんなエビ？

日本で消費されるエビの種類を知る。

エビは大きく分けると、クルマエビのように泳ぐのに適した遊泳型と、イセエビのように歩くのに適した歩行型に分類することができます。遊泳型でおもに食用とされるのは、温かい海に生息するクルマエビ科と、冷たい海に生息するタラバエビ科。ほかに、干しエビとして流通することが多いサクラエビなどがあります。

主産地「クルマエビ」

① 熊本県
② 大分県
③ 愛知県
④ 愛媛県
⑤ 東京都

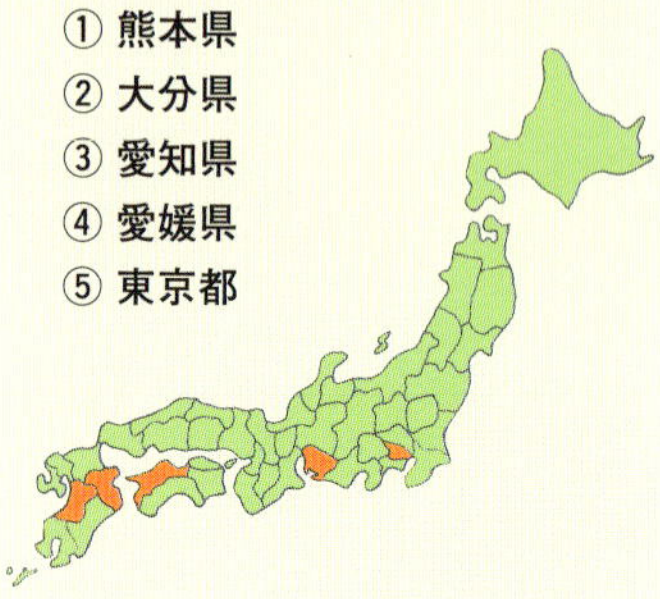

クルマエビの仲間

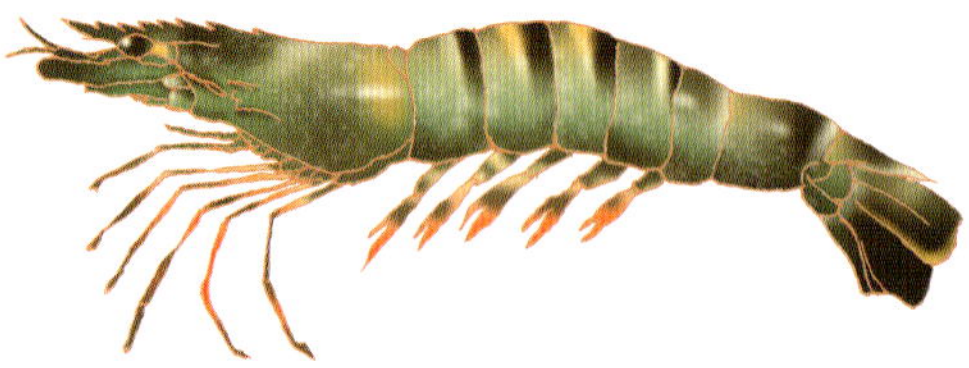

ウシエビ
クルマエビの仲間の中ではもっとも大きく、黒い縞模様があることから「ブラックタイガー」とも呼ばれる。インドネシア、台湾、インド洋沿岸などでの養殖が盛んで、日本への輸出量も多い

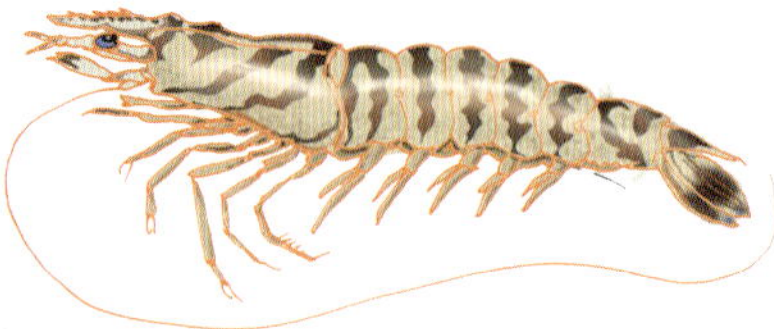

クルマエビ
体を丸めると車輪のように見えることからその名がついたといわれる。10～20gのものは「さいまき」20～25gのものは「まき」と呼ばれる。沖縄や九州南部では養殖も盛ん。甘味があり、刺し身や天ぷらなどにして食べられる

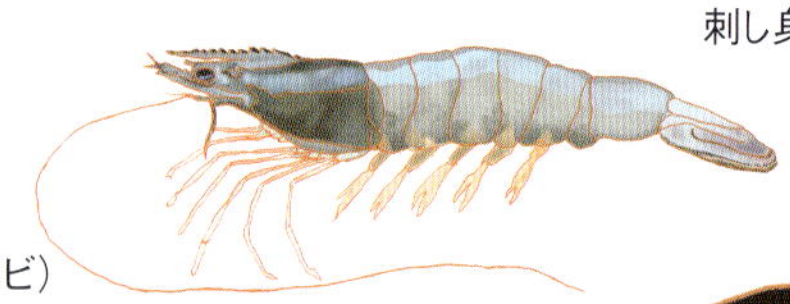

バナメイ（エビ）
ブラックタイガーよりもサイズは小さいが、丈夫であることから、近年生産量が増えている。南米、インドネシア、タイ、中国などで養殖されている

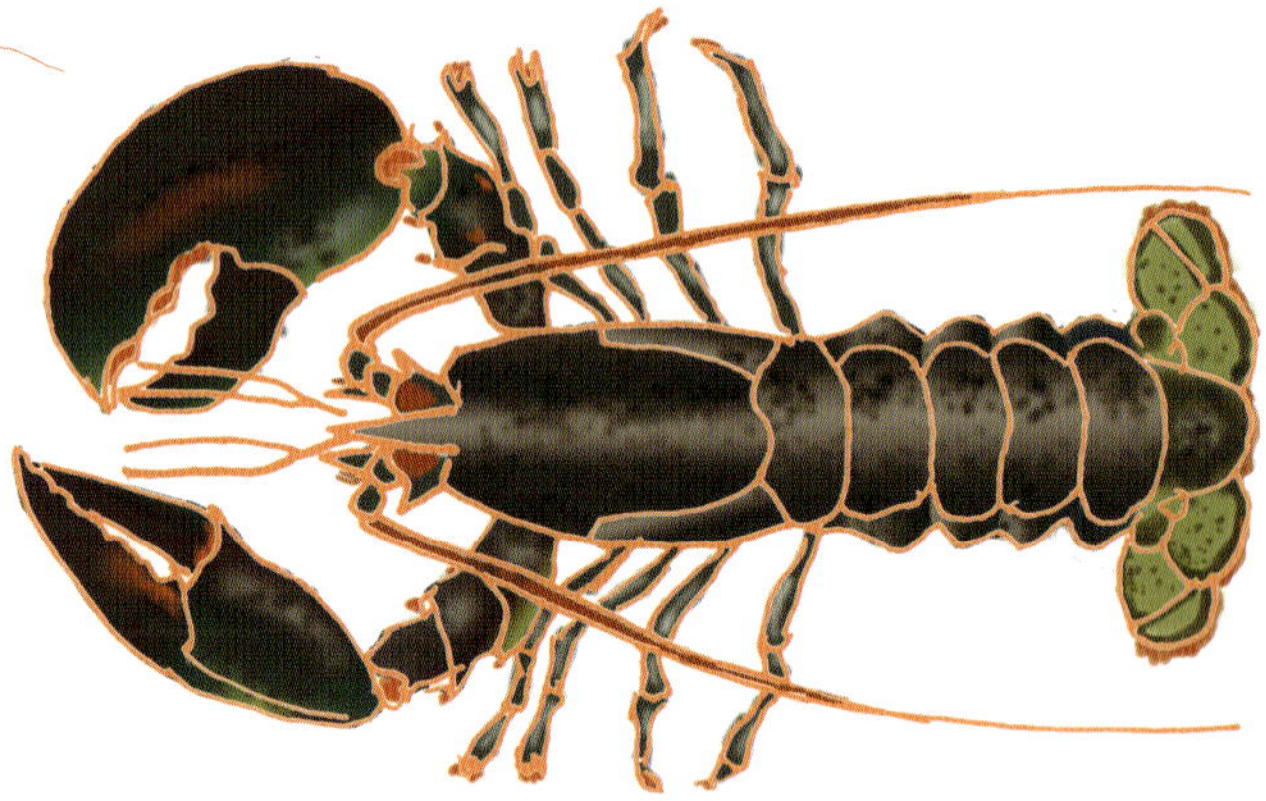

オマールエビ（アカザエビ科）
欧米では、高級料理の素材としておなじみ。別名ロブスターとも呼ばれ、ヨーロッパ各国沿岸に分布するヨーロピアンロブスター、カナダのニューファンドランドからアメリカ合衆国の北カロライナにかけて分布するアメリカンロブスターの2種類がある。日本に冷凍輸入されるオマールエビの大部分はアメリカ産

タラバエビの仲間

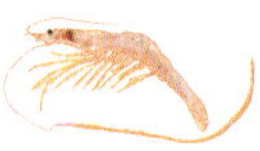

サクラエビ（サクラエビ科）
体長4cmに満たない小さなエビで、干すと鮮やかな桜色になることからこう呼ばれる。静岡県駿河湾がおもな漁場で、春と秋に船びき網などで漁獲される。釜あげや干しエビとしての流通がほとんど

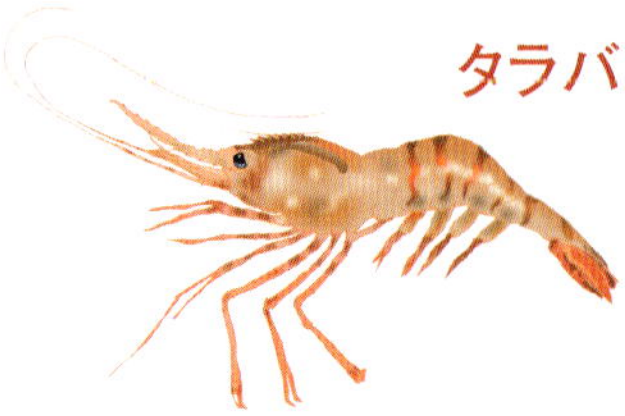

トヤマエビ
日本海から北海道沿岸、オホーツク海、ベーリング海などに分布。富山湾に漁場があるため、この名がついた。「ボタンエビ」とも呼ばれる

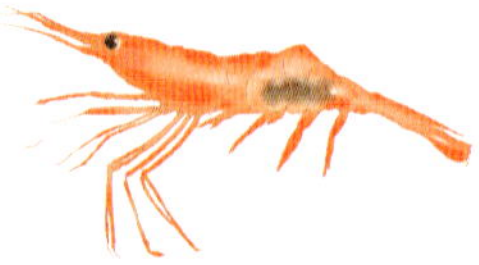

ホッコクアカエビ
刺し身やすし種などとして食べられる、いわゆる「甘エビ」。日本海からオホーツク海、ベーリング海、カナダ西岸などの冷たい海に生息している

給食メニュー
40 エビのかき揚げ

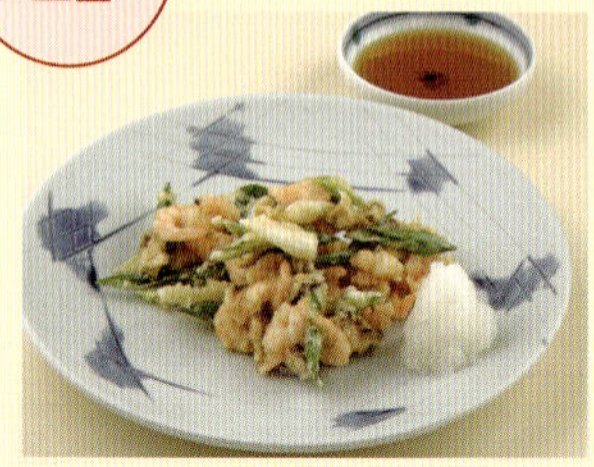

2 エビの体のしくみを知ろう

エビ特有の体の特徴を知る。

性転換するエビもいる?

海の生物には、成長する過程でメスからオスへ、あるいはその逆に変化するものがいます。エビの中にもこのような「性転換」をする種類がいるのを知っていますか？　そのひとつが、通称甘エビと呼ばれるホッコクアカエビ。初めはオスとして成長し、その後メスに変わります。このような変化を「雄性先熟」といいます。

足やハサミがとれても大丈夫!

敵につかまりそうになると、エビはみずから足やハサミを切り離すことがあります。これは「自切（じせき）」といって、体の一部を犠牲にしていのちを守るための知恵。こうしてエビは敵から逃れることができるのです。切れたところからは、新たに足やハサミが生えてくるので心配はいりません。

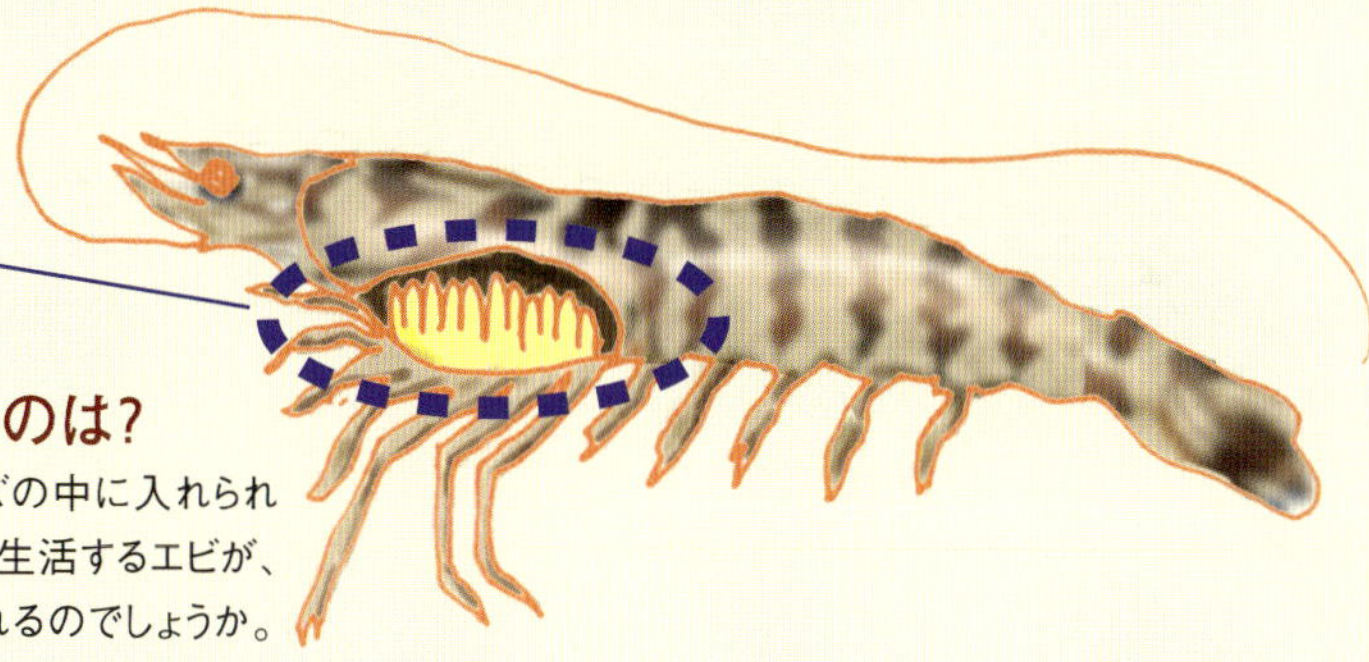

オガクズの中でも生きられるのは?

生きたままのエビが、水ではなくてオガクズの中に入れられているのを見たことがあるでしょう。水中で生活するエビが、なぜ乾燥したオガクズの中で生きていられるのでしょうか。それは、エビはえらさえ濡れていれば生きていられるからです。エビの全身を覆っている殻には、えらの部分に水を取り入れて呼吸するためのすきまがあります。空気中ではここから水分が出ていってしまい、えらが乾燥したエビは生きることができません。ところが、このすきまをオガクズが埋めることでエビは体内の水分を保持することができ、しばらくの間は生きていられるのです。

脱皮を繰り返して成長するよ

卵からふ化したばかりのエビを「幼生」といいます。水中をゆらゆらと漂う小さな幼生は、まるでプランクトンのよう。やがて脱皮を何度も繰り返して成長し、エビの姿になるのです。脱皮したばかりのエビの殻はやわらかく、時間がたつにつれて硬くなります。自切によって新たに生えてきた足やハサミも、脱皮を繰り返して成長します。

3 熱を加えるとなぜ赤くなる？

エビの殻に含まれる栄養素について知る。

生きているときは黒っぽい色をしているエビも、熱を加えると鮮やかな赤い色になります。これは、エビの殻やカニの甲羅に含まれるアスタキサンチンという色素によるもの。

アスタキサンチンはタンパク質と結合していると黒っぽい色をしていますが、加熱によってタンパク質が変性してアスタキサンチンが遊離すると、本来の赤色が表れます。

アスタキサンチンには老化を抑える抗酸化作用があるといわれており、身よりも殻や甲羅のほうに多く含まれています。

ほかにもエビの殻やカニの甲羅には、カルシウムやキチンという成分が含まれています。これは、体内の余分なコレステロールや糖質、塩分などを排出させてくれる食物繊維と同じような機能を持っており、この中のキトサンという成分がサプリメントとして販売されているほど。また、キトサンは抗菌グッズや医薬品などにも使われています。

このように殻に含まれる成分を効率的にとるためには、サクラエビのような小さなエビを殻ごと食べるようにするとよいでしょう。

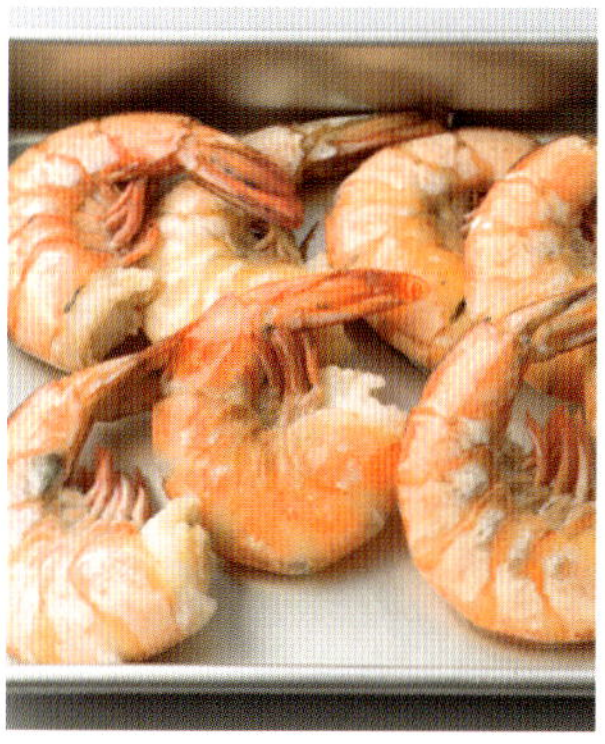

エビ（ゆで）

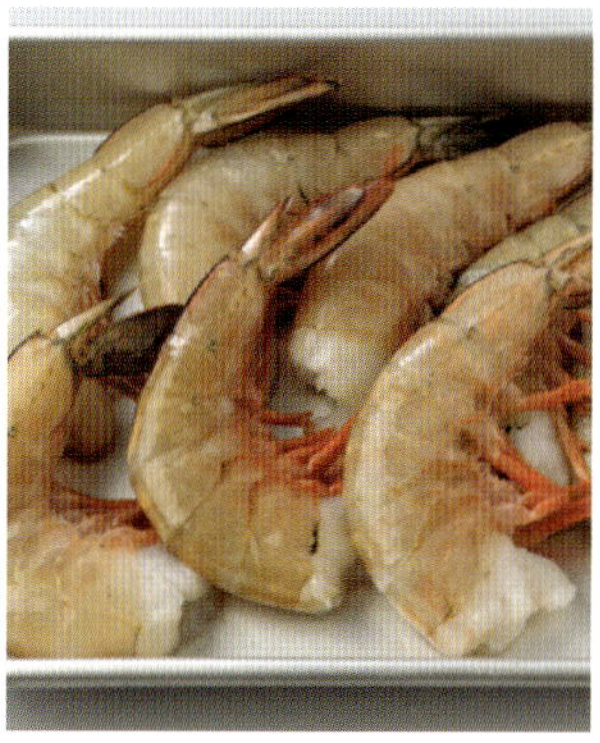

エビ（生）

ザリガニはエビの仲間？

生物学上、甲殻類の中で10本の脚を持つものを「十脚目」といい、エビもザリガニもその仲間よ。ほかにもカニやヤドカリも十脚目よ。日本ではほとんど食べられていないけど、アメリカ、フランス、オーストラリアなどにはザリガニ料理がたくさんあるんだって。

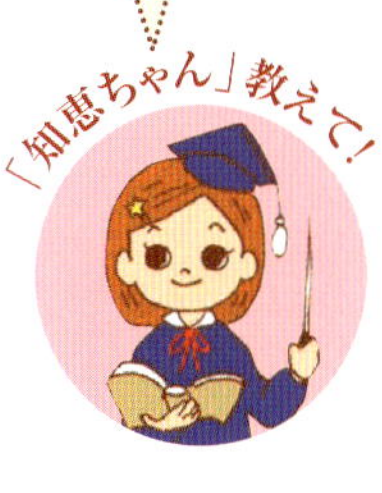

烏賊《いか》

squid

旬 1 2 3 4 5 6 7 8 9 10 11 12
スルメイカ

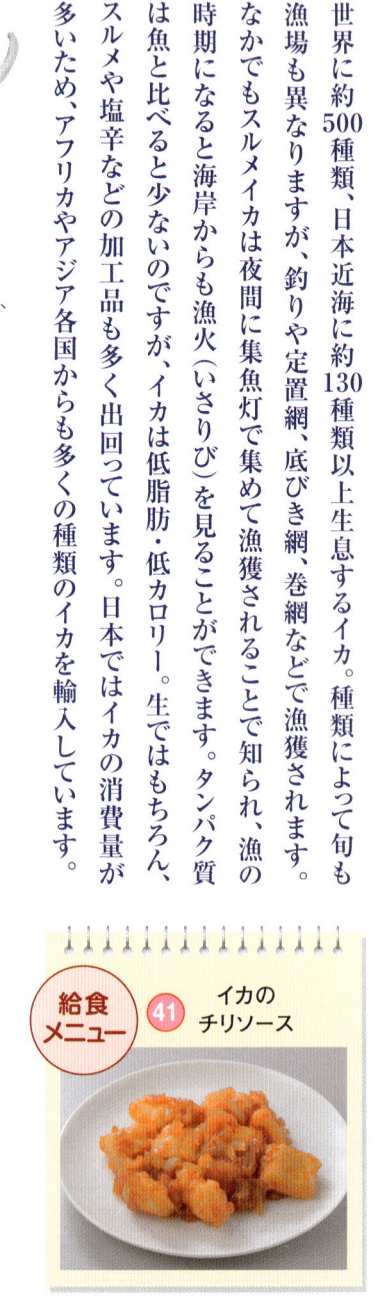

世界に約500種類、日本近海に約130種類以上生息するイカ。種類によって旬も漁場も異なりますが、釣りや定置網、底びき網、巻網などで漁獲されます。なかでもスルメイカは夜間に集魚灯で集めて漁獲されることで知られ、漁の時期になると海岸からも漁火（いさりび）を見ることができます。タンパク質は魚と比べると少ないのですが、イカは低脂肪・低カロリー。生ではもちろん、スルメや塩辛などの加工品も多く出回っています。日本ではイカの消費量が多いため、アフリカやアジア各国からも多くの種類のイカを輸入しています。

イカの仲間たち

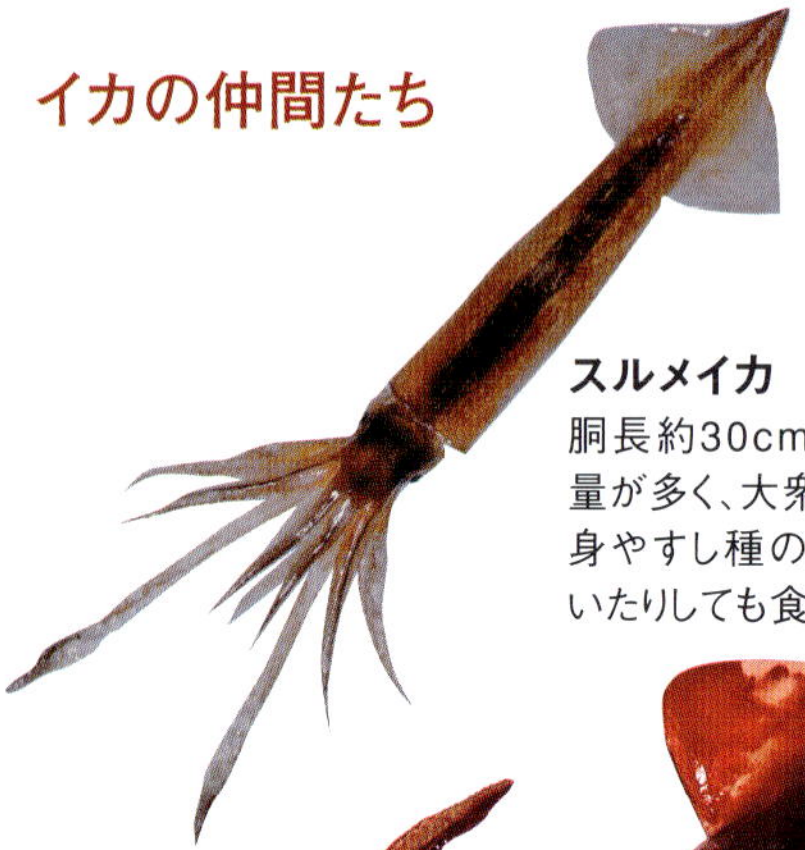

スルメイカ
胴長約30cm。もっとも漁獲量が多く、大衆的なイカ。刺し身やすし種のほか、煮たり焼いたりしても食べられる

主産地「スルメイカ」

① 北海道　② 青森県　③ 岩手県　④ 宮城県　⑤ 千葉県　⑥ 新潟県　⑦ 石川県　⑧ 鳥取県　⑨ 福岡県

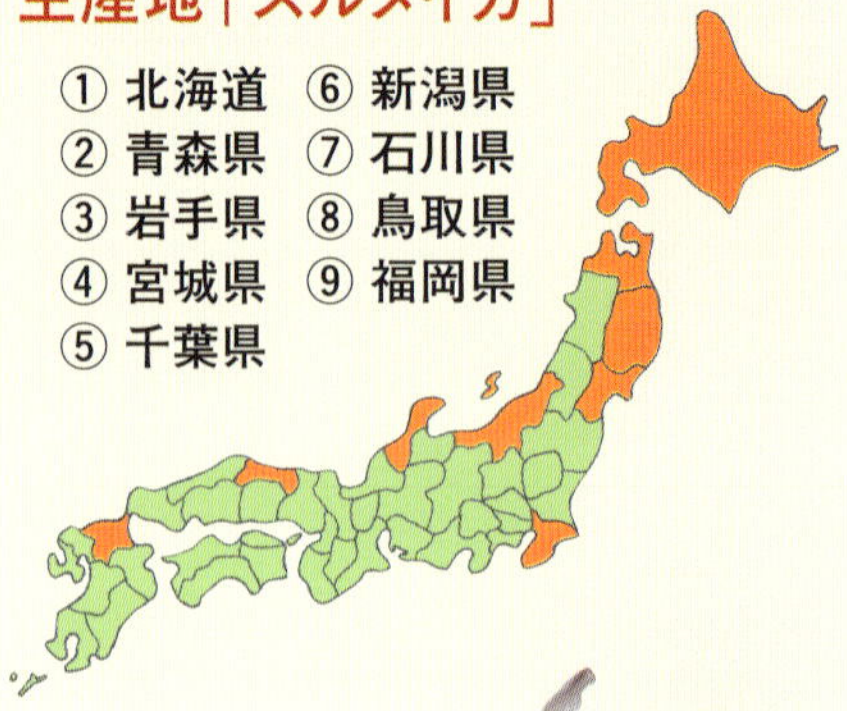

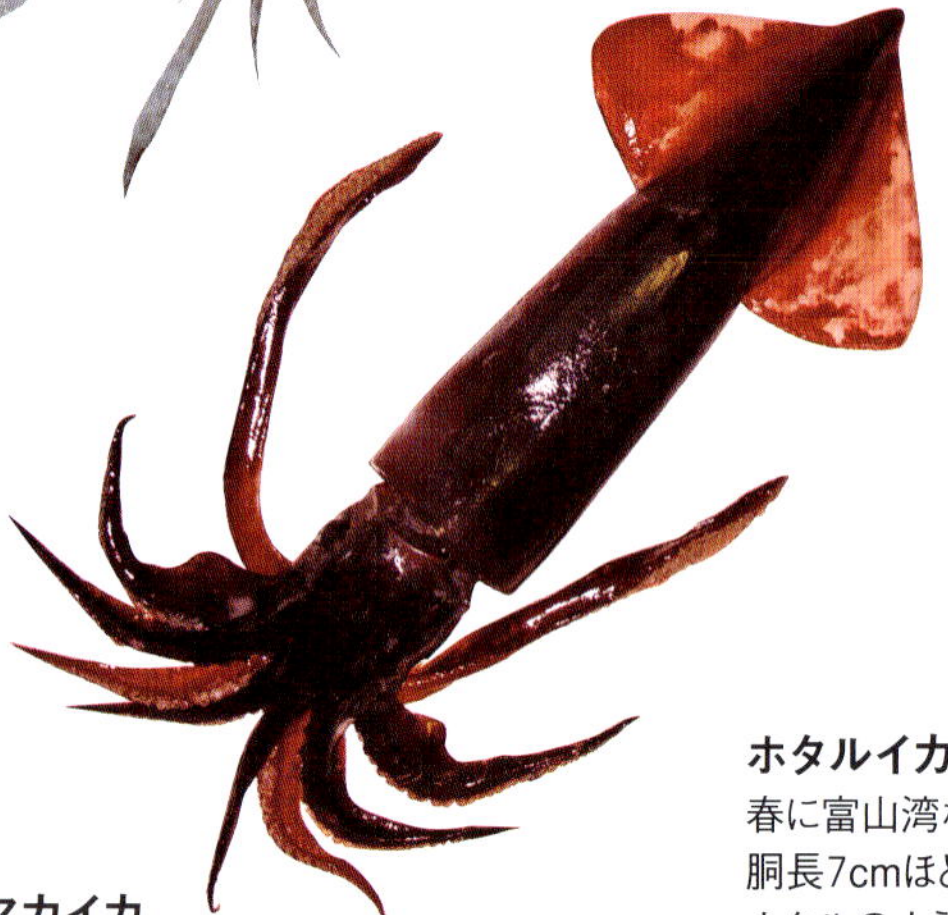

アカイカ
胴長40cmを超える大型のイカで、サキイカなどの加工品として流通することが多い

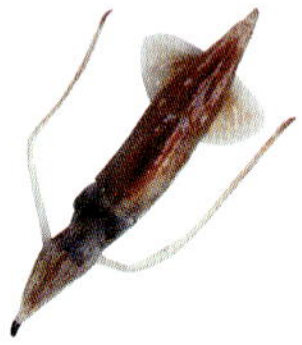

ホタルイカ
春に富山湾などで漁獲される、胴長7cmほどの小ぶりのイカ。ホタルのように発光することからこの名がついた。おもにボイルされたものが出回る

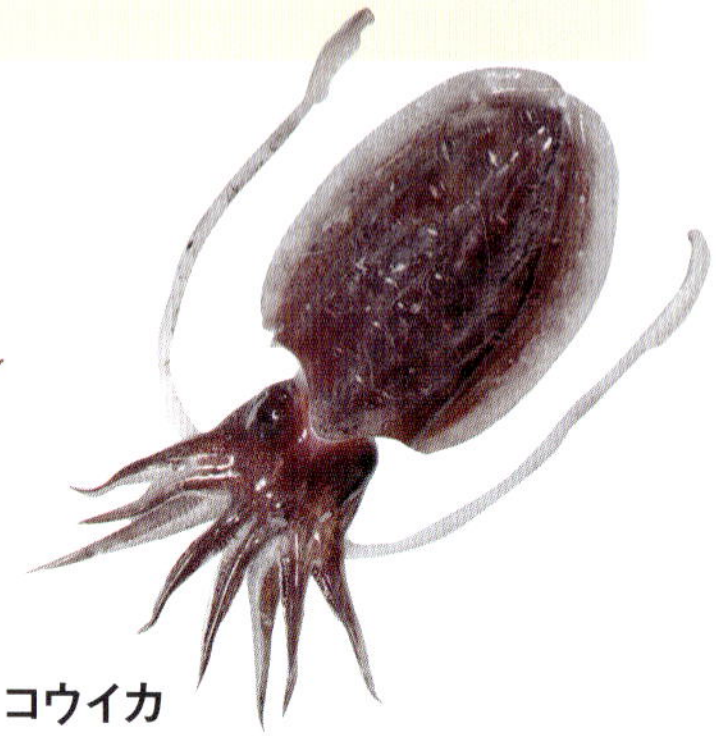

コウイカ
胴長約15cm。ぽってりと丸みのある形と、硬い甲を持つ。別名マイカ、スミイカ。肉厚で、刺し身やすし種として人気

3 イカをさばいてみよう

イカの特徴に合わせたさばき方、調理法を知る。

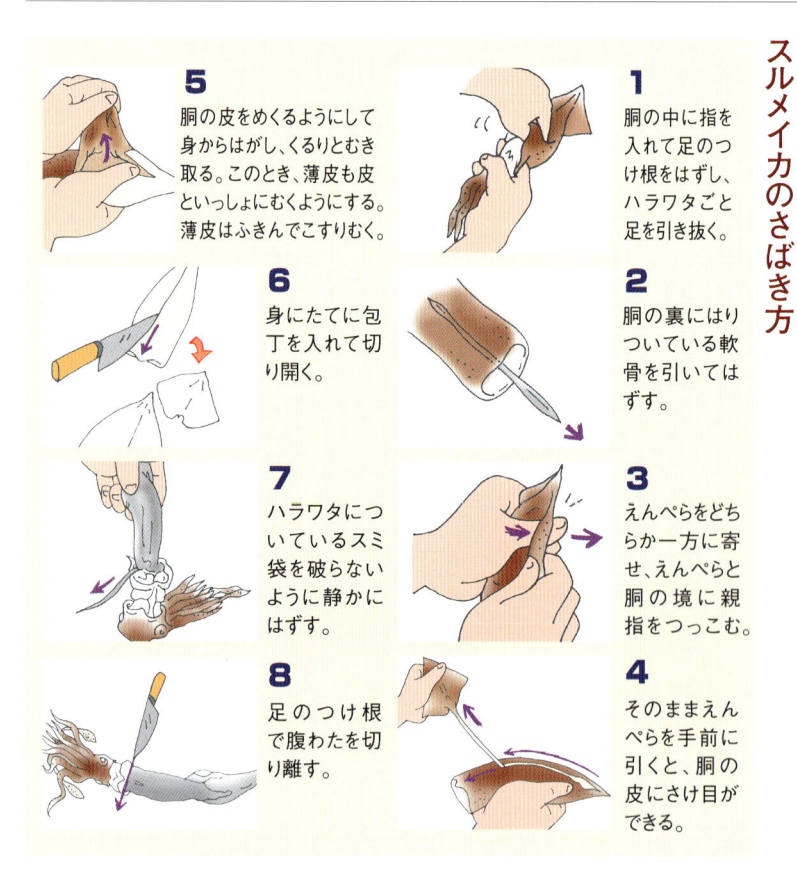

スルメイカのさばき方

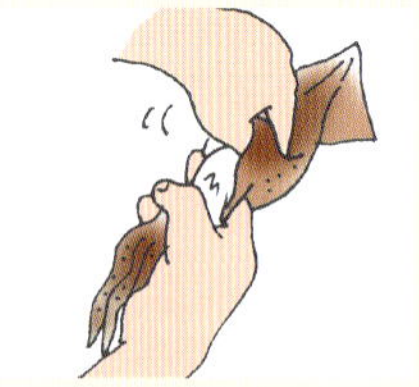

1 胴の中に指を入れて足のつけ根をはずし、ハラワタごと足を引き抜く。

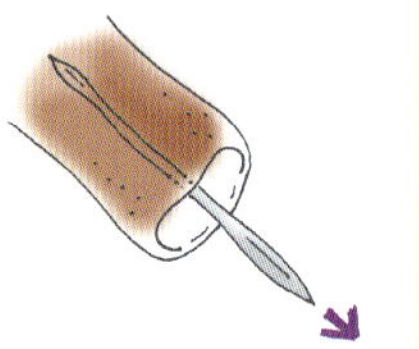

2 胴の裏にはりついている軟骨を引いてはずす。

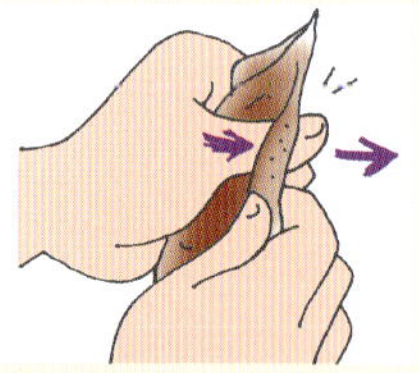

3 えんぺらをどちらか一方に寄せ、えんぺらと胴の境に親指をつっこむ。

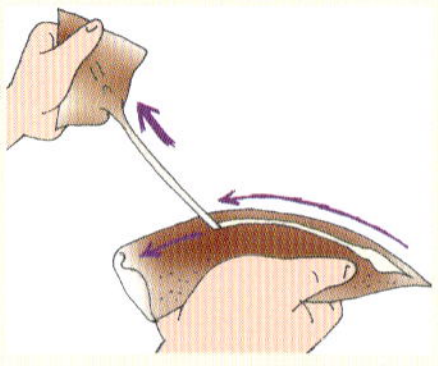

4 そのままえんぺらを手前に引くと、胴の皮にさけ目ができる。

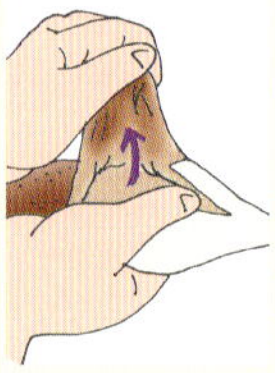

5 胴の皮をめくるようにして身からはがし、くるりとむき取る。このとき、薄皮も皮といっしょにむくようにする。薄皮はふきんでこすりむく。

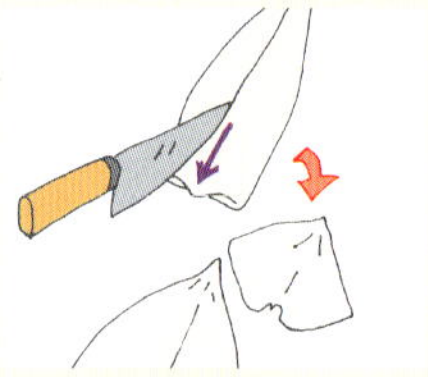

6 身にたてに包丁を入れて切り開く。

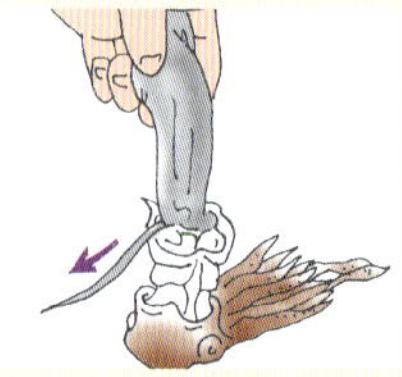

7 ハラワタについているスミ袋を破らないように静かにはずす。

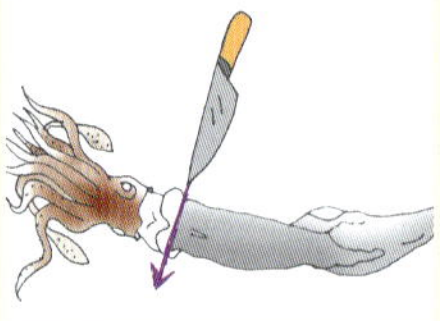

8 足のつけ根で腹わたを切り離す。

給食メニュー 41 イカのチリソース

2

イカは昔、貝だった？

イカの生態を通して、生命の不思議に触れる。

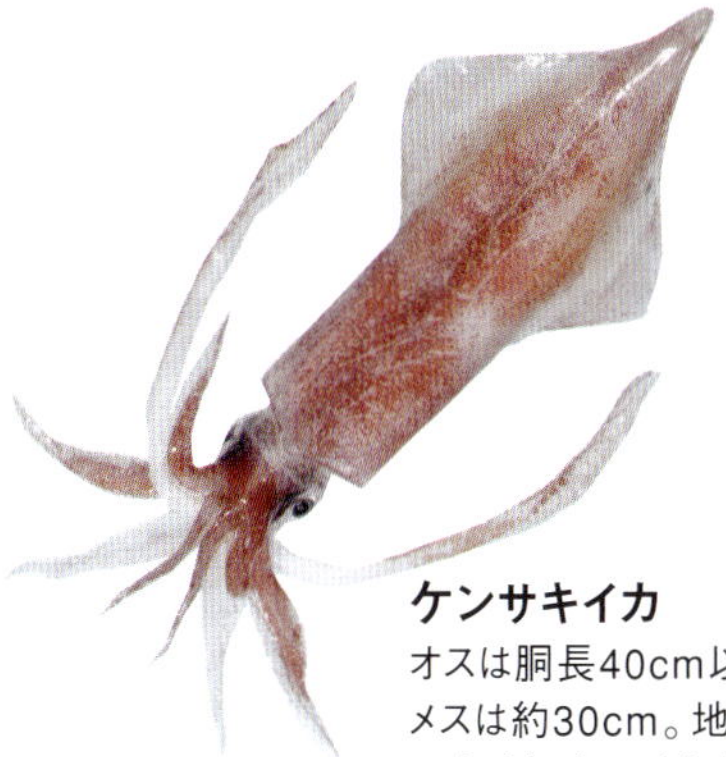

ケンサキイカ

オスは胴長40cm以上になり、メスは約30cm。地方によってアカイカ、シロイカなどとも呼ばれる。刺し身のほか、煮つけにして食べられる

アオリイカ

胴長40cm以上で胴幅が大きく、ひれも大きい。全国の沿岸に生息。とくに生で食べるのがおいしい

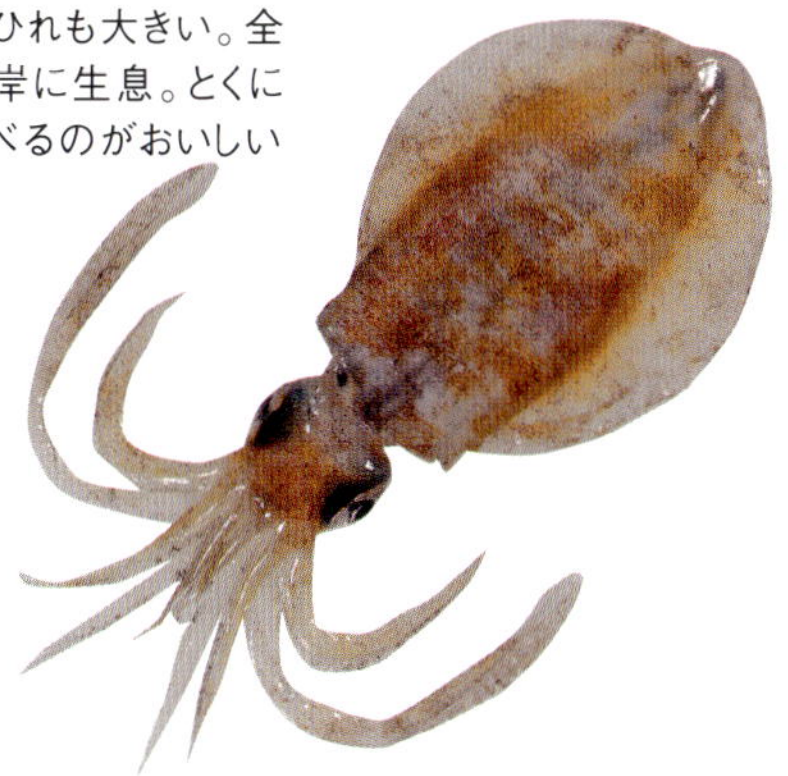

敵の前ではカラフルに変身？

イカの外とうの表面には「色素胞」という細胞があり、これを広げたり縮めたりすることで、体の色が白くなったり赤くなったりします。敵などに出合うとこうして変身して威嚇するのです。また、軟体動物の中ではイカは目が発達していて、色を見分けることもできます。

これは足？それとも腕？

軟体動物の中でもイカやタコは「頭足類」と呼ばれ、見た目もまるで頭から足が生えているようですが、これは足ではなく、獲物を捕えるための腕。10本のうちとくに長い2本の腕を「触腕」といいます。ほかの腕よりも大きな吸盤がついていて、てのひらのように広げることもできるのです。

スミは影武者？

敵から身をくらますため、イカは黒いスミを吐き出すことがあります。噴出したスミはイカに似た形にまとまるため、影武者のような役割を果たすと考えられています。独特の風味があるイカのスミは、スミ汁やイカスミのパスタなどの料理に使われます。また、チロシン、ドーパミンといった神経伝達物質を含むこともわかっています。

硬い殻は脱ぎ捨てて、優雅なマントに

イカの先祖は、オウムガイやアンモナイトなどの貝類。海の中で自由に泳ぐために、窮屈な殻を脱ぎ捨てて、マントのようなひれを身につけて進化しました。体の中にある透明な骨は、貝殻のなごりだといわれています。

2

かめばかむほど、味もアイデアも出てくるよ

よくかむことの効能のほか、イカに含まれる栄養素を知る。

「こめかみ」はそしゃくポンプ

脳に流れた血液を心臓に戻す役目をしているのが、「こめかみ」です。よくかむことでこめかみが刺激され、その結果脳の血流量が増え、脳のはたらきが活性化される効果が期待できます。

また、かむことで分泌されるだ液には、食べたものの消化・吸収を促したり、虫歯を予防したりするはたらきも。イカやスルメなどの歯ごたえのあるものをよくかんで食べましょう。

亜鉛で味覚障害予防

イカに多く含まれている亜鉛は、重要な栄養素のひとつ。これを原料につくられる酵素が体内に200種類以上もあるほどです。亜鉛は味蕾（みらい）細胞の形成に関係しているので、不足すると味覚障害を起こすことがあります。普段からバランスのよい食生活を心がけることが大切です。

タウリンで血管も脳も元気

イカはコレステロールの量が多いのですが、血中コレステロール値を下げる効果があるタウリンという成分も多く含んでいます。タウリンはアミノ酸の一種で、うま味成分のひとつ。コレステロールのほか、血圧を低下させたり、肝臓のはたらきを強化したりすることがわかっています。

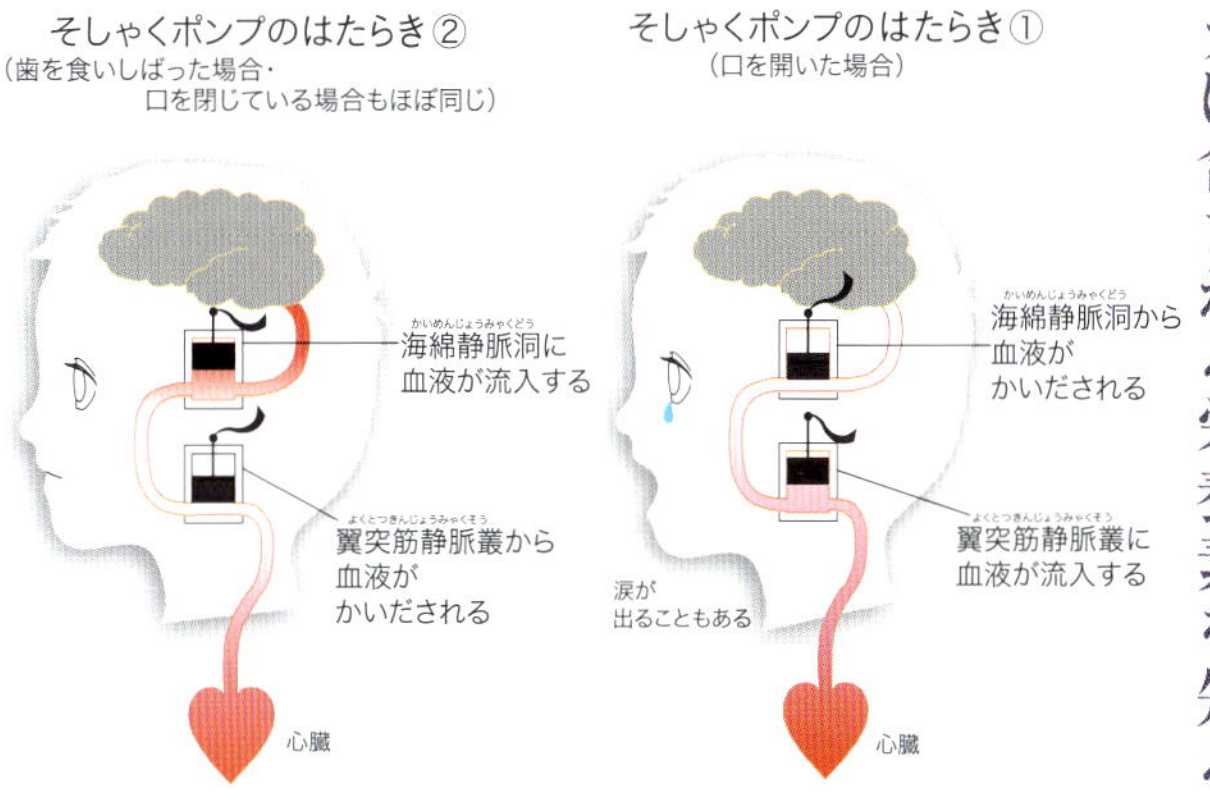

そしゃくポンプのはたらき①
（口を開いた場合）
海綿静脈洞《かいめんじょうみゃくどう》から血液がかいだされる
翼突筋静脈叢《よくとつきんじょうみゃくそう》に血液が流入する
涙が出ることもある
心臓
そしゃくポンプのはたらき②
（歯を食いしばった場合・口を閉じている場合もほぼ同じ）
海綿静脈洞《かいめんじょうみゃくどう》に血液が流入する
翼突筋静脈叢《よくとつきんじょうみゃくそう》から血液がかいだされる
心臓

ワタを活用して栄養アップ

イカの身にはビタミン、ミネラルはあまり含まれていないのですが、内臓であるワタは別。ビタミンAが豊富なので、捨てずにじょうずに活用しましょう。身といっしょに調理すると、ワタの風味も生かせます。ただし、塩漬けした内臓とイカの身を合わせてつくるイカの塩辛は塩分がかなり多いので、食べ過ぎは禁物です。

イカを切っても血が出ないのはなぜ？

わたしたち人間の血液は、ヘモグロビンというタンパク質が鉄イオンを含んでいるから赤く見えるけれど、イカの血液中にあるのはヘモシアニンという銅（Cu）を含む薄い緑色のタンパク質。だから、切っても赤い血は出ないのよ。

「知恵ちゃん」教えて！

貝 かい
shellfish

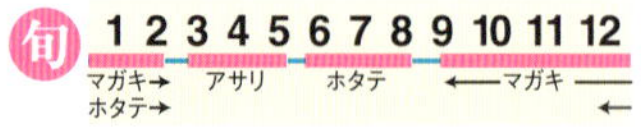
旬
1 2 3 4 5 6 7 8 9 10 11 12
マガキ→
ホタテ→
アサリ
ホタテ
←マガキ
←

貝は、食用のものから飾りなどの観賞用のものまで含めて、世界に約11万種類あるといわれています。日本の近海にはおよそ５０００種類が生息し、そのうち食卓に並ぶ食用の貝は約50種類です。日本各地で貝塚が発見されていることからもわかるように、貝は大昔から人類にとって手に入れやすい貴重な栄養源でした。3月のひな祭りに欠かすことのできない「ハマグリ」は、貝殻がぴったりと合うことから、仲良き夫婦のシンボルとしてかつては嫁入り道具のひとつにもなっていました。このように、貝は日本人の暮らしにも深く浸透しているのです。

2·3 海のミルク「牡蠣（カキ）」

カキの栄養価と旬について知り、食材に興味を持つ。

カキは、牛乳に匹敵するほど栄養価が高く、「海のミルク」といわれています。カキ特有のうま味の正体は、タウリンや味に濃厚感を与えるグリコーゲンなどです。グリコーゲンは多糖類の一種で、かぜなどへの抵抗力をつけます。タウリンはイオウを含むアミノ酸の一種で、疲れたときに元気になる手助けをしてくれます。

カキがおいしい時期は英語で「R」がつく月、9月から翌年の4月までといわれています。しかし、これは冬が旬の「真ガキ」に限ってのこと。夏が旬の「岩ガキ」は別です。

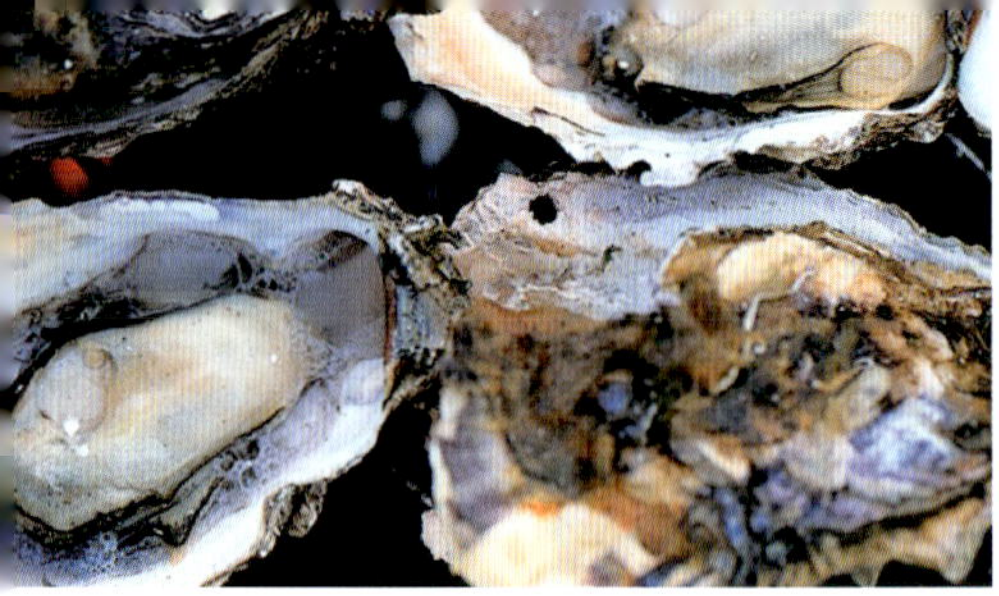

カキの炭火焼き

タウリン含有量（100g中）

カ　キ	1180mg
アワビ	946mg
ホタテ	784mg
シジミ	32mg

生カキと牛乳の栄養素比較

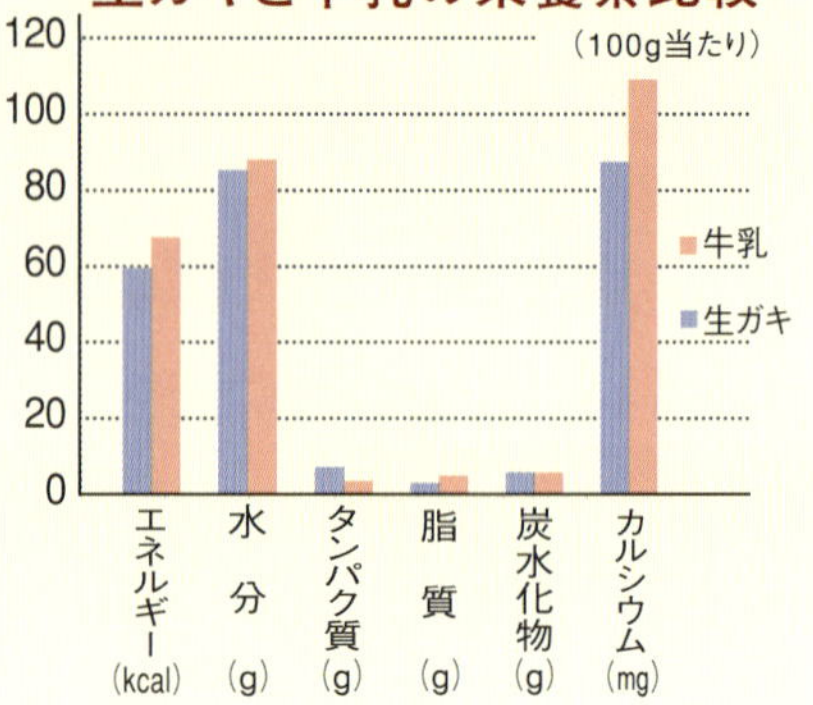

3 カキの「生食用」と「加熱調理用」の違いは？

カキの使用目的による「処理」の違いを知り、使い分けできるようになる。

両者の「鮮度」は同じです。違いは「処理の方法」です。

生食用は

殺菌された海水に15～20時間つけておき、海で食べてきたものをすべて吐き出させます。こうして、菌を完全に殺す処理をしているので「生」でも食べることができるのです。

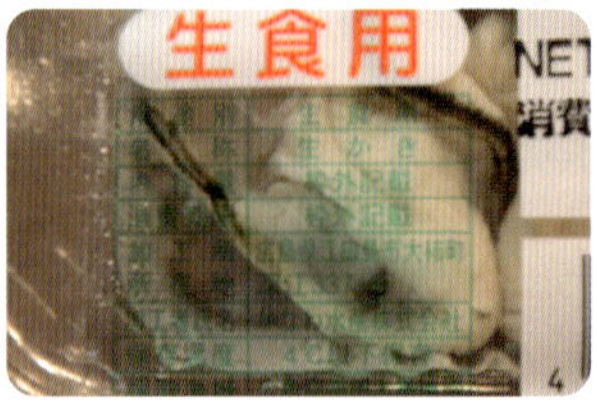

加熱調理用は

「生食用」のように、菌を完全に殺す処理はしません。その分、汚れや菌が残っていることもあるので、調理前に塩やレモン果汁などでよくもみ、水でしっかりと二度洗いします。さらに85℃以上で、1分以上の加熱をしてから食べます。

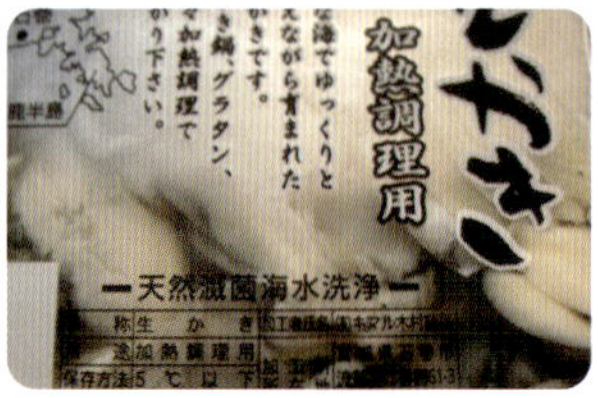

アサリに熱を加えると、口を開くのはなぜ？

アサリには、殻を開ける役割の靭帯と殻を閉じる役割の貝柱があるの。生きているアサリは、靭帯と貝柱が引っぱり合ってバランスをとっているため、じょうずに開いたり閉じたりすることができるんだけど、加熱すると貝柱がはずれて、靭帯の引っぱる力が勝って殻が開くのよ。

給食メニュー 42 アサリのチャウダー

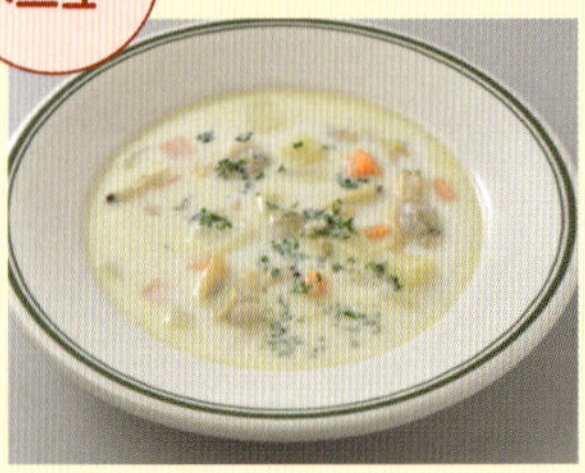

2 貝にも目や口はあるの？

貝の種類を知り、その構造と生態を学ぶ。

アサリ

●種類　二枚貝の一種

●目はあるの？

アサリの仲間の二枚貝は、たいてい目を持っていません。

●どうやってえさを食べるの？

アサリの仲間はほとんど水底の砂にもぐり、入水管と出水管を砂からつき出しています。入水管から水を吸いこむと、プランクトンや水中に滞っている栄養分がえらに引っかかり、それが胃に運ばれるのです。したがって、自分でえさをさがす必要がないので、目がなくても大丈夫です。

ホタテ

●種類　二枚貝の一種

●目はあるの？

外とう膜の縁にある黒い点が目です。ただし、明るさや影を感じることができる程度です。

●どうやってえさを食べるの？

ひらひらした外とう膜にある触手などもはたらいていて、プランクトンなどが口まで運ばれます。

サザエ

●種類　巻貝の一種

●目はあるの？

目や触覚を持つカタツムリが巻貝であるように、巻貝の仲間には頭部に一対の目があります。移動のときに現れるのですが、サザエは夜行性のためふだん見ることはむずかしいです。

●どうやってえさを食べるの？

「歯舌」という口を持ち、岩についた海藻やコケを削りとって食べます。

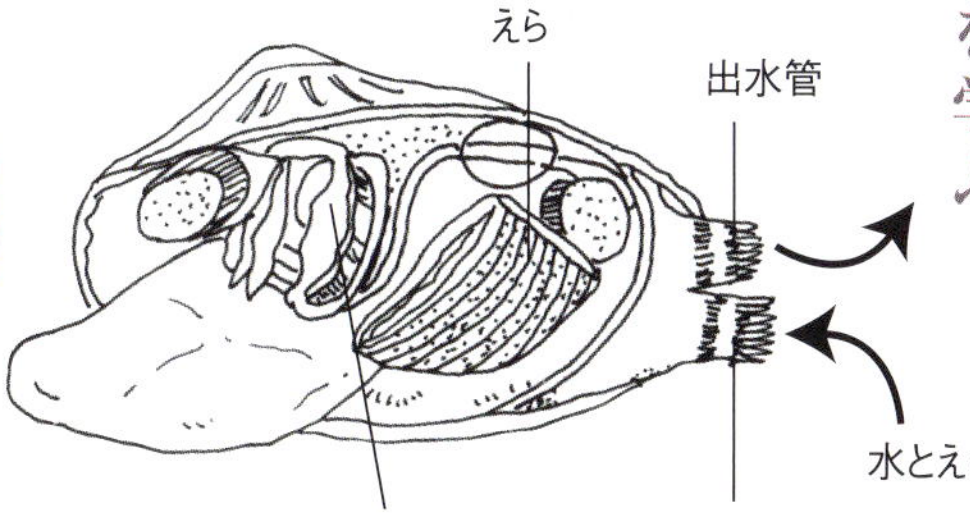

アサリ

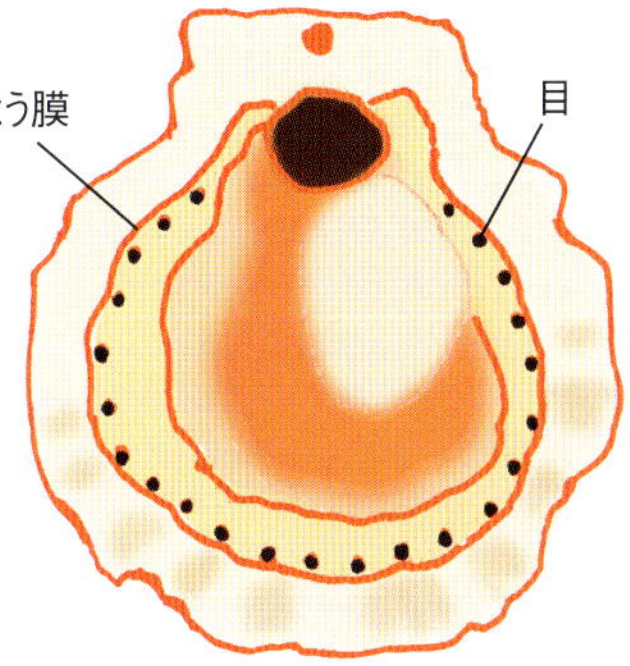

ホタテ

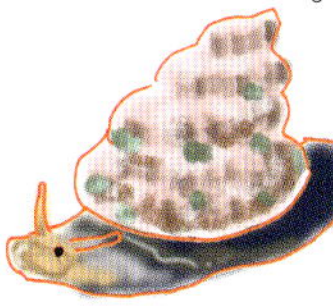

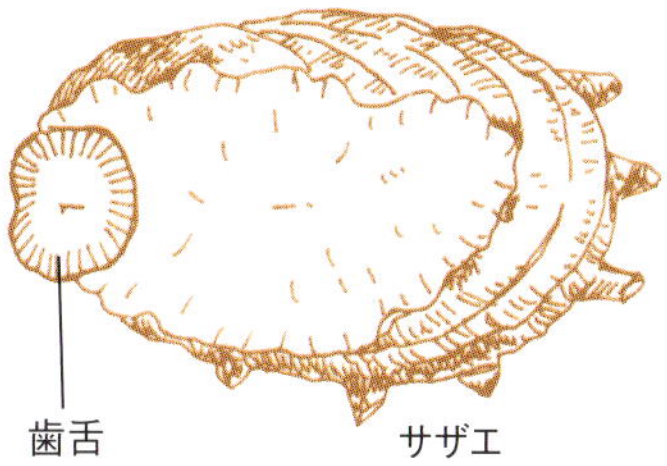

サザエ

5 エコされる貝殻

貝殻の再利用について知り、環境問題を考える。

北海道だけで38万トン（平成17年度）のホタテが産出されています。貝柱などをむき身にし、生食用とされるほか、缶詰、冷凍貝柱、ボイルホタテなどに加工されます。ホタテ貝の貝殻は、年間20万トン程度排出されます。そのうち再利用されるのは約1/4で、残りは捨てられ、その際に出る貝殻は年々増えています。

再利用された貝殻は、肥料や食品添加物、雪を溶かす材料、そして黒板に書くためのチョークといろいろに使われていますが、まだまだ捨てられている量が多く、再利用の方法に頭を悩ませています。みなさんはどんなアイデアが考えられますか。

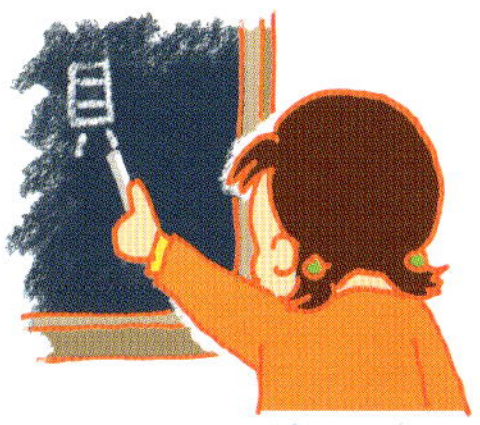

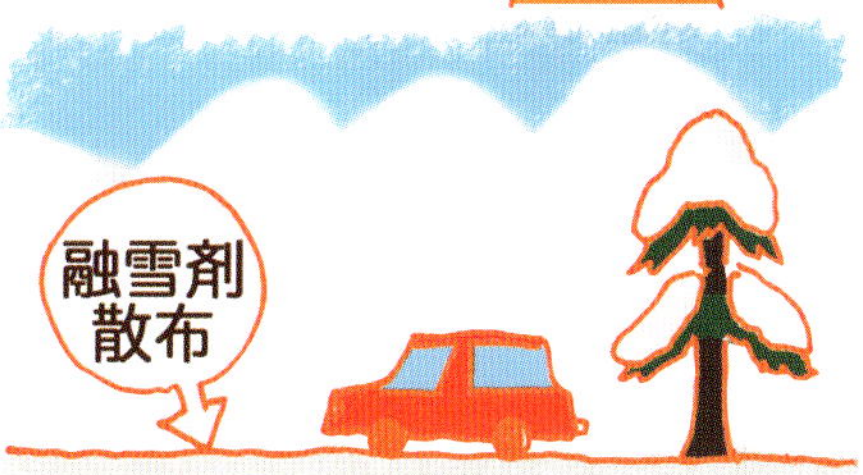

3 ホタテの缶詰に入っている白い紙は？

ホタテの成分の性質を理解し、白い紙の役割を知る。

ホタテの缶詰に入っている白い紙は水と油に強い「硫酸紙」です。

ホタテには、イオウを含むアミノ酸のタウリンが多く含まれています。イオウは缶の鉄分にふれると黒く変色するため、ホタテの身に黒いブツブツができてしまいます。体には害はありませんが、見た目がよくないため、身が缶に直接ふれないように硫酸紙で包んであるのです。

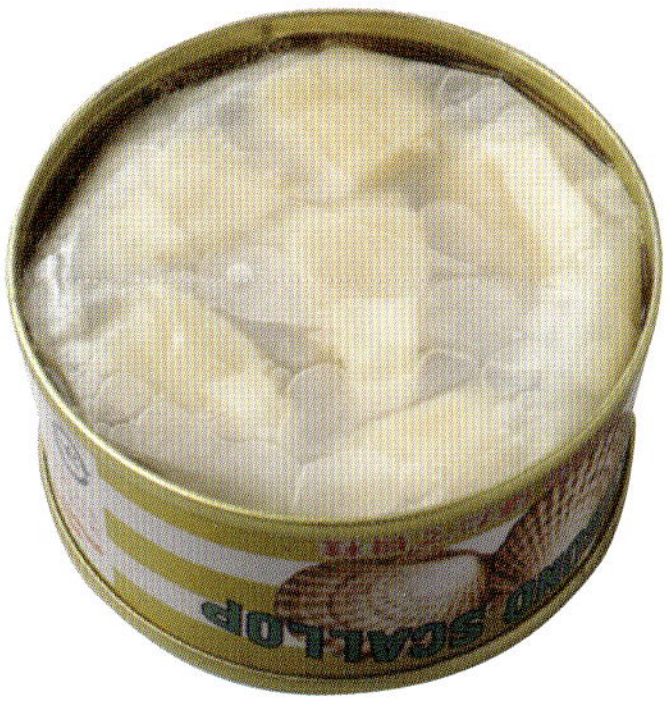
ホタテ缶詰

魚加工品

fish product

日本は海に囲まれた島国。恵み豊かな海のおかげで、新鮮な魚介類をたくさんいただくことができます。ところが、魚介類にはとれる時期が決まっているうえ、鮮度が落ちやすいのが難点。そこで、わたしたち日本人は、おいしい魚を一年中食べられるように、干物や缶詰などの保存技術を進化させてきたのです。また、魚肉タンパク質の特性を生かした練り製品の種類も豊富で、今では魚のすり身は海外でも「surimi」で通用するほど、ポピュラーな存在になっています。

3 これも魚からできているよ

バリエーション豊富な練り製品を知る。

保存性を高めるだけでなく、魚をよりおいしく食べるために生まれたのが、かまぼこやちくわなどの練り製品です。魚のすり身に塩を加えてよく練り、成型して熱を加えてかためたもので、日本では古くから練り製品の種類が豊富です。地方によっても異なる特色が見られます。

その代表格がかまぼこ。蒸し、焼き、揚げなどのバリエーションがあり、材料として使われる魚もさまざまです。かまぼこのように白く仕上げるものには、スケトウダラやハモなどの白身魚が使われます。ほかにも、ちくわの原料にはトビウオなどが、つみれにはイワシやアジなどがよく使われます。

すり身に山芋を加えたはんぺん、すり身に卵と砂糖を加えた伊達《だて》巻きのほか、魚肉ハムや魚肉ソーセージも練り製品の仲間です。

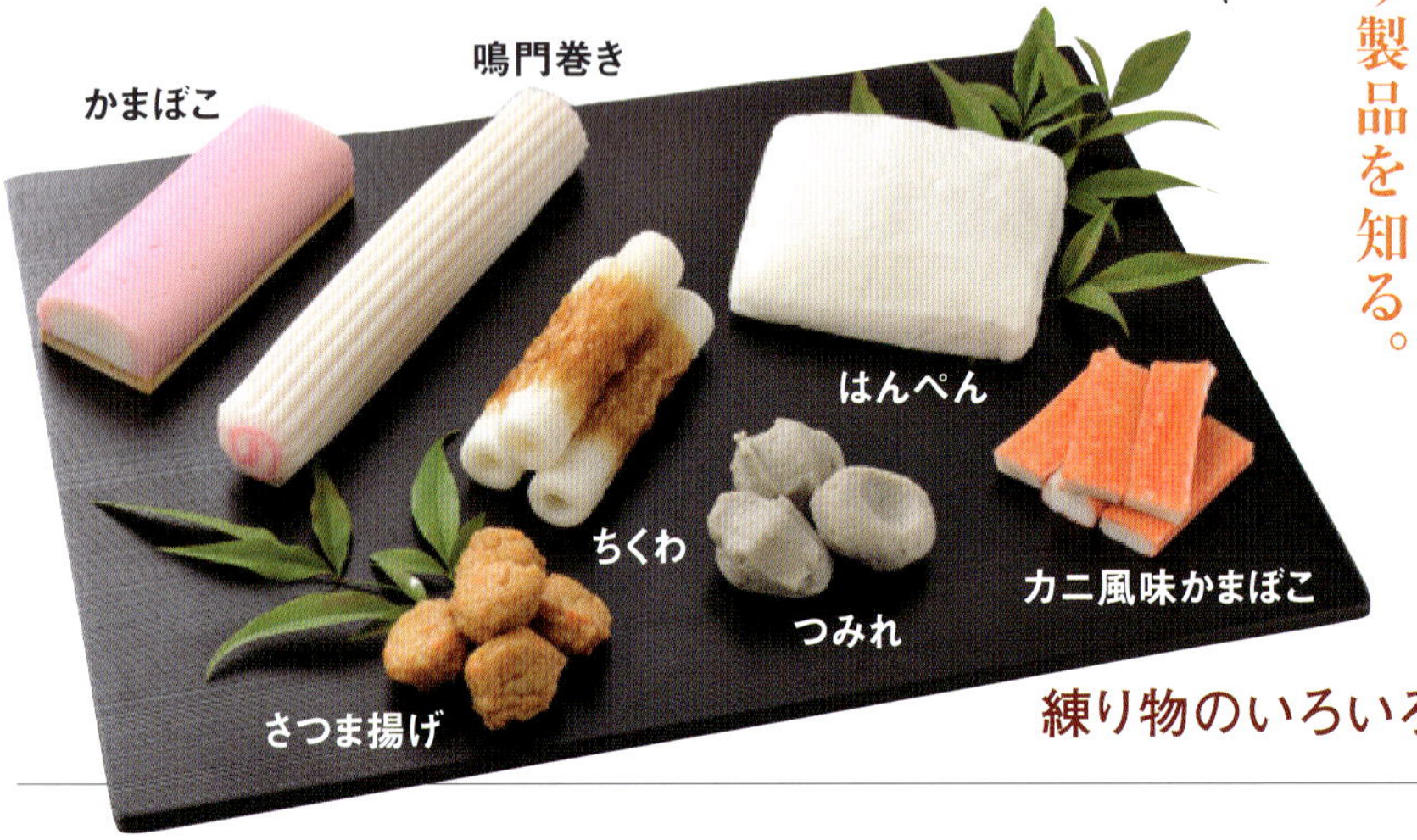

かまぼこ
鳴門巻き
はんぺん
ちくわ
カニ風味かまぼこ
つみれ
さつま揚げ

練り物のいろいろ

3・6 缶詰の魚はなぜ腐らない？

缶詰の歴史や製法を知る。

サラダのトッピングやサンドイッチの具でおなじみのツナ缶や、ごはんのおかずにもなるサンマやイワシの缶詰など、魚の缶詰はわたしたちにとって身近な存在です。

缶詰の魚はなぜ日持ちするのでしょう。魚が腐るのは、微生物のはたらきによるもの。缶詰の魚はよく洗って調理され、缶につめたあとに中の空気をとり除いて密封されています。さらに加熱殺菌されているので、微生物が発生しにくいのです。

缶詰の生みの親（原理はみかんの項参照）は、フランス皇帝のナポレオン。軍隊の携行食品のための食品保存の新技術を、ナポレオンが懸賞金つきで公募したのが、缶詰の歴史の始まりだといわれています。

日本で初めて缶詰が製造されたのは、明治時代初期。戦時中は軍用食として利用されました。

現在、日本でつくられている水産物缶詰の中でいちばん多いのがマグロで、全体の半数近くを占めます。以下、サバ、サンマ、イワシと続きます（日本缶詰協会資料「缶詰・びん詰・レトルト食品生産数量」２００６年）。

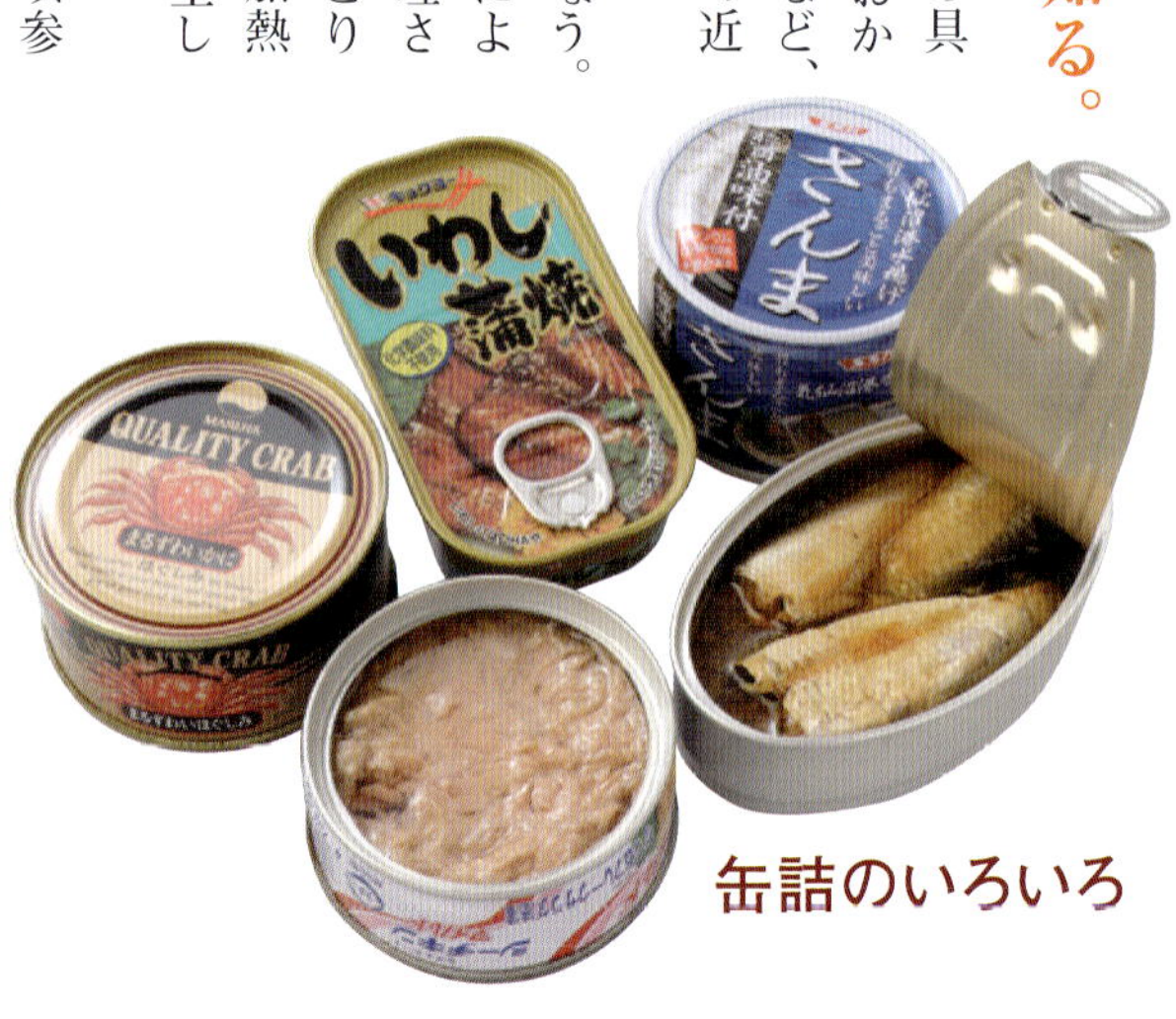

缶詰のいろいろ

給食メニュー 43 ちくわの磯辺揚げ

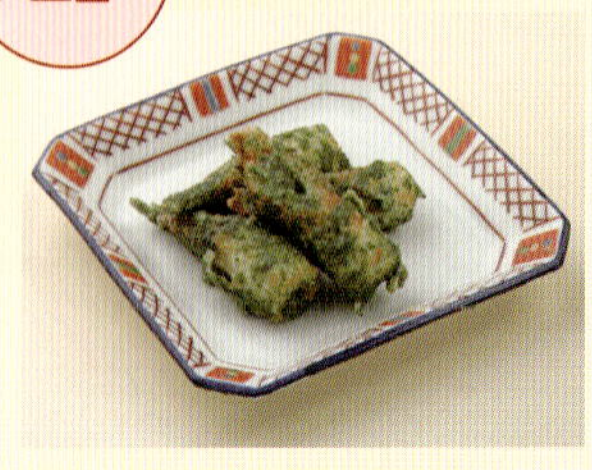

3・6 魚の干物あれこれ

干物の種類と製造方法を知る。

干物は、世界中の魚が豊富にとれる地域で発達した魚の加工品で、日本でも昔から各地でいろいろな種類の干物がつくられてきました。

魚の水分を減らすことで保存性が高まるうえ、天日に干すことで表面にかたい膜ができ、独特の食感とうま味が増します。

ひとくちに干物といっても種類はいろいろ。近年は、天日干しの代わりに機械乾燥が使われることも多くなりました。また、消費者の低塩食品志向や冷蔵冷凍技術の発達により、鮮魚に近い「生干し」が好まれる傾向にあります。一方で、酒のつまみになるように濃く味つけされた珍味の種類も豊富です。

日本の近海ものが高価になったため、近年は材料の多くを輸入に頼っているものも増えています。

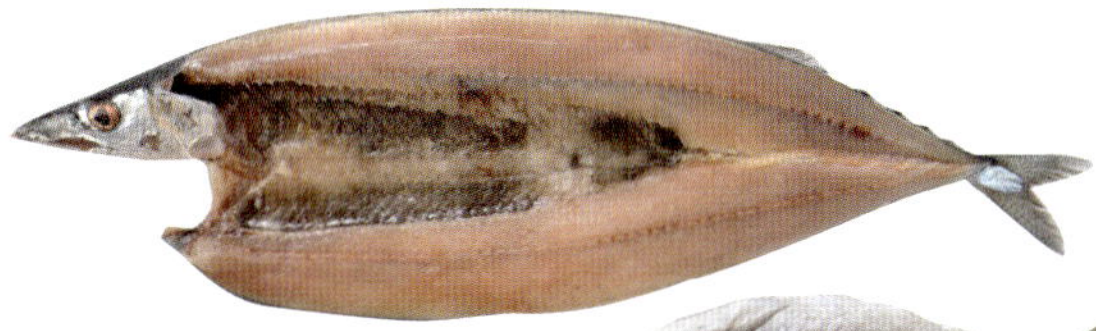
サンマの開き

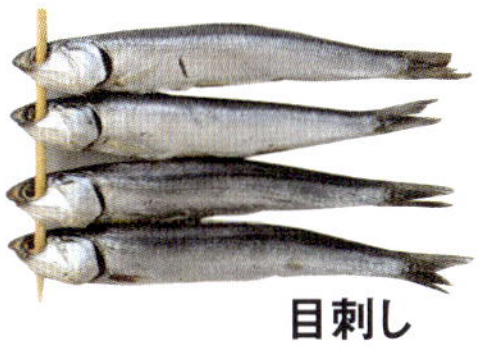
目刺し

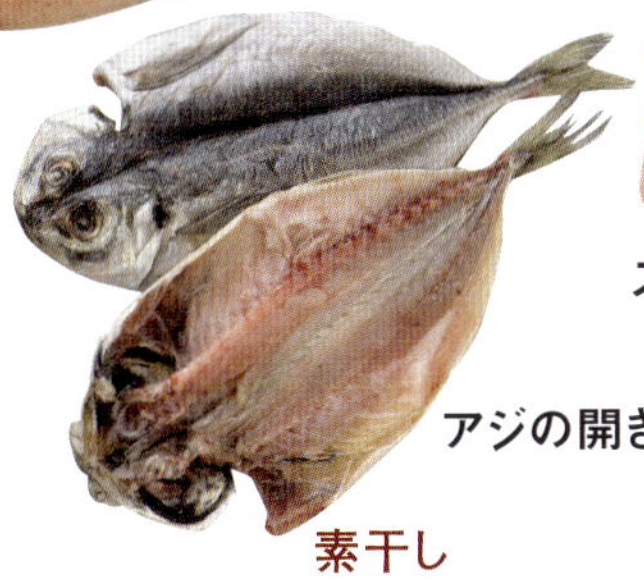
アジの開き

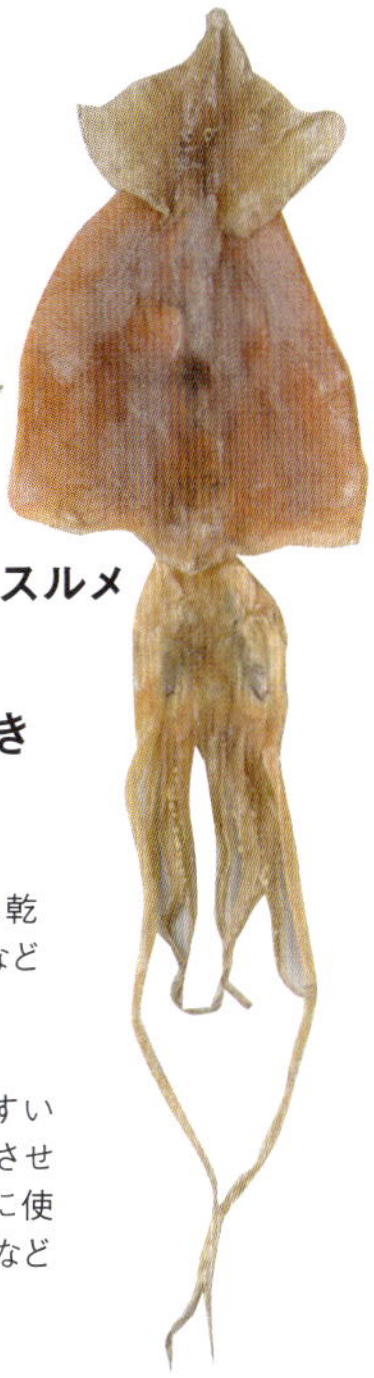
スルメ

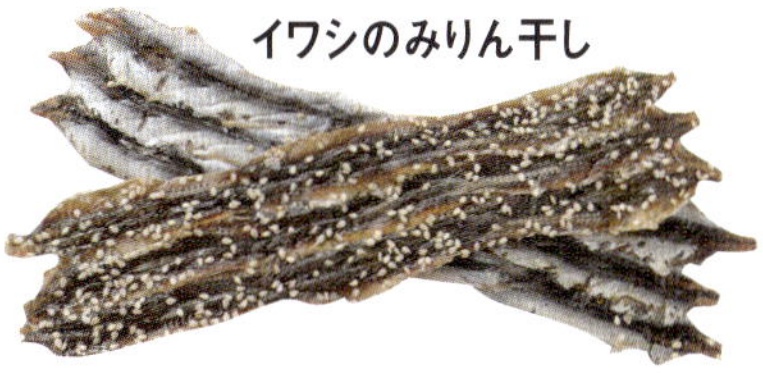
イワシのみりん干し

塩干し
塩を加えて乾燥させたもの。そのまま干す丸干しと、内臓をとり、身を開いて干す開き干しがある。イワシの目刺しや丸干し、アジやサンマの開きなど。ムロアジやトビウオでつくるくさやも塩干しの一種

調味干し
みりん干しのように調味液に漬けてから乾燥させたもの。イワシやアジなど

素干し
塩を加えずにそのまま乾燥させたもの。スルメなど

煮干し
魚を煮て、変質しやすい脂を除いてから乾燥させたもの。だしをとるのに使われる。イワシ、シラスなど

生干し
煮干し、素干しの一種で、製品の水分含有量が60％前後のもの。一夜干しともいう。カレイ、イカなど

焼干し
焼いてから乾燥させたもの。アユ、ワカサギ、トビウオなど

3 内臓や卵もいただきます

塩辛や魚醤《ぎょしょう》など、内臓を使った加工品を知る。

魚の加工品には、卵を使ったもの（カズノコやタラコなど）や、内臓を使ったもの（イカの塩辛やカツオの酒盗など）もたくさんあります。

いずれも新鮮なものを塩漬けにしたり薫製にしたりして日持ちをよくしたもの。珍味として酒のつまみにされることが多いのですが、コレステロールや塩分含有量が多いので、食べ過ぎには注意が必要です。

また、生の魚介類を塩漬けにして発酵させた調味料を魚醤《ぎょしょう》といいます。日本では秋田のしょっつる（塩魚汁）、奥能登地方のいしる（魚汁）が知られていますが、タイのナンプラー、ベトナムのニョクマムも魚醤です。原料の魚には、イワシ類がよく使われます。

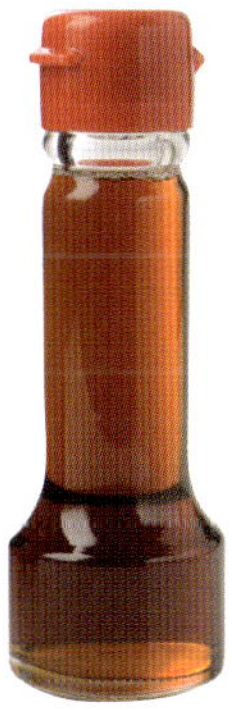
ナンプラー

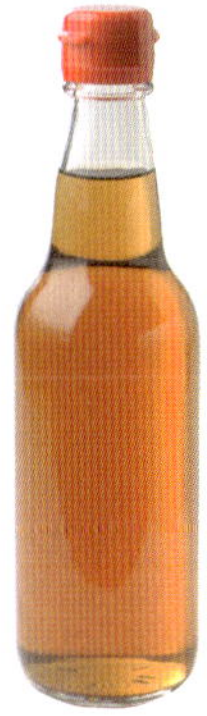
いしる

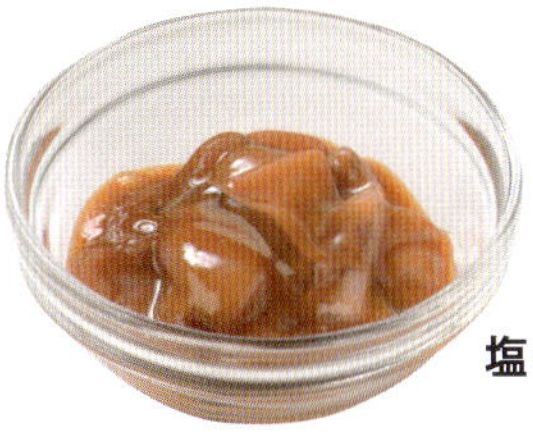
塩辛

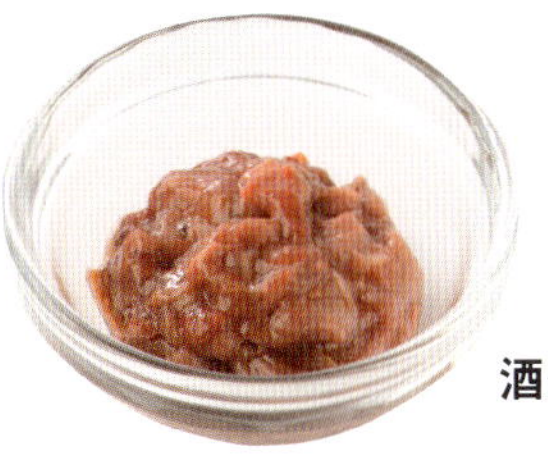
酒盗

「しらす」と「ちりめんじゃこ」はどう違うの？

しらすも、ちりめんじゃこもイワシの稚魚。生の体は透明よ。しらすと呼ばれるのはおもに関東で、ゆでたあと水分を飛ばした半生の状態で出荷されるそうよ。ちりめんじゃこは関西での呼び名で、ゆでたあとよく乾燥させることが多いようね。それぞれの味わいの違いを比べてみるのもおもしろいね。

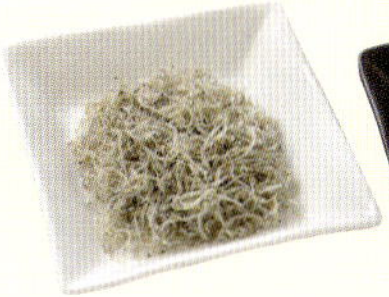
ちりめんじゃこ

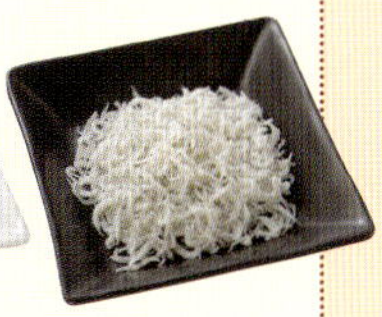
しらす

鰻
うなぎ
eel

旬 1 2 3 4 5 6 7 8 9 10 11 12

夏になると、ウナギ屋さんから漂うしょうゆダレの香ばしいにおいに、食欲をそそられますね。蒲焼きでおなじみのウナギは、細長い体をした魚。深海で産卵し、川や沼などの淡水で成長しますが、その生態にはまだ謎が多く、最近ようやく産卵場所がグアム島付近であることがつきとめられたばかりです。天然ウナギは希少で、日本で流通しているウナギは9割以上が養殖ものなので周年出回っていますが、出荷量で見る限り「土用のウナギ」の人気は衰えていないようです。

2 ヌルヌルした体の秘密は？

陸上でも生きられる、ウナギの生態について知る。

ウナギの特徴は、ヌルヌルとした体。えらのほかに皮膚からも呼吸ができるため、体表と地面が濡れていれば、陸上でも生きることができます。体をくねらせながら切り立った絶壁を這いのぼることもあるほど。

体表のヌルヌル成分と血液中には毒性がありますが、微量なので加熱すれば毒作用がなくなり、食べてもまったく問題はありません。

主産地「ウナギ」

① 愛知県
② 鹿児島県
③ 宮崎県
④ 静岡県

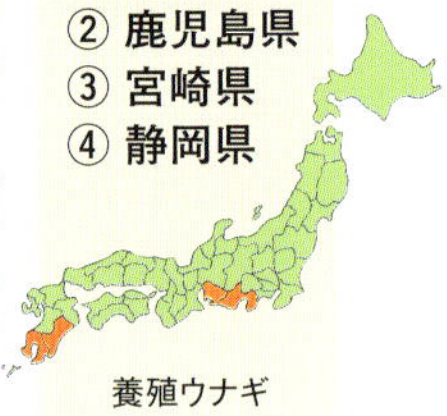
養殖ウナギ

6 東は背開き、西は腹開き

関東と関西で、ウナギの蒲焼きのつくり方が違うことを知る。

東京の人が大阪へ行くと、ウナギの蒲焼きに頭がついていて驚いたという話を聞くことがあります。これは、ウナギのさばき方が違うため。関東では背中側に包丁を入れて開き、関西ではお腹側から開きます。さらに、関東では素焼き→蒸し→本焼きと、途中で蒸しの工程を入れてふっくらと仕上げますが、関西では素焼き→本焼きだけでサクッと香ばしい仕上がりに。ちなみに、ひつまぶしで知られる名古屋は、関西と同じ腹開き。

地方による食文化を知るのも興味深いものです。

2・4 天然と養殖、味の違いは？

天然ウナギと養殖ウナギの違いや、産地について知る。

ウナギは、見た目で天然と養殖を見分けることができます。どちらも背側が黒く腹側が白いのは同じですが、天然ウナギは胸の付近が黄色く、養殖ウナギは背側の黒色が濃いのが特徴です。養殖では、植物油などで練ったえさを与えるので脂質含量が高く、運動量が少ないために身がややわらかくなります。

一方、天然ウナギは川や沼で昆虫やミミズ、小魚などを食べているため、それほどあぶらっこくありません。運動量が多いので、肉質はしっかりしています。

天然ウナギのおもな産地は、茨城県、青森県、大分県、福岡県など。養殖は静岡県以南で盛んです。最近は、中国や台湾から大量に輸入されています。

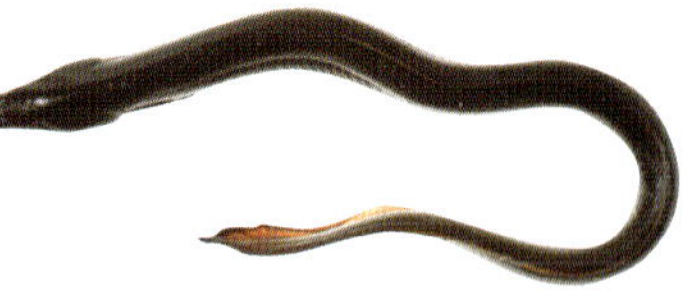
天然ウナギ 産地：長崎五島列島

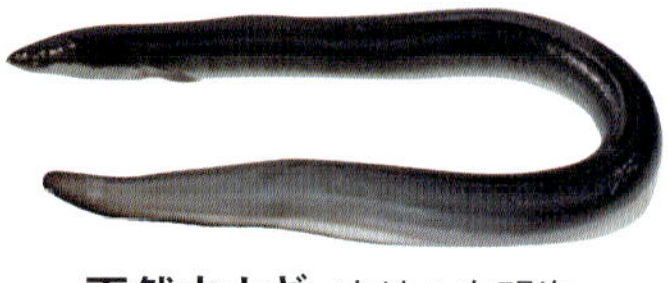
天然ウナギ 産地：有明海

「土用の丑の日」っていつのこと？

江戸時代に学者の平賀源内が、なじみのウナギ屋に「本日、土用丑の日」と看板を出させたら繁盛したという話は有名だね。じつは、土用の丑の日は年に4回あるけど、今ではウナギを食べるのは、夏土用の最初の丑の日（7月下旬）ということになっているのよ。

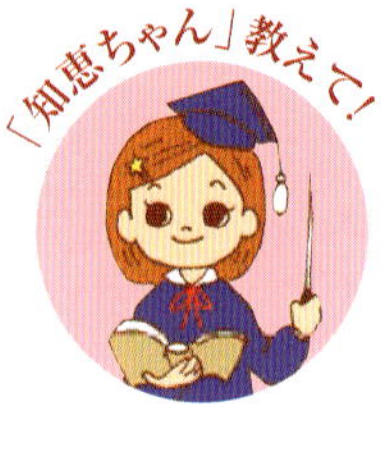
「知恵ちゃん」教えて！

給食メニュー 44 ウナギごはん

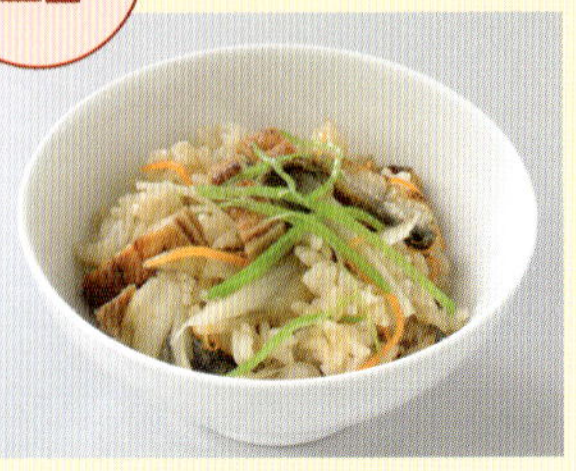

肉
meat

牛肉
豚肉
とり肉

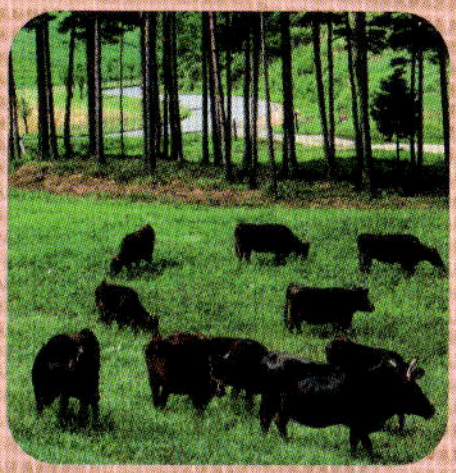

牛肉《ぎゅうにく》

beef

肉食は、日本では仏教や神道の影響もあって、古くはタブー視されていました。牛肉を食べるようになったのは、明治政府が食の近代化を目指し、肉食を進めてからですが、タンパク質源として定着したのは1960年代からです。そのころから和牛の肉質改良が進み、1991年の牛肉の輸入自由化により価格も下がり、今や牛丼からブランド牛のステーキまでわたしたちは牛肉の味わいを楽しんでいます。

2・4 この肉、牛のどの部分？

普段食べている牛肉は、牛のどの部分にあたるかを知り、食材への関心を深める。

牛肉販売店の部位表示は、ネック、すねを除き、9つに統一されています。肉のかたさ、やわらかさは、結合組織の量の多少によります。運動の激しい部位は結合組織がよく発達してかたくなります。結合組織は、かたくて強いコラーゲンなどのタンパク質でできています。かたい肉でも2時間くらい煮るとやわらかくなるのは、コラーゲンが溶け出てゼラチンとなり、結合組織が少なくなるからです。結合組織が少なくやわらかな部位は背側で、ステーキに最高です。もも、そとももは、タンパク質に富む赤身、腹側のばらは脂肪の多い部位です。食べられる内臓は12部位あり、豊かな栄養と変化に富んだ味わいや食感があります。

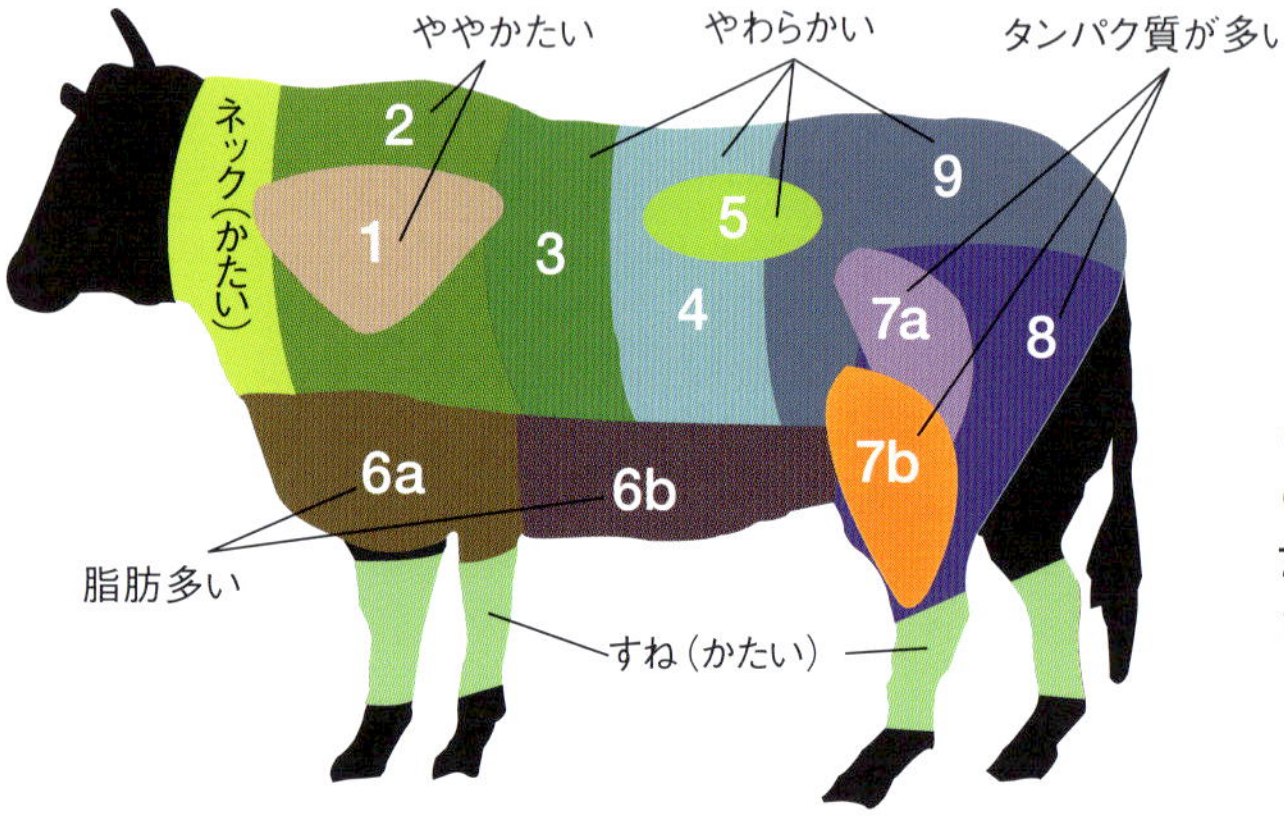

1 かた
2 かたロース
3 リブロース
4 サーロイン
5 ヒレ
6a ばら（かたばら）
6b ばら（ともばら）
7a もも（うちもも）
7b もも（しんたま）
8 そともも
9 らんぷ

2 牛の胃は4つもある！

牛の胃のはたらきを知り、草食動物の体の仕組みに関心を深める。

牛は、よりおいしい肉質にするため、多くは穀物で飼われていますが、本来は草食動物です。人間には消化できない草や稲わらでも、胃にすむ微生物の力を借りて4つの胃で消化します。第1胃（ミノ）に入ったえさは、しばらくすると口に戻され、だ液と混ぜてかみ直され、また飲み込まれます。これを「反芻《はんすう》」といい、消化を助ける動作です。第1胃にはセルロース分解菌などがいて、反芻されたえさを分解し、そのときできる脂肪酸が牛のエネルギー源になります。えさは、さらに、はちの巣状のひだをもつ第2胃、葉状のひだをもつ第3胃（センマイ）でこなされ、第4胃がほかの動物の胃と同じ一般的な胃で、胃液が分泌されて消化が進み、小腸へ送られて栄養素が吸収されます。

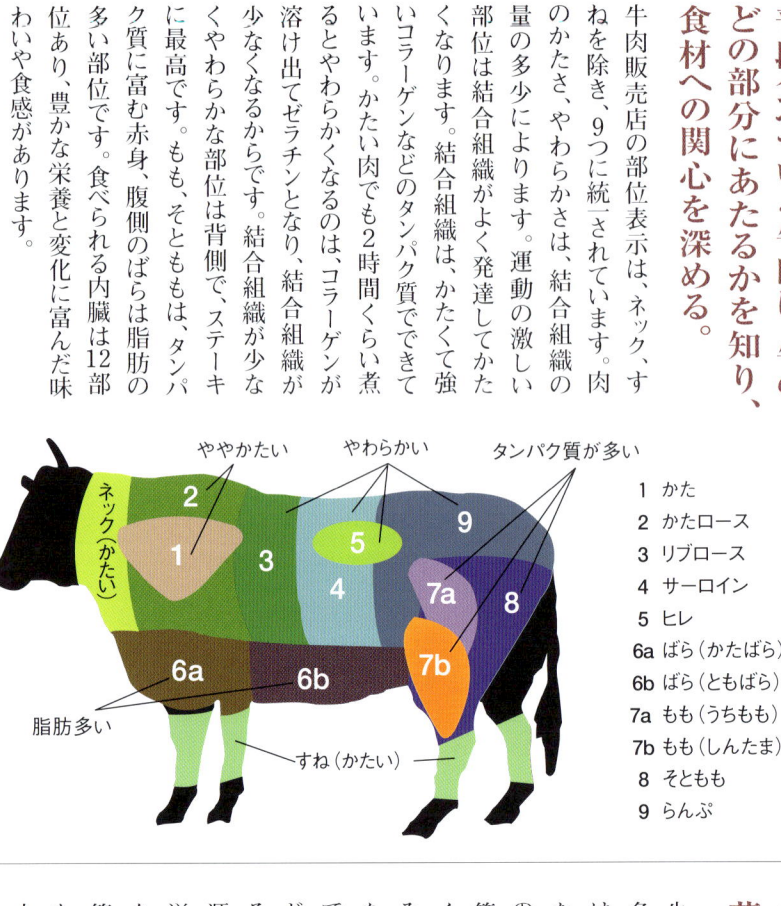

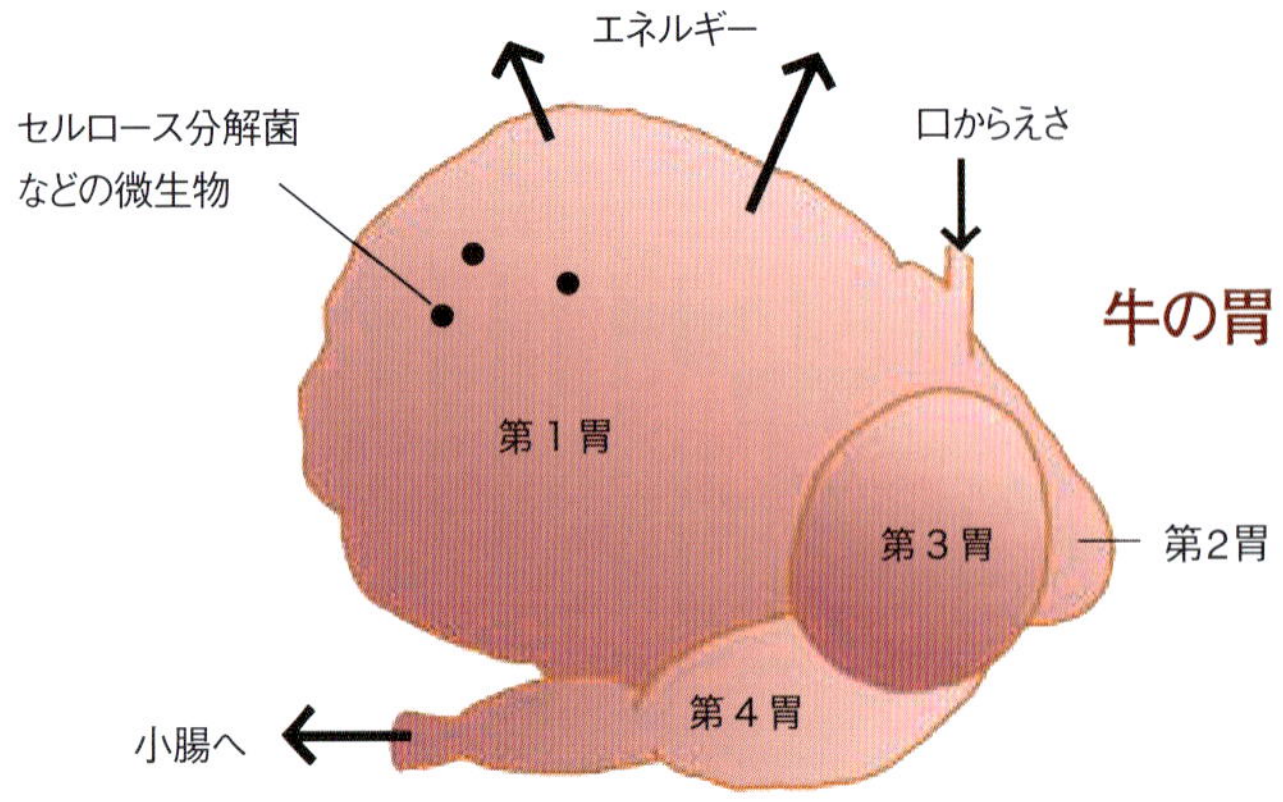

給食メニュー

45 ビーフストロガノフ

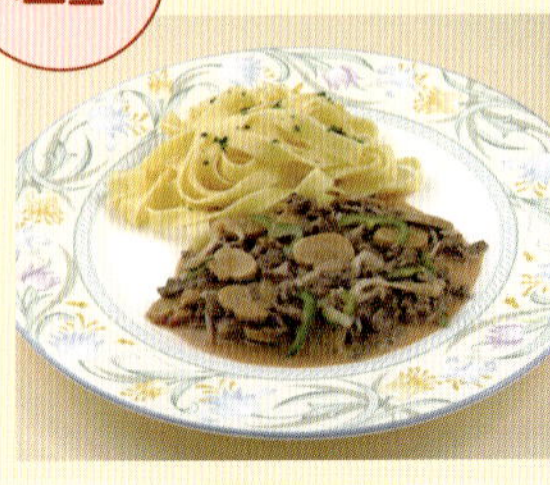

2・4 乳牛も最後は肉になる

牛の一生を知り、種類による役割の違いを学ぶ。

牛には肉用牛と乳用牛があります。どちらもオスは、2歳から2歳半ころに肉にされます。メスは肉用牛も乳用牛も、1歳半くらいから人工授精によって妊娠します。出産は1年にほぼ1頭の割です。肉用牛のメスは7回くらい出産した後、肉にされます。出産しないで出荷される2歳くらいの肉用牛のメスの肉質はよく、高級牛として出荷されます。乳用牛のメスは4回くらい出産し、牛乳の生産に利用された後、肉となって一生を終えます。

牛たちの一生

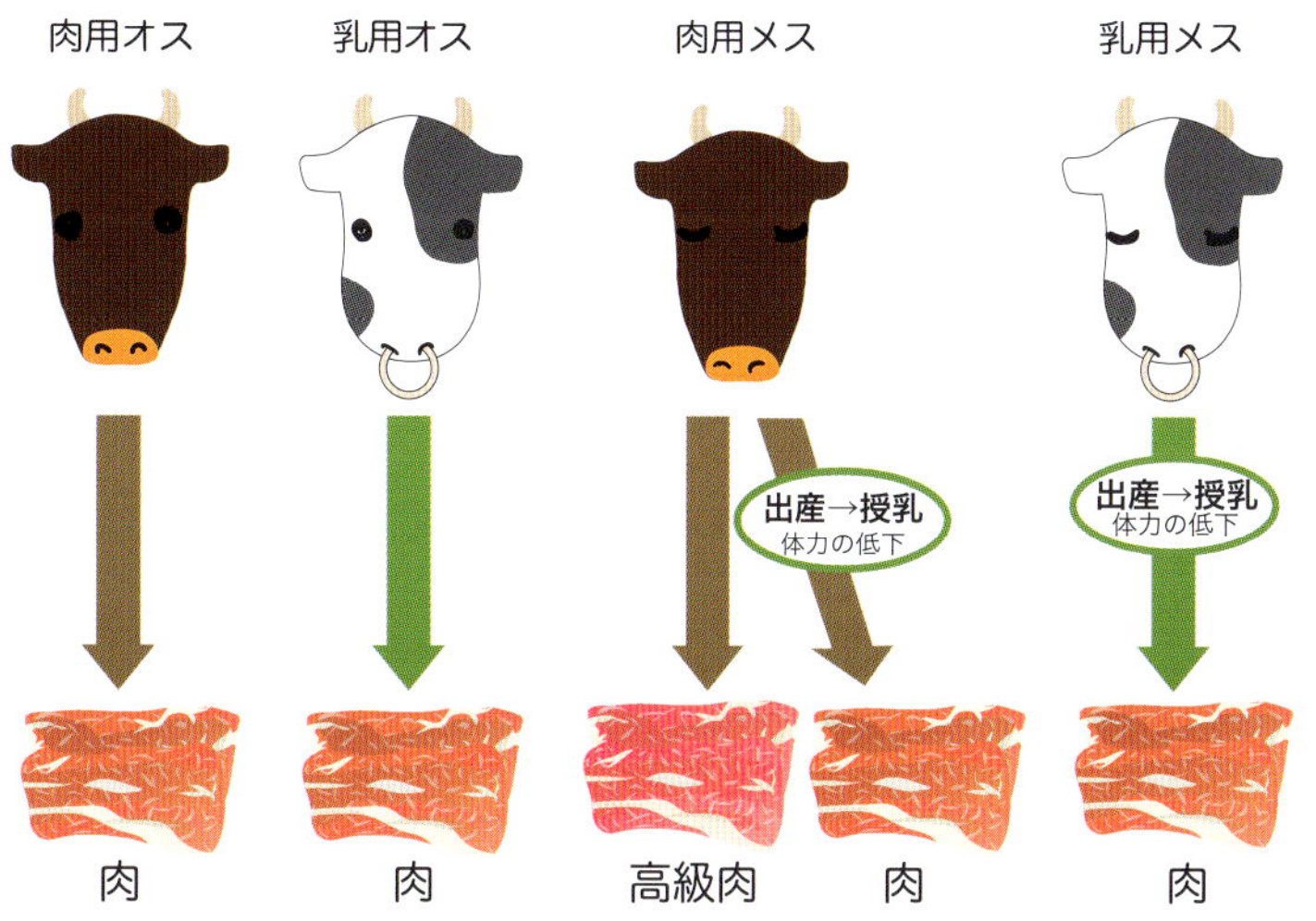

4・5 牛肉1kgには7〜8kgのえさが必要

家畜のえさから世界の食料事情を考える。

家畜のえさは、現在はとうもろこしや麦類などの穀物が主です。牛の場合、体重を1kg増やすのに7〜8kgもの穀物が必要といわれます。穀物で育った牛は牧草で育つ牛より肉がやわらかく、うま味が多くなります。

日本では肉の消費量が増えるにつれて、肉類や飼料穀物の輸入量が多くなりました。2013年現在、肉類の自給率は55%、飼料の自給率は26%です。そして、輸入とうもろこしの70%以上、大麦の50%以上が飼料になっています。1人分の肉に、じつに10人分の穀物が家畜のえさになっているといわれます。

その一方で、アフリカやアジアの開発途上国では人が食べるための穀物が不足している国もあります。

日本を含む先進国の食の豊かさと、世界の食料事情とは大きな差があります。

肉1kg得るのに必要なえさの量は?

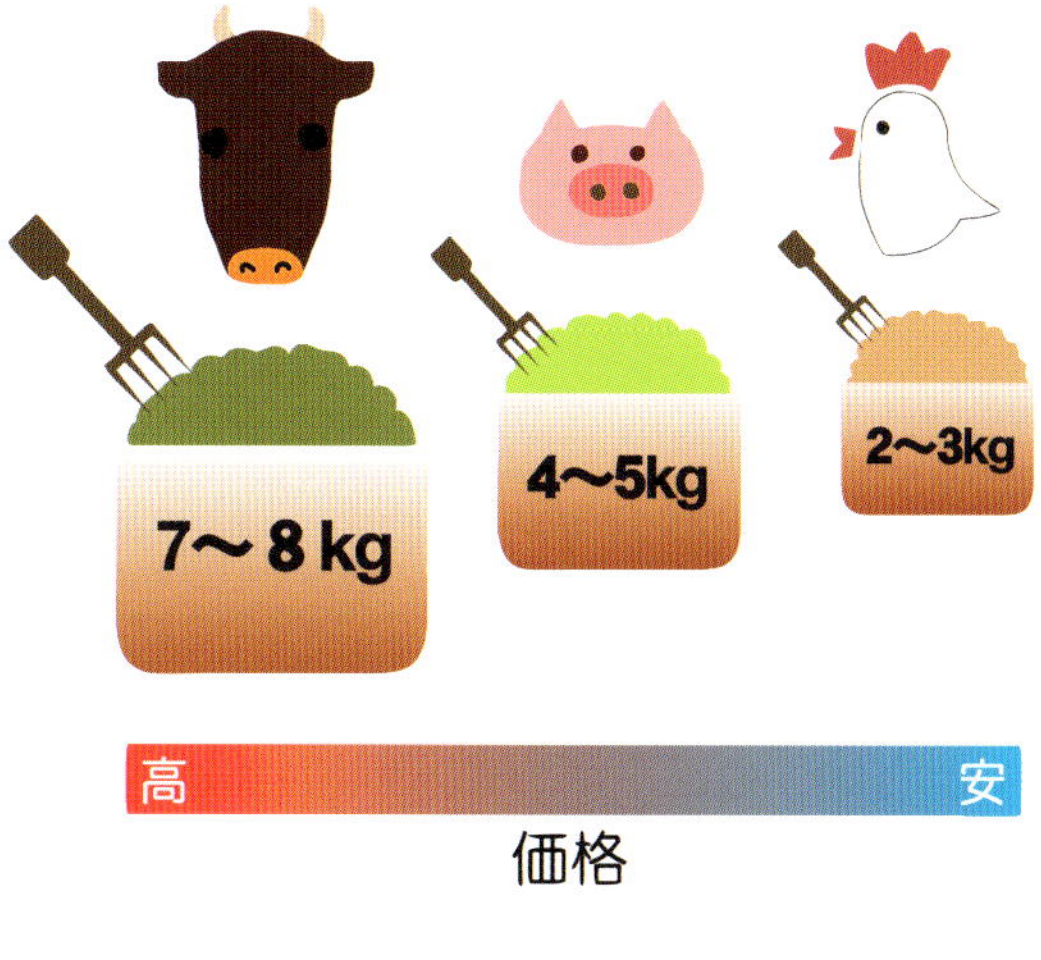

3 狂牛病の問いかけ

狂牛病について知り、食べ物とはなにかを考える。

狂牛病は正式にはBSE(Bovine Spongiform Encephalopathy 牛海綿状脳症)といいます。タンパク性感染粒子のプリオンが原因物質といわれ、それが脳や目、脊髄《せきずい》、小腸の先端部に蓄積し、牛の脳がスポンジ状になって死に至る病気です。

1985年にイギリスで初めて発生しました。その原因は、子牛に、死んだ家畜の肉でつくった肉骨粉を与えていたからと考えられています。肉骨粉は安く、子牛の成長を早めますが、病気の羊の肉も混じっていたのです。日本やアメリカにも肉骨粉が輸出されていたため、両国でも狂牛病が発生しました。恐ろしいことに、狂牛病に感染した牛の肉を食べていた人にも感染したと考えられています。肉骨粉の使用は禁止され、日本ではチェック体制をとっていますが、100%安全とはいえません。狂牛病は、草食の牛を人間が肉食動物に変えたために起こった病気で、わたしたちに食べ物とはなにかを問いかけています。

豚肉

ぶたにく

pork

豚は、イノシシを飼いならすうちに、食肉専用の体に変わってきた家畜です。日本では200～600年ころには飼われていたようですが、その後、肉食が禁止されたため、肉を食べる食習慣は根づかず、養豚が盛んになったのは明治時代初期からでした。豚は出産回数も出産頭数も多く、価格が手ごろで、日本ではもっとも多く食べられている肉です。ビタミンB1と鉄を、肉類のなかではとりわけ多く含みます。

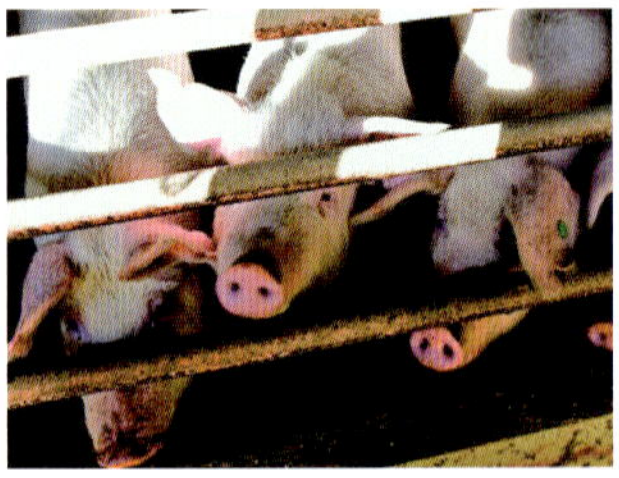

豚舎の豚

給食メニュー　46　豚肉のかりん揚げ

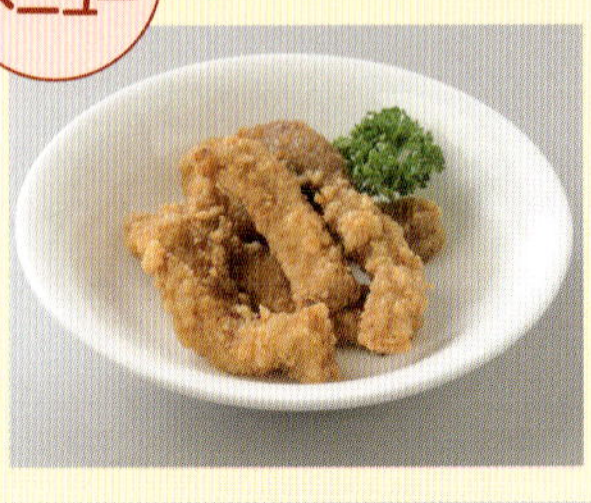

2

この肉、豚のどの部分？

普段食べている豚肉は、豚のどの部位にあたるかを知り、部位の特徴を知る。

肉販売店での豚の部位表示は、肉は7つ、内臓は9つです。肉になる部位の重さは1頭の約半分で、内臓や足の重さは10％強、廃棄部は、骨や脂肪、くず肉や筋、頭、皮、血液などです。養豚農家が育てた豚は食肉センターで解体され、枝肉（骨や余分の脂肪、くず肉、筋を含む）や部分肉（くず肉、筋を含む）にして肉屋さんにおろされ、各部位に分けて精肉となります。

ところが沖縄県では、豚は、鳴き声以外はすべて食べるというほど無駄のない食べ方をします。沖縄県は明治時代まで日本とは別の独立国でした。豚は日本本土より約200年早い1300年代の終りごろに中国から伝わり、中国の影響を色濃く受けた豚料理が発達しました。その伝統的な食べ方が今も続いており、沖縄県に長寿の人が多い理由のひとつになっています。

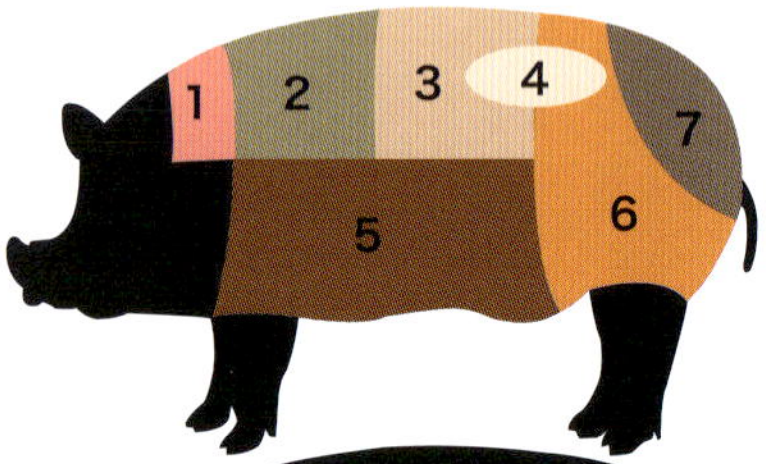

1.かた　2.かたロース
3.ロース
4.ヒレ
5.ばら（骨つきはスペアリブ）
6.もも　7.そともも

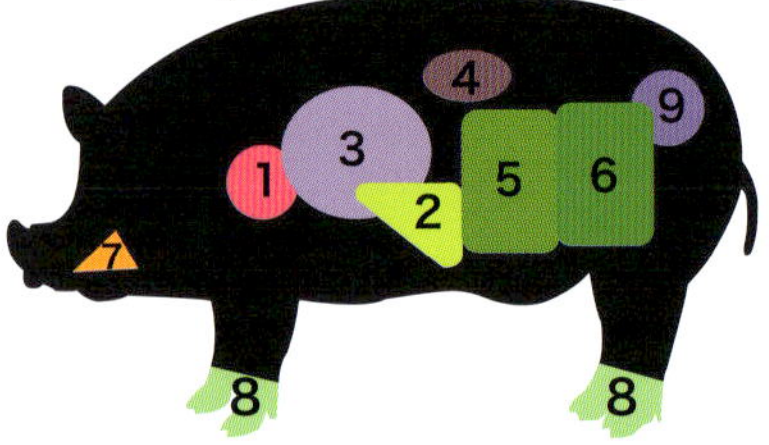

1.ハツ（心臓）　2.レバー（肝臓）
3.ガツ（胃）　4.マメ（腎臓）
5.ヒモ（小腸）
6.ダイチョウ（大腸）　7.タン（舌）
8.トンソク（足）　9.コブクロ（子宮）

4・6

ハムやソーセージはヨーロッパ生まれの保存食

加工食品には、加工の理由や歴史があることを学ぶ。

肉食が中心だったヨーロッパでは、豚は古くから飼われていました。冬は、人間の食料となる畑の作物も、豚のえさになる穀物や、草や木の実も少なくなるため、寒くなる前に、豚をハムやベーコン、ソーセージなどに加工して保存し、冬の間の大切な食料にしました。

ハムやベーコンは、豚のかたまり肉を塩漬け・熟成し、煙でいぶして薫製にしたものです。ソーセージは、豚のひき肉にラード（豚脂）や調味料、香辛料を混ぜて豚の小腸などに詰めて薫煙、水煮、乾燥などをしてつくります。レバーや血、舌などを加えたソーセージもあり、豚のいのちを無駄にせずに食べつくしていました。

日本では、ハム、ベーコンは明治時代初期にイギリス人から教わって製造が盛んになり、ソーセージは第一次世界大戦（大正3～7年）で日本の捕虜になったドイツ人が教えたといわれます。

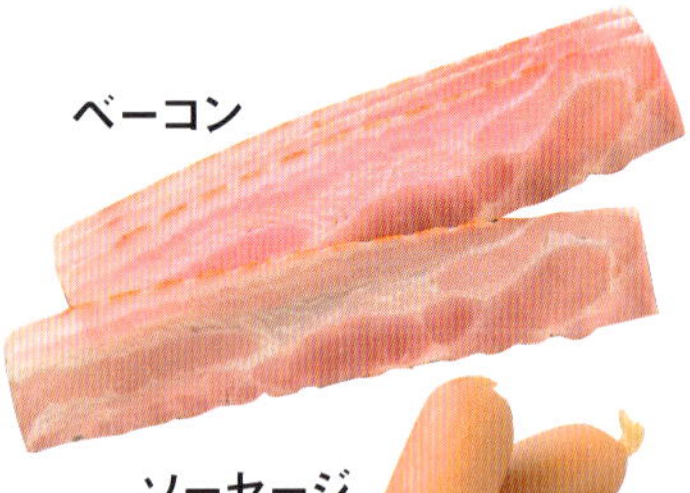

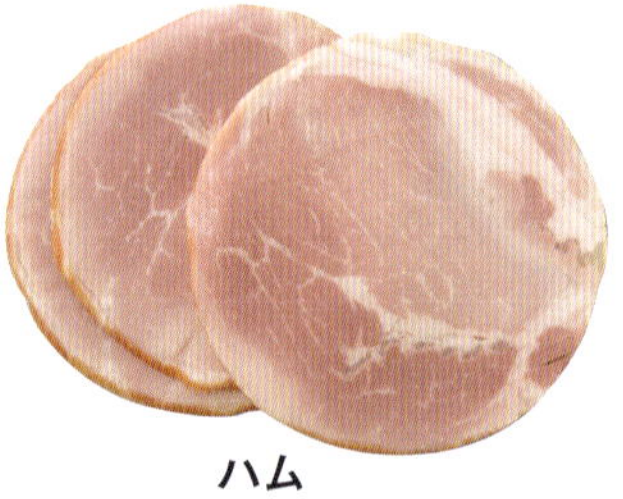

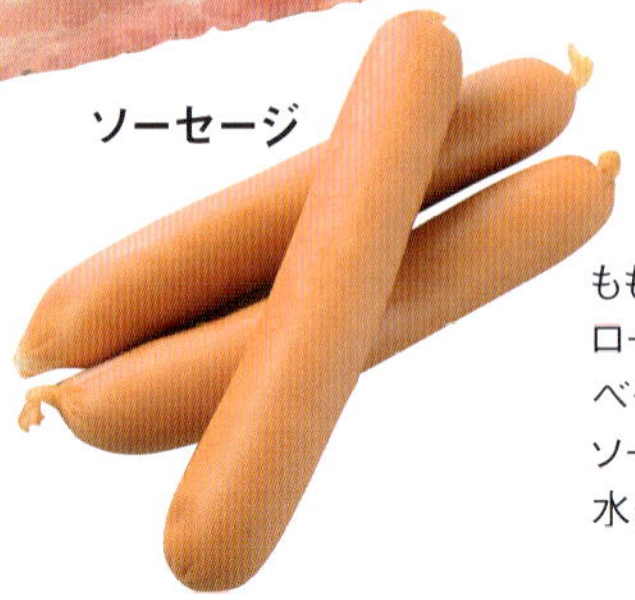

もも、そとももでつくられるのはボンレスハム、
ロースでつくられるのはロースハム。
ベーコンはばら肉でつくられる。
ソーセージには水分の多いものと、
水分の少ないドライソーセージがある

2・4 豚のきょうだいは7～14頭

豚の一生は、食用になるためにあることを知る。

豚には、子豚を産ませるのが目的の繁殖豚、食肉として販売することを目的として育てる肥育豚がいます。

繁殖豚は、生まれて1年くらいで出産できるようになり、3年間で約6回、1度に7～14頭の赤ちゃんを産みます。お母さん豚の乳頭数は、品種によって違いますが12個以上あるので、たくさんの赤ちゃん豚を同時に育てることができます。赤ちゃん豚に生後30日くらいまでおっぱいを飲ませ、その後すぐにまた妊娠させられます。

一方、肥育豚は、生まれて7か月の、肉がやわらかいうちに出荷されます。

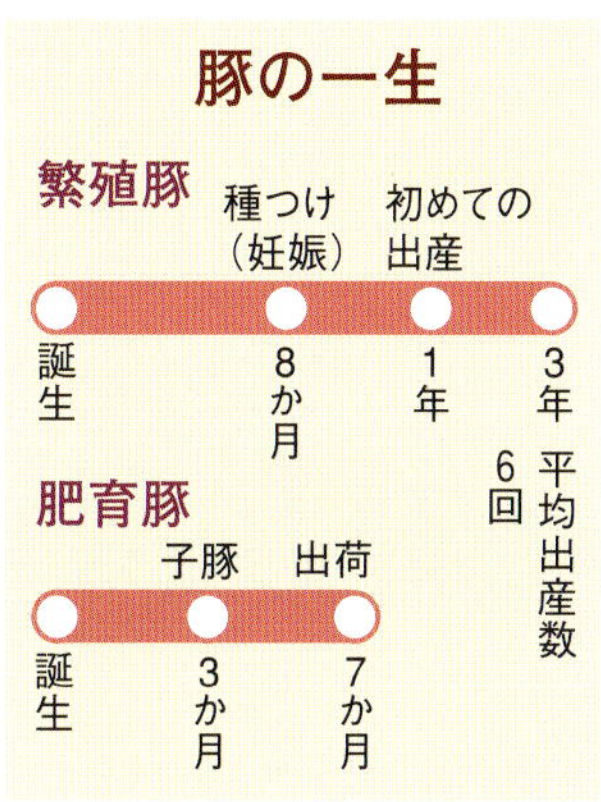

2・3 肉はビタミンB_1の、レバーは鉄の宝庫

ほかの肉の栄養との共通点や、豚ならではの栄養の特徴を知り、食べ物を選ぶ力をつける。

豚肉はほかの肉と同様、タンパク質やビタミンB_2に富む食品です。ビタミンB_2はタンパク質や脂質、炭水化物が体内で利用されるときに必要な酵素のはたらきを補う成分（補酵素）になります。B_2が不足すると、皮膚や粘膜が炎症を起こして口角炎や舌炎になったり、成長が悪くなったり、抵抗力が弱まったりします。

ほかの肉と比べて豚肉に特別多く含まれるものに、ビタミンB_1があります。ビタミンB_1も補酵素の成分になります。この補酵素は、ブドウ糖がヒトの体内でエネルギーになるときにできるピルビン酸を分解するはたらきをします。ピルビン酸は酸性が強く、体にたまると、だるさや手足のしびれ、心臓障害などを起こします。この症状を脚気《かっけ》といい、昔の日本で、米を精白し、ビタミンB_1を含む胚芽を落として食べるようになってから現れた病気です。現在は、ごはんも精白されたものがほとんどですが、豚肉やその加工品など、ビタミンB_1を多く含む食品をおかずに食べるようになったので、脚気はあまり見られなくなりました。

また、豚のレバーには鉄が多く含まれています。鉄は血をつくるために必要なミネラルで、月経が始まった女子はとくに十分にとらなければ貧血になります。動物性食品に含まれる鉄は吸収率がよく、豚レバーは、約30gで1日に必要な鉄の約1/3量がとれます。しかし、植物性食品の鉄は吸収率が低く、鉄の多い小松菜でも、豚レバー30gに見合う量は2束にもなってしまいます。

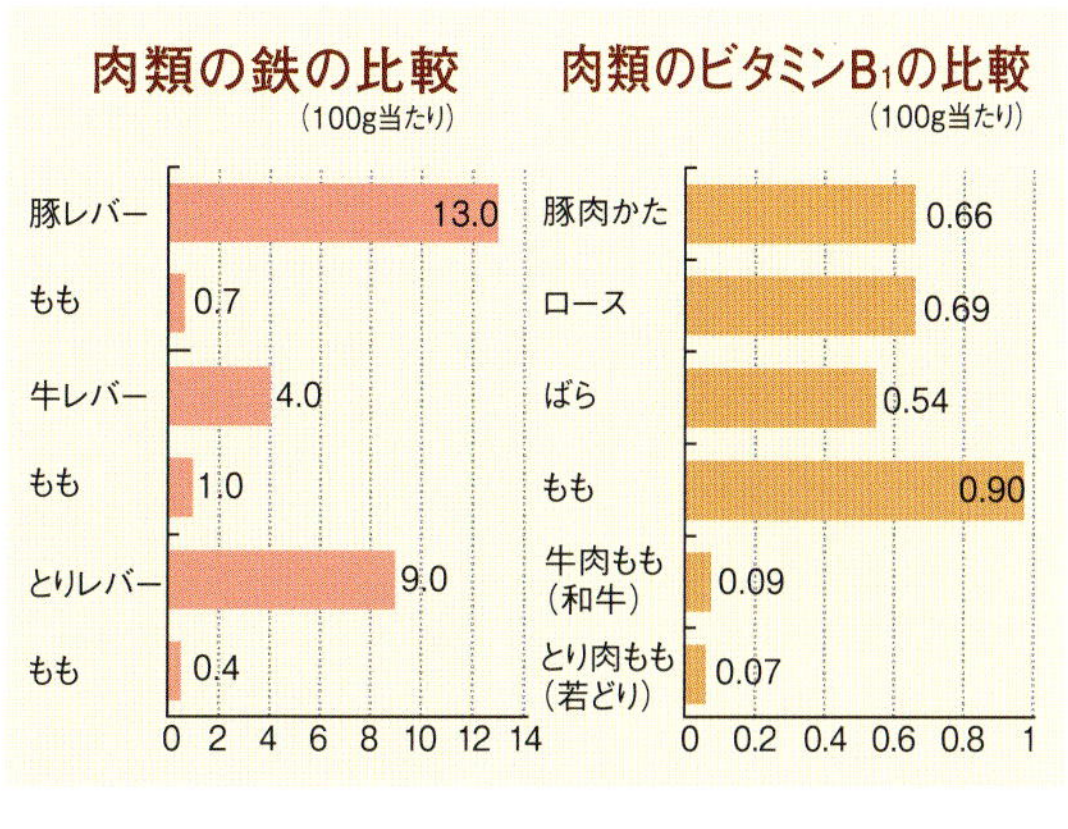

3・4 豚は、病気をしやすい

豚は病気に弱いことを知り、安全な食生活について考える。

豚は、人間によってイノシシを家畜化した動物のため、野生の動物より病気に弱い性質があります。また、狭い豚舎でたくさん飼われるため、伝染性の病気や、ストレスなどによる慢性病も発生します。伝染性の病気を防ぐために考えだされたのが、えさに抗生物質を入れる方法です。それによって伝染病をかなり防げるようになりましたが、抗生物質を含んだ豚を食べる人間への影響が心配されるようになりました。その不安をなくすために実用化されたのがSPF豚です。これは、母豚から子宮ごと赤ちゃん豚をとり出し、無菌箱で、殺菌したえさで育てた、特定の病原体をもたない豚です。

しかし、2009年には豚インフルエンザが発生し、ヒトへの感染も広がりました。通常、豚からヒトへは感染しないとされていたのですが、豚と鳥とヒトのウイルスが複雑に混じりあってできたウイルスが、ヒトにもうつる新型のインフルエンザを生みました。といっても豚肉は、加熱して食べれば問題はないと、WHO（世界保健機関）は伝えています。インフルエンザウイルスは71℃で死ぬといわれています。

鶏肉

とりにく

chicken

日本の養鶏は、大正時代の終わりごろから盛んになり、1940年代までは採卵が目的でした。肉は、卵を産まなくなったニワトリを利用する程度だったので生産量は少なく、価格は安くありませんでした。ブロイラー（肉用の若どり）養鶏が普及したのは1960年代からです。ブロイラーは成長が早く、大量生産ができて安いことから身近な食材になり、良質のタンパク質源として日常の料理に根づきました。

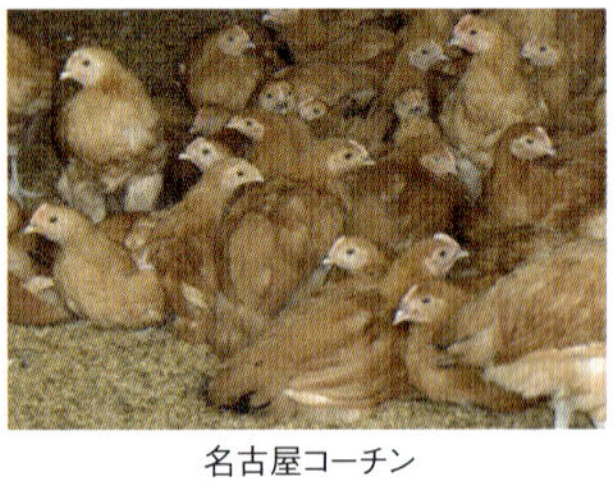

名古屋コーチン

給食メニュー 47 とり肉のトマト煮

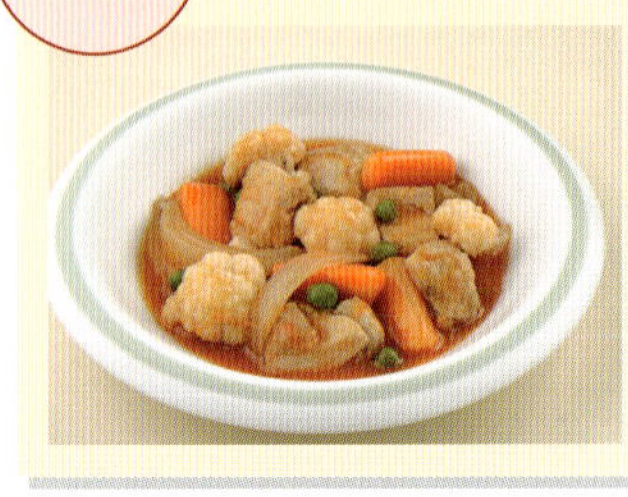

2·4 この肉、ニワトリのどの部分？

普段食べているとり肉は、ニワトリのどの部分かを知り、いのちの一部を食べていることに気づく。

ニワトリの部位の販売表示は、肉が5つ、内臓が3つに統一されています。手羽（手羽先、手羽中、手羽元）は腕から羽先までをいい、手羽のひとつ目の関節から先を手羽先、手羽先を除いた部分を手羽元といいます。手羽中は手羽先の一部で、羽先を除いた肉の多い部分です。ささみは、胸骨に沿って左右1本ずつついています。内臓は、肝臓と心臓を「きも」と表示されます。肝臓はレバー、心臓はハツとも呼ばれます。すなぎもは胃です。ニワトリには歯がないので、えさをそのまま飲み込み、胃にためた小石や砂でえさをこすり合わせるようにして砕きます。そのため胃の筋肉が発達し、すなぎもはコリコリしています。

とりガラ（骨）は統一表示外ですが、スープをとるのに利用されます。食べない部位は、頭、足、血、羽毛など、1羽の重量の約36%です。

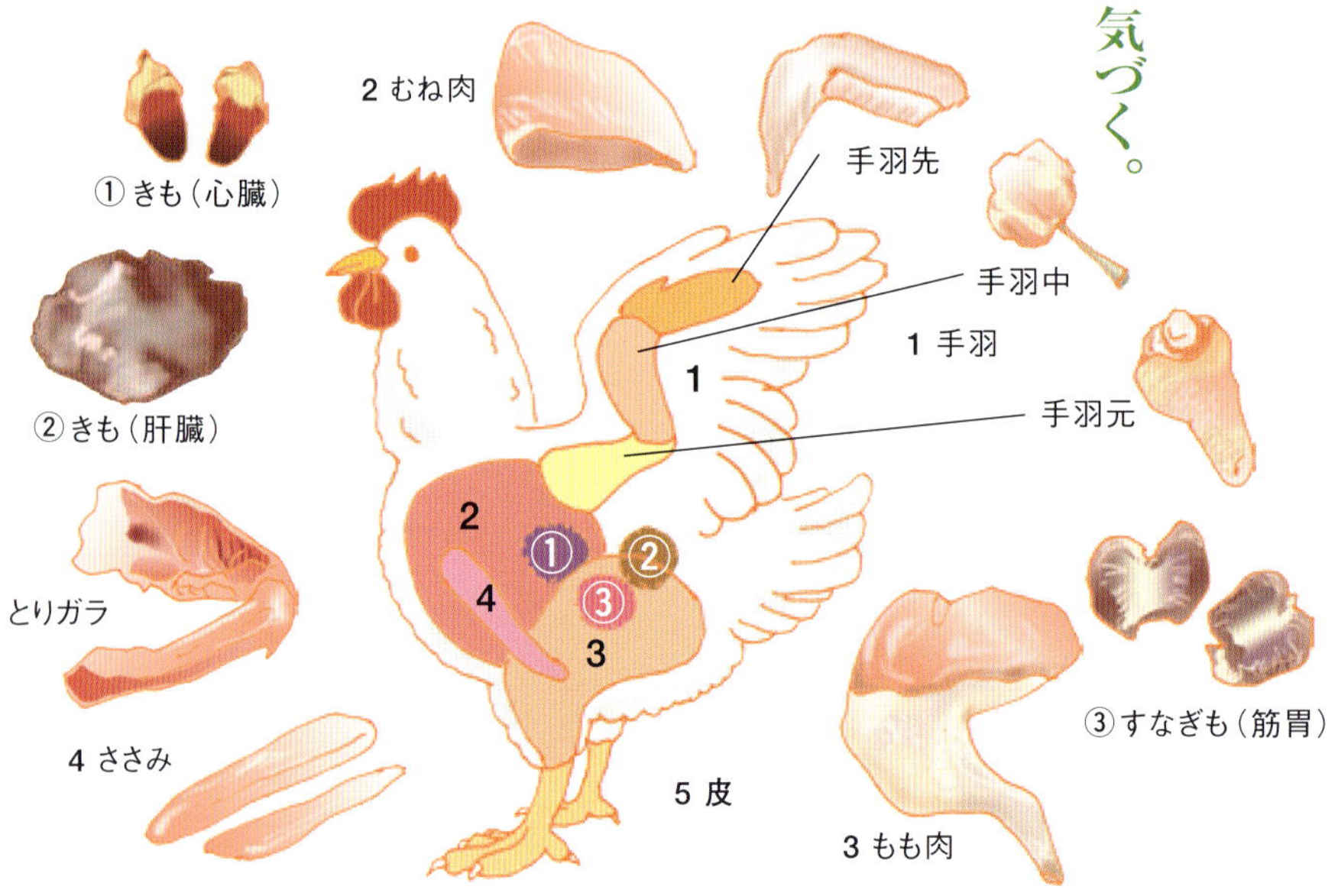

2·4 卵を産むニワトリ、肉となるニワトリ

ニワトリの種類を知り、食材としての役割に関心を持つ。

卵を産むため、最適な体に改良されたニワトリはレイヤーといい、ヒナを育てることもなく、ひたすら卵を産みます。卵を産まなくなると、その肉はペットフードやミートボールなどの原料にされます。

一方、肉にするために最適な体に改良された若どりをブロイラーといいます。飼料に含まれる栄養を効率よく吸収する能力を高められているため、成長が早く、ふ化後50〜60日で出荷されます。

このほか、日本に昔からいたニワトリを改良した地どりが各地で飼われています。地どりと表示するには、飼育期間が80日以上であることや、飼育方法にも決まりがあり、うま味や歯ごたえのある肉質が自慢の商品になります。

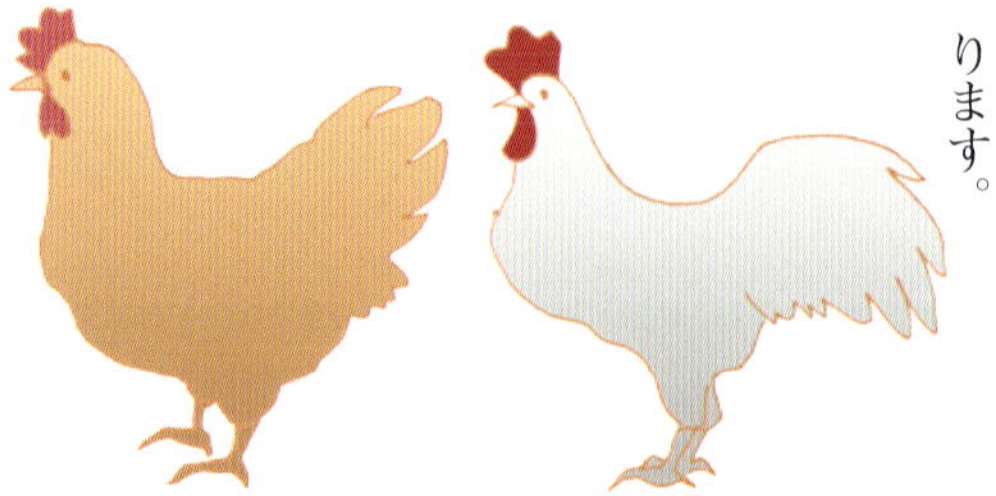

コーチン種（肉用）　**レグホーン種**（産卵用）

2・3 とり肉はヒトの体の中で、どうなるの？

とり肉のタンパク質が人体に吸収された後のゆくえを学ぶ。

とり肉は牛肉や豚肉とともに、タンパク質の多い食材です。タンパク質は、たくさんのアミノ酸が結合してできています。肉を食べると、タンパク質は、まず胃の消化酵素で大まかに切断され、さらに十二指腸の消化酵素で切断されてアミノ酸になります。アミノ酸は小腸から吸収されて肝臓に運ばれ、血液中に出されて体の各組織に運ばれます。そして、筋肉や髪、爪などの体組織や、酵素やホルモン、神経伝達物質などの生命をつかさどる組織で、それぞれにふさわしいタンパク質に合成されます。

肉類は、ヒトの体でつくることのできないアミノ酸９種類すべてを十分に持っているので、よいタンパク質源になります。

6 とり肉以外で食べられる鳥には、どんなものがあるの？

ニワトリ以外のとり肉に関心を持つ。

食用肉として日本で飼育されている鳥には、アイガモ、ウズラが多いです。アイガモは、マガモとアヒルを交配してできた鳥です。ウズラは卵もよく利用します。そのほかには、七面鳥やアヒル、ガチョウなども食用肉として利用されています。

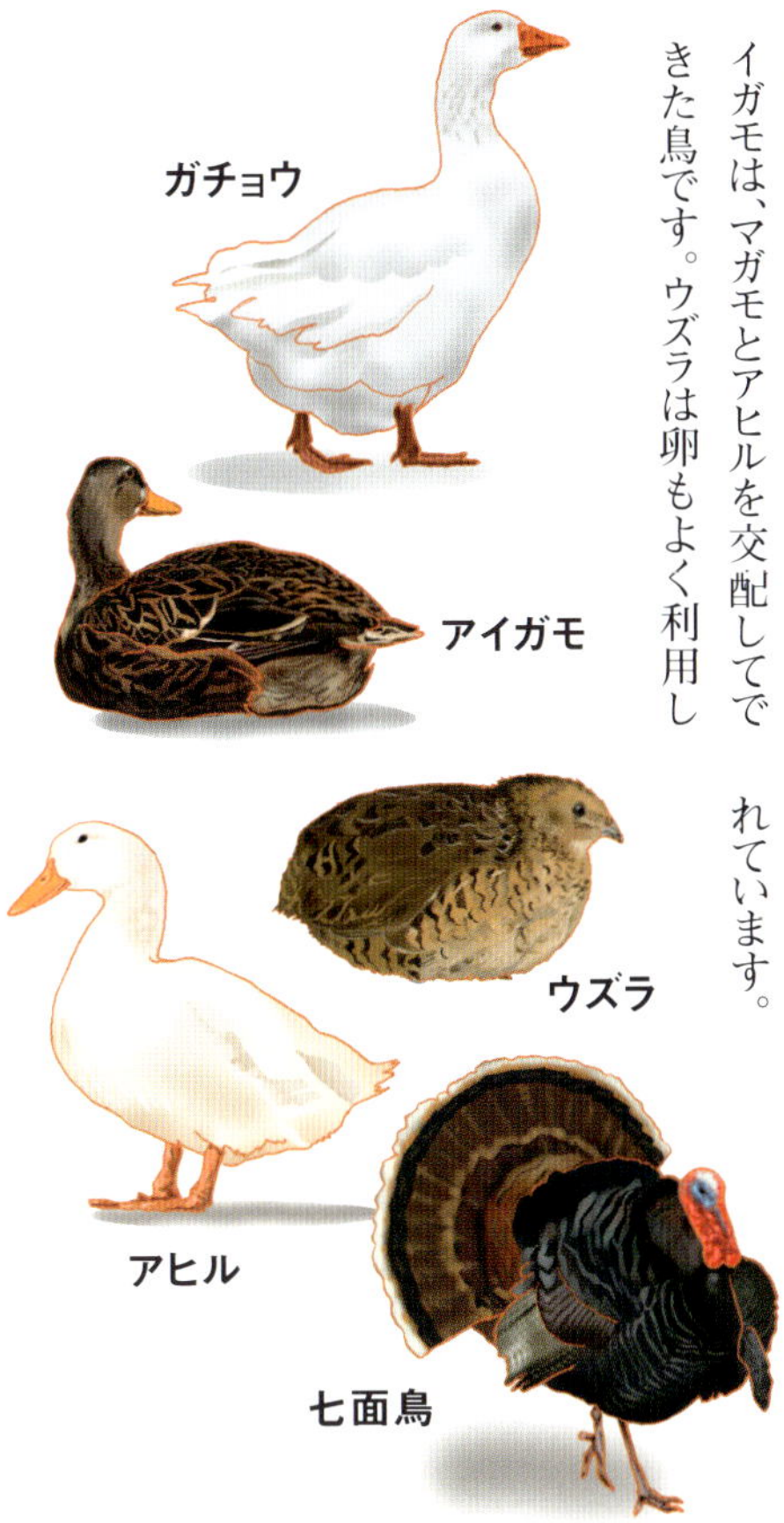

4 とり肉や、とり肉調整品の輸入量が増加

とり肉が輸入されている現状を知り、その理由を探る。

とり肉は、１９６０年代のはじめまでは輸入されていませんでしたが、その後、輸入量は年々増えていきました。とり肉の消費量が伸びたことや、安い輸入とり肉に押されて国内の養鶏農家が減ってきたことなどが輸入量増加の原因のようです。輸入先は、２００３年まではタイ、中国、ブラジルが主でしたが、２００４〜２００５年にアジアで発生した鳥インフルエンザの影響で、２００４年以降はブラジルからの輸入が主体になっています。

焼き鳥用やチキンナゲット用などに調整されたとり肉は、タイや中国からの輸入が多く、居酒屋やファミリーレストランで使われたり、スーパーでも安く販売されています。とり肉の自給率は66％（２０１３年度）ですが、国産のニワトリの多くは輸入飼料で育てられているので、実際の自給率はもっと低くなります。

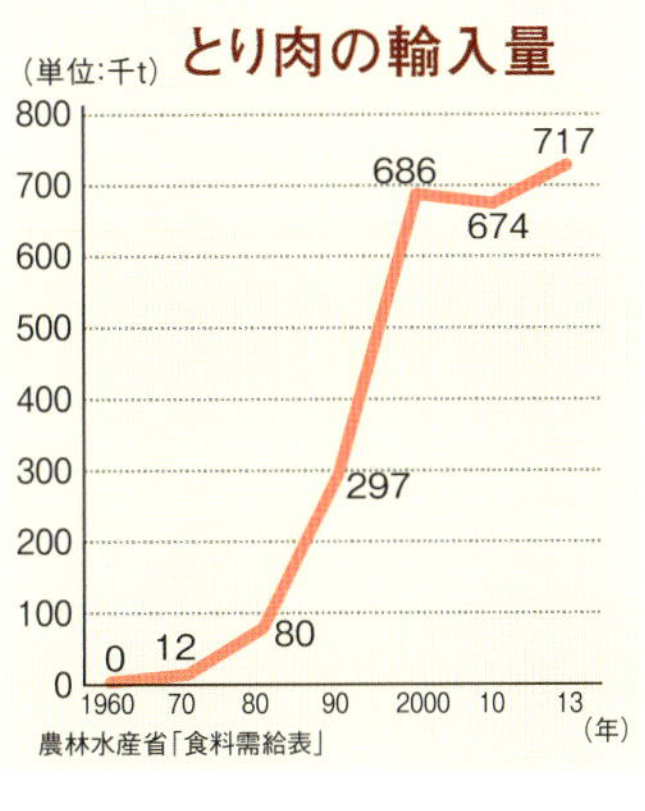

3 フライドチキンのおいしい罠

おいしいものには食べすぎの弊害もあることを知って、食欲をコントロールする力をつける。

フライドチキンは、とり肉を油で揚げた人気料理です。油は、生きるために必要なエネルギーの原料となるため、揚げ物を人間は本能的においしいと感じ、必要以上に食べたくなります。市販のフライドチキンは、さらに化学調味料で味つけがされているので、おいしさに拍車がかかります。しかし、油のとり過ぎは肥満や生活習慣病のもとになるので、おいしさの魅力に負けないようにして適量を食べましょう。

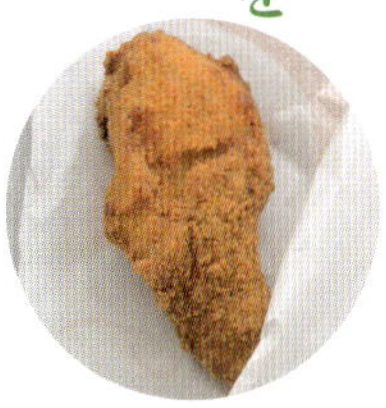

大豆
大豆製品
豆

beans

枝豆
大豆
豆腐
豆

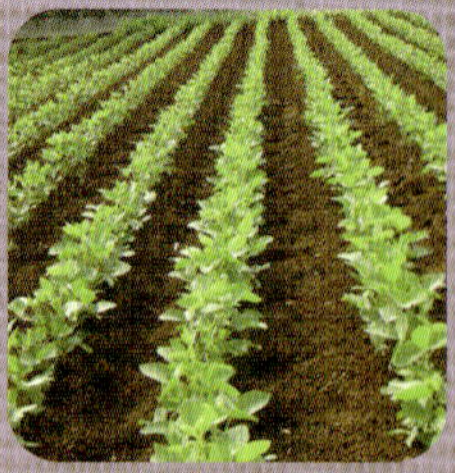

枝豆
えだまめ
green soybean

大豆の原産地は、中国の華北から東北部にかけてといわれ、古代から食料として利用されていました。日本へは朝鮮半島を経て、神話の時代に伝わったといわれています。未熟な大豆を食べる枝豆としての利用法が始まった時期ははっきりしません。江戸時代の『和漢三才図会』という書物に「大豆を莢葉のやわらかいときに食べる」という、枝豆としての利用法が明記されていることから、17～18世紀ごろと考えられます。現在では、夏から秋にかけて各地で栽培され、最近は品種や栽培地の組み合わせにより、年中手に入れられるようになりました。

給食メニュー 48 枝豆ごはん

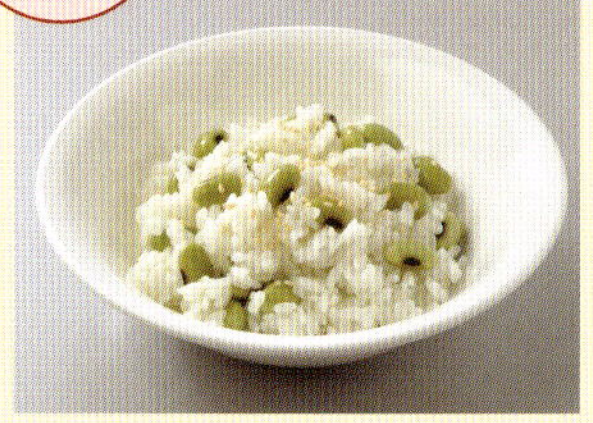

2 「とりあえず、ビールと枝豆！」は理にかなった組み合わせ

枝豆の栄養とその特性を知る。

夏の暑い日、お父さんたちのビールのお供の定番といえば、やっぱり枝豆。じつはこの枝豆、アルコールの分解を促進するビタミンB1やビタミンCを含み、さらに肝臓のはたらきに重要な良質タンパク質をバランスよく含んでいて、栄養素的にもビールと枝豆の組み合わせはベストマッチ。このほかカロテン、カルシウム、鉄も豊富で、食欲の落ちる夏に枝豆を食べるのは理にかなっているのです。

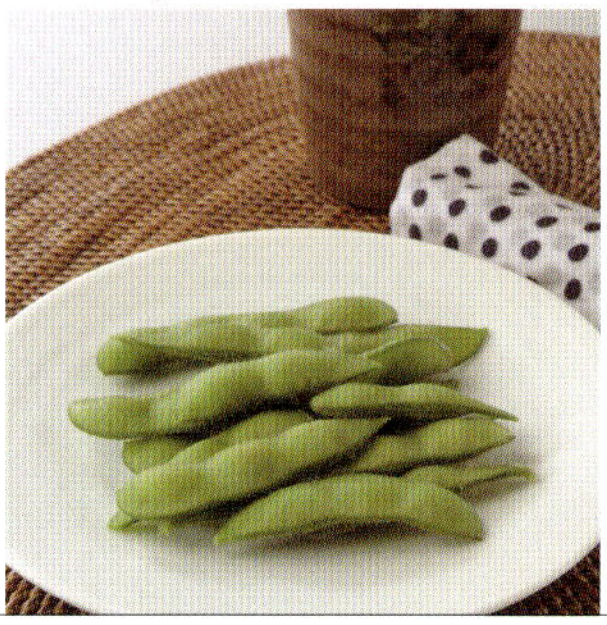

3 枝豆は未熟者？

枝豆の植物としての特徴を知る。

元来、「エダマメ」という植物は存在しません。 また大豆は、草なので「枝」ではなく「茎」です。枝豆は大豆の若ざやを収穫したもので、正式には「未成熟大豆」とも呼ばれます。ひとさやに3粒入るもの、豆が大粒で甘味や風味のあるもの、さやの毛が少なくて、色が美しい緑色のものなど、改良されて枝豆用に適した品種はありますが、植物の種類としては大豆とまったく同じもの。未熟な大豆を食べるのは日本特有の食文化ですが、最近は欧米などでも「EDAMAME」として人気が出ているそうです。

3 「枝つき」なのには理由がある

枝豆の保存方法と食べ方の工夫を知る。

さやいんげん、絹さやなど、ほかの豆がさやの状態で売られているのに、枝豆だけは枝つきで販売されているものを見ることが多いですね。これは枝豆の鮮度を守るため。枝豆はほかの豆に比べ、枝から外すと味が落ちやすくなるからです。枝や葉っぱがついていると、ゴミはたくさん出ますが、おいしい枝豆を食べたかったら、やっぱり昔ながらの枝つきにしましょう。

それに大切なのは、ゆで方です。コツはたっぷりのお湯で、少量の枝豆をゆでること。お湯の中に枝豆を入れて、1分以内にふきかえしてくるぐらいの強火でゆでます。

ゆでる前に塩をまぶしたり、お湯の中に塩を入れる方法もありますが、鮮やかな緑色にゆであげるには、じつは塩はあまり関係ありません。ゆであがってから、塩をパラパラとふりかけ、うちわなどであおぐと、色よく水っぽくならず、よりおいしく仕上がります。

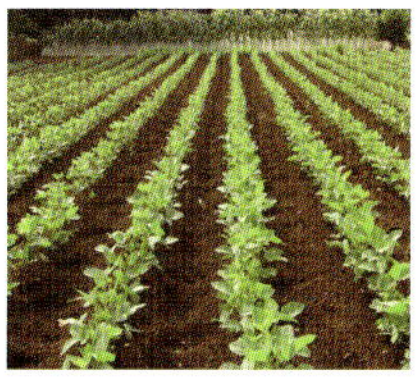

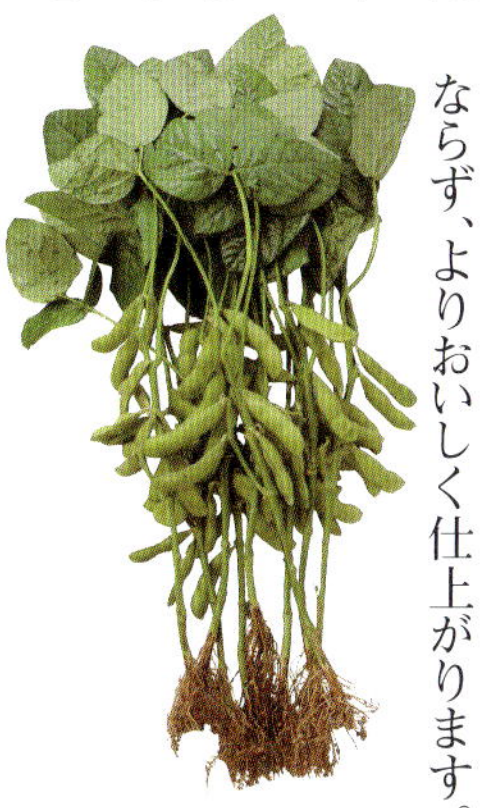

枝つき枝豆

枝豆の品種っていっぱいあるの？

とくに東北地方では夏によく食べられていて、その土地独自の品種が残っているのよ。新潟県の「いうなよ」（あまりにおいしいので、他人にいうなよ、という意味だとか）なんかは、面白い名前よね。

大豆《だいず》

soybean

昔から日本の食卓に欠かせない大豆。体に必要なタンパク質や脂質を含む健康食品の筆頭です。原産地は東南アジアで、中国から日本に伝えられました。食肉に匹敵する良質のタンパク質源でもあることから、「畑の肉」と呼ばれていますが、ヨーロッパでは育ちにくく、アジア圏が適地で、日本では弥生時代から栽培されるようになりました。大豆は、穀物の女神の体からはじめて生まれた5種類の穀物（五穀）の1つとして、神話の時代から歴史に登場しています。

2 大豆は「畑の肉」

ほかの食物と栄養成分を比べ、大豆の栄養特徴を知る。

大豆はタンパク質を30％以上も含んでいます。牛ヒレ肉では21％、とりささ身では23％、牛乳は3％強ですから、大豆がいかに高タンパクの食品で、「畑の肉」といわれる理由も分かります。

大豆のタンパク質は、体内でアミノ酸に分解され、筋肉や血液など各組織のタンパク質に合成されます。

このうち、人間の体内で合成されない「必須アミノ酸」が9種類あり、これらは食品から必ずとらなければなりません。大豆のタンパク質は、これらの必須アミノ酸がバランスよく含まれていて、下図のように栄養価を評価する2007年評点パターンでの「アミノ酸スコア」は卵や牛乳と並んで満点スコアの100です。昔から動物性の肉を食べない修業者や菜食主義者が健康で長生きできる理由です。

大豆には脂肪も多く（約20％）、そのほとんどは、コレステロールを下げるリノール酸やオレイン酸などの不飽和脂肪酸で、脂質異常症の予防に有効です。100g中17gも含まれている食物繊維は便秘予防に。また、抗酸化作用、血中脂肪を下げる効果のある配糖体のサポニンや女性ホルモンのバランスを調えるイソフラボン（ポリフェノール）なども注目の成分です。

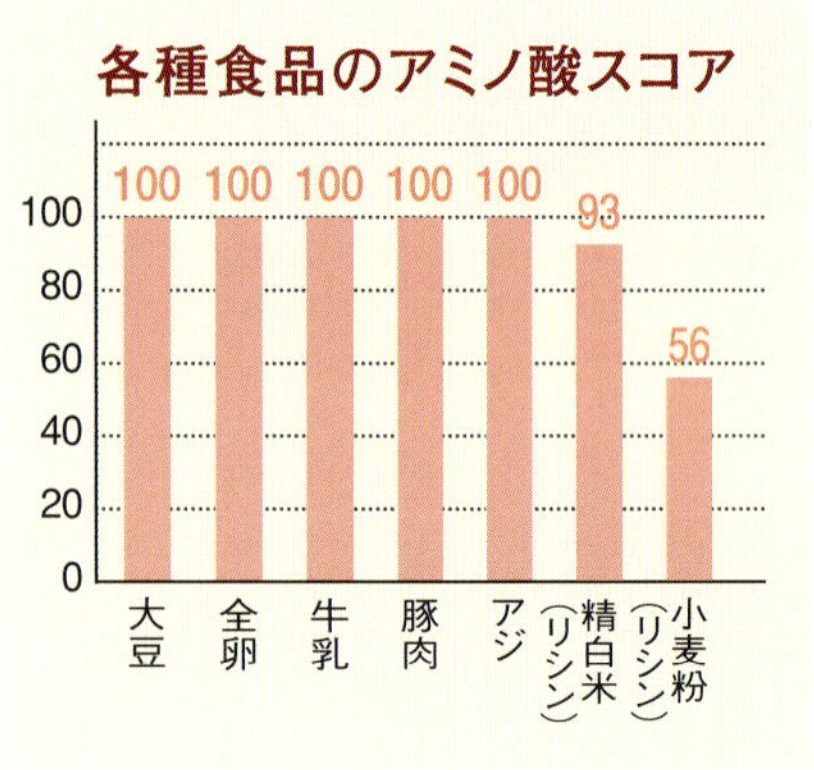

（）は制限アミノ酸

6 日本人と切っても切れない縁のある大豆

日本で大豆が広まっていった歴史を知る。

中国では4000～5000年前から大豆が栽培されていました。日本でもすでに弥生時代には栽培されていたと考えられていますが、奈良時代に入ると中国との外交も盛んになり、みそやしょうゆの加工方法も伝わってきました。その時代の古い書物にも豆のことが書かれています。平安時代には、大豆は稲に代わる税金としても納められていました。納税記録からは、当時、西日本を中心に大豆が栽培されていたことがわかっています。

全国に広く栽培が始まったのは、鎌倉時代以降のようです。そのころ広まっていた仏教では、肉食が禁じられていたため、大豆は重要なタンパク源でした。その後、大豆の栽培が日本全国に広まり、それにともなって加工品もふえ、日本人にはなくてはならない食材になっていったのです。また、当時の人々にとって、大豆がいかに大切なものであったかということは、「大豆」という名前からもうかがい知ることができます。

古代の中国では、大豆は大型の豆、小豆は小型の豆という意味で使われており、単純に大きさを指していました。ソラマメなど大型の豆があるにもかかわらず、ダイズが「大豆」と呼ばれるようになったのは「大きい豆」ではなく、「大切な豆」の意味だと考えられています。

大豆の品種は色、大きさなどによって分類されており、そのまま食べるためだけでなく、豆腐や納豆に加工するために適した特徴をもつ新品種が、各地でつくられています。

新品種をつくるには短くても10年、長いと20年近くかかる場合もあるそうです。

給食メニュー 49 大豆のじゃこいため

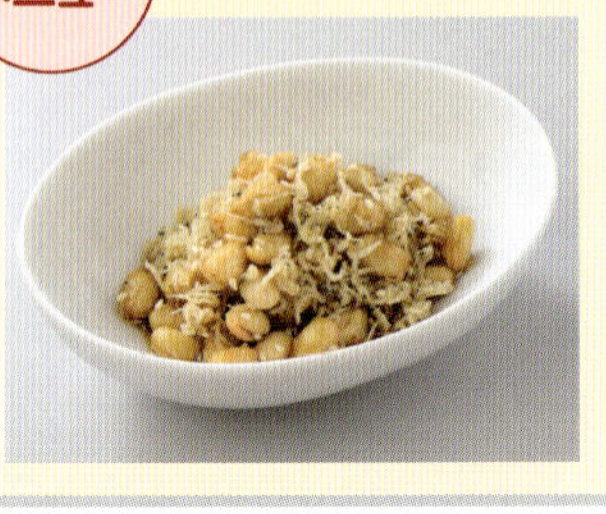

2・3

大豆は変身じょうず

大豆のさまざまな加工品とそのメリットを知る。

大豆が伝わってから2000年、日本ではたくさんの加工品が生まれました。

大豆から生まれた食品は、豆腐、納豆、油揚げ、湯葉、みそ、しょうゆ…どれも和食に欠かせないものです。

大豆のすぐれた栄養は、だれもが認めるところなのですが、欠点は、そのままでは消化吸収されにくいこと。

生の大豆のままではほとんど消化されず、加熱しても60～70％ぐらいしか消化されません。ところが加工食品にすることで、消化吸収率が90％以上になるのです。加工によって、さらに価値が高まる大豆なのです。

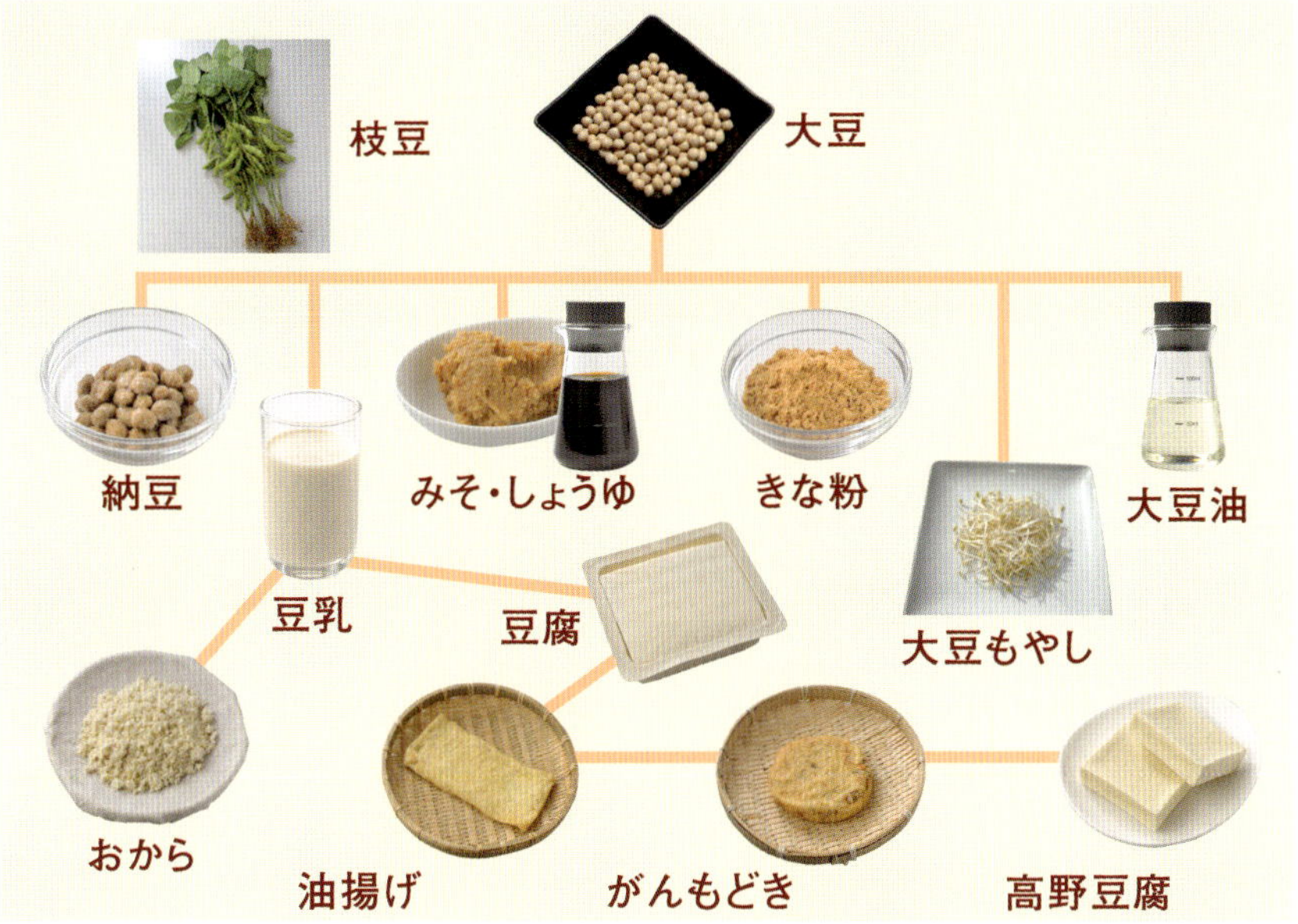

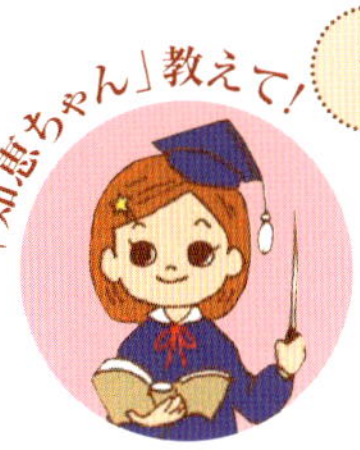

昔の人はどうしてあぜ道に大豆を植えたの？

昔の人は「あぜ豆」といって、田植えのときあぜ道に大豆の種を埋めて、秋の稲刈りの時いっしょに収穫したそうよ。

豆の根っこには「根粒菌」という小さな生物がくっついていて、豆や土に栄養を与えてくれるから、そのあとに植えた作物がよく育つんだって。

4・5

「遺伝子組み換え」人間の技術はどこまで行くの？

遺伝子組み換え農作物の目的や意義ついて知り、日本の食料問題について考える。

人間は古くから、自然現象としての遺伝子組み換えを行ってきました。いわゆる「交配」です。異なる品種をかけ合わせ、遺伝子を組み換えることにより、病気に強い作物や、たくさんの実が収穫できる作物などをつくってきたのです。

ところが、交配には膨大な時間がかかります。そこで、必要な性質の遺伝子だけ細胞からとり出し、別の細胞に入れて、DNAに組み込ませ、新しい性質を持たせようとする技術が生まれました。これが現代の遺伝子組み換えです。平成6年、世界で初めて遺伝子組み換え農作物が商品化されたのは、アメリカの企業が開発した日持ちのよいトマトでした。

日本では、大豆やとうもろこしをはじめとした8作物33品種（2014年）が輸入され、家畜の飼料、加工食品や食用油などの原料として利用されています。

ところで一番気になるのは、遺伝子組み換え農作物の人体への影響ですが、残念ながら、今の時点ではほとんどわかっていません。

日本の食料自給率は、米だけがほぼ100％ですが、大豆や小麦は以下のようにきわめて低く、心細い限りです。

外国と比較してもわが国のカロリーベースの食料自給率は、先進国の中では極めて低く、このままでは、輸入国の異常気象などで食料の輸入が止まったら、大変な事態になることが予想されています。

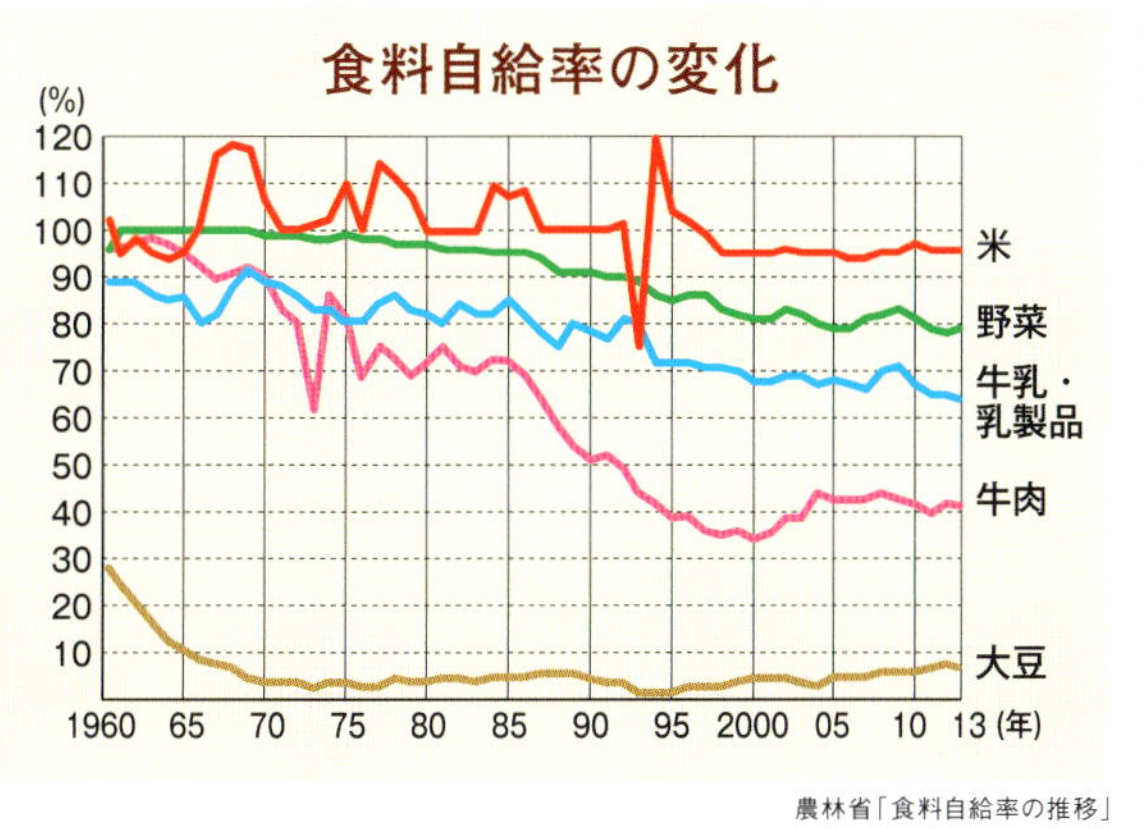

農林省「食料自給率の推移」

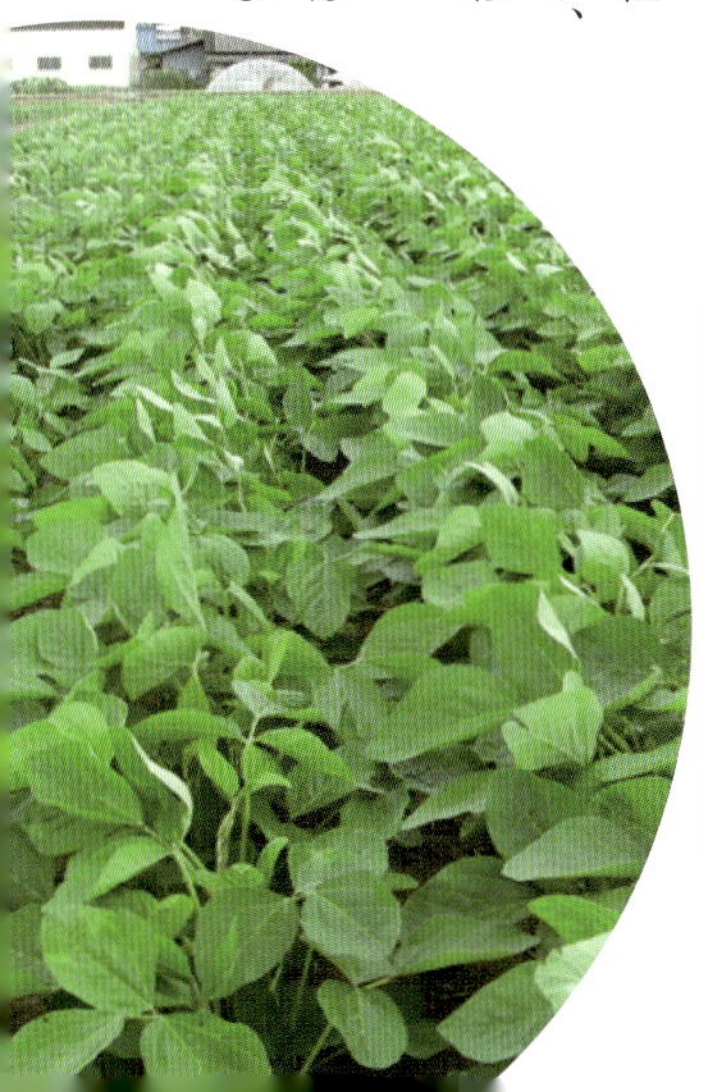

豆腐
とうふ
tofu

豆腐は江戸時代のころから夏の冷ややっこ、冬の湯豆腐として親しまれ、庶民の貴重なタンパク質の供給源でした。豆腐が生まれた中国では、豆腐の「腐」は「液状の物が寄り集まって、固形状になったやわらかいもの」を指し、別名で、「かべ」（壁）、おかべ、白物、もみじなどの呼び名があります。現在市販されている豆腐は、その製法によって木綿、絹ごし、ソフト、充填《じゅうてん》の4種類に分けられます。最近では、枝豆や黒豆からつくった豆腐などの新商品も生まれ、ヘルシー志向の食品としても見直されています。

給食メニュー 50 豆腐のあえ物

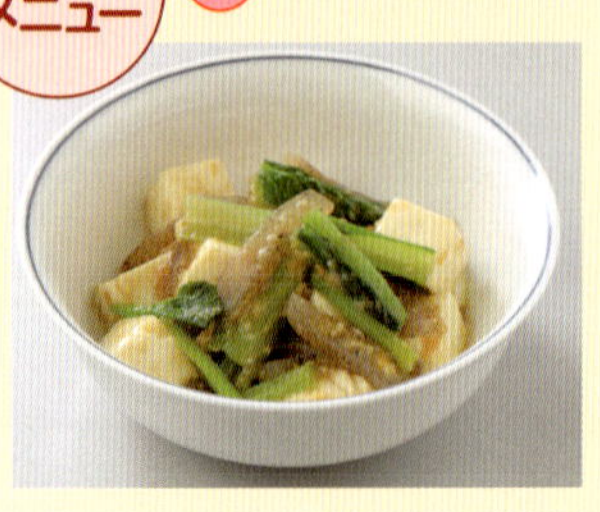

2・3

絹ごし豆腐と木綿豆腐、「絹」と「木綿」を使うのはホント？

豆腐の種類の違いを正しく知る。

木綿豆腐は木綿で、絹ごし豆腐は絹の布でこしてつくると思っている方が多いのではないでしょうか？　じつはそれは大きな勘違い。

木綿豆腐は豆乳ににがりを加えて寄せたものに、布を敷き、水を抜く穴を開けた型に移し、重しをかけて水抜きをしてつくります。一方、絹ごし豆腐は、穴のない型に豆乳とにがりを入れてそのままかためたもの。

絹ごし豆腐と木綿豆腐の違いは、製法によるものなのです。

3

「にがり」は海からの贈り物

にがりの役割と特徴を知る。

豆腐のパッケージの裏ラベルを見ると、原材料のところに「天然にがり」「にがり（塩化マグネシウム）」「硫酸カルシウム」などと記載があります。これらはすべて凝固剤として、豆腐をかためるはたらきをするものです。海水を煮つめると、水分が蒸発して塩が結晶化します。この塩をとり出したあとの液体が天然にがりで、おもな成分は塩化マグネシウムです。なお、絹ごし豆腐はグルコノデルタラクトンというブドウ糖からつくられる凝固剤も使われています。一時は工業的につくられた凝固剤が主流でしたが、近年の自然志向にともない、天然にがりでつくった豆腐のおいしさが見直されています。

2・3

豆腐1丁は大豆400粒

豆腐の原材料の大豆の使用量に興味を持つ。

豆腐の8～9割は水分、残りの1～2割が大豆からできています。たった1～2割の大豆ですが、昔ながらの手づくりの製法でつくっているお豆腐屋さんでは、豆腐1丁に使われる大豆の量は、木綿で350粒、絹ごしで450粒にもなるそうです。

もちろん、凝固剤の使い方や添加物を使えば、もっと少ない大豆でつくることも可能ですが、安すぎる豆腐の背景について一度考えてみたいですね。

絹ごし豆腐

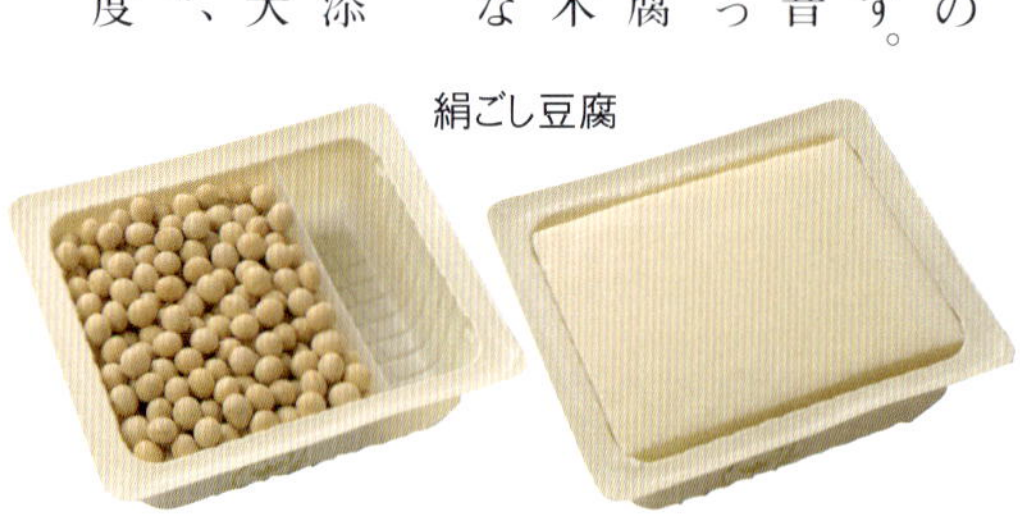

木綿豆腐

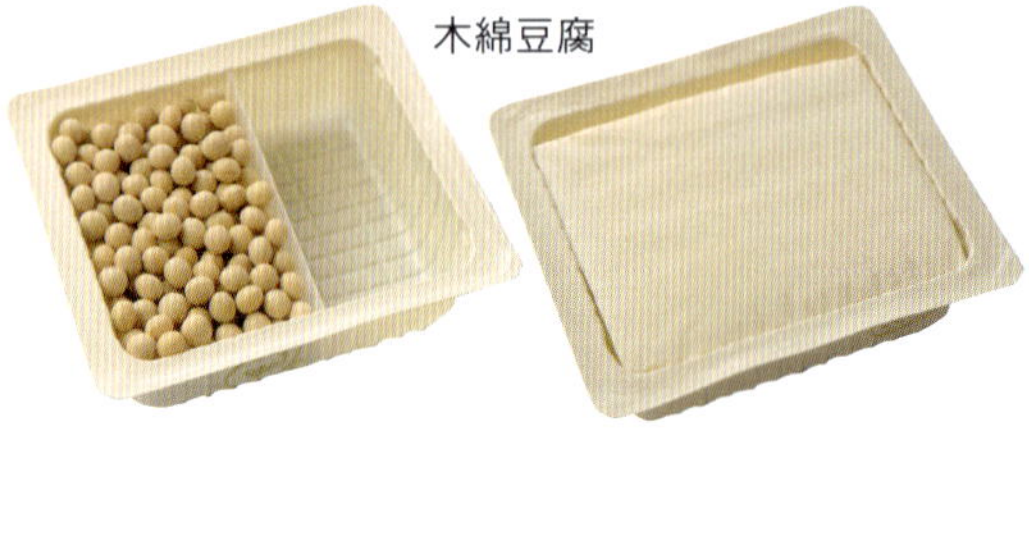

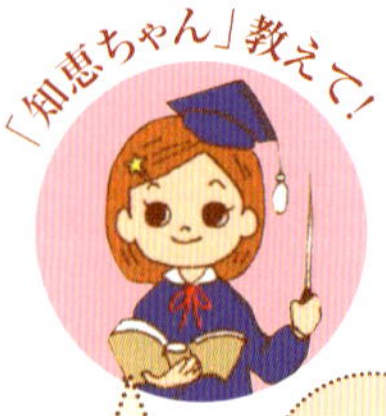

豆腐を凍らせた食べ物があるってホント？

凍り豆腐（高野山周辺でつくられていたことから高野豆腐とも呼ばれる）といって、豆腐の成分が凝縮されているから、より多くの栄養素が含まれているのよ。

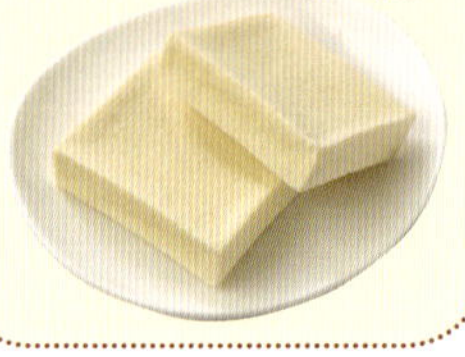

3

豆腐を自分でつくってみよう

豆腐のつくり方を知り、なぜかたまるのかを理解する。

豆乳もにがりも液体なのに、混ぜるとどうしてかたまるのか、不思議に思いますよね。

大豆のタンパク質は水に溶けやすく、その分子は豆乳の中を動きまわっています。このように分子が自由に動いている状態が液体です。

一方、にがりには、マグネシウムと塩素がそれぞれ「イオン」という形で存在しています。このうちマグネシウムイオンはタンパク質分子を引きつける性質をもっていて、タンパク質の接着剤としてはたらきます。

タンパク質分子がくっついて動きが鈍ると豆乳はかたまっていき、最終的に豆腐になるのです。これが豆腐がかたまる理由です。

豆腐を自分でつくってみましょう。

〈2丁分の材料〉

大豆…300g

にがり…15ml
（お湯60mlに溶かしておく）

〈器具〉

鍋　ボール　温度計　玉じゃくし

豆腐の型　さらしの布（2枚）

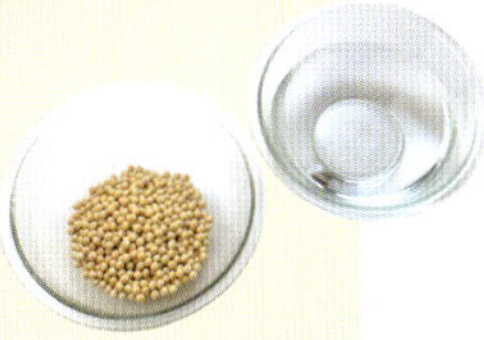

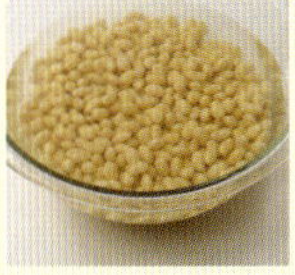

1 大豆を洗い、約3倍の量の水につけておく。夏は半日、冬は一晩ほどおいて充分にふやかす。

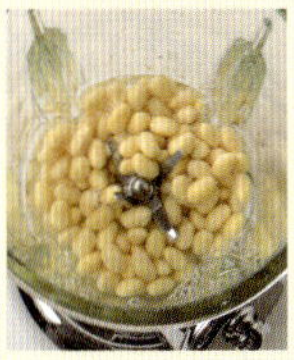

2 ふやかした大豆とつけ水をミキサーで粒がなくなるぐらいまでつぶす。この液を生呉（なまご）という。

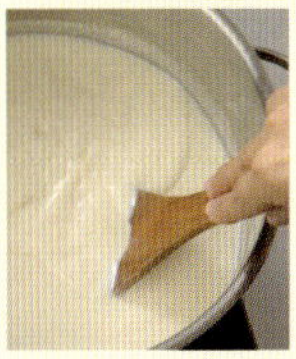

3 鍋に約7カップの水を煮立て、そこに生呉を入れ、かき混ぜながら沸騰させる。その後、弱火で8分位煮る。

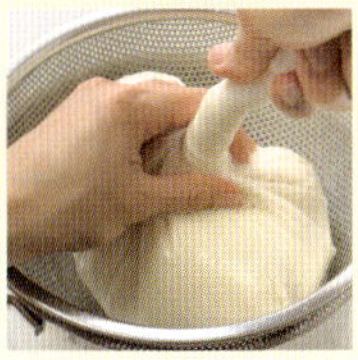

4 3の煮汁を熱いうちにさらし布でかたく絞る。この絞り液が豆乳。

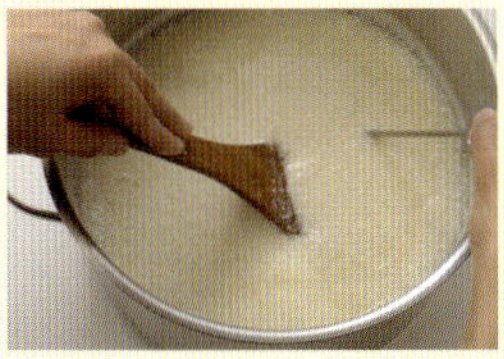

5 豆乳を弱火にかけて、かき混ぜながら80度くらいになったら火を止める。ゆっくりかき混ぜながら、にがり液を2回に分けて加え、15分おく。

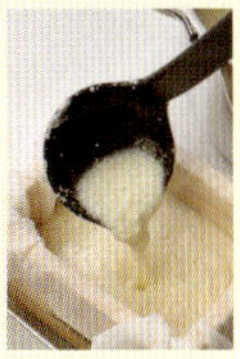

6 豆腐の型にさらし布を敷き、5を玉じゃくしで入れる。押ぶたの上に800g位の重しをして、15分位おくとかたまる。

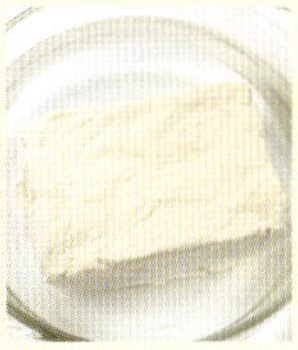

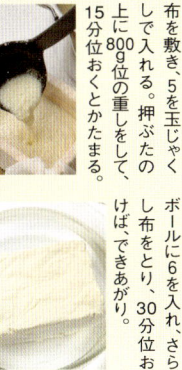

7 最後に水をはったボールに6を入れ、さらし布をとり、30分位おけば、できあがり。

1

豆腐のみそ汁を朝ごはんに！

朝食の重要性と朝食にふさわしい食事を知る。

子どもたちの生活習慣が乱れています。夜更かしをする子どもが増えていて、それが低年齢化しているそうです。それにともない、朝ごはんを食べない子どもも増加しています。

早起きして朝ごはんを食べ、しっかり学習や運動をして、早く寝るという規則正しい生活習慣は、体力や能力の向上につながります。脳は体重の2%しかありませんが、体に必要な全エネルギーの20%も使っています。脳のエネルギー源になるブドウ糖は体に蓄えられる量は少ないので、夜眠っているあいだに消費されたブドウ糖を、朝ごはんをしっかり食べて補う必要があるのです。

朝ごはんも、ただ食べればいいというものではありません。体や脳を目覚めさせるためには、温かい汁物が効果的です。

とりわけ「豆腐とわかめのみそ汁」は栄養素のバランスがよいので、おすすめです。時間がなければ、おわんに豆腐をスプーンですくって入れ、みそとだしを加えてお湯を注ぐと即席みそ汁にもなります。

5

豆腐の副産物、「おから」は産業廃棄物？

おからのできる過程とその利用法を知る。

スーパーに行くと豆腐売り場は必ずありますが、その横にひっそりと売られているのが「おから」です。

おからは豆腐をつくる際にできる呉《ご》をこして絞ったかすで、かつては家庭での料理に多く使われていました。ところが、やがて食生活の変化によって、家畜飼料などに使われるようになり、それも便利な配合飼料にとって代わるようになり、現在はその多くが産業廃棄物として捨てられています。

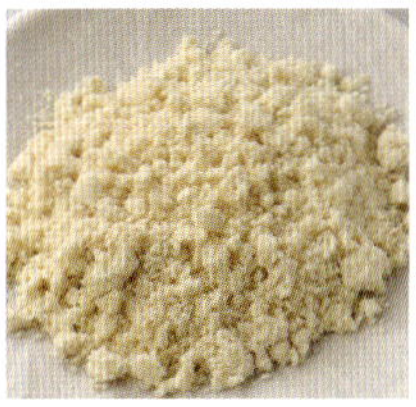

豆腐をつくる過程で必ずできるおからは、豆腐の生産量よりも多く製造されています。

価格も安く食物繊維なども豊富なおからを、もっと日常の料理にとり込みたいものですね。たとえば、おから入りハンバーグ、いりうの花などは子どもにも喜ばれるレシピです。

豆 まめ

beans

豆は、マメ科の植物の種子のうち食用とするものの総称を指し、米、麦、キビ、粟と並ぶ五穀のひとつとして古くから食されています。タンパク質をはじめ各種の栄養素をバランスよく豊富に含んでいるうえ、栽培しやすく貯蔵性にも富むことから、穀類中心の食習慣のあった日本では、不足する栄養素を補完する重要な食材として大きな役割を果たしてきました。

近年では食物繊維やイソフラボン、サポニンなどの機能性成分も注目されています。

給食メニュー

51 ポークビーンズ

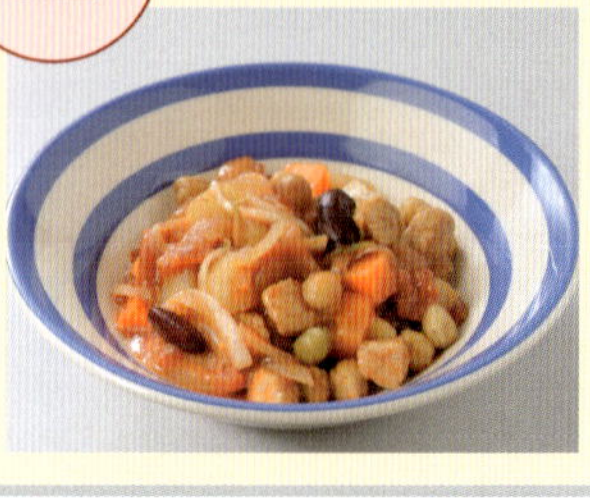

2 どんな豆があるの？

豆の種類と分類を知る。

豆は非常に多くの種類が栽培されていますが、そのおもな成分と成熟度から3つに分けられ、分類ごとに栄養価や食べ方が異なっています。

1.炭水化物とタンパク質を多く含む成熟豆

いんげん豆、そら豆、えんどう豆、小豆、ひよこ豆、レンズ豆

小豆

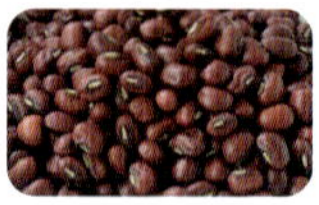

ささげ

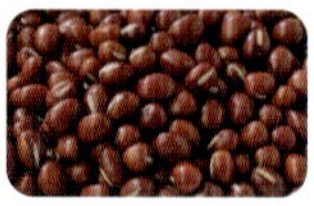

紫花豆※

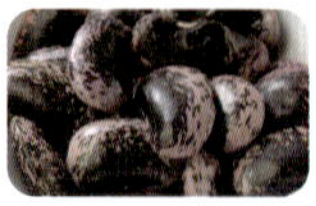

大福豆※

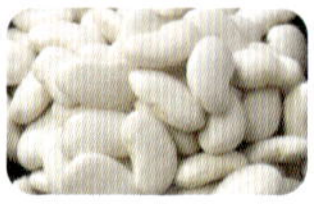

大正金時※

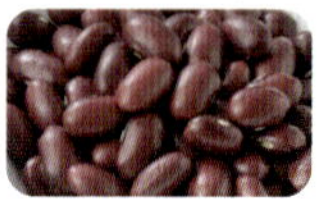

虎豆※

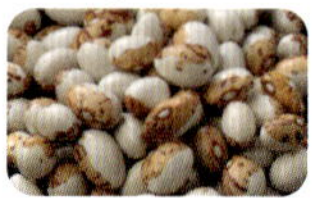

大手亡※

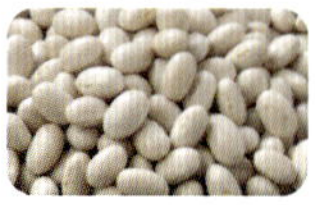

※はいんげん豆

2.脂質とタンパク質を多く含む成熟豆

大豆、落花生

※※は大豆

くらかけ※※

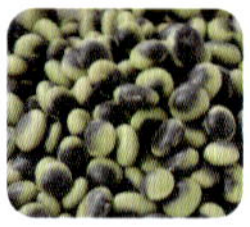

ひたし豆※※

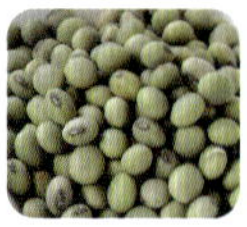

黒豆※※

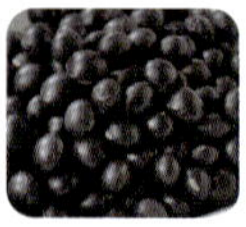

大豆※※

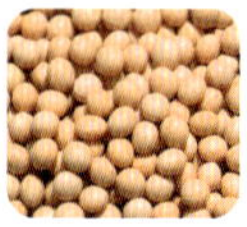

落花生

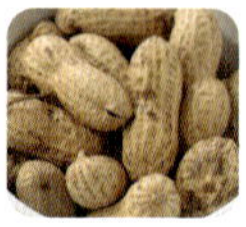

3.野菜的な性質を持つ未熟豆

枝豆、グリンピース、さやいんげん、さやえんどう

枝豆

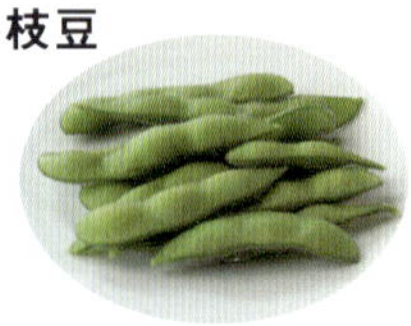

さやいんげん

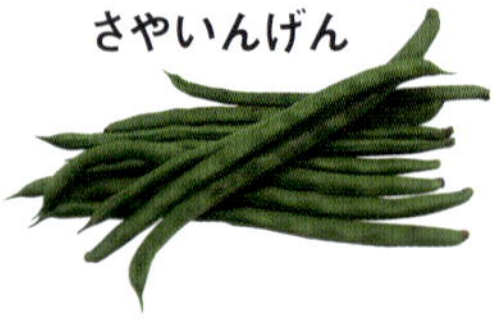

さやえんどう

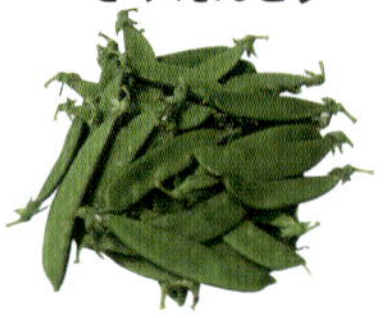

6 豆の通ってきた道

豆の栽培が世界中に広まっていく過程を知り、歴史との関わりについて考える。

豆の歴史は穀類と並んで古く、数千年も昔から世界中で主要な食材として食べられていました。各々の豆が、その原産地から長い年月をかけて世界中に広まっていったのです。

小豆は、日本でも古来から栽培されてきました。一方、大豆は原産地の中国から。日本へは弥生時代に伝来してきたもので、ヨーロッパへは18世紀に、アメリカへは19世紀に日本から伝わっていきました。メソポタミア（南西アジア）が原産とされる、えんどう豆やそら豆はシルクロードを通って中国へ、そして日本へ伝わりました。また中南米原産のいんげん豆はコロンブスたちが初めて見て、南米原産の落花生とともに大航海時代にヨーロッパへ伝わり、さらに世界中に普及していきました。

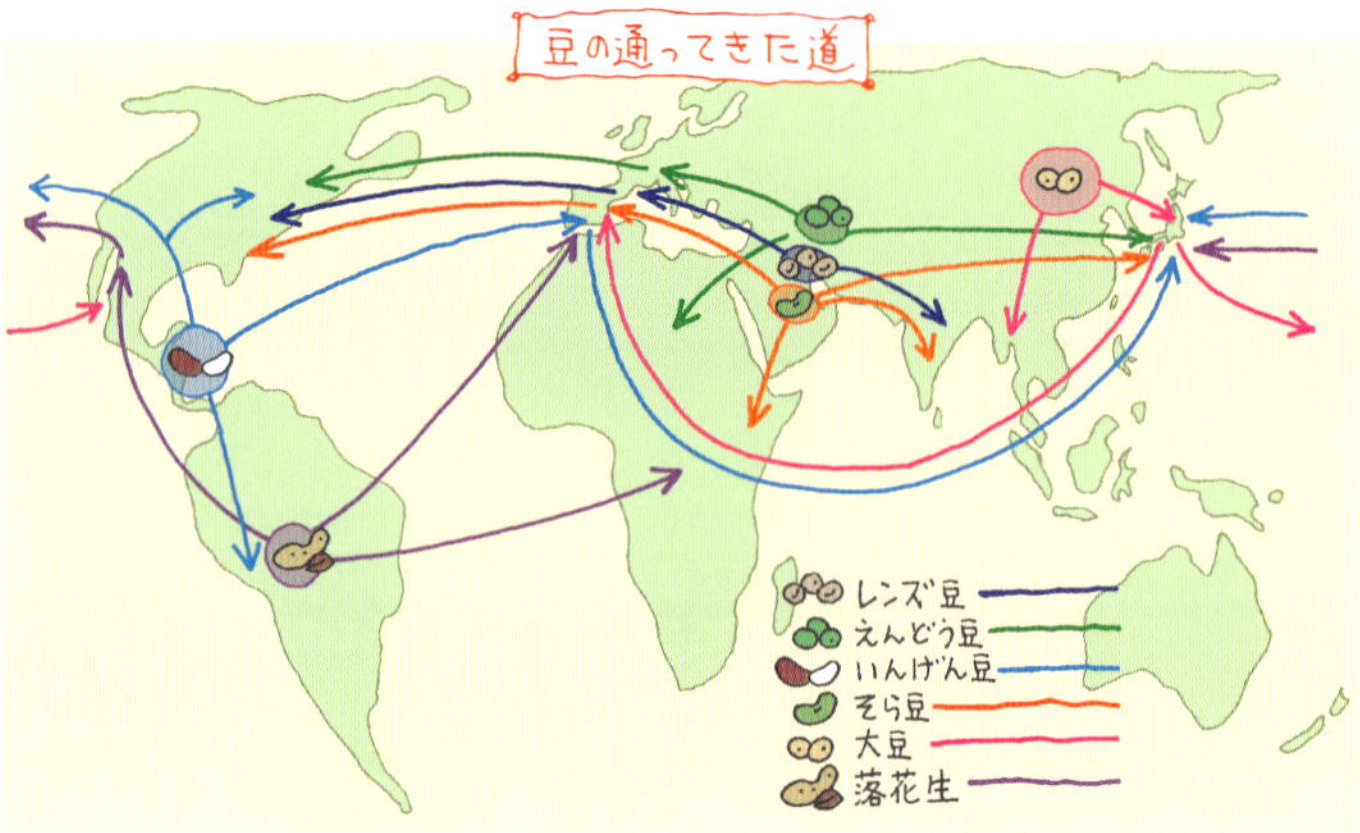

2 豆はバランスのとれた栄養の宝庫！

豆のすぐれた栄養価を理解し、関心を持つ。

豆は大豆、落花生以外は糖質が50％以上あり、エネルギー源として捉えられがちです。でも、じつは「畑の肉」とされる大豆をはじめ、小豆やえんどう豆などもタンパク質を20％以上と豊富に含んでいます。しかも、米などに不足している、必須アミノ酸のリシンも多く含んでいるので、効率よくタンパク質をとることができる優秀な植物性タンパク源なのです。またビタミン・ミネラルも豊富で、とくに体内で糖質をエネルギーに変えるときに必要な潤滑油であるビタミンB1が多く、昔から白米中心の日本人に不足しがちなビタミンB1を豆料理で補ってきました。

さらに豆は、食物繊維の代表選手でもあり、なかでも小豆やいんげん豆には12～13g（100g中）とごぼうなどにも負けない量が含まれているのです。

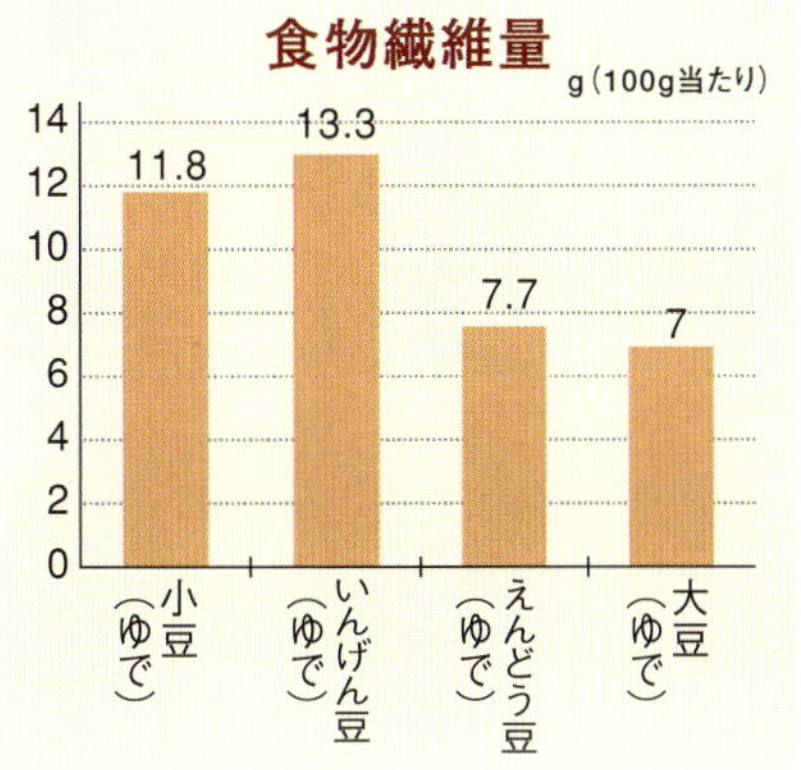

豆の豆知識 ウソ!? ホント!?

Q.そら豆は空までのびる!?

A.ウソ。そら豆は空まで長く伸びるからではなく、空に向かってさやがつくから空豆といわれています。でも『ジャックと豆の木』の豆は、そら豆だという説もあり、そら豆に限らず豆はその成長が早いのも大きな特徴です。

Q.落花生は土の中に埋まってる!?

A.ホント。落花生はその名の通り、花が咲いた後に子房柄という根のようなものが地中にもぐりこみ、その先端が膨らんでさやができて、成長するという豆のなかでも変わり種なのです。

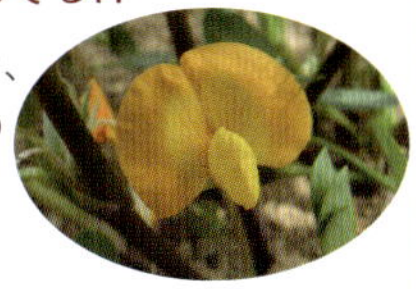
落花生の花

Q.カメラなどのレンズに似てるからレンズ豆!?

A.ウソ。『旧約聖書』にも出てくるレンズ豆は紀元前5500年ごろの遺跡からも見つかっており、世界最古の豆ともいわれています。ですから正解は逆。カメラなどのレンズがレンズ豆に似ていることから「レンズ」と名づけられたのです。

Q.いんげんやえんどうは豆？野菜？

A.どちらとも。ふつう、「豆」は完熟した種子を乾燥させたものをいい、さやえんどうのような未熟の種子を食べる豆は「野菜」に分類されます。ですから、いんげんやえんどうは豆でもあり、野菜でもあります。

---

3 煮豆をつくってみよう！

煮豆をつくって、豆の調理特性を知るとともに豆を身近に感じる。

つくり方

1 豆を洗い、小豆以外の豆は水につけて、豆の大きさに合わせて2～5時間程度吸水させる。

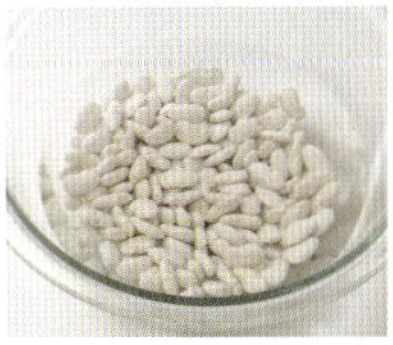
吸水

2 豆の3～4倍の水を加えて火にかけ、沸騰したら一度ゆでこぼし（渋切り）、再び水を加えて火にかける。

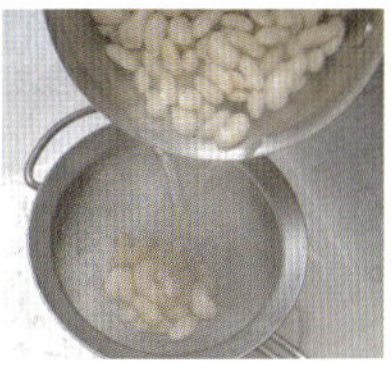
渋切り

3 再度沸騰したら、水を1カップ程度差し水（びっくり水）をする。

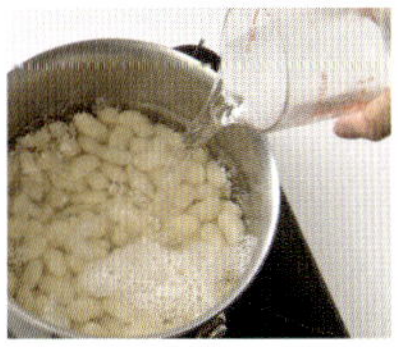
びっくり水

4 指先でつまんで軽く押してつぶれるくらいまで50～60分（小豆は30分程度）煮る。

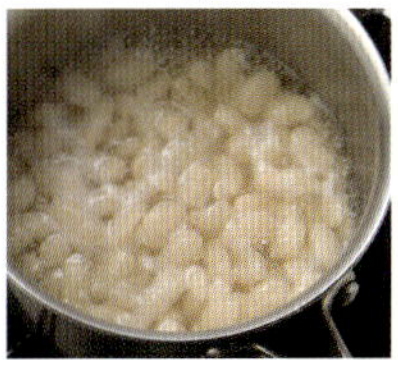
煮る

5 豆の煮汁を切って、砂糖（豆の50％前後、あんは100％～）と塩少々を入れて、中火で混ぜながらつやよく仕上げる。

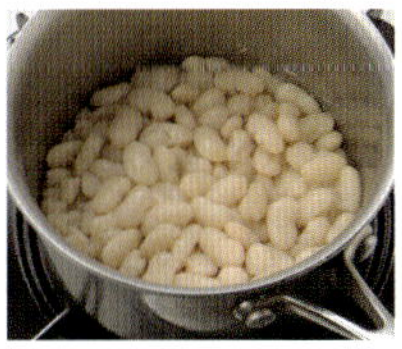
完成

ポイント

吸水…小豆は皮がかたいため吸水が遅く、ある程度吸水すると胚座のところが割れて中のでんぷんが溶出し、水温が高い時期では変敗しやすくなるので浸漬せずに加熱する。

渋切り…タンニンやサポニンなどのアクの成分をとり除くため。
小豆以外は省略してもよい。

びっくり水…煮始めの湯の温度を下げ、豆が中心まで均一に膨潤して皮のしわも伸び、ふっくら仕上げるため。

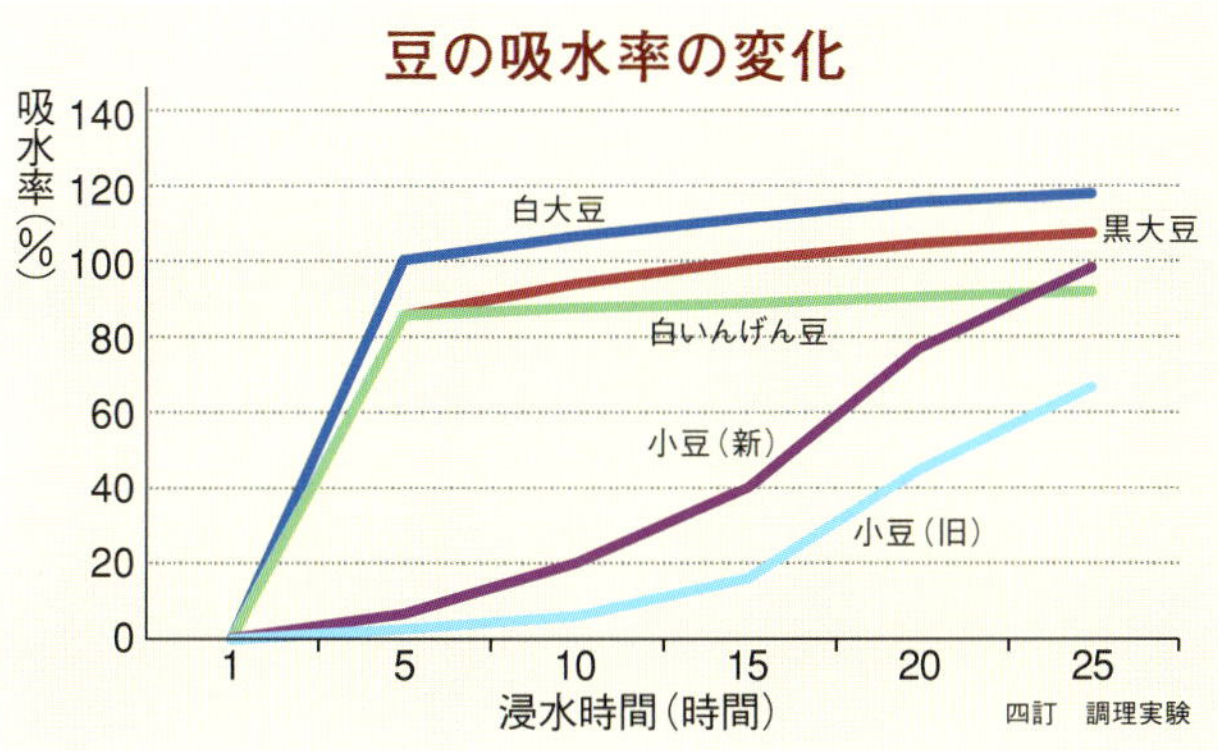

卵
牛乳

egg, milk & daily products

卵
牛乳
乳製品

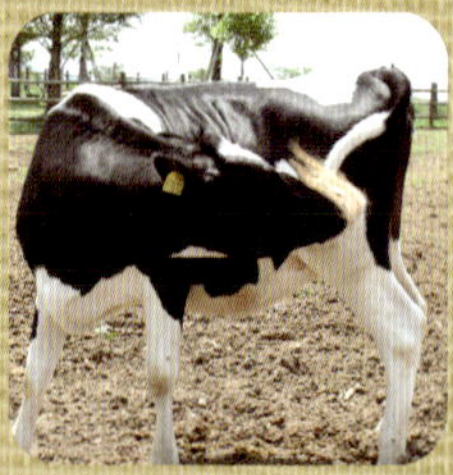

卵《たまご》

egg

卵には、やがて1羽のニワトリになるまでの必要な栄養素がすべて含まれています。わたしたちにとって、身近な栄養食品であり、保存性にもすぐれています。また、安価で価格の変動がほぼないことから、「物価の優等生」ともいわれてきました。キリストの復活を祝う祭り「イースター＝復活祭」では、彩飾した卵を贈り合ったり、卵のごちそうをつくる習慣があります。卵は古今東西で、新しいいのちを表すシンボルとしても位置づけられているようです。

給食メニュー 52 カニ玉

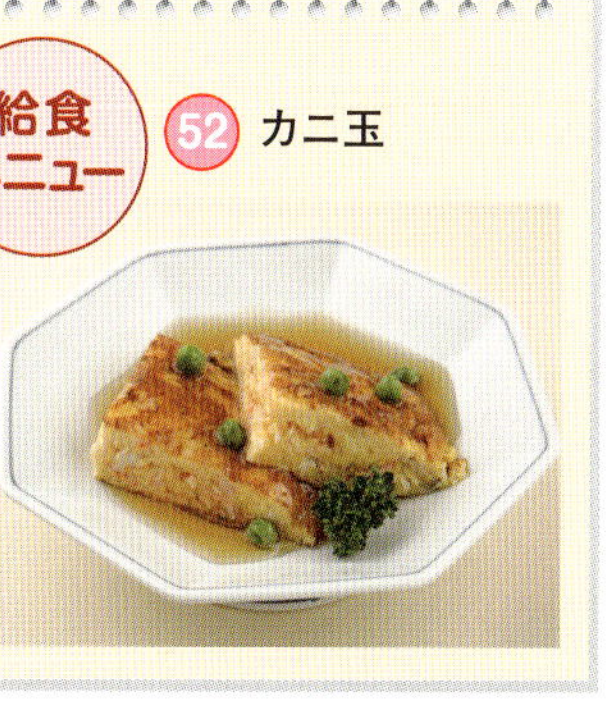

2 卵を温めてもヒヨコにはならない!?

ニワトリの卵の成り立ち、無精卵と有精卵など、その特殊性を知る。

卵はふつう、雄と雌の交尾の結果でできるものですが、ニワトリは雌だけでも卵を産むことができます。したがって、ほとんどの養鶏場では雌のニワトリだけが選別され、飼育されています。雌のニワトリの卵巣には卵黄のもとになる卵胞が1万個以上もあり、ゆっくりと成長して直径30㎜ほどに成長した卵胞が、卵管に排卵されます。そして、長い卵管を進む間に卵白、卵殻膜、卵殻と包まれていき、卵管から出るときには立派な卵形になっているというわけです。1羽のニワトリが一生に産む卵は約1500個といわれています。ふつうに売られている卵は、こうして雌だけで産んだ無精卵なので、温めてもヒヨコにはなりません。ただし、放し飼いなどで雄といっしょに飼われている場合もあり、そこでできる有精卵は、環境が整うとヒヨコになります。

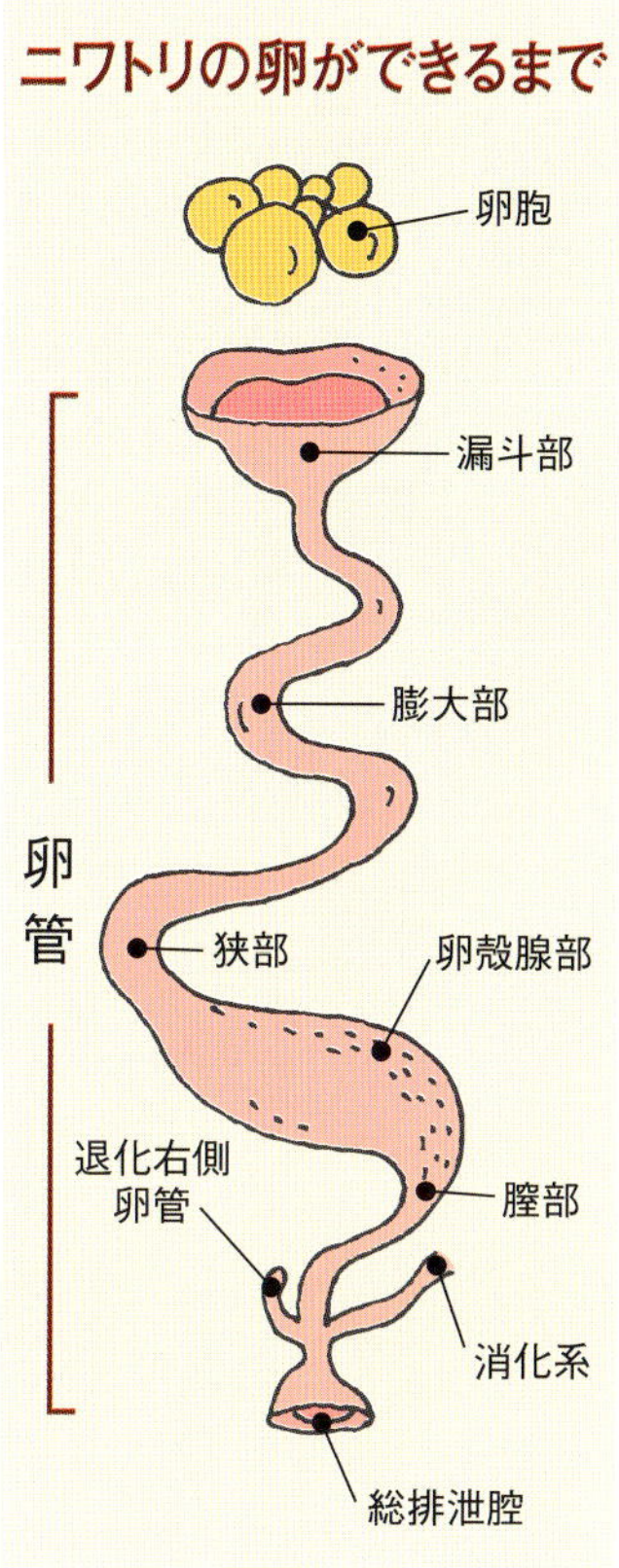

ニワトリの卵ができるまで

2 卵はどうして卵形？

卵の形から、生き物の進化やその背景を考える。

魚やカエルの卵はまん丸ですが、ニワトリなど鳥類の卵はまん丸ではなく、いわゆる卵形をしています。鳥の産卵では、蛇などのほかの動物にねらわれないように、高い木の上に巣をつくり、そこに卵を産んで、時間をかけて温め、ヒナにかえします。その間、卵の形がまん丸だと、高い木からころがり落ちやすくなるので、それをあの卵形で防いでいるのではと考えられています。

ニワトリは地上で産卵しますが、鳥類の進化の過程が卵にも表れているのでしょうね。

卵の構造

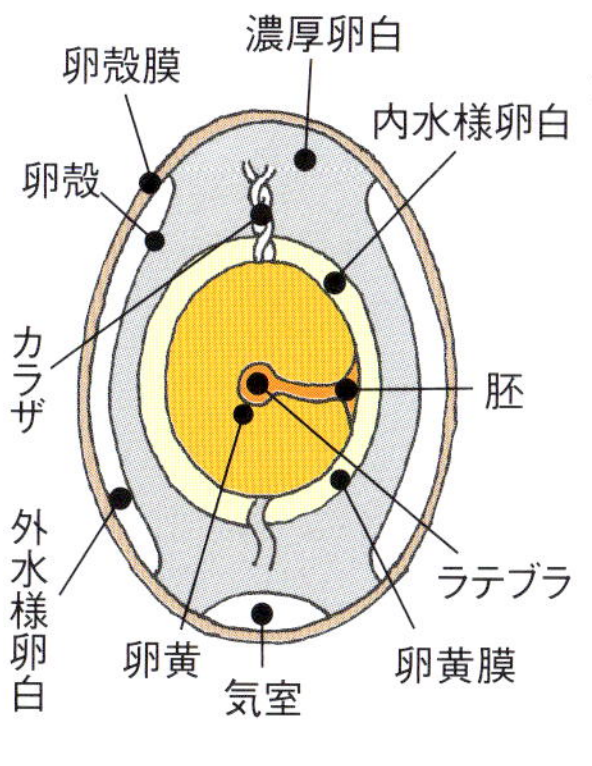

2·3 卵の殻も夏は薄く、冬は厚い

卵の呼吸のしくみ、その影響で殻や卵の品質も変わることを知る。

卵の殻の主成分は炭酸カルシウムで、その量によって殻の厚さは変わります。そして、ニワトリがつくり出す炭酸カルシウムの量は、季節によって変わります。卵の殻には1万個以上のごく小さな穴が開いていて、ニワトリの胚はそれを通じて、外部の酸素と内部の二酸化炭素を交換し、呼吸をしています。夏の暑い環境では、ニワトリは1分間に数百回といわれるほど呼吸数が多くなり、殻の主成分である炭酸カルシウムをつくるのに必要な血中の二酸化炭素が減ってしまいます。その結果、炭酸カルシウムの量が減り、殻は薄く、強度も低下してしまうのです。逆に、冬は呼吸数もグンと少ないために、炭酸カルシウムも充分つくられ殻も厚くなります。

一般に、殻が薄い卵は、品質も悪くなりやすいといわれています。

2・3 赤い卵のほうがパワーがありそうというのは誤解

卵の栄養素の基本、卵の殻や卵黄の色との関係を知る。

ニワトリの卵の色を大きく分けると、白色と、赤玉と呼ばれる褐色になります。この卵の色は、羽根の色とは関係がなく、ニワトリの品種によって決まっています。色合いの濃淡は、消費者の好みに合わせ、交配による品種改良によってつくられています。赤玉のほうが栄養価が高いと思われがちですが、栄養価は白色も赤玉も変わりません。赤色のほうがなんとなくパワーがあるような感覚的な思いこみや、赤玉のほうが希少価値があった時代のなごりのようです。

卵黄も、赤味を帯びて色が濃いほうが栄養価が高いような誤解があります。しかし、これも飼料に含まれる色素によって変わるだけで、栄養価には関係ありません。パプリカ、とうがらしなどをたくさん与えれば、黄色が濃くなるのだそうです。

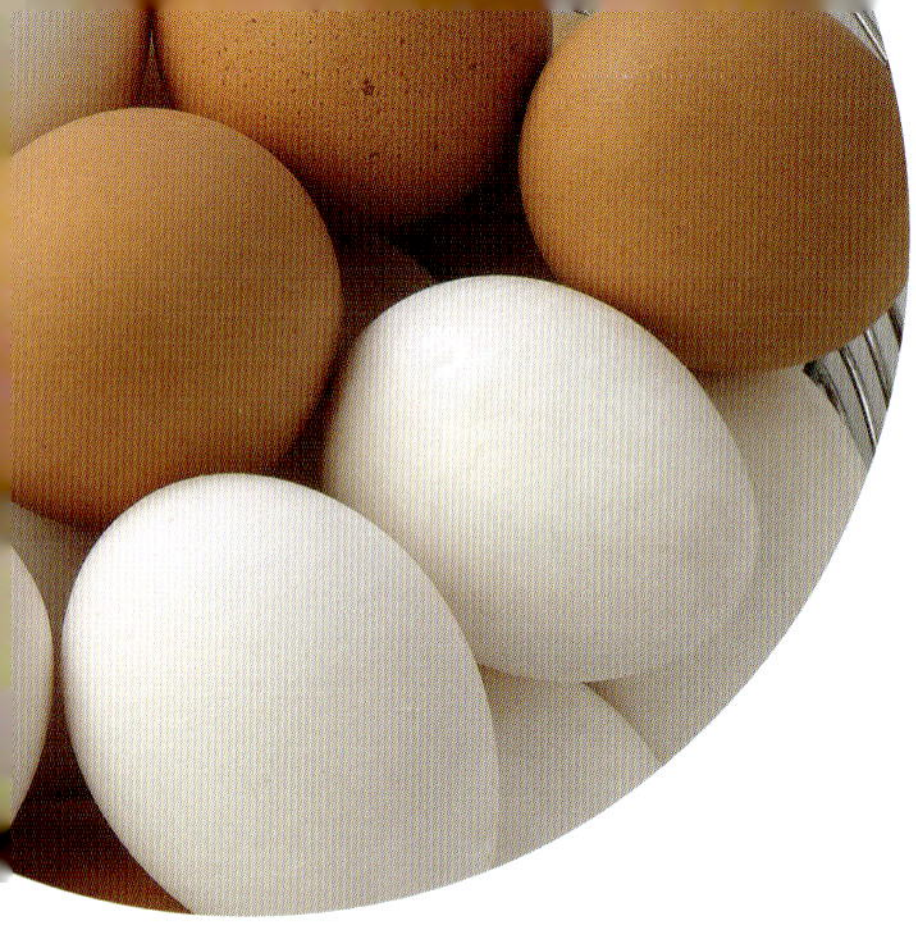

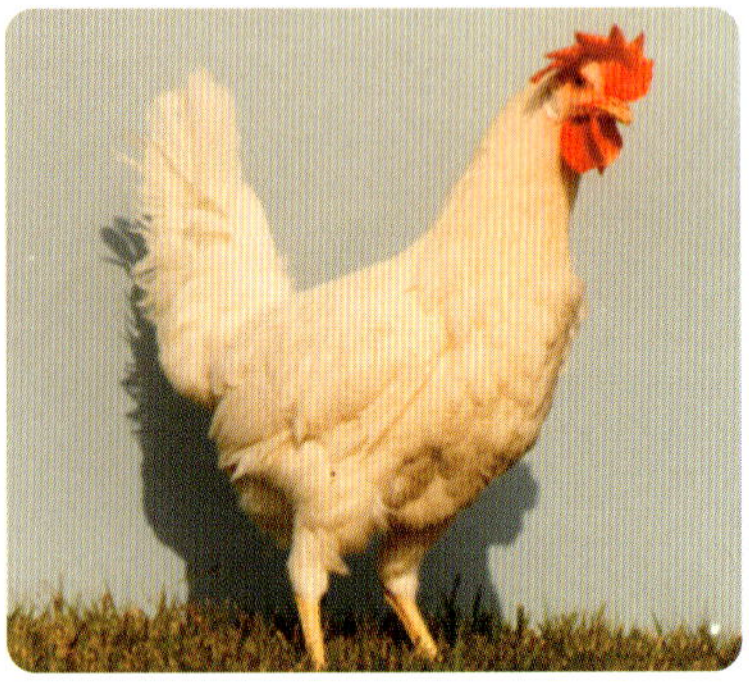

ニワトリ白 レグホーン種

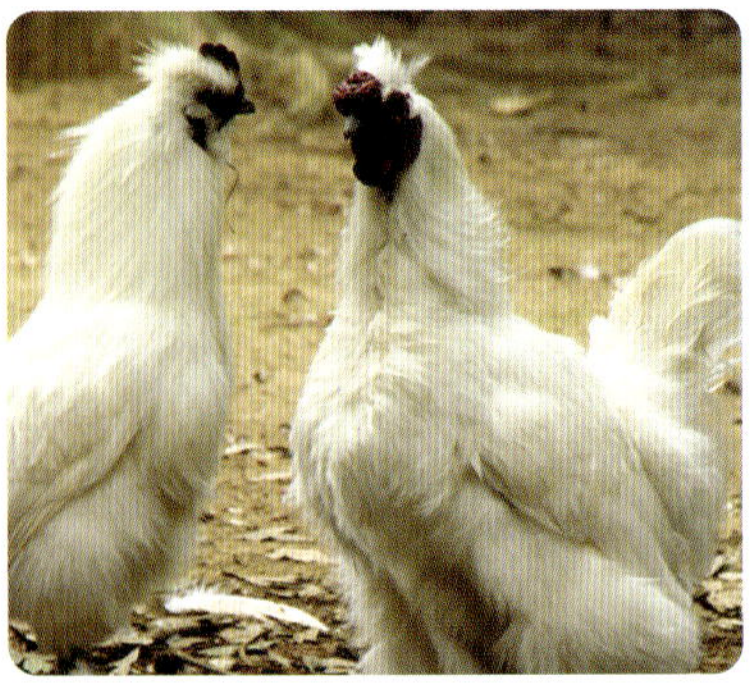

烏骨鶏（うこっけい）

卵用のニワトリの代表は、レグホーン種。羽の色は白、褐色、黒などがある。卵はみんな白色。烏骨鶏の羽は白と黒だが、希少な卵は淡茶色

2 卵白も卵黄もすばらしい栄養価を持っている

卵全体、卵白・卵黄それぞれの栄養素の豊かさを知る。

卵には、良質なタンパク質をはじめ、わたしたちに必要な栄養素がとても豊富に含まれています。卵白と卵黄どちらも高い栄養価ですが（プロテインスコア・アミノ酸スコアともに100）、内容は異なります。

卵白の主成分は水分とタンパク質で、そのタンパク質は必須アミノ酸の多くを理想的なバランスで含んでおり、ほかの食品のタンパク質の品質評価基準になっているほどです。

卵黄はタンパク質はもとより、脂質や多くのビタミン、ミネラルを含みます。

卵黄の脂質には必須脂肪酸が多いのが特徴で、脂溶性のビタミンAをはじめ、D、E、Kも多く含みます。

最近、ビタミンB群の一種である卵黄コリンが、脳内の神経伝達物質を合成するのに欠かせないことから、認知症予防・治療効果の面からも注目されるようになっています。

卵はコレステロールが心配ですが（卵のコレステロール420㎎／100g、女性の食事摂取基準18〜70歳以上600㎎未満／日）、高コレステロール血症の人でも、1日1個はとりたい食品です。

卵かけごはんは消化に悪い？

生の卵白には、人間の膵液《すいえき》に含まれる消化酵素トリプシンのはたらきを阻害するタンパク質の一種が含まれていて、消化吸収が悪いといった説もあったのよ。でも、このタンパク質は、豚や牛のトリプシンは阻害しても、人間にはまったく影響しないことがわかったの。卵は、生でも加熱しても消化率は変わらないって。

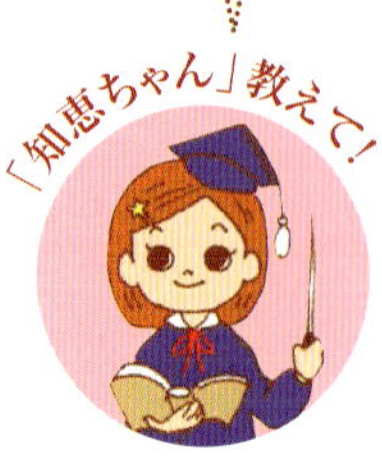

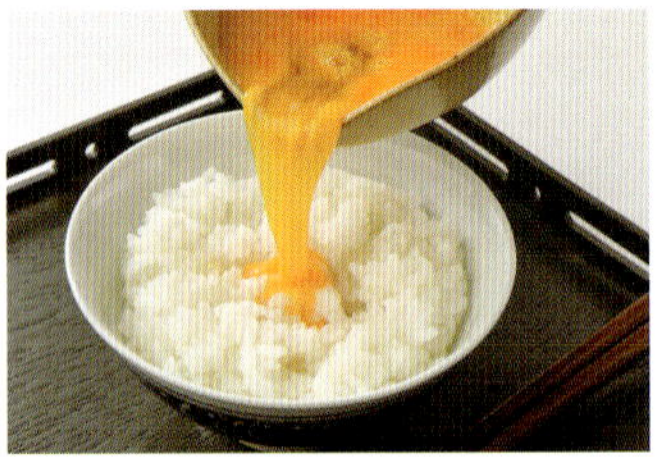

卵かけごはん

3 新鮮な卵では、ゆで卵はじょうずにできない

生体としての卵の成り立ちと調理による変化を考える。

ゆで卵の殻がむきにくく、デコボコになったり、卵白まで崩れていっしょにむけたりするのは、産みたての新鮮な卵のときに起きがちです。

新鮮な卵をゆでると、卵白に含まれる二酸化炭素が急に気化して細かい泡となり、卵殻の表面にある気孔から発散されます。そのため、卵白の圧力が高まり、卵白と卵殻膜が卵殻に押しつけられて密着する状態になるので、殻がむきにくくなるというわけです。このとき、泡のまわりの卵白は熱でかたまり、泡の後にごく微細な孔が残ってスポンジ状になってパサパサした感じになっているので、卵白じたいもおいしくありません。

産んで3～4日経つと、二酸化炭素は自然に抜けるので、その影響は起きにくくなります。

なお、半熟卵のように加熱がやや不充分な卵は、殻がむけにくい傾向があります。

3 温泉卵はなぜ卵黄からかたまる？

加熱のしかた、温度によって、卵のかたまり方が違うことを知る。

ゆで卵は、外側の卵白から先にかたまっていくので、ゆで時間が短ければ、内側の卵黄がまだかたまっていない半熟になります。

ところが温泉卵は、卵黄がかたまっているのに、外側の卵白がまだトロッとしている状態です。

これは、卵白と卵黄がかたまる温度の違いを利用したつくり方です。卵白がかたまり始めるのは58℃で、80℃にならなければ完全にはかたまりません。一方、卵黄は65～70℃でかたまり始め、この温度を保てばほぼ完全にかたまります。この性質を利用して、65～70℃で30分くらい保つと、温泉卵ができあがるというわけです。

温泉卵という名前は、湧き出す湯がちょうどその温度だった温泉地でつくられたことからついたようです。内側の卵黄からかたまるので、温泉につかったときと同様に「芯から温まる」から、という説もあります。

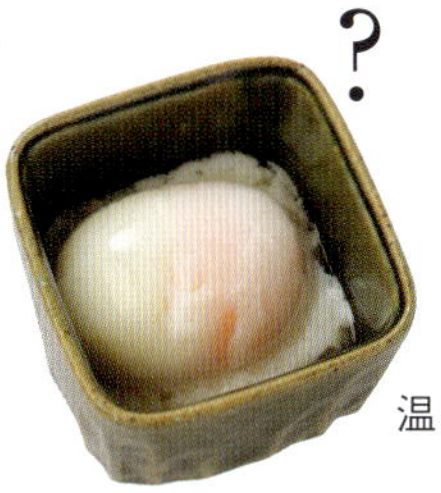

温泉卵

2・3 卵の見分け方3種

生物としての卵と食材としての卵を関連づける。

【無精卵と有精卵】

卵巣から卵黄が排卵されて卵管に入るまでは、無精卵も有精卵も同じですが、卵管漏斗部に精子が待っていると、そこで受精して有精卵になります。これは、外見では残念ながら見分けられません。割ってみると、有精卵では卵黄の胚の部分に血管が現れ、白っぽい胚盤が丸く広がって、内側の透明な卵黄の中心部に白い斑点が見られます。

ちなみに、無精卵と有精卵の栄養価は、とくに差はありません。

【生卵とゆで卵】

外見では区別がつかない生卵とゆで卵。でも、割ってみなくても、判別はとても簡単です。ゆで卵は、中身がかたまっているので重心が安定していますが、生卵は卵白と卵黄がドロッとした液体で、それぞれが中で特有に固定されているため、不規則な動き方をせざるを得ません。この違いを利用した方法です。

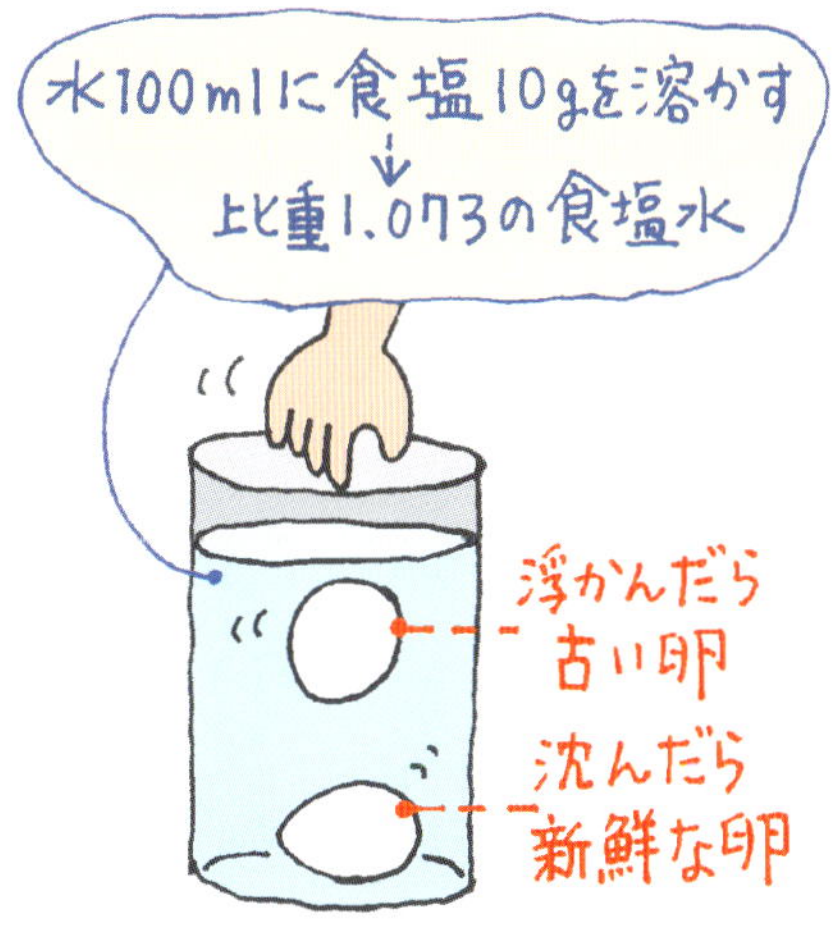

【新しい卵と古い卵】

新鮮な卵は、殻がザラザラしていたり、割ったときに卵白も卵黄も盛り上がっています。でも、割らなくても、卵の鮮度が確実に、簡単にわかる方法があります。卵の比重が、鮮度によって変わることを利用するのです。新鮮な卵の比重は1.08～1.09。古くなると、外気温や湿度の影響で殻の中の気室（空洞の部分）が大きくなるため、卵の比重は軽くなっていきます。

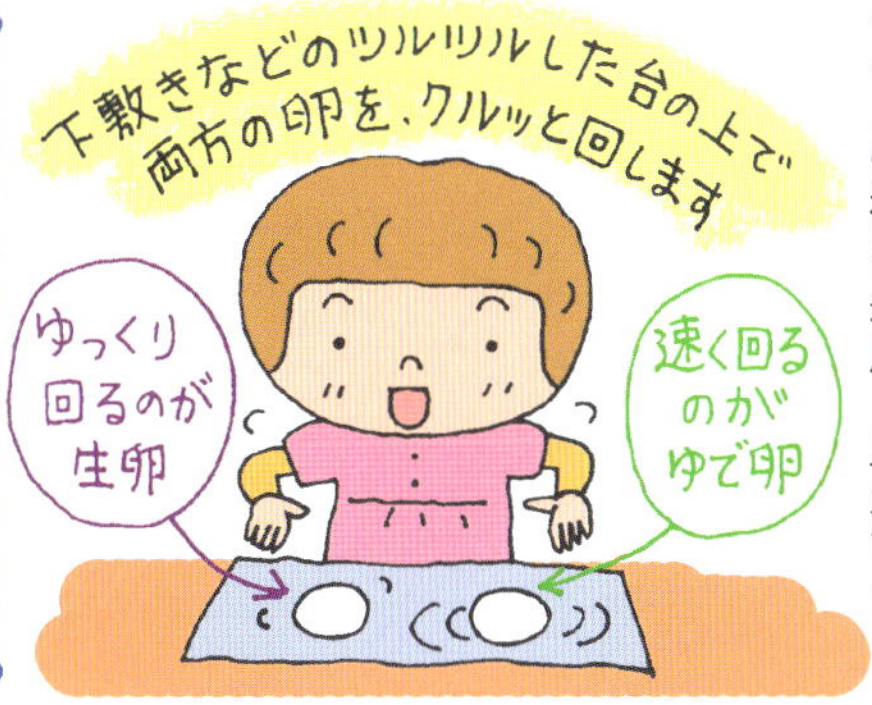
下敷きなどのツルツルした台の上で両方の卵を、クルッと回します
速く回るのがゆで卵
ゆっくり回るのが生卵

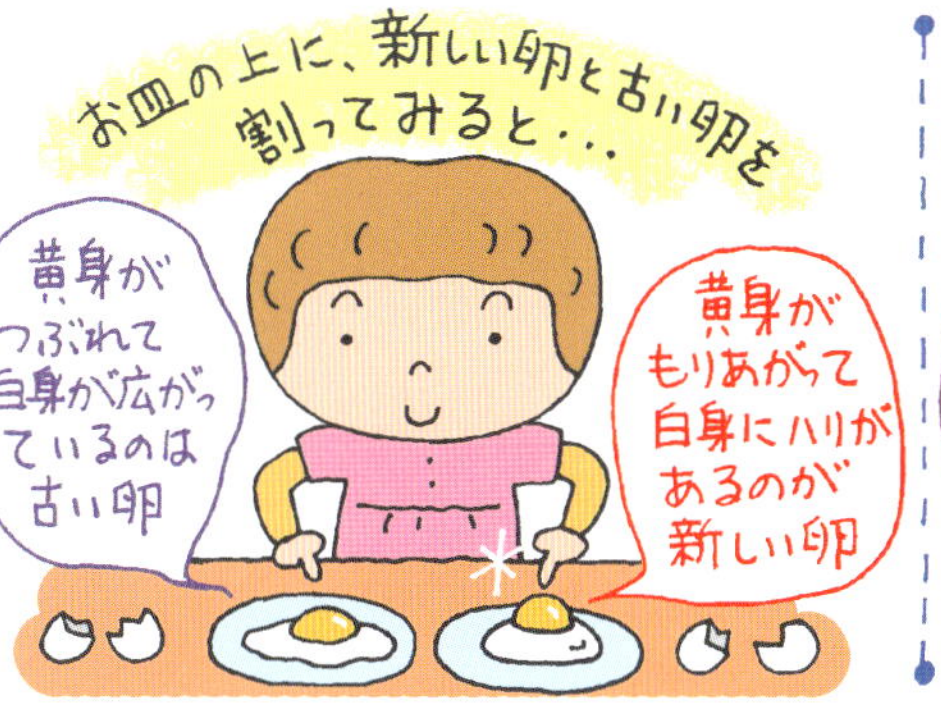
お皿の上に、新しい卵と古い卵を割ってみると…
黄身がもりあがって白身にハリがあるのが新しい卵
黄身がつぶれて白身が広がっているのは古い卵

牛乳《ぎゅうにゅう》

milk

牛乳や母乳などのミルクは、もともと、生まれたばかりの赤ん坊が初めて口にする「食べもの」。その栄養バランスのよさは、神が授けた最高の食べものといわれるほどで、まさに自然の栄養ドリンクです。漢方でも、古くから虚弱体質を治すとされたり、病後の体力回復にも用いられてきました。日本にはすでに飛鳥時代に伝来していたようですが、一般に利用されるようになったのは明治時代になってから。そして今では学校給食に欠かせないものになり、飲むだけでなく、さまざまな料理や食品にも使われています。

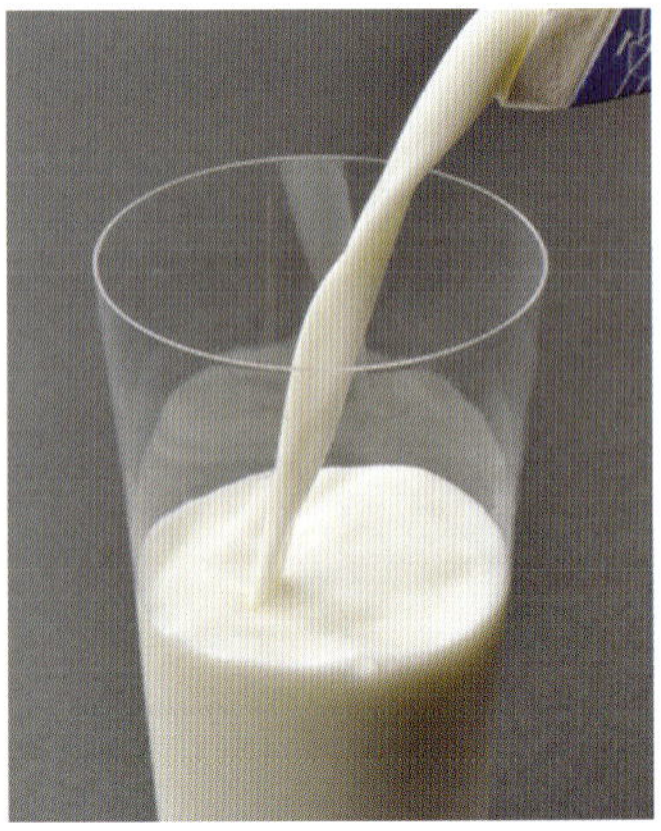

4 人間は、子牛に飲ませる乳をいただいている

人間は、ほかの動植物のいのちや大切なものをもらって食べていることに気づき、感謝の心をはぐくむ。

乳牛は、人間に飲ませるためにせっせと乳を出しているわけではありません。人間が母乳で赤ん坊を育てるのと同様、生まれた子牛のためです。つまり、子牛が生まれなければ乳は出ないので、人間が乳牛を人工授精させ、効率よく搾乳できるように管理しているのです。搾乳期間は300〜330日。出産から次の出産までは12〜15か月、1頭でこれを3〜4回、繰り返すそうです。大事に飲まなければ申し訳ないですね。

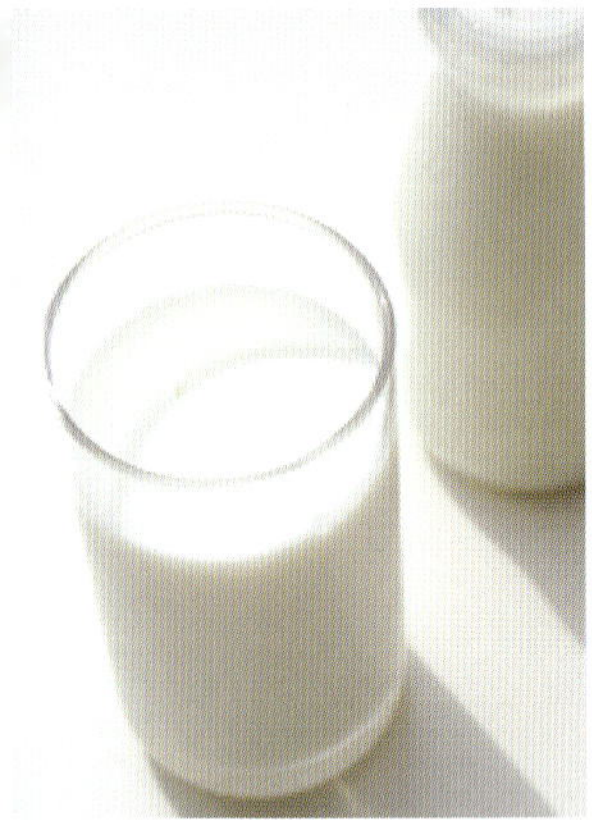

牛の乳（生乳）が出るしくみ

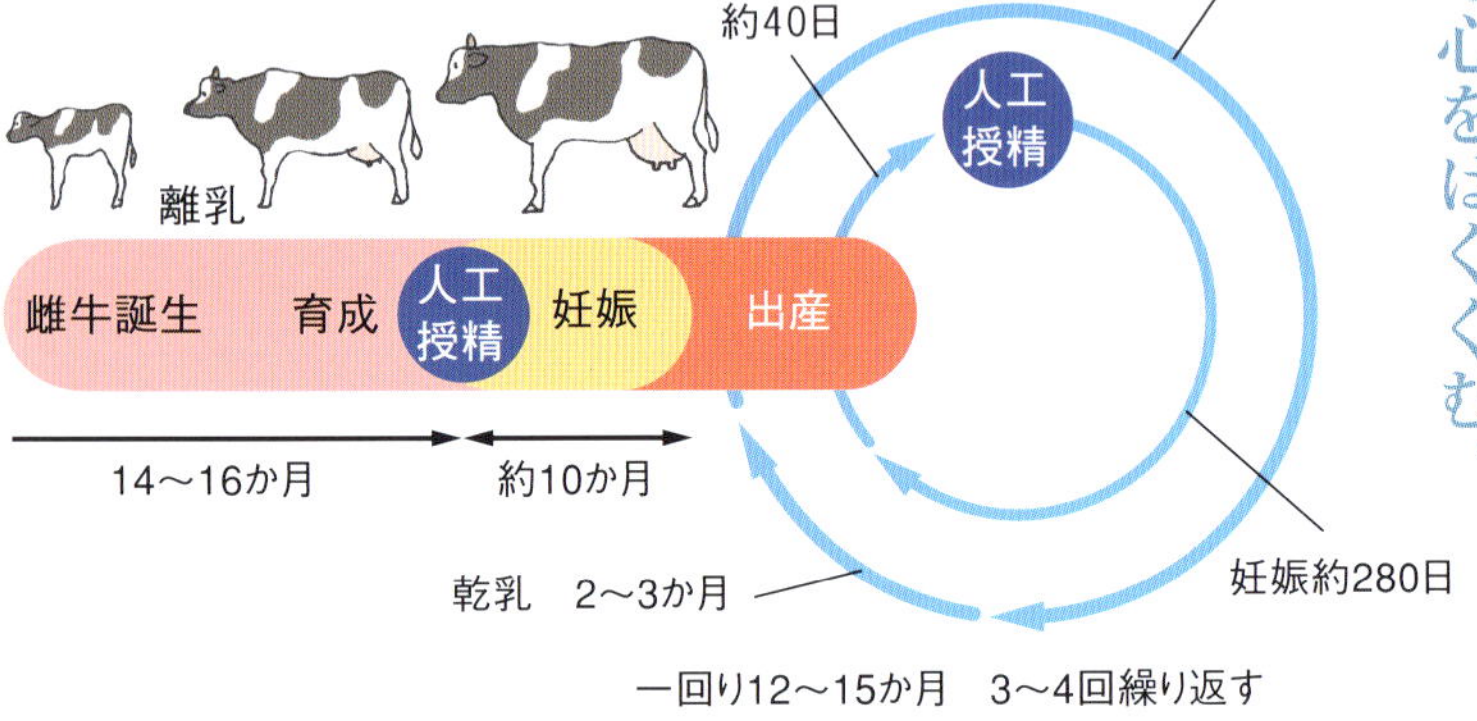

2 乳牛の斑紋は黒に白か、白に黒か

乳牛の歴史や分布、品種によって乳の成分が違うことなどを知る。

乳牛は、乳の産出量が多くなるように、人間が長い間に改良してきた牛で、ホルスタイン種とジャージー種がよく知られています。

白と黒の模様でおなじみなのがホルスタイン種。黒地に白も、白地に黒も両方あり、前者が黒白斑、後者が白黒斑と呼ぶそうです。いずれも、ドイツのホルスタイン地方で多く飼われていたことから名づけられました。家畜牛としてはもっとも古く、世界のおもな酪農国に広く分布しています。

日本の乳牛の99.5％もホルスタイン種で、残りわずかがジャージー種。ジャージー種は、イギリス海峡にあるジャージー島が原産の褐色の乳牛で、乳量はホルスタイン種に劣ります。ただホルスタイン種とジャージー種の乳の成分を比較すると、乳脂肪は前者が3.7％、後者が5.1％、タンパク質は前者が3.2％、後者は3.6％と、ジャージー牛乳のほうが濃厚な味わいになります。牛乳のパッケージに、「ジャージー牛乳」と書かれているのを見かけるかもしれません。

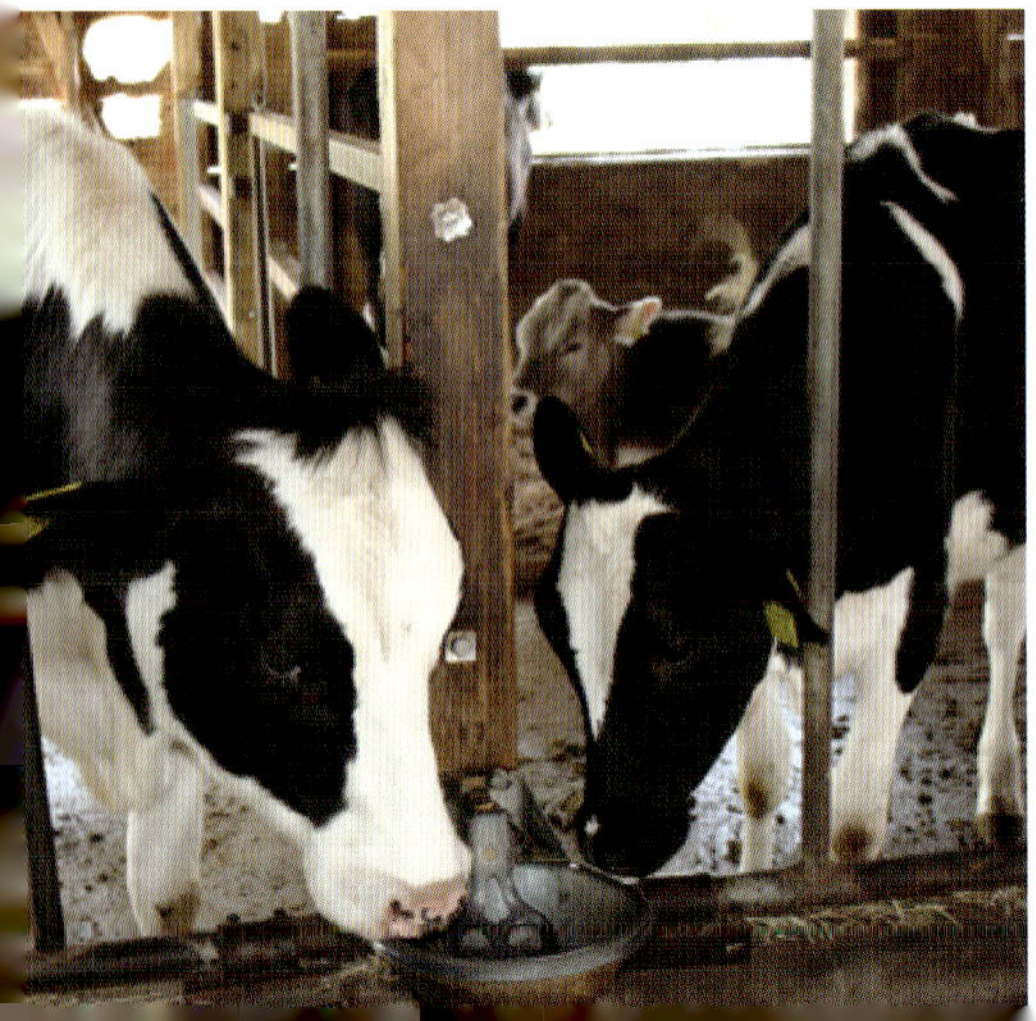

ホルスタイン種の乳牛

2 白い乳はもともと赤い血だった

牛の乳が出るしくみを学び、生命の不思議に関心を広げる。

母乳もそうですが、乳はもともとは血液です。消化吸収された栄養素は血液に流れ込み、全身に運ばれて利用されます。産後の牛では、乳房に運ばれた血液は、乳房の中にある乳腺細胞によって白い乳に変わるのです。

ところで、牛乳1ℓをつくるのに、400〜500ℓもの血液が必要で、母牛は毎日1万ℓもの血液を乳房に送り、20〜30ℓの乳をつくっています。そのため、乳房には太い血管が何本も通っているのです。

2·4 牛乳と人乳の違いには生命の神秘がある

動物の乳は、その成長に見合ったものになっていることを知り、生命の神秘に触れる。

人間も牛も同じ哺乳動物ですが、その乳の成分はずいぶん違います。人乳は牛乳に比べて、糖質（乳糖）が1.5倍も多いのに、タンパク質やミネラルは約1/3しかありません。成長に大きく関係するタンパク質やミネラルが少ないのは、人は牛より成長速度が遅いからです。

一方、人は体の成長速度に見合わず、脳の発達速度がとても早く、脳や神経の発育には、乳糖が分解されてできるガラクトースが欠かせません。人乳に含まれる乳糖の量は哺乳動物でも最高値。これは、この脳の発達のためだと考えられます。このほか、乳の成分の違いには、それぞれの動物の発育特性に応じた生命の神秘が込められているようです。

人乳と牛乳の栄養素比較（100g当たり）

栄養素名	人乳	牛乳
エネルギー（kcal）	65	67
タンパク質（g）	1.1	3.3
脂質（g）	3.5	3.8
炭水化物（g）	7.2	4.8
灰分（g）	0.2	0.7
カリウム（mg）	48	150
カルシウム（mg）	27	110
リン（mg）	14	93
マグネシウム（mg）	3	10

2 牛乳はなぜ白い？

色が見える原理を知ることから、牛乳の成分組成を理解する。

色の原理はちょっと難しいのですが、わたしたちが色と見るのは、目に見える太陽の光（可視光線）7色のうち、その物体に当たって反射した光の色です。白と黒は色ではなく、白は光のすべての波長を反射した状態、黒は逆に吸収した状態。透明な物質が小さな固体の粒子になり、しかもその粒子の直径が光の波長より大きければ、光のすべての波長を反射し、白く見えます。粒子の直径が光の波長より小さいときは透明になっています。

では、牛乳の成分の中の大きな粒子とは？　牛乳の成分は、水が87.4％、脂肪3.8％、糖質4.8％、タンパク質3.3％、そのほかミネラルなど。そのうち、糖質とタンパク質の一部である乳清、そしてミネラルは透明な水に溶けています。したがって、白く見えているのは、光の波長より大きい脂肪球のためです。

もうひとつ、タンパク質の中のカゼインというカルシウムと結びつきやすい成分も、粒子じたいは小さいのですが、集まって大きくなる性質があるため、白く見えるもとになっています。牛乳が白いのは、脂肪とカゼインというタンパク質が含まれているためだったのです。

ミルクの成分

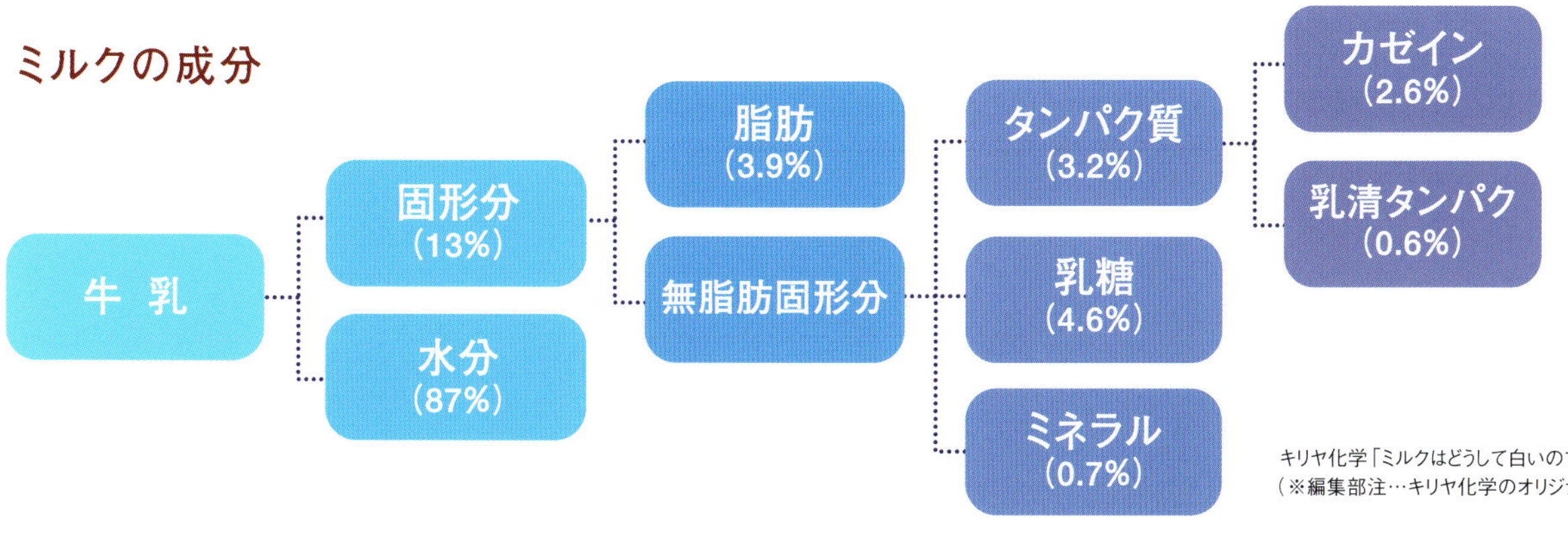

キリヤ化学「ミルクはどうして白いのですか？」より
（※編集部注…キリヤ化学のオリジナルのデータです）

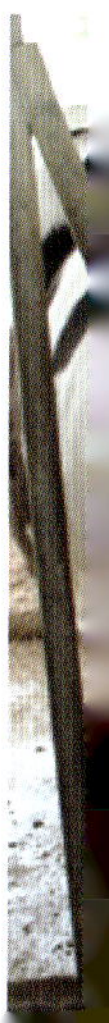

2・3 牛乳を飲むと体格がよくなる!?

成長に必要な栄養素について知り、牛乳の有効性や栄養素のバランスの大切さを自覚させる。

戦後の日本人の体格の向上には、めざましいものがあります。たとえば、13歳の男子の平均身長を見ると、昭和24年には140・7だったのが、50年後の平成11年には160・0と20近くも伸びています。これには、食料事情の改善や医学の向上、さまざまな生活環境の変化が関係しているものの、牛乳や乳製品が果たした役割も大きいといわれています。

とくに注目されるのが、牛乳のカルシウムです。カルシウムは、しっかりした体格のベースになる骨をつくるのにも大切なのですが、体内での吸収率が低いミネラル。日本人はとくにカルシウムの摂取量そのものが足りません。ちなみに平成27年現在、食事摂取基準約600mgに対して69mg不足しています。これは牛乳をいまより63g多く飲めば補える量です。

カルシウムは、牛乳・乳製品のほか、小魚や野菜類にも多く含まれます。しかし、その体内での吸収率となると、図のように牛乳では40%、小魚では33%、野菜類ではわずか19%。効率のよい牛乳を飲みながら、バランスのとれた食事をしっかりとってこそ、体格もよくなるというわけですね。

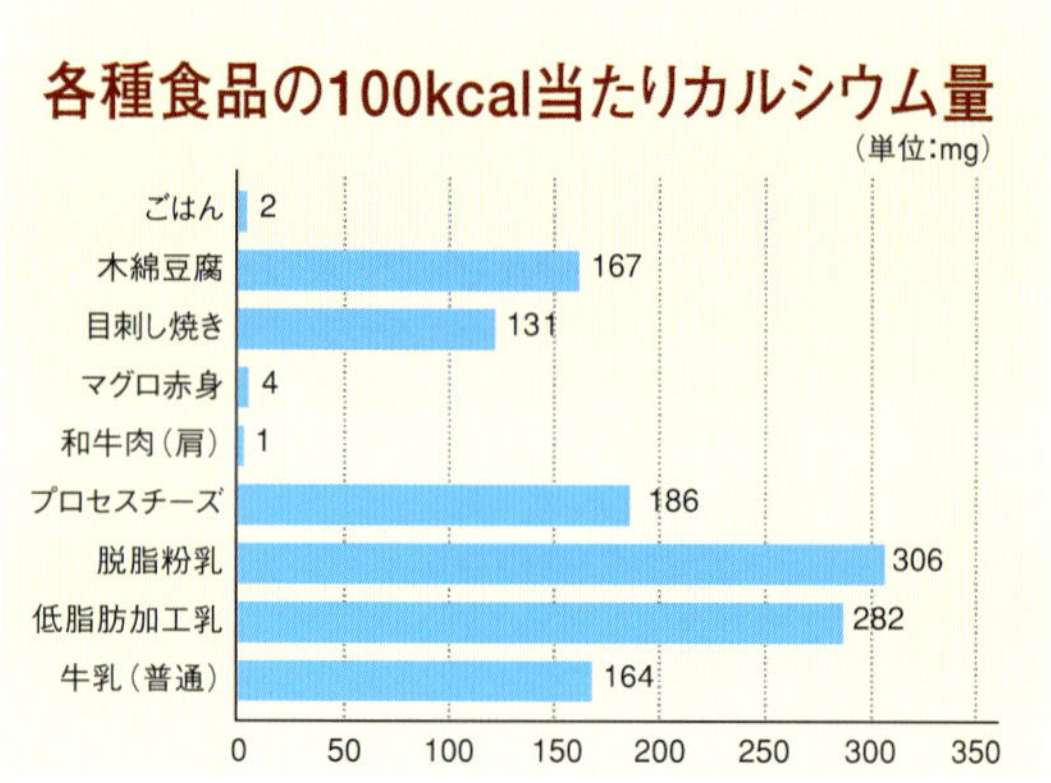

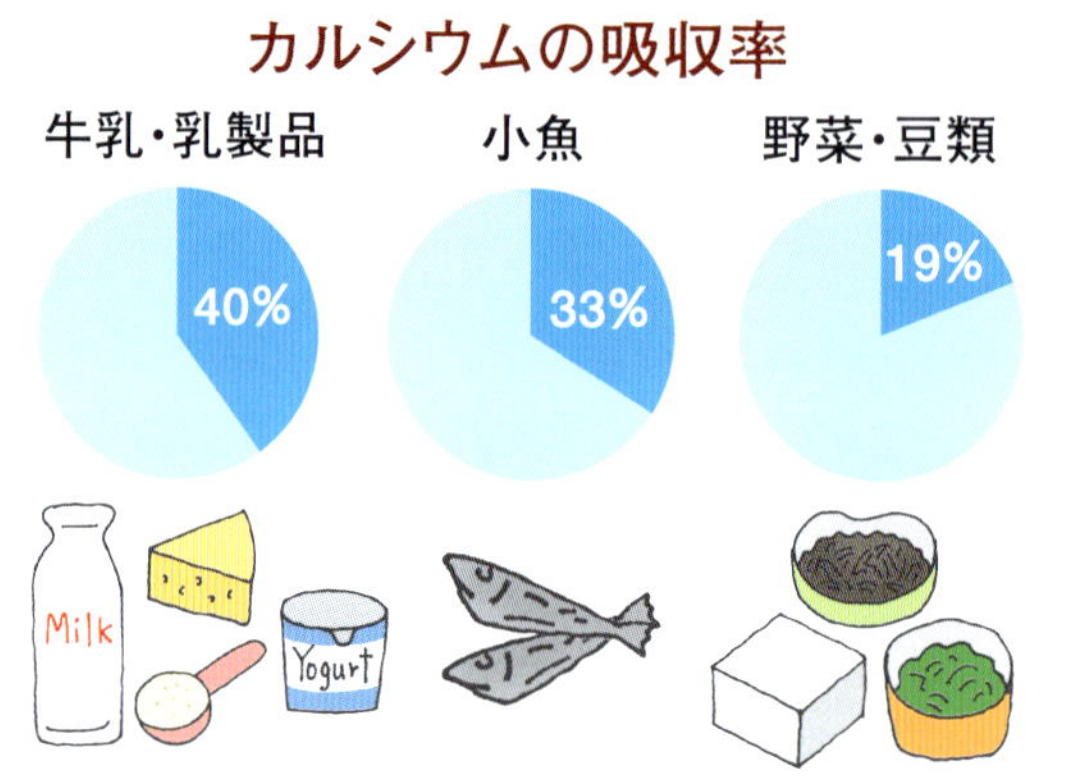

2・3 日本人は牛乳がちょっと苦手

牛乳の成分と消化、それが成長にしたがって、また人種によって変わることを知る。

牛乳を少し多く飲むとお腹がゴロゴロしてくるという話を聞くことがあります。

乳の成分の4.8%を占める乳糖(ラクトース)は、消化管の中のラクターゼという酵素によって、グルコースとガラクトースに分解され、吸収されます。ところがこの酵素は、乳幼児のころは活発にはたらくのですが、成長にしたがって低下する傾向にあり、その変化は人種によって差があります。コーカソイド系の白色人種は、おとなになっても消化に支障がないのに対し、わたしたち日本人が属するモンゴロイド系は、おとなになるとラクターゼがあまり活発にはたらかない人が多いことがわかっています。

乳を飲む習慣がなかった民族ゆえに、そういう体質を持っているのですね。

とはいえ、全国牛乳普及協会(現日本酪農乳業協会)の調査では、コップ1杯程度でもお腹がゴロゴロしてしまうようなひどい乳糖不耐症の人は5%程度だそうです。

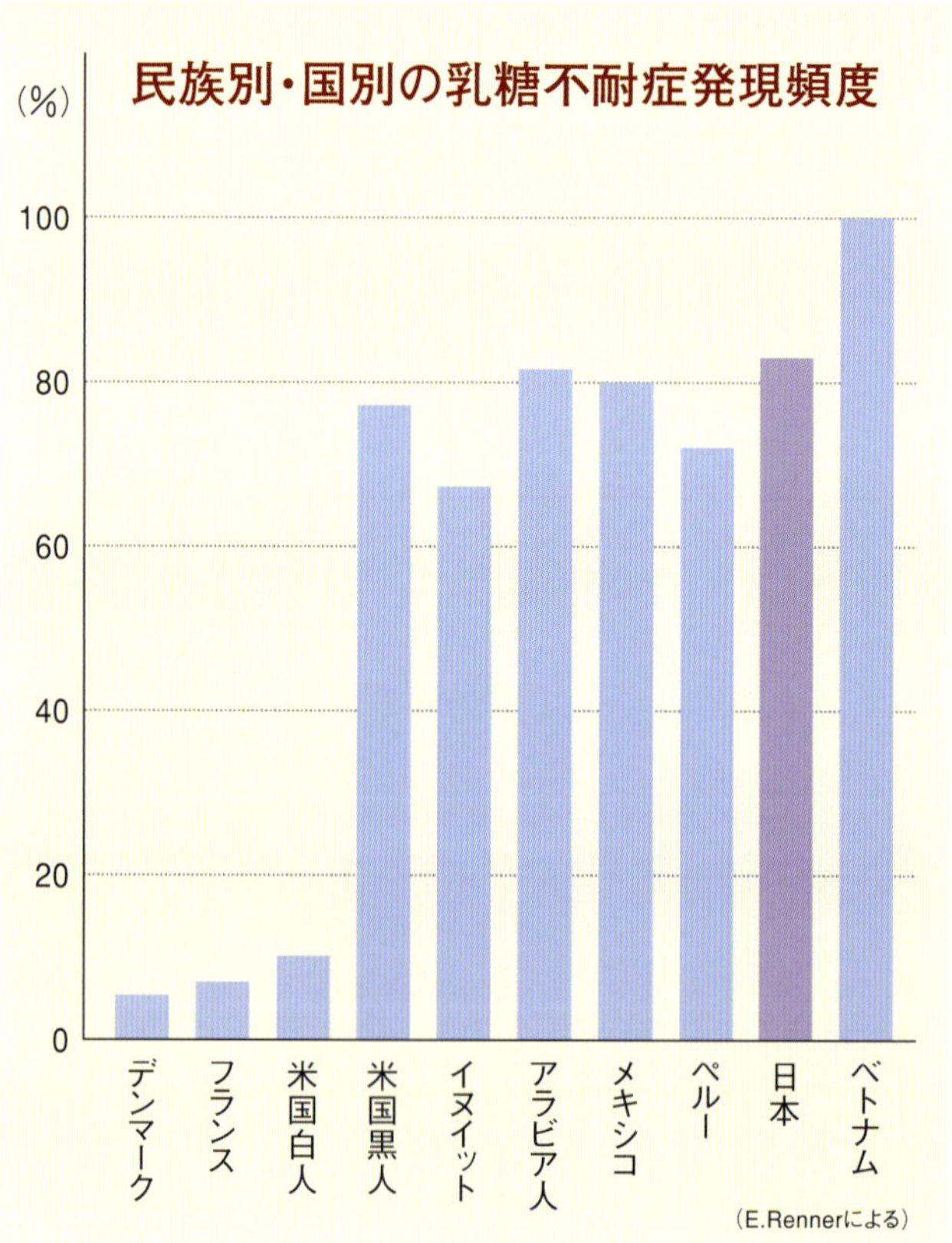

3 牛乳ではない牛乳もある!?

牛乳表示をよく見て理解し、健康との関係を考える。

牛乳パックの表示を見ると、いろいろなタイプの「牛乳」があることがわかります。

本当に「牛乳」といえるのは、厚生労働省の規格によると、牛の乳房からしぼった生乳をそのまま殺菌だけをしたもの。乳脂肪分3.0%以上、無脂乳固形分8.0%以上を含みます。殺菌方法も、低温長時間殺菌法（62～65℃で30分）、高温短時間殺菌法（72～75℃で15分）、超高温瞬間殺菌法（120～130℃で2～3秒）などいくつかあります。成分無調整というのは、しぼったままの生乳を加熱殺菌したもので、水やほかの成分を加えたり抜きとったりといったことを、いっさいしていないものです。近年は、表示がなくても、むしろそれがふつうになっています。

「加工乳」というのは、生乳に、クリームや無塩バター、脱脂粉乳などの乳製品を混ぜて成分を調整したもの。濃厚にするタイプより、むしろ、ダイエット志向で人気の低脂肪牛乳や無脂肪牛乳によく見られます。というのも、これらは牛乳から脂肪を除去した結果（乳脂肪分が前者は0.5%以上1.5%未満、後者は0.5%未満）、水っぽくなってしまう味を補うために、無脂乳固形分や脱脂乳を加えていることが多いのです。

コーヒー牛乳や果汁入り牛乳など、乳成分以外のものを加えると、「乳飲料」という表示になります。低脂肪牛乳に鉄分やカルシウム、ビタミンなどを添加したタイプもこれに当たります。

牛乳の種類

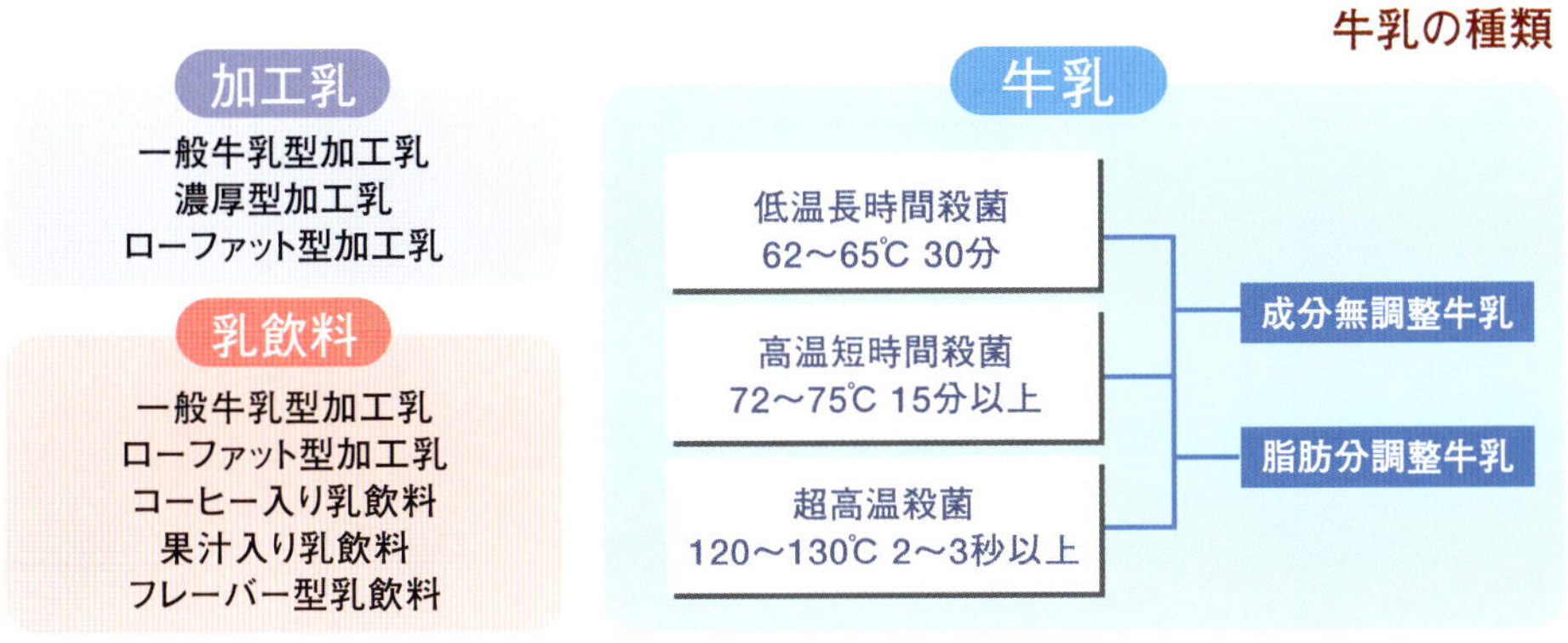

（社）中央酪農会議「バターと牛乳乳製品の知識Q&A」より

5 環境にやさしい牛乳は、びん入り?・紙パック入り?

牛乳容器から環境問題に関心を広げ、資源やエネルギーが生活とどう関わっているか考える。

1960年ごろまでは、牛乳はびん入りが宅配されるのがもっぱらで、飲んだ後、びんは回収され、洗浄の後再利用されました。「リユース」の優等生だったわけです。現在も、びんの軽量化が図られるなどして続いているものの、紙容器が急激に普及し、今や約90%を占めるまでになっています。重く、割れやすく、洗浄・回収に手間とコストがかかるびんに対し、紙容器は軽く、扱いやすいため、生産・流通・消費のすべての場で歓迎されたのです。一方で、紙容器は、ゴミの増加と森林資源の減少という問題をもたらしました。

近年の環境意識の高まりから、2004年に「容器包装リサイクル法」が制定され、牛乳の紙容器も対象になりました。紙容器をよく洗って、乾かし、自治体の分別回収やスーパーなどの回収ボックスに入れれば、トイレットペーパーやティッシュペーパーに生まれ変わるしくみができています。回収率は44.6%（2013年現在）。紙容器の原料じたいも、減少が心配される熱帯雨林の樹木ではなく、北米や北欧の針葉樹、それも端材や間伐材などの有効利用になっているそうです。リユースかリサイクルか、それにかかるエネルギーコストも含めて考えてみましょう。

牛乳パックリサイクル

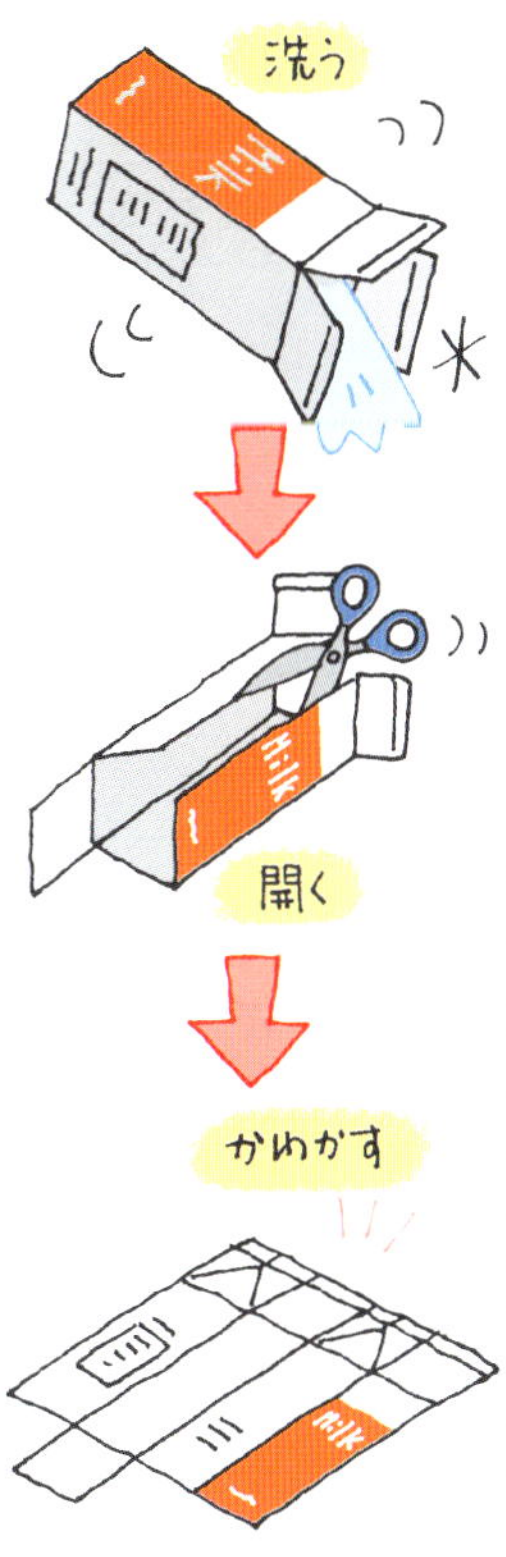

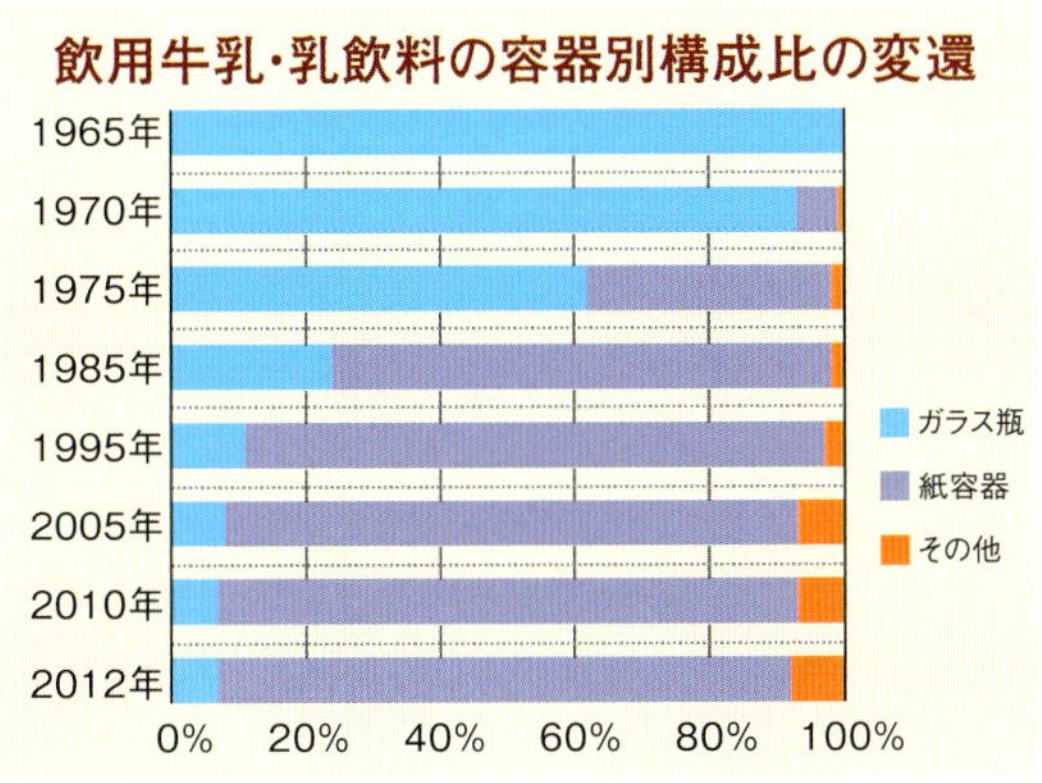

（農林水産省・テトラパック社）

乳製品《にゅうせいひん》

dairy products

ヨーグルトやチーズ、バターなどは、すべて牛乳からつくられる乳製品。牛乳の豊かな栄養をそのままに、乳酸菌や酵母で発酵させたり、食べやすく、また保存性がよいように加工されているために、おいしさだけでなく、栄養や生理的作用が期待できるのも特徴です。近年、健康志向もあって、店頭でも大変バラエティーに富んだ商品が見られるようになりました。乳製品は、牛乳が伝来した飛鳥時代に、すでにチーズのような「蘇《そ》」という保存性の高い加工品がつくられ、鎌倉時代まで、貴族や一部の支配階級の滋養強壮薬として利用されていたと伝えられています。牛乳や乳製品には、米を中心にした日本型食生活では不足しがちなカルシウムなどを補う機能があります。おいしく味わいながら健康に役立てましょう。

6 乳製品は大昔のハプニングから生まれた!?

牛乳から発酵してできるさまざまな乳製品が、人類の歴史とともにあったことを知る。

中央アジアやエジプト、メソポタミアなどでは、紀元前数千年も昔から、液状乳とは別の乳製品が利用されていた様子が、壁画や石版に描かれているそうです。飲むだけだった乳が、日常のちょっとした体験・発見からやがて保存によい形態に変わっていったのでしょう。たとえばチーズは、古代アラビアの旅商人が羊の胃袋を水筒がわりにして山羊の乳を入れ、ラクダに乗って太陽の照りつける砂漠を歩んで行った結果の産物と伝えられています。胃袋が乳を凝固させる酵素キモシンを含んでおり、太陽熱、歩行動作などがうまく組み合わさったようです。

ヨーグルトもチーズ同様に古く、乳を皮袋に入れておいたら、偶然入り込んだ乳酸菌によって発酵し、酸味のある白いかたまりになったことが発祥のようです。乳を発酵させた酸乳や、乳酒のようなアルコール飲料から発祥したという説もあります。発酵乳は世界各地で古くからつくられ、食べるだけでなく、医薬品としても利用されていたそうです。

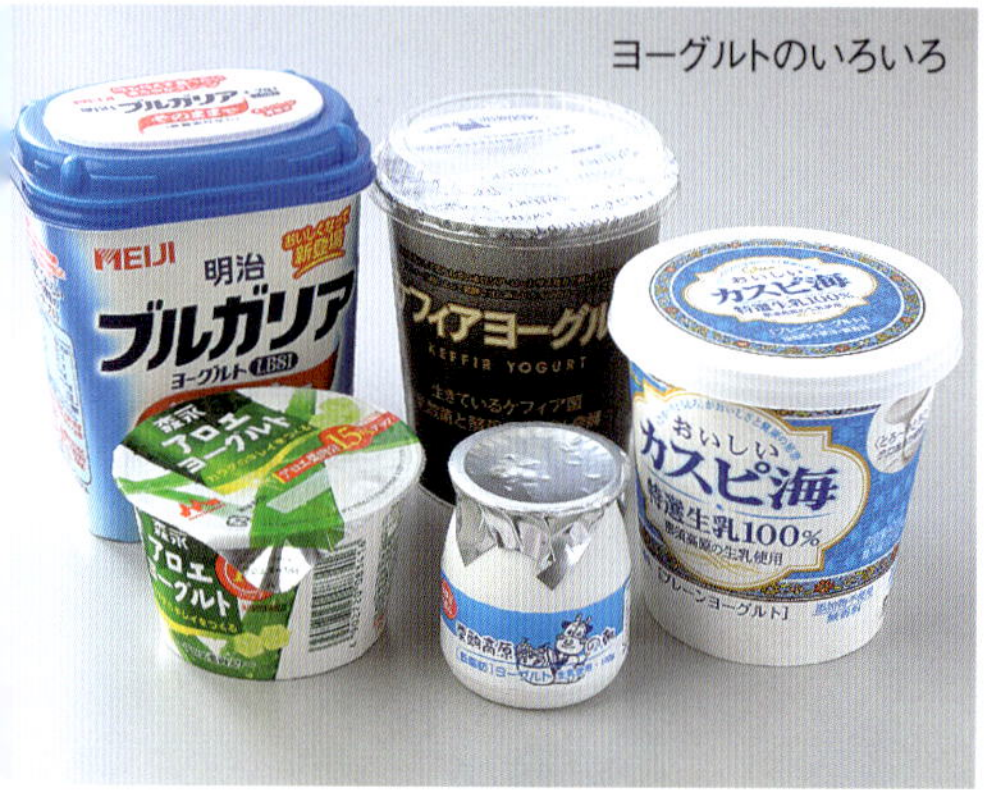

ヨーグルトのいろいろ

2 牛乳は苦手でもヨーグルト、チーズは平気かも

乳製品の製造過程、栄養価の高さ、消化との関係について知る。

ヨーグルトやチーズは、牛乳を飲むとおなかがゴロゴロしたり、下痢気味になる乳糖不耐症(牛乳の項参照)の人でも大丈夫。乳糖不耐症は、牛乳の成分の乳糖を分解するラクターゼという酵素が少なかったり、はたらきが弱いために生じます。ところが、ヨーグルトやチーズは、製造過程で乳酸菌によって乳糖の一部が分解されていたり、残りの乳糖もほとんどが液体部分のホエーのほうに移行して、わずかしか残っていないからです。

チーズは乳が濃縮されているため、カルシウムをはじめ栄養価が高いだけでなく、乳酸菌やいろいろな酵素のはたらきで各成分が分解されているので、消化吸収もしやすいのです。チーズはヨーロッパでは白い肉と呼ばれているとか。野菜やくだものと組み合わせれば、さらにバランスがよくなります。

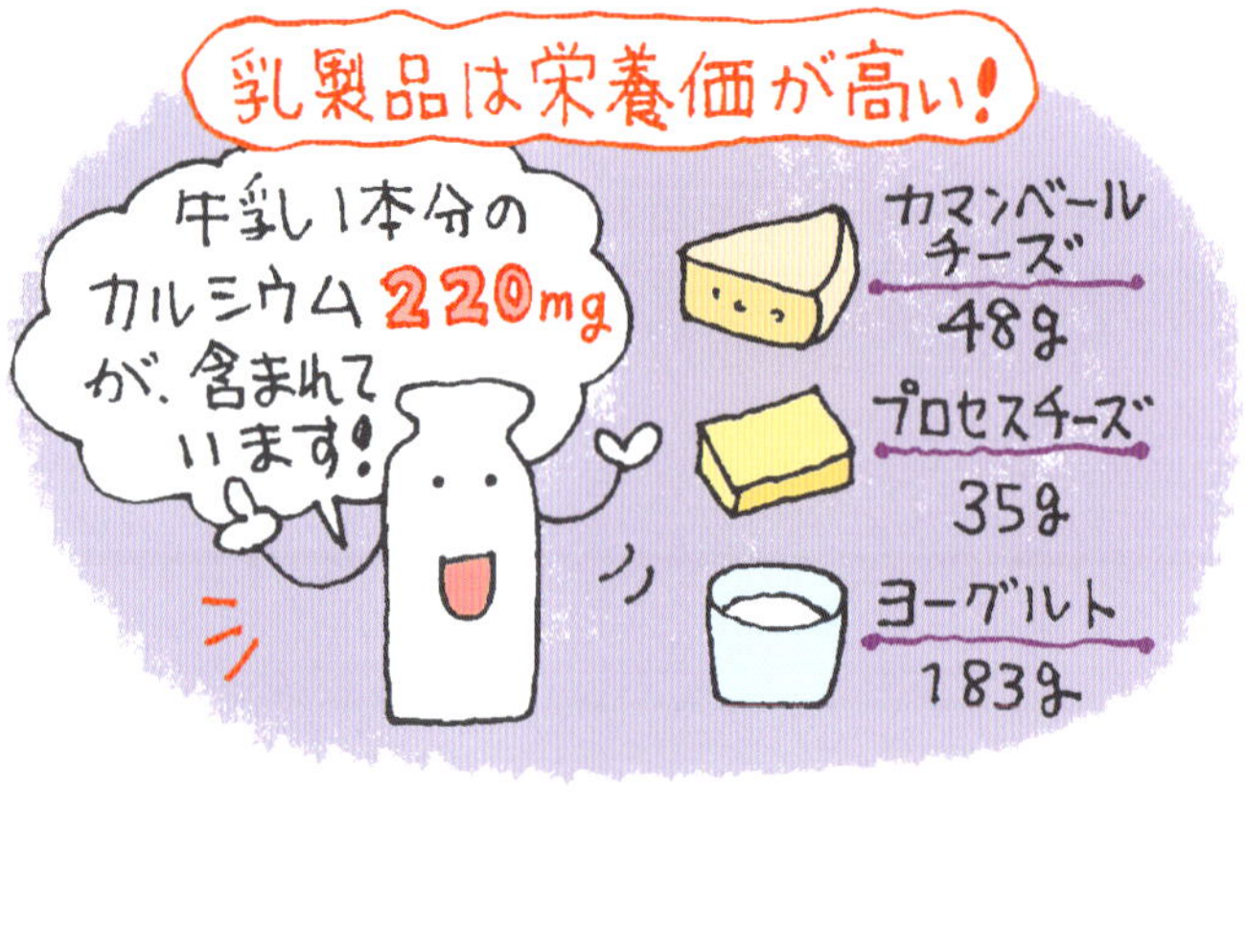
乳製品は栄養価が高い!
牛乳1本分の
カルシウム220mg
が、含まれています!
カマンベールチーズ
48g
プロセスチーズ
35g
ヨーグルト
183g

2・6 ヨーグルトを食べると長生きできる!?

乳の乳酸発酵について知り、健康と腸内細菌の関係について、興味を広げる。

ヨーグルトは牛や山羊、羊などの乳を乳酸菌で発酵させ、やわらかく凝固させたもの。健康長寿で有名なブルガリアのコーカサス地方で常食されることから、長寿に効果があると注目されました。

ヨーグルトは牛乳より消化吸収がよく、カルシウム含有量も多く、しかもカルシウムが吸収されやすいという利点のほか、腸内の善玉菌を増やしてくれます。

わたしたちの腸内には500種類以上、約1兆個もの腸内細菌がすんでおり、そのはたらきによって善玉菌と悪玉菌に大別されます。そして、この両者のバランスが健康に大きく関係しており、食生活や生活習慣、ストレス、環境、老化などさまざまな影響を受けて、バランスは変わります。もちろん善玉菌が優勢なほうが望ましく、ヨーグルトはビフィズス菌などの善玉菌を増やすことがわかっています。また善玉菌は、がん予防や血圧降下、コレステロールの低減などにも効果があるそうです。

もっとも、コーカサス地方では、野菜やくだもの、良質のタンパク質をたくさんとる、塩分摂取が少ない、年寄りを大事にみんなで楽しく食事するなど、見習いたい要素がいろいろ。ヨーグルトに加えて、これらが長寿に結びついていると考えたほうがよさそうですね。

腸内細菌は3タイプ

	菌の種類	はたらき	好物
善玉菌	乳酸桿菌 ビフィズス菌	免疫力を高める　感染防御 消化吸収の援助 ビタミン合成 腸管運動を促進	食物繊維・菌などが大好物 ヨーグルトで活性化
悪玉菌	ウェルシュ菌　ブドウ球菌 大腸菌（毒性株） バクテロイデス（毒性株）	腸内腐敗・糞便・ガスの生成 細菌毒素・発がん性物質を生産 ↓ 肌荒れ　肩こり　頭痛 便秘　下痢　肥満　体臭	肉類が大好物
日和見菌	大腸菌（無毒株） バクテロイデス（無毒株）	健康な時はおとなしくしているが、 体が弱ったりすると腸内で 悪いはたらきをする	

明治乳業HP・驚異のビフィズス菌健康法［講談社］・腸内フローラの生態と役割［学会出版］より作成

3・4 チーズは世界で1000種類以上もある！

チーズの製法と多様性を知る。

チーズは、動物の乳に乳酸菌とレンネットという凝乳酵素を加えて凝乳にした後、水分（乳清、ホエー）を除いたもの（カード）、もしくはそれを熟成させたものです。カードにする際に、水分をどれくらい抜くか、どんな方法でどのくらい熟成させるかによって、さまざまなタイプのチーズができるので、世界中では１０００種類以上にもなるというわけです。

とはいえ、大別するとナチュラルチーズとプロセスチーズになります。ナチュラルチーズは乳酸菌が生きているので、時間とともに風味が変わっていき、熟成加減で食べごろが決まります。熟成にカビや細菌を利用したり、かたさもカマンベールのようなやわらかいタイプからパルミジャーノのような超硬質なものまで千差万別です。

プロセスチーズは1種あるいは2種以上のナチュラルチーズを混ぜ、加熱して溶かし、型に入れ、包装して冷却したもの。加熱しているので、乳酸菌やカビは死滅し、酵素も破壊されているため、長期間味が一定ですが、独特の風味は乏しくなります。

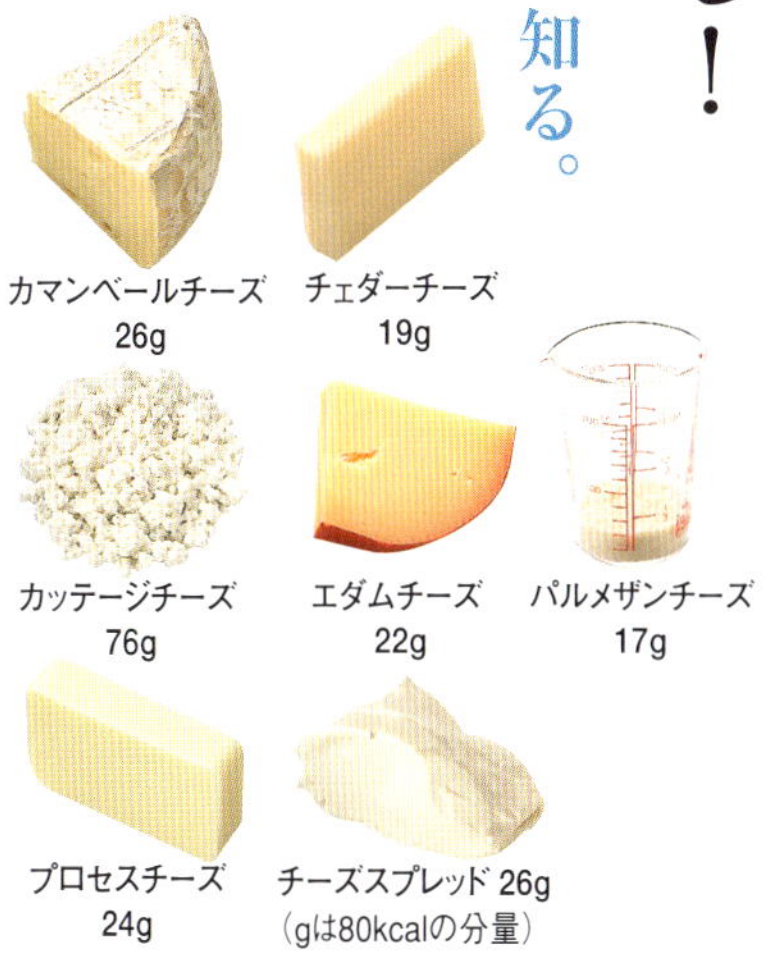

簡単チーズをつくってみよう

牛乳に酢やレモンなどの酸を加えてつくるカッテージチーズは、簡単につくることができます。さわやかな風味と酸味がおいしいチーズです。

1 牛乳100mLを80℃（沸騰しない程度）に温める。

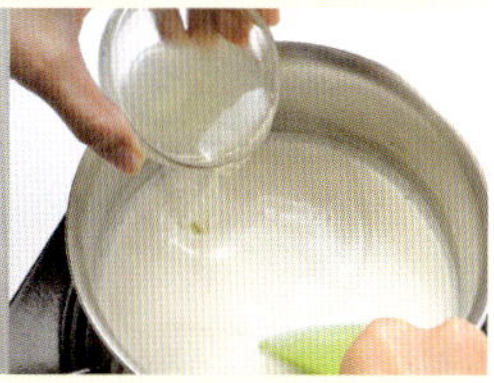

2 酢またはレモン汁5mLを加え、ゆっくり3回かき混ぜて、そのままおく。

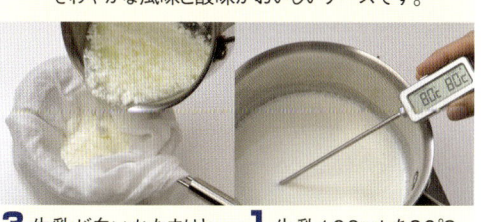

3 牛乳が白いかたまりと黄色い液体に分かれたら、茶こしなどでこして、白いかたまりを集める。

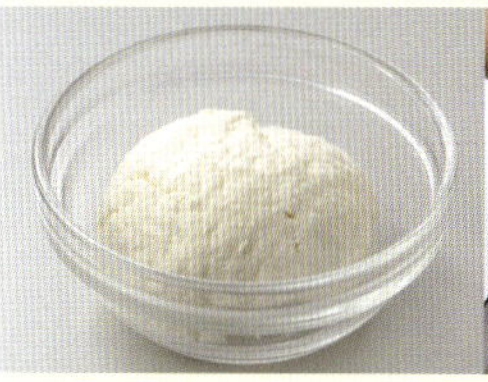

4 かたまりをスプーンの背などで軽く水けを押し出したら、できあがり。

※酢よりレモンのほうが風味よく仕上がる。

穀物

grains

パン
米
うどん
パスタ
中華めん

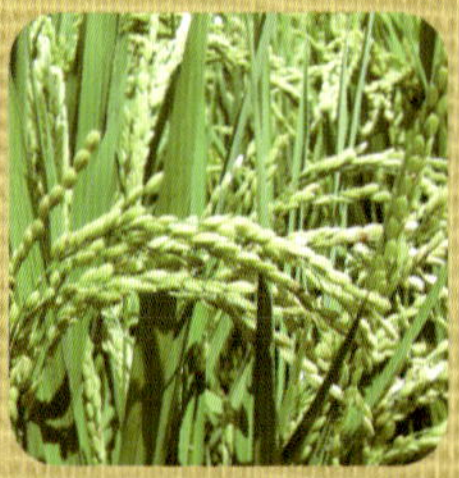

パン
bread

パンの起源は古く、今から6000年も前のメソポタミア地方にさかのぼるといわれています。当時は小麦粉を水でこね、焼いただけのものを食べていました。これがパンの原形です。その後、古代エジプト人が小麦粉を発酵させることを発見し、現在のようなふっくらとしたパンができあがりました。日本には戦国時代、鉄砲やキリスト教とともに伝わったとされています。普及したのは、明治時代以降、戦後、学校給食にとり入れられてからは、ごはんにかわる主食としての地位も占めるようになりました。

2 おいしいパンはなにからできる？

パンの原材料を知り、それぞれの役割を理解する。

おいしくてふっくらとしたパンをつくるためには、小麦粉、水、砂糖、塩、イースト（パン酵母）が最低限必要です。小麦粉は水といっしょにこねることによって、粘りや弾力のある生地になります。イーストはパンをふっくら膨らませるために必要です。

砂糖と塩は、味つけのためだけに使われるのではありません。砂糖はイーストの栄養分になり、発酵を早めるはたらきがあります。塩は逆に発酵しすぎるのを防ぎます。このように砂糖と塩は、まったく逆のはたらきをしているのですね。

これらの基本の材料だけでも十分においしいパンはできますが、バターや卵、乳製品を加えると、クロワッサンやブリオッシュなど、食感も味もバリエーションが広がります。

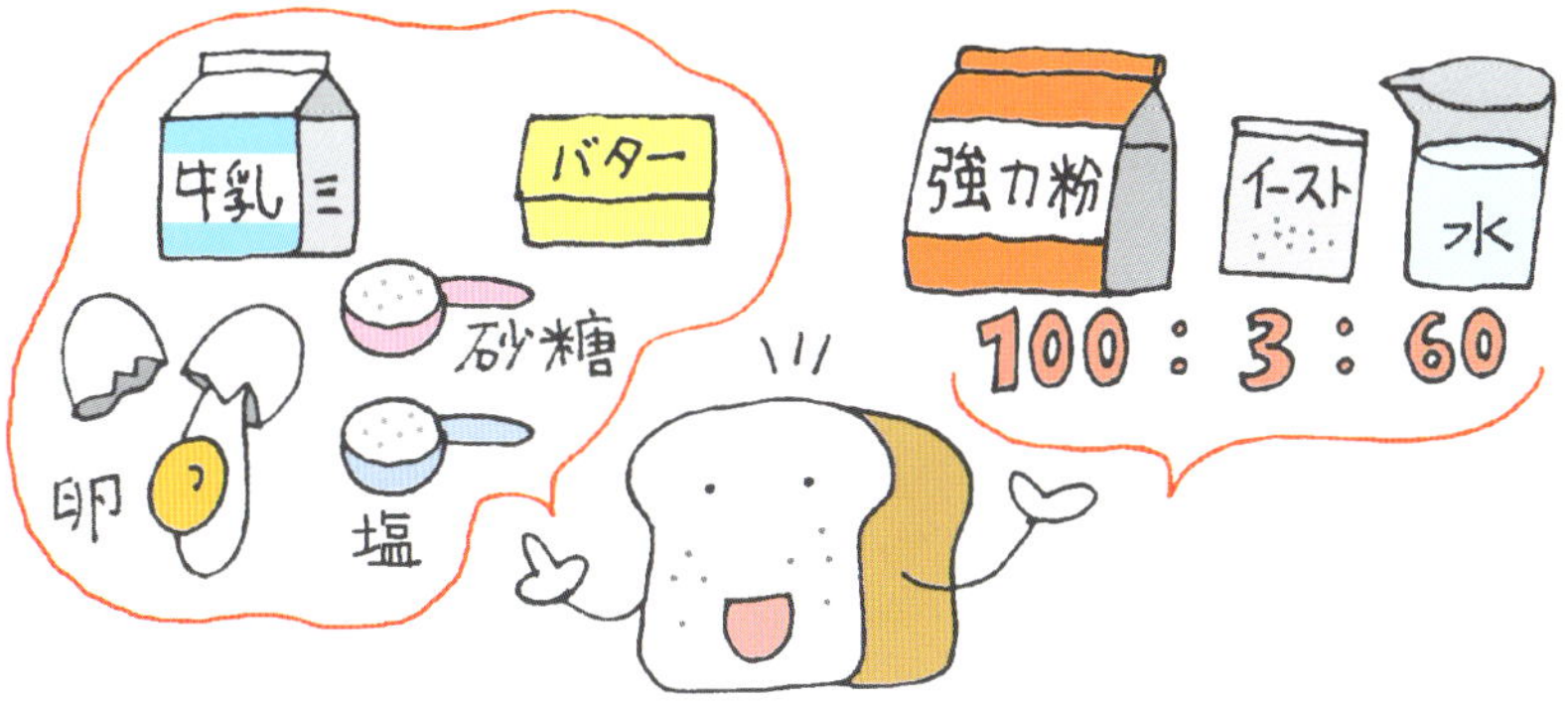

2·3 パンはどうして膨らむの？

酵母による発酵という自然の原理を理解する。

パンが膨らむためには、酵母が大きな役割を果たしています。

酵母とは、糖分をアルコールと二酸化炭素に分解する単細胞の微生物。みそ、ワイン、パン、日本酒、ビールなども酵母の醗酵を利用してつくられています。

酵母にはたくさんの種類がありますが、パンに使われる酵母の代表がイースト。このイーストが二酸化炭素を発生させ、小麦粉と水をこねたときにつくられるグルテン膜を風船のように膨らませます。このとき、水を含んだデンプン粒もいっしょに膨らみ、二酸化炭素の気泡を包むかたい膜になります。これがパンがふっくら膨らむ理由です。

二酸化炭素といっしょに発生するアルコールは、パンを焼いている間に揮発してしまいます。

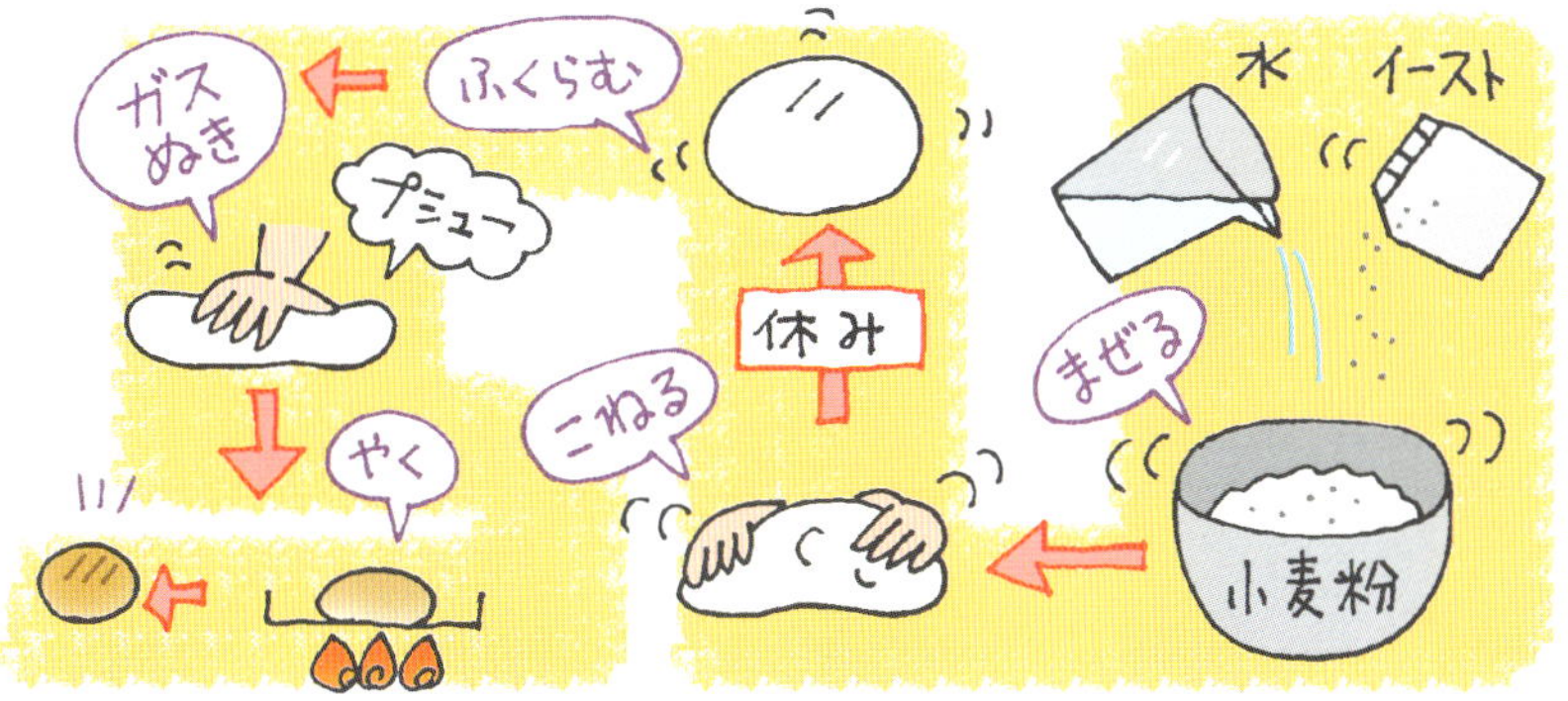

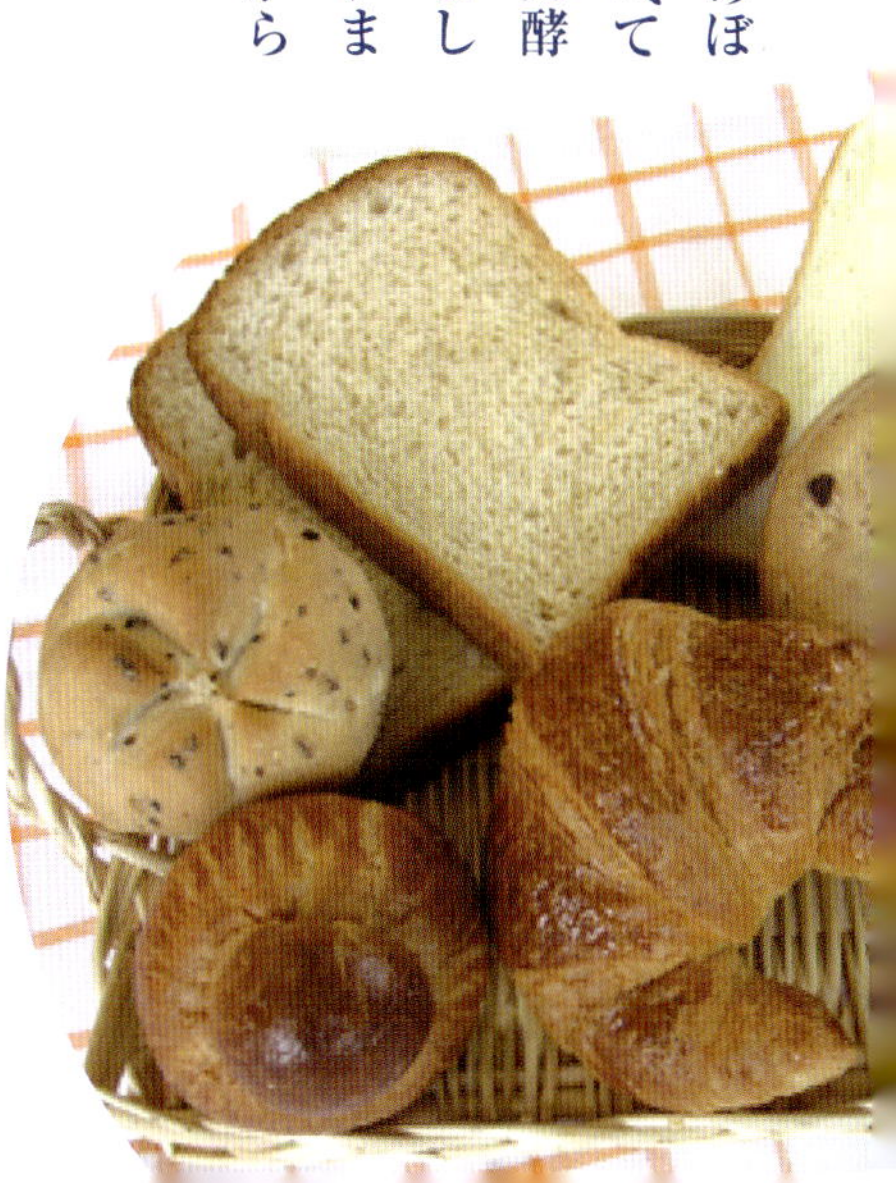

2

イーストはエリート？

イーストの役割と姿形、大きさを知る。

酵母にはたくさんの種類がありますが、イーストはその酵母の中から、しっかり安定したものを抽出して培養したもので、いわば酵母の中のエリートです。

イーストの大きさは、5～7㎛（1㎛は1／1000㎜）。卵のような形をしていていて、自分の体から芽を出すような形で出芽、増殖していきます。

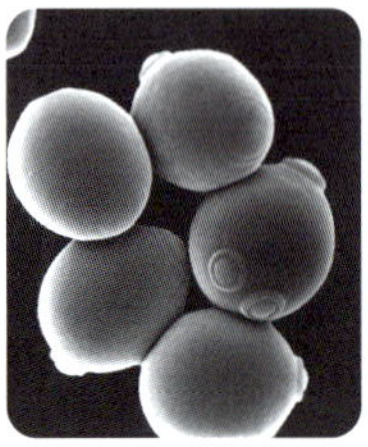

イースト菌の顕微鏡写真

＜写真提供・オリエンタル酵母工業＞

2

もっちりパンとふわっとパン、どこが違う？

グルテンのはたらきから、パンづくりに欠かせない小麦の特徴を理解する。

小麦には、大麦や米などのほか穀物にはない独特なタンパク質が含まれています。そのタンパク質の大部分が「グリアジン」と「グルテニン」という物質からできています。

小麦粉に水を加えて練ることで、この「グリアジン」と「グルテニン」が絡み合い、「グルテン」となります。「グリアジン」は粘着力が強くて伸びやすく、「グルテニン」は、弾力が強くて伸びが少ない性質があります。

これら2つがバランスよく組み合わさり、伸びも弾力も適度に備わった「グルテン」となるのです。

小麦粉の種類と、加える水の量によって、パンづくりに使うような弾力があってやわらかい生地、天ぷらやケーキに使うどろどろした生地など、小麦粉はさまざまな状態に変化します。

これもグルテンがつくられる性質があるからで、このために小麦粉の用途は広いのです。

大麦や米の粉でもパンをつくることはできますが、小麦粉のようにふわっと膨らむのがむずかしく、あまりつくられていませんでした。ただ最近は、米粉の改良が進み、弾力があって膨らみのよい「米粉パン」もつくられるようになり、学校給食にも登場するようになりました。

2

パンづくりの小麦粉

小麦の性質の違いが異なる食品をつくることを知る。

小麦粉はグルテンの含有量の違いによって、強力粉・中力粉・薄力粉の3種類に分けられます。グルテンの量が多い順に、強力粉→中力粉→薄力粉となります。

小麦には粒がかたい「硬質小麦」とやわらかい「軟質小麦」があり、グルテンの含有量が多い硬質小麦からは強力粉、グルテンの含有量の少ない軟質小麦からは薄力粉がつくられます。

粘りと弾力が欠かせないパンなどには強力粉、適度な粘りとコシの強さが必要なうどんやそうめんには中力粉、粘りがなく、ふわふわしたケーキには薄力粉がぴったりです。

小麦	製粉	グルテン含有量	おもな用途
硬質小麦	強力粉	40％以上	パン
普通小麦	中力粉	25～30％	うどん
軟質小麦	薄力粉	20％以下	ケーキ

生地ののび方の違い

1 強力粉の生地

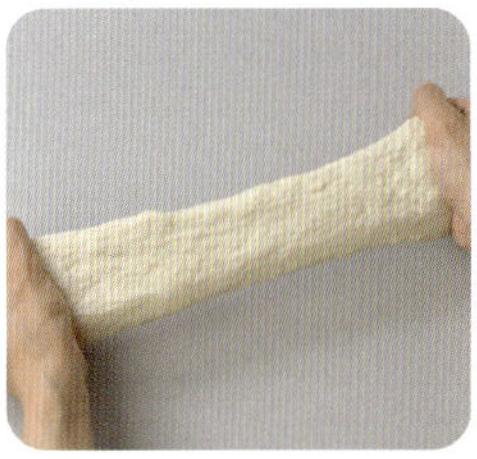

2 中力粉の生地

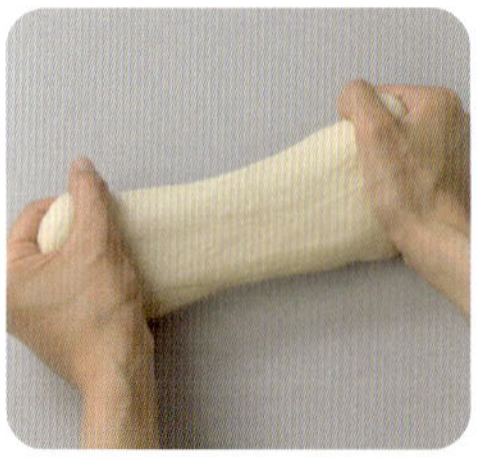

3 薄力粉の生地

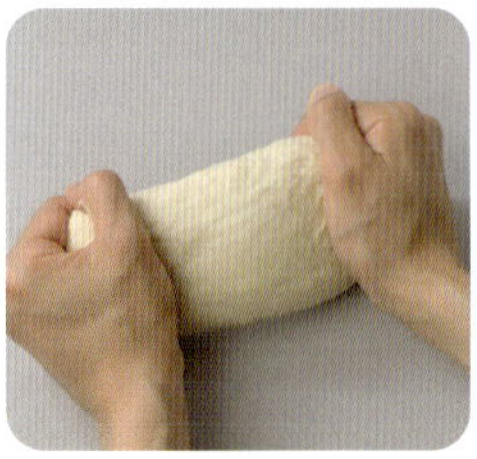

どうして米は粒のままで小麦は粉にするの？

米も麦も実の中の「胚乳」と呼ぶ部分を食べているのよ。米の皮が薄くて実がかたいのに比べて、麦は皮がかたくて実がやわらかいの。米は、皮だけをとり除けるけど麦は、皮をこすると実が砕けてしまうから、皮ごと粉にひいてからふるいにかけ、あとから皮をとり除いて食べるようになったのよ。

「知恵ちゃん」教えて！

6 パンとビールは兄弟だった!?

麦類伝播から、その国の風土や特色、歴史に合わせたパンが定着していることを理解する。

古代メソポタミア地方では、麦を粒のまま食べていたのですが、やがて石でこすり、粉にして水を加え粥状にしたものを焼いた平焼きパンが生まれました。ふっくらとしたやわらかい発酵パンをつくり出したのは、古代エジプト人。焼かずに放っておいた粉が腐ったように泡をふき、膨らんでいるので焼いたところ香ばしく、さっくり軽く、おいしかったというわけです。

こうしてできた発酵パンを飲み物にもするようになり、これがビールの始まりです。

そういう意味では、パンとビールはじつは同じ親から生まれた兄弟。切っても切れない関係なのです。

日本では弥生時代の遺跡から小麦の粒が発見されています。奈良時代には、小麦の製粉技術も伝わっていたようですが、パンとしては南蛮貿易によりポルトガルから伝わりました。

戦後、学校給食へのパンの普及により、日本でも主食としての座を確保しています。

ところが小麦の食料自給率はわずか13%ほど。大部分をアメリカ、カナダ、オーストラリアから輸入しています。

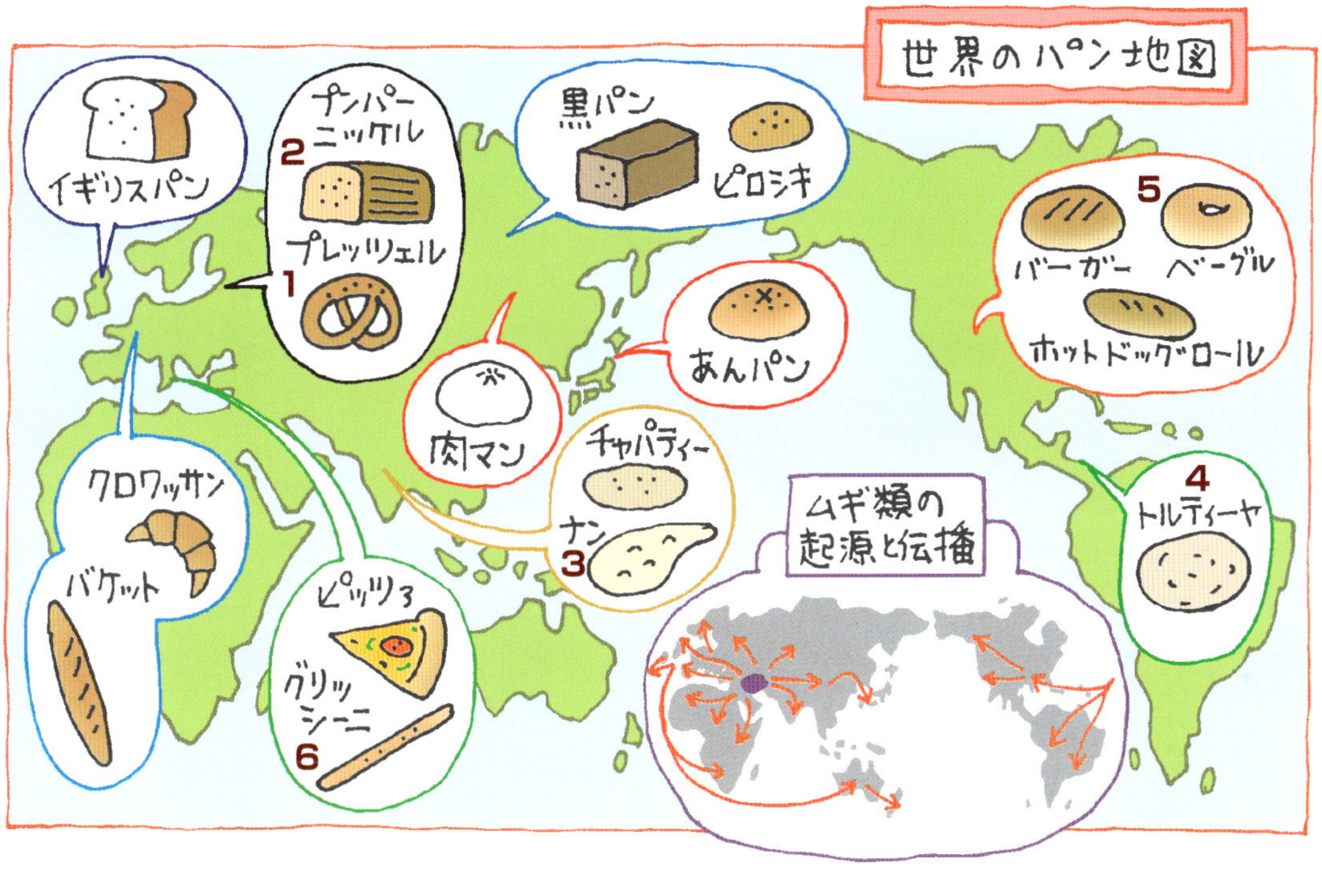

1 プレッツェル:結び目の形をした発酵パン。生地にアルカリ溶液を噴霧して焼くため、独特の色とツヤと風味が出る

2 プンパーニッケル:ドイツ生まれ。粗挽きライ麦を使い、サワー種発酵をする。濃いチョコレート色、強い風味と甘味が特徴

3 ナン:ヨーグルト入りの生地をタンドール窯で焼く発酵パン

4 トルティーヤ:メキシコ生まれ。小麦粉またはとうもろこし粉を使った無発酵パン

5 ベーグル:グルテンの強い小麦粉を使い、ゆでてから焼くドーナツ型のかたいパン

6 グリッシーニ:棒状パン

6 いろいろなパン

世界のパンを知って、その食文化や歴史、異文化に関心を持つ。

インドのチャパティのように、イーストの力を使わず、発酵させないパンを無発酵パンといいます。じつは、パンの元祖は紀元前からある、小麦粉をこねて焼いただけの無発酵パンです。

また、ほとんどのパンはオーブンで焼くものですが、焼かないパン、蒸したり、揚げたりするパンもあります。中国のまんじゅうに代表される蒸しパンや、寒いロシアの揚げてつくるピロシキは、ホカホカで体が温まるもの。

その国の歴史や食文化に根づいてパンが世界に広まっていったのです。

サンドイッチのパンの耳はどこへ行くのですか?

大きなパン工場では食パンの耳が余るね。

これらを捨ててしまうのではなく、パン粉、製菓の原料、家畜飼料などへの再利用を進めている企業もあるのよ。食のリサイクルだね。

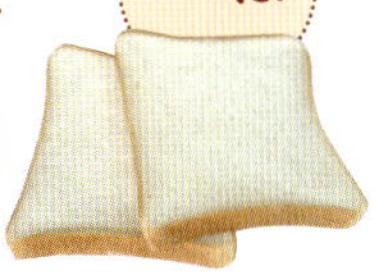

米
こめ
rice

日本人は古くから米を、ごはんやもち、だんごなどにして食べてきました。米には、人の体の中でエネルギーを発生するでんぷんがたくさん含まれています。エネルギーによって内臓や脳・神経がはたらき、人の体は動き、体温になる熱がつくりだされます。もし、体がこのようなはたらきをしなくなったら、人は生命の維持や成長、生殖をすることができなくなります。エネルギーを生みだす米は「人のいのちのもと」といえる食材です。

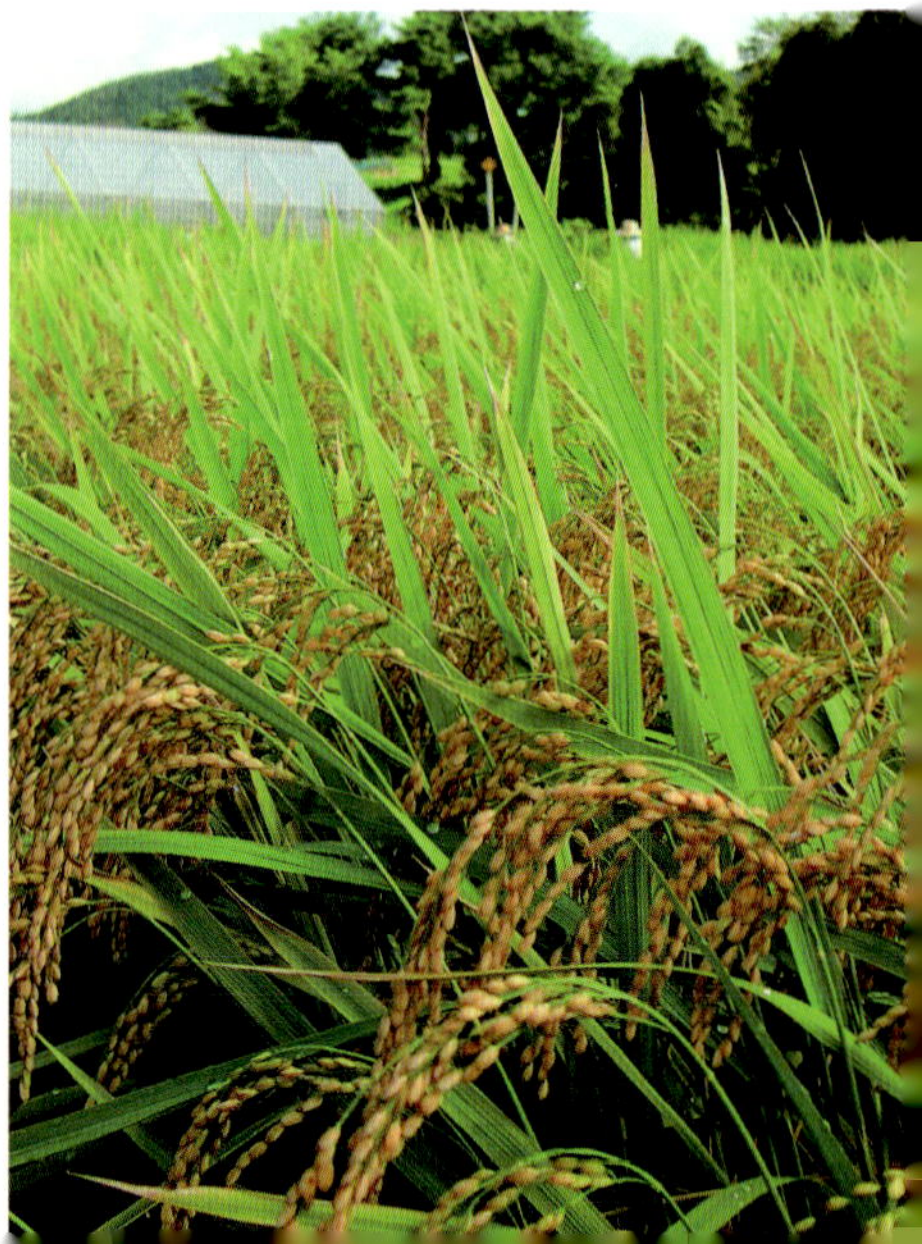

1 早寝早起きして「朝ごはん」を食べよう

朝は脳をはたらかすエネルギーが少なくなっていることを理解し、朝食にごはんを食べることの重要さに気づく。

人の体は、地球の自転にともなって生じる昼夜のリズムに合わせて、昼間活動し、夜は休養や睡眠をとるという生体リズムを持っています。早寝早起きは、この生体リズムに合った健康的な生活習慣です。

ところが脳は、睡眠中でもさまざまな情報を処理して活発にはたらいています。脳がはたらくためのエネルギー源はブドウ糖ですが、睡眠中はなにも食べないのでブドウ糖はどんどん減っていきます。そこで、朝食にごはんやパンを食べると、でんぷんが分解されてブドウ糖になり、脳にエネルギーを供給することができます。とくにごはんは、いろいろなおかずとの相性がよく、栄養バランスのとりやすい主食です。

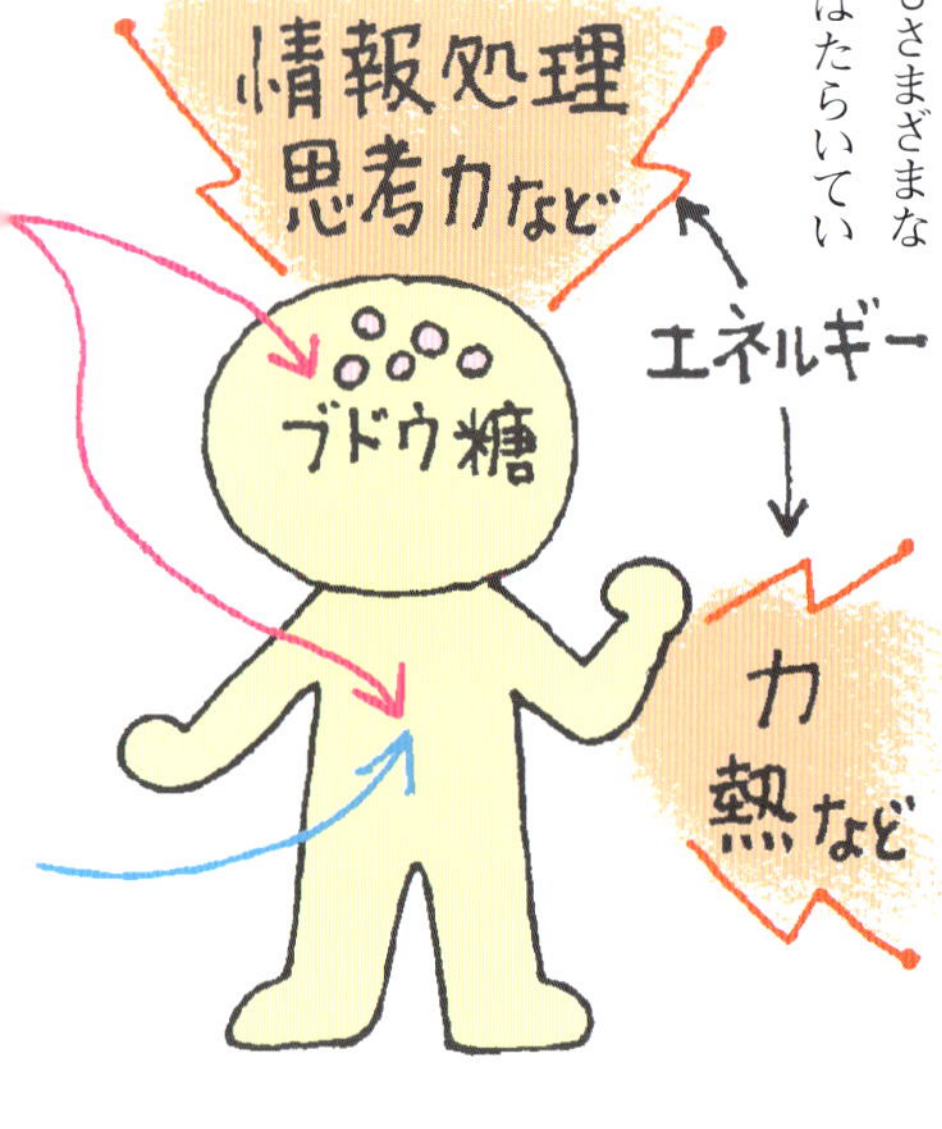

2·6 「ごはんとみそ汁」がはぐくんできた日本人の健康

「ごはんとみそ汁」がすぐれた組み合わせであることを理解し、昔の人の知恵を学ぶ。

日本では、１９４０年代ころまで、大豆畑のほかに田のへりにも大豆を植え、米と大豆を組み合わせて育てる地域が各地でみられました。これは土地を遊ばせない昔の人の工夫だったのでしょうが、栄養の面からみても、米と大豆は相性のよい組み合わせです。

米の主成分はでんぷん、大豆の主成分はタンパク質で、互いの栄養成分やはたらきが重なりません。また、米に含まれるタンパク質はリシンという必須アミノ酸（※）が少ないのですが、大豆のタンパク質にはリシンが豊富に含まれ、米のタンパク質の欠点を補います。昔から食事の主役だった「ごはんとみそ汁」は理想的な組み合わせだったのです。

※アミノ酸はタンパク質を構成する成分で20種類ある。そのうち9種類を必須アミノ酸といい、体内では合成できないので食べ物からとらなければならない。

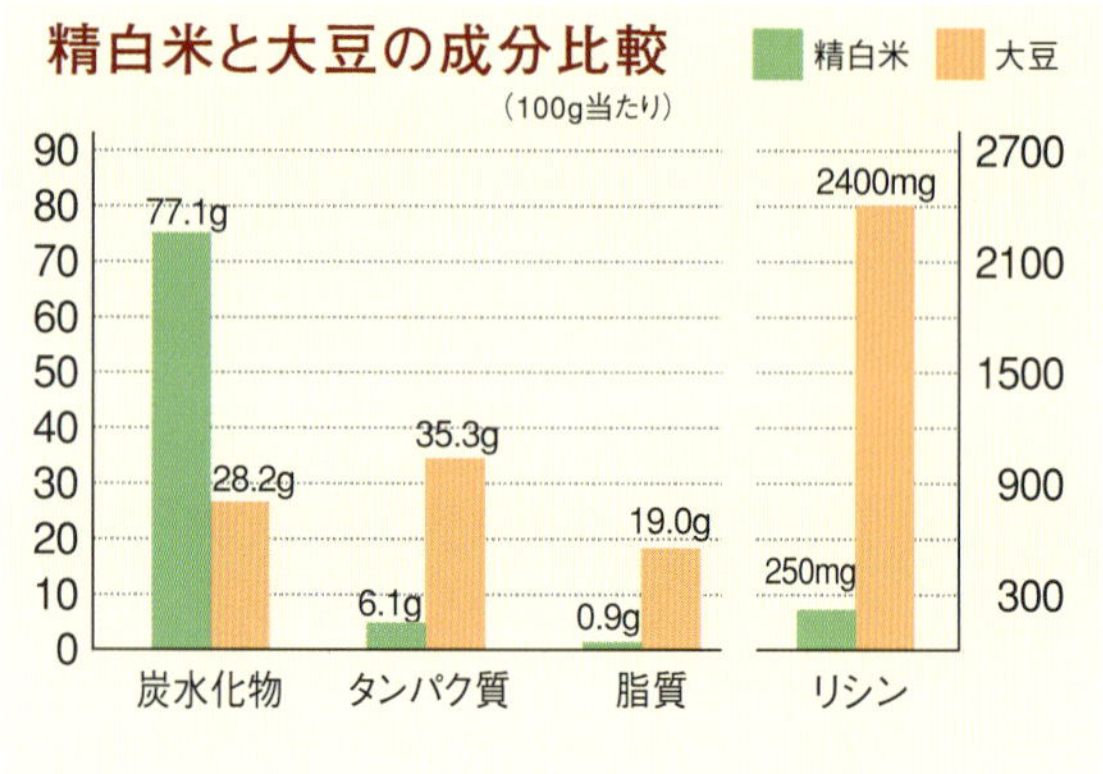

2・3 自動炊飯器は、なぜ、米をごはんにできるの？

「ごはんを炊く」とは、水と熱によって、米のアミロースとアミロペクチンの構造を変化させる調理法であることを学ぶ。

自動炊飯器は、昔のまきの代わりに電気の熱やガスの火を利用し、自動的に火加減を調節してごはんを炊く道具です。

ごはんを炊くには米の容量の約1.2倍の水が必要です。この水に米をしばらく浸して加熱を始めます。この間に米は水を吸い始め、でんぷんの一部が分解されて糖になり、甘味が出てきます。水温が60～65℃以上になり、やがて沸騰し始めると、でんぷんを構成するアミロースとアミロペクチンの間にたくさんの水が入りこみ、アミロペクチンの枝が絡みあって糊のようになってきます。これを糊化といいます。

その後、弱火で蒸すように煮、火を止めて蒸らす間に水分は米の中心まで入り込み、米全体が糊化して消化しやすくなり、ごはんができあがります。

米がごはんになるまでのプロセス

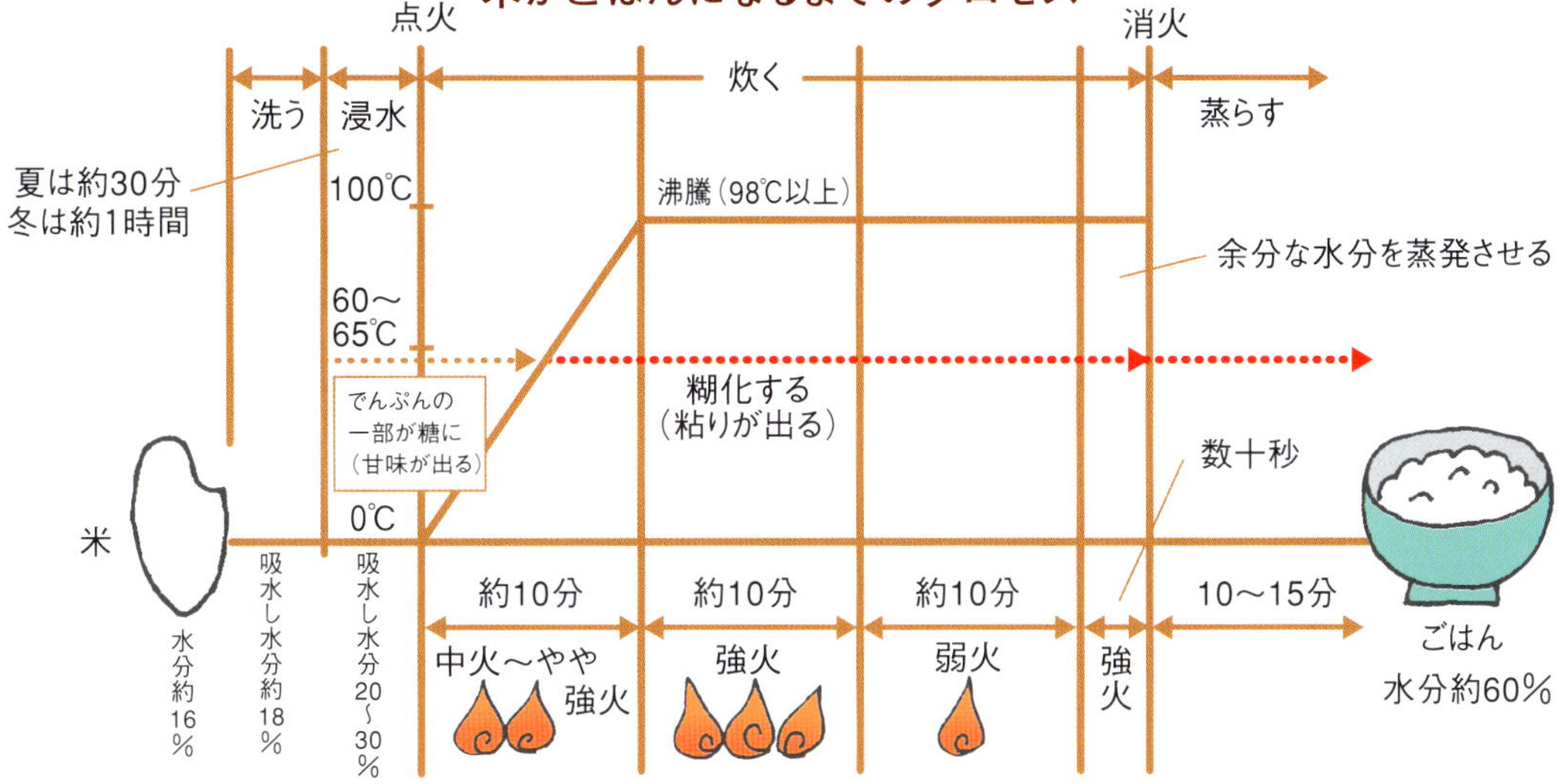

また、目覚めてすぐは体温が低いことも脳のはたらきを鈍くします。体温を高める作用が強いタンパク源の魚肉や乳・乳製品、卵などを朝ごはんのおかずにとり入れるのもよいことです。

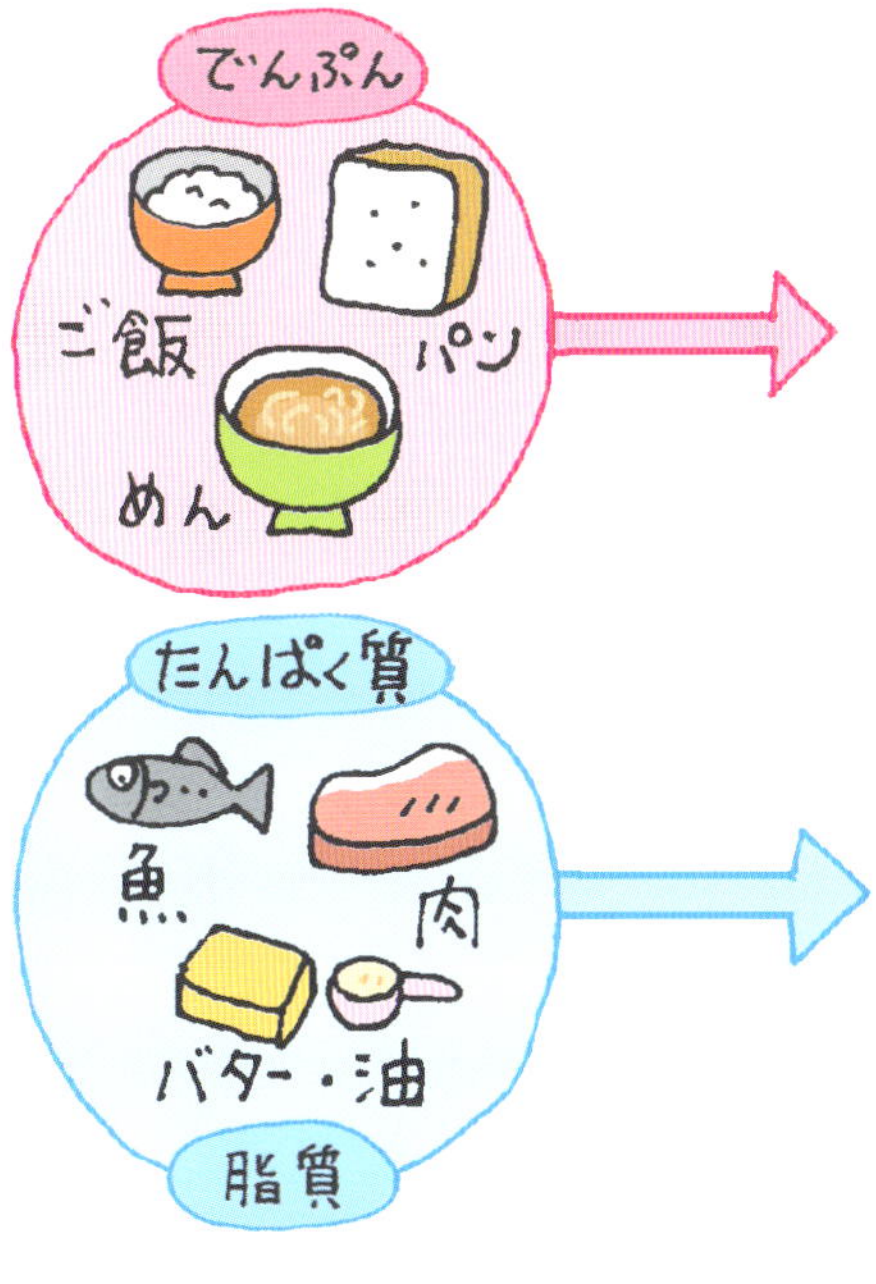

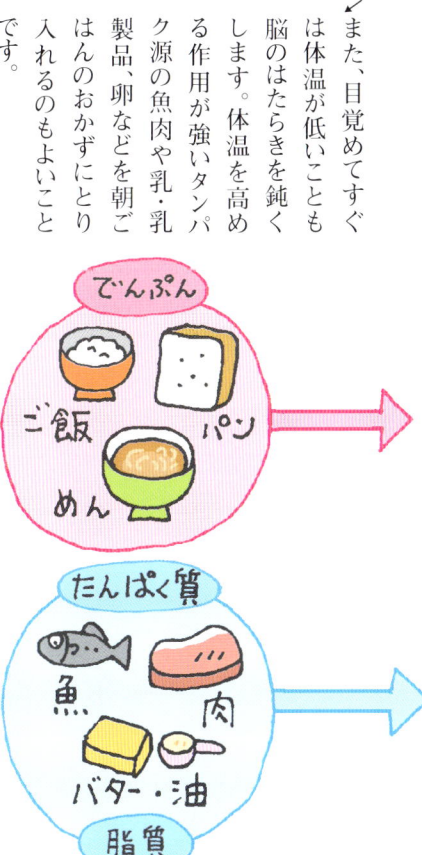

2 ごはんのうるち米と、赤飯やもちのもち米とは、どう違う？

でんぷんの構造の違いによって粘りが違うことを理解する。

米の主成分のでんぷんは、ブドウ糖分子が直線の鎖状につながったアミロースと、枝分かれしたアミロペクチンからなり、その割合によって米の性質が違います。うるち米はアミロースが5～30％、アミロペクチンが70～90％ですが、もち米は100％アミロペクチンです。

米に水を加えて加熱すると、でんぷんアミロースはサラリとしていますが、アミロペクチンは鎖の枝がからみ合って粘ってきます。そのため、うるち米でつくるごはんより、アミロペクチン100％のもち米でつくる赤飯やもちのほうが粘りが強いのです。しかし、うるち米で人気のあるコシヒカリはアミロペクチンが多く含まれ、粘り気のあるごはんができ、おいしさの要素になっています。

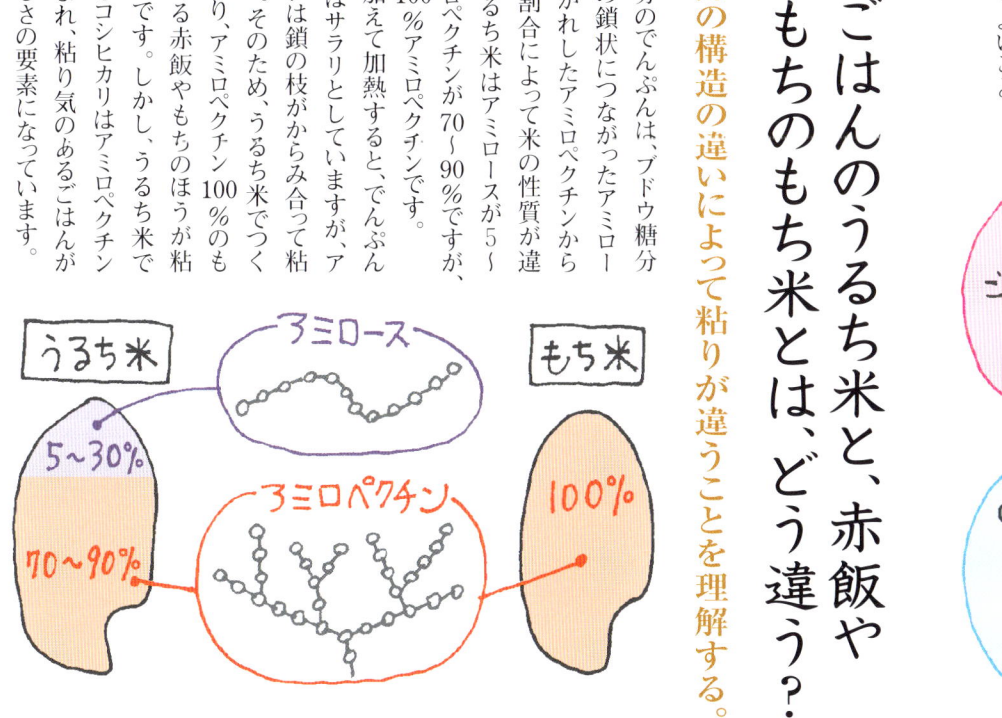

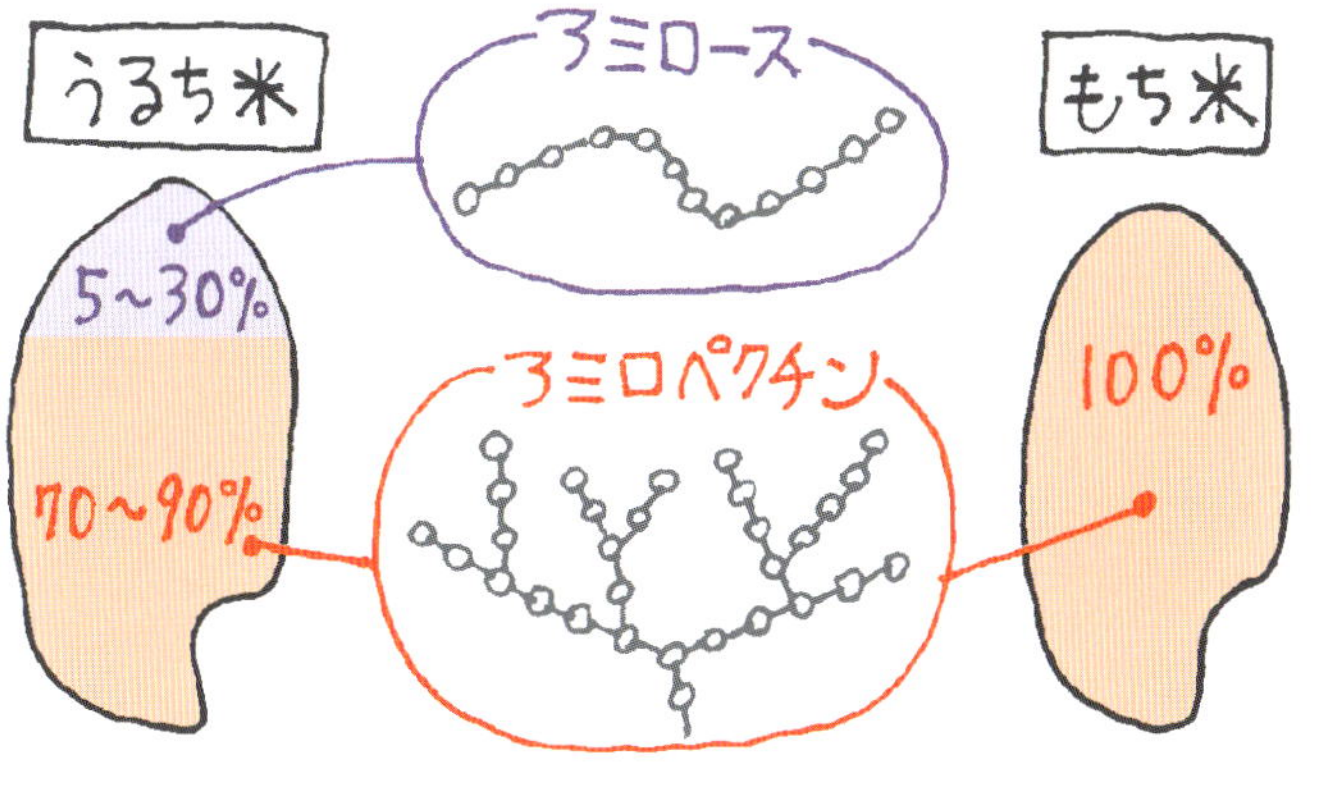

2 水や湯を入れるだけで、ごはんになるアルファ化米のしくみ

アルファ化米は、米のでんぷんの構造を利用して開発された食品であることを理解し、知識や加工技術が社会に役立つことを知る。

ごはんは、でんぷんのアミロースとアミロペクチンの糸状や枝状の構造のすき間に約60%の水分を含んでいます。アルファ化米は、ごはんを急速に乾燥させて水分を10%以下にした食品です。ごはんをゆっくり乾燥させると構造のすき間は閉じていきますが、急速に乾燥させると、すき間が開いたまま乾燥します。これがアルファ化米で、水や湯を加えると水分が入りこんで糊化(アルファ化ともいう)し、ごはんになります。加熱しないでごはんができるので、非常食や保存食、登山のときの携行食などに利用されます。

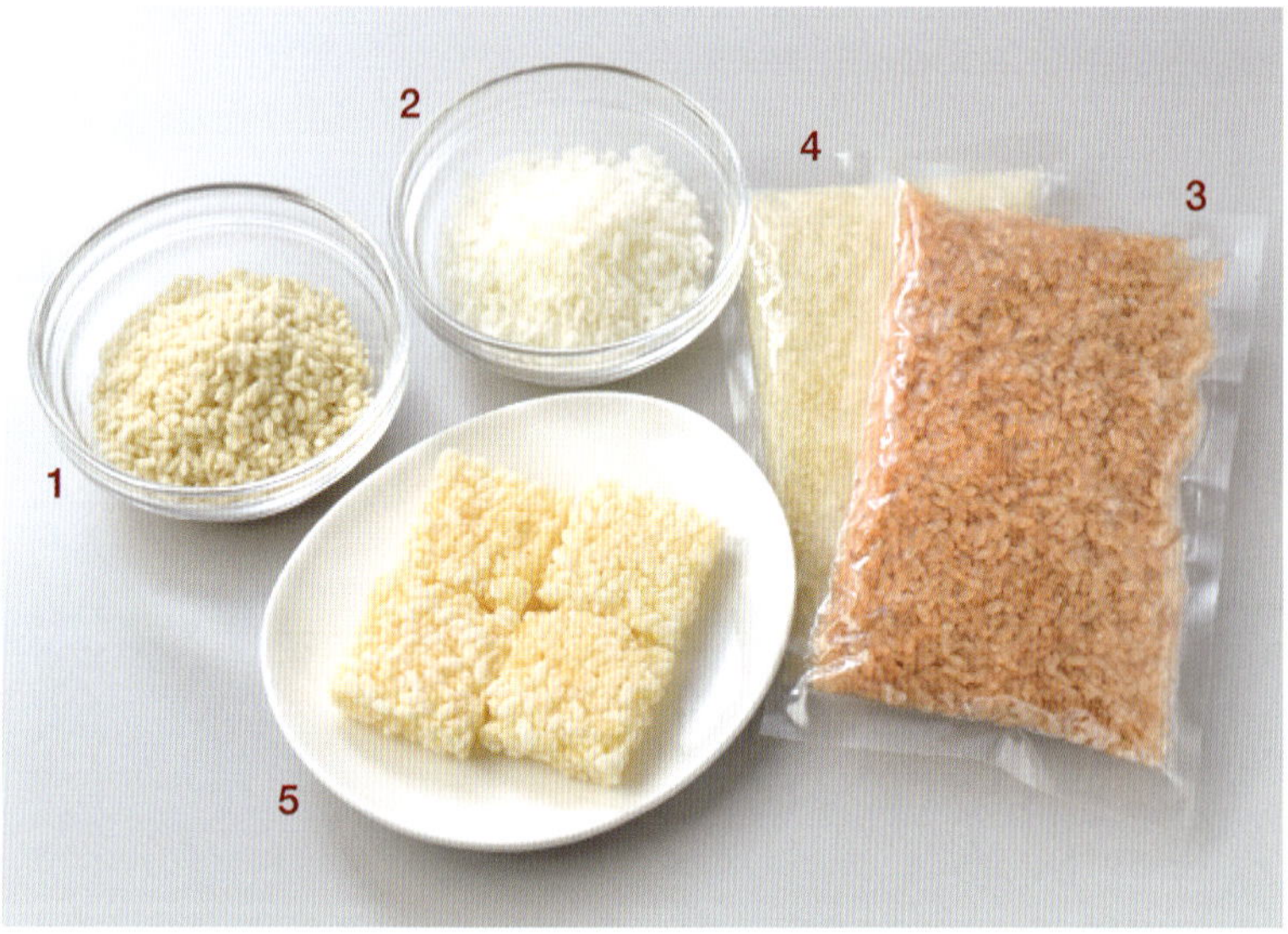

アルファ化米を使った食品

食品によって異なるが、水なら約1時間、湯なら約20分でごはんになる

1 胚芽クリスピー
2 雑炊用アルファ化米
3 アルファ化米赤飯
4 アルファ化米おこわ
5 おこげ

胚芽クリスピーは米と米胚芽を粉砕混合し、加熱してアルファ化させる。これをお米の形に成形し、乾燥させたもの。
おこげは、成形したアルファ化米を油で揚げたもの。あんやスープをかけて食べる。

5 無洗米という洗わなくていい米のメリット

米の洗い水は生活排水の汚れの原因になることを学び、ごはんを炊くことが環境に与える影響に気づく。

生活排水を汚す原因のひとつに米の洗い水があります。米の洗い水はぬか(玄米の表面物質)を多く含み、その養分が生活排水が流れ出るところにいる生物の栄養源になります。しかし栄養源が多すぎると生物は増えすぎ、水中の酸素が足りなくなって多くの生物が死にます。そして養分や死骸が川底にたまってヘドロになります。ヘドロには、酸素がなくても生きられる微生物がいてヘドロを分解しますが、そのとき硫化水素やアンモニアが発生して異臭の原因になります。

無洗米は、米の表面のぬかなどをとり除いてあるので洗わなくてもいい米です。無洗米でごはんを炊けば米を洗う手間が省けるだけでなく、水の消費を少なくし、環境の汚染を少なくすることができるのです。

普通の米と無洗米の違い

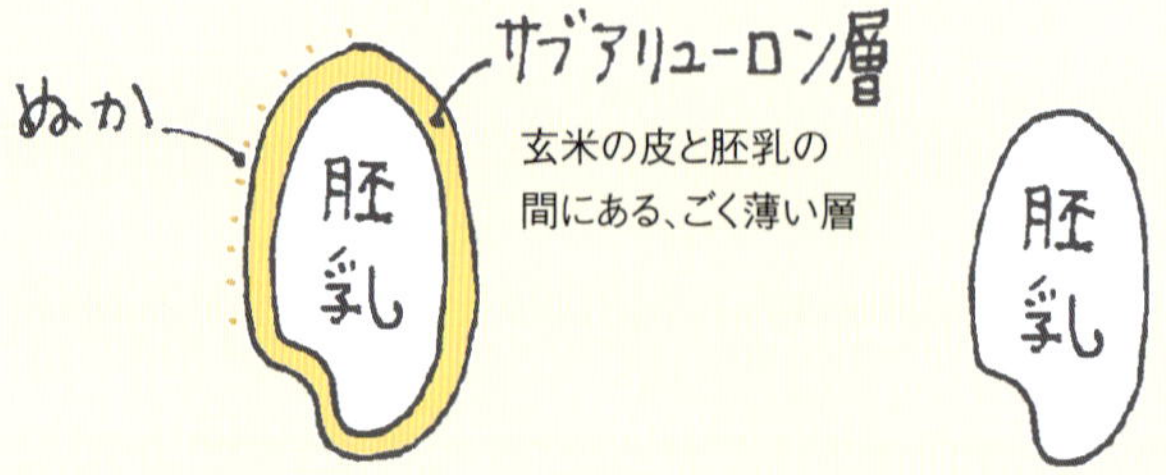

普通の米
米の表面のすじなどに、ぬかが少し残っている

無洗米
サブアリューロン層をとり除くので、普通の米より小さい

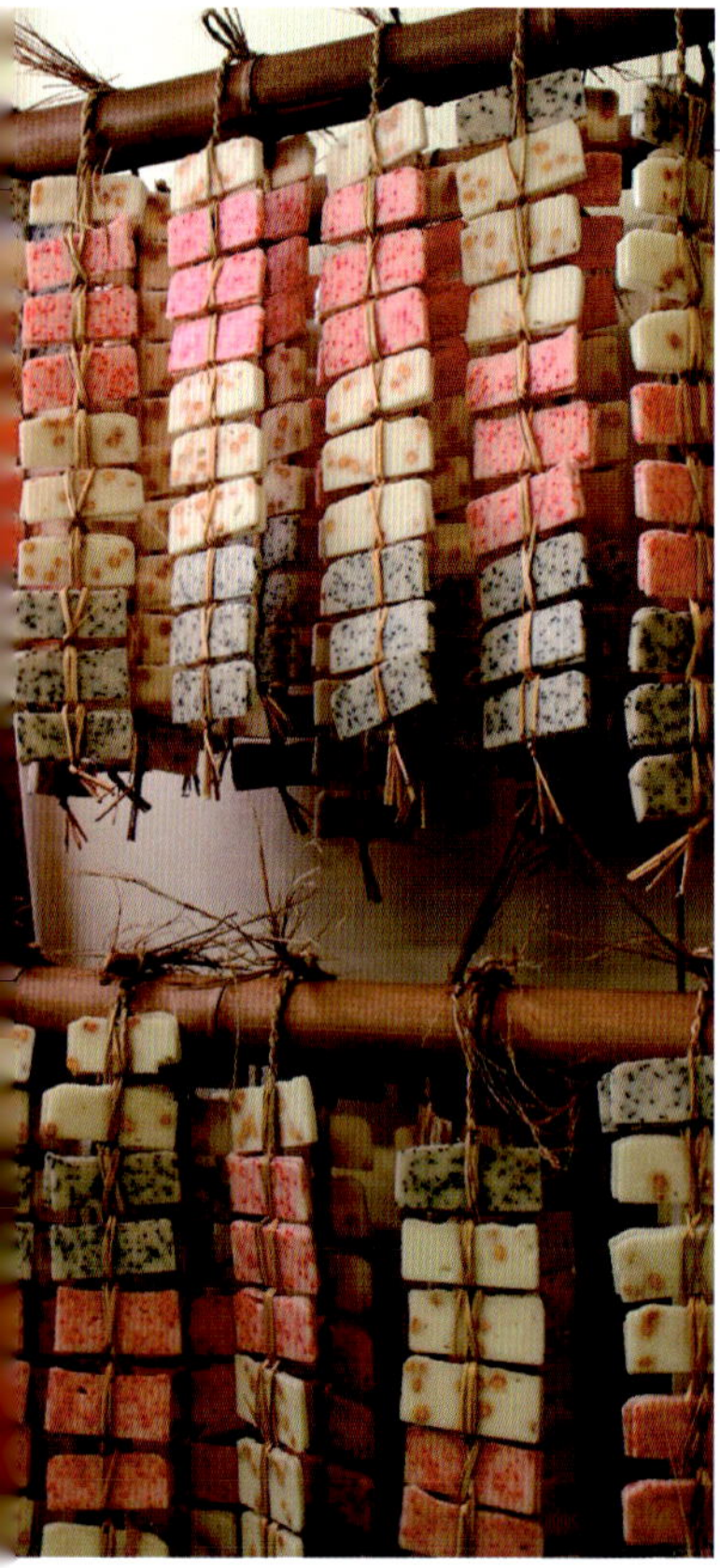

かきもち
薄く切ったもちを干してつくる保存食。焼いたり揚げたりして食べる

3 もちには、もち米のもち、米粉のもちがある

正月の白もち（丸もち、のしもち）はもち米でつくり、柏もちは米粉でつくることを知り、違いを学ぶ。

正月の白もちは、もち米を水に浸してから蒸し、臼と杵あるいはもちつき器でつくります。

一方、端午の節句につくられてきた柏もちは、うるち米の粉（上新粉）でつくりますが、もち米の粉（白玉粉）を少し混ぜる方法もあります。つくり方は、米粉に湯を注いでこねて蒸したあと、さらにつくようにこねて、なめらかなもちにします。米粉のもちは、もち米のもちより手軽にできます。

米粉ではまた、昔からお供えの月見だんごや串だんご、それにお盆の白玉だんごなどにもつくられてきました。近年は、もちもちした米粉パンもつくることができるようになりました。

もち米のもち、米粉のもちのつくり方

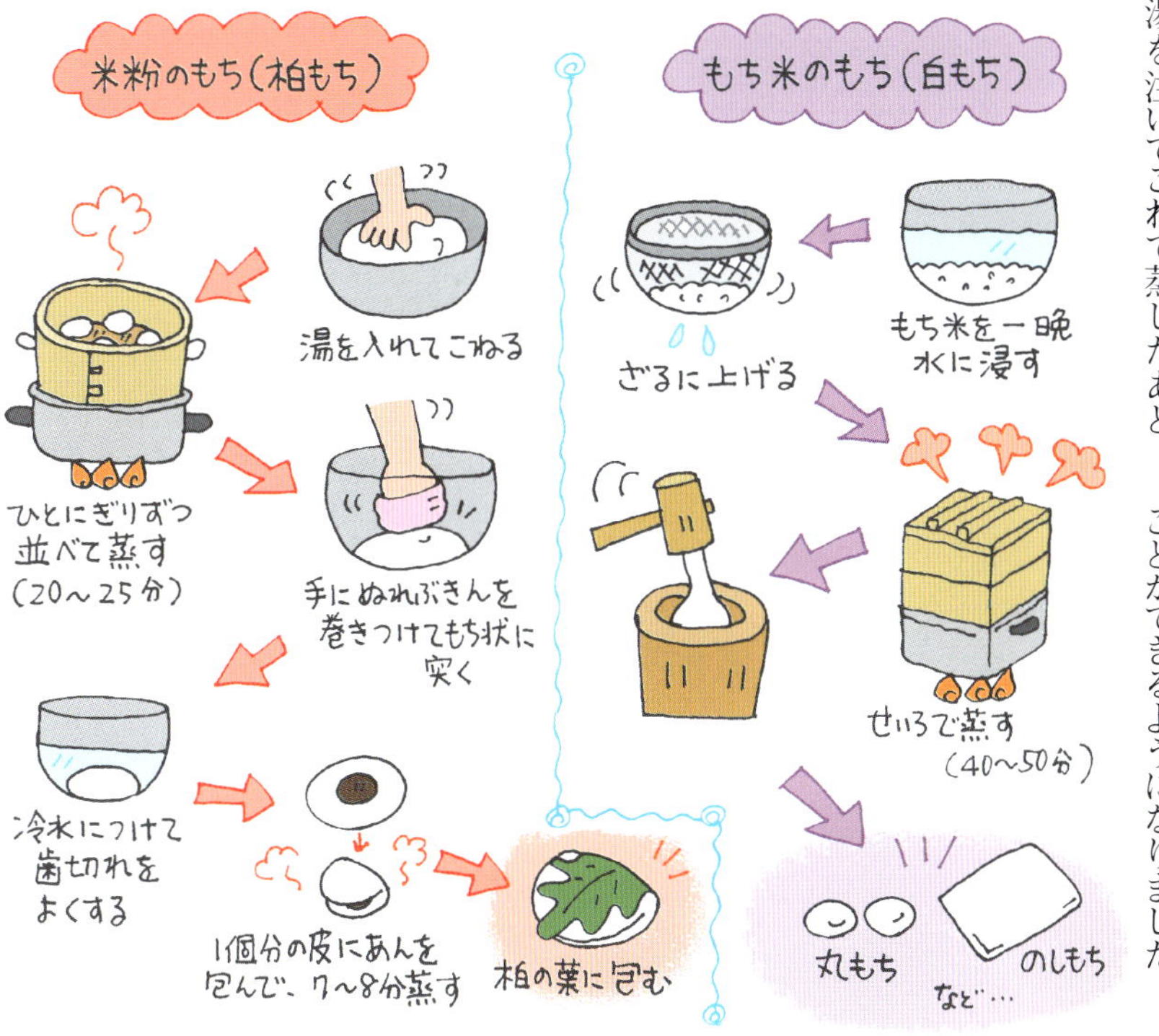

米粉のもち（柏もち）
湯を入れてこねる
ひとにぎりずつ並べて蒸す（20～25分）
手にぬれぶきんを巻きつけてもち状に突く
冷水につけて歯切れをよくする
1個分の皮にあんを包んで、7～8分蒸す
柏の葉に包む
もち米のもち（白もち）
もち米を一晩水に浸す
ざるに上げる
せいろで蒸す（40～50分）
丸もち
のしもち
など…

6 お正月にお雑煮を食べるのは、なぜ？

日本の伝統行事には、もちがつくられることが多いことに気づき、そのわけを学ぶ。

もちは古くから稲の実りをもたらす歳神《としがみ》へのお供えでした。1年の始まりの正月は、歳神に供えたもちを食べることにより、エネルギーを授かると考えられていました。大みそかの夜に小さな丸もちや地域の産物を歳神に供え、元日にひとつ鍋で煮込んで食べていたのが雑煮の始まりといわれます。

室町時代あたりから雑煮という言葉が使われるようになりました。もちとともに雑多な材料を煮るので雑煮といったようです。

もちは生命を再生すると考えられてきたので、出産、誕生日、桃の節句、端午の節句、成人祝、結婚式、葬式など、人生の節目にもつくられてきました。

京都と東京の雑煮比べ

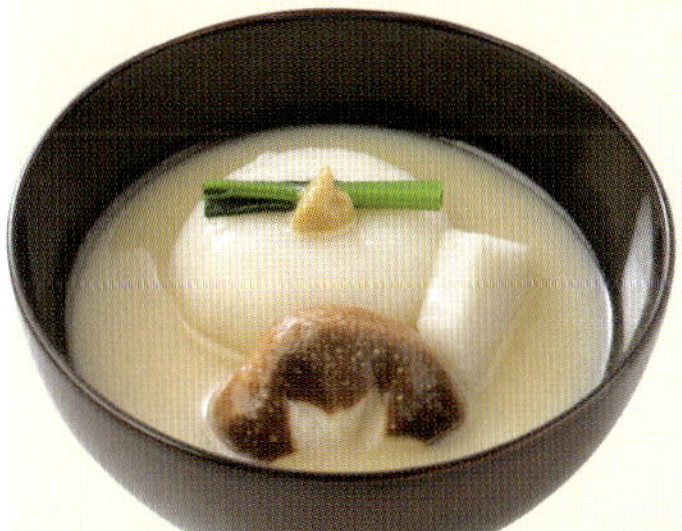

京都の雑煮
丸もちを煮る。
白みそ仕立て。
具はとり肉、里芋、にんじん、大根、しいたけなど

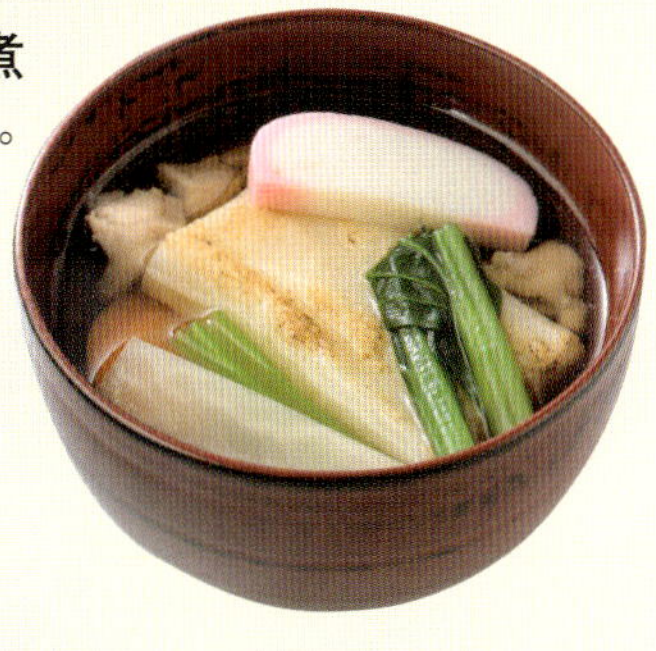

東京の雑煮
切りもちを焼く。
すまし仕立て。
具はとり肉、かまぼこ、小松菜など

雑煮は丸もちを煮るのが古くからの方法。切りもちを焼いて入れる雑煮は、江戸時代中ごろから江戸で始まった

おもちは焼くとなぜふくらむの？

おもちには約45％の水分が含まれているのよ。この水分はアミロペクチンという枝分かれしたでんぷんの鎖の間に入っていて、おもちを焼くと水分が熱せられて蒸気になるの。その蒸気がアミロペクチンの枝を押し広げるから、おもちがふくらむのよ。かたくなったおもちだってやわらかくなるわ。

「知恵ちゃん」教えて！

2 精白米と胚芽米はどう違うの？

米の内部を断面図で理解し、胚乳と胚芽の栄養と役割を学ぶ。

米は、稲の種子である籾《もみ》の中身です。籾のほとんどは、米となる胚乳が占め、炭水化物（でんぷん、食物繊維）が多く含まれています。胚乳の脇には胚芽がついてます。胚芽は稲の芽や根になる部分です。ここには、胚乳のでんぷんから芽と根の成長に必要なエネルギーを発生させるために必要なビタミンB群、胚芽の酸化を防止するビタミンE、苗の成分になるミネラルが多く含まれています。しかし胚芽は精白の途中で脱落するため精白米にはなく、胚芽のあった部分がへこんでいます。胚芽米は特別の精米機を使って胚芽を残した米で、栄養価値は精白米よりすぐれています。

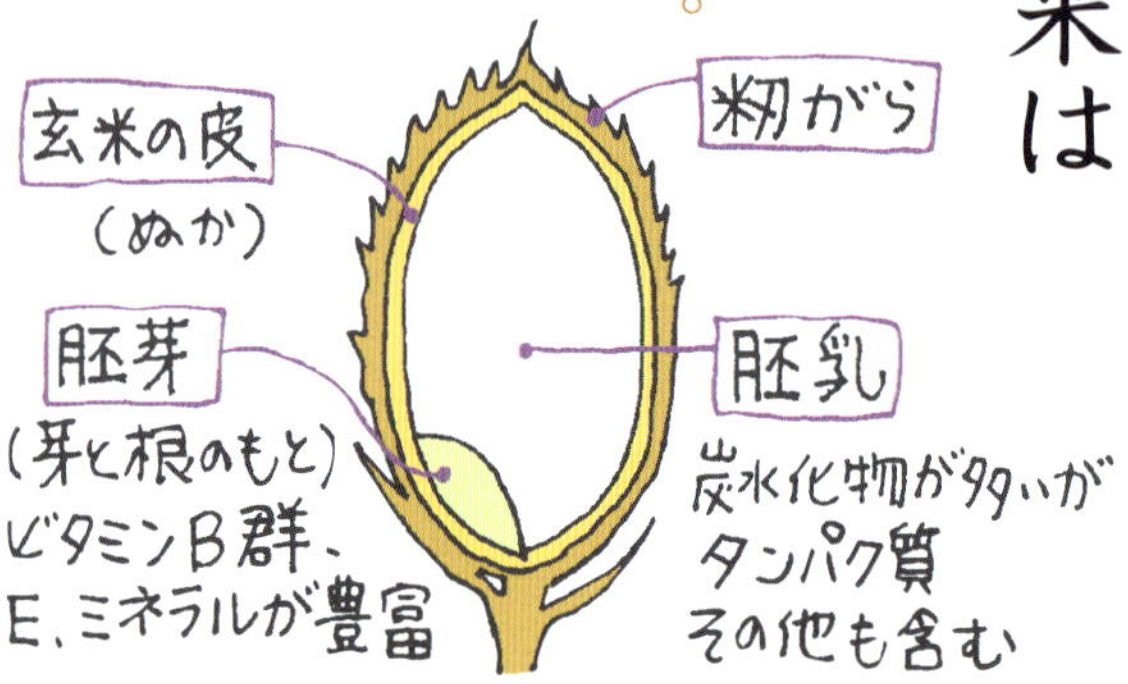

精白米を1としたときの胚芽米の栄養素の倍率

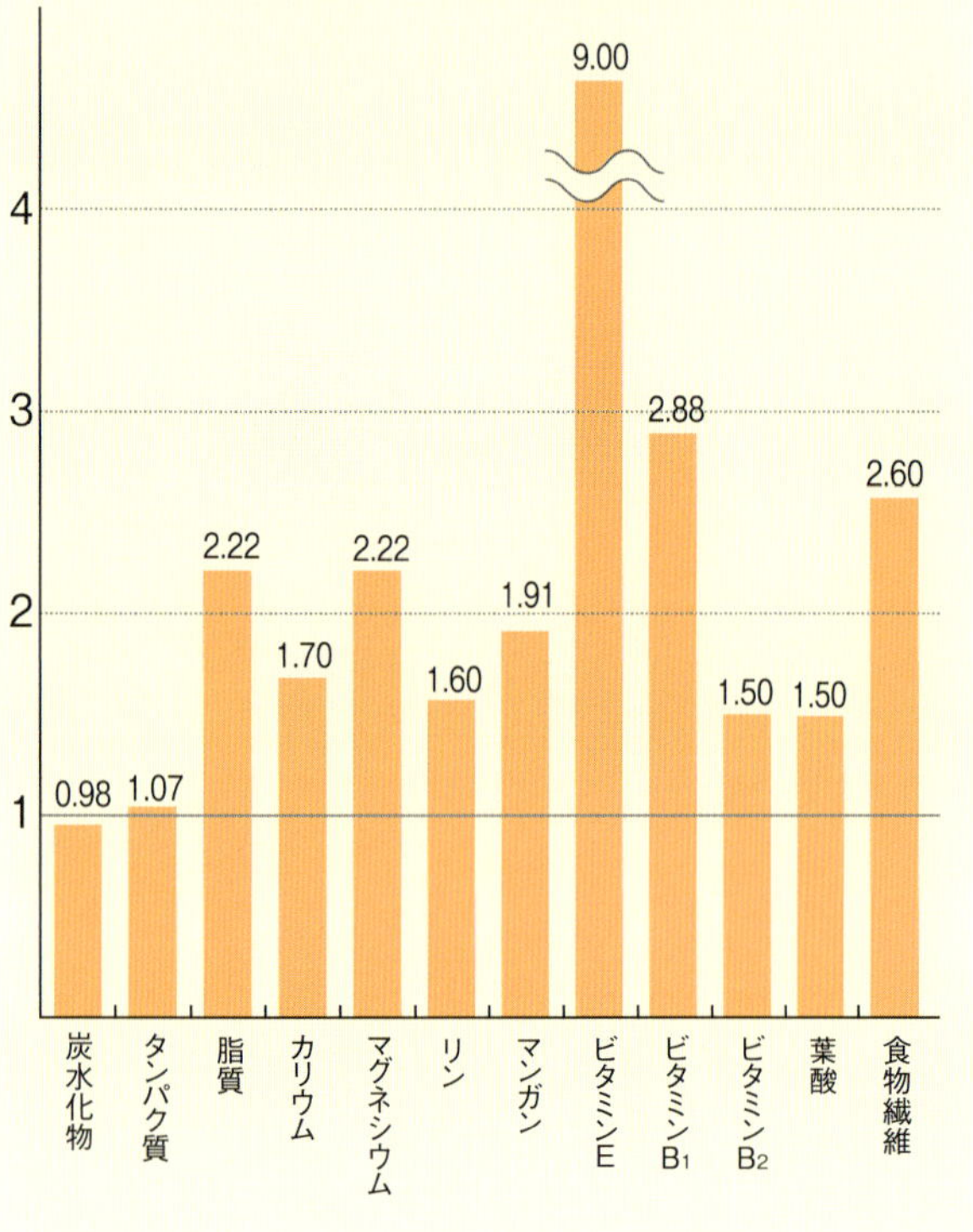

4・6 北海道や東北地方など、寒い地方に米の産地が多いのはなぜ？

稲の成育条件と産地の気候との関係を知る。

２００８年産の都道府県別米の収穫量1位は北海道です。東北地方もベスト10に5県が入っています。選抜改良する前の稲は熱帯地域に野生していたので、本来は暖かな気候を好む作物ですが、現在は寒冷な地方の収穫量が多くなっています。

日本の最初の水田稲作は暖かな北九州で始まりました。弥生時代（※）がその始まりで、東北地方までは早くに伝わりました。東北地方は寒冷ですが、昼夜の気温差の大きいことが稲の成長に適しました。また、ほかの作物より農業経営が安定することから稲作がさかんになりました。

しかし、北海道の気候や土では長い間稲が育たず、稲作が始まったのは明治時代になってからでした。稲作が可能になったのは、水田の水の温度を少しでも高くしたり、水を深くして苗を冷気から守ったり、品種改良するなどの努力が実を結んでからです。そして今や全国一の米の産地になりました。

※弥生時代は、最近の研究では約２９００年前～約１８００年前とされている（研究報告・国立歴史民俗博物館）。

都道府県別水稲（主食用）の収穫量ベスト10（2008年産）

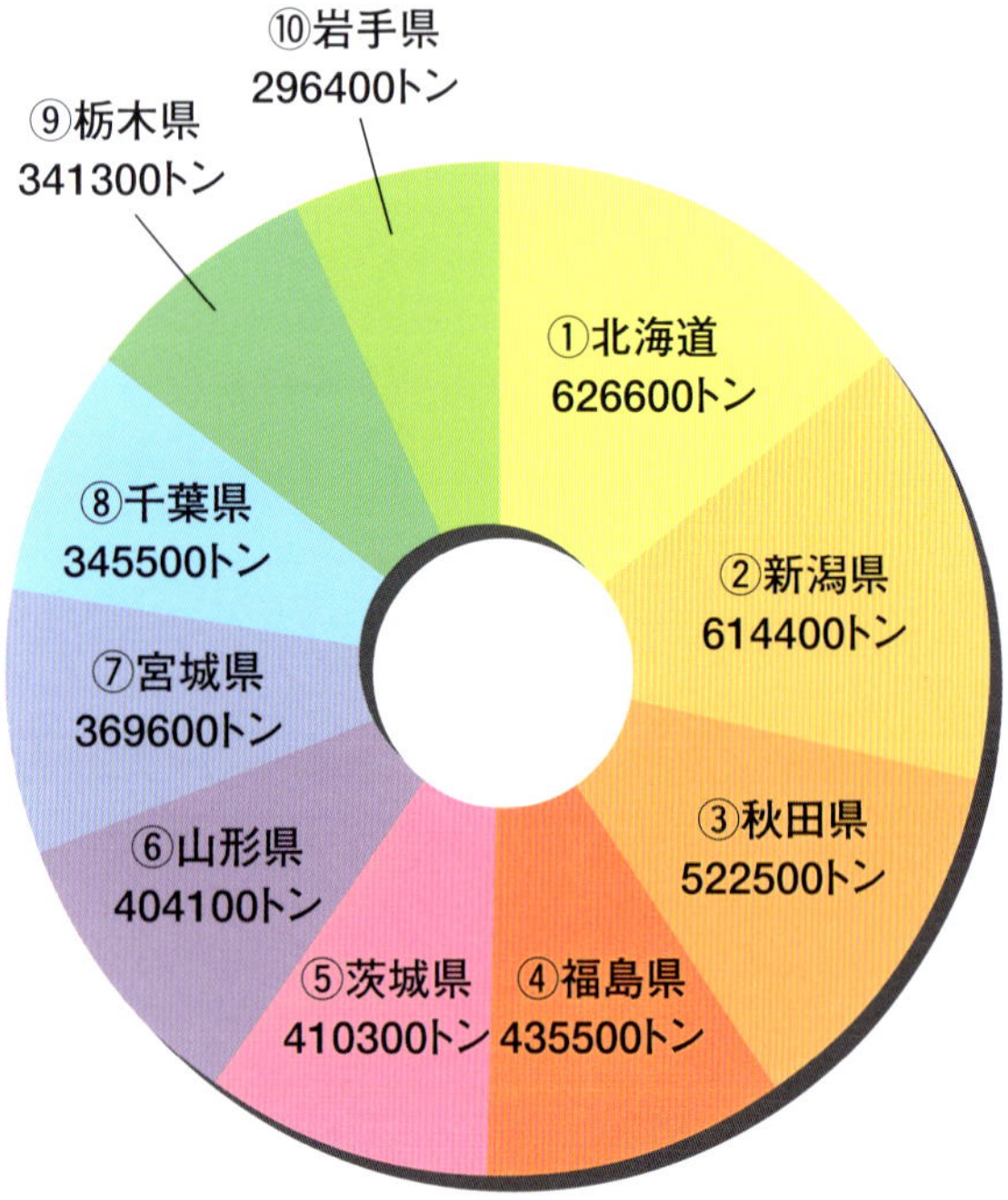

『農林水産統計』

2·3 米は、どうやってできるの？

米のでんぷんは光合成によってつくられることを学び、人はそのでんぷんをエネルギーにしていることに気づく。

米は、秋に稲を刈って収穫します。稲の穂にびっしりついている籾を脱穀機で落とし、籾すり機で籾がらを除いて玄米にし、精米機で玄米の皮を除いて米にします。

籾の一部は種籾として保存されます。そして、翌年の4～5月、種籾を1週間ほど水につけて芽と根を出し、これを苗代（苗を育てる田）にまいて苗を育て、水田に植えかえます（田植え）。稲は畑でも育ちますが（陸稲）、水田のほうがよく育ち、おいしい米が実ります（水稲）。

水田に植えかえた苗は、太陽の光エネルギーを燃料にして空気中の二酸化炭素と根から吸い上げた水から、でんぷんをつくります（光合成）。このでんぷんがエネルギーになって苗は成長し、花が咲き、実を結びます。余分のでんぷんは実に蓄えられて籾（米）になり、やがて人々のエネルギー源になります。

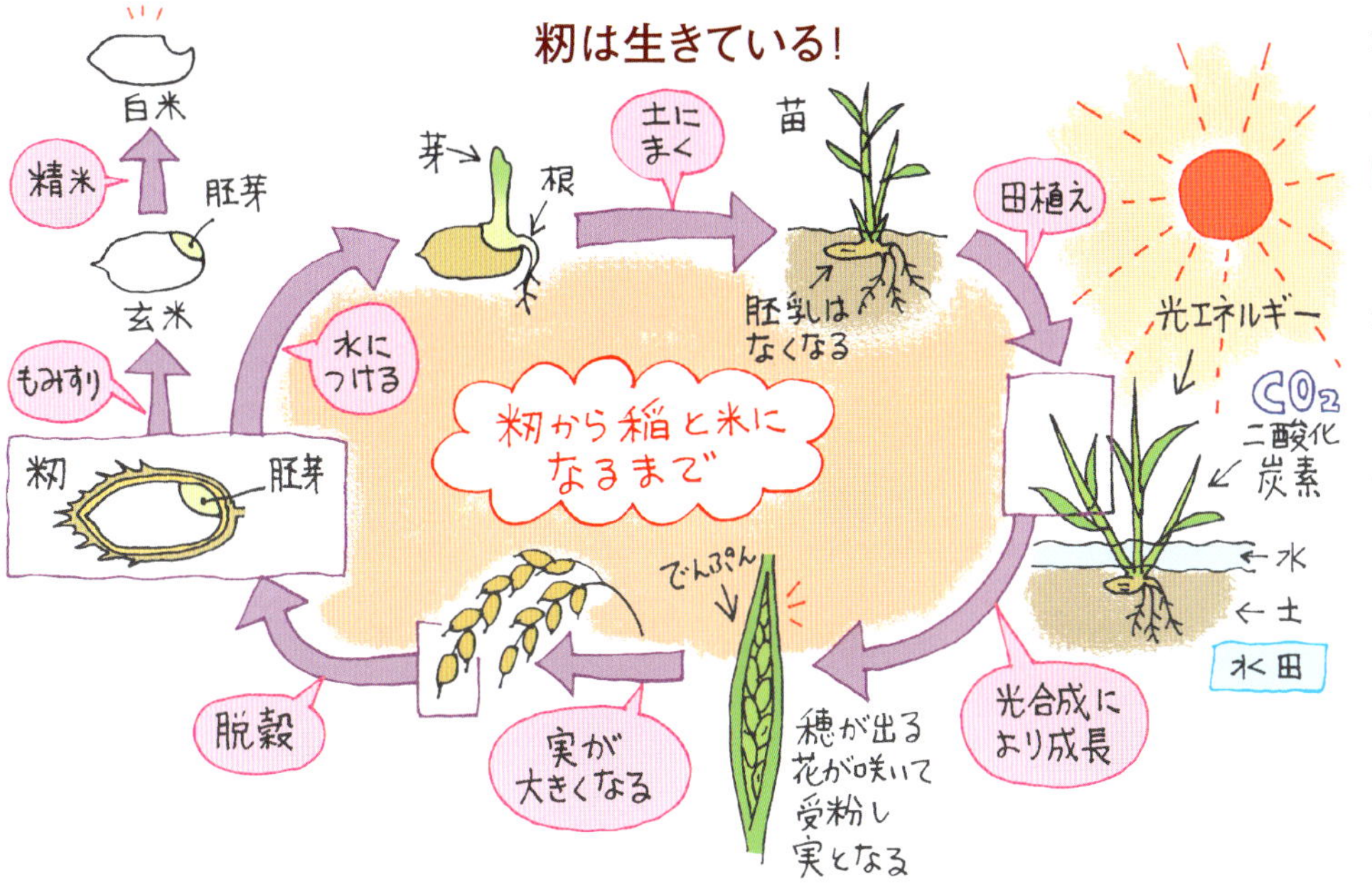

4 日本の米は、消費量も生産量も減り続けている！

日本の古くからの主食である米が、消費量も生産量も減っていることを理解し、対策を考える。

日本の気候や土は稲の生産に適し、米のごはんのおいしさは、昔の日本人のあこがれでした。日本人は、水田を平地だけでなく山の斜面を棚田にしたり、海を干拓したりしてまで広げてきましたが、米の生産量は十分ではありませんでした。米不足が解消したのは、栽培技術の向上や品種改良によって単位面積あたりの収量が増加した1950年代の半ばからです。

ところが、しだいに日本人の食生活が洋風化し、米を主食にしなくなったりして、米が余るようになりました。その対策として、1970（昭和45）年から減反政策が始まりましたが、それにともなって稲をつくる農家も年々減少し、稲づくりの技術を持つ後継者も減ってきました。

重要な主食の米を将来どう確保していくか、日本人の課題になっています。

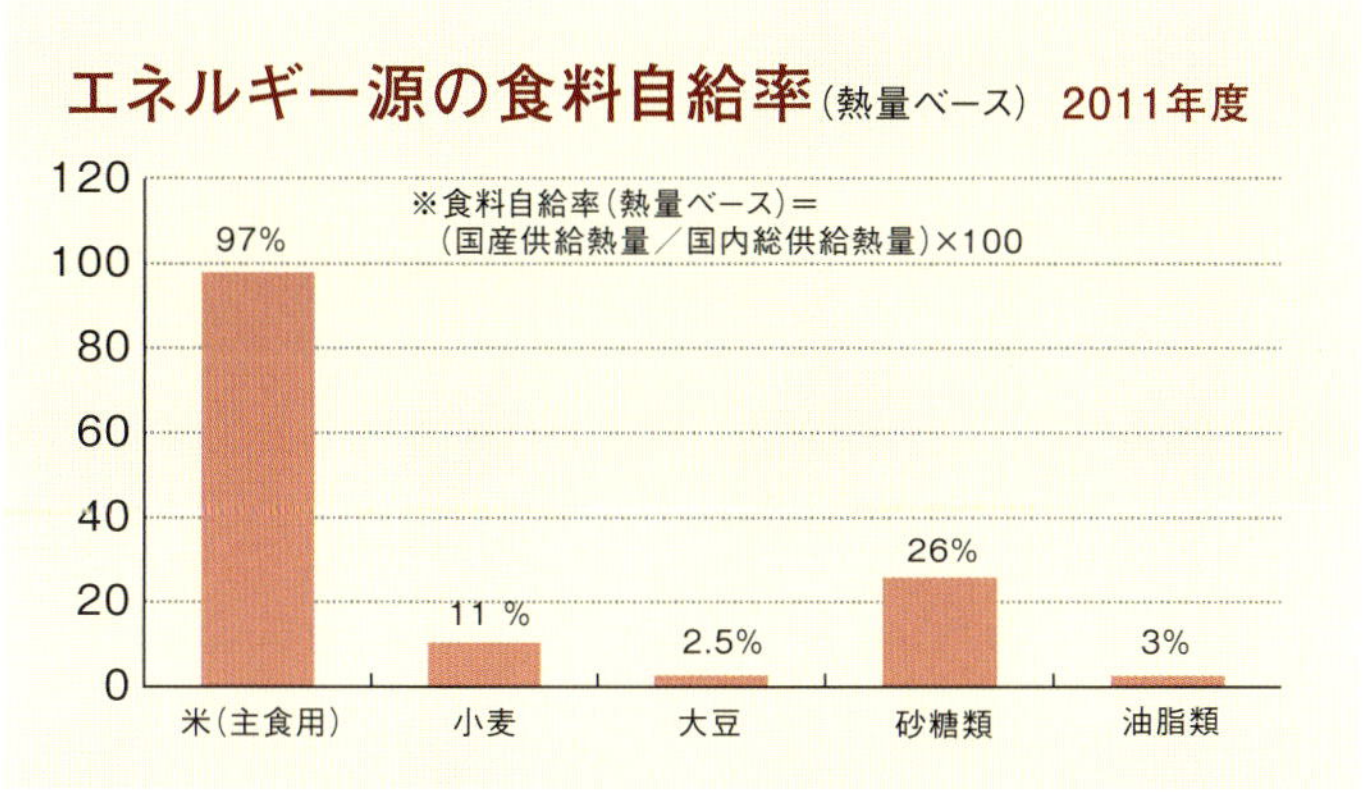

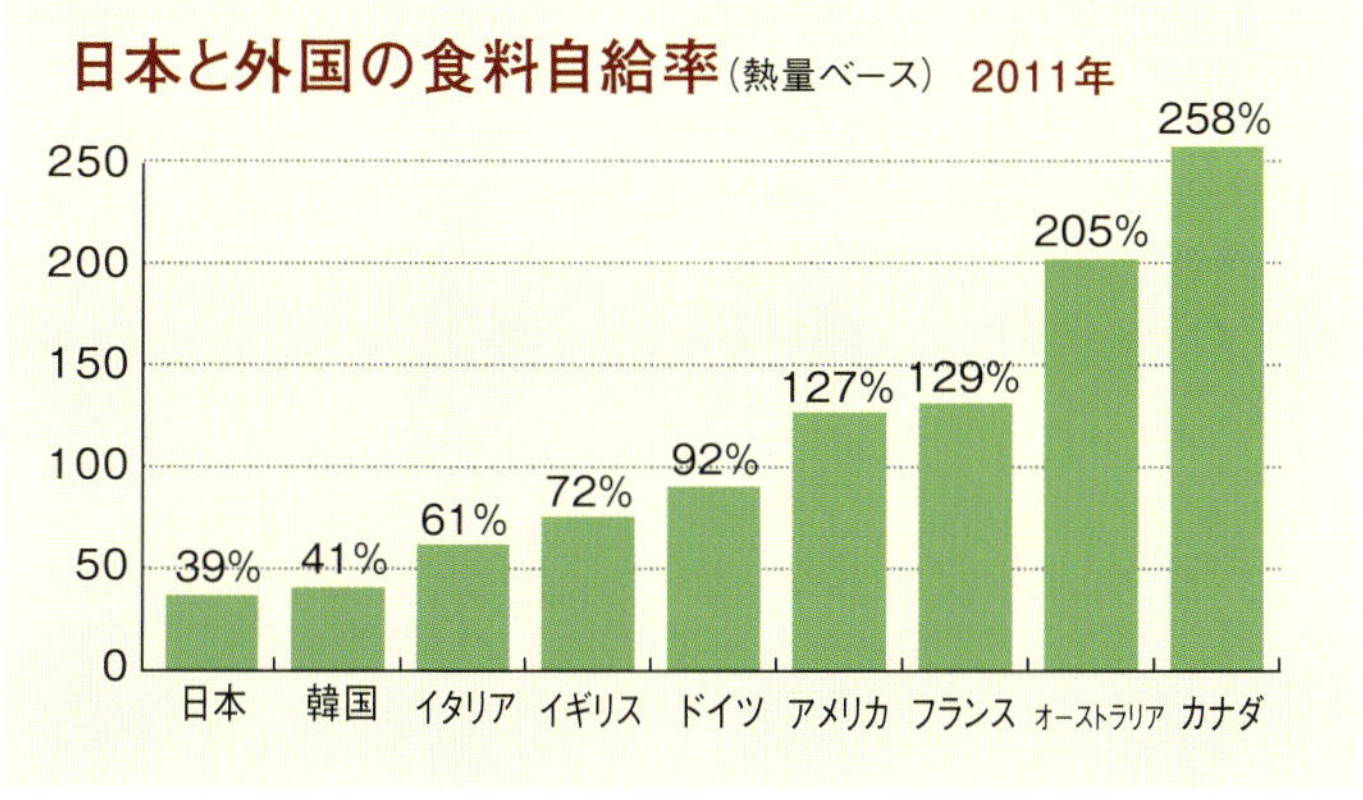

農林水産省『食料需給表』、FAO "Food Balance Sheets"

饂飩《うどん》

udon

うどんは、日本を代表するめんのひとつで、小麦の栽培の盛んな地域を中心に、郷土食として古くから日本全国で食べられて来ました。現在でも、子どもからお年寄りまで好んで食べられているうどんは、でんぷんが小麦粉をこねるときにつくられるグルテンで守られているため、食べやすい形になり、また、めん類のなかでも消化吸収がもっともよい高エネルギー食品でもあります。ですから胃腸が弱っているときや離乳食として、また素早くエネルギー補給ができるため、運動前や集中力を要するとき、受験勉強の夜食などにも適している食べ物なのです。

6 うどんの長～い歴史

うどんの歴史から、食文化の地域性に関心を持つ。

うどんの歴史はそばよりも古く、平安時代に遣唐使によって中国から伝わった唐菓子のひとつの「餛飩《こんとん》」が「こんろん」「うんろん」となまって最後に「饂飩《うどん》」となったといわれています。でも餛飩は実際には、まんじゅうや団子に近い食べ物で、「索餅《さくへい》」という小麦粉と米粉を練り縄のような形にねじった唐菓子が日本では「麦縄」といわれ、うどんやそうめんなどの日本めん類の原点ではないかといわれています。はじめは手でのばしてつくられていましたが、鎌倉時代から室町時代にかけて平たく伸ばして包丁で細長く切る「切り麦」がつくられるようになりました。江戸時代になると、庶民にも普及して、うどん屋も出現し、とくに小麦の栽培が盛んだった関西で好まれ、現在でも関東のそば、関西のうどんといわれています。

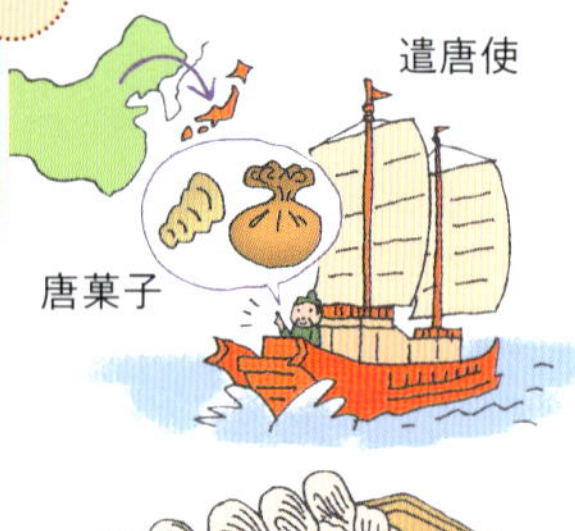

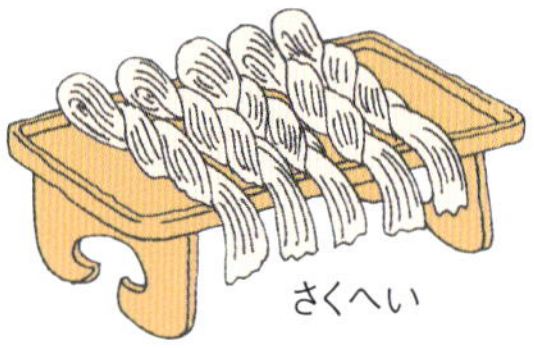

きつね!? たぬき!?

一般に、きつねの好物といわれている油揚げ入りのうどんやそばが「きつね」。天かす（揚げ玉）が入ったものが「種ぬき」から「たぬき」と呼ばれるのよ。でも、大阪では油揚げ入りのそば、京都では刻み揚げ入りのあんかけうどんが「たぬき」と呼ばれ、地域によっていろいろと化けるみたいね。

2 モチモチ・ツルツル・シコシコの秘密！

うどんの食感をつくりだすポイントを知り、小麦粉の科学にせまる。

おいしいうどんの条件は、「モチモチとして、ツルツルとのど越しがよく、ちょうどよいかたさと弾力（コシ）があること」です。おもにうどんのおいしさを決定づけるこの食感（テクスチャー）をつくりだすのが、小麦粉に含まれるでんぷんとタンパク質です。

モチモチ・ツルツルのテクスチャーは、でんぷんの役目

でんぷんは、熱を加えると、糊化してやわらかさや粘りが出る性質があります。この性質は、ブドウ糖が鎖につながるアミロースと、枝分かれ状のアミロペクチンの、2種類のでんぷんの比率によって違ってきます。うどんのモチモチ感やツルツル感を出すには、粘りの強いアミロペクチンを多く含んだ、小麦粉の方が適しています。

程よいかたさと弾力（コシ）を出すのは、タンパク質（グルテン）の役目

小麦粉には、おもに粘りのあるグリアジンと、弾力のあるグルテニンという2種類のタンパク質が含まれており、水を加えてこねると「グルテン」という粘弾性のある物質になります。このグルテンが網の目のように結合して骨格となり、生地に弾力が生まれ、引っ張るとゴムのように伸びるようになるのです。ですが、この性質が強すぎると、生地が伸ばしにくく、かたくなりすぎるので、うどんにはタンパク質量が中くらいの中力粉を用います。

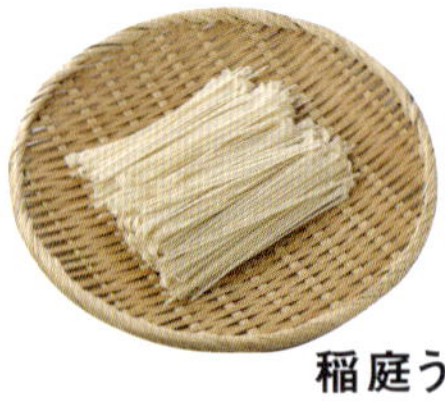
稲庭うどん

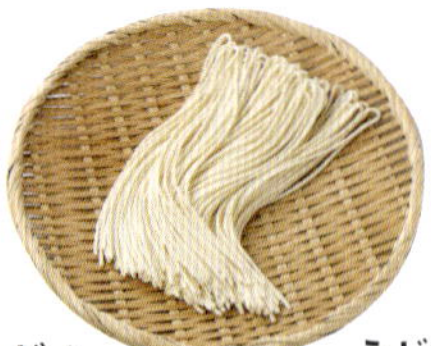
うどん（生）

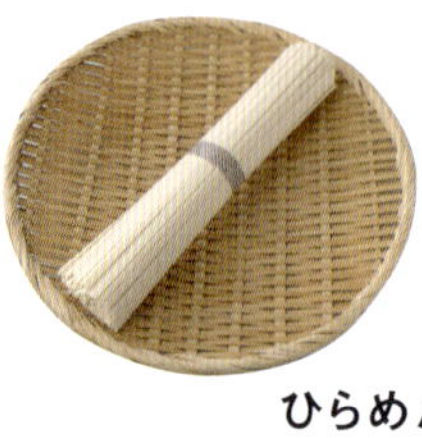
ひらめん

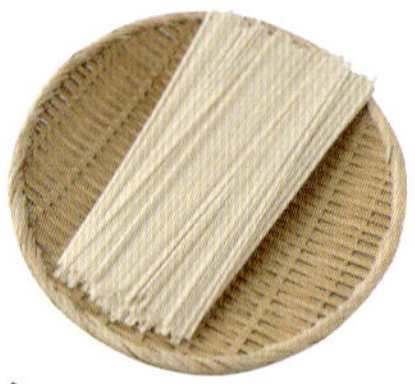
きしめん

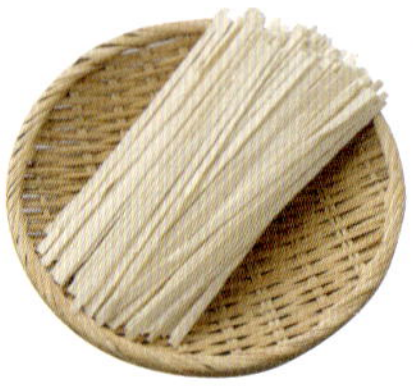
ほうとう

給食メニュー

53 焼きうどん

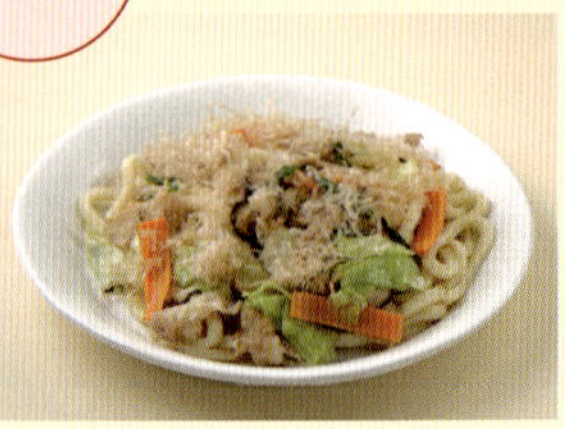

2·6 うどんとその仲間のめんめん

各地で違ったうどんがあることを知り、地域の特性や食文化について関心を深める。

うどんの故郷の中国では、めんは小麦粉のことを指し、餃子やワンタンなども含めた粉食を「めん食」といいます。一方、日本では小麦粉やそば粉などに水を加えて練り、細長く形づくったものが「めん」とされています。そのなかでも小麦粉に塩と水を加えてつくるめんがうどん類で、その太さによって、うどんやそうめんなどに分かれます。またのめんの製法にも、手で細長くのばしてつくる「手延べ」と平らにのばした生地を包丁で細く切る「手打ち」があり、日本各地で太さや食べ方が違ういろいろなうどんがあります。

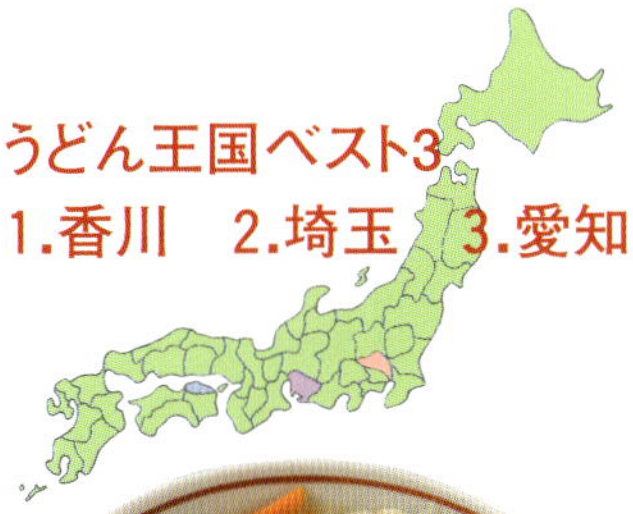

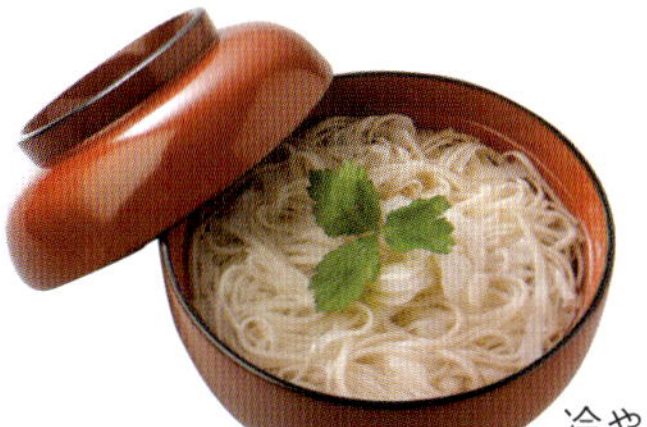

冷やしうどん

稲庭うどん…ゆであがりの透明感となめらかな舌触りが特徴の手延べ製法のうどん
（秋田県）

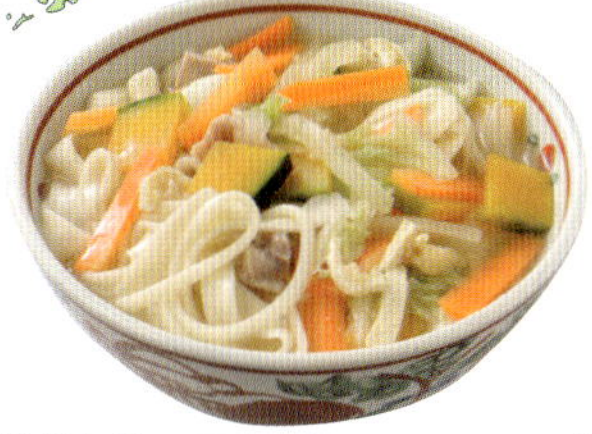

ほうとう…幅広に切っためんを野菜とともにみそ仕立ての汁で煮込む
（山梨県）

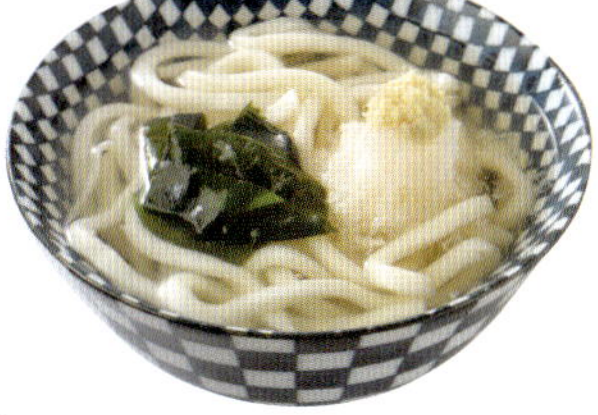

讃岐うどん…知名度も消費量も日本一。コシが強く、しかもなめらかで歯切れがよいのが特徴
（香川県）

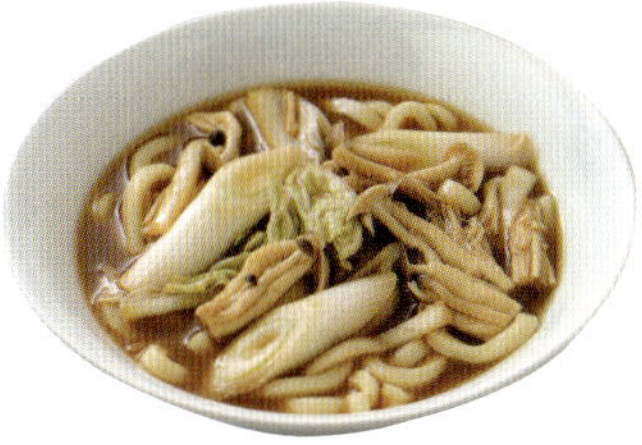

みそ煮込みうどん…野菜やとり肉などをコシの強いうどんといっしょに豆みそ入りのだしで煮込む
（愛知県）

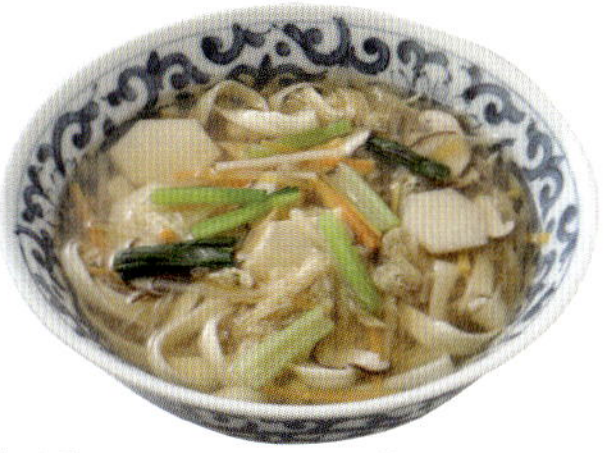

おきりこみ…幅広のめんを「切り込む」ことからその名がついた煮込みうどん
（群馬県）

2·3 寝る子は育つ!?

うどんの「ねかし（熟成）」の必要性を理解し、小麦粉の特性について考える。

手打ちうどんをつくるときには、こねたあと必ずねかして生地を休ませます。こね直後の生地は、こねるときに加えられた力によって、グルテンがねじれて硬直状態なっていますが、ねかすことによって、グルテンの構造がゆるんで生地が緩和し、柔軟性をとりもどすのです。ほかにも、粉に加えた水分が、十分に粉となじんで水和して生地が均一化する、グルテンの形成が促進され、生地の粘弾性が増すなどの効果もあります。これらのねかし（熟成）効果によって、うどんの食味が向上し、その後のこねやのばしの作業も楽になるのです。

うどん生地をつくってみよう!

小麦粉50gに塩水（水25mL＋塩1g）を加えて手でよくこね、生地をつくる。

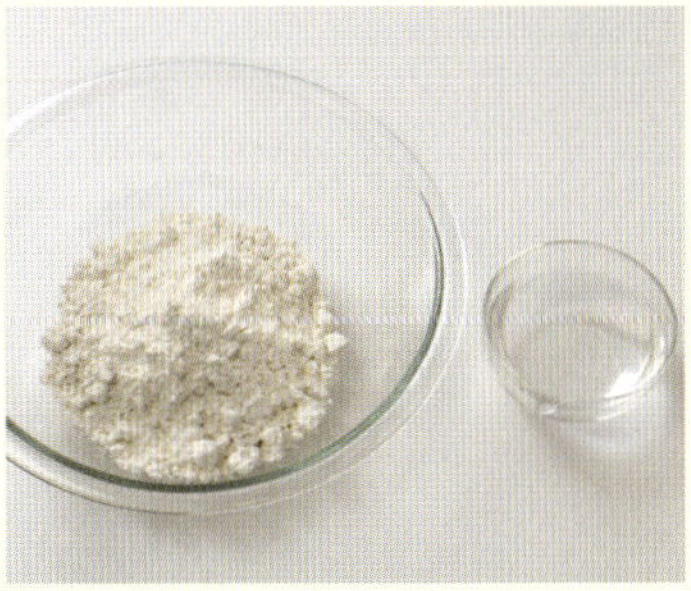

2 生地がなめらかになるまでこねたら、丸めなおして、ビニール袋に入れて20分ねかせる。

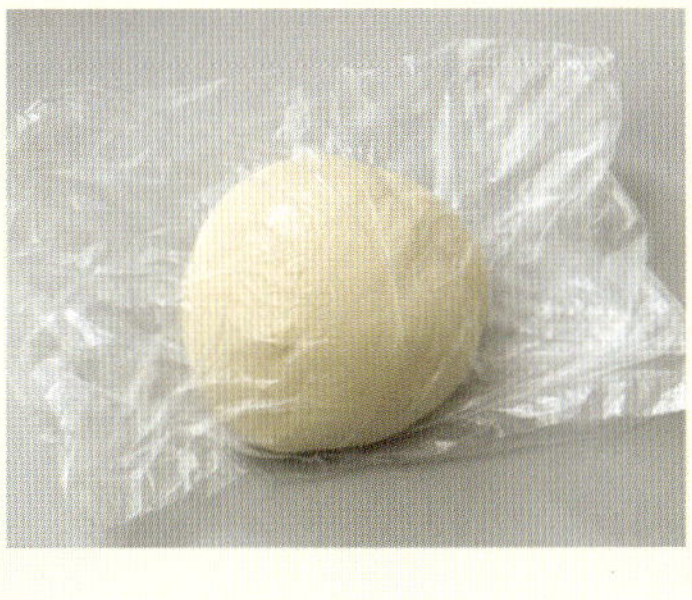

3 ねかした生地に打ち粉をしながら、約3㎜の厚さにのばしていく。

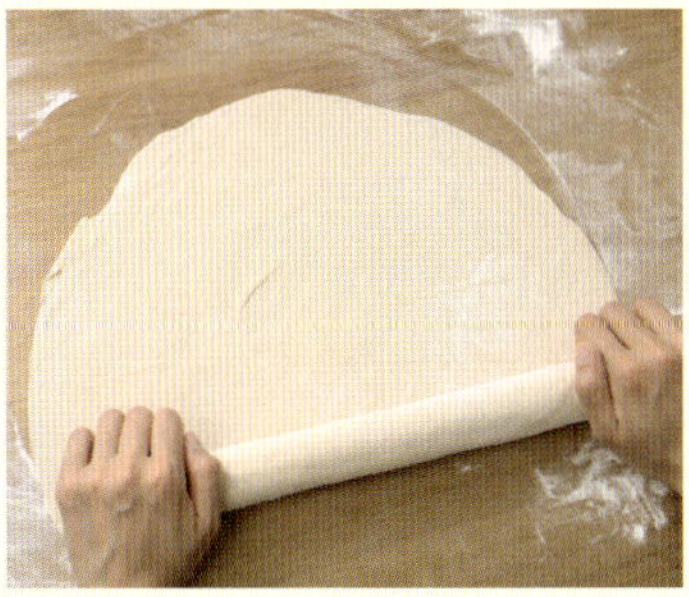

4 4つにたたみ、包丁に打ち粉をつけながら端から5㎜幅位に切る。

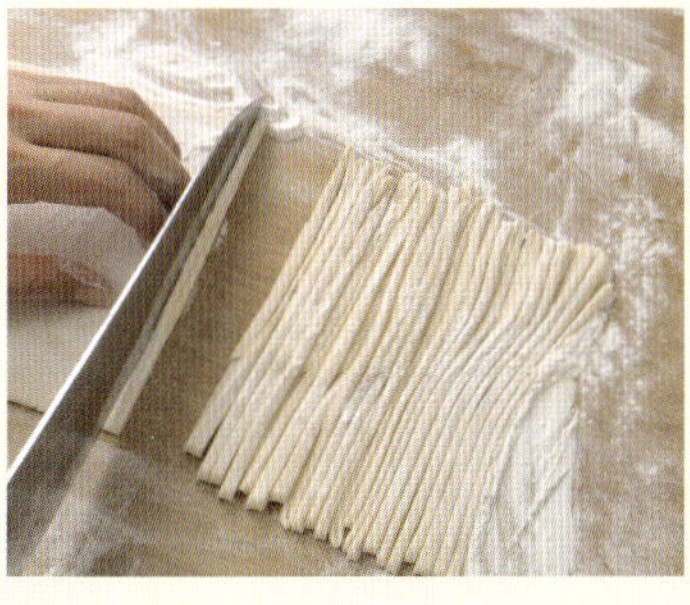

パスタ
pasta

イタリア語の「pasta」は正確には「パスタ・アリメンターレ(pasta alimentare)」といい、直訳すれば「食用ペースト」の意味です。イタリアには地方独特のものも含め、650種類ものパスタがあるといわれており、今でも毎年のように新しい種類が誕生し続けています。イタリアでも乾燥パスタが多く市販されていますが、生パスタを家庭で手打ちすることもあります。日本では60種類ほどのパスタが市販されています。

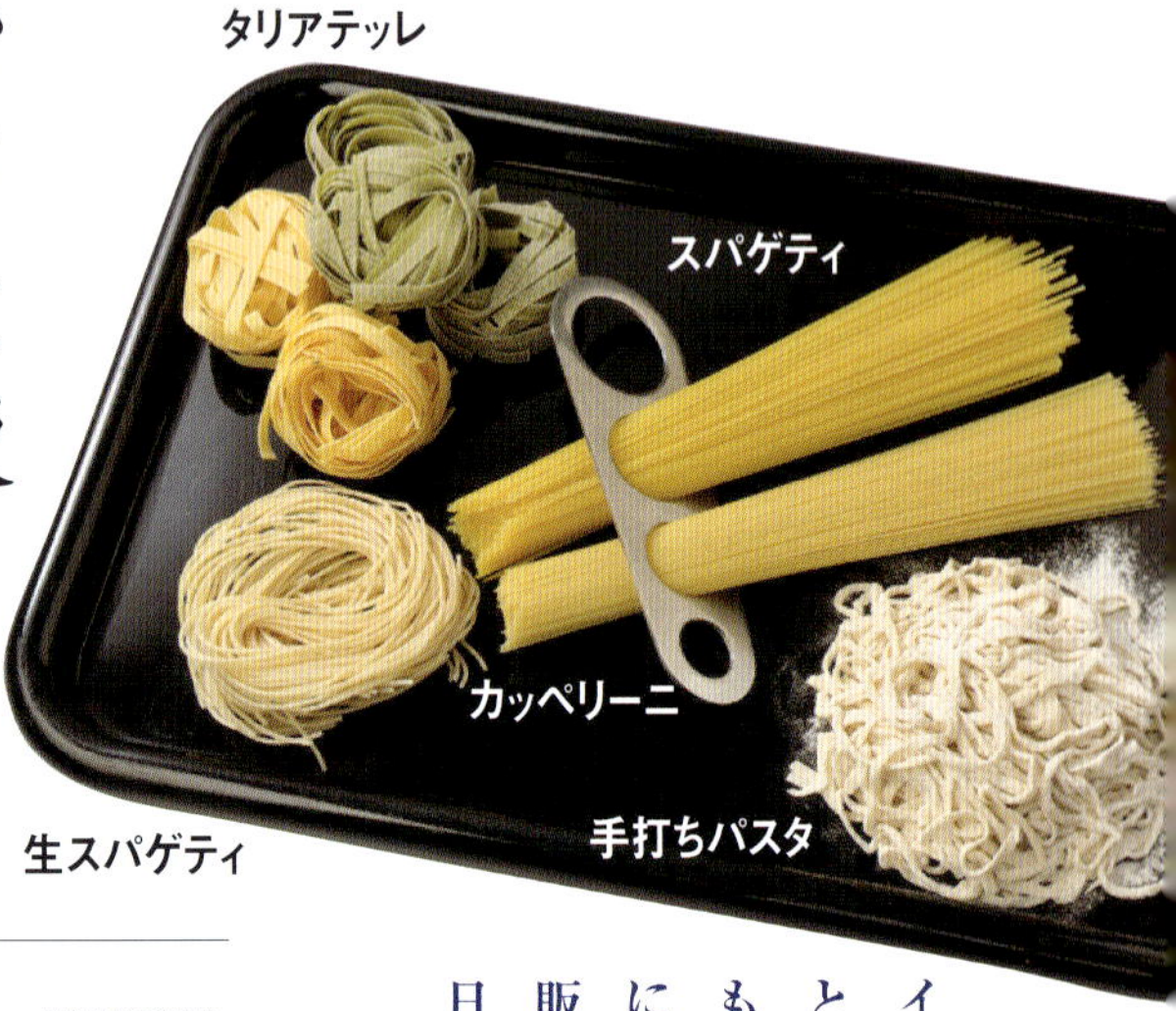

タリアテッレ
スパゲティ
カッペリーニ
手打ちパスタ
生スパゲティ

3 うどんとパスタに使う小麦粉はどう違う？

小麦粉の種類とそれぞれの特徴を理解する。

パスタのおもな原料は硬質小麦であるデュラム小麦で、粗びき粉にした黄金色の粗い粒のセモリナ粉を使ったものがもっともよいとされています。

デュラム小麦は、ガラス質と呼ばれる半透明のかたい胚乳が特徴で、かたくて歯ごたえのあるめんができます。

さらに質がよいといわれるパスタはセモラートを原料に使った製品で、色が美しく、歯切れがよく、コシがあり、ゆでたときに煮崩れしないという特徴があります。

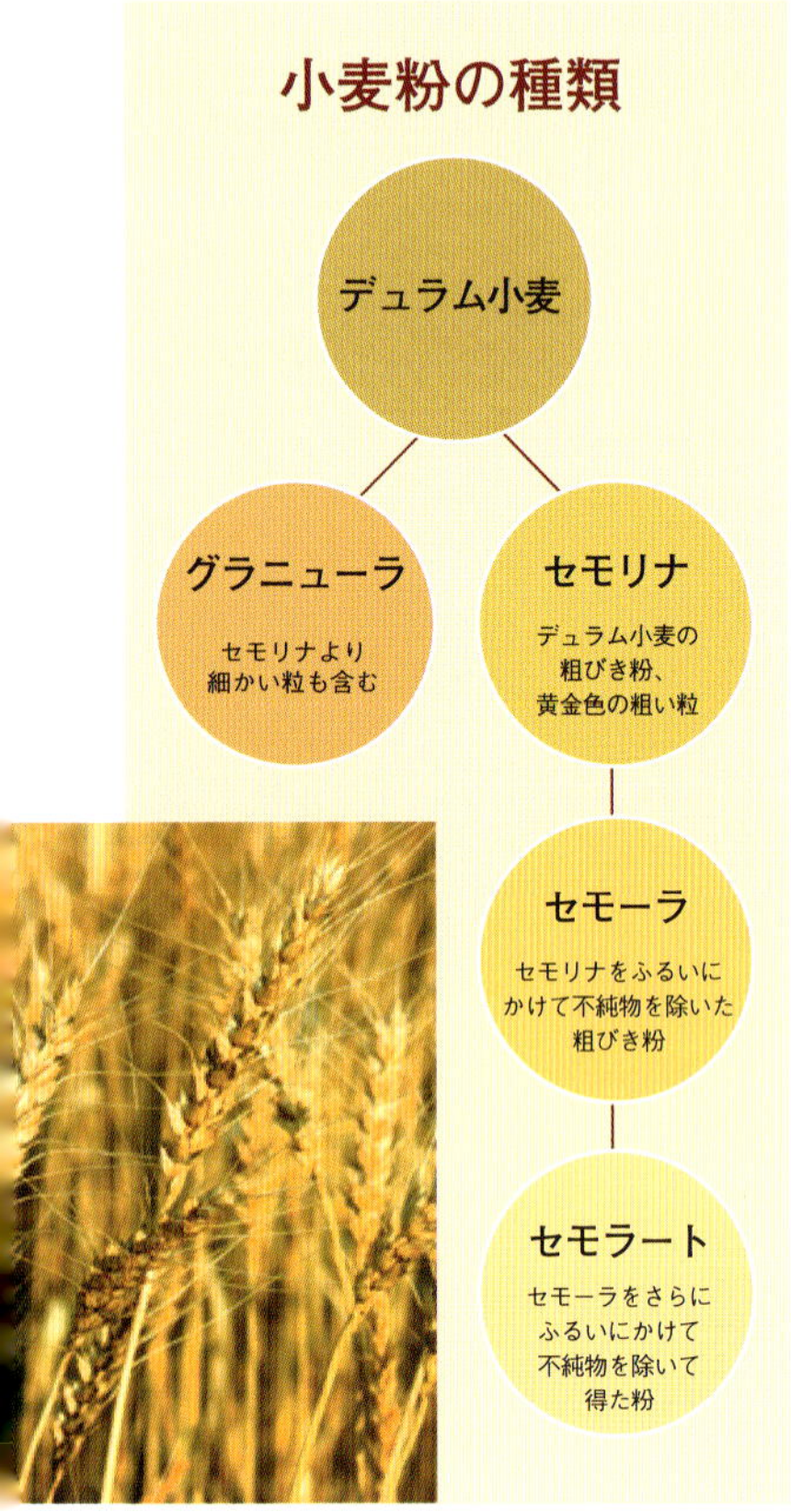

3 イタリアのパスタの種類は600以上

パスタの種類を理解し、料理へ応用する。

パスタは大きく分けると、スパゲティに代表されるめん状のロングパスタと、マカロニに代表される小型のショートパスタの2種類に分類できます。ほかにも団子状のニョッキや板状のラザニアなどがあり、その種類は600以上あるといわれています。

パスタは押し出し法という、こねためん生地に強い圧力を加えて、穴から押し出す製法でつくられ、そのときのカッターの種類で太さが決まります。

ロングパスタは、太さごとに名前が決まっていますが、ショートパスタにもチョウの形をしたファルファッレ、貝殻の形をしたコンキリエなど、さまざまな形と名前があり、それぞれその形に合わせたソースとからめていただきます。

イタリアでは、ロングパスタよりもショートパスタのほうが多く消費されています。

ロングパスタ

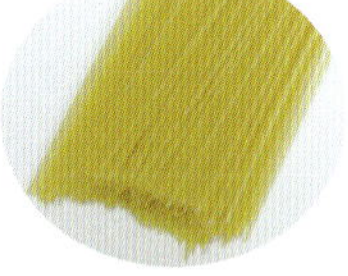
スパゲティ直径1.8㎜

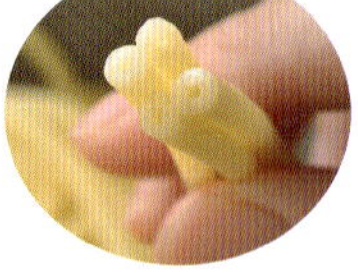
ブカティーニ直径2㎜
(穴あき)

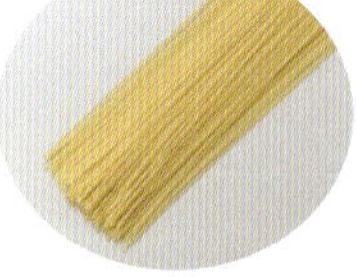
カッペリーニ直径1㎜

ショートパスタ

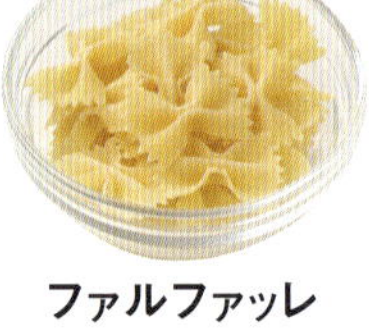
ファルファッレ

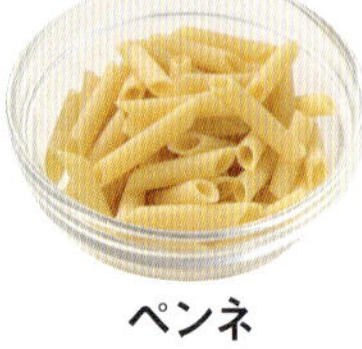
ペンネ

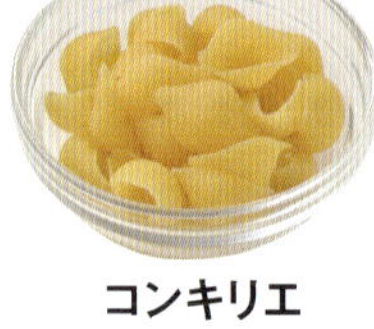
コンキリエ

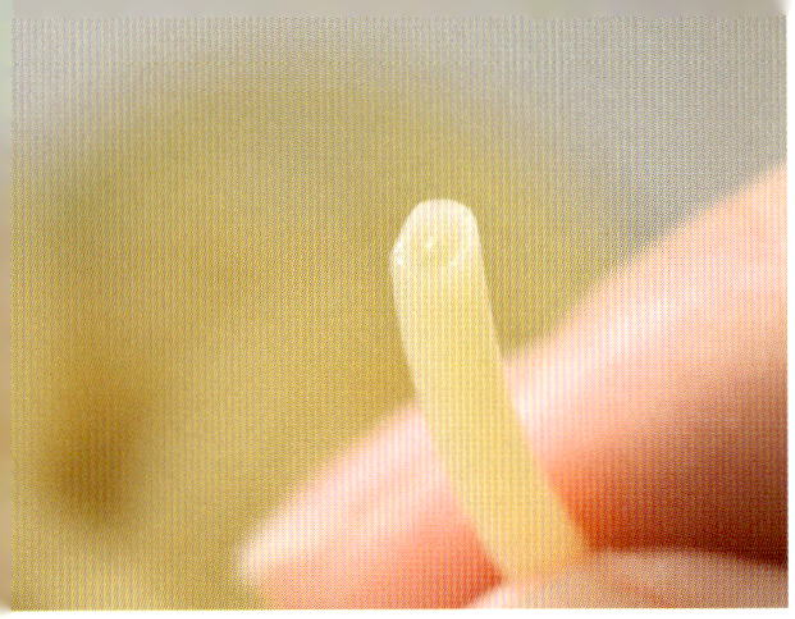

パッケージに表示されているゆで時間より1分ほど早くゆで加減を確認する。中心に針ほどの芯が残っている状態が「アル・デンテ」（イタリア語で「歯に」という意味で、ほどよい歯ごたえのあるかたさ）すぐにザルにあげて水けをきる

6 マカロニの穴はどうやってあけるの？

マカロニの歴史と製造工程を知る。

ショートパスタの代表といえばマカロニ。まん中に穴があいているためソースがよくからみ、世界中で愛されているパスタのひとつです。

このマカロニの穴、生地にダイスといわれる金型を通してつくります。マカロニの形によって、ダイスの型も違います。

現在のように、穴をあけた乾燥パスタは、アラビア人が南イタリアのシチリアにもたらしたものだそうです。アラビア人が砂漠を通る際、腐りやすい小麦粉の代わりに、水で練った小麦粉を乾燥させて、道中の食料としたことが発祥といわれています。

中央に空洞をつくることで乾燥しやすく、長期保存も可能になりました。

3 「アル・デンテ」の秘訣は、ゆでるときの塩ひとつまみ

素材の特性を知り、調理の工夫に生かす。

うどんをゆでるときに塩は入れませんが、パスタをゆでるときには、お湯に塩をひとつまみ入れるのが常識です。

この塩には大切な役割があります。パスタに含まれるグルテンには、塩分、酸、熱でかたまる性質があり、これがめんのおいしさのポイントである「コシ」に大きく関係しています。そうめんやうどんなどの乾燥めんを打つときに塩が使われますが、パスタには塩が入っていません。

塩を入れずにパスタをゆでると、ふにゃふにゃのめんになってしまい、パスタが一番おいしいといわれるアルデンテの状態にゆで上がらないのです。

また、塩を入れるとお湯の沸点が上がります。パスタはできるだけ高い温度のお湯で、手早くゆでた方が食感よく仕上がるため、ここでも塩が大きな役割を果たしています。

6 イタリアには「パスタの法律」がある

法律という側面から世界の食文化を知る。

イタリアでは、1967年に施行されたパスタ法律（580条）によって、乾燥パスタはデュラムセモリナ粉と水でつくることが義務づけられています。

そのほかにも人工着色料や保存料を添加しない、着色はトマトの赤、緑黄色野菜の緑の天然素材のみです。卵入りパスタは、セモリナ粉100％に対し全卵5個以上が含まれていなければならないなど、いろいろ細かく決まっています。

6 世界最小のパスタ

パスタを通じて異文化に触れる。

クスクスはセモリナ粉に水をふりかけ混ぜて、直径1㎜大の小さい粒状にしたもので、世界最小のパスタとも呼ばれています。

クスクスはアルジェリア、モロッコ、チュニジアなど北アフリカ諸国の代表的な料理で、乾燥しているクスクスにお湯を入れてふやかし、いためたり、蒸したりしていただきます。

スープやサラダに加えたり、肉料理や野菜料理をソースのようにして、いっしょに食べたり、デザートなどにも使われます。

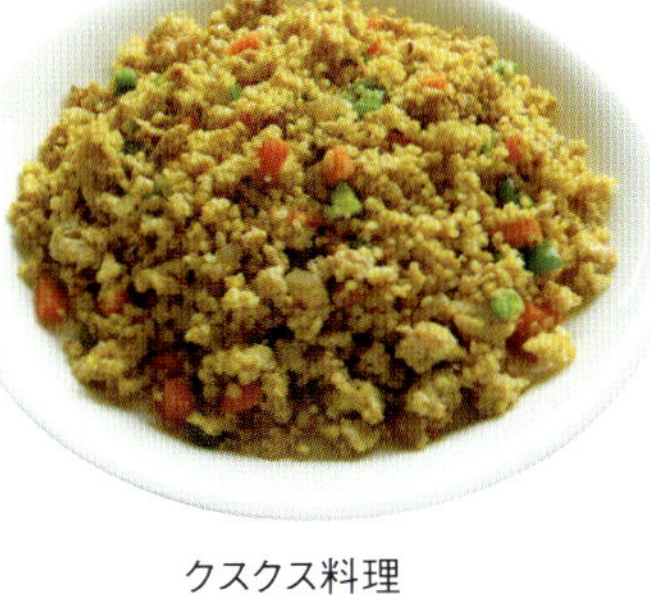

クスクス料理

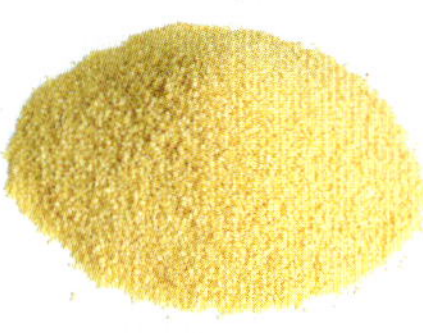

クスクス

マカロニっていつから日本でもつくるようになったの？

日本では明治の終わりころにマカロニづくりが始まって、最初は穴あきうどん、イタリア管めん、管状そうめんなんて呼ばれていたそうよ。

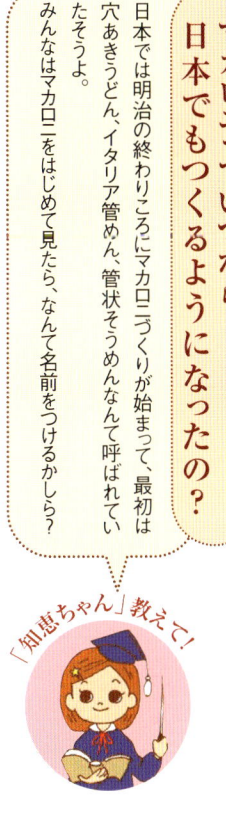

みんなはマカロニをはじめて見たら、なんて名前をつけるかしら？

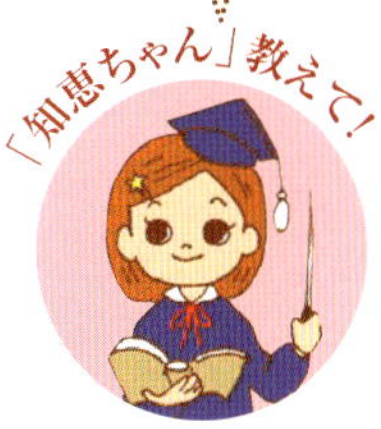

中華麺

ちゅうかめん

chinese noodle

1500年ほど前、小麦粉を練ってひもの状態にしたものをスープで煮たり、汁に浮かせたりして食べていたのが、めんの始まりといわれています。「中華」と名前はつくものの、めんのコシを重要視しない点や、独特のにおいと苦味が好まれず、じつは中国人はあまり食べない中華めんですが、日本人は大好き。おもにラーメンや焼きそばなどに使われ、生めん、ゆでめん、蒸しめんなどさまざまな形で流通しています。

2 中華めんの「縮れ」の秘密

「鹹水《かんすい》」のはたらきを理解し、中華めんの縮れの秘密を探る。


同じ小麦粉からつくられるめんなのに、うどんと中華めんでは色も食感も全然違います。これは中華めんの加工に「鹹水《かんすい》」が使われているためです。

小麦粉に鹹水というアルカリ性の水を加えて混ぜ、十分にこねると、鹹水の作用によって生地が黄色く変化します。また、グルテンの伸展性も強化され、独特なコシとかたさが加わることで、めんに縮れが生じるのです。

その昔、内モンゴルにある「鹹湖《かんこ》」の水を使うとコシの強いめんがつくられることが発見されたことから、中華めんの製造に鹹水が使われるようになったといわれています。

日本では最近、鹹水の代わりに卵などを用いた無鹹水めんなども存在しています。

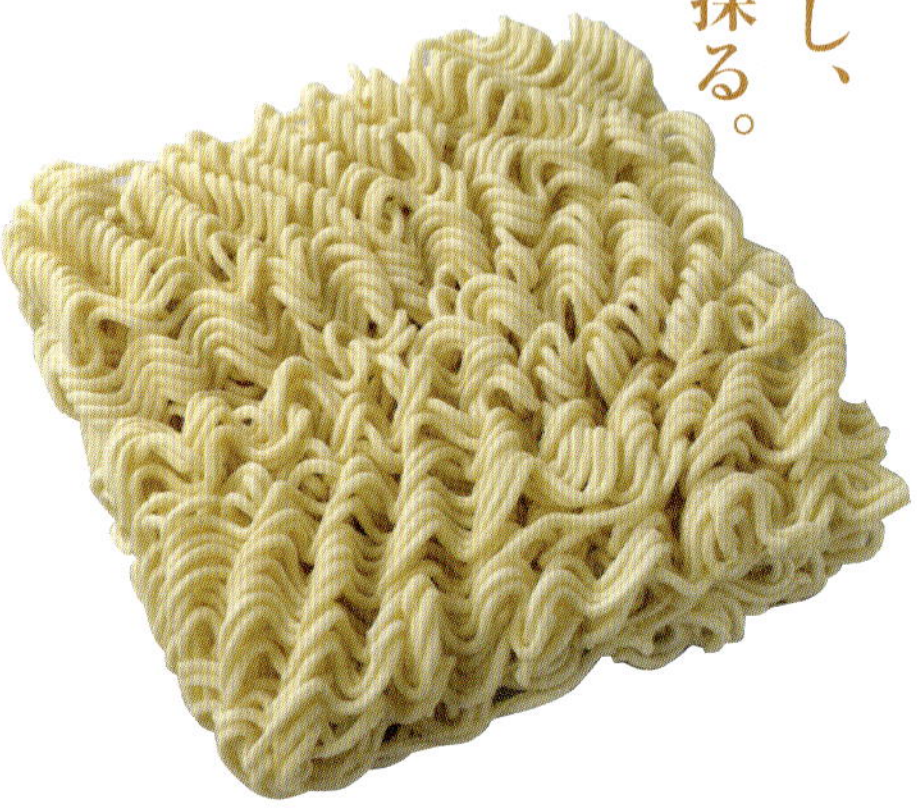

最近よく聞く「ノンフライめん」ってなに？

熱風で水分をゆっくりと蒸発させて乾燥させためんのことよ。生めんに近い歯ごたえと味が特徴で、油で揚げためんよりエネルギーも低いのよ。

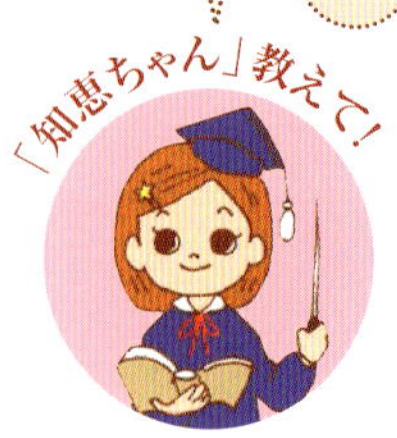

6 世界のめん類、三大製法

中華めん、パスタ、うどんに代表されるめんのそれぞれの製法の違いを知る。


めんとは小麦粉などの穀類に水を加えてこね、細長いめん状に成形したものの総称です。

その成型のしかたには世界のめん類三大製法といわれる、①引き延ばす「ラーメン」、②穴から押し出す「スパゲティ」、③平たくのして切る「うどん」の3種類があるのですが、これらはすべて、1000年以上も前に出そろっていました。

ラーメンのラーとは、両手でひっぱるという意味。1本のめんを引っ張って端と端をつなげ、2本が4本…と倍々に細いめんができあがります。

ラーメンと似た製法で日本生まれの撚延法《ねんえんほう》というものがあります。めん生地をひも状にして引き伸ばす、手延そうめんなどがこれにあたります。

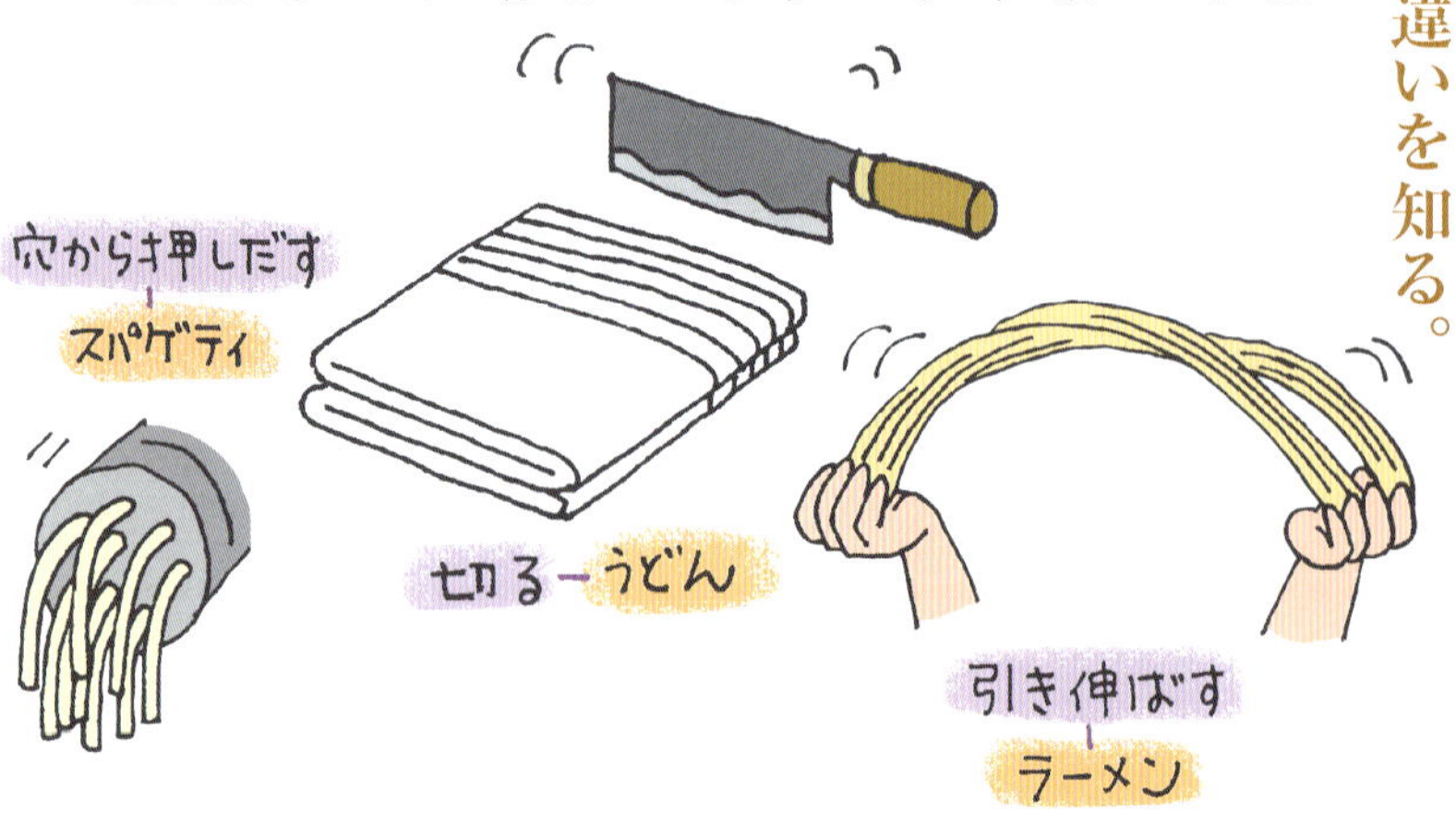
穴から押しだす
スパゲティ
切る—うどん
引き伸ばす
ラーメン

給食メニュー 54 ジャージャーめん

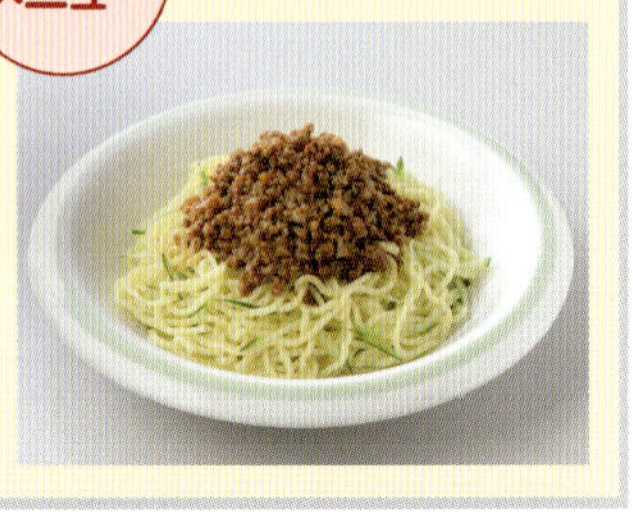

4・6 カップラーメンの秘密

身近な加工食品の特許製法を理解する。

インスタントラーメンは日本で発明された食べ物です。現在日本国内でも54億食、世界でも979億食が消費され、日本発の世界食となっています。

1958年に発売された大阪の日清食品「チキンラーメン」が、インスタントラーメンの元祖。カップラーメンが生まれたのは1971年のことです。

お湯をかけてからたった3分で食べることができる秘密は、瞬間油熱乾燥法とカップ内の空間です。めんを蒸した後、油で揚げることにより、めんにスポンジ状の穴があきます。お湯を注ぐとこの穴からお湯を素早く吸うため、短時間でめんがやわらかくなります。また、めんをカップの下部にまばらに積め、底に空間をつくることで、湯が早く均一にしみこむような工夫がされています。

カップめんの断面

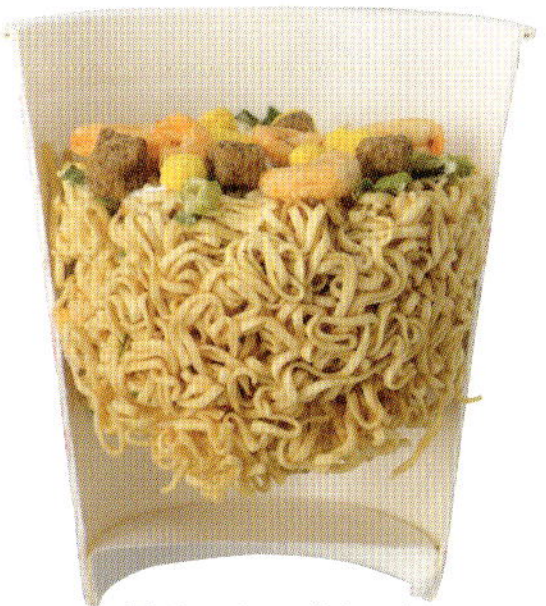

具はフリーズドライ
めんは瞬間油熱乾燥法。空間が秘訣!!

6 インスタントラーメンは宇宙にも行った

創造性豊かに未来食について考える。

いずれ宇宙旅行ができる時代が来るといわれていますが、宇宙でも地球と同じ食事ができるかどうかは大きな問題です。

ここでも大活躍のカップラーメン。2005年7月、宇宙食ラーメン「スペース・ラム(Space Ram)」が宇宙食として米国航空宇宙局(NASA)スペースシャトルディスカバリー号に搭載され、野口聡一宇宙飛行士が宇宙でインスタントラーメンを食べている映像が世界に流れました。

これを開発したのは日清食品ですが、開発にあたって無重力空間でもスープが飛び散らないよう粘度を高めたほか、スペースシャトル内で給湯可能な70℃のお湯でもきちんともどるめんを、小麦粉やでんぷんの配合を工夫することで実現したのだそうです。

めんの形はもどしても形状を保つことができるよう、ひと口大の塊を採用。これが特製の合成樹脂パックに3個入って1食分です。めん類ならではの「すする」食べ方こそできないものの、味や食感はカップめんとほぼ同じで、実際に宇宙で食べた野口飛行士も非常に満足であったと語っています。

日本の食産業は未来の食の開発研究をリードし、積極的にとり組んでいるのです。

6 日本のめんは、そうめんに始まった

中国と日本の製めんを比較し、日本でのめんのルーツを探る。

日本におけるめんの歴史は7世紀、遣唐使によって中国から伝わった「索餅《さくべい》」という小麦粉に塩水を混ぜ、練り上げた生地を手でのばし、うどんくらいの太さのめん状にしたものだといわれています。「麦縄」とも呼ばれ、二杯酢をかけて食べていました。

その後、南北朝時代になると、めんに油を塗って竿にかけて引っ張ってのばす「索《さく》めん、素《そう》めん」が食べられるようになり、現代に至ります。同じころ、うどん、ひやむぎ、きしめん、そば切りなども誕生しました。

そうめんと冷麦では、めんの太さと製法が異なります。小麦粉を細く延ばし油を塗ったものが「そうめん」、平たくしたうどん生地を切ったものが「冷麦」です。

引き伸ばしてつくるめんの中国代表が中華めんなら、日本代表はそうめんですね。

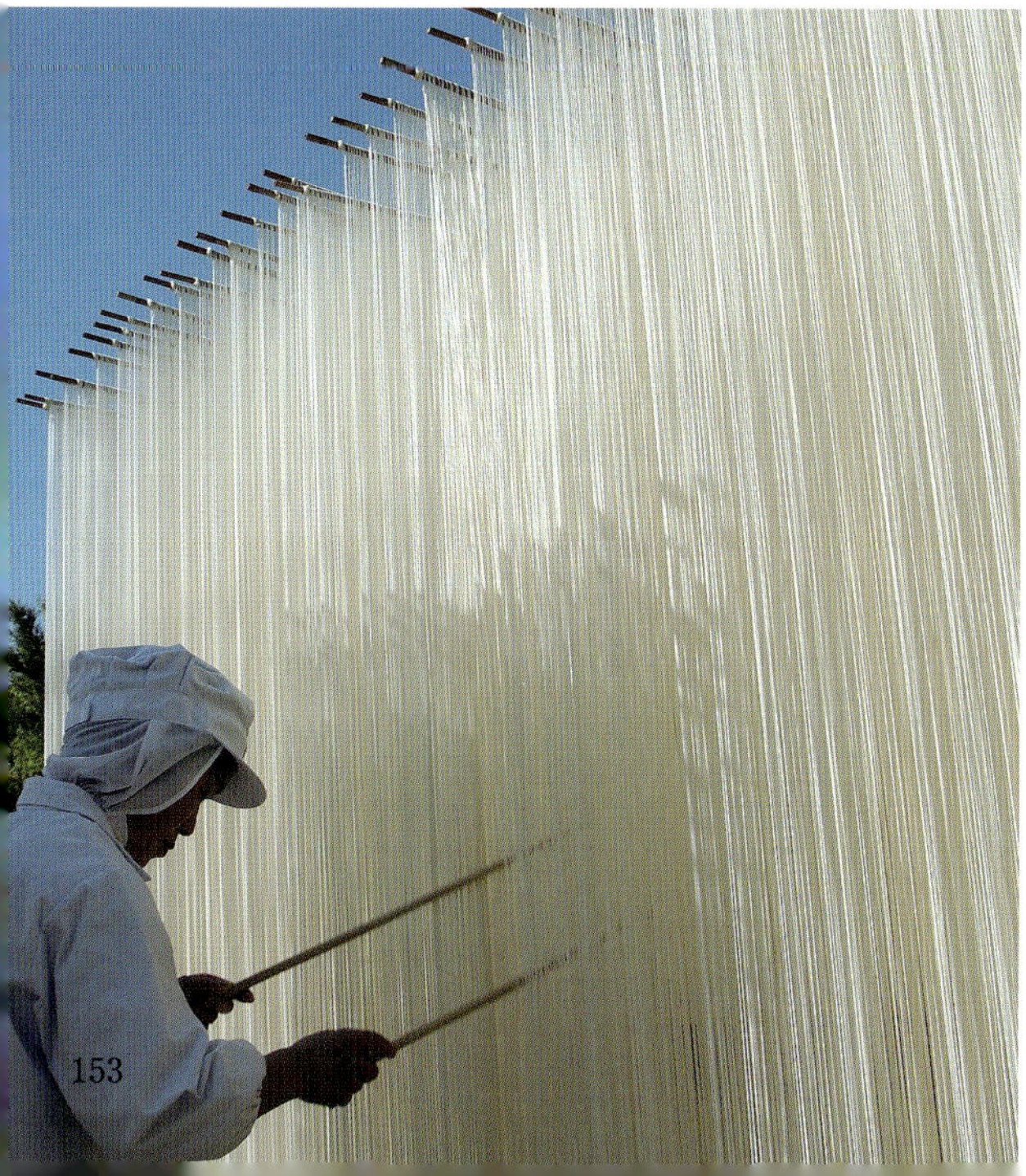

そうめんの門干し風景
生地に含まれた水分がゆるやかに降りていき、均一な太さに仕上がる

お茶
調味料
油脂

tea, seasoning & oils

お茶
塩
砂糖
みそ
しょうゆ
油脂

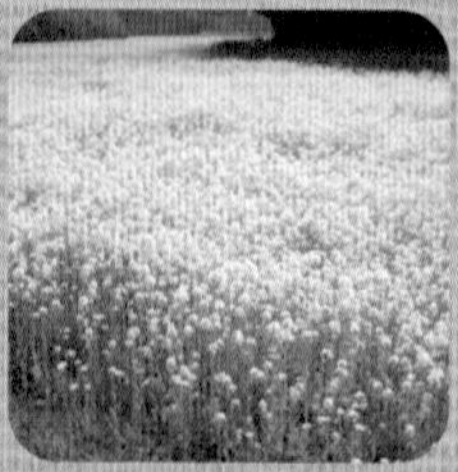

お茶《おちゃ》

tea

お茶の原産地はミャンマー北部から中国の雲南省にまたがる一帯です。お茶を飲む習慣が始まったのは、紀元前3世紀ごろの中国。当時は漢方薬の一種として利用されていました。3世紀半ばからは、嗜好品として飲まれるようになり、日本には9世紀の初めごろ、唐へ留学した僧侶たちによって伝わったといわれています。その後、鎌倉時代の僧侶が記した「喫茶養生記」で「茶は養生の仙薬なり、延静の妙術なり」と茶を飲む効能を宣伝したため、お茶への関心が広まりました。

3・6 世界のお茶は、もともとみんな同じお茶の葉

緑茶、紅茶、ウーロン茶の製法の違いを知る。

お茶といっても種類はいろいろありますが、じつは、これらはすべて同じツバキ科の「茶の木」という常緑樹の葉っぱからできています。種類の違いは、製法によるもので、緑茶(せん茶、玉露など)が茶葉を加熱して、葉緑素の酸化を止めるのに対し、紅茶とウーロン茶は茶葉を発酵させてつくります。もともとの葉っぱは緑色ですが、緑茶、紅茶、ウーロン茶の色が異なるのも、製法の違いによるものです。

紅茶は、摘んだ葉っぱにローラーで圧力をかけて汁を絞りだしたあと、ぬれた布で覆うなどして高温多湿の環境に置きます。すると、葉の酵素が元気に機能して発酵が進み、赤褐色に変わります。

これに対して、緑茶はまったく葉を発酵させず、日光に当てるだけでつくっているので、もとの葉っぱと同じ緑色をしています。その中間、発酵を途中で止めたものがウーロン茶です。

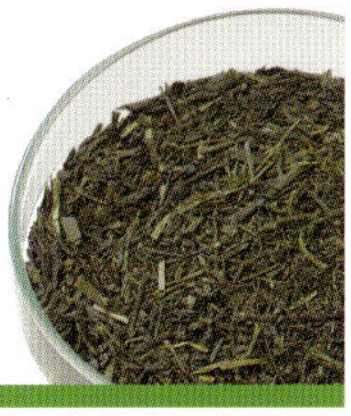
せん茶
不発酵

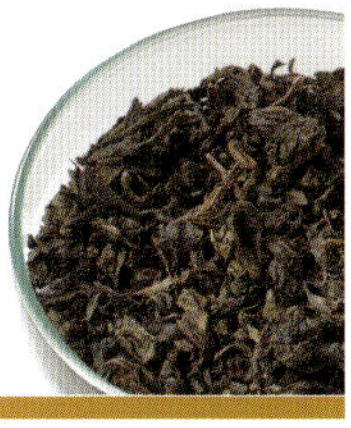
ウーロン茶
半発酵

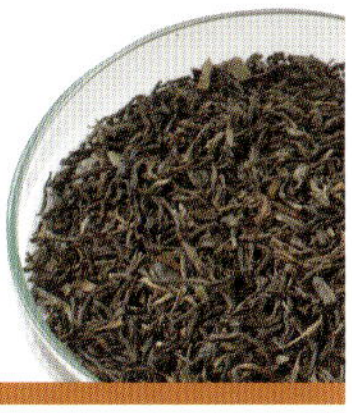
紅　茶
全発酵

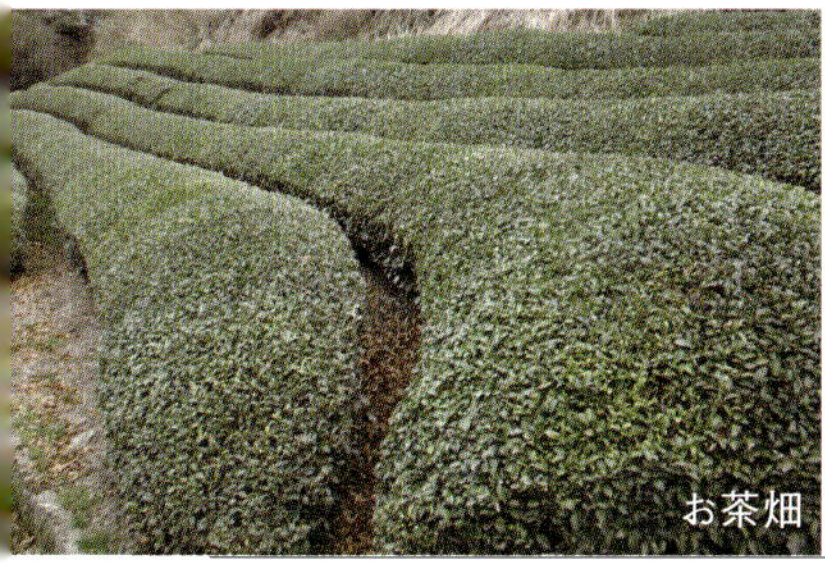
お茶畑

3 おいしいお茶は急須でいれたほうが…

ペットボトルと急須でいれたお茶の成分の違いについて知り、関心を持つ。

コンビニエンスストアなどでも手軽に買えるペットボトルのお茶。出かけるときなどにはとても便利なものですが、急須でいれたお茶とは、一般的に成分に大きな違いがあります。

たとえば、うま味成分であるテアニンは、急須でいれたお茶の方が約4倍も多く含まれており、渋味成分、苦味成分も急須でいれたほうが豊富です。

ペットボトルのほうがビタミンCが多いのは、酸化防止剤として使われているためです。とにかくおいしいお茶を飲むには、ひと手間かけても急須でいれて飲むほうがよさそうです。

なお、ビタミンCを含むのは日本茶の大きな特徴で、ウーロン茶や紅茶には含まれていません。せん茶、番茶、ほうじ茶の順に多く含まれています。

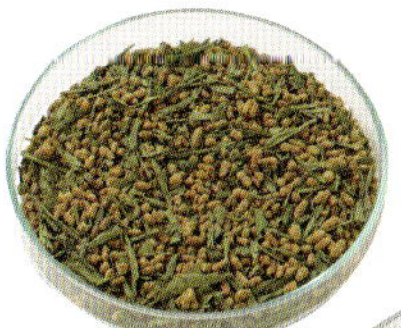
玄米茶

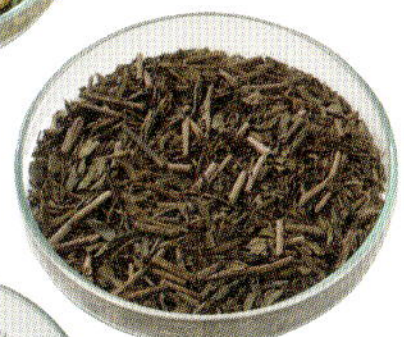
ほうじ茶

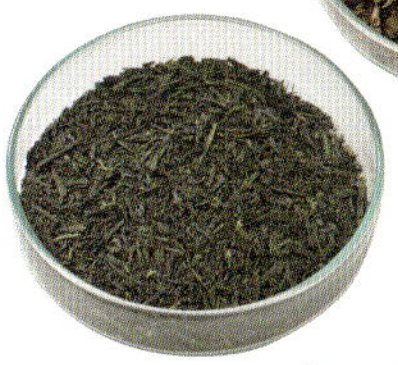
玉露

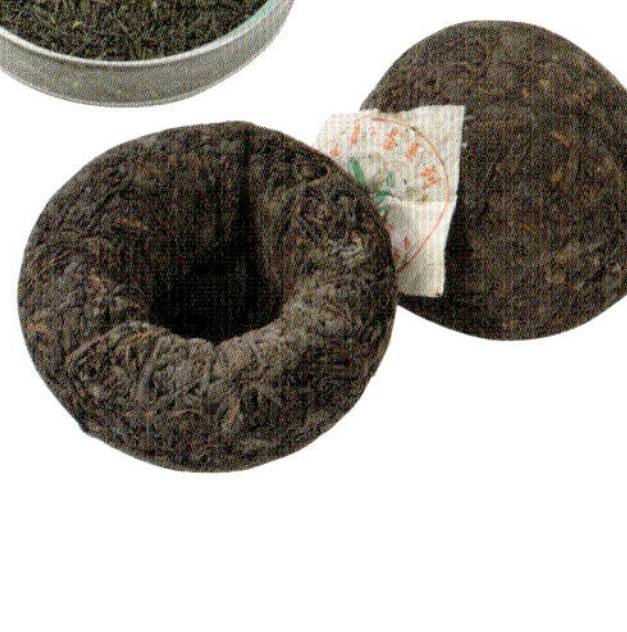
プーアル茶

※プーアル茶（普洱茶）乾燥前あるいは乾燥後の緑茶に水分を加えて積み重ね、1～2年、カビを寄生させて発酵させた中国茶。

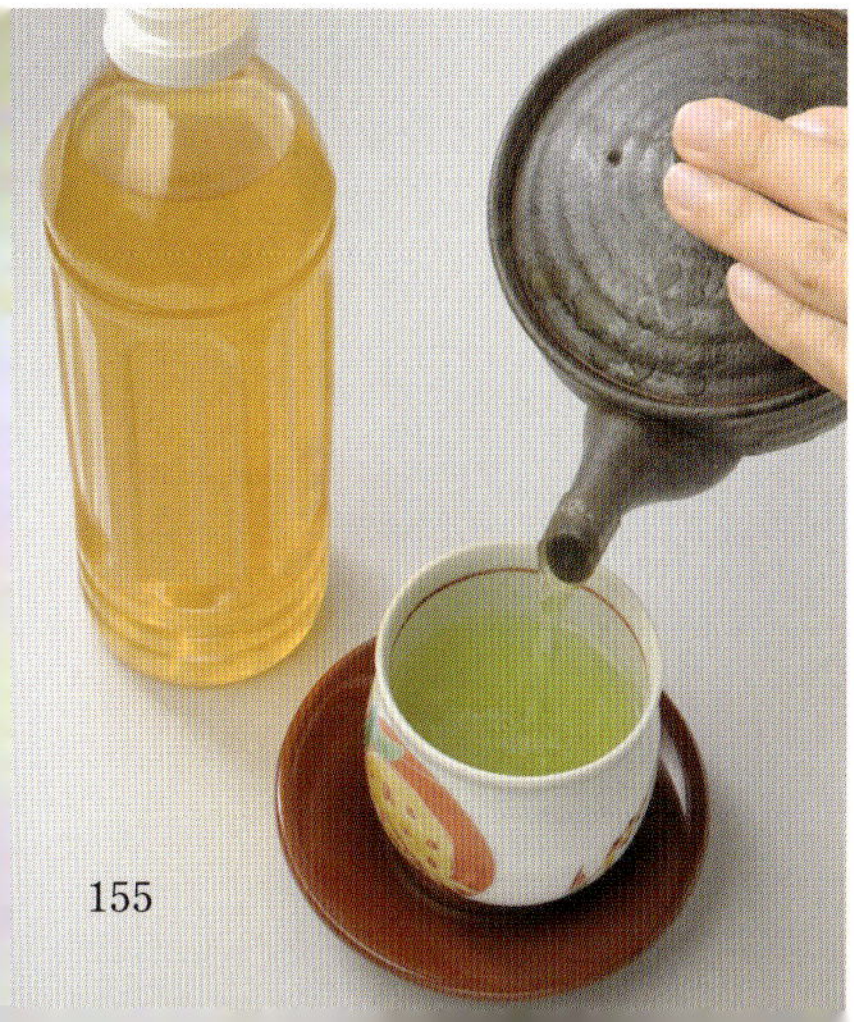

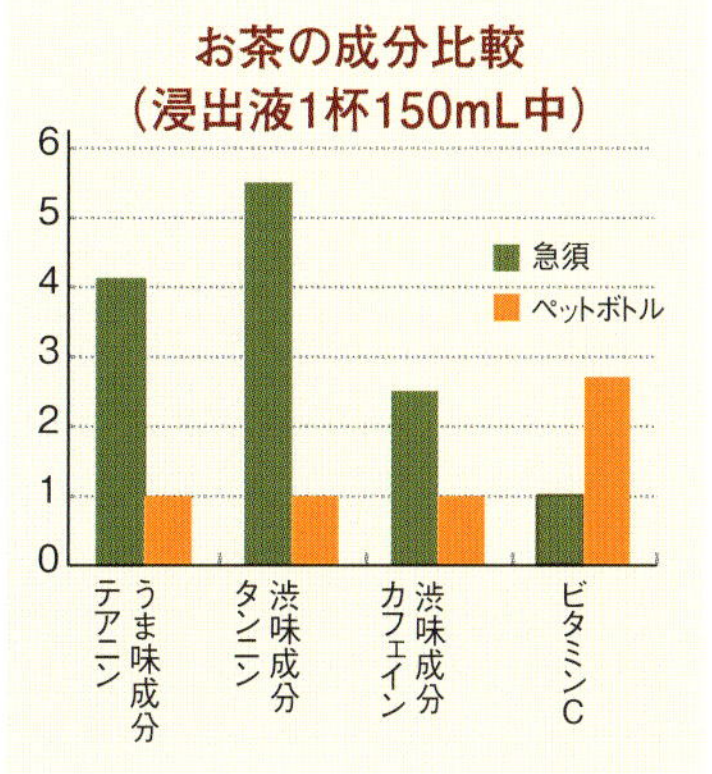

出典:「お茶百科」

塩《しお》

salt

生命は38億年くらい前に海の中で生まれ、進化して陸上の動物が誕生しました。その遠い昔の環境を、ヒトは体の中に持っています。約60兆個あるヒトの細胞は、海水とよく似た液に包まれて生命活動をしているのです。料理の味つけに食塩を使うのは、料理をおいしくするだけでなく、塩が体に必要な栄養素だからです。塩をとらないとヒトは生きていけないのですが、やっかいなことに、とり過ぎると高血圧の一因になります。塩とは、どんな調味料なのか探ってみましょう。

2・4 草食動物は塩が好き

草食動物も塩をとることを知り、それはなぜかを考える。

牛を飼っている牧場には、牛になめさせるための塩や塩水が置いてあります。牛は草食動物で、草には塩がほとんど含まれていないので、塩分を与えるために置いてあるのです。シマウマや象など野生の草食動物も、塩水の泉や塩を含んだ土のある「塩なめ場」と呼ばれるところに集まってきて、塩水を飲んだり土をなめたりします。ところが、肉食動物のライオンやトラは塩をなめません。それは、えさになる動物の肉や血液、骨髄などに塩が含まれているからです。

ヒトも、野菜の多い食事をすると塩がほしくなり、肉や魚など動物性食品をとり入れた食事では、塩が少なくても満足します。昔の日本人は、濃いみそ汁や濃い味つけのおかず、漬物などをよく食べていました。それは、単なる食習慣だったからではなく、食事が穀類と野菜中心で、魚や肉を食べる量が少なかったからです。動物にもヒトにも、塩はなくてはならないものなのです。

2 なぜ、塩をとらなくてはならないの？

ヒトの体内での塩の重要なはたらきを理解する。

ヒトの体には、体重の約0.3%の塩が含まれています。体重40kgの子どもなら約120gの塩を持っています。これだけの塩が、体液と骨に分布しています。

体液とは、血液やリンパ液、細胞間液（細胞と細胞の間にある液）、細胞の中にある液の総称で、体液全部の重さは体重の約60%になります。骨には、塩は塩化ナトリウムという結晶で含まれますが、体液ではナトリウムイオン、塩素イオンという電気を帯びた形で動きまわっています。ナトリウムイオンと塩素イオンは細胞内には少ししかなく、大部分は細胞の外にあります。このバランスは常に保たれるようになっています。

細胞間液というのは、動脈から栄養素や酸素をもらって細胞に送り込み、細胞で不要になった栄養素のかすや二酸化炭素を静脈にわたすはたらきをします。

物質のこのような移動は、血管壁や細胞膜をはさんで存在する体液の浸透圧（液の濃度の低いほうから濃いほうへ水が移動するための圧力）によって行なわれます。この浸透圧を起こす大きな役割をしているのが、細胞間液のナトリウムイオンです。ナトリウムイオンはこのほかにも多くのはたらきをしています。また、塩素イオンも、消化液の成分になったりして活躍しています。

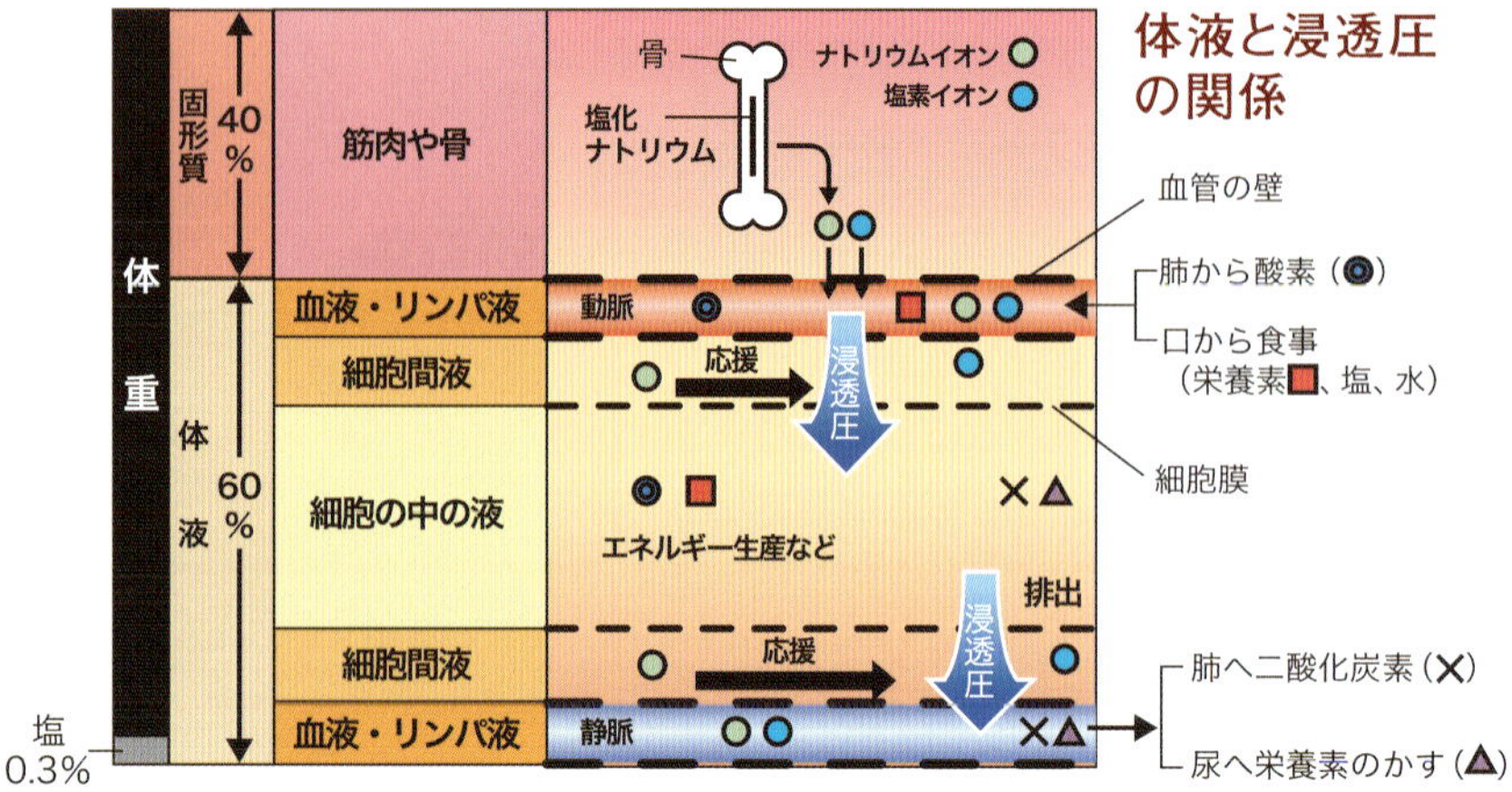

体液と浸透圧の関係

立体塩田

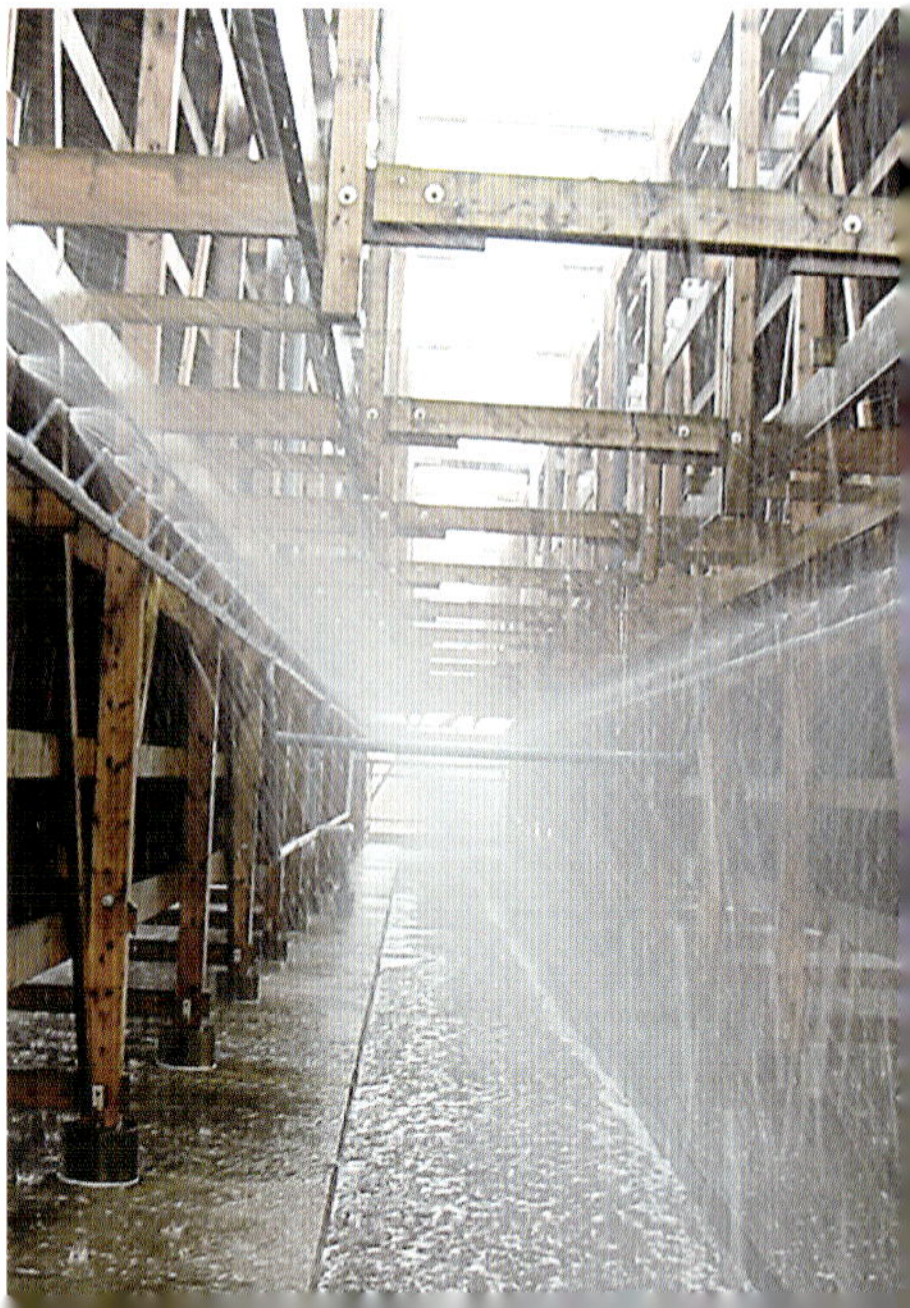

2 夏バテの一因は、塩分不足

汗に含まれている塩分量を知り、夏バテと塩分不足の関係を学ぶ。

体には、ナトリウムイオンの多少を調節するしくみが備わっています。たとえば腎臓では、体内のナトリウムイオンが多いときには尿とともに排泄し、少ないときには体液（原尿）から再吸収して体に戻すはたらきがあります。また、骨に含まれる塩化ナトリウムも、体内のナトリウムイオンが少ないときには血液に溶け出てイオンになることがあると考えられています。

しかし、大汗をかくと塩分が多量に不足して、食欲がなくなったり、体がだるくなったりします。「夏バテ」も塩分不足が一因と考えられています。汗は水とともに塩分をともなって体外に出ます。その濃度は1ℓあたり約3gです。人間の最高発汗量は、1日10～15ℓといわれているので、30～45gもの塩が失われることになります。こういうときは、塩分を含む胃液の量も少なくなって胃のはたらきが悪くなるので、食欲がなくなります。ナトリウムイオンの減少は、細胞のはたらきも悪くするので体がだるくなります。

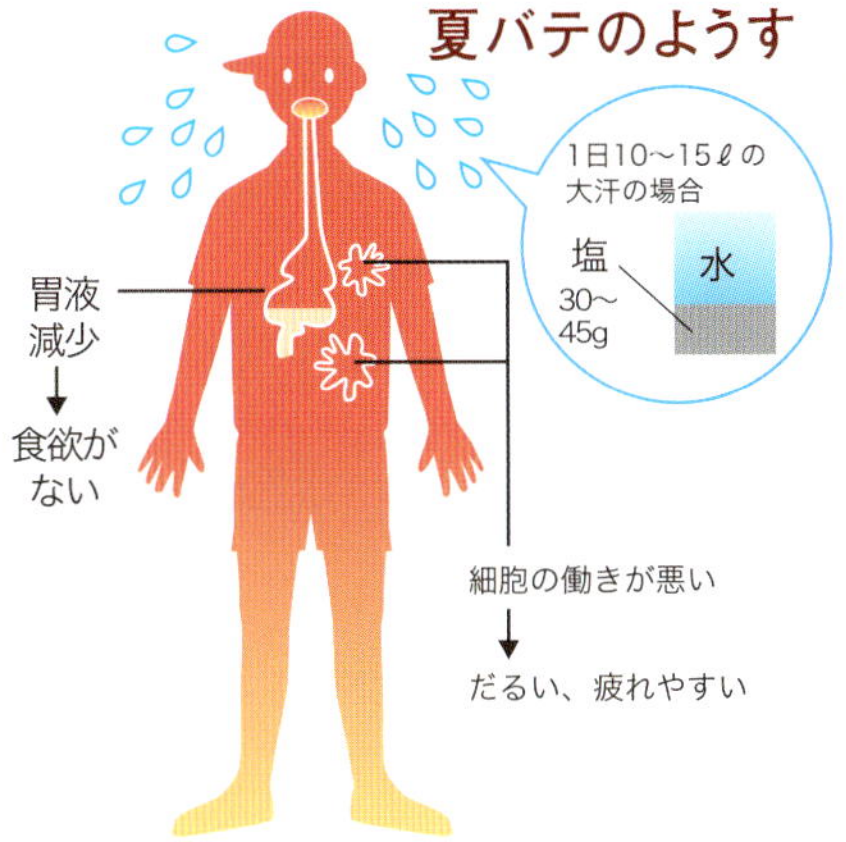

2 塩分のとり過ぎと、のどの渇き

体液のナトリウムイオン濃度と、体内の水分の関係を理解する。

塩をたくさんとると、そのナトリウムイオンが血液によって体全体に運ばれ、細胞間液のナトリウムイオン濃度が高くなります。体は、細胞が安心して生命活動を行えるように、細胞間液の状態を常に一定に保とうとするので、高くなったナトリウムイオン濃度をもとの濃度に戻そうとします。その反応が脳に伝わると、のどが渇き、水を飲みたくなります。ここで水を飲めば、ナトリウムイオン濃度はもとに戻りますが、もし、水分をとらなかったり、腎臓のはたらきが悪くてナトリウムイオンが排泄されなかったりすると、細胞内の水が細胞間液に出てきて濃度を下げます。そうなった状態をむくみといいます。

高血圧の原因のひとつに、塩分と水分をとり過ぎる食生活があります。塩分のとり過ぎで水分を多くとると、血液の量も増え、血液が血管を通るときの圧力が強くなるため血圧が上がりやすくなります。塩分は1日7～8g未満にするのがよいでしょう。

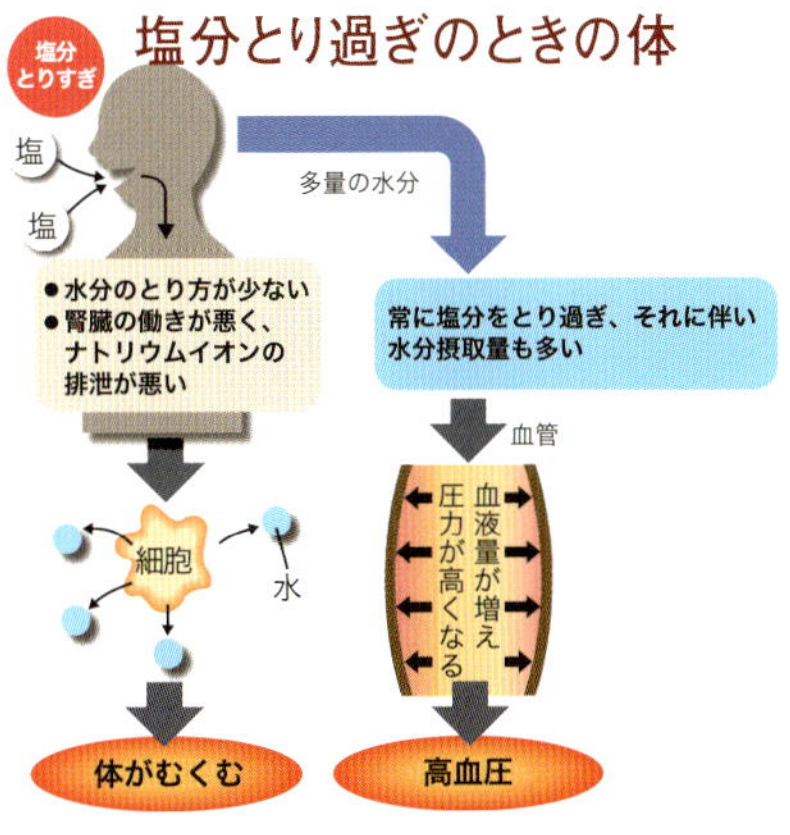

3 ちょうどよい塩加減は、体液と同じ濃さ

体液の塩分濃度0.9％と、料理の塩加減の関係を知る。

料理の味つけの難しさは、塩加減にあります。というのは、塩は、おいしいと感じられる塩味の範囲がとても狭いからです。砂糖の場合は、食材の重さに対する割合は、煮物の隠し味で約0.5％ですが、きんとんやジャムのようなものでは60～80％にもなります。一方、塩の場合は、おいしい吸い物の塩分濃度は約0.8％で、0.6％になると薄いと感じ、1.2％では濃く感じます。塩味に幅のある煮物でも0.8～3％です。塩は、わずかの量でおいしさが違ってくるので、調味が難しいのです。

しかし、ひとつの基準があります。体液の塩分濃度は0.9％ですが、この濃度に近い塩味がおいしいと感じられます。濃いめの煮物でも、ごはんといっしょに口に入れたとき、0.9％くらいの濃さになっているといわれます。体液に近い塩分濃度の料理は、体に負担をかけない味といえます。そういう味を、ヒトは「おいしい」と感じるようです。

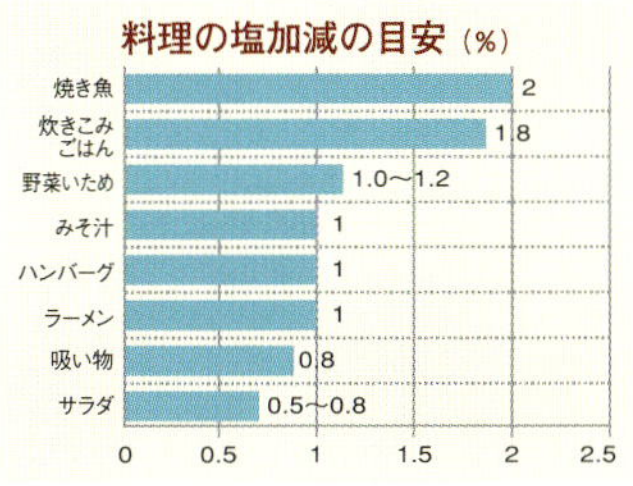

栄大選書「塩」

砂糖《さとう》

sugar

砂糖は6～7世紀ごろには、インドでつくられていたといわれます。人間は、砂糖をとらなくても死ぬことはありませんが、甘味のない暮らしは不可能だったようで、砂糖のない時代には、はちみつやくだものなどから甘味をとっていました。砂糖がつくられるようになると、製造方法はインドから西や東へと広まっていきました。日本へは奈良時代に中国から砂糖がもたらされ、国内での製造は江戸時代に始まりました。砂糖は吸収の早いエネルギー源ですが、栄養価値だけでなく、甘味という「おいしさ」が体や心に潤いを与えます。

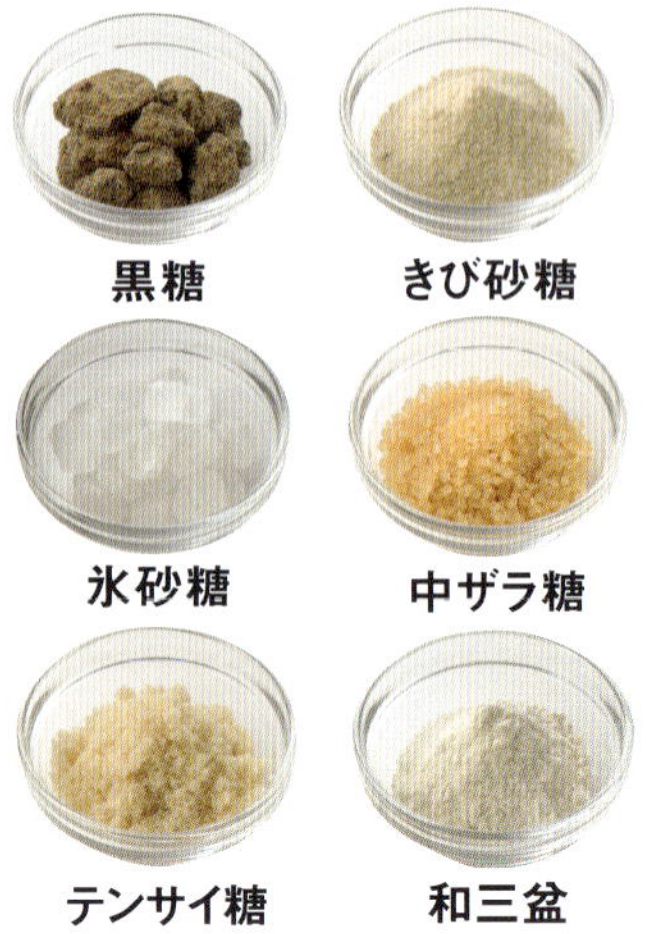

黒糖　きび砂糖　氷砂糖　中ザラ糖　テンサイ糖　和三盆

2 砂糖の原料は二酸化炭素と水

サトウキビやテンサイが、光合成によってつくりだすショ糖が砂糖の成分であることを学ぶ。

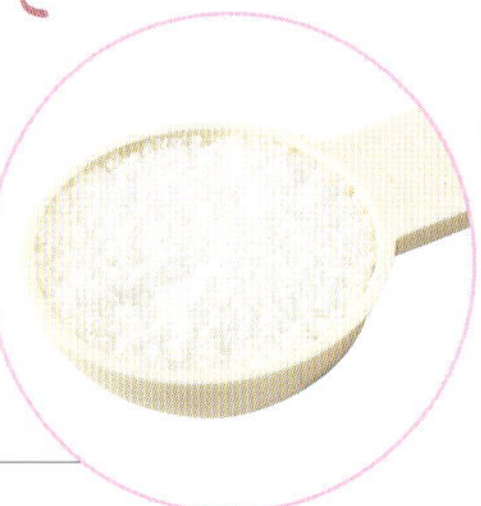

砂糖は、サトウキビの茎やテンサイ（砂糖大根、ビートともいう）の根に含まれる汁を搾り、加熱濃縮して結晶させたものです。サトウキビが原料の砂糖も、テンサイが原料の砂糖も、結晶の成分はショ糖（ブドウ糖と果糖がひとつずつ結合したもの）です。植物は太陽の光エネルギーを使って、空気中の二酸化炭素と地中の水からブドウ糖をつくり（光合成）、それをもとに果糖、ショ糖、でんぷんなどをつくります。植物のなかでも、サトウキビとテンサイはショ糖をつくるのが得意で、茎や根に多量に蓄えます。ショ糖の分子は人の舌で甘さを感じる構造をしているので、甘味料になります。

6～7世紀ごろ、初めてつくられた砂糖の原料はサトウキビでした。テンサイの砂糖が製造されたのは、それよりずっと後の18～19世紀になってからです。日本では、沖縄県と鹿児島県でサトウキビが、北海道でテンサイが栽培されています。しかし、砂糖類の自給率は28％（2012年）しかありません。

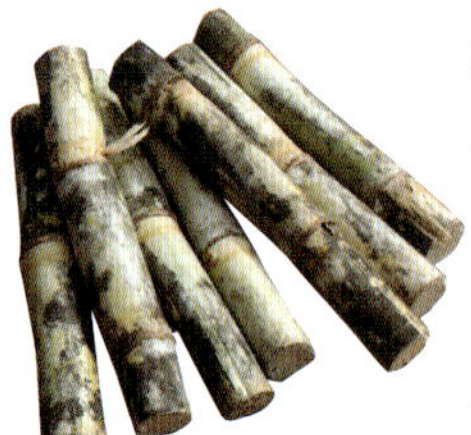

サトウキビ
国内の収穫面積は、沖縄県12,400ha、鹿児島県9,770ha（ともに2008年産）

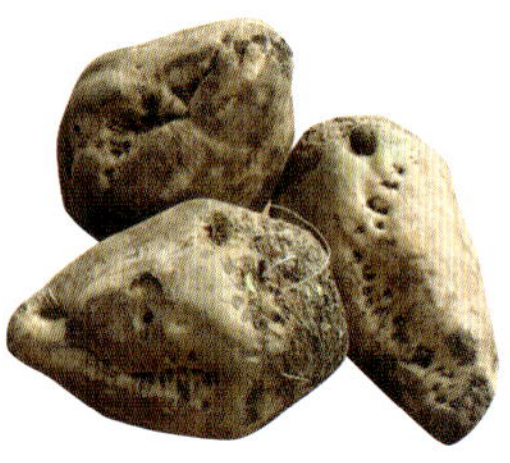

テンサイ
北海道の作付面積は66,000ha（2008年産）

農林水産統計

2 砂糖は、「太る」って本当？

「太る」とは、体の中でどんな変化が起こることかを理解する。

「太る」とは、脂肪細胞（皮下や内臓周囲にある脂肪をためる細胞）に、脂肪が必要以上に蓄えられている状態をいいます。脂肪細胞の脂肪は、人が体を動かすときに筋肉の細胞に送られ、体を動かすためのエネルギーに変わります。脂肪が、こうして使われていれば必要以上に蓄えられることはないのですが、体をあまり動かさないでいると脂肪の出番が少ないため、脂肪が増えて太ります。また、体をよく動かしていても、脂肪やでんぷんなどのエネルギー源をとり過ぎていれば、体が使うエネルギー量を上まわり、余分の脂肪が蓄えられて太ります。

砂糖も、とり過ぎると、主成分のショ糖が分解された後、肝臓や脂肪細胞の中で脂肪になり、脂肪細胞に蓄えられるので太る原因になります。

砂糖が脂肪に変わるプロセス

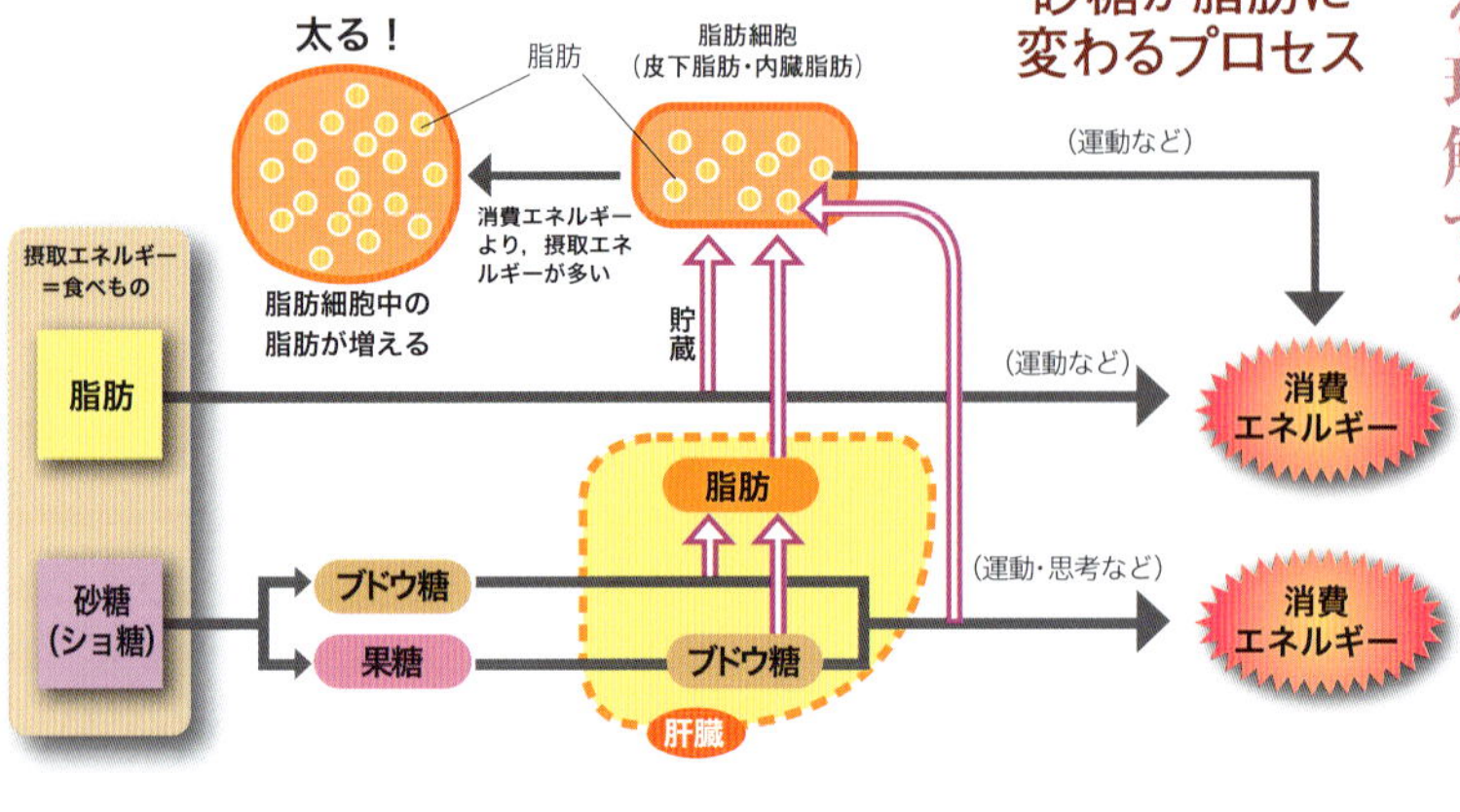

2 虫歯の犯人は砂糖？

虫歯はなぜできるのか、砂糖との関わりを探る。

歯は、中心部の歯髄と、そのまわりの象牙質、外側のエナメル質でできています。虫歯は、口の中にいる細菌の仕業でエナメル質が溶かされ、さらに象牙質や歯髄も壊されていく感染症です。細菌は、歯にくっついている歯垢の中にたくさんすみついており、歯垢に入り込んでくる砂糖やでんぷんを発酵させて乳酸を生成します。この乳酸が歯の主成分のリン酸カルシウムを溶かし、虫歯の原因となります。砂糖はだ液ですぐに溶け、でんぷんより歯垢に入りこみやすいうえ、歯垢の材料にもなるので、虫歯をつくりやすい食品です。そのほか、歯垢にすむ細菌によって歯のタンパク質が分解されることも虫歯の原因になります。

虫歯を予防するには、砂糖をとり過ぎないことと、食後や間食後の歯磨き、歯垢を定期的に歯科医院でとってもらうことなどが大事です。

歯の構造

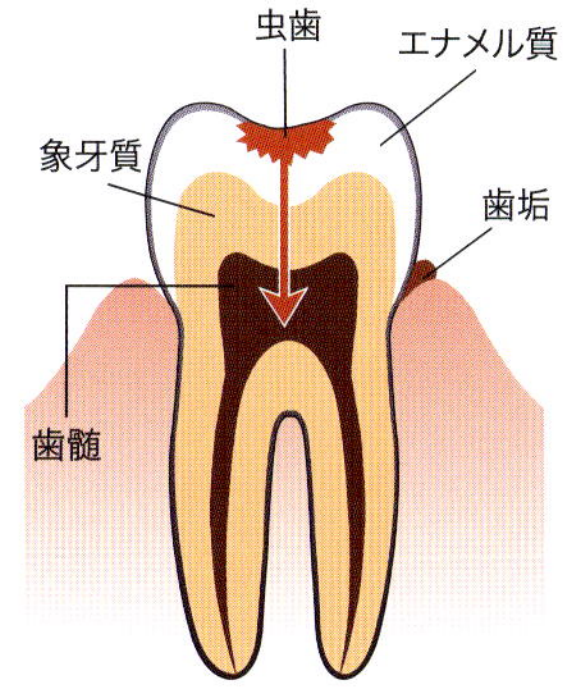

3 清涼飲料の砂糖の量を調べよう

目に見えない形で使われている砂糖の分量を知る。

砂糖のとり過ぎになる原因に、目に見えない砂糖があります。たとえば、清涼飲料がそうです。水分をとるつもりで飲んでも、砂糖もとっています。また、甘くておいしいので、水だけよりも多く飲んでしまいがちです。清涼飲料に、どのくらいの砂糖が入っているのか、次の方法で調べてみましょう。

用意するもの

好きな清涼飲料（500mLのペットボトル入り）、糖度計、ビーカー、スプーン、スティックシュガー、ティッシュペーパー、約40℃の湯

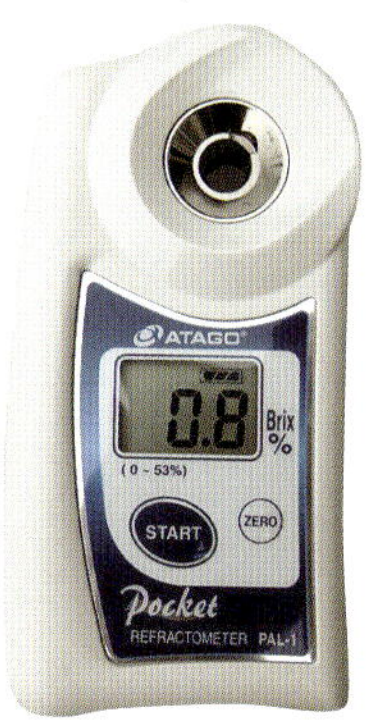

糖度計

調べ方

①糖度計の目盛りを0に合わせる。
②糖度計に清涼飲料を数滴たらし、数値を読んで記入する。
③糖度計をきれいに拭く。ビーカーに湯100mL入れ、スティックシュガーを少し入れ、糖度計に数滴たらして数値を読む。②の数値と同じになるまで砂糖を入れる。
④③の湯100mLに溶かした砂糖の量を、スティックシュガーの本数で確認する。
⑤④のスティックシュガーの本数を、清涼飲料500mLに対応するように5倍する。スティックシュガー1本のグラム数から、500mLの清涼飲料に含まれる砂糖の重量を出す。さて、スティックシュガーは何gになったでしょうか。

1日にとる砂糖の望ましい量は、8～17歳の場合、ふつうの運動量の人は10g、激しい運動をする15～17歳の男子で20gです（女子栄養大学・香川芳子案）。

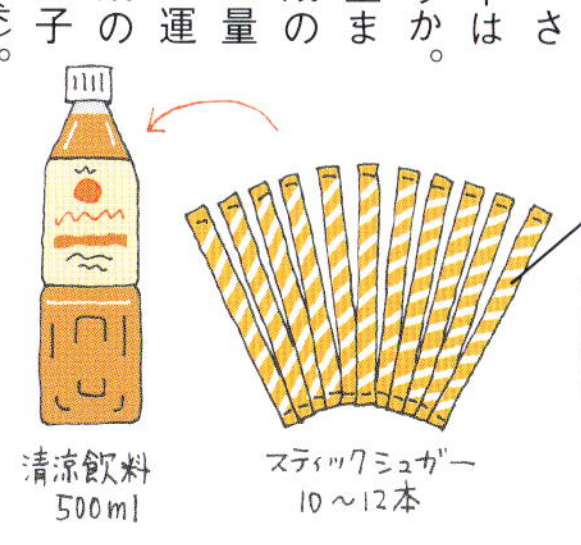

3 砂糖は、はたらき者

調理に使われる砂糖のいろいろなはたらきを知る。

水とくっつきやすく、食品の水分を保つ

砂糖は水によく溶け、その水溶液が食品の内部にしみ込むので、食品の水分が保たれ、かたくなりにくくなる。
例：すし飯、パン、ぎゅうひ

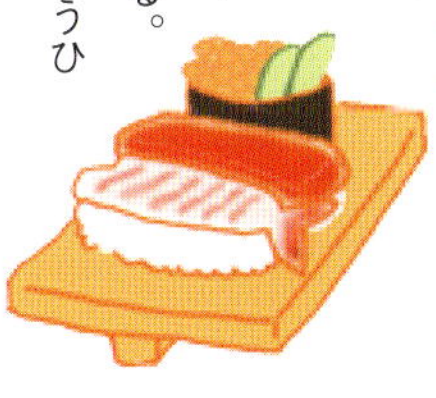

タンパク質がかたまるのを抑える

タンパク質は熱によってかたまるが、砂糖を使うとタンパク質の凝固温度が上がるため、タンパク質がかたまりにくくなり、料理がやわらかく仕上がる。
例：肉料理、プリン（卵、牛乳）

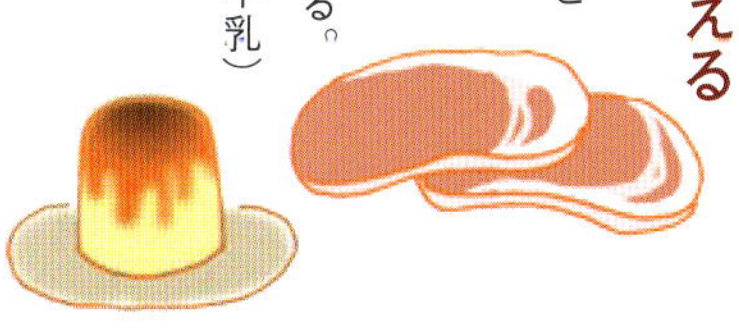

焼き色や香ばしさが出る

魚肉や小麦粉のタンパク質の成分であるアミノ酸が、砂糖といっしょに加熱されると、おいしそうな焼き色や香ばしさが出る。
例：魚の照り焼き、ケーキ

とろみを出す

くだものには炭水化物の一種のペクチンと酸が含まれている。ペクチンは、酸と砂糖がある状態で加熱されるとゼリー状になる。
例：ジャム、マーマレード

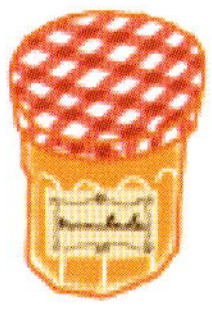

食べ物を腐りにくくする

砂糖の濃度の高いところでは微生物は生きていけないので、砂糖をたくさん使った食べ物は保存食になる。
例：砂糖漬け、きんとん

味《み》噌《そ》

miso

みそは微生物のはたらきでできる発酵食品で、そのルーツは、穀物を発酵させた醤《しょう》や、豆を発酵させた豉《し》とされています。中国でつくられていた、これらをもとに、500年代末からみそがつくられるようになったようです。鎌倉時代には、禅寺でみそ汁がつくられるようになり、ごはんとみそ汁という栄養価の高い組み合わせが生まれました。そして今、みそは胃がん予防や老化防止の効果も注目されています。

3·4 みそはどうやってつくられる？

こうじ菌、乳酸菌、酵母のはたらきを、みそづくりを通して学ぶ。

微生物は、空気中にも、ヒトの体にも、さらに食品中にも、どこにでもいます。食べ物を腐らせたり、ヒトを病気にしたりする微生物もいますが、こうじ菌、乳酸菌、酵母は、みそづくりで活躍する人の役に立つ微生物です。中でも、こうじ菌は、みその材料の分解を早める酵素という物質を出す重要なはたらきをします。

みそのつくり方はまず、主材料の大豆を、こうじ菌が分解しやすいように蒸すか煮るかしてやわらかくしておきます。次に、米みその場合は、米を蒸して種こうじをつけます。種こうじというのは、こうじ菌の集まりで、米のでんぷんを分解して栄養にし、米のまわりや内部に増えていきます。こうしてできたものが米こうじです。

ここまで準備ができたら、大豆、米こうじ、塩をまぜてつぶし、容器に詰めてねかせます。みその種類によって、ねかせる期間は異なりますが、この間に、こうじ菌が出す酵素によって、大豆のタンパク質はアミノ酸に、脂肪は脂肪酸とグリセリンに分解され、米のでんぷんはブドウ糖に分解されます。みそのうま味は、おもにアミノ酸、甘味はブドウ糖やグリセリンです。また、ブドウ糖の一部は、乳酸菌によって乳酸に変えられ、酸味になります。みそに酸味が出てくると酵母が活動しやすくなり、ブドウ糖をアルコールや、いろいろな香り成分に変えていきます。以上のような変化を発酵といいます。

やがて発酵が終わると熟成に入り、いろいろな成分がくっついたりして、深い味わいや複雑な香りが生まれ、色も褐色になって、みそができあがります。

麦みそは、米の代わりに大麦か裸麦を使って同様につくられます。

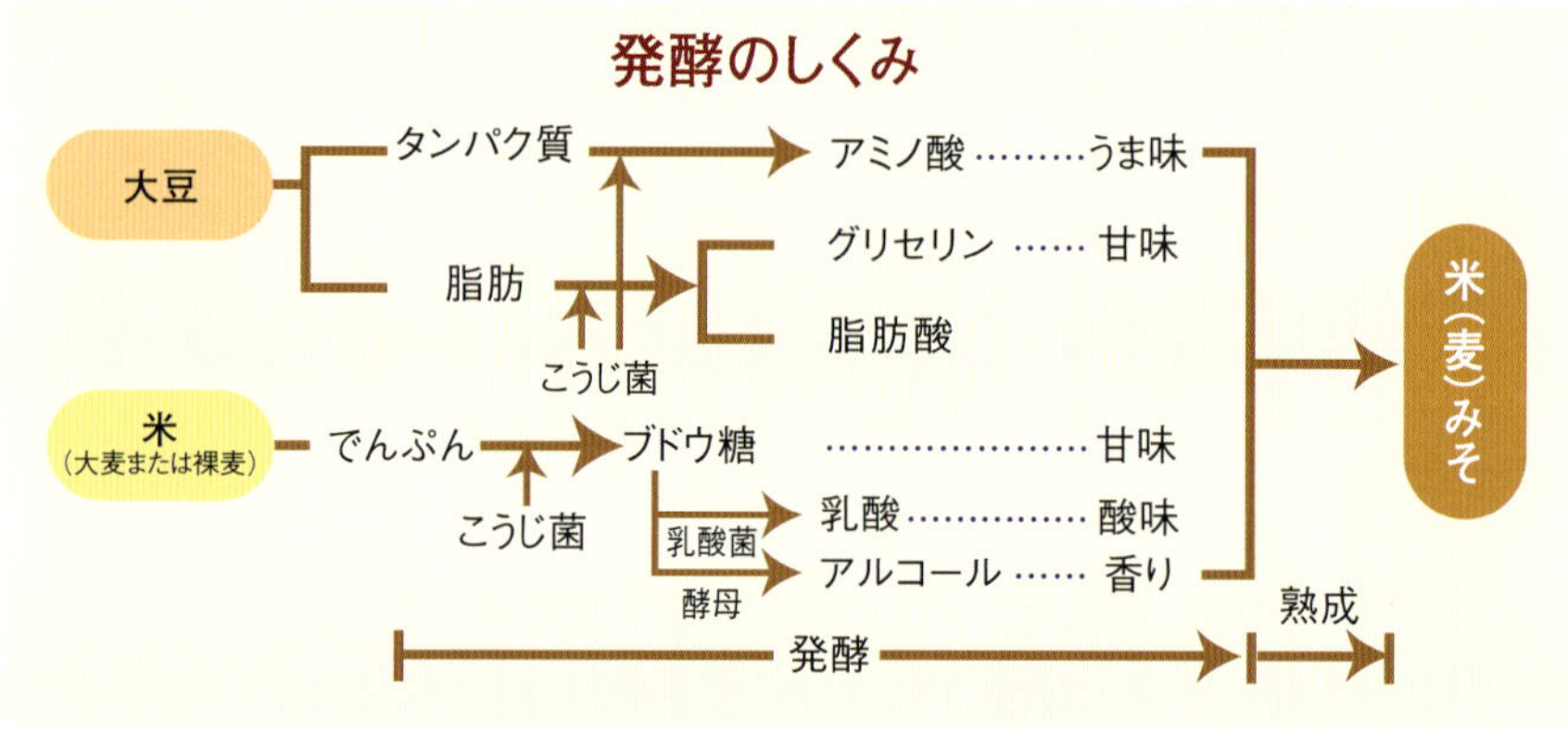

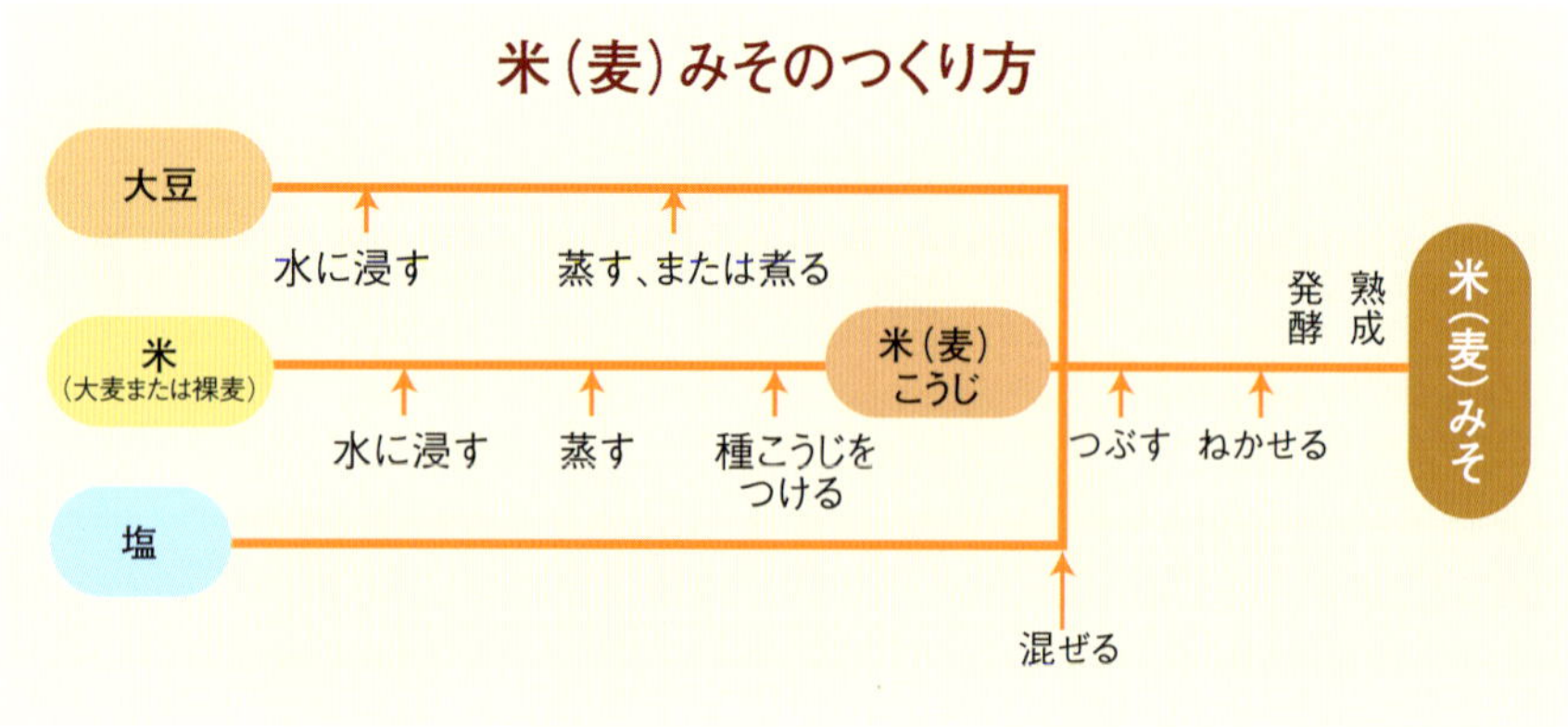

麦みそ

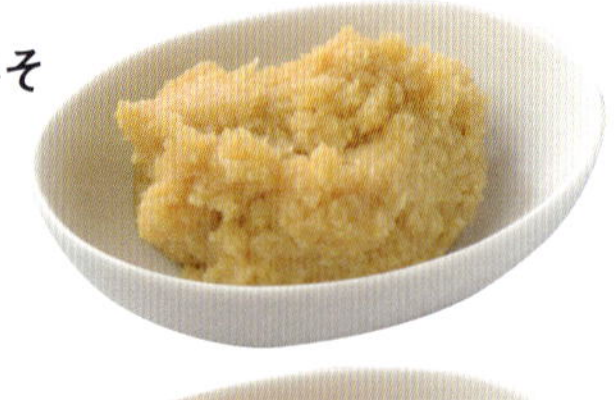

米みそ

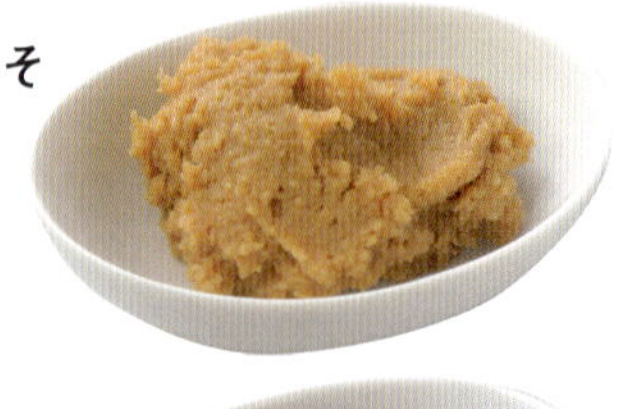

豆みそ

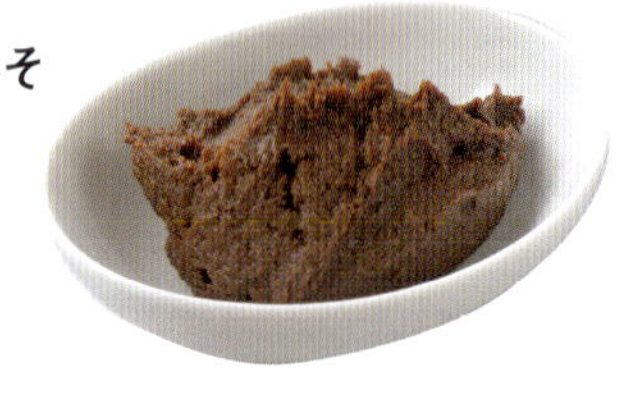

3・6

大豆だけでつくる「豆みそ」もある

こうじの違いによる、みその分類を知る。

米こうじを使う米みそは、稲作が盛んになった平安時代後期からつくられるようになり、今、全国のみその生産量の約80%を占めています。麦こうじを使う麦みそは、九州や四国、本州南部でつくられます。これらの暖かな地方は、米と麦の二毛作などで麦がよくとれることから、麦みそがつくられるようになったと考えられます。米みそも麦みそも、こうじ菌の多いもの、塩の少ないものが甘めのみそになります。熟成期間は2〜3か月から約1年です。

日本でみそが最初につくられたのは500年代末といわれ、大豆だけでつくる「豆みそ」でした。蒸した大豆をつぶして、まず子どもの頭くらいの大きさのみそ玉をつくります。昔は、これを陰干しにして空気中にいるこうじ菌をつけて「みそ玉こうじ」にし、塩水を加えて仕込みました。今は、味わいを増すために大麦をいって粉にしたものを少し加えてみそ玉にし、こうじ菌を早く増やすために種こうじも使われます。

豆みそは、熟成に2〜3年かけます。大豆のうま味が生きていて、少し渋味のあるのが特徴です。現在、愛知県、岐阜県、三重県でつくられています。

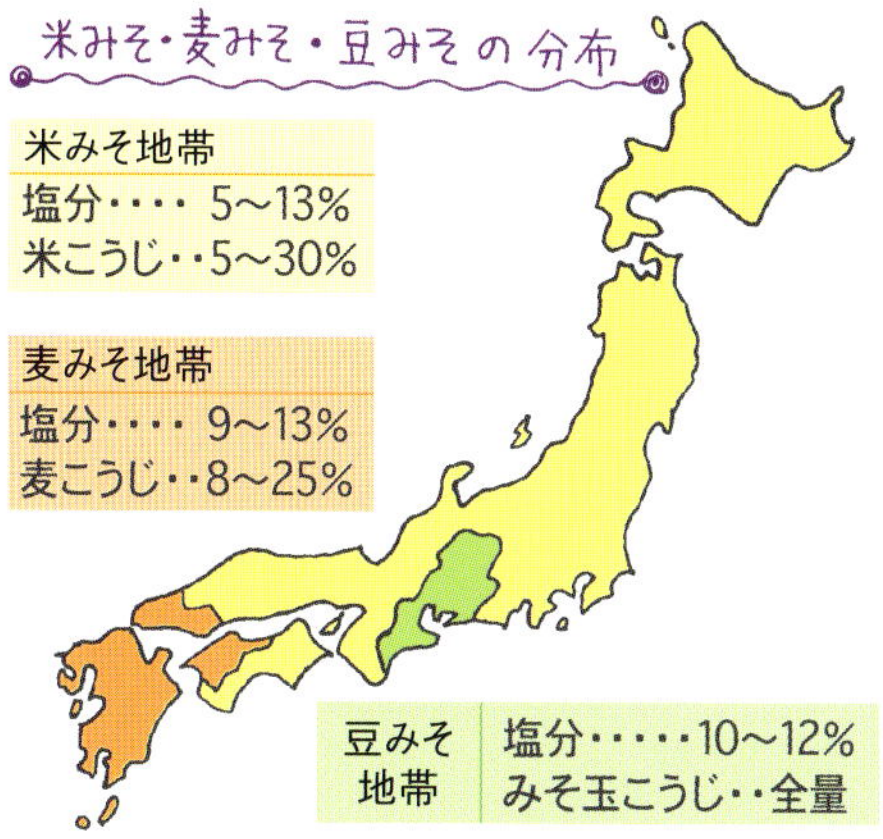

2・3

熟成するほど濃くなる色

みその色の違いがどのようにして生まれるかを学ぶ。

みそは、仕込んですぐは淡い黄土色をしています。それが、熟成するにしたがって褐色になり、熟成期間が長いほど色が濃くなります。熟成によって色が変わるのは、大豆が分解してできるアミノ酸と、米や麦が分解してできるブドウ糖が結合したあと、複雑な反応を繰り返して、メラノイジンという褐色の物質に変化するからです。大豆だけでできる豆みそも、大豆に含まれるアミノ酸とブドウ糖が反応してメラノイジンができ、しかも熟成期間が長いので濃い褐色になります。

京都府の白みそや香川県の讃岐みそ、広島県の府中みそは、仕上がりの色がクリーム色をしています。このようなみそは、熟成期間が5〜20日と短いことや、大豆を煮て仕込むため大豆の糖が水に溶けて除かれること、精白度が高い米をこうじにすることなどから白っぽく仕上がります。

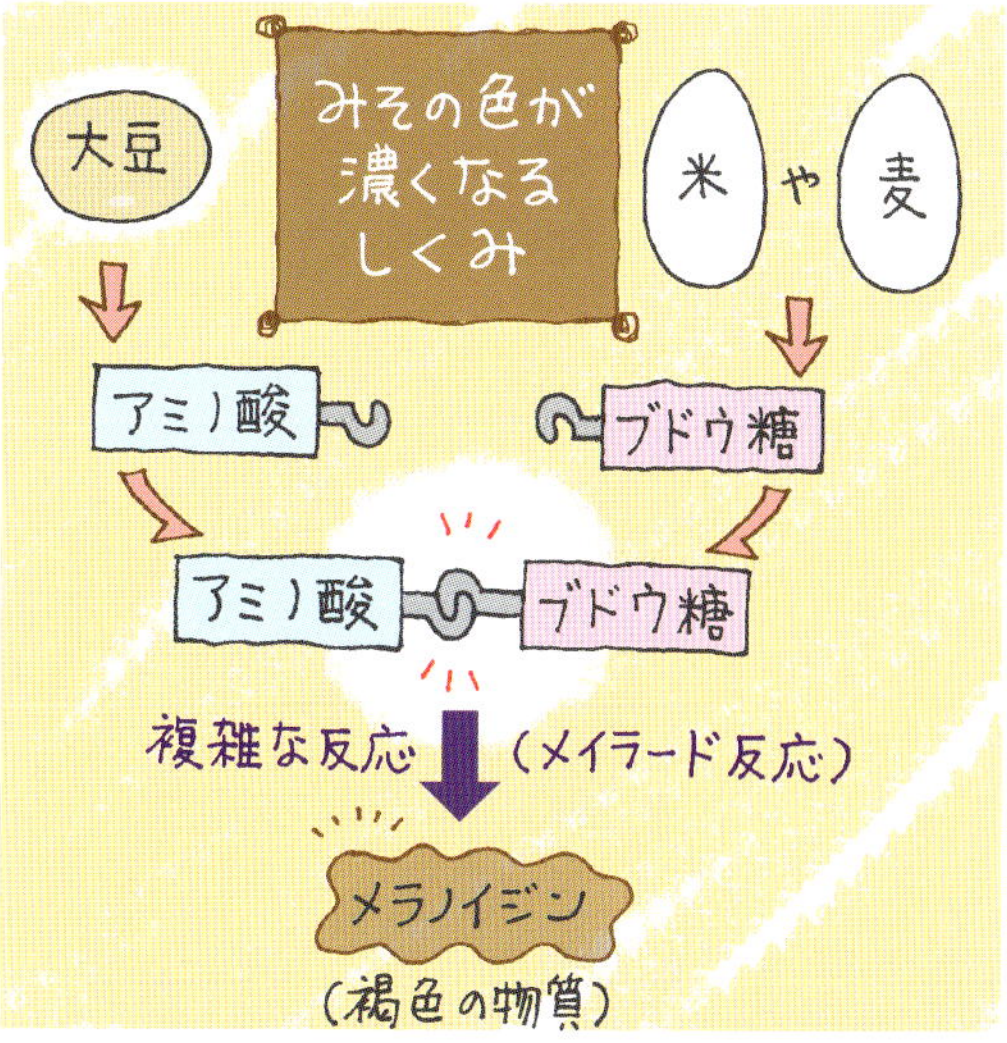

2

みそは胃がんや老化を予防する？

みそが持つ、いろいろなパワーを知る。

みそは、江戸時代から「滋養がある」「毒を消す」「血のめぐりをよくする」などといわれてきました。当時は科学的なことは解明されていませんでしたが、経験上、そういうことが感じられてきたようです。

「畑の肉」と呼ばれる大豆が主材料の、みその栄養価値は、なんといってもタンパク質を多く含むことです。しかも、こうじ菌が出す酵素によって、タンパク質はペプチド（アミノ酸が2個以上つながったもの）やアミノ酸に分解されているので、大豆より消化がよい食品です。

栄養価値以外にも、みそ汁を毎日飲んでいる人は、飲まない人に比べて胃がんの発生率が少ないという結果が出されています。また、コレステロールを低下させるとか老化を防止するなどの効果も注目されています。これらの効果は、大豆が持つ成分によるものと考えられますが、微生物が発酵によって、大豆には本来ない物質をつくりだしているからではないかともいわれています。

醤油
しょうゆ
soy sauce

「しょうゆ」という言葉が生まれたのは室町時代といわれますが、広く使われるようになったのは、第一次世界大戦（1914～18年）後、国民の所得が向上してからです。しょうゆのルーツは、穀物や豆を発酵させた「穀醤《こくしょう》」とも、径山寺《きんざんじ》みそからしみ出した汁ともいわれます。どちらも中国から伝わりましたが、日本の気候や風土の中で、色、味、香りが調和した調味料となり、今や100か国以上で販売されています。

2・3 しょうゆはどうやってつくられる？

同じ発酵食品の、みそのつくり方との違いを学ぶ。

しょうゆは、みそ（みその項参照）と同じ発酵食品です。一般的な濃口しょうゆのつくり方は、まず、蒸した大豆といって砕いた小麦を合わせたものに種こうじをつけ、「しょうゆこうじ」をつくります。これに、塩水を加えて仕込んだものが「もろみ」です。もろみは、しょうゆこうじのこうじ菌が出す酵素によって、大豆のタンパク質や脂肪、小麦のでんぷんが分解されて発酵・熟成していきます。

仕込んですぐは、材料と塩水がなじんでいないことや、液の上にしょうゆこうじが浮いてくるので、毎日上下に撹《かく》拌《はん》して均一にします。その後も撹拌はときどき行います。そうすることによって発酵が進み、乳酸菌や酵母も活躍し始めます。撹拌は、しょうゆの香りや色、うま味にも影響を与える大事な作業です。

半年以上たったら、もろみを布で包み、圧力を少しずつかけて搾ります。出てくる液を「生揚《きあ》げしょうゆ」といいます。この中には微生物が生きていて、長く置いておくと味が変化してしまうため、加熱して殺菌します。これを「火入れ」といい、しょうゆの色や味、香りを整える効果もあります。このあと、ろ過して沈澱物を除くと、しょうゆのできあがりです。火入れをせず、特殊なろ過法で殺菌した商品は、「生《なま》しょうゆ」といいます。

みそづくりとの違いは、種こうじを全材料につけることと、もろみを搾って液だけをとりだすことです。できるだけ多くのおいしい液をとるには、多量の酵素が必要になるので、種こうじを材料全部につけるのです。

しょうゆの特徴

1.魚肉の生臭みをとる
しょうゆに含まれる酸が、魚肉の生臭い成分を中和し、生臭みを消します。

2.殺菌効果がある
しょうゆに含まれる塩分やアルコール、酸が、有害な細菌の増殖を抑えたり、死滅させたりします。

3.色と香りがよい
しょうゆの褐色の色は「火入れ」によってできるメラノイジン、香りは微生物のはたらきでできるフラノン類などです。

4.がんの発生を抑制
メラノイジンやフラノン類は、がんの原因になる活性酸素のはたらきを抑える作用を持っています。メラノイジンにはまた、遺伝子が傷つくのを防ぐ作用や、胃がんの原因になる成分の生成を抑える作用もあります。

5.消化を促進する
しょうゆに含まれる、うま味成分のアミノ酸が胃液の分泌を促すので、消化が促進されます。

しょうゆができるまでの工程

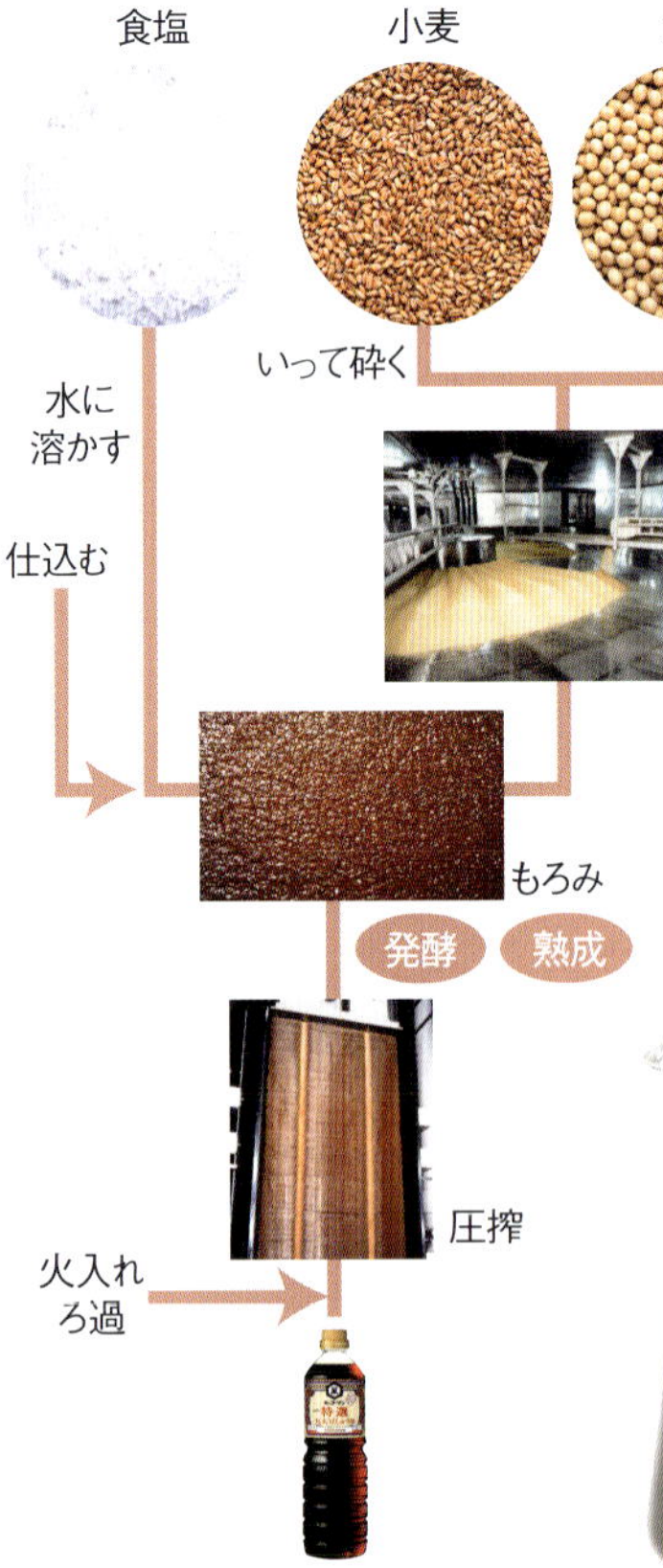

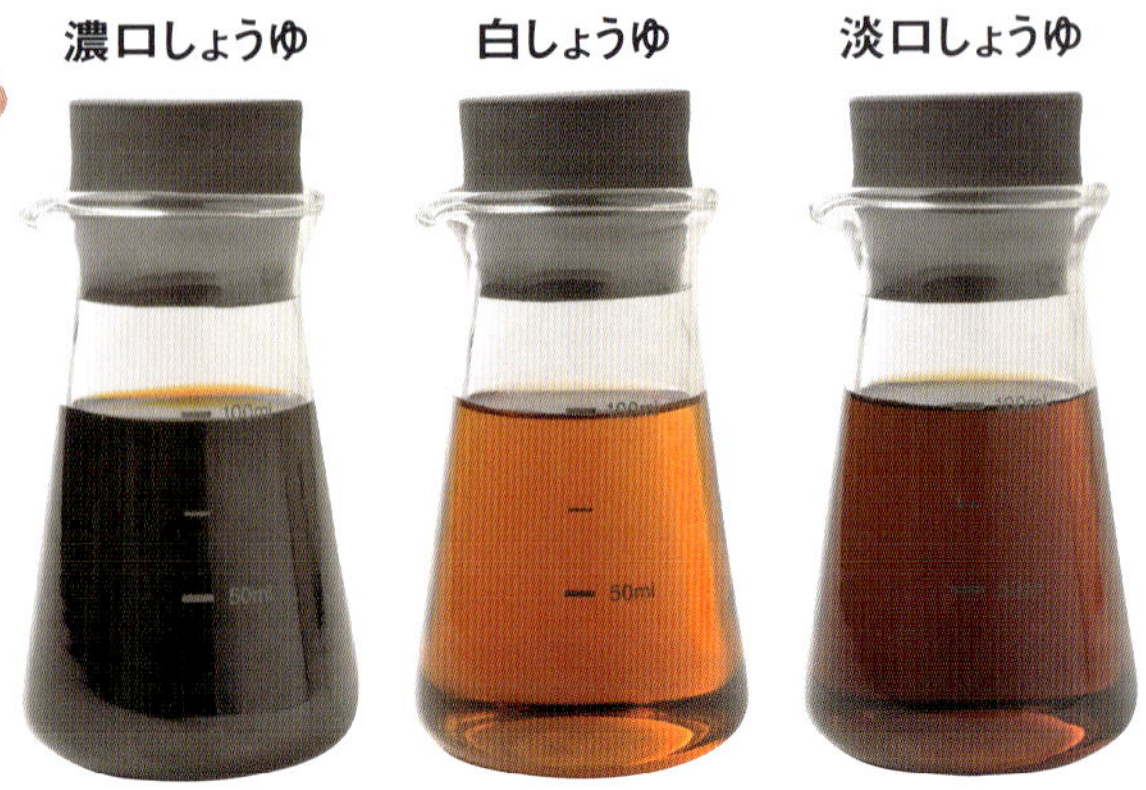

3 「脱脂加工大豆」とは？

商品のラベルの「原材料名」に関心を持ち、どんなものかを学ぶ。

しょうゆには、「丸大豆しょうゆ」とうたった商品や、原材料名が「脱脂加工大豆」となっているものがあります。丸大豆とは普通の大豆のことで、昔のしょうゆはみんな丸大豆しょうゆでした。大豆には油脂が含まれていますが、油脂を除いたものが脱脂加工大豆です。脱脂加工大豆は１９４０年ごろからつくられるようになり、現在、しょうゆに使われる大豆原料の約80%を占めています。

丸大豆しょうゆは、発酵・熟成の過程で、大豆の油脂が脂肪酸とグリセリンに分解されます。グリセリンはしょうゆに溶け、甘味成分になりますが、脂肪酸は溶けずに、生揚げしょうゆの上部に浮いてきます。この油を「しょうゆ油」といい、とり除いて火入れしたものが、丸大豆しょうゆです。とり除いたしょうゆ油には、しょうゆの香りの一部が移るため、丸大豆しょうゆに残っている香りはソフトになります。

一方、脱脂加工大豆しょうゆは、油脂が除かれてタンパク質の割合が多くなった大豆を使うので、うま味成分が多くなります。また、しょうゆ油は含まれないので、しょうゆの香りが全部残り、香りの濃いしょうゆになります。どちらにも味わいや香りの特徴があり、どちらを選ぶかは好みによります。

丸大豆しょうゆで除かれたしょうゆ油は機械油などに利用され、脱脂加工大豆で除かれた油脂は食用油として有効利用されています。

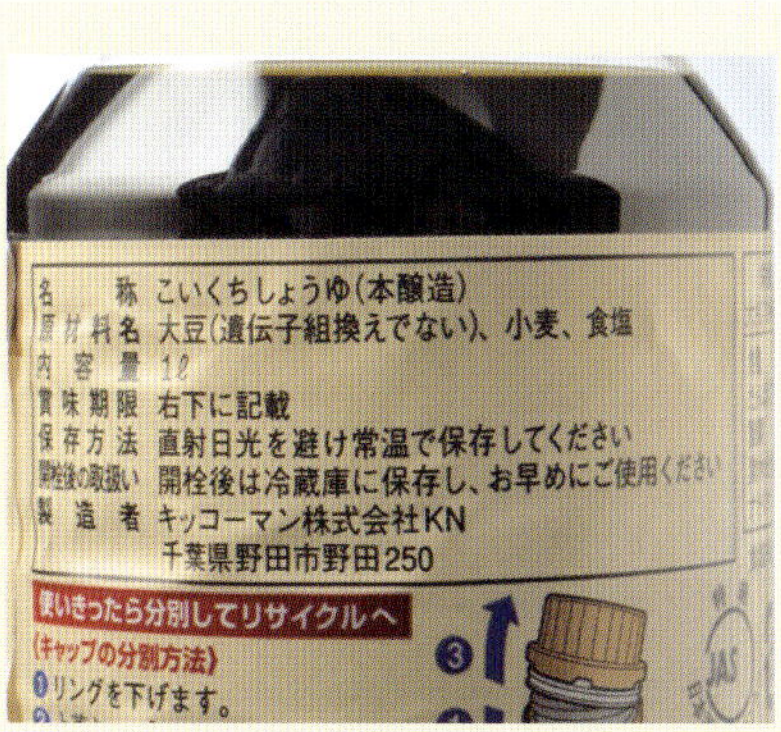

丸大豆しょうゆのラベル

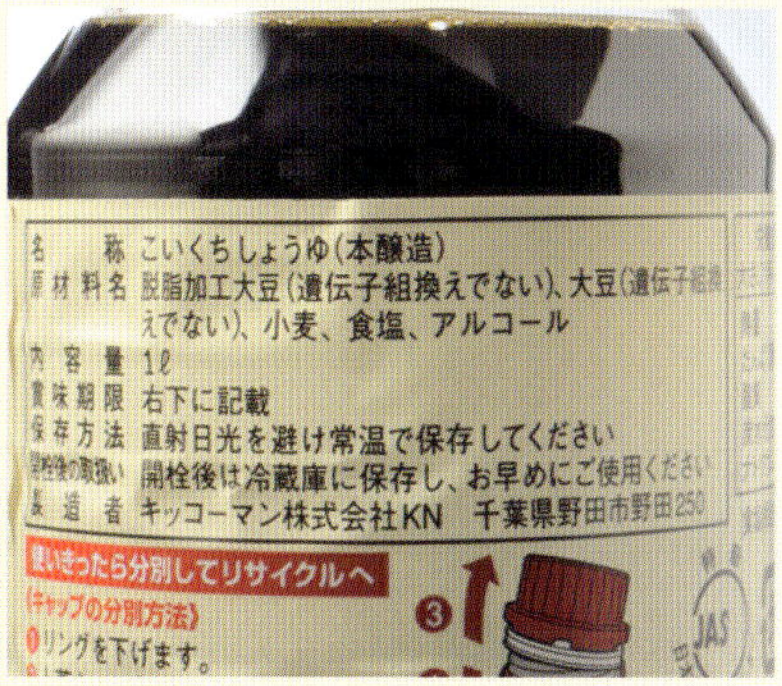

原材料に脱脂加工大豆のあるラベル

2・6 濃口しょうゆ、淡口しょうゆの違い

しょうゆの種類の違いを知り、それぞれの歴史も学ぶ。

「濃口しょうゆ」も「淡口しょうゆ」も基本的なつくり方は同じですが、濃口しょうゆの塩分が約16%に対し、淡口しょうゆは約18%です。塩分がやや濃いことによって微生物の活動が抑えられ、色がうすくなりますが、味はきつくなるので、搾る前に甘酒を加えてまろやかさを出します。

淡口しょうゆは、江戸時代初期の１６６６年、現在の兵庫県龍野市でつくられるようになったといわれます。塩味が強いので少なめに使うことと、色のうすさで、食材の色や味が引き立ちます。淡口しょうゆの出現で、洗練された京料理が生まれました。

濃口しょうゆは、いつごろつくられ始めたのかはっきりしませんが、１７００年代の中ごろには、現在の千葉県銚子市、野田市を中心に生産されていました。濃口しょうゆは香りが強く、青魚の煮つけや濃い味つけの煮物に向き、関東地方の人の好みに合いました。

もっとも古くからつくられてきたしょうゆは「たまりしょうゆ」です。材料は、小麦も少し使いますが大豆が主体で、豆みそ（みその項参照）のように、みそ玉をつくり、種こうじをつけて塩水と合わせ、もろみにします。塩分は約16%ですが、濃厚な液にするため、水の量は濃口しょうゆより4割くらい少なくします。容器の底にたまる液を容器の下からときどきとり出し、もろみにかけて発酵・熟成を進めます。たまりしょうゆは、１２００年代に中国から帰国した禅僧が、現在の和歌山県で、径山寺みそからしみ出る液をヒントにつくったといわれます。現在は東海地方でつくられる程度で、刺し身じょうゆや照り焼き、つくだ煮に使われます。

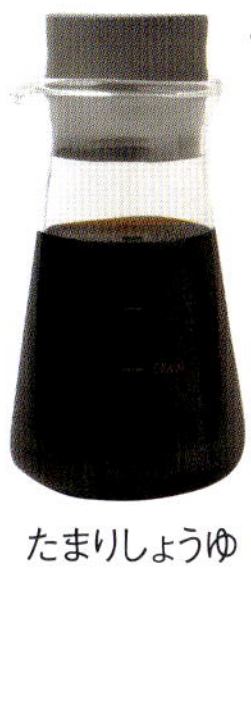
たまりしょうゆ

しょうゆの種類と特徴

種類	原料	仕込み期間	おもな利用地域	出荷量（2004年度）
濃口しょうゆ	大豆、小麦、種こうじ、塩水	約6か月	全国	83%
淡口しょうゆ	大豆、小麦、種こうじ、塩水、甘酒	約6か月	関西地方	13.9%
たまりしょうゆ	大豆、小麦（少量）種こうじ、塩水	約6か月～約1年	東海地方	1.5%
白しょうゆ	小麦、大豆（少量）種こうじ、塩水	約3か月	全国	0.8%

油《ゆ》脂《し》

oils and fats

油脂は、エネルギー源になるほか、細胞膜の成分（リン脂質、コレステロール）やホルモンの成分（コレステロール）になるなど、ヒトの体内で重要なはたらきをします。日本人は、古くは木の実や魚介、鳥獣を食べることによって、それらに含まれる油脂をとっていましたが、ごまや木の実から油を搾る技術が遣唐使によってもたらされてから、油を使うようになりました。といっても、油は高価だったことや、肉食がタブー視されてきたため、油脂のとり方は長い間少なかったのですが、1950年代ごろから摂取量が増え始めました。また、マヨネーズが大正時代から登場し、今ではマヨネーズを何にでもかける「マヨラー」と呼ばれる人まで現れています。人をとりこにする油脂の魔力をさぐってみましょう。

2 油脂、油、脂、脂肪、脂質、なにが違うの？

分類の方法を学び、それぞれにどんな食品があるかを知る。

食用油脂は、見た目で「油」と「脂」に分けられます。常温（15～20℃）で液体のごま油やオリーブ油は「油」、固体のラード（豚脂）やヘット（牛脂）は「脂」です。「油」の多くは植物が原料ですが、やしの実からとったあぶらは常温で固体なので「脂」に入ります。一方「脂」の多くは動物性ですが、魚のあぶらは常温で液体なので「油」に分類されます。「油」と「脂」を合わせて「油脂」といいます。

油脂の主成分は中性脂肪で、これを一般には「脂肪」と呼びます。油脂の成分にはそのほか、コレステロールやリン脂質、大豆や卵黄に含まれるレシチンなどがあります。

『日本食品標準成分表2010』には、「脂質」という成分表示があります。これは、食品に含まれる中性脂肪、コレステロール、リン脂質、レシチンなどのほか、脂溶性ビタミン、ろうなども含んだ成分の呼び名です。

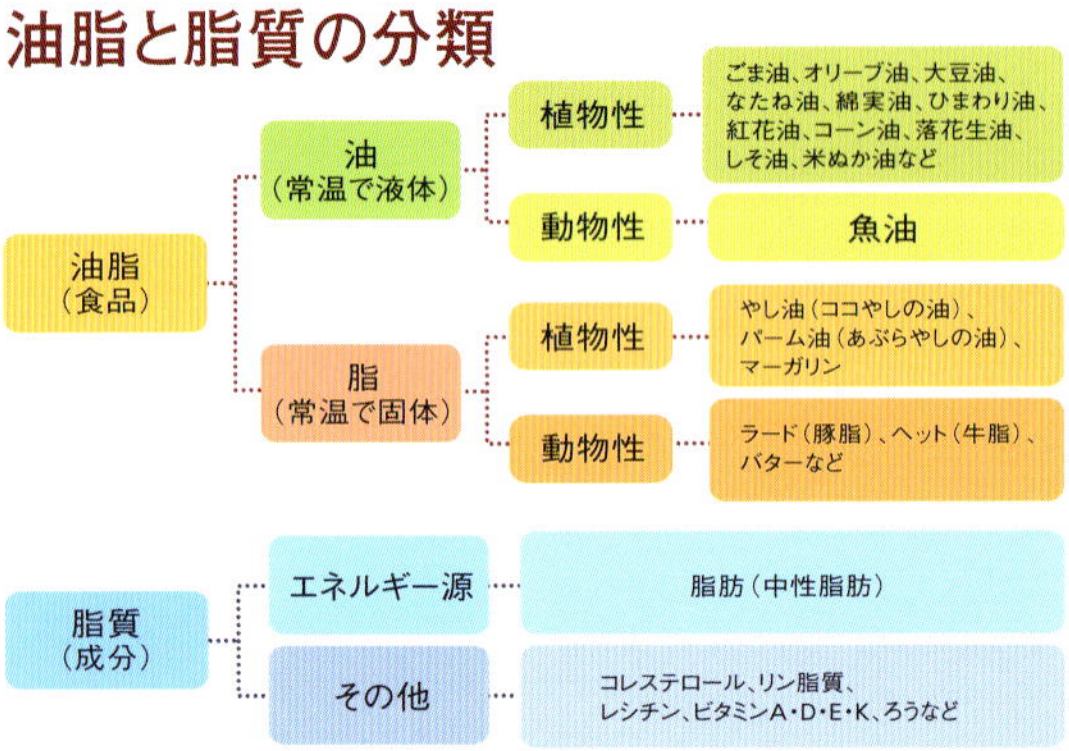

2 油脂に、液体と固体がある理由

油脂は、脂肪酸の種類によって、見た目や性質が違うことを理解する。

油脂の主成分の脂肪の分子（トリグリセライド）は、アルコールの一種のグリセリン分子ひとつに、脂肪酸分子が3つ結合した構造をしています。どの油脂も主成分の構造は同じですが、形状には液体と固体があります。それは、脂肪酸の種類が違うからです。

脂肪酸は、基本的には図の飽和脂肪酸のように、炭素と炭素が1本の手でつながった構造をしています。ところが、2本の手でつながった部分を持つ脂肪酸もあります。2本の手でつながることを二重結合といい、二重結合を持つ脂肪酸を不飽和脂肪酸といいます。二重結合の部分は折れ曲がるため、不飽和脂肪酸は不安定になって液状になりやすく、構造が安定している飽和脂肪酸はかたまりやすいという性質があります。

飽和脂肪酸は肉類や乳・乳製品、やし油などに多く含まれるので、これらの油脂は固体になります。一方、不飽和脂肪酸は植物性油や魚油に多く含↙

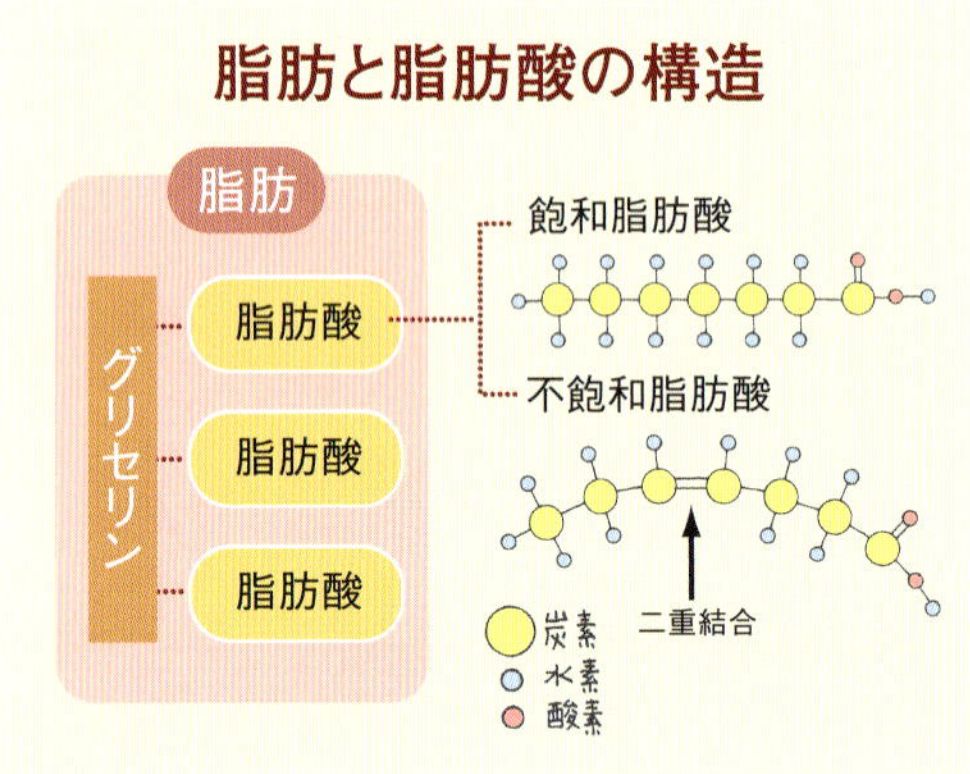

まれるので、これらは液体になります。不飽和脂肪酸の二重結合は酸素と結合しやすいという性質があるため、植物性油は酸化されやすく長期保存がききません。魚油が臭くなりやすいのも、すぐに酸化が始まるからです。

2 油脂のエネルギーは炭水化物の2倍以上

脂肪はエネルギーの塊であることを理解し、その理由を考える。

油脂のエネルギーは「脂肪」に由来し、脂肪1gから約9kcalのエネルギーが生まれます。

ヒトの体の皮下脂肪や内臓脂肪は、やせたヒトでも約6000gあります。この重量は、食べるものがなくても約1か月は生き延びられるエネルギー量に相当します。また、心臓の筋肉は脂肪をエネルギー源にすることができるので、なにも食べなくても計算上は、蓄えている脂肪がなくなるまでは動くことができます。脂肪を蓄えることは、生命を維持するためでもあるのです。

エネルギー源には脂肪のほか、炭水化物とタンパク質がありますが、どちらも1gのエネルギーは約4kcalと、脂肪の半分以下です。ですから、炭水化物またはタンパク質で脂肪と同じ量のエネルギーを蓄えようとすれば、脂肪の2倍以上の重量を蓄えなくてはならなくなるので体に負担がかかります。

しかも、タンパク質は体の構成物質をつくるのに必要なので、貯蔵には向きません。体にとっては脂肪を貯蔵するのが都合のよいことなのです。

また、皮下脂肪は体を保温し、内臓脂肪は内臓を外部のショックから守る役目をするなど、脂肪からわたしたちは多大な恩恵を受けています。ただし、内臓脂肪が必要以上に増加する肥満は、皮下脂肪増による肥満に比べ糖尿病や高血圧になりやすいといわれます。

体に蓄えられているエネルギー量

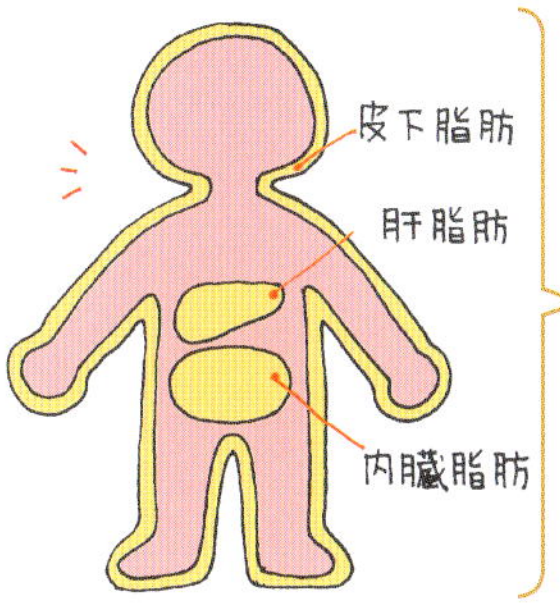

やせた人の脂肪量
約6000g

9kcal × 6000g
（脂肪1gあたりエネルギー）

＝ 54000kcal
（貯蔵エネルギー）

54000kcal ÷ 1800kcal
（1日あたり必要なエネルギー）

＝ 30日（1か月）分

---

2 植物性油や魚油は、なぜ体にいいといわれるの？

植物にしかつくれない脂肪酸があることを知り、そのはたらきを学ぶ。

脂肪酸のなかには、植物はつくることができるのに、動物にはつくることができない種類があります。脂肪酸の二重結合が、炭素の鎖の端から3番目と4番目の間にあるn-3系というグループの脂肪酸と、6番目と7番目の間にあるn-6系がそれです。この2つのグループはヒトの体内では合成できないため、食品からとることが必須で、「必須脂肪酸」と呼ばれます。n-3系は、しそ油、えごま油に多く、n-6系は紅花油や大豆油、コーン油、ごま油などに多く含まれます。

n-3系の代表はリノレン酸で、体内でＩＰＡ（イコサペンタエン酸。ＥＰＡともいう）、ＤＨＡ（ドコサヘキサエン酸）に変わります。ＩＰＡは血液をかたまりにくくするので脳梗塞を予防し、ＤＨＡは脳の細胞膜の成分になって頭のはたらきをよくする効果があります。魚は動物ですが、その油にはＩＰＡとＤＨＡが含まれています。1日1回は魚を食べるとよいといわれます。

n-6系の代表はリノール酸で、コレステロールを低下させて動脈硬化を予防します。しかし、とり過ぎると逆に動脈硬化をまねくことがわかっています。

必須脂肪酸ではありませんが、オリーブ油に多いオレイン酸（n-9系）も、コレステロールを減らす効果があります。オリーブ油をよく使う地中海周辺の人に心臓病の死亡率が低い理由とみられています。

また、n-3系やn-9系の脂肪酸は、精神を安定させるセロトニンという神経伝達物質をつくるときに必要とされることもわかってきました。

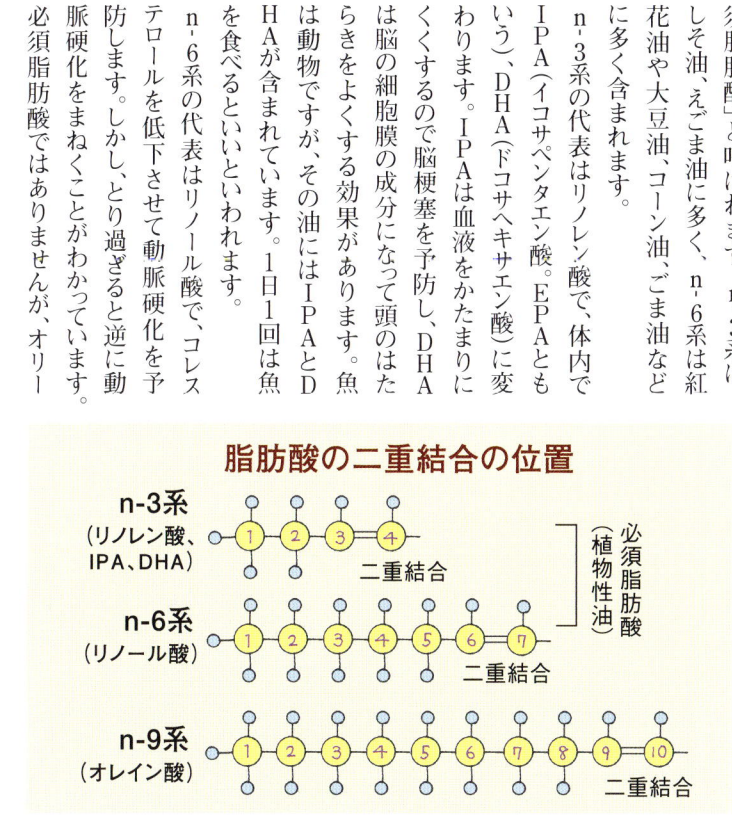

脂肪酸の二重結合の位置

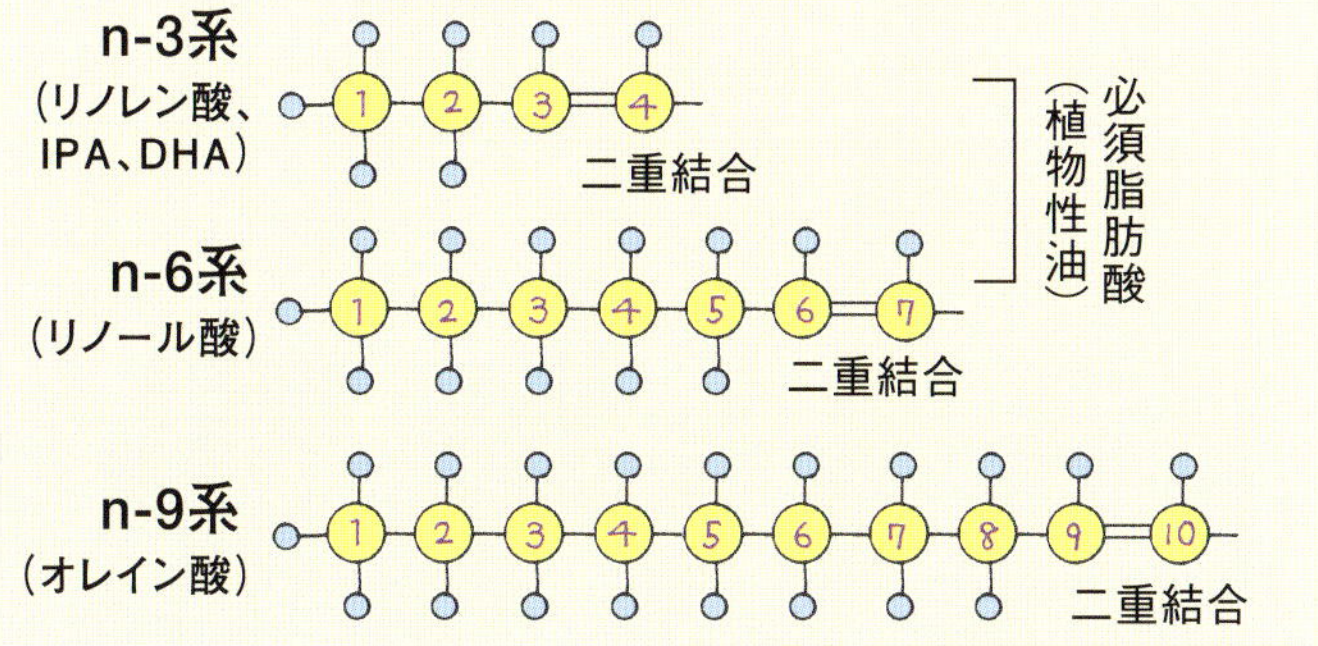

3 コレステロールは害がある？

コレステロールの体内でのはたらきを知り、長所、短所を理解する。

コレステロールは、リン脂質とともに体の細胞膜をつくる重要な成分です。細胞膜がしっかりしていれば、細菌などの病原体が入り込みにくくなって病気を予防できるし、肌もしっとりしてきます。また、脂肪を消化するときに必要な胆汁酸の成分や、男性ホルモン、女性ホルモン、副腎皮質ホルモン、ビタミンDが体内でつくられていくプロセスの出発物質にもなるなど、体に欠かせないものです。

しかし、血液中のコレステロールが多すぎると、コレステロールが血管の内側にたまって動脈硬化を招きます。またコレステロールが増える原因のひとつに、エネルギーのとり過ぎがあります。「日本人の食事摂取基準（厚生労働省）」によれば、脂肪からとるエネルギーは、摂取する全エネルギーの20～30％（1～29歳）にするのがいいとされています。さらに、飽和脂肪酸と不飽和脂肪酸の摂取量のバランスも大事で、理想的な割合は植物性油5、動物性脂4、魚油1とされています。

脂肪の望ましいとり方

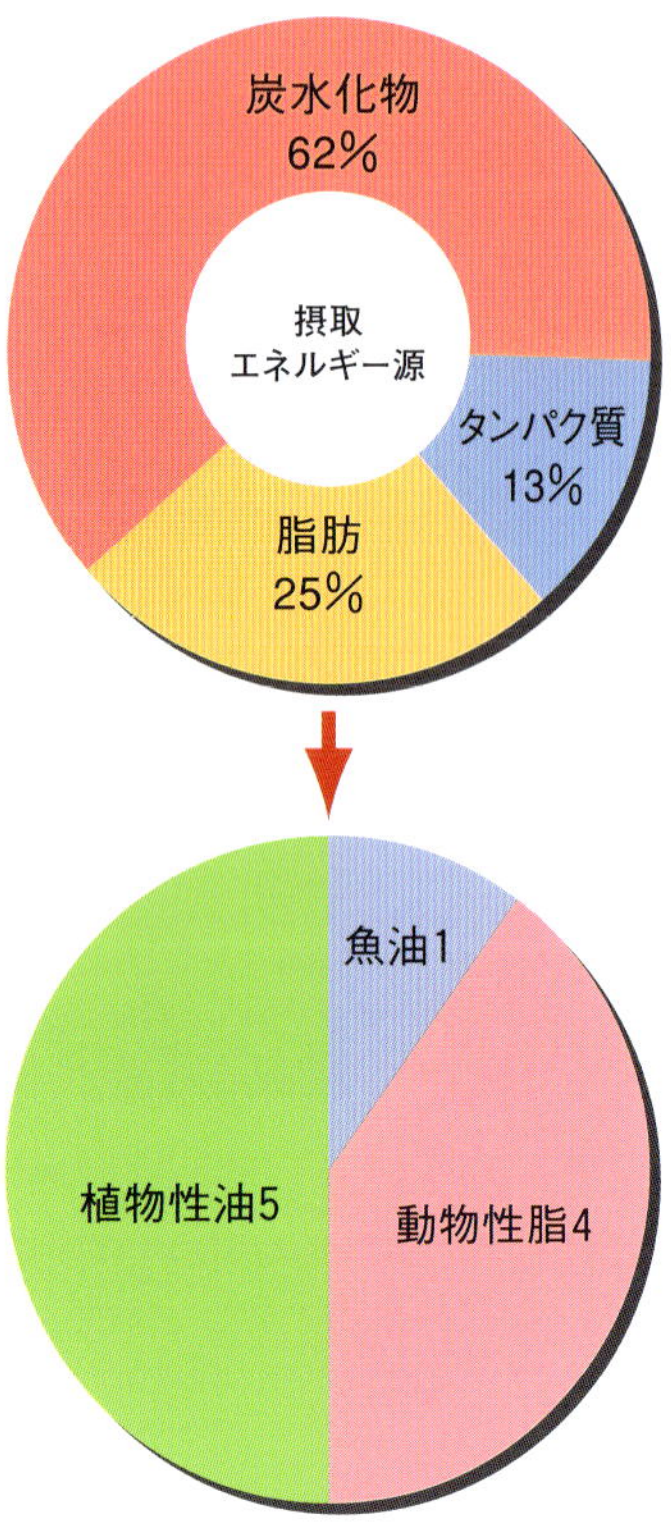

サラダ油って、どんな油？

なたね油や大豆油、コーン油など、いろいろな植物性油を混ぜて、加熱しなくても風味がよく、冷蔵しても濁らないように精製した油のことよ。市販のドレッシングやマヨネーズにも使われているわ。

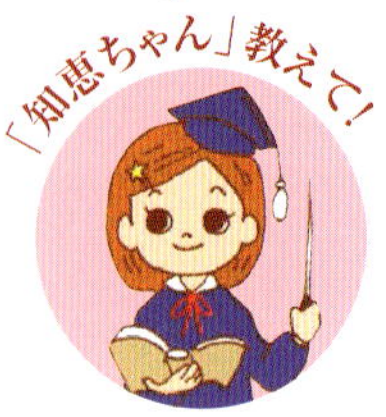

3 バターとマーガリンの違いってなに？

バターは動物性、マーガリンは植物性であることを知り、加工技術に興味を持つ。

バターは牛乳からつくる動物性脂です。つくり方は、牛乳にまず遠心力をかけて乳脂肪30～40％のクリームを分離します。このクリームを機械の中で激しく攪拌《かくはん》すると、バター粒という乳脂肪のかたまりと、バターミルクという液体にわかれます。乳脂肪は刺激に弱い膜につつまれた粒子で、攪拌されると膜が破れ、粒子同士がくっついてかたまるのです。バターミルクをとり除き、さらにバター粒表面のバターミルクを冷水で洗い流して練りあわせるとバターになります。バターの黄色い色は、牛のえさとなる牧草に含まれるカロテンの色、独特の風味は乳脂肪に含まれる揮発性脂肪酸の香りです。

左の写真のような方法でもバターをつくることができるので試してみてください。

マーガリンはおもに植物性油（やし油、パーム油、コーン油など）からつくられます。植物性油に水素を添加し、不飽和脂肪酸を飽和脂肪酸に変えて固形状にし、乳製品やビタミンA、β-カロテン、乳化剤、着色料などを加えて加工されます。マーガリンにはバター独特の風味はありませんが、「ハード」や「ソフト」など用途に応じた製品をつくることができるメリットがあります。

マーガリンは、1869年、ナポレオン3世が戦争によるバター欠乏を補うための代用品としてつくらせたのが始まりとされています。

バターをつくろう

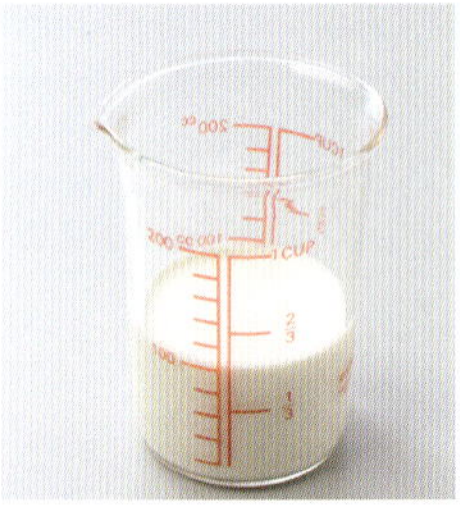

1
生クリーム（乳脂肪分42％程度のもの）100mLを500mLのペットボトルに入れてキャップをする。

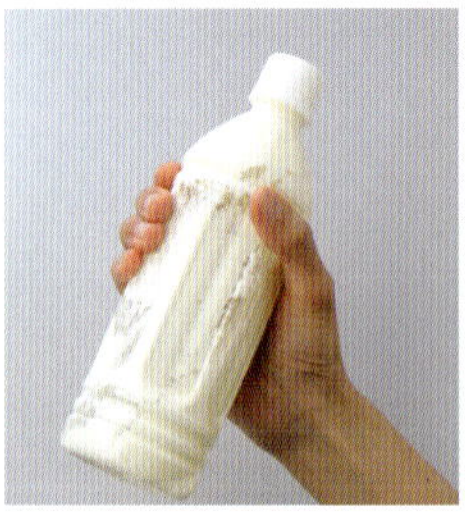

2
上下に激しく振ると、バター粒（乳脂肪のかたまり）とバターミルク（液体）にわかれる。バターミルクはすてる。

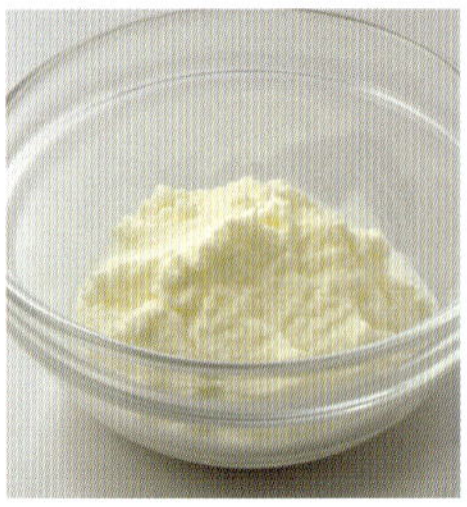

3
水を少量入れて振り、バター粒表面のバターミルクを落とす。ペットボトルをはさみで切ってバター粒を取り出して練り合わせる。これが無塩バター。

2 マヨネーズに使う卵黄の隠し技

油脂と水は混じり合わないことを学び、仲をとり持つ物質があることを知る。

マヨネーズは、油と酢と卵黄でつくります。油脂は水に溶けないので、油と酢だけを混ぜても混ざり合いません。しかし、卵黄にはレシチンという脂質が含まれていて、これには油になじむ部分と水になじむ部分があり、油と酢をうまくつなぎ合わせるはたらきをします。油と酢が安定したクリーム状のマヨネーズになるのは、卵黄のレシチンのはたらきなのです。レシチンのような物質を乳化剤といいます。

乳化剤は、じつはヒトの体内にもあります。脂肪は、そのままでは消化・吸収することができませんが、十二指腸から出る胆汁（肝臓でつくられ、胆のうで貯蔵される）の主成分の胆汁酸が乳化剤となって、脂肪を消化液と混じり合わせます。このように、マヨネーズの乳化と同様のことが体内でも起こり、そこで初めて脂肪は消化酵素によってグリセリンと脂肪酸に分解され、小腸から吸収されるのです。

マヨネーズができるしくみ

マヨネーズには、少しの酢の中に油とレシチンの粒子がひしめくように分散している。

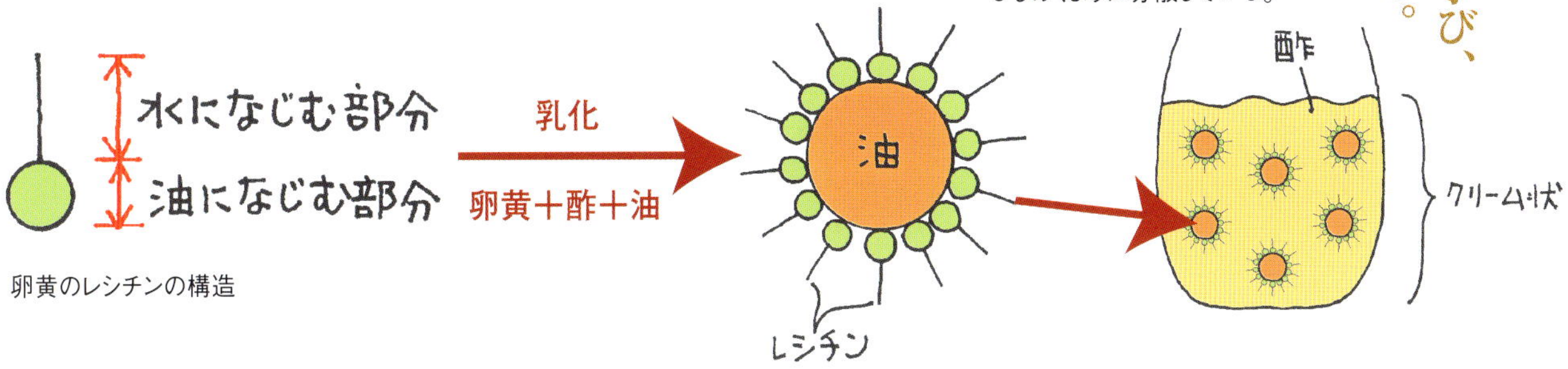

卵黄のレシチンの構造

2 マヨラーになるのは、なぜ？

マヨネーズのエネルギーや油のコクに、脳が反応することを知る。

マヨネーズは、油200 mL、酢大さじ1杯、卵黄1個くらいの割合でつくりますから、ほとんどが油です。

ヒトの体は、食べ物がないときでも生命を維持できるようにはたらくので、マヨネーズのようなエネルギーの多い食品は、とり込めるときに、たくさんとり込んでおこうとします。その反応として「おいしい」と感じ、脳が、もっと食べたいという指令を出します。

また、乳化されたマヨネーズのコクやとろみは舌の奥で感じられ、物理的刺激になって脳に伝わり、これは快感となって「もっともっと」という欲求を生みます。

マヨラーになるのは人間の本能といえますが、欲求にまかせて食べすぎると体に害を及ぼすことを理解し、適切な食べ方を知性によって行なうことが大切です。

マヨネーズの魔力

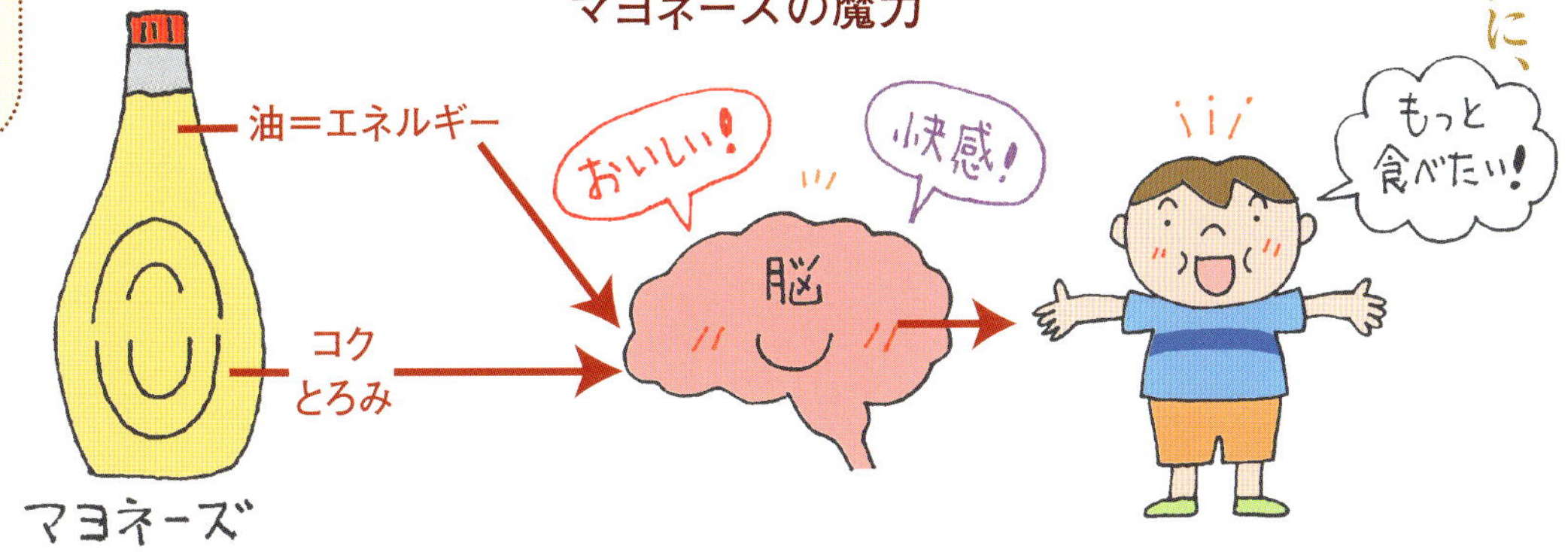

マヨネーズをつくった後の白身はどうすればいいの？

大手のマヨネーズ工場では、残った卵白はケーキやかまぼこの原料としてケーキ屋さんやかまぼこ屋さんにまわすんだって。たくさん出る卵の殻も、カルシウム強化食品やチョークの材料として100％リサイクルされるそうよ。わたしたちも、家でマヨネーズをつくったら、白身はケーキに使ったりするといいわね。

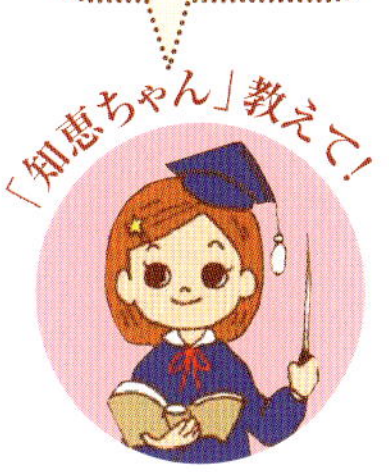

企業・団体における食育活動

食品、流通関係など、
食育活動に熱心な
企業・団体の事例を紹介。

お問合わせ先
■ロイヤルホールディングス株式会社　広報室
tel 03-5707-8800　http://www.royal.co.jp/
■株式会社すかいらーく　広報室
tel 0422-51-8111　http://www.skylark.co.jp/

シズラー　ロイヤルホールディングス株式会社
すかいらーく　株式会社すかいらーく

外食産業における食育のありかた

〝食はいのち〟外食産業は、お客さまに〝いのちを贈る仕事〟
社員の食育教育をはじめ、子どもから高齢者まで多様な食育活動に取り組み、外食産業が健康産業へ進化することを目指しています。

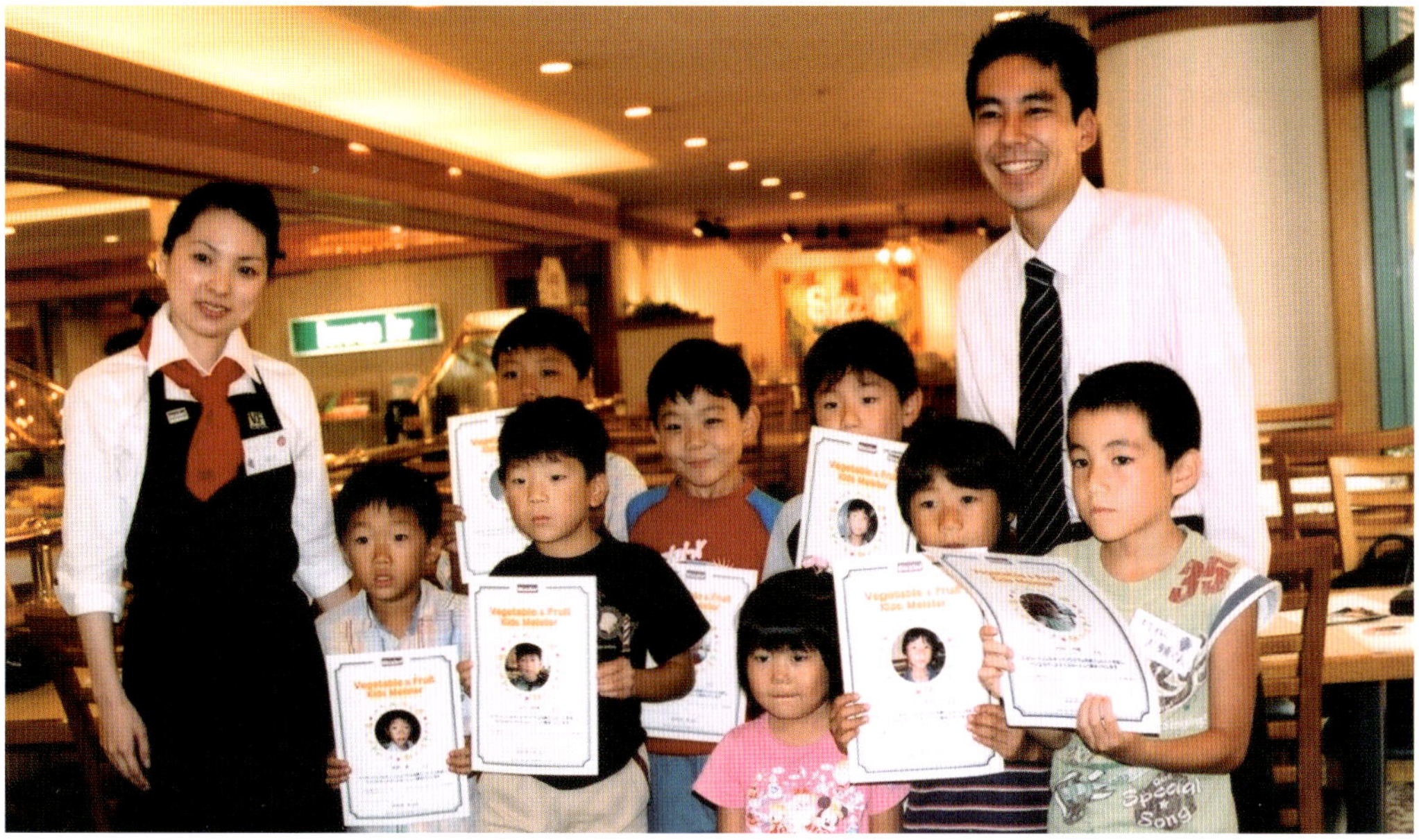

シズラー認定の小さなベジフルマイスターが誕生!

レストラン業は食育業

1970年以降、外食市場の成長やコンビニをはじめとする中食市場の影響で、食の外部化率は約40%に達しており、日本人の食習慣に対する外食の責任は大きくなってきています。

外食産業、とりわけファミリーレストランは、おいしく、楽しく、健康にもよいことが社会的に求められており、それを実現させるにはレストランが〝食育の場〟になることではないでしょうか。同時に今日の社会環境のなかでレストラン業が成長する鍵もそこにあると考えます。

2004年、ロイヤルホールディングスの一部門であるサラダバーをメーンとしたレストラン「シズラー」では、親子をお招きして野菜を勉強する食育活動「シズラーベジフルキッズクラブ」を夏休みのイベントとして開始しました。まだ食育基本法が制定される前のことです。ジュニア・ベジタブル&フルーツマイスターの資格をもったスタッフが野菜やくだものの魅力を伝え、参加していただいた親子にクイズやゲームにチャレンジしてもらいます。終了後には、ベジタブル&フルーツキッズマイスター認定証が配られ、シズラー認定の小さなベジフルマイスターが誕生します。

2007年には、すかいらーくでもお子さま向けの食育「すかいらーくキッズシェフ」を各店の自立的な取り組みとして実施しました。その翌年からは、社団法人すこやか食生活協会との共同事業である、高齢者を対象とした「共食会」などにも取り組んでいます。

数店ではじめた食育活動ですが、「食育をしたい」という店が増え、自立的に開催する店も増えています。学校などへの出張式食育は、担当者だけの活動ですが、店舗で行う食育は従業員全員参加型です。レストラン従業員のほとんどがパートタイマーで、その大部分を占めている主婦は、家庭における食の責任者。彼女たちの食育に対する共感や取り組み姿勢、勉強したいという意欲は従業員の自己啓発にもつながります。

「レストラン業は食育業である」この理念のもと、〝お客さまにいのちを贈る仕事〟であることに強い使命を感じ、今後、外食産業が健康産業へと進化していくことを目指しています。

（まとめ　梅谷羊次）

アルファー食品株式会社

日本のお米をもっと食べて食料自給率アップを

お米一筋半世紀！
「もっとおいしく、楽しく日本のお米を食べてほしい」
給食用のお米を手がけ、子どもたちの食生活を見守り続けます。

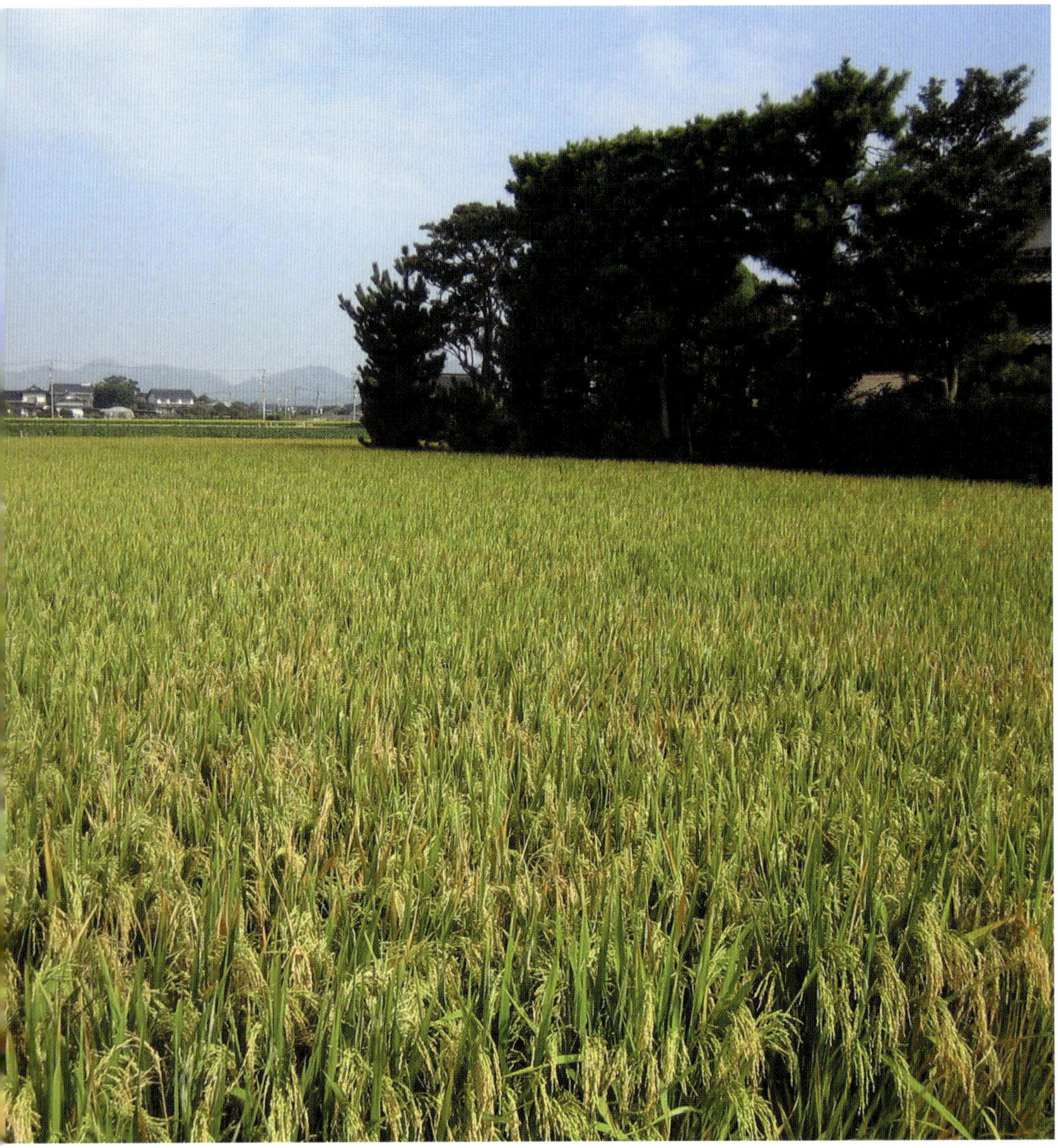

「FOOD　ACTION　NIPPON」の推進パートナー

日本国内にとどまらず世界規模で深刻化している食料事情。このような状況のなかで、国産農産物の消費拡大は食料自給率を向上させる、もっとも有用な手段であると考えられています。そのためには、一般消費者の意識改革はもちろんですが、「生産」「流通」「消費」それぞれの現場が問題意識を持つこと。また、国民が一体となり国産農産物を豊かに育て、伝え、おいしく食べて消費拡大に努めることが大切です。

農林水産省は、「〝おいしいニッポンを〟残す、創る」ことを目標に、国民運動「FOOD　ACTION　NIPPON」を立ち上げました。２０１５年度に現在40％の食料自給率（カロリーベース）を45％まで向上させることを目指しています。

半世紀にわたりお米一筋に歩み続けるアルファー食品は、この活動の推進パートナーとして精力的に活動しています。

日本の食の安全と豊かさを子どもたちへ

アルファー食品は、昭和46年から学校給食用のお米を手がけ、長年、子どもたちの食生活を見守ってきました。それだけに「日本の食の安全と豊かさを子どもたちへ引き継いでいく」という「FOOD

お問合わせ先 ■ アルファー食品株式会社　お客様相談室　tel 0120-53-2518　http://www.alpha-come.co.jp/

災害時の備蓄食料としての「アルファ化米」の役割

日本国内において、自然災害に大きく目を向けた出来事といえば、記憶に深くある阪神・淡路大震災ではないでしょうか。当時の教訓を踏まえ、災害予測や情報収集、災害時の救援活動や交通網、避難場所やライフラインなど、数多くの取り組みを自治体の防災、消防、警察等が協力して現在に至っております。

被災した住民の方々は、被災後のライフラインの確保や避難場所での食料供給などの重要課題が残り、非常食という新しい食料の備蓄を始めるきっかけになりました。

ところで従来の備蓄食料は乾パンが中心でした。しかし、小麦原料が主成分なので、口の中のだ液（水分）を吸う性質から、必要以上に水分を欲することになります。当時から、アルファ化米の存在はありましたが、非常食としての認識は広がっておらず、保存性に優れ、常食に近い加工米の研究開発が進められてきました。

その結果、最小限の水でエネルギーと水分の摂取ができ、さらに5年間の長期常温保存が可能なアルファ化米が誕生しました。現在では災害備蓄食料の70%以上を占めています。備蓄場所は、近隣の避難場所に指定されている各学校が多く見られます。空き教室（備蓄倉庫）を使い、食料品をはじめ、バール、ハンマー、毛布などが備蓄され、非常時に対応できるように整えられています。

災害時においては、学校機能の継続が大きな課題です。学校に災害本部を設置し、近隣住民のための生活支援を行う基地として機能することが求められています。その際、どのような状況下においても、おいしいごはんを提供するにはアルファ化米や長期保存可能な乾燥品の食材備蓄が必要不可欠です。

非常食とは何なのか、どんなものなのかを身近な学生を通して住民の方々に伝えていくと同時に、単に非常食ではなく、食としての深化も今後の課題であると考えています。

工場見学

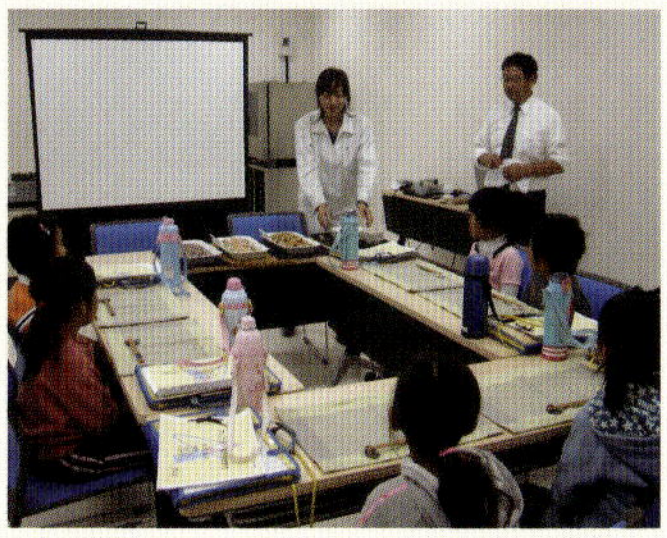

数種類のごはんを試食。口いっぱいにほおばる子どもたちの姿が、当社社員もうれしく感じる瞬間です。「このごはんにお米は何粒あるの?」などユニークな質問もあり楽しいひとときです。

お米だけでなく、おかずなどの製造工程、調理のしかたや袋詰め、衛生管理なども含め現場見学をします。

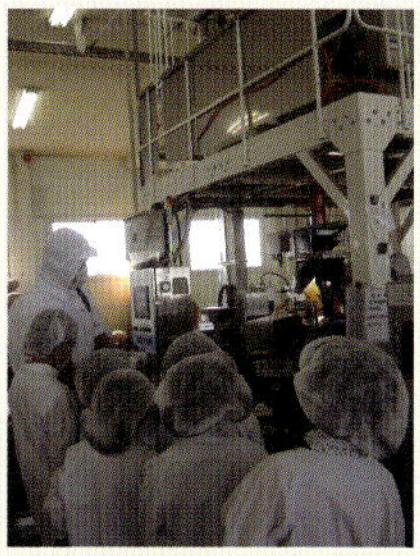

お赤飯の食文化を学校給食へ

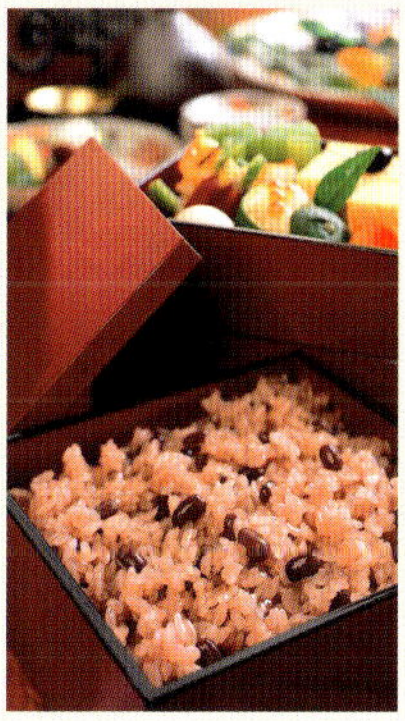

日本の食文化を伝える「米」の代表的なものに「お赤飯」があります。その歴史は古く、古来より東アジアでは、赤という色には呪力があり、災いを避ける力があると信じられていました。平安中期の「枕草子」には、あずき粥としてお赤飯の原形が書かれています。

アルファー食品では、昭和51年から学校給食へお赤飯の食文化を提供し、今後は学校のお誕生日メニューとしてもお赤飯の普及をはかっていきます。

ACTION　NIPPON」の趣旨に共感し、強い使命感を持って食育活動に取り組んでいます。

授業の一環として訪れた小学生には、玄米から白米にする工程や異物の除去方法など、普段見ることのできない工場内の説明をして、お米に対する興味を持っていただきます。年齢に合わせてお米の歴史や品種、成分、ごはんの食味評価など難しい内容にも触れ、自分たちが何気なく食べているお米も、多くの人々が関わり食卓に運ばれていることを感じていただけるよう心がけています。

工場内では、お米だけでなく、おかずなどの製造工程や調理のしかたなども見学します。見学後のごはんの試食では、おいしそうに食べる子どもたちの姿がとても印象的で、ごはんについての質問も活発に飛び交い、お米に興味を持っていただけたと実感しています。

食の欧米化が進み、すばらしい日本の食文化が気薄になってきていますが、子どもたちに「もっとおいしく、楽しく日本のお米を食べてほしい!」そんな願いを込めて全国の学校給食の新メニュー提案も継続して行い食料自給率の向上を図っています。

そのほか一般消費者向けに、地産地消の情報提供をする講習会、お米やアルファ化米についての勉強会、また炊飯そのもののメカニズムなどの説明会を実施して幅広くお米の食育活動を広げています。

（まとめ　アルファー食品㈱　川島秀彦）

トマトを苗から育てる「凛《り》々《り》子《こ》わくわくワークショップ」

収穫の喜びに大満足する子どもたち！「凛々子」を苗から育ててもらうことで、子どもたちの豊かな食体験と心身の健やかな成長を応援します。

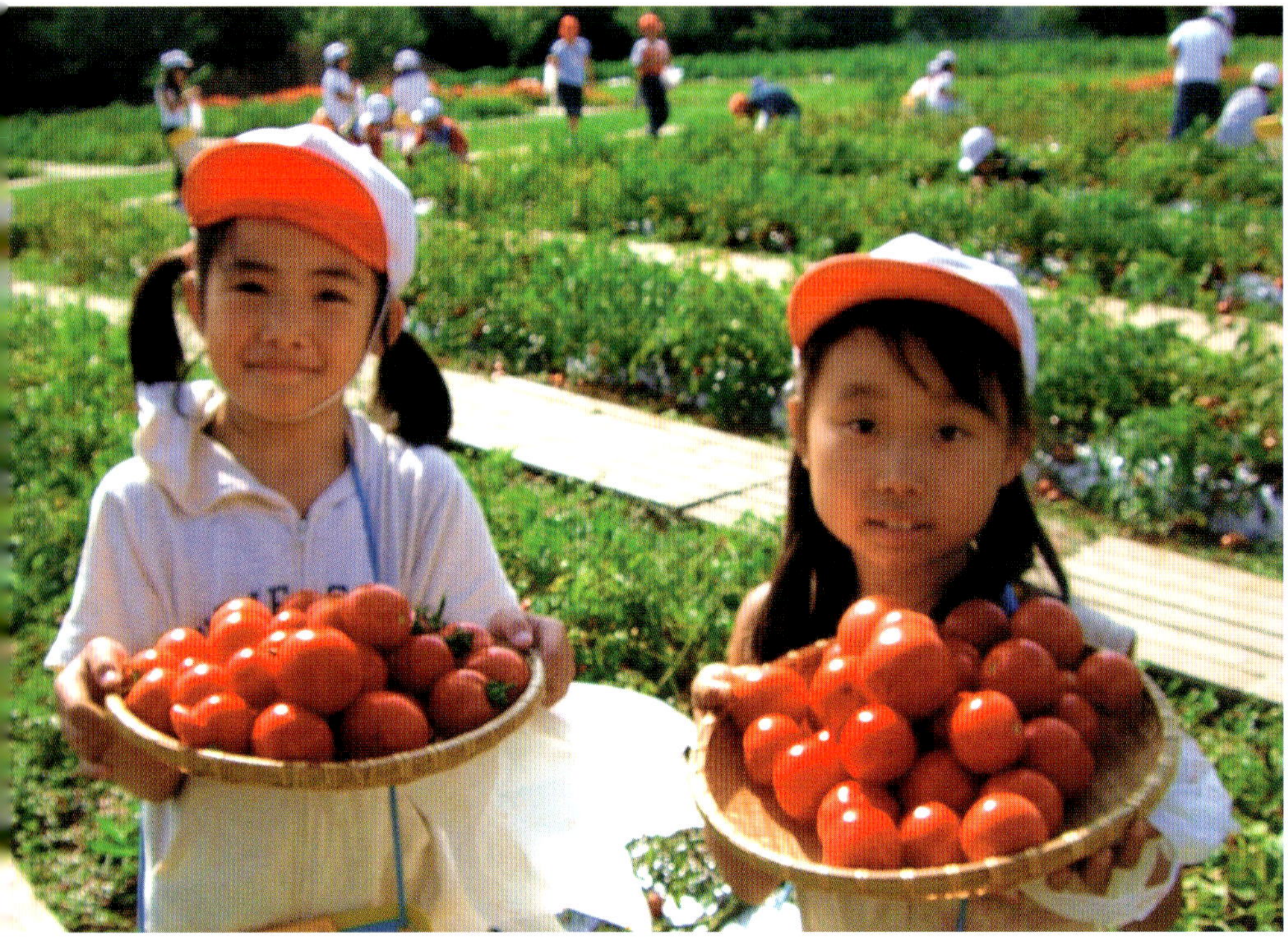

楽しみにしていた収穫！
大切に育てた凛々子がこんなに大きくなりました

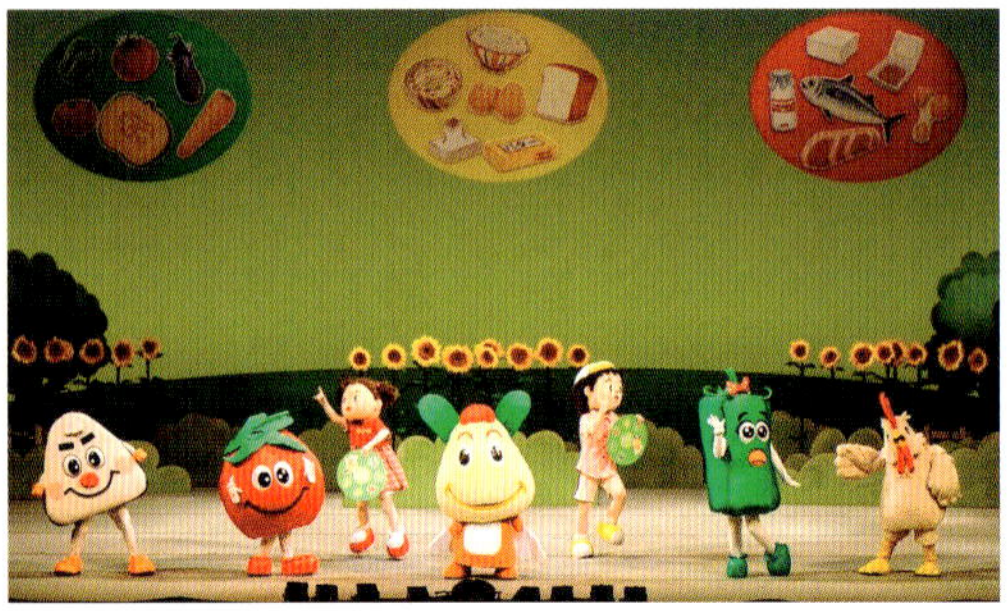

「カゴメ劇場」食をテーマにオリジナルストーリーを上演

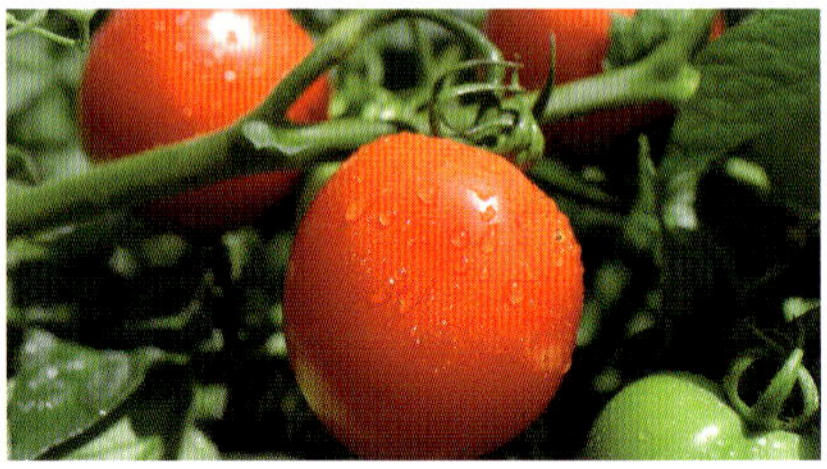

食育活動のルーツ

１９６４年、そのころは「食育」という言葉になじみのない時代でした。カゴメでは、当時から日ごろトマトケチャップをご愛用いただいているお子さんと保護者の方々に向けてPR活動を開始。全国の幼稚園にカゴメの商品と保育に役立つ紙芝居などの教材をお配りしていました。これが現在に至るカゴメの食育支援活動のルーツです。

１９７２年には、毎年夏休みに親子６万人を招待する本格ミュージカル「カゴメ劇場」の上演を開始。１９９３年からは、小中学生お料理コンテスト「夢のオムレツ大賞」を開催するなど、その後もお子さんの食への関心をはぐくみ、バランスの良い食習慣を身につけていただくため、さまざまな活動を続けてきました。

「凛々子」から学ぶ「いのちへの関心」「感謝の心」

現在の活動の中心は、トマトを苗から育ててもらう「凛々子わくわくワークショップ」。カゴメが、ジュース専用に開発したトマトの品種「凛々子」の苗と栽培マニュアルを全国の小学校などに無償でお配りしています。

１９９９年に開始したこの活動は、今では全国約３７００の小学校、幼稚

お問合わせ先 ■ カゴメ株式会社　広告部 tel 03-5623-8503　http://www.kagome.co.jp/shokuiku

1999年スタート!
カゴメトマトジュース専用トマト
「凛々子」の苗プレゼント

小学校、幼稚園、保育園を対象に「凛々子」の苗と栽培方法を記したティーチャーズガイドをプレゼントしています。（応募方法などの詳細はホームページをご覧ください）

70年の歳月を経て開発した「凛々子」はジュース専用のトマト。リコピンの含有量が多く、実が熟すと、まん中までまっ赤になります。ほんの少しすっぱく、さっぱりとした甘さは「大地の恵み」そのままの味。

カゴメ食育支援活動
マスコットキャラクター
「モグモ」

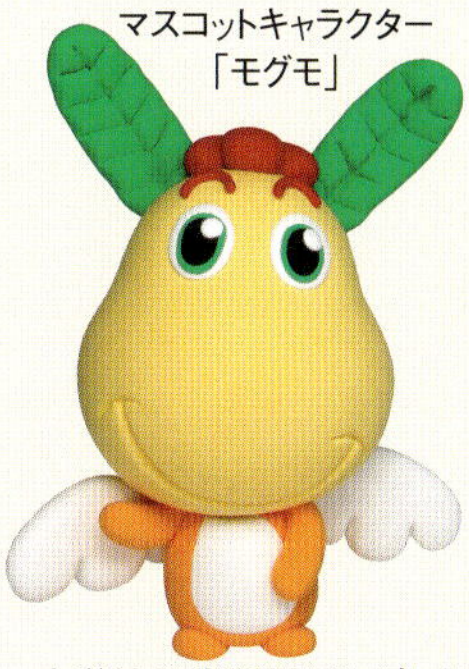

小学校や幼稚園などで育てられている「凛々子」の様子をボクがレポートするよ。

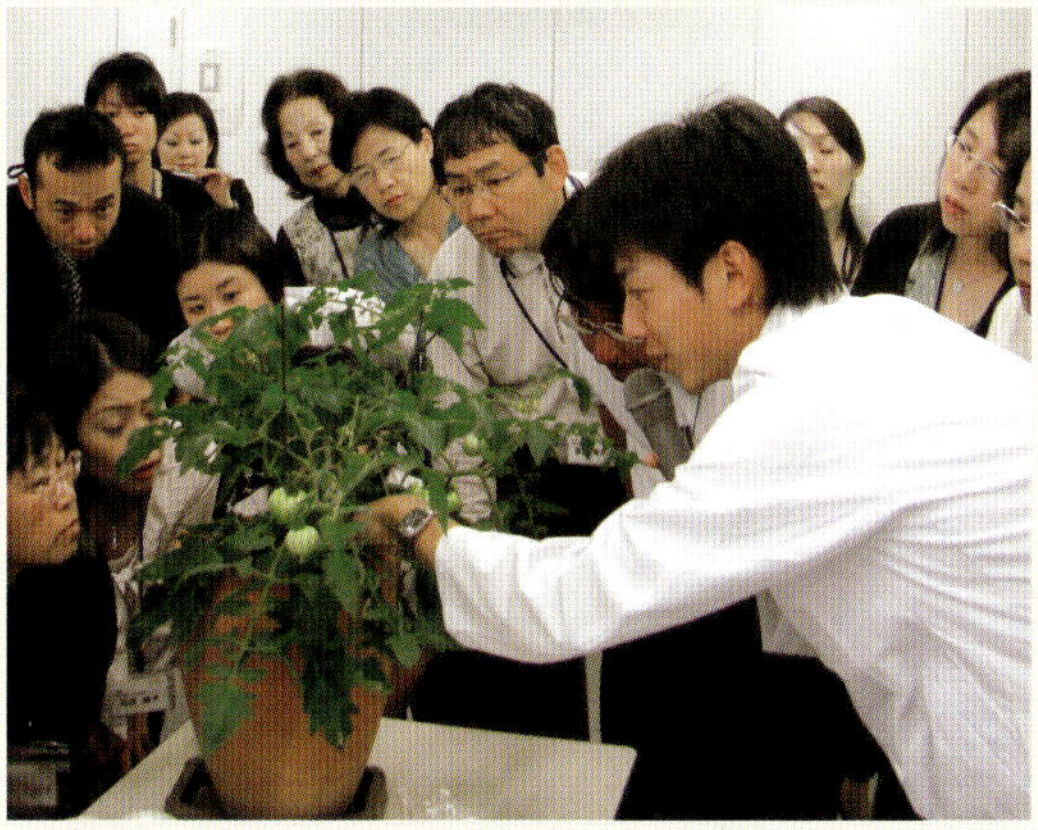

トマト博士（カゴメ総合研究所員）による凛々子栽培学習フォーラムでの栽培指導

ティーチャーズガイド

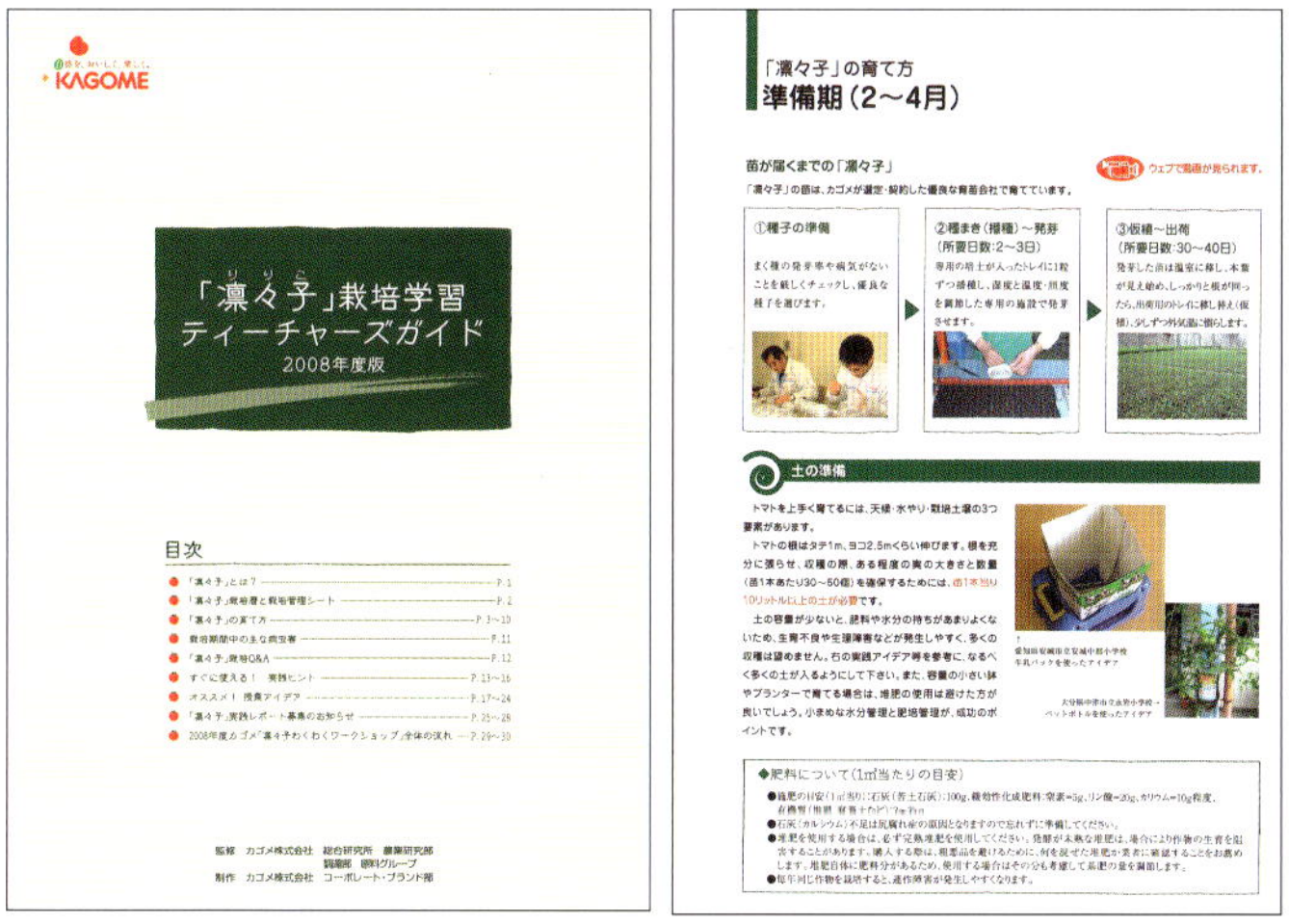

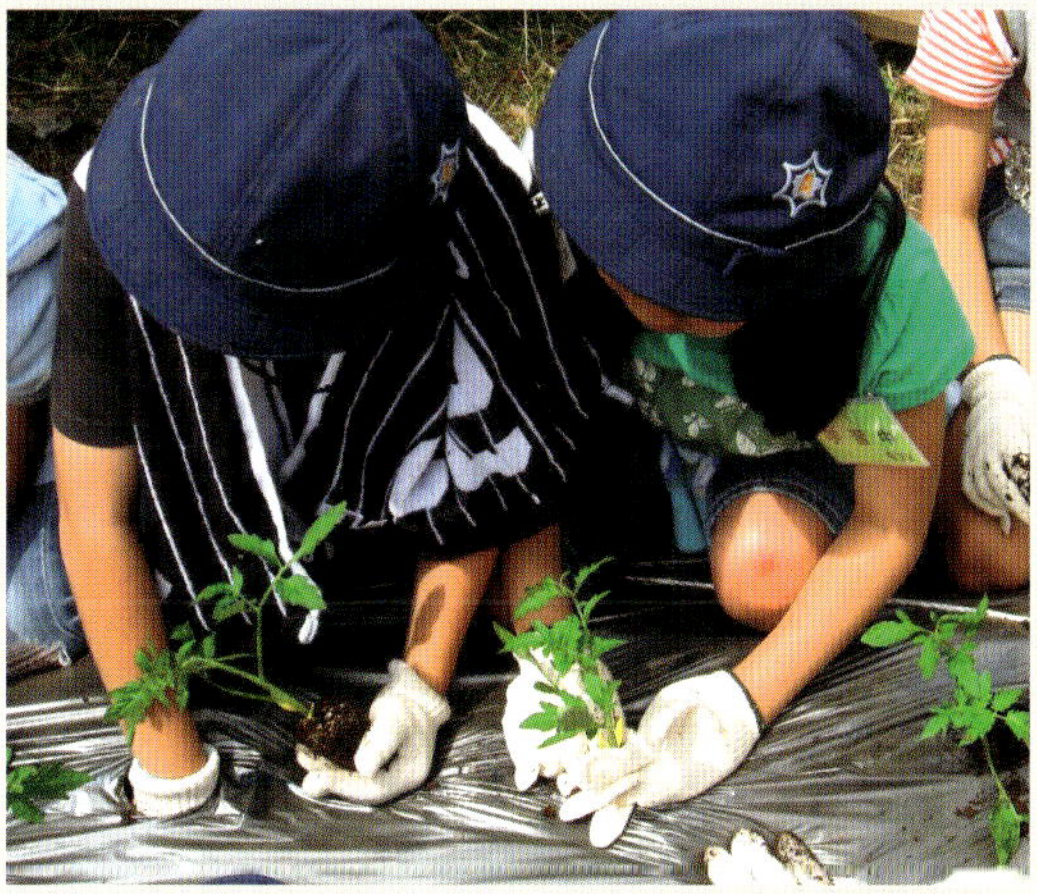

凛々子の定植をする子どもたち。みんなが植えてくれた大切ないのち。きっと元気に育っていくね

園、保育園に参加いただくまでになりました。「凛々子」を中心にさまざまな人とのふれあいの場をつくり、子どもたちの「いのちへの関心」と「感謝の心」をはぐくむ学習教材として、多くの教育現場でご活用いただいています。ひと口にトマトを育てるといっても、そこにはいろいろなドラマがあります。土壌づくり、毎日の水やり、わき芽を摘む、肥料を与えるなど栽培活動ひとつとっても、天候や害虫による思いもかけないトラブルが起こります。やがて黄色い花が咲き、緑の実をつけ、赤く色づいていく。そして、収穫したトマトをみんなで調理して食べて楽しむ。栽培のみならず、そのプロセスには学びがあふれているのです。

小学校2年生の生活科で多くご活用いただいていますが、理科、社会、国語に加え、図工、音楽など幅広い教科と連動させたり、地域の活動とコラボレートするなど、先生の意欲とアイデア次第で多様な広がりをみせています。

カゴメでは、こうした取り組みをさらに充実させるため、教員や栄養教諭の方々に向けて年に3回の栽培学習セミナーを開催。栽培のノウハウをはじめ、教員の方々の実践事例の共有、簡単にできるトマトメニューの提案など、現場でより有効に活用いただくためのサポートも行っています。また、他校の栽培の様子を見たり、情報交換ができるよう、インターネット上にコミュニティーサイト「りりこわくわくネットワーク」を設けています。

（まとめ　カゴメ㈱　山本善太）

企業・団体における食育活動
ちばコープ（現、コープみらい）

多彩な食の活動「たべる、たいせつ（食育）」

キーワードは"食卓から元気に！" つくる人と食べる人がともに「安全・安心な食」「より豊かな食卓づくり」を目指し、多くの人が参加できる活動を広げています。

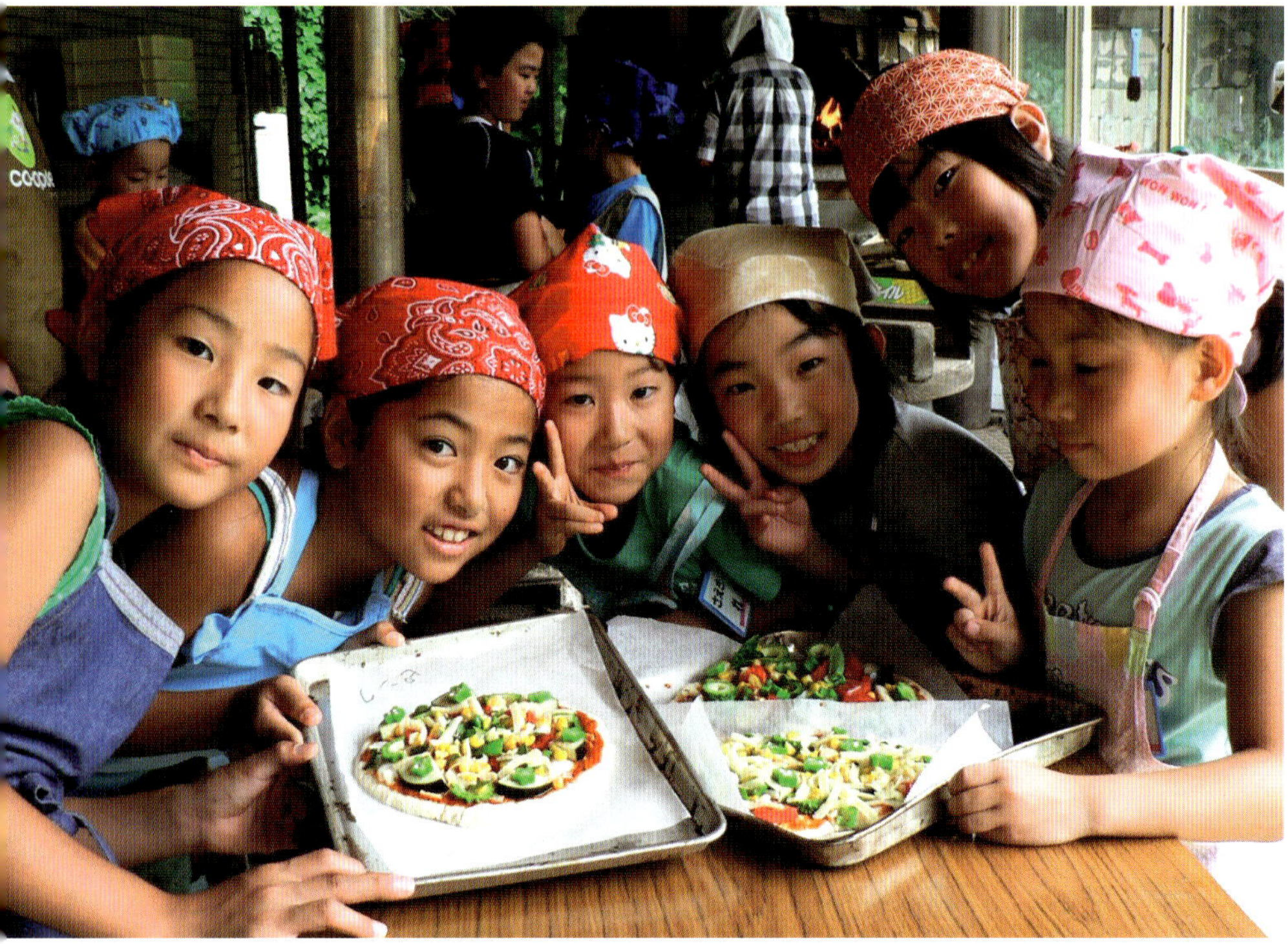

グループで3枚のピザづくり。生地をのばして野菜をたっぷりトッピング！　焼きあがりが楽しみ

たべる＊たいせつキッズクラブに参加して

家族で「食」について話す機会が増えた⇒ 89.9%

子どもに変化があった⇒ 75%

おたよりへの返事を楽しみにしている⇒ 50%

《2008年度メンバーへのアンケート結果より》

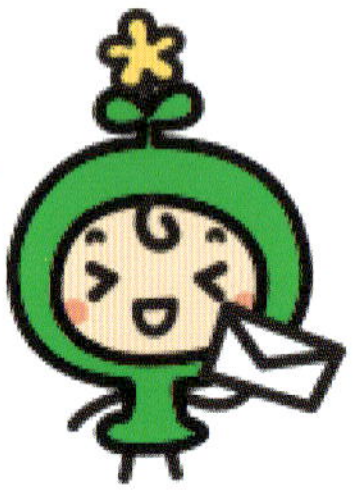

食育活動のルーツ

ちばコープは、組合員数60万人、千葉県全域を拠点としている消費生活協同組合（生協）です。その出発点は1949年の登戸生協の設立でした。主婦が生活に必要なものを求めて買い出しにいき、物資を分け合っていたことが始まりです。

それから60年間「食」を中心にくらしの願いをみんなで実現しながら、今も「食とくらしのパートナー」として食育・環境・子育て支援・地域の安全（防災・防犯）など、幅広い取り組みをすすめています。

その中でも「食の安全・食育」は生協の活動の根源。つくる人と食べる人がともに「安全・安心な食」「より豊かな食卓づくり」を目指して、多くの人が参加できる活動を広げています。

バラエティー豊かな食育プログラムを実践

小学生を対象とした通信教育「たべる＊たいせつキッズクラブ」をはじめ、生産者やメーカー、行政といっしょに実施している「食育探検隊シリーズ」、旬を感じるプログラムとして「四季の食シリーズ」、そのほかにも「学校出前講座」など多彩な食育プログラムを実践しています。

四季の食シリーズ

秋の里山・旬のご膳づくり

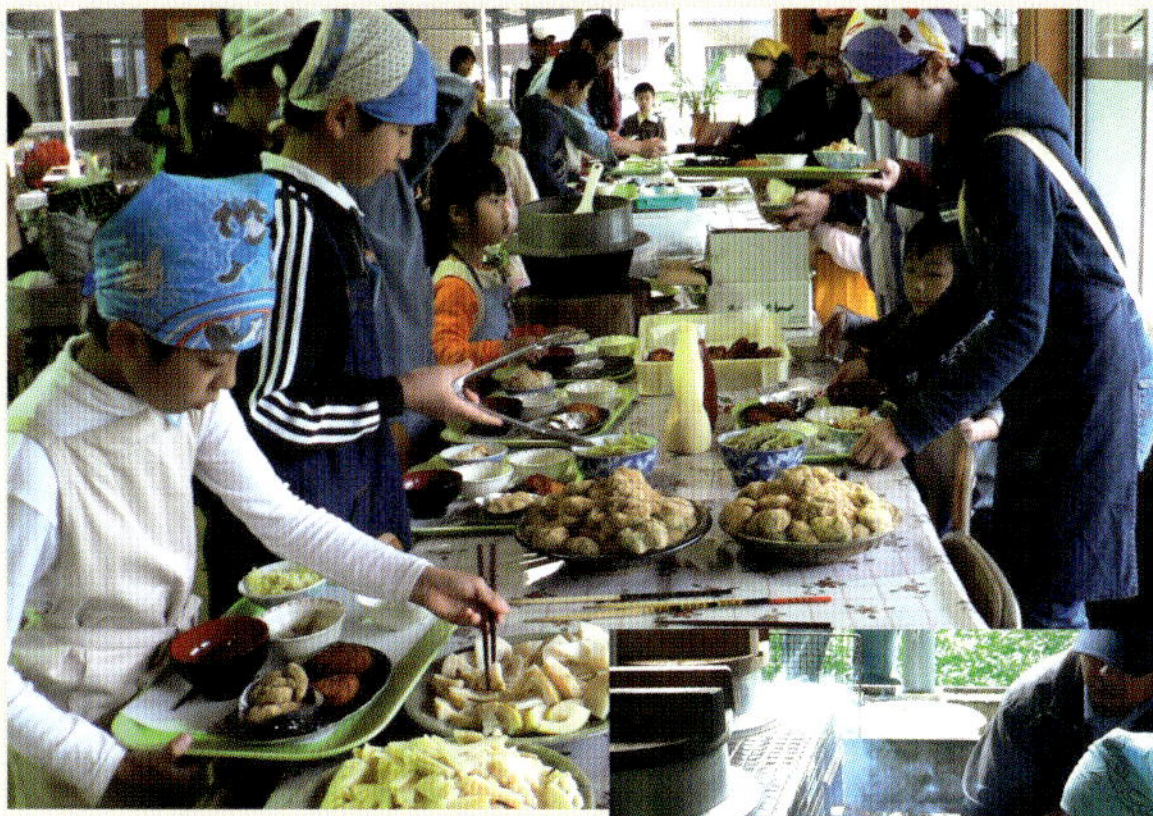

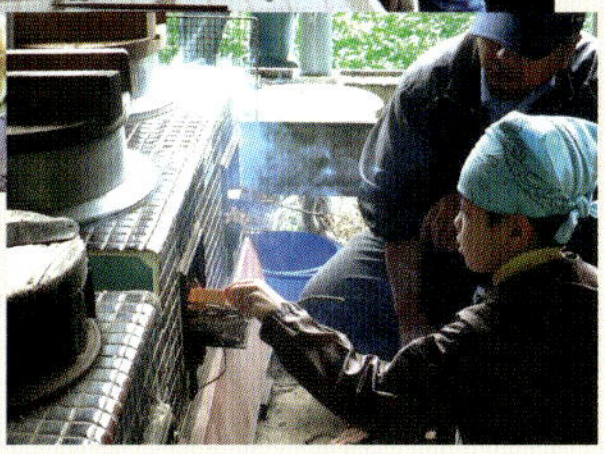

まきを使って釜で炊いたさつま芋ごはんや揚げ里芋のみぞれあんかけ、ごぼうときのこのおみそ汁など、秋の味覚をたっぷり満喫

食育探検隊シリーズ

サンドイッチをつくって食育

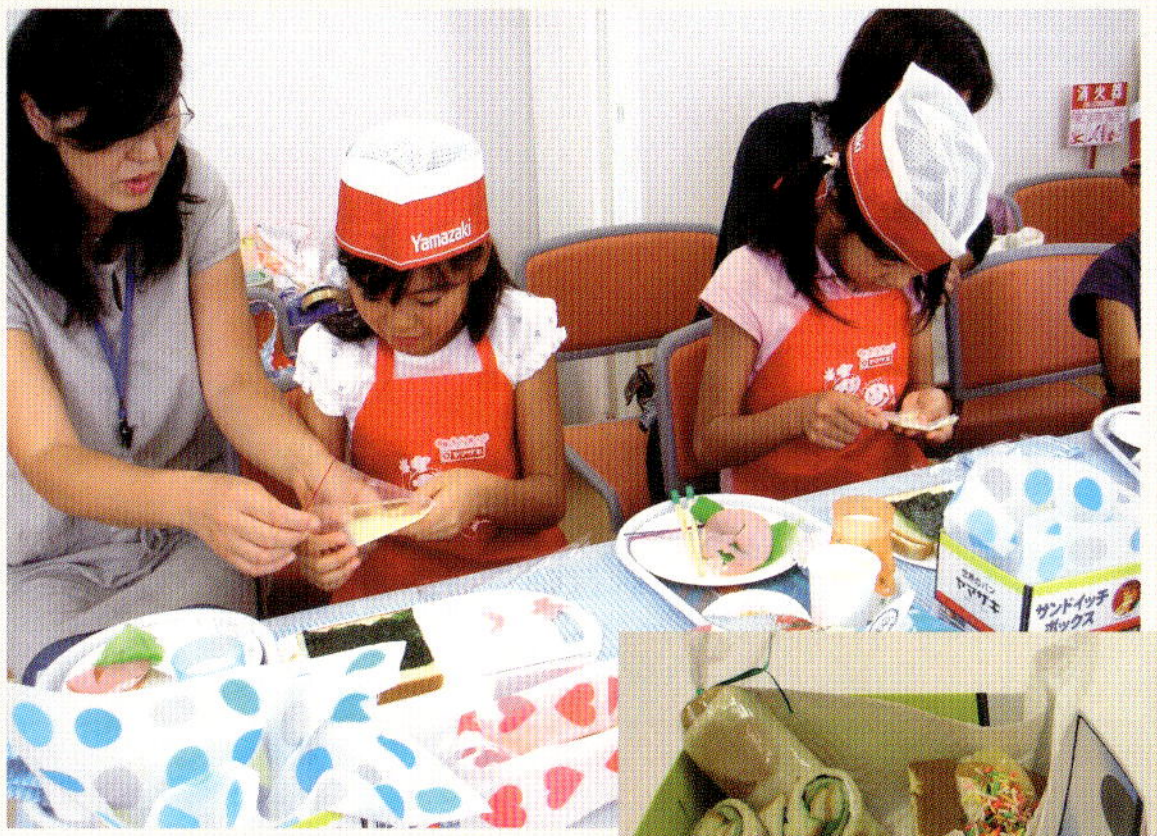

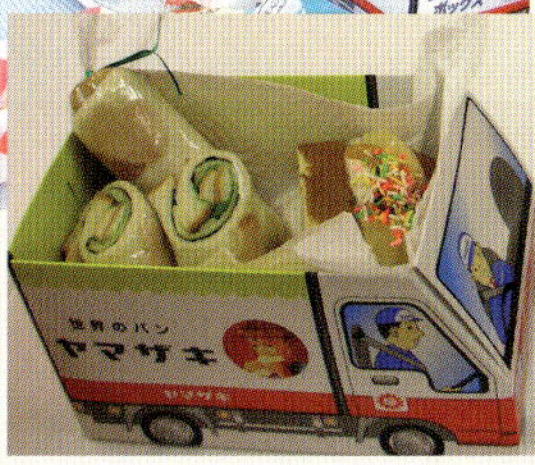

朝ごはんを食べること、食事バランスゴマなどの学習をしてから、ハムとチーズのロールサンドづくり

育て～収穫～食べる体験シリーズ

麦&麦くらぶ＜成長観察とベーグルづくり＞

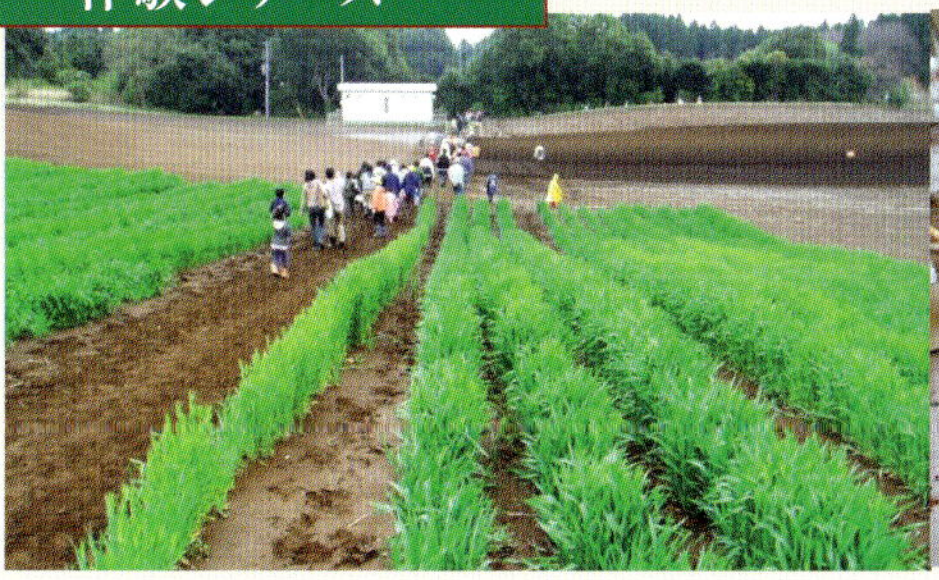

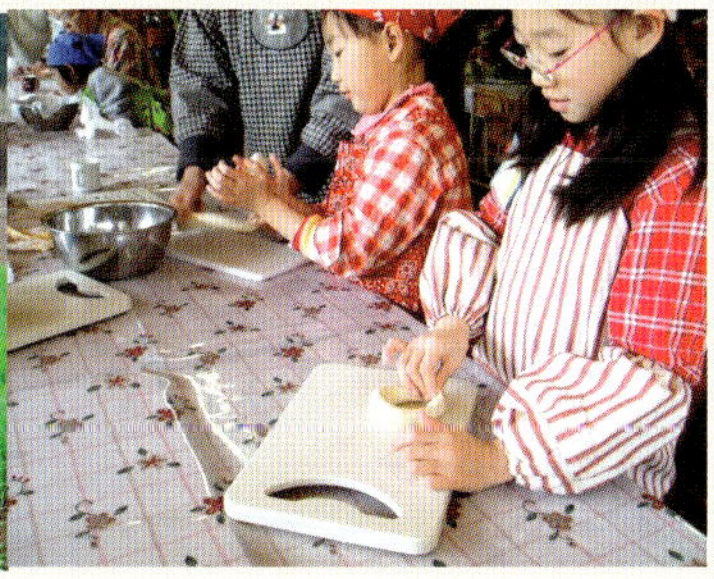

畑の学校＜たまねぎ教室＞

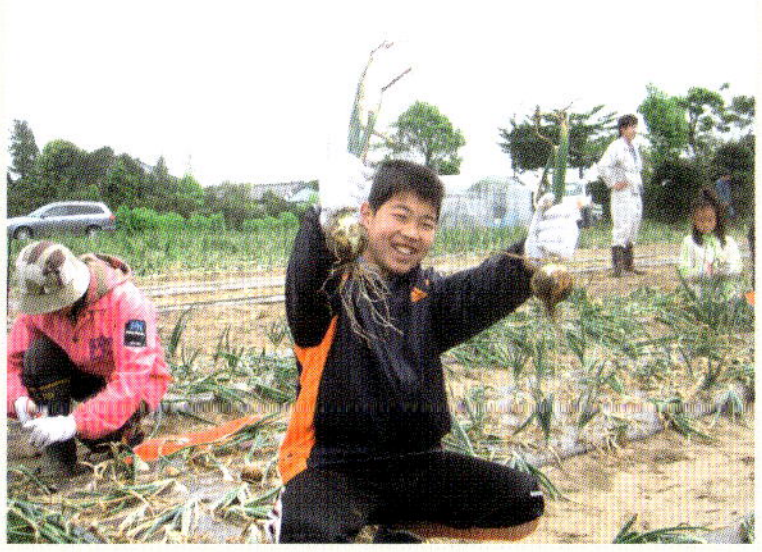

たべる＊たいせつキッズクラブ

小学生とその家族を対象に全国2321名のメンバーとともに取り組んでいる、通信教育プログラム。子どもたちの食への関心を高めることが目的。

食育探検隊シリーズ

生産者、メーカー、行政の方々といっしょに、食べ物のルーツを探ります。食べることの大切さ“いのちをいただく”ことへの感謝の気持ちを学びます。

四季の食シリーズ

春・夏・秋・冬の4回シリーズで、千葉の四季・旬を感じるプログラム。旬の食材を収穫し、一汁三菜のご膳づくりを実践。

育て～収穫～食べる体験シリーズ

「麦&麦くらぶ」「ピーナツくらぶ」「畑の学校（たまねぎ教室）」などのコースがあり、それぞれ種まきをして育て、収穫して食べるまでの体験型プログラム。

学校出前講座

ワークショップ「食卓から地球環境の問題点を知り、実践できる事は何かを考えよう」を小学校で実施。

このような活動を通し、食育とは一方的に正解を与えるものではなく、「一人一人が食べることを大切にし、自分にとって望ましい食生活を考え、実現できる力をつけること」であると考えています。そのためには「何を、どのように、誰と食べるか」「一人一人が食に主体的に取り組むこと」がとても大切です。

ちばコープでは“食卓から元気に！”をキーワードとして、事業や多彩な食の活動を今後も広げていきます。

（まとめ　ちばコープ　村井早苗）

地球環境も考える出張授業「エコ・クッキング」

旬の話題を盛り込んだ授業に、子どもたちのまなざしは真剣。「エコ・クッキング」では、自分の暮らす土地でどんな野菜がとれるのか、身近な食材の知識も身につけます。

環境のことを考えて

をすることなんだよ

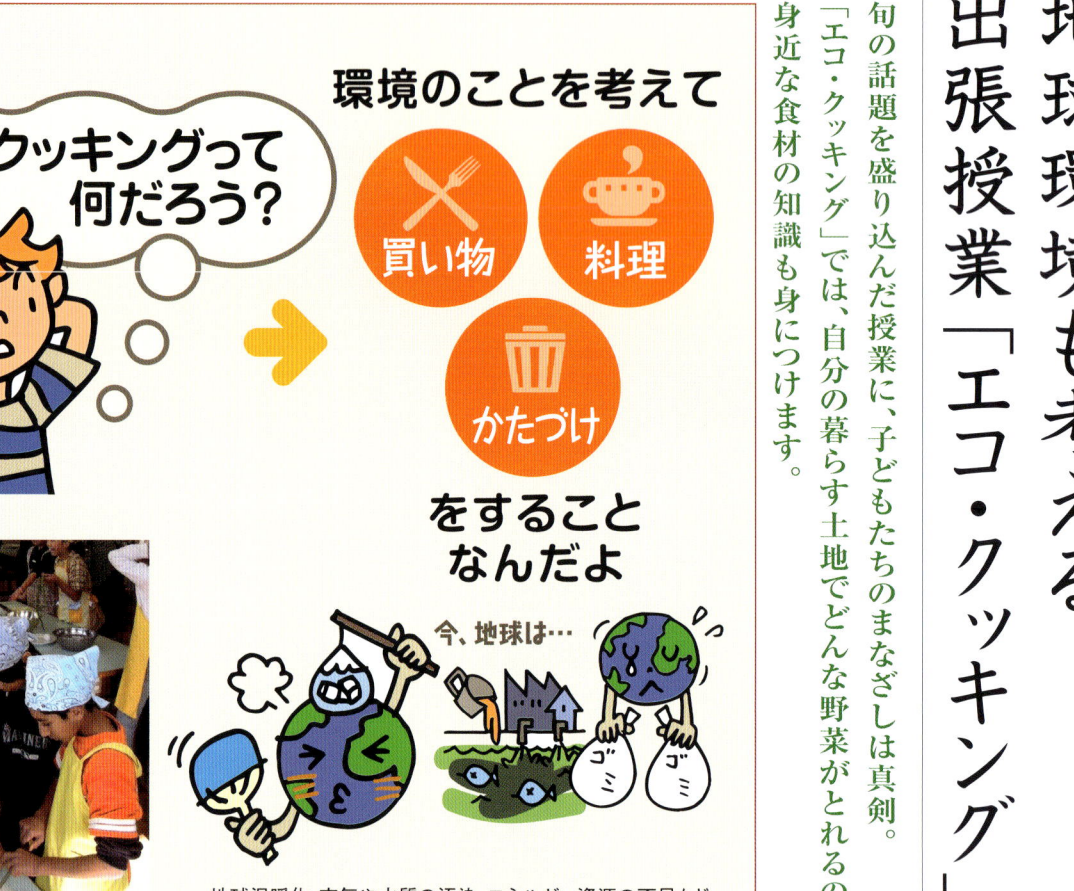

地球温暖化、空気や水質の汚染、エネルギー資源の不足など、地球環境の問題が心配されています。
そこで、毎日の暮らしの中で、みんなが環境に気をつけることが大切。料理をつくるときにも、エネルギーが使われ、ゴミが出ます。
これを減らすことができたら元気な地球に近づくはずです。

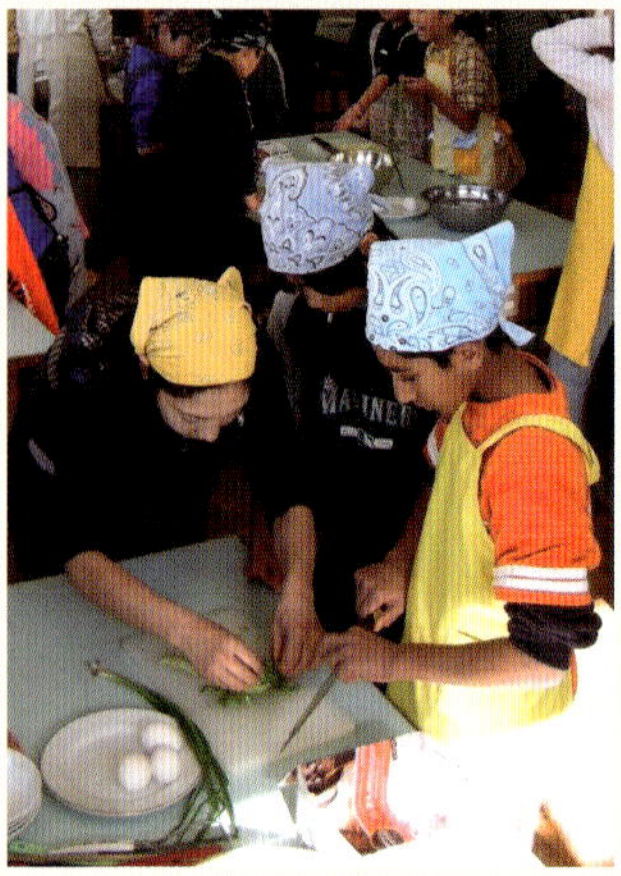

ゴミを出さない野菜の切り方もあるのよ。
食材を使いきる工夫もしましょうね

旬の話題でひと工夫

出張授業の始まりは、２００４年に某小学校から「エコ・クッキング」の依頼があったことからでした。それまでは、一部の中学校からの職場見学や工場見学で子どもたちを受け入れている程度でした。

しかし、２００２年度から「総合的な学習の時間」が小中学校で導入されると、エネルギー業界はもとより、さまざまな企業が学校で環境学習を中心とした出張授業を開始しました。

当初は不慣れなことが多く、失敗もありましたが、徐々に社内体制を整え「エコ・クッキング」のほか、「燃料電池」「紙すき」「冷熱実験」などプログラムを増やしました。５年目を迎えた２００８年には、前年比３倍の実施回数を重ね、受講者数は２０００人にも達しました。毎回、試行錯誤を繰り返しながら行われる授業では、社会的な旬の話題を盛り込むなどの工夫をしています。例えば、食品の偽装表示がニュースで取り上げられたころは、賞味期限と消費期限の違いを説明しました。すると、日常生活に関わりあるニュースに子どもたちのまなざしは真剣そのもの。教えているわたしたちも手応えを感じた瞬間でした。

環境保全に結びつく行動を心がける

お問合わせ先 ■ 京葉ガス株式会社　広報・経営品質推進室　tel 047-325-4148　http://www.keiyogas.co.jp/

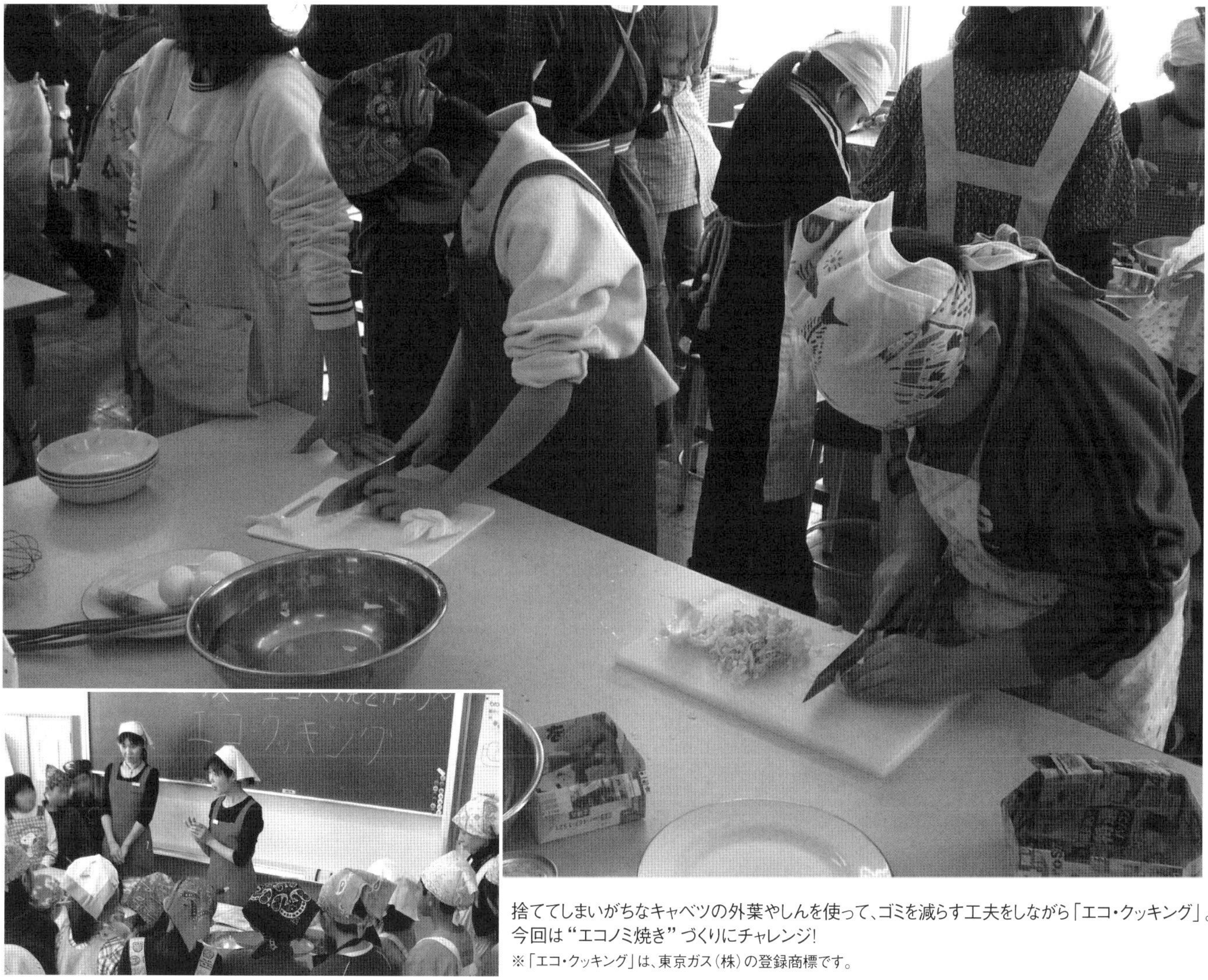

捨ててしまいがちなキャベツの外葉やしんを使って、ゴミを減らす工夫をしながら「エコ・クッキング」。今回は“エコノミ焼き”づくりにチャレンジ!
※「エコ・クッキング」は、東京ガス（株）の登録商標です。

「エコ・クッキング」では、地球環境を考えて「買い物」「料理」「かたづけ」をすることを学習します。増え続けるゴミ問題、海や川の水質汚染、エネルギー資源の不足などの問題が背景となり、多くのガス会社や行政などで、このような取り組みを始めています。

ここで、食べ物とエネルギーとの関係について考えてみましょう。お米を例に挙げると、まず、石油等の燃料で温められた温室で苗を育てます。田んぼを耕すには耕運機、苗を植えるには田植機が欠かせません。待望の実りの時期になれば、今度は稲刈機や脱穀機の出番です。出荷となって市場に出回るときもトラックなどで運ばれます。この後、スーパーに並んだ食材をわたしたち消費者が買って、料理して、かたづけるところまで、あらゆる過程でエネルギーが使われています。「エコ・クッキング」の考え方はこうした過程で環境保全に結びつく行動を心がけることが大切なポイントです。

「買い物」では、旬のものを買う、地産地消、マイバックを持つ。「料理」では、食材を使いきる、省エネ料理。「かたづけ」では、汚れた水を流さないなどをエコポイントに授業を進めています。

何をテーマとして食育に取り組むかは企業の問題意識によって違ってきます。京葉ガスでは、ご家庭の台所の火をお預かりしている企業として、千葉の食材を炎の料理でおいしく食べることをモットーに、今後も出張授業や親子料理教室などを展開していきます。

（まとめ　京葉ガス㈱　伊藤彰英）

給食の時間における
食に関する指導計画

月ごとに最適な食材を中心として、
食育目標を踏まえた指導計画を
12か月分掲載。

作成者：井上幸子
江口敏幸
白井ひで子（敬称略）

給食の時間における食に関する指導計画

目標	1月	好き嫌いをしないで残さず食べよう
		嫌いなものも一口は食べよう

献立名	○○日	献立のねらい
	もち入りきつねうどん、わかめサラダ、 くだもの、牛乳	新年を祝う気持ちをはぐくみ、日本の食文化にふれる機会とする。 もちを使用することによってハレの日の食事について理解を深める。

給食指導重点目標	好き嫌いをしないで食べる。嫌いなものでも一口は食べるようにする。		
食に関する指導学年	５学年	指導者	学級担任・栄養教諭（栄養職員）
指導内容（本時のねらい）	正月やおめでたい食事（ハレ）にはおもちが食べられてきたことを理解する。		
関連教科等（単元名）	社会科		

食に関する指導の目標		評価基準
１．食事の重要性	新年やハレの日の食事の重要性がわかる。	日本の稲作の歴史と関連づけて正月におもちを食べることの意味を理解できる。 （知識・理解）
２．心身の健康		
３．食品を選択する能力	米にはもち米とうるち米があることがわかる。	
４．感謝の心	生産者の苦労を理解して残さず食べることができる。	日本の伝統を理解し進んで食べようとしている。 （関心・意欲）
５．社会性		
６．食文化	お正月やおめでたい日におもちを食べることの意味を理解する。	

	学習活動	☆指導　□評価（■手だて）	栄養教諭からの準備等
指導課程	１．お正月におもちを食べたか発表する。 （１分）	☆それぞれの家庭でいろいろな形やいろいろな味の雑煮があることに気づかせる。	雑煮の写真 もちの形のイラスト 鏡もちのイラスト ハレの日の食事
	２．お正月やおめでたい時におもちや赤飯を食べるのはどうしてか考える。 （３分） ・縁起がいいから ・おめでたいから ・昔は米が大切だったからなど	☆正月やおめでたいときにおもちや赤飯を食べるのはどうしてか、社会科の学習を思い出させる。 ■学校給食ではどのようなときにおもちや赤飯が出ているか思い出させる。 □意欲的に発表している。	もち米を使った料理やお菓子のイラスト
	３．日本の食文化を考えながら給食を味わう。 （２分）	☆日本には稲作によってさまざまな食文化が生まれたことを理解させる。	

個に応じた指導に関する配慮	・食物アレルギーのある児童の確認をする。
実施にあたって（事後指導）	・給食掲示板のお米の歴史や学校給食週間の資料を読むよう支援する。

【一口メモ】　**も　ち**

おもちは、古くから稲の実りをもたらす歳神へのお供えでした。とくにお正月に、歳神に供えたおもちを食べるとエネルギーを授かるとの言い伝えがあり、大みそかの夜に、小さな丸もちや地域の産物を歳神に供え、元旦にひとつの鍋で煮込んで食べていたのが雑煮の始まりといわれています。また、おもちは生命を再生すると考えられていたので、出産、誕生日、桃の節句、端午の節句など、人生の節目につくられてきました。学校でも、おもちはおめでたいお正月に、もち米でつくるお赤飯は開校記念日や卒業式のお祝いなどで使いますね。みなさんのお家では、どんなときに、おもちやお赤飯を食べますか。

給食の時間における食に関する指導計画

目標	2月	食事と健康のかかわりを知ろう。 元気な体をつくる食べ物を知ろう。

献立名	○○日	献立のねらい
	節分ごはん、イワシの丸干し、 飛鳥汁、くだもの、牛乳	節分の意味を理解し、大豆の栄養を考え、 大豆製品を進んで食べる意欲を育てる。

給食指導重点目標	元気な体をつくる食べ物を知る。		
食に関する指導学年	3学年	指導者	学級担任・栄養教諭（栄養職員）
指導内容（本時のねらい）	大豆の栄養的な特徴を知り、大豆製品を進んで食べるようになる。		
関連教科等（単元名）	国語		

食に関する指導の目標		評価基準
1．食事の重要性		節分の意味を知り、 国語で学習した 大豆の特徴を理解する。 （知識・理解）
2．心身の健康	大豆には良質なタンパク質や脂質、ビタミンB群、カルシウムなどが多く含まれていることがわかる。	
3．食品を選択する能力		
4．感謝の心	生産者の苦労を理解して残さず食べることができる。	日本の伝統を知り、 大豆製品を進んで 食べようとしている。 （関心・意欲）
5．社会性		
6．食文化	節分の意味や食事について知る。	

	学習活動	☆指導　□評価（■手だて）	栄養教諭からの準備等
指導課程	1．今日は何の日か発表する。（1分）	☆節分の日は、家でどんなことを行うかを聞く。	節分の写真
	2．節分に大豆を食べたり、まいたりするのはどうしてかを考える。（3分） ・鬼がいやがるから ・栄養があるから ・痛いから	☆節分で豆をまく理由を知らせる。 ☆大豆の栄養について確認する。 □国語の「すがたをかえる大豆」を思い出させ、大豆の栄養的な特徴を発表させる。 ■国語の学習の壁掛け資料を展示する。	大豆の栄養 壁掛け資料
	3．大豆の栄養を知り、今日の給食の中から大豆製品を確認しながら食べる。（2分）	☆今日の給食の中から大豆製品を選ばせ、進んで食べるように指導する。	

個に応じた指導に関する配慮	・食物アレルギーのある児童の確認をする。
実施にあたって（事後指導）	・給食掲示板の大豆の歴史や学校給食週間の資料を読むよう支援する。

【一口メモ】

大　豆

昔から日本の食卓には欠かせない大豆。体に必要なタンパク質や脂肪、ビタミン、ミネラル、食物繊維などを含む高栄養食品。食肉に匹敵する良質なタンパク資源であることから「畑の肉」と呼ばれ、その栄養価は誰もが認めるところです。国語「すがたをかえる大豆」にも書かれていましたね。生のままでは、ほとんど消化されない大豆ですが、加工食品にすることで消化吸収率が大変よくなるのです。大豆の特性を生かして、さまざまな加工食品が生まれました。豆腐、納豆、みそ、しょうゆ…どれも、わたしたちの食卓には欠かせない食品ばかりです。

給食の時間における食に関する指導計画

目標	3月	1年間の食生活を振り返ろう。
		バランスよく食べることができたかどうかを考えよう。

	○○日	献立のねらい
献立名	ひなまつりずし、とりの香味揚げ、菜の花のお浸し、すまし汁、いちごのミルクゼリー、牛乳	桃の節句の行事食を知り、献立の中のハマグリや菜の花、山菜など旬の食べ物を知る。

給食指導重点目標	春休みの過ごし方に気をつける。 早寝、早起き、朝ごはんを心がける。		
食に関する指導学年	3学年	指導者	学級担任・(栄養教諭)
指導内容(本時のねらい)	日本の行事食を知る。		
関連教科等(単元名)	道徳		

食に関する指導の目標		評価基準
1.食事の重要性		日本の行事を知り、関連する行事食を理解できる。(知識・理解)
2.心身の健康	栄養素バランスのとれた食事の大切さが分かる。	
	季節の行事食から健康を考える。	
3.食品を選択する能力		季節や行事にちなんだ料理があることがわかり意欲的に食べたか。(関心・意欲)
4.感謝の心	海、山、里の芽吹き、新しい生命へ感謝する。	
5.社会性	会話を楽しみながら楽しく会食する。	
6.食文化	伝統食を知って、和食のよさを理解する。	
	桃の節句の意味と歴史を知る。	

	学習活動	☆指導 □評価(■手だて)	栄養教諭からの準備等
指導課程	1.ひなまつりは、どんな意味があるのかを発表する。(1分)	☆「五節句」と呼ばれている。そのひとつであるひなまつりで、どんなことをしているか、発表する。	折り紙のひな人形
	2.デザートのいちごの旬はいつか、また、その時期が安価で味がよいことを伝える。(3分)	☆くだもので、いちばん好きなものを聞く。いちごはハウス栽培が多く「出回っている時期」を勘違いしやすいことを知らせる。 □路地物が出回る4~5月が旬だということがわかる。	いちごの旬のカレンダー

個に応じた指導に関する配慮	・食物アレルギーのある児童の確認をする。
実施にあたって(事後指導)	・掲示してある「今月の地場産ポスター」を読むように啓発する。

【一口メモ】 **いちご**

いちごは、なぜ目立つ赤い色をしているかというと、動物や鳥に食べられることにより、遠くまで運ばれそのさきで、ふんといっしょに体外に出され、芽を出して子孫を広めるためです。

いちごの旬は4~5月ごろ、いちばん収穫が多くなり、安くておいしい時期です。このころは、ハウス栽培ではなく、露地物が出回っています。おいしく食べるためには、へたをつけたまま洗いましょう。へたを取ってしまうと、そこからビタミンCが流出してしまいます。また、いちごは水分をきらうので、洗ったらすぐに食べましょう。

給食の時間における食に関する指導計画

目標	4月	給食について知ろう。
		給食のしかたをおぼえよう。

献立名	○○日	献立のねらい
	たけのこごはん、サワラのみそ焼き、 青菜のおかかあえ、みそ汁、牛乳	「旬」の食べ物と「旬」について知る。

給食指導重点目標	身支度のしかたを確認する。配膳、かたづけ方を身につける。		
食に関する指導学年	3学年	指導者	学級担任・栄養教諭（栄養職員）
指導内容（本時のねらい）	「旬」のいわれと地元でとれる旬の食べ物に関心をもつ。		
関連教科等（単元名）	社会（わたしたちの○○市）		

食に関する指導の目標		評価基準
1．食事の重要性	学校給食は自分の体にあった１食分の食事である。	給食の１食分を意識して食べられるようになる。（知識・理解）
2．心身の健康		
3．食品を選択する能力		
4．感謝の心		地域の特産品や旬の食べ物を知ることにより、食べ物への関心を高める。（知識・関心）
5．社会性	協力して食事の準備、あとかたづけを実践しようとする。	
6．食文化	地域の特産物を理解し、日常の食事と関連づけて考えることができる。	

	学習活動	☆指導　□評価（■手だて）	栄養教諭からの準備等
指導課程	1．今日の給食の献立を確認する。（１分）	☆料理名を聞き、みんなに確認する。	料理名表示
	2．たけのこは、今がおいしいこと、旬について伝える。（３分）	☆たけのこは、今がいちばんおいしく、今しか生で食べられないことを伝える。 ・たけのこを見せる。 ・旬という字の成り立ちを話す。 ☆地域の旬の食べ物について聞く。	皮つきたけのこ 半分に切ったたけのこ 旬と筍表示
	3．地域の産物を意識する。（１分）	□食材に興味を持って食べているか。 ■食事の様子を観察しながら、残食を調べる。	
個に応じた指導に関する配慮		・食物アレルギーのある児童の確認をする。	
実施にあたって（事後指導）		・旬の食材や地元の食材を紹介する。	

【一口メモ】

たけのこ

たけのこを「筍」とも書きます。「旬」とは10日を意味し、芽生えて10日以上経つとかたくて食べられなくなるため、「旬内の竹」という意味で当てられたそうです。たけのこは「朝掘りをすぐ食べよ」といわれるほど、鮮度で味の差が大きくなる野菜。孟宗竹（モウソウチク）、真竹（マダケ）、根曲がり竹などの種類があります。

日本では１２月から種類によっては、６月ごろまで食べることができます。水煮のたけのこは、年中出回っていますが、新鮮なたけのこの風味は、まさに旬ならではですね。たけのこごはん、木の芽あえ、若竹煮など、春の出合いの味を大事にしたいものです。

給食の時間における食に関する指導計画

目標	5月	食事のマナーを身につけよう。
		朝食の大切さを知ろう。

献立名	○○日	献立のねらい
	わかめごはん、魚のお茶揚げ、 お浸し、けんちん汁、牛乳	茶摘みの季節にあわせ、八十八夜の意味と日本の食文化である お茶について知らせる。

給食指導重点目標	はしの持ち方と食事の姿勢を身につける。		
食に関する指導学年	5学年	指導者	学級担任・栄養教諭（栄養職員）
指導内容（本時のねらい）	日本人とお茶の関わりについて知り、お茶に関心を持つ。		
関連教科等（単元名）	家庭科（お茶を楽しもう）		

食に関する指導の目標		評価基準
1．食事の重要性	食事のときの飲み物はお茶がよいことを理解させる。	お茶のよさを理解し、飲み物を意識して選ぶ態度が育つ。 （知識・理解・態度）
2．心身の健康		
3．食品を選択する能力	お茶のよさを知り、飲み物を選択する能力を養う。	
4．感謝の心		お茶のいれ方を通して、お茶の種類や文化があることを知り、飲み物に関心をもつ。 （知識・関心）
5．社会性	お茶を入れてコミュニケーションを楽しむ。	
6．食文化	日本人と緑茶の文化や歴史を伝える。	

	学習活動	☆指導　□評価（■手だて）	栄養教諭からの準備等
指導課程	1．家庭科の授業を思い出す。 （1分）	☆お茶のいれ方を思い出させる。	湯飲み、急須を見せる
	2．お茶（緑茶）の使い方を知る。 （3分）	☆お茶の葉は食べられることも伝える。 ・お茶の効果を伝える。 ・八十八夜の意味を伝える。	お茶の葉（枝） 茶畑の写真
	3．日本の飲み物のお茶を見直す。 （2分）	☆のどが渇いたときの飲み物を適切に選ぶよう伝える。	麦茶、清涼飲料水の表示
		□お茶を使った料理に関心を持って食べているか。	
		■食事の様子を観察しながら、残食を調べる。	
個に応じた指導に関する配慮		・食物アレルギーのある児童の確認をする。	
実施にあたって（事後指導）		・お便りなどで飲み物の紹介をしていく（清涼飲料水などを含む）。	

【一口メモ】　お　茶

立春から数えて88日ごろが新茶を摘む季節となります（「茶摘み歌」を紹介しながら話をしてもよいでしょう）。お茶の渋味に含まれている成分は、ポリフェノールの一種「カテキン」。カテキンは、がん予防や体脂肪低下の作用などのはたらきがあります。食事のときの飲み物は甘いし好飲料ではなくお茶を。水分補給だけではなく、消化を助け、口の中を清潔にします。コンビニエンスストアなどで手軽にペットボトルのお茶を購入できますが、急須でいれたほうが、渋味成分やうま味成分などが豊富でおいしいはずです。外出の際にも、できれば急須でいれたお茶を水筒で持参したほうがいつでもどこでも飲めて安心ですね。

給食の時間における食に関する指導計画

目標	6月	衛生に気をつけて食事をしよう。
		歯を丈夫にする食べ物について考えよう。

献立名	○○日	献立のねらい
	麦ごはん、魚の梅焼き、ひじきの煮物、三色あえ、くだもの、牛乳	給食に牛乳が出る意味をよく考え、進んで牛乳を飲もうとする意欲をもたせるとともに、牛に対する感謝の気持ちをはぐくむ。

給食指導重点目標	手洗いの励行。ハンカチを身につける。		
食に関する指導学年	4学年	指導者	学級担任・栄養教諭（栄養職員）
指導内容（本時のねらい）	牛乳に含まれるカルシウムの量を知り、牛乳のすばらしさがわかる。		
関連教科等（単元名）	保健体育		

食に関する指導の目標		評価基準
1．食事の重要性		牛乳に含まれているカルシウム量を知り、カルシウムは骨を丈夫にすることがわかる。（知識・理解）
2．心身の健康	牛乳にはカルシウムが多く含まれていることがわかる。	
3．食品を選択する能力		
4．感謝の心	子牛の牛乳を人間が飲んでいることがわかる。	牛の乳を人間がいただいていることに感謝し、進んで牛乳を飲むことができる。（関心・意欲）
5．社会性		
6．食文化		

	学習活動	☆指導　□評価（■手だて）	栄養教諭からの準備等
指導課程	1．給食に必ず出る食品は何かを発表する。（1分）	☆牛乳が毎日出されていることに気づくよう支援する。	カルシウム量のグラフ
	2．牛乳には、カルシウムやビタミン類がたくさん入っていることを知る。（3分）	☆牛乳のカルシウムやその他の栄養素のグラフを掲示する。 ☆カルシウムは、骨を丈夫にしてくれることを知らせる。	骨とカルシウムの関係
	3．牛乳のカルシウム量を知り、牛乳を飲む。（2分）	□牛乳のカルシウム量を知り、牛乳を残さず飲もうとしている。 ■食事の様子を観察しながら、残食を調べる。	

個に応じた指導に関する配慮	・食物アレルギーのある児童の確認をする。
実施にあたって（事後指導）	・カルシウムをとることだけでなく運動することも大切であることも知らせる。

【一口メモ】

牛　乳

牛乳や母乳などのミルクは、もともと生まれたばかりの赤ちゃんが初めて口にする食べ物なので、栄養バランスのよさは、神が授けた食べ物といわれるほどのすぐれ者です。とくに日本人が平均的に不足しがちのカルシウムは、牛乳1本に227mgも含まれています。ちなみにカルシウムが多いといわれている納豆1パックは45mg、豆腐1/4丁は75mg、小松菜60gは117mgですから、牛乳がいかに多いかがわかりますね。

カルシウムが不足すると、骨が弱くなるばかりか、イライラしたり、血が止まりにくくなったりとろくなことはありません。健康に欠かせない牛乳を毎日飲んで、同時に子牛のおっぱいをいただいていることに感謝しましょう。

給食の時間における食に関する指導計画

目標	7月	夏の食生活と健康について考えよう。
		じょうずな水分補給をしよう。

献立名	○○日	献立のねらい
	五目そうめん、トビウオのがんも、きゅうりの甘酢あえ、ゆでとうもろこし、メロン、牛乳	地域でとれる「トビウオ」をがんもにして、食べやすくする。 旬を知り、食べ物の季節感を体験する。

給食指導重点目標	夏の健康と体によい飲み物について考える。		
食に関する指導学年	4学年	指導者	学級担任・栄養教諭(栄養職員)
指導内容(本時のねらい)	地域でとれる「トビウオ」の捕獲高や食料生産を知る。		
関連教科等(単元名)	社会(わたしたちの生活と食料生産)		

食に関する指導の目標		評価基準
1.食事の重要性	夏の食事に興味・関心をもつことができる。 規則正しく食事をとることの大切さを理解し、習慣化する。	地域の特産物に興味を持ち、日常の食事と関連づけて考えることができる。 (知識・関心)
2.心身の健康		
3.食品を選択する能力	食品の安全・衛生について考えることができる。	
4.感謝の心	生産者や自然の恵みに感謝し、残さず食べることができる。	とれる場所が確認できたり、特産物に興味をもつことができる。 (関心・意欲)
5.社会性		
6.食文化	地域の特産物を理解し、日常の食事と関連づけて考えることができる。	

	学習活動	☆指導　□評価(■手だて)	栄養教諭からの準備等
指導課程	1.今日の給食の食材の産地を知る。 とれる場所を探す。魚の種類、収穫量の確認。 (3分)	☆産地を地図で確認する。 ・魚の種類、捕獲高 ☆給食に入っている食べ物の自給率についてもふれる。	地図 地域産物のポスター 給食の食材 自給率のグラフ
	2.給食に入っている食材を確かめながら味わって食べる。 (2分)	□給食を味わって、残さず食べようとしている。	

個に応じた指導に関する配慮	・食物アレルギーのある児童の確認をする。
実施にあたって(事後指導)	・ランチルーム廊下に掲示してある「日本の自給率」を読むよう啓発する。

【一口メモ】

トビウオ

地球上の海に魚類は、2万種類といるといわれています。そのなかで空を飛べる魚は、トビウオ、トビイカとたった2種類程度。飛行機の翼のようなひれを持ち、海面をさっそうと飛ぶ姿からその名がつきました。

トビウオは水面に尾びれの下葉を打ちつけて海面から飛び出し、空中で大きな胸びれを広げ、グライダーのように風を受けて飛行します。脂肪が少なく、ヘルシーで淡泊な味のトビウオ。大型のものは鮮魚として出荷され、刺し身や焼き魚にして食べられるほか、干物やくさやに加工されます。

給食の時間における食に関する指導計画

目標	8月	夏の食生活と健康について考えよう。 朝、昼、夕、きちんと食べよう。
献立名	○○日	献立のねらい
	冷やしうどん、二色天ぷら、夏野菜のせん切りサラダ、すいかのパンチ、牛乳	暑さで食欲がなくなっている時期なので、食べやすく、のど越しがよい組み合わせを考え、しっかり食べることを意識させる。

給食指導重点目標	暑さに負けない食事を知る。配膳台をきれいにしてから配膳を始める。		
食に関する指導学年	1学年	指導者	学級担任
指導内容（本時のねらい）	夏の代表的な食べ物、すいかの成長を知り、水分補給にもなることを理解する。		
関連教科等（単元名）	生活（ぐんぐんのびろ）		

食に関する指導の目標		評価基準
1．食事の重要性	食生活リズムをととのえることができる。 朝食の大切さがわかる。	夏の正しい食生活や暑さに負けない水分のとり方を知る。（知識・理解）
2．心身の健康	暑さに負けない食事と水分のとり方を考える。 早寝、早起き、朝ごはんの実行。	
3．食品を選択する能力	冷たい食品を多くとると食欲がなくなることを知る。	朝・昼・夕の食事をきちんと食べる。冷たいものを食べ過ぎない。（関心・意欲）
4．感謝の心		
5．社会性		
6．食文化		

	学習活動	☆指導　□評価（■手だて）	栄養教諭からの準備等
指導課程	1．食事は1日3回食べているか発表する。（3分） ・できるだけ3回が同じくらいの量がよい。 2．朝ごはんと給食を比べてみる。（2分） ・材料やおかずの量の違いに気づく。	☆朝ごはんを食べてきたか確認する。 ・人間は一度にたくさん食べられないこと、また3回に分けて食べることが大事なわけを伝える。 □給食と朝ごはんの役割の違いを理解し、どちらも重要であることに気づく。	献立表の拡大コピー 1日3回の食事バランスグラフ 朝、昼、夕の献立例
個に応じた指導に関する配慮		・食物アレルギーのある児童の確認をする。	
実施にあたって（事後指導）		・ランチルームに掲示してある「すいかの栄養、産地ポスター」を読むよう啓発する。	

【一口メモ】　**すいか**

一般的に、木になるものはくだもの、そうでないものは野菜に分類されているので、すいかやメロンは厳密には野菜。しかし、食事ではデザートとして食べることが多いので、くだものとして認識しているのがふつうです。

すいかの赤い色には、血液の流れをよくしたり、のどのはたらきをよくしてくれる成分が含まれています。

さらに、カリウムやアミノ酸の仲間の栄養素が含まれているため、むくみや利尿作用（おしっこが出やすくなる）にも効果があります。この成分は、皮の部分に多く含まれているので、皮をいため物などにして食べると効果的です。

給食の時間における食に関する指導計画

目標	9月	規則正しい生活リズムでじょうぶな体をつくろう。
		食事と運動について考えよう。

献立名	○○日	献立のねらい
	きのこごはん、サンマの筒煮、 ごまあえ、豆腐のみそ汁、乳酸飲料	秋の食材に関心を持ち、季節の魚を知り、進んで食べようとする。

給食指導重点目標	栄養・運動・休養の大切さを知る。		
食に関する指導学年	4学年	指導者	学級担任・栄養教諭（栄養職員）
指導内容（本時のねらい）	はしの使い方を確認し、骨つきの魚をじょうずに食べよう。		
関連教科等（単元名）	学級活動		

食に関する指導の目標		評価基準
1．食事の重要性	よく動き、よく食べることが体力の基本であることを理解させる。	運動と食事と体力の関係について関心を持つことができる。 （意欲・関心）
2．心身の健康		
3．食品を選択する能力	身近な旬の食材を知る。	
4．感謝の心	自然の恵みに感謝して食べることができる。	はしをじょうずに使って、魚を食べることで、食事のし方を考える。 （知識・理解）
5．社会性	はしの持ち方・使い方を意識して食事をする。	
6．食文化	旬の食材に興味を持ち、日常の食事と関連づけることができる。	

	学習活動	☆指導　□評価（■手だて）	栄養教諭からの準備等
指導課程	1．今日の給食の献立を確認して発表する。 （1分）	☆料理名を聞き、みんなに確認する。 魚に旬があることを理解させる。	料理名を表示
	2．自分のはしの持ち方を確認する。 （3分）	☆はしの持ち方・使い方を伝える。 ・はしの持ち方を表示する。 ・魚の食べ方を示す。	はしの持ち方の図 秋の魚を紹介
	3．はしの持ち方、使い方を意識しながら食事をする。 （2分）	□はしの使い方を気にしながら魚を食べているか。 ■食事の様子を観察しながら、残食を調べる。	

個に応じた指導に関する配慮	・食物アレルギーのある児童の確認をする。
実施にあたって（事後指導）	・ポスターなどで日本でとれる魚を季節ごとに紹介する。

【一口メモ】

サンマ

サンマの塩焼きは秋の風物詩。江戸時代から庶民の味として親しまれてきました。細い柳葉型で銀色に輝く魚体が刀を連想させることから「秋刀魚」と書かれます。

サンマはタンパク質、ビタミンが豊富で、ＩＰＡやＤＨＡも多く含むヘルシーな青背魚。魚は部位によって含まれる栄養素が異なるので、全身を食べるのが理想的です。サンマは、内臓ごと食べてもおいしい魚なので、新鮮なサンマは塩焼きにして、ハラワタまで残さずいただきましょう。

給食の時間における食に関する指導計画

目標	10月	旬の食べ物について知ろう。
		食品の３つのはたらきについて知ろう。

献立名	○○日	献立のねらい
	吹き寄せごはん、サバのみそ煮、 きのこのごま風味、すまし汁、りんご、牛乳	旬の野菜、とくにきのこや魚を使って季節（旬）を理解する。

給食指導重点目標	仲よくなごやかに食事をする。		
食に関する指導学年	2学年	指導者	学級担任
指導内容（本時のねらい）	地域の産物や郷土食に親しみをもつ。		
関連教科等（単元名）	生活（町のたからをつたえよう）		

食に関する指導の目標		評価基準
1．食事の重要性	食べ物に興味・関心をもち、楽しく食事ができる。	食べ物について知り、 関連する行事食を 理解できる。（知識・理解）
2．心身の健康	嫌いな食べ物でもなじめるようになる。	
	食品の３つのはたらきがわかり、好き嫌いせずに食べることができる。	
3．食品を選択する能力	食べ物の名前がわかる。	旬の食べ物について知り、 関連する行事食がわかり、 意欲的に食べる。 （関心・意欲）
4．感謝の心		
5．社会性		
6．食文化	身近な土地でとれた食べ物を知る。	

指導課程	学習活動	☆指導　□評価（■手だて）	栄養教諭からの準備等
	1．今日の給食から秋の食材を探す。（３分）	☆献立表を参考にして、食材を読み上げる。	献立表の拡大コピー
	2．今日の給食に使われている「きのこ」の名前を知る。（２分）	☆今日の給食以外に知っている「きのこ」があるか聞く。 ☆今日の給食の食材を３つの仲間に分ける。	実物（料理する前）をとっておく。 実物大料理カード
	3．きのこの香りや形を知る。（１分）	□きのこの名前、形、においが分かる。	

個に応じた指導に関する配慮	・食物アレルギーのある児童の確認をする。
実施にあたって（事後指導）	・ランチルームに掲示してある「きのこの種類のポスター」を見るよう啓発する。

【一口メモ】　**きのこ**

きのこは、植物のように光合成で栄養をつくることができません。そのかわり、枯れ木や落ち葉を腐らせて栄養にしたり、生きている樹木の根から栄養をもらったりしています。

『万葉集』にきのこの香りをたたえる歌があるように、日本では古くからきのこを好んで食べてきました。四季がはっきりしていて、国土の森林が多いため多種のきのこが発生し、食卓にのぼる種類もたくさんあります。

フランスなどのヨーロッパではマッシュルームがほとんどで、韓国ではひらたけが一番人気。日本で味、香りともに最高級の評価のマツタケは、北米やロシアでは評価が低くなっています。

給食の時間における食に関する指導計画

目標	11月	感謝の気持ちで食事をしよう。 規則正しい食事をしよう。

献立名	○○日	献立のねらい
	五穀おこわ、サケの照り焼き、 野菜ときのこのあえ物、根菜汁、くだもの、牛乳	季節の移り変わりを感じ、海、山、里の秋の味覚を育て、運び、料理して食べられることに感謝する。

給食指導重点目標	いただきます、ごちそうさまのあいさつをする。		
食に関する指導学年	5学年	指導者	学級担任・栄養教諭（栄養職員）
指導内容（本時のねらい）	日本人と米について理解し、感謝して食べる態度を養う。		
関連教科等（単元名）	社会科　家庭科		

食に関する指導の目標		評価基準
1．食事の重要性	米を主食として主菜、副菜の組み合わせが日本人の食の基本であることを理解する。	米づくりを体験し、生産者の苦労や自然の恵みに感謝することができる。（知識・関心）
2．心身の健康	エネルギー源である主食（米）のすばらしさがわかる。	
3．食品を選択する能力		
4．感謝の心	米づくりは、多くの人によって支えられていることがわかる。	日本人と米について関心をもち、進んで米を食べようとする。（関心・意欲）
5．社会性	日本の行事やならわし、地域社会が米づくりに由来しているものが多いことを理解する。	
6．食文化		

	学習活動	☆指導　□評価（■手だて）	栄養教諭からの準備等
指導課程	1．お米づくりの感想を発表する。（1分）	☆収穫したばかりのお米について、今までの苦労などを発表させる。 ☆社会科の学習やお米づくりを通して考えさせる。	米づくりカレンダー
	2．どうして日本でお米が主食になったのかを考える。（3分） ・気候が適していたから ・多く収穫できるから ・牧畜のように移動しなくていいからなど	☆一粒のお米からどれくらいのお米がとれるかを資料を使って伝える。収穫量が多く、どんなおかずにも合うことを理解させる。 □お米づくりには、多くの苦労があることがわかり、ごはんを食べることに積極的になる。	一粒の米から
	3．日本の主食であるお米に感謝して食べる。（2分）	■食事の様子を観察しながら、残食を調べる。	日本型食生活 主食、主菜、副菜の料理カード

個に応じた指導に関する配慮	・食物アレルギーのある児童の確認をする。
実施にあたって（事後指導）	・一粒の米からどれだけの米がとれるかという資料を見るよう促す。

【一口メモ】　米

日本人は古くからお米を、ごはんやおもち、団子などにして食べてきました。お米には、人の体の中でエネルギーに変化するでんぷんが多く含まれています。エネルギーにより、人の体は動き、内臓がはたらき、体温になる熱がつくり出されます。エネルギーを生み出すお米は「人のいのちのもと」といえる食材です。

一粒のお米から約2500粒のお米がとれるといわれていて、とても収穫量が多い穀物。日本で普及したのも、この収穫量の多さによるもの。お米は、日本人のいのちをはぐくみ、文化や歴史を築き、国土や経済も発展させてきた日本人の原点であり、誇りなのです。手を合わせ「いただきます」の感謝をこめていただきましょう。

給食の時間における食に関する指導計画

目標	12月	寒さに負けない食事をしよう。
		食べ物と健康について知ろう。

献立名	○○日	献立のねらい
	ペペロンチーノ、照り焼きチキン、星サラダ、コーンスープ、牛乳	クリスマス、おおみそかなど、行事にはそれなりの料理があることを知らせる。

給食指導重点目標	かぜの予防には、バランスよくいろいろな食品を食べる。		
食に関する指導学年	2学年	指導者	学級担任・栄養教諭（栄養職員）
指導内容（本時のねらい）	季節の行事を知り、行事に関連する食べ物や料理に気がつく。		
関連教科等（単元名）	生活科（季節をさがす）		

食に関する指導の目標		評価基準
1．食事の重要性	行事の食事でもバランスのよい組み合わせを考えて食べる。	季節の行事を知り、日常の食事と行事のときの食事の違いや楽しさを理解する。（関心・態度）
2．心身の健康		
3．食品を選択する能力	とり肉の部位やその栄養的特徴を知る。	
4．感謝の心		行事には、それに合わせた食材があることを理解する。（知識・理解）
5．社会性		
6．食文化	国や地域によっていろいろな行事があることがわかる。	

	学習活動	☆指導　□評価（■手だて）	栄養教諭からの準備等
指導課程	1．今日の給食の献立は、どんな意味があるのか。（1分）	☆行事のときに関係する料理、食べ物を聞く。	いくつかの行事と料理の表示
	2．行事のことを考える。とり肉に関心を持つ。（3分）	☆日本の行事と食べ物について伝える。とり肉について伝える。 ・とり肉の成分について	とり肉の部位やその特徴がわかる媒体
	3．行事には、それに関係する食品や料理があることを知る。（2分）	□行事を楽しみながら食べている。 ■食事の様子を見る。残量の様子を見る。	

個に応じた指導に関する配慮	・食物アレルギーのある児童の確認をする。
実施にあたって（事後指導）	・肉のよさ、種類や食べ合わせをお昼の通信などで知らせる。

【一口メモ】

とり肉

とり肉は、牛肉や豚肉に比べて味が淡白なので、さまざまな調味料や香辛料とも相性がよく、和・洋・中どんな料理にも幅広く利用されています。皮を除くと低脂肪、低エネルギーで、タンパク質を多く含み、かつ消化もよいので子どもや病院食にもうってつけです。皮つきのものはレチノール（ビタミンA）が多く、これは、皮膚や粘膜をじょうぶにして、肌をきれいに保ち、抵抗力を高めるはたらきがあります。とり肉は「焼きとり」や「フライドチキン」など、外で手軽に買えますが、衛生面や栄養価についてはいろいろ問題もあるので、考えて食べましょう。

給食メニュー

❶ かぼちゃのコロコロサラダ

■材料（1人分）

かぼちゃ30g　大豆8g
A［しょうゆ1g　砂糖0.3g］
きゅうり15g　ロースハム15g
B［マヨネーズ8g　白ごま（する）1g　塩0.2g］

■作り方

1.かぼちゃは1.5cm角に切って蒸す。きゅうりとロースハムは1cm角に切る。
2.大豆は1晩ひたひたの水につけ、Aで調味して煮る。
3.すべての材料をBであえる。

❷ 小松菜のポタージュ

■材料（1人分）

小松菜（葉はゆでてミキサーにかける、茎は1cmに切りゆでる）30g　じゃが芋20g　たまねぎ50g　ベーコン5g　チキンスープ100mL
牛乳30g
A［生クリーム4g　塩1.2g　こしょう0.06g　ロリエ0.06g　白ワイン1mL　コーンスターチ3g］

■作り方

1.小松菜以外の材料は適宜に切り、チキンスープで煮る。
2.1をミキサーにかけ、牛乳を足してのばす。
3.鍋に2、小松菜の葉、Aを入れてさっと煮、最後に小松菜の茎を加える。

❸ いんげんのソテー

■材料（1人分）

さやいんげん30g
A［しょうゆ1g　塩0.2g　こしょう0.02g］
サラダ油0.5g　白ごま0.3g

■作り方

1.さやいんげんをかためにゆでる。
2.フライパンに油を熱し、1をいためる。Aで調味し、白ごまを加える。

❹ トマトのオーブン焼き

■材料（1人分）

トマト（湯むきする）100g
オリーブ油5g　塩1g　こしょう0.02g
バジル0.5g

■作り方

1.トマトは輪切りにして、アルミホイルにのせ、オリーブ油、塩、こしょうで味をつける。
2.180℃のオーブンで10分くらい焼き、バジルを飾る。

❺ にんじんサラダ

■材料（1人分）

にんじん40g　レーズン5g
A［サラダ油1.5g　リンゴ酢1mL　塩0.5g　こしょう0.02g　砂糖1g　白ワイン1mL　たまねぎ3g］
サラダ菜4g

■作り方

1.にんじんはせん切り、たまねぎは薄切りにしゆでる。レーズンはぬるま湯でもどす。
2.Aを混ぜ合わせドレッシングを作る。
3.にんじんとレーズンを2であえる。

❻ ピーマンとじゃこの当座煮

■材料（1人分）

ピーマン20g　ちりめんじゃこ5g
ごま油2g　だし汁20mL　みりん2g
しょうゆ1g

■作り方

1.ピーマンは短冊に切る。
2.鍋にごま油を熱し、ピーマンをさっといため、だし汁を加える。
3.調味料を入れてさっと煮、最後にちりめんじゃこを入れる。

❼ ブロッコリーの明太子あえ

■材料（1人分）

ブロッコリー60g　じゃが芋50g
A［明太子（薄皮を除く）15g　マヨネーズ14g　プレーンヨーグルト15g］

■作り方

1.ブロッコリーは子房に分けてゆでる。
2.じゃが芋は1cm角に切ってゆでる。
3.Aを混ぜ合わせ、1、2をあえる。

❽ カリフラワーのふわふわオムレツ

■材料（1人分）

卵45g　カリフラワー15g
スライスチーズ（小さめにちぎる）10g
A［牛乳4g　砂糖0.8g　塩0.05g］
バター2.5g　パセリ1g

■作り方

1.カリフラワーは小さめに切り分けてゆでる。
2.卵を溶きほぐして、1とAを混ぜ合わせ、バターを塗った天板に流し込み、オーブンで焼く。
3.途中でチーズをのせて焼く。

❾ ほうれんそうのごま酢あえ

■材料（1人分）

ほうれんそう40g　もやし20g　にんじん3g
A［砂糖0.5g　酢3g　しょうゆ2g　白ごま1g］

■作り方

1.3～4cmに切ったほうれんそう、もやし、せん切りにしたにんじんをゆでる。
2.Aを混ぜ合わせ、1をあえる。

給食メニュー

⑩ かぶのシチュー

■材料（1人分）

かぶ60g　たまねぎ30g　にんじん15g
とり肉20g　かぶ葉（ゆでて3cmに切る）10g
サラダ油2g　ホールコーン5g
A［バター3g　小麦粉4g　牛乳40g　ブイヨン150mL］
B［生クリーム5g　塩1g　こしょう0.03g］

■作り方

1. 材料は適宜に切る。
2. 鍋にAの材料でスープを作る。
3. たまねぎ、とり肉を油でいため、2のスープ、かぶ、にんじん、コーンを加えて煮込む。
4. Bを加えて煮、最後にかぶ葉を加える。

⑪ コールスロー

■材料（1人分）

キャベツ40g　にんじん10g　ホールコーン10g
A［サラダ油2g　塩0.6g　こしょう0.01g　ワインビネガー2mL　おろしたまねぎ2g］

■作り方

1. キャベツ、にんじんはせん切りにして、さっと熱湯に通す。
2. Aを混ぜ合わせ、ドレッシングを作る。
3. 1と2をさっくりとあえ混ぜ、コーンを散らす。

⑫ きゅうりとコーンのサラダ

■材料（1人分）

ホールコーン25g　［きゅうり20g　塩0.05g］
生わかめ5g　ひじき0.5g(水でもどし、ゆでる)
ロースハム10g
A［ごま油1.7g　しょうゆ1.8g　こしょう0.01g　砂糖1g　酢2g　ラー油0.04g］

■作り方

1. 生わかめは細かく切り、さっとゆでる。ハムは1cm角に切る。
2. きゅうりは小口切りにし、塩を加える。
3. Aを混ぜ合わせ、1と2、コーン、ひじきをあえる。

⑬ けんちん汁

■材料（1人分）

とりもも肉（一口大）15g　絹ごし豆腐（水きり）30g　にんじん8g　れんこん10g
ごぼう10g　干ししいたけ（もどして太めのせん切り）0.5g　焼きちくわ8g　ねぎ8g
だし汁150mL　塩0.2g　しょうゆ3g

■作り方

1. ごぼう、焼きちくわ、ねぎは小口切り、れんこん、にんじんはいちょう切りにする
2. 鍋にだし汁を沸騰させ、ねぎを除いた1、とり肉、しいたけ、豆腐をくずしながら加えて煮る。
3. 塩、しょうゆで調味し、ねぎを加える。

⑭ 大根と豚肉のうま煮

■材料（1人分）

大根50g　豚こま切れ肉20g（下味用：酒0.7g　しょうゆ0.7g）水煮大豆10g　にんじん20g　こんにゃく15g　干ししいたけ1g（水でもどす、もどし汁も使う）　さつま揚げ5g（油抜きする）
サラダ油1g　だし汁　昆布1g
A［砂糖2g　みりん2g　酒2mL　しょうゆ5g　塩0.3g］

■作り方

1. 材料は適宜に切る。
2. 下味をつけた豚肉、1を油でいためる。
3. ひたひたのだし汁、昆布を加え野菜がやわらかくなるまで煮、Aで調味する。

⑮ チンジャオロース

■材料（1人分）

たけのこ水煮30g　［牛肩肉（せん切り）30g　酒1g］　ピーマン20g　パプリカ20g　ごま油2g
A［にんにく0.3g　ショウガ0.3g］
B［豆板醤0.2g　こしょう0.02g　塩0.3g　濃口しょうゆ2g　赤みそ2g　オイスターソース3g　砂糖1g］　でん粉（水でとく）1g　チキンスープ60mL

■作り方

1. 材料は適宜に切る。
2. Aを油でいため、下味をつけた牛肉、1を加えていためる。
3. B、スープを加え煮立ったら、でん粉でとろみをつける。

⑯ たまねぎとベーコンの重ね焼き

■材料（1人分）

たまねぎ80g　ベーコン25g　小松菜25g
ホールコーン30g　サラダ油2g　塩0.2g
こしょう0.01g
A［とき卵60g　生クリーム25g　牛乳50g］
ピザ用チーズ10g

■作り方

1. Aを混ぜ合わせる。
2. 野菜、ベーコンは適宜に刻む。
3. 2とコーンを油でいため、1を加えて塩、こしょうし、型に流し込む。
4. その上にチーズをちらし、こんがり焼く。

⑰ クリームコーンのスープ

■材料（1人分）

クリームコーン缶30g　とりもも肉10g　にんじん10g　たまねぎ15g　小松菜10g　バター2g
A［酒1mL　塩1g　チキンスープ150mL］
塩少々　こしょう0.3g
でん粉（水でとく）1g　とき卵15g

■作り方

1. 小松菜はゆでて2cmに切る。
2. その他の野菜、肉は1cm角に切る。
3. 2をバターでいため、A、コーンを加えて煮る。塩、こしょうで調味し、でん粉でとろみをつけ、とき卵、小松菜を加える。

⑱ 夏野菜カレー

■材料（1人分）

牛肉20g　トマト（湯むきする）20g　たまねぎ30g
じゃが芋30g　ピーマン10g　なす15g
A［ショウガ0.5g　にんにく0.5g］
サラダ油0.5g　赤ワイン2mL
B［カレールウ14g　ウスターソース1g　しょうゆ1g　粉チーズ1g　ケチャップ5g　りんごのすりおろし5g　塩0.5g　こしょう0.03g　牛乳5g］
チキンスープ300mL

■作り方

1. 野菜、肉は適宜に切る。
2. Aを油でいため、牛肉、赤ワインを入れていためる。
3. 1を加えていため、スープを加えて煮込む。
4. Bを加えて、煮る。

給食メニュー

19 白菜とハムのクリーム煮

■材料（1人分）

白菜60g　ロースハム10g　セロリ（薄切り）1.5g
たまねぎ30g　サラダ油1.5g
A［塩1.2g　こしょう0.06g　白ワイン1mL
ロリエ0.02g　牛乳30g］
コーンスターチ5g（水でとく）　チキンスープ60mL

■作り方

1.白菜は一口大に、ロースハムは短冊切り、たまねぎは薄切りにする。
2.セロリ、1を油でいため、スープを加えて煮る。
3.Aを加えさっと煮て、コーンスターチでとろみをつける。

20 根菜のナッツがらめ

■材料（1人分）

とりもも肉30g（下味用　塩0.1g　こしょう0.03g）
A［でん粉3g　小麦粉2g］
揚げ油　里芋（半月切りにし、下ゆでする）30g
れんこん15g　にんじん8g　サラダ油3g
B［砂糖1.5g　しょうゆ3g　みりん2g　ピーナッツ（粗びきにする）3g］

■作り方

1.とり肉は一口大に切り、下味をつけ、Aをまぶして油で揚げる。
2.にんじん、れんこんは、いちょう切りにする。
3.2、里芋を油でいため、Bを加え混ぜ、1をさっとからめる。

21 もやしのナムル

■材料（1人分）

もやし60g
A［リンゴ酢1mL　塩0.5g　こしょう0.02g
砂糖1g　白ワイン1mL　たまねぎのみじん切り3g　白ごま（いる）1g　しょうゆ3g
ごま油1g］

■作り方

1.Aを合わせてドレッシングを作る。
2.もやしはゆでて、冷ましておく。
3.もやしを1であえる

22 栗ごはん

■材料（米3カップ分）

うるち米2カップ　もち米1カップ　水600mL
栗むき身180g
A［塩7.2g　しょうゆ6g　砂糖6g　酒36g］

■作り方

1.米、もち米は洗い、分量の水に40分つけておく。
2.1にAを加えてひと混ぜし、表面に平らに栗をのせ、普通に炊く。
3.炊きあがったら、栗をくずさないように全体を混ぜる。

23 エリンギのバターしょうゆいため

■材料（1人分）

エリンギ20g　バター2g　塩0.1g
こしょう0.02g　しょうゆ0.5g　パセリ0.3g

■作り方

1.エリンギは食べやすい大きさに切る。
2.フライパンにバターを熱し、エリンギをいため、塩、こしょう、しょうゆで調味する。
3.最後に刻みパセリを散らす。

24 高野豆腐の中華いため

■材料（1人分）

［高野豆腐（ぬるま湯でもどし、水けをしぼる）8g
上新粉3g　揚げ油］
しめじ（石づきを落としてほぐす）5g
グリーンアスパラガス（ゆでて斜め切り）8g　パプリカ5g　ごま油1g　だし汁50mL
A［ケチャップ5g　酢1.3g　砂糖0.8g　水5mL
塩・こしょう各少々］
でん粉0.5g

■作り方

1.高野豆腐は2cm角に切り、上新粉をまぶして揚げる。
2.鍋にごま油を熱し、パプリカとアスパラをさっといため、だし汁を加える。
3.2に1とAを加えていため、水どきでん粉でとろみをつける。

25 ひじき団子

■材料（1人分）

干しひじき（水でもどす）4g　えのきたけ5g
さやいんげん（ゆでて斜め切り）5g
とりひき肉50g
A［でん粉3g　しょうゆ1.5g　みりん1.5g］
B［だし汁60mL　しょうゆ4.5g　砂糖5g
塩0.5g］

■作り方

1.えのきたけは石づきをとり、短く切る。
2.ひき肉とAを混ぜ、1とひじきを加えてさらによく混ぜ、団子にする。
3.鍋にBを煮立たせ、2を加えて煮る。
4.最後にさやいんげんを加える。

26 山の芋入りお好み焼き

■材料（1人分）

山の芋15g　キャベツ35g　豚肉40g
A［小麦粉10g　水20g］
サクラエビ1g　油2g　お好みソース7g
かつお節0.15g　青のり0.3g

■作り方

1.キャベツ、豚肉は一口大に切り、山の芋はすりおろす。
2.Aと1、サクラエビを混ぜ合わせ、油を熱した天板に丸く流して焼く。
3.ソース、かつお節、青のりをかける。

27 さつま芋のレモン煮

■材料（1人分）

さつま芋50g　レモン5g　砂糖8g　塩0.1g

■作り方

1.さつま芋を輪切りにし、水にさらす。
2.レモンを輪切りにする。
3.鍋にさつま芋を入れ、水をひたひたに加えて沸騰したら、砂糖、塩、レモンを加えて約15分煮る。
4.水分が半分くらいになったら、火を止めて味を含ませる。

給食メニュー

28 里芋のごまみそあえ

■材料（1人分）

里芋60g
A［しょうゆ2g　酒1mL　砂糖1g
　だし汁30〜40mL］
B［みそ3g　みりん2g　しょうゆ1g　白ごま3g］

■作り方

1.里芋はいちょう切りにし、Aでやわらかく煮る。
2.Bを混ぜ合わせ、1をあえる。

29 ポテトのどら焼き

■材料（1人分）

じゃが芋60g
A［塩0.4g　バター2g　こしょう0.02g　牛乳8g］
たまねぎ（みじん切り）10g　油0.2g
干しひじき0.6g（水でもどす）　ツナ10g
B［ケチャップ4g　中濃ソース1.5g
　トマトソース3g　砂糖0.5g］　卵黄2g

■作り方

1.じゃが芋をやわらかく蒸してAを混ぜる。
2.たまねぎをいためる。
3.1と2、ツナ、ひじきを混ぜ、カップに詰めて卵黄を塗り、180℃のオーブンで焼く。
4.鍋にBを入れてひと煮立ちさせ、3にかける。

30 アジのから揚げあんかけ

■材料（1人分）

アジ70g　下味（しょうゆ3g　酒2g）
でん粉4g　揚げ油
あん（ねぎ30g　しめじ20g　にんじん10g）
A［にんにく1g　ショウガ0.5g］　油0.2g
B［豆板醤0.5g　酒2mL　スープ60mL
　しょうゆ5g　塩1g　砂糖1g］　でん粉2g

■作り方

1.アジは下味し、でん粉をまぶして揚げる。
2.あんの野菜を適宜に刻む。
3.Aをみじん切りにし、油でいため、2も加えていためる。Bで調味し、水溶きでん粉でとろみをつけ、1にかける。

31 イワシのミートローフ

■材料（1人分）

イワシ（ミンチ）30g　牛ひき肉10g
A［たまねぎ20g　にんじん10g］　油0.3g
B［グリンピース3g　スキムミルク2g　水2mL
　パン粉8g　卵5g　塩0.8g　こしょう0.01g
　ナツメグ0.03g　牛乳1g　マヨネーズ2g］
C［ケチャップ8g　中濃ソース2g　みそ2g
　砂糖0.1g　水3mL　ときからし0.04g］
パセリ1g

■作り方

1.Aをみじん切りにし、油でいためて冷ます。
2.イワシと牛ひき肉、1、Bを混ぜ合わせる。
3.2を型に入れてオーブンで焼き、切り分ける。
4.混ぜ合わせたCをかけてパセリをのせる。

32 カツオのショウガ揚げ

■材料（1人分）

カツオ60g
下味（しょうゆ5g　酒1mL　ショウガ1g　みりん0.5g）
青のり0.2g　でん粉10g　揚げ油
ししとう5g

■作り方

1.カツオに下味をつける。
2.でん粉と青のりを合わせ、1につけて揚げる。
3.ししとうは穴をあけ、素揚げする。
4.2を盛りつけて、3を添える。

33 カレイのフリッター

■材料（1人分）

カレイ50g
A［塩0.3g　カレー粉0.5g　小麦粉2.5g］
B［コーンスターチ2g　小麦粉2g　卵3g
　水15mL］
揚げ油

■作り方

1.カレイにAをまぶす。
2.Bを合わせて、フリッター液をつくる。
3.カレイに2の衣をつけて、揚げる。

34 サケのマヨネーズ焼き

■材料（1人分）

サケ40g
下味（塩0.3g　こしょう0.02g　白ワイン1mL）
小麦粉4g　無塩バター1.5g　たまねぎ10g
パセリ0.3g　ゆで卵5g
A［ケチャップ1g　マヨネーズ7g］

■作り方

1.サケは下味をつけ、小麦粉をまぶす。
2.たまねぎ、パセリ、卵はみじん切りにし、Aを混ぜる。
3.アルミホイルに1をのせ、その上に溶かしバターと2をかけて包み、オーブンで焼く。

35 サバのトマト煮

■材料（1人分）

サバ40g
下味（塩0.3g　白こしょう0.02g　白ワイン1mL）
でん粉2g　揚げ油　たまねぎ30g　ブロッコリー10g　マッシュルーム5g　油3g
A［オレガノ0.01g　ホールトマト10g　ケチャップ8g　トマトピューレ10g　砂糖0.5g　塩0.3g　スープ40mL］

■作り方

1.サバは下味をつけ、でん粉をまぶして揚げる。
2.たまねぎとマッシュルームは薄切り、ブロッコリーは小房にしてゆでる。
3.2を油でいため、Aを入れて煮、1を加えさっと煮る。

36 サンマのかば焼き風

■材料（1人分）

サンマ40g
下味（ショウガ汁1g　しょうゆ3g　酒1mL）
でん粉7g　小麦粉1g　揚げ油
A［しょうゆ3g　砂糖3g　水8mL　みりん0.8g］
（でん粉0.3g　水0.6mL）　さやいんげん（ゆでる）5g

■作り方

1.サンマに下味をつけ、でん粉と小麦粉をまぶして揚げる。
2.鍋でAをひと煮立ちさせ、水溶きでん粉を加えタレを作る。
3.器にサンマを盛り、2をかけてゆでたさやいんげんを添える。

給食メニュー

37 フィッシュフライサンド

■材料（1人分）

食パン50g　タラのフライ（冷凍）60g
揚げ油　きゅうり5g　いり卵10g　たまねぎ5g
A［マヨネーズ6g　塩0.1g　こしょう0.02g］
トマト20g　パセリ1g

■作り方

1.タラのフライを揚げる。
2.きゅうりとたまねぎを薄切りにし、たまねぎは水にさらして水けをとる。
3.Aを混ぜ合わせる。
4.パンに1と2、3、いり卵をはさむ。
5.器に盛り、トマトとパセリを飾る。

38 トビウオのさつま揚げ

■材料（1人分）

トビウオのすり身40g
A［塩0.2g　こしょう0.03g　でん粉4g　卵3g］
たまねぎ15g　ごぼう5g　青じそ0.3g　ショウガ（すりおろす）0.3g　酒1mL　揚げ油
大根おろし15g　しょうゆ1g

■作り方

1.トビウオにAを混ぜ合わせる。
2.たまねぎはみじん切り、ごぼうはささがき、青じそはせん切りにする。
3.1と2、ショウガ、酒を混ぜ合わせ、丸くまとめて揚げる。
4.器に3を盛り、大根おろしを添える。

39 ワカサギの南蛮漬け

■材料（1人分）

ワカサギ70g
小麦粉5g　揚げ油　ねぎ20g
A［しょうゆ6g　酢7g　砂糖5g　とうがらし0.01g］

■作り方

1.ワカサギは小麦粉をまぶして揚げる。
2.ねぎは4cm長さに切り、焼く。
3.Aを煮立て、揚げたての1を漬ける。
4.器に盛りつけ、2を添える。

40 エビのかき揚げ

■材料（1人分）

エビ30g　たまねぎ20g　生しいたけ10g
A［小麦粉13g　でん粉7g　塩0.3g　とき卵5g　酒1mL　水5mL］
揚げ油　大根おろし15g

■作り方

1.たまねぎとしいたけを薄切りにする。
2.Aで衣を作り、1とエビを混ぜ合わせる。
3.2を揚げて、器に盛り、大根おろしを添える。

41 イカのチリソース

■材料（1人分）

イカ（短冊切り）60g　塩0.2g　でん粉3g
揚げ油　たまねぎ15g　ねぎ5g
にんにく0.3g　ショウガ0.5g
A［豆板醤0.2g　ケチャップ5g　スープ20mL　砂糖1g　塩0.3g］
ごま油0.3g　酢0.3g　でん粉0.8g

■作り方

1.イカに塩をふり、でん粉をつけて揚げる。
2.たまねぎ、ねぎ、にんにく、ショウガをみじん切りにする。
3.2をごま油でいため、Aを加えて煮る。酢を加え、水ときでん粉でとろみをつける。
4.3と1をさっと混ぜ合わせる。

42 アサリのチャウダー

■材料（1人分）

アサリ（冷凍・むき身）10g　ベーコン（短冊切り）5g
セロリ（薄切り）1.5g　サラダ油1.5g
A［じゃが芋40g　にんじん15g　たまねぎ50g］
B［バター2g　牛乳30g　こしょう0.02g　塩0.8g　白ワイン1mL］
コーンスターチ5g　チキンスープ80mL　パセリ1g

■作り方

1.Aをさいの目切りにし、セロリといっしょに油でいため、さらにアサリとベーコンを加えていためる。
2.1にBとスープを加えて煮、コーンスターチでとろみをつけ、パセリを散らす。

43 ちくわの磯辺揚げ

■材料（1人分）

ちくわ30g
A［小麦粉10g　卵5g　塩0.1g　水5mL］
青のり1g　揚げ油

■作り方

1.ちくわを斜めに切る。
2.Aで衣をつくり、青のりを加える。
3.ちくわに2をつけて、油で揚げる。

44 ウナギごはん

■材料（1人分）

精白米80g　酒1.5mL
水（Aの煮汁を含め）105mL　塩0.5g
ウナギ（白焼き）15g　にんじん10g　ごぼう5g
A［酢2g　しょうゆ2.5g　砂糖1.5g　油0.3g　酒0.7mL］
さやえんどう（ゆでて斜め切り）5g

■作り方

1.にんじんは短冊切り、ごぼうはささがきにし、Aの調味液で煮る。
2.米は洗米し、酒と水と塩を入れて30～1時間浸水し、炊飯する。
3.炊きあがったごはんに、1と刻んだウナギ、さやえんどうを加え、さっくり混ぜる。

45 ビーフストロガノフ

■材料（1人分）

牛肩こま切れ肉60g　フィットチーネ30g　バター1g
油0.3g
A［にんにく0.5g　ショウガ0.3g］
B［たまねぎ30g　ピーマン15g　マッシュルーム15g］
C［トマトピューレ15g　ホールトマト10g　トマトペースト5g　塩0.4g　黒こしょう0.02g　ウスターソース2g　砂糖1g　赤ワイン1mL　バター3g　小麦粉8g］
チキンスープ75mL　パセリ(みじん切り)0.5g

■作り方

1.Aをみじん切り、Bを薄切りにする。
2.Cでルウをつくる。
3.フィットチーネはゆでてバターをからめる。
4.1と牛肉を油でいため、スープを加えて煮、2を入れて煮込み、適宜盛る。

給食メニュー

46 豚肉のかりん揚げ

■材料（1人分）

豚肉（拍子木切り）30g
下味（しょうゆ1.5g　ショウガ汁0.2g　酒1mL）
でん粉5g　揚げ油
A［しょうゆ2g　砂糖1.5g　みりん1g］
パセリ0.5g

■作り方

1.豚肉は下味をつけ、でん粉をまぶして揚げる。
2.鍋でAを煮立たせる。
3.豚肉に2をからめて盛り、パセリを添える。

47 とり肉のトマト煮

■材料（1人分）

とりもも肉（角切り）30g
下味（塩0.2g　こしょう0.02g）　でん粉5g　揚げ油
にんじん20g　たまねぎ20g　チキンスープ20mL
グリンピース（ゆでる）3g
A［トマトジュース30mL　ケチャップ8g　赤ワイン2mL］
B［塩1g　こしょう0.02g　粉ロリエ0.01g］

■作り方

1.とり肉に下味をつけ、でん粉をまぶして揚げる。
2.たまねぎとにんじんは適宜に切り、スープで約10分煮、Aを加えて煮込む。最後にとり肉とグリンピースを入れ、Bで調味する。

48 枝豆ごはん

■材料（1人分）

米100g　水130mL
枝豆(むき身)20g　酒10g　塩1.5g

■作り方

1.米は洗って水けをきり、分量の水に浸水させる。
2.1に塩、酒、枝豆を混ぜ、普通に炊く。

49 大豆のじゃこいため

■材料（1人分）

乾燥大豆8g　でん粉2g　揚げ油
ちりめんじゃこ5g
A［砂糖1.5g　しょうゆ1.5g］
白ごま0.5g

■作り方

1.大豆は水に一晩浸す。
2.1の水けをきり、でん粉をまぶして揚げる。
3.ちりめんじゃこは素揚げする。
4.Aを合わせて煮立て、大豆とちりめんじゃこにからめ、白ごまをまぶす。

50 豆腐のあえ物

■材料（1人分）

絹ごし豆腐30g　小松菜（ゆでる）25g
こんにゃく（ゆでる）20g
A［塩0.2g　白ごま2g　砂糖1g　みりん2g　みそ5g　しょうゆ1g］

■作り方

1.豆腐は水けをきり、角切りにする。
2.小松菜は2cm長さ、こんにゃくは短冊切りにする。
3.Aを火にかけて冷まし、豆腐と2をあえる。

51 ポークビーンズ

■材料（1人分）

ミックスビーンズ（ゆで）40g　［豚もも肉（角切り）15g　塩0.1g　こしょう0.01g］　サラダ油0.9g
A［ホールトマト10g　トマトピューレ2g　ケチャップ5g　砂糖1g　しょうゆ2g　中濃ソース2g　パプリカ0.02g　オールスパイス0.01g　水40mL　ブイヨン7mL　みじんたまねぎ0.33g　みじんセロリ0.1g　ロリエ0.02g］　にんにく0.5g
B［たまねぎ30g　にんじん15g　じゃが芋50g］
サラダ油0.9g　塩0.3g　プロセスチーズ5g
生クリーム2g

■作り方

1.豚肉を油でいため、塩、こしょうする。
2.Bを角切りにし、油でいため、豚肉とミックスビーンズ、Aを加えて煮、塩、チーズ、生クリームを加える。

52 カニ玉

■材料（1人分）

とき卵35g　カニ水煮10g
干ししいたけ（もどす）1g　たまねぎ20g
春雨5g　たけのこ水煮8g
A［酒1mL　しょうゆ2g　砂糖1g　チキンスープ5mL］
さやえんどう3g

■作り方

1.春雨はゆでて3cm長さに切る。
2.さやえんどうはゆでて、せん切りにする。
3.たまねぎ、しいたけ、たけのこはせん切りにする。
4.卵にAを加えてよく混ぜ、1と2、3、カニを加え混ぜる。
5.カップに4を流し込み焼く。

53 焼きうどん

■材料（1人分）

ゆでうどん120g　ショウガ0.5g　豚こま切れ肉15g
キャベツ40g　にんじん15g　生しいたけ10g
にら5g　油3g　酒3mL
A［塩0.8g　こしょう0.05g　オイスターソース1g　しょうゆ2g］
削り節1g

■作り方

1.にんじんは短冊切り、キャベツは一口大、にらは3cm長さに切る。しいたけは石づきをとり、薄切りにする。ショウガはみじん切り。
2.豚肉、1の順に油でいためて酒をふる。
3.うどんを加えていため、Aで調味する。
4.最後に、削り節を散らす。

54 ジャージャーめん

■材料（1人分）

蒸し中華めん80g　きゅうり（せん切り）20g
豚ひき肉30g　油2g
A［ショウガ0.3g　にんにく0.3g　たけのこ水煮15g　たまねぎ30g　にんじん10g　ねぎ15g　干ししいたけ（もどす）1g］
B［砂糖1g　しょうゆ2g　塩0.5g　こしょう0.02g　赤みそ8g　甜麺醤3g　酒1mL　でん粉4g　ごま油0.5g］　チキンスープ20mL

■作り方

1.Aをみじん切りにする。
2.豚肉と1を油でいため、Bとスープを加えて煮る。
3.中華めんにきゅうりを散らし2をかける。

参考文献

あ

新しい技術・家庭　家庭分野　東京書籍
あづみのの食卓12か月　群羊社
アミノ酸&脂肪酸組成表　女子栄養大学出版部
ある小さな禅寺の心満ちる料理のはなし　青春出版社
いきいき食育12カ月　全巻　健学社
イチゴはともだち　偕成社
いつでも豆腐　高橋書店
遺伝子組み換え食品の「リスク」　日本放送出版協会
いも　見直そう土からの恵み　女子栄養大学出版部
魚河岸の魚　東京書房社
うどん大全　旭屋出版
栄養教諭のための食肉の知識　学校給食研究改善協会
栄養の基本がわかる図解事典　成美堂出版
栄養の生化学　同文書院
栄養の世界―探検図鑑　全巻　大日本図書
エコ・クッキングノート　東京ガス「食」情報センター
エネルギー早わかり　女子栄養大学出版部
「おいしい」となぜ食べすぎるのか　PHP研究所
オールフォト食材図鑑　全国調理師養成施設協会
お菓子「こつ」の科学　柴田書店
おからはどこへ行った?　女子栄養大学出版部
おしっこの研究　福音館書店
お味噌のことが丸ごとわかる本　枻出版社
おもしろふしぎ食べものの加工　全巻　農文協

か

貝殻の採集と観察　さ・え・ら書房
海藻の食文化　成山堂書店
海藻のはなし　東海大学出版会
海藻の本　研成社
貝のパラダイス　東海大学出版会
化学・意表を突かれる身近な疑問　講談社
科学でわかる料理のツボ　学研
香川靖雄教授のやさしい栄養学　女子栄養大学出版部
学習百科大事典　6動物・植物　学研
かこさとしの食べごと大発見2　農文協
カソウケンへようこそ　講談社
学校給食用食品選定の手引き「魚介類・海藻類とその加工品」　日本スポーツ振興センター
かまぼこの科学　成山堂書店
カラー図説 日本大歳時記「座右版」　講談社
体にいい栄養と食べもの事典　主婦の友社
からだにいい食事と栄養の大事典　永岡書店
からだにおいしい野菜の便利帳　高橋書店
からだによく効く食べもの事典　池田書店
からだのしくみ事典　成美堂出版
からだの成り立ちと食べ物 臨床栄養学の基礎　講談社
キッチン栄養学　高橋書店
Q&A食べる魚の全疑問　講談社
Q&A野菜の全疑問　講談社
給食ニュース大百科2008　少年写真新聞社
牛乳読本　日本放送出版協会
牛乳の知識　日本酪農乳業協会
「教育ルネサンス食育推進プロジェクト」食育テキスト　読売新聞
驚異のビフィズス菌健康法　講談社
郷土料理　ポプラ社
クイズ植物入門　講談社
クスリになる食べ合わせ　ナツメ社
クスリになる食べもの百科　主婦と生活社
グラフィック100万人の野菜図鑑　講談社
くらべてみよう!日本と世界の食べ物と文化　講談社
健康ごはんのるーるブック　群羊社
健康長寿ふくいの食育活動マニュアル　福井県
健康・調理の科学　建帛社
健康日本21リーフレット　日本栄養士会
原色食品図鑑　建帛社
コクと旨味の秘密　新潮社
心をそだてる子ども歳時記12か月　講談社
五訂増補食品80キロカロリーガイドブック　女子栄養大学出版部
五訂増補日本食品標準成分表　女子栄養大学出版部
子どもの栄養と食育がわかる事典　成美堂出版
子どもの食のマナー　おいしく楽しく心地よい食卓から　芽ばえ社
子どもの生活とつながる食育　小学校編　日本標準
ことわざ栄養学　健学社
小麦の科学　朝倉書店

さ

サイエンス食生活考　丸善
魚・貝の生態図鑑　学研
魚の科学　朝倉書店
魚の謎解き事典　新人物往来社
さつまいもMiNi白書　日本いも類研究会
砂糖　女子栄養大学出版部
砂糖　平凡社
塩　女子栄養大学出版部
四季　味ごよみ　秋　講談社
四季の野菜　野菜供給安定基金
旬の食材　講談社
小学館の図鑑NEO　植物　小学館
しょうゆの不思議　日本醤油協会
食医　石塚左玄の食べもの健康法　農文協
食育うんちく事典　健学社
食育実践ハンドブック　三省堂
食育実践プログラム　家の光協会
食材クッキング事典　学研
食材健康大事典　時事通信社
食材図典　全巻　小学館
食卓の生化学　医歯薬出版
食卓のパロディー　農文協
「食」で総合学習みんなで調べて作って食べよう!3 みそ・しょうゆ　金の星社
食肉がわかる本　日本食肉消費総合センター
<食>の記号学-ヒトは「言葉」で食べる-　大修館書店
食の世界地図　文藝春秋
食の「なっとく」科学実験　開隆堂出版
食の歴史を世界地図から読む方法　河出書房新社
食品加工学　建帛社
食品加工シリーズ　味噌　農文協
食品加工貯蔵学　朝倉書店
食品加工貯蔵学実習　朝倉書店
食品図鑑　女子栄養大学出版部
食品微生物学　建帛社
しょくぶつすくすくずかん-7　ジャガイモ　評論社
調べてなっとく!保存食　河出書房新社
調べてみよう　わたしたちの食べもの　小峰書店
調べる力を育てる食育ワーク&小話　明治図書出版
知れば知るほどなるほど、料理のことば　ベターホーム出版局
新・栄養ってなあに?3・4年生　全国学校給食協会
新食品成分表　一橋出版
新装版「こつ」の科学　柴田書店
新特産シリーズ　クリ　農文協
スーパーの生鮮食品がお店に並ぶまで図鑑　自由国民社
図解雑学 料理の科学　ナツメ社
図解　食育　全国学校給食協会
すぐに使える給食だよりブック　健学社
図詳ガッケンエリア教科事典　8植物　学研
スプラウトレシピ　発芽を食べる育てる　創森社
西洋料理のコツ　学研
世界食べ物百科　原書房
総合栄養学事典　同文書院
そだててあそぼう　全巻　農文協

た

大豆　小さな豆の偉大な薬効　保健同人社
大豆・落花生・さやいんげん　ポプラ社
台所で見つけた科学　研成社

めた本	ライフケアパートナーズ
麺類百科事典	食品出版社
もっとからだにおいしい野菜の便利帳	高橋書店

や

野菜園芸大百科	農文協
野菜の色には理由がある	毎日新聞社
野菜の科学	朝倉書店
野菜の博物学―知って食べればもっとおいしい!?	講談社
野菜パワー　驚異の効果を発揮する!	健学社
野菜ブック　食育のために	農畜産業振興機構
やさいを育てて食べよう!6 えだまめ+さやえんどう・さやいんげん・落花生	学研
野菜を育てて学ぶ食育実践BOOK	家の光協会
やせたい人の80kcal食材と簡単メニュー	成美堂出版
やってみよう食べもの	東京書籍
「やめられない」心理学	集英社
養鶏屋さんが書いた鶏肉の本	三水社

ら

料理食材大事典	主婦の友社
料理その由来	健学社
料理でわかるふしぎ・びっくり!?	河出書房新社
料理なんでも小事典	講談社
料理のことば　決定版	主婦の友社
料理のわざを科学する　キッチンは実験室	丸善
冷蔵庫で食品を腐らす日本人	朝日新聞社
ワインの科学	講談社
「話題の食材」事典	旭屋出版
我食べるゆえに我あり	アドア出版

雑誌

栄養と料理	女子栄養大学出版部
月刊食育フォーラム	健学社
月刊食生活	カザン
食の科学	光琳
Vegeta	誠文堂新光社
別冊宝島　食品のカラクリ	宝島社
Rika Tan　理科の探検2008	星の環会

田植えと育ち	農文協
たねと果実のいとなみ	あむすく
たのしい健康教育の創造と“ふしぎ発見の旅”第1巻	東山書房
たのしい理科こばなし	星の環会
たのしくたべようたべもの絵本　全巻	農文協
食べて治す・防ぐ医学事典	講談社
食べて学ぼう!からだと栄養	河出書房新社
食べものサイエンス	幸書房
食べ物としての動物たち	講談社
「食べものの神話」の落とし穴	講談社
食べもののできるまで	理論社
食べもののふしぎ?	健学社
食べ物は色で選ぶと病気にならない	成美堂出版
食べるサイエンス	ダイヤモンド社
たよりになるね!食育ブック　全巻	少年写真新聞社
鱈　世界を変えた魚の歴史	飛鳥新社
父親の虎の巻　全巻	フレーベル館
茶の世界史	中公新書
腸内フローラの生態と役割	学会出版センター
調味料全書　素材を料理に変えるもの。それが調味料。	柴田書店
調理のサイエンス	柴田書店
つくってあそぼう　全巻	農文協
つれづれ日本食物史　第3巻	東京美術
電子レンジ料理のコツ	学研
東京パスタハンドブック	高橋書店
トウモロコシ	農文協
トウモロコシの絵本	農文協
所さんの目がテン!食べ物の不思議編	日本テレビ放送網

な

肉クッキング百科	女子栄養大学出版部
肉で食育する本	商業界
21世紀こども百科　たべもの館	小学館
にっぽん食探見	京都新聞出版センター
日本食品標準成分表2010	文部科学省科学技術・学術審議会資源調査分科会報告
日本食品標準成分表準拠　アミノ酸成分表2010	文部科学省科学技術・学術審議会資源調査分科会報告
日本人の食生活2008	アーカイブス出版
日本の貝	学研
日本の魚	中公新書
人間は何を食べてきたか―「食」のルーツ5万キロの旅	日本放送出版協会
人間は脳で食べている	筑摩書房
年版農業技術　畜産(2008)	農文協

は

パスタ百科　暮らしの設計No.205	中央公論社
発酵	中央公論社
ハム・ソーセージ図鑑	伊藤記念財団
パン「こつ」の科学	柴田書店
標準食品学各論	医歯薬出版
ぷくぷく発酵するふしぎ	農文協
ブドウの作業便利帳	農文協
別冊21世紀こども百科　大疑問	小学館
保育・教育現場のための食育	学研
ポップコーンの科学	さ・え・ら書房
ホップ・ステップ!食物アレルギー教室	南江堂
ポテトチップス栄養学	はーべすたあ編集室

ま

毎日が豆腐主義	高橋書店
マギーキッチンサイエンス	共立出版
豆類百科	日本豆類基金協会
まるごと楽しむサツマイモ百科	農文協
味噌	柴田書店
味噌・醤油・酒の来た道	小学館
みその絵本	農文協
身近な野菜のなるほど観察記	草思社
身のまわりで学ぶ生物のしくみ	秀和システム

●監修(敬称略、50音順)

上田伸男

徳島大学大学院修了、保健学博士。前金沢学院大学教授。著書「食物アレルギーと食育」(少年写真新聞社)、「動く、食べる、休むScience」(アイ・ケイコーポレーション)、「コンパクト栄養学」(南江堂)など多数

高見裕博

東北大学農学部卒業。元明治乳業株式会社商品開発部長

中原正木

九州大学理学部卒業。元小中学校教諭。著書「人は足から人間になった」(労働旬報社)、「人類の歩いてきた道」(講談社)、「理科教育・理論と実践」共著(新生出版)

山口文芳

千葉大学園芸・文理学部卒業。女子栄養大学名誉教授。著書「東南アジア植物性食品図鑑」共著(建帛社)

おさかな普及センター

キッコーマン株式会社(広報・IR部)

藤原勝子

女子栄養大学卒業。株式会社群羊社専務取締役、食生活ジャーナリスト。1992年ジャパンフードコーディネータースクール創立、2007年まで校長。著書「私は食の演出家」(亜紀書房)、「魚の教え」「牛の教え」(群羊社)など多数

●ご協力いただいた方々

伊藤彰英(京葉ガス株式会社) 梅谷羊次(レストランビジネスコンサル　タント)
川島秀彦(アルファー食品株式会社) 中村和夫(ミールソリューション)
村井早苗(ちばコープ) 山本善太(カゴメ株式会社) 藤原しのぶ・翠川美穂(聖徳大学)
田井勇毅(金沢学院大学)

●写真および資料提供

アルファー食品株式会社
浮島農園
海の精株式会社
オリエンタル酵母工業株式会社
カゴメ株式会社
株式会社サカタのタネ
株式会社渋谷西村總本店
株式会社ドール
キッコーマン株式会社
協同乳業株式会社
群馬県農政部
京葉ガス株式会社
小南農園
財団法人水産物市場改善協会＜おさかな普及センター資料館＞
JAあいち経済連
JA松本ハイランド
ちばコープ
独立行政法人水産総合研究センター
奈良県農業総合センター
農業生物資源研究所
ノルウェー水産物輸出審議会
兵庫県手延素麺協同組合
福井県農林水産部
松風地どり
Lampas株式会社
篠原正充
高桑みき子
中村保佑
平見耕三
渡辺行雄

●執筆・編集協力

・井上幸子

管理栄養士、健康運動指導士

・江口敏幸

東京都栄養教諭

・小林敦子

千葉県栄養教諭

・小山浩子

管理栄養士

・白井ひで子

東京都栄養教諭

・砂村麻香

千葉県栄養教諭

・辻千里

キッズキッチンリーダー(サカモトキッチンスタジオ主宰)、栄養士、調理師、保育士

・中井仁美

家政学修士、保育士、消費生活アドバイザー

・長島美保子

島根県栄養教諭、管理栄養士、公益社団法人全国学校栄養士協議会会長

・新名寿美代

管理栄養士、食育指導士

・細谷裕子

千葉県栄養教諭

・水嶋眞由美

福井県栄養教諭、管理栄養士

・森野恵子

食育暮楽部代表、LaVarie主宰

・横村敬子

管理栄養士、保育士

・分見三枝子

福井県栄養教諭

●ライター
福井和子　脇ひでみ　林優子　篠原雅代　川原舞子

●校正
大川万里

●イラスト
枝りつ子　林亜紀子

●撮影
川上隆二ほか

●料理
森村真也ほか

●デザイン
株式会社プロップ(浮田邦彦、蒔苗徹)

●進行
根本亜衣　藤原広一郎

※所属・肩書きは初版発行当時のものです。

あとがき

食育基本法は、時代の要請に応えて、２００５年７月に施行されました。しかし実際には、家庭でも教育機関でも、どこに向かって何をすればよいかがわからず、結果として、国の施策の性質上、小学校に主役を担わされているのが現状ではないでしょうか。

準備が充分でないところに、こうした大役を押しつけられた現場では、とまどいや試行錯誤が続いているようです。実際、奮闘努力をしても、家庭にそれが反映されているとはいえず、成果を実感できないという関係者も少なくありません。

実践なき理論は空しい
理論なき実践は発展しない

これは、「実践栄養学」の研究と普及に情熱を燃やされた、女子栄養大学の創立者・故香川綾先生のお言葉です。「食育」現場の問題を改善するに当たっても、この言葉の根本にあるコンセプトを思い描くことは有効ではないでしょうか。

長らく出版物を手がけてきた一人としては、「食育理論」を「実践学」とをつなげた教材である『たべもの・食育図鑑』の刊行は、避けては通れない出版企画の一つでした。

知識や情報を並べただけの〝栄養素学早わかり〟ではなく、一つには食育を教える人が理論をきちんと理解でき、それを子どもたちにわかりやすく、もちろんおもしろく伝えられる本であること。二つ目に、食育の基本理念に沿っていること、三つ目に、ビジュアル的で、楽しい本であること――この三つを編集の基本方針としました。

本書の出版に際して、多方面の方々からご援助を賜りました。現場で食育と向き合っていらっしゃる20名あまりの先生方によるご執筆、食に関する理科、植物、栄養、水産、酪農、畜産など学際エリアの専門家の方々によるご監修、貴重な写真をご提供くださった各都道府県、企業、団体などなど、多くのご協力があればこそ、本書の発刊が実現しました。心からの感謝を捧げます。

みなさまの、こうした熱い思いを満載した本書が、食育の担当者の熱意を支え、ますます食育の仕事にやりがいを感じ、子どもたちや同僚の方々とのコミュニケーションが活性化することを祈ってやみません。

２００９年11月

『たべもの・食育図鑑』編集制作プロデューサー

藤原勝子

たべもの・食育図鑑

2009年11月19日　初版発行
2023年 9月20日　第5刷発行

編集人　藤原勝子
発行人　藤原広一郎
発行所　株式会社群羊社
〒113-0033東京都文京区本郷2-12-4
TEL 03-3818-0341　FAX 03-3814-5269
https://www.gun-yosha.com/
印刷所　株式会社平河工業社
ISBN　978-4-906182-70-1